第十八改正
日本薬局方
第二追補

一般財団法人
医薬品医療機器レギュラトリーサイエンス財団　編集

じほう

第十八改正日本薬局方第二追補　目次

第十八改正日本薬局方第二追補
 厚生労働省告示
 目　次……………………………………………………………………………………………………… (1)
 まえがき…………………………………………………………………………………………………… 1
 第十八改正日本薬局方第二追補………………………………………………………………………… 1
 参照紫外可視吸収スペクトル／参照赤外吸収スペクトル…………………………………………… 69
 参考情報…………………………………………………………………………………………………… 79
 索　引……………………………………………………………………………………………………… 111

資　料
 1　関連告示、通知、事務連絡等………………………………………………………………………… 3
 2　第十九改正日本薬局方原案作成要領………………………………………………………………… 23
 3　日本薬局方収載品目の変遷…………………………………………………………………………… 82
 4　オリジナル索引………………………………………………………………………………………… 161

第十八改正日本薬局方

第二追補

○厚生労働省告示第238号

　医薬品、医療機器等の品質、有効性及び安全性の確保等に関する法律（昭和35年法律第145号）第41条第1項の規定に基づき、日本薬局方（令和3年厚生労働省告示第220号）の一部を次のように改正する。

　　令和6年6月28日

　　　　　　　　　　　　　　　　　　　　　　厚生労働大臣　武見　敬三

　（「次のよう」は省略し、この告示による改正後の日本薬局方の全文を厚生労働省医薬局医薬品審査管理課及び地方厚生局並びに都道府県庁に備え置いて縦覧に供するとともに、厚生労働省のホームページに掲載する方法により公表する。）
　　　　附　則
　（適用期日）
1　この告示は、告示の日（次項及び第3項において「告示日」という。）から適用する。
　（経過措置）
2　この告示による改正前の日本薬局方（以下「旧薬局方」という。）に収められていた医薬品（この告示による改正後の日本薬局方（以下「新薬局方」という。）に収められているものに限る。）であって告示日において現に医薬品、医療機器等の品質、有効性及び安全性の確保等に関する法律第14条第1項の規定による承認を受けているもの（告示日の前日において、医薬品、医療機器等の品質、有効性及び安全性の確保等に関する法律第14条第1項の規定に基づき製造販売の承認を要しないものとして厚生労働大臣の指定する医薬品等（平成6年厚生省告示第104号）により製造販売の承認を要しない医薬品として指定されている医薬品を含む。）については、令和7年12月31日までの間は、旧薬局方で定める基準（当該医薬品に関する部分に限る。）は新薬局方で定める基準とみなすことができるものとする。
3　新薬局方に収められている医薬品（旧薬局方に収められていたものを除く。）であって告示日において現に医薬品、医療機器等の品質、有効性及び安全性の確保等に関する法律第14条第1項の規定による承認を受けているものについては、令和7年12月31日までの間は、新薬局方に収められていない医薬品とみなすことができるものとする。
4　新薬局方に収められている医薬品については、令和9年6月30日までの間は、新薬局方一般試験法の部2.66元素不純物の条の規定にかかわらず、なお従前の例によることができる。

（なお、「次のよう」とは、「一般試験法」から始まり、「参照赤外吸収スペクトル」（77頁）までをいう。）

目　　　次

まえがき

第十八改正日本薬局方第二追補

一般試験法 ……………………………………………………………………………………………… 3
  2.03　薄層クロマトグラフィー ……………………………………………………………………… 3
  2.46　残留溶媒 ………………………………………………………………………………………… 4
  2.66　元素不純物 ……………………………………………………………………………………… 10
  3.01　かさ密度測定法 ………………………………………………………………………………… 13
  3.07　動的光散乱法による液体中の粒子径測定法 ………………………………………………… 16
  4.02　抗生物質の微生物学的力価試験法 …………………………………………………………… 17
  5.01　生薬試験法 ……………………………………………………………………………………… 18
  9.01　標準品 …………………………………………………………………………………………… 18
  9.41　試薬・試液 ……………………………………………………………………………………… 19
  9.42　クロマトグラフィー用担体／充塡剤 ………………………………………………………… 25
  9.62　計量器・用器 …………………………………………………………………………………… 26

医薬品各条 ……………………………………………………………………………………………… 27
    生薬等 ………………………………………………………………………………………………… 53

参照紫外可視吸収スペクトル ………………………………………………………………………… 69

参照赤外吸収スペクトル ……………………………………………………………………………… 73

参考情報
  G1．理化学試験関連
    原子間力顕微鏡によるナノ粒子のサイズ及び形態解析法〈G1-9-182〉 ……………………… 82
    日本薬局方における秤量の考え方〈G1-6-182〉 ………………………………………………… 84
    はかり(天秤)の校正，点検と分銅〈G1-7-182〉 ………………………………………………… 86
    はかり(天秤)の設置環境，基本的な取扱い方法と秤量時の留意点〈G1-8-182〉 …………… 86
  G2．物性関連
    固体又は粉体の密度〈G2-1-182〉 ………………………………………………………………… 87
    粉体の流動性〈G2-3-182〉 ………………………………………………………………………… 88
    動的光散乱法による液体中の粒子径測定法〈G2-4-161〉 ……………………………………… 90
  G3．生物薬品関連
    ペプチドマップ法〈G3-3-182〉 …………………………………………………………………… 91
    フローサイトメトリー〈G3-16-182〉 ……………………………………………………………… 96
    フローイメージング法によるバイオテクノロジー応用医薬品(バイオ医薬品)原薬／製剤中の
      不溶性微粒子の評価法〈G3-17-182〉 …………………………………………………………… 98
  G5．生薬関連
    日本薬局方収載生薬の学名表記について〈G5-1-182〉 ………………………………………… 100
    生薬及び生薬製剤の薄層クロマトグラフィー〈G5-3-182〉 …………………………………… 110

索　引
  日本名索引 ……………………………………………………………………………………………… 113

第十八改正日本薬局方第二追補
医薬品各条目次

ア

アリピプラゾール……27
亜硫酸水素ナトリウム……28
乾燥亜硫酸ナトリウム……28
アンレキサノクス……28
アンレキサノクス錠……28

エ

エデト酸ナトリウム水和物……28

オ

オキサリプラチン……28
オキサリプラチン注射液……30

カ

カルメロースカルシウム……32

ク

グリセリン……32
濃グリセリン……32
クリンダマイシンリン酸エステル……32
クロニジン塩酸塩……32

ケ

軽質無水ケイ酸……33
ケイ酸マグネシウム……33
ゲフィチニブ錠……33

コ

ゴセレリン酢酸塩……34

シ

シクロホスファミド水和物……35
シチコリン……36

ス

ステアリン酸カルシウム……36
ステアリン酸ポリオキシル40……36
ステアリン酸マグネシウム……37

セ

セファドロキシル……37
セファドロキシルカプセル……37
シロップ用セファドロキシル……37

ソ

ソルビタンセスキオレイン酸エステル……37

タ

タルク……37
乾燥炭酸ナトリウム……37
炭酸ナトリウム水和物……37
炭酸リチウム錠……37

テ

デキストラン70……38
テセロイキン(遺伝子組換え)……38

ト

トルバプタン……40
トルバプタン錠……41
トルブタミド……42
トルブタミド錠……42

ハ

白糖……42
パラフィン……42
流動パラフィン……42
軽質流動パラフィン……42

ヒ

低置換度ヒドロキシプロピルセルロース……42
ヒプロメロース……43
ピロ亜硫酸ナトリウム……43

フ

フェブキソスタット……44
フェブキソスタット錠……45
ブドウ糖……47
プロピレングリコール……47

ヘ

ベクロメタゾンプロピオン酸エステル················*47*

ホ

ポリスチレンスルホン酸ナトリウム················*47*

メ

メグルミン················*48*
メチルセルロース················*48*

モ

モノステアリン酸アルミニウム················*49*

ヨ

ヨウ化ナトリウム················*49*

ロ

ロキソプロフェンナトリウム水和物················*49*
ロルノキシカム················*49*
ロルノキシカム錠················*51*

第十八改正日本薬局方第二追補
医薬品各条　生薬等目次

ア
アマチャ ……………………………………… 53

イ
インチンコウ ………………………………… 53
インヨウカク ………………………………… 53

ウ
ウヤク ………………………………………… 53
ウワウルシ …………………………………… 53

オ
オウセイ ……………………………………… 54

カ
ガイヨウ ……………………………………… 54
カッコウ ……………………………………… 54
カッコン ……………………………………… 54

キ
キクカ ………………………………………… 54

ク
クコシ ………………………………………… 55

ケ
ゲンチアナ …………………………………… 55
ゲンチアナ末 ………………………………… 55

コ
牛車腎気丸エキス …………………………… 55
ゴミシ ………………………………………… 56

サ
サンシュユ …………………………………… 56

シ
ジオウ ………………………………………… 56
ショウズク …………………………………… 56
辛夷清肺湯エキス …………………………… 56
シンギ ………………………………………… 58
真武湯エキス ………………………………… 59

セ
センナ ………………………………………… 59

ソ
ソボク ………………………………………… 59
ソヨウ ………………………………………… 60

タ
ダイオウ ……………………………………… 60
ダイオウ末 …………………………………… 60
タイソウ ……………………………………… 60
タンジン ……………………………………… 60

チ
チョウトウコウ ……………………………… 60
チンピ ………………………………………… 61

テ
テンモンドウ ………………………………… 61

ト
当帰芍薬散エキス …………………………… 61
トウジン ……………………………………… 62

ニ
ニクズク ……………………………………… 62
ニンドウ ……………………………………… 62

ハ
バクモンドウ ………………………………… 63
八味地黄丸エキス …………………………… 63
ハッカ ………………………………………… 63

ヒ

ビワヨウ ································· 64

フ

ブシ ··································· 64

ヘ

ベラドンナエキス ························· 64

ホ

防已黄耆湯エキス ························· 64
ボクソク ································· 65
ホミカエキス ····························· 65
ホミカエキス散 ··························· 65
ホミカチンキ ····························· 65

マ

マクリ ·································· 65

モ

モクツウ ································· 65

ヤ

ヤクモソウ ······························· 66

ヨ

ヨクイニン ······························· 66
ヨクイニン末 ····························· 66
抑肝散加陳皮半夏エキス ··················· 66

レ

レンニク ································· 67

ロ

ロートエキス ····························· 67
ロートエキス散 ··························· 67
ロートエキス・アネスタミン散 ············· 67
ロートエキス・カーボン散 ················· 67
複方ロートエキス・ジアスターゼ散 ········· 67
ローヤルゼリー ··························· 67

まえがき

　第十八改正日本薬局方は令和3年6月7日厚生労働省告示第220号をもって公布された．
　その後，令和3年7月に日本薬局方部会を開催し，審議の結果，日本薬局方の役割と性格，作成方針，作成方針に沿った第十九改正に向けての具体的な方策，施行時期に関する事項を決定した．
　日本薬局方は，公衆衛生の確保に資するため，学問・技術の進歩と医療需要に応じて，我が国の医薬品の品質を適正に確保するために必要な規格・基準及び標準的試験法等を示す公的な規範書であり，医薬品全般の品質を総合的に保証するための規格及び試験法の標準を示すとともに医療上重要とされた医薬品の品質等に係る判断基準を明確にする役割を有するとされた．また，その作成に当たって，多くの医薬品関係者の知識と経験が結集されており，関係者に広く活用されるべき公共の規範書としての性格を有するとともに，国民に医薬品の品質に関する情報を公開し，説明責任を果たす役割をもち，加えて，国際社会の中で，医薬品の品質規範書として，国レベルを越えた医薬品の品質確保に向け，先進技術の活用及び国際的整合の推進に応分の役割を果たし，貢献することとされた．
　作成方針として，保健医療上重要な医薬品を優先して収載することによる収載品目の充実，最新の学問・技術の積極的導入による質的向上，医薬品のグローバル化に対応した国際化の一層の推進，必要に応じた速やかな部分改正及び行政によるその円滑な運用，日本薬局方改正過程における透明性の確保及び日本薬局方の国内外への普及の「5本の柱」が打ち立てられた．この基本的考えに立って，関係部局等の理解と協力を得つつ，各般の施策を講じ，広く保健医療の場において，日本薬局方が有効に活用されうるものとなるよう努めることとされた．
　収載品目の選定については，医療上の必要性，繁用度又は使用経験等を指標に，保健医療上重要な医薬品は可能な限り速やかな収載を目指すこととされた．
　また，第十九改正の時期は令和8年4月を目標とすることとされた．
　日本薬局方の原案は，独立行政法人医薬品医療機器総合機構に設置された総合委員会，化学薬品委員会，抗生物質委員会，生物薬品委員会，生薬等委員会，医薬品添加物委員会，理化学試験法委員会，製剤委員会，物性試験法委員会，生物試験法委員会，医薬品名称委員会，国際調和検討委員会及び標準品委員会で検討されている．その他，総合委員会，生物薬品委員会，医薬品添加物委員会及び製剤委員会の下に，それぞれワーキンググループが設置されている．
　各委員会は各種改正の検討を開始した．検討事項のうち，一般試験法，医薬品各条，参照紫外可視吸収スペクトル及び参照赤外吸収スペクトルについては，令和4年7月から令和5年11月までの期間に検討を終了した分を，第十八改正日本薬局方の一部改正としてとりまとめることとした．
　この期間に改正原案作成のために開催した委員会の回数は，総合委員会14回（ワーキンググループを含む），化学薬品委員会17回，抗生物質委員会5回，生物薬品委員会12回（ワーキンググループを含む），生薬等委員会11回，医薬品添加物委員会9回（ワーキンググループを含む），理化学試験法委員会6回，製剤委員会15回（ワーキンググループを含む），物性試験法委員会4回，生物試験法委員会5回，医薬品名称委員会4回，国際調和検討委員会4回，標準品委員会4回である．
　なお，この改正の原案作成に当たっては，関西医薬品協会技術研究委員会，創包工学研究会，東京医薬品工業協会局方委員会，東京生薬協会，日本医薬品添加剤協会，日本家庭薬協会，日本漢方生薬製剤協会，日本香料工業会，日本生薬連合会，日本製薬工業協会，日本製薬団体連合会，日本PDA製薬学会，日本試薬協会，日本分析機器工業会，日本ワクチン産業協会，膜分離技術振興協会等の協力を得た．
　この一部改正原案は令和6年1月に日本薬局方部会で審議のうえ，同年3月に薬事・食品衛生審議会に上程され，報告された後，厚生労働大臣に答申された．日本薬局方部会長については，平成23年1月から令和2年12月まで橋田充が，令和3年1月から令和4年12月まで太田茂が，令和5年1月から令和6年6月まで合田幸広がその任に当たった．
　この改正の結果，第十八改正日本薬局方第二追補の収載は2048品目となった．このうち改正により新たに収載したものが13品，削除した品目は7品である．

　本改正の記載法の原則と改正の要旨は次のとおりである．
　1．日本薬局方の記載は口語体で横書きとし，常用漢字及び現代かなづかい，文部科学省学術用語集などに従うことを原則としたが，著しく誤解を招きやすいものについては常用漢字以外の漢字も用いた．
　2．薬品名，試薬名は原則として常用漢字及びかたかな書きとした．
　3．収載の順序は，告示，目次，まえがきに続いて，一般試験法，医薬品各条の順とし，更に医薬品各条の参照紫外可視吸収スペクトル，参照赤外吸収スペクトルを付し，終わりに参考情報，附録として第十八改正日本薬局方，第十八改正日本薬局方第一追補及び第十八改正日本薬局方第二追補を合わせた索引を付した．
　4．医薬品各条，参照紫外可視吸収スペクトル及び参照赤外吸収スペクトルの配列順序は，原則として五十音順に従った．

5．医薬品各条中の記載順序は，次によったが，必要のない項目は除いてある．
(1) 日本名
(2) 英名
(3) ラテン名(生薬関係品目についてのみ記載する．)
(4) 日本名別名
(5) 構造式
(6) 分子式及び分子量(組成式及び式量)
(7) 化学名
(8) ケミカル・アブストラクツ・サービス(CAS)登録番号
(9) 基原
(10) 成分の含量規定
(11) 表示規定
(12) 製法
(13) 製造要件
(14) 性状
(15) 確認試験
(16) 示性値
(17) 純度試験
(18) 意図的混入有害物質
(19) 乾燥減量，強熱減量又は水分
(20) 強熱残分，灰分又は酸不溶性灰分
(21) 製剤試験
(22) その他の特殊試験
(23) 定量法
(24) 貯法
(25) 有効期間
(26) その他

6．医薬品の性状及び品質に関係のある示性値の記載の順序は，次によったが，必要のない項目は除いてある．
(1) アルコール数
(2) 吸光度
(3) 凝固点
(4) 屈折率
(5) 浸透圧比
(6) 旋光度
(7) 構成アミノ酸
(8) 粘度
(9) pH
(10) 成分含量比
(11) 比重
(12) 沸点
(13) 融点
(14) 酸価
(15) けん化価
(16) エステル価
(17) 水酸基価
(18) ヨウ素価

7．確認試験の記載の順序は，原則として次によった．
(1) 呈色反応
(2) 沈殿反応
(3) 分解反応
(4) 誘導体
(5) 可視，紫外，赤外吸収スペクトル
(6) 核磁気共鳴スペクトル
(7) クロマトグラフィー
(8) 特殊反応
(9) 陽イオン
(10) 陰イオン

8．純度試験の記載の順序は，原則として次によったが，必要のない項目は除いてある．
(1) 色
(2) におい
(3) 溶状
(4) 液性
(5) 酸
(6) アルカリ
(7) 塩化物
(8) 硫酸塩
(9) 亜硫酸塩
(10) 硝酸塩
(11) 亜硝酸塩
(12) 炭酸塩
(13) 臭化物
(14) ヨウ化物
(15) 可溶性ハロゲン化物
(16) シアン化物
(17) セレン
(18) 陽イオンの塩
(19) アンモニウム
(20) 重金属
(21) 鉄
(22) マンガン
(23) クロム
(24) ビスマス
(25) スズ
(26) アルミニウム
(27) 亜鉛
(28) カドミウム
(29) 水銀
(30) 銅
(31) 鉛
(32) 銀
(33) アルカリ土類金属
(34) ヒ素
(35) 遊離リン酸
(36) 異物
(37) 類縁物質
(38) 異性体
(39) 鏡像異性体
(40) ジアステレオマー
(41) 多量体
(42) 残留溶媒
(43) その他の混在物
(44) 蒸発残留物
(45) 硫酸呈色物

9．一般試験法中，新たに追加した試験法は次のとおりである．
(1) 3.07 動的光散乱法による液体中の粒子径測定法

10．一般試験法中，改正した試験法は次のとおりである．
(1) 2.03 薄層クロマトグラフィー
(2) 2.46 残留溶媒
(3) 2.66 元素不純物
(4) 3.01 かさ密度測定法
(5) 4.02 抗生物質の微生物学的力価試験法
(6) 5.01 生薬試験法
(7) 9.01 標準品
(8) 9.41 試薬・試液
(9) 9.42 クロマトグラフィー用担体／充塡剤
(10) 9.62 計量器・用器

11．一般試験法中，新たに追加した標準品は次のとおりである．
(1) アリピプラゾール標準品
(2) システム適合性試験用アリピプラゾール N-オキシド標準品
(3) オキサリプラチン標準品
(4) 純度試験用オキサリプラチン類縁物質 B 二硝酸塩標準品
(5) ゴセレリン酢酸塩標準品
(6) システム適合性試験用ゴセレリン酢酸塩類縁物質標準品
(7) 残留溶媒クラス 2D 標準品
(8) 残留溶媒クラス 2E 標準品
(9) トルバプタン標準品
(10) フェブキソスタット標準品
(11) システム適合性試験用フェブキソスタット類縁物質 A 標準品
(12) システム適合性試験用フェブキソスタット類縁物質 B 標準品
(13) ロルノキシカム標準品

12. 一般試験法中，削除した標準品は次のとおりである．
(1) アンレキサノクス標準品　　(2) セファドロキシル標準品　　(3) トルブタミド標準品

13. 一般試験法中，「9.01 （2）国立感染症研究所が製造する標準品」から削り，「9.01 （1）別に厚生労働大臣が定めるところにより厚生労働大臣の登録を受けた者が製造する標準品」へ加えた標準品は次のとおりである．
(1) セフォゾプラン塩酸塩標準品　　(3) セフカペンピボキシル塩酸塩標準品　　(5) セフタジジム標準品
(2) セフォペラゾン標準品　　(4) セフジトレンピボキシル標準品　　(6) セフポドキシムプロキセチル標準品

14. 医薬品各条中，新たに収載した品目は次のとおりである．
(1) アリピプラゾール　　(6) 炭酸リチウム錠　　(11) ロルノキシカム
(2) オキサリプラチン　　(7) トルバプタン　　(12) ロルノキシカム錠
(3) オキサリプラチン注射液　　(8) トルバプタン錠　　(13) 辛夷清肺湯エキス
(4) ゲフィチニブ錠　　(9) フェブキソスタット
(5) ゴセレリン酢酸塩　　(10) フェブキソスタット錠

15. 医薬品各条中，改正した品目は次のとおりである．
(1) 亜硫酸水素ナトリウム　　(32) ポリスチレンスルホン酸ナトリウム　　(64) タンジン
(2) 乾燥亜硫酸ナトリウム　　(33) メグルミン　　(65) チョウトウコウ
(3) エデト酸ナトリウム水和物　　(34) メチルセルロース　　(66) チンピ
(4) カルメロースカルシウム　　(35) モノステアリン酸アルミニウム　　(67) テンモンドウ
(5) グリセリン　　(36) ヨウ化ナトリウム　　(68) 当帰芍薬散エキス
(6) 濃グリセリン　　(37) ロキソプロフェンナトリウム水和物　　(69) トウジン
(7) クリンダマイシンリン酸エステル　　(70) ニクズク
(8) クロニジン塩酸塩　　(38) アマチャ　　(71) ニンドウ
(9) 軽質無水ケイ酸　　(39) インチンコウ　　(72) バクモンドウ
(10) ケイ酸マグネシウム　　(40) インヨウカク　　(73) 八味地黄丸エキス
(11) シクロホスファミド水和物　　(41) ウヤク　　(74) ハッカ
(12) シチコリン　　(42) ウワウルシ　　(75) ビワヨウ
(13) ステアリン酸カルシウム　　(43) オウセイ　　(76) ブシ
(14) ステアリン酸ポリオキシル40　　(44) ガイヨウ　　(77) ベラドンナエキス
(15) ステアリン酸マグネシウム　　(45) カッコウ　　(78) 防已黄耆湯エキス
(16) ソルビタンセスキオレイン酸エステル　　(46) カッコン　　(79) ボクソク
(17) タルク　　(47) キクカ　　(80) ホミカエキス
(18) 乾燥炭酸ナトリウム　　(48) クコシ　　(81) ホミカエキス散
(19) 炭酸ナトリウム水和物　　(49) ゲンチアナ　　(82) ホミカチンキ
(20) デキストラン70　　(50) ゲンチアナ末　　(83) マクリ
(21) テセロイキン(遺伝子組換え)　　(51) 牛車腎気丸エキス　　(84) モクツウ
(22) 白糖　　(52) ゴミシ　　(85) ヤクモソウ
(23) パラフィン　　(53) サンシュユ　　(86) ヨクイニン
(24) 流動パラフィン　　(54) ジオウ　　(87) ヨクイニン末
(25) 軽質流動パラフィン　　(55) ショウズク　　(88) 抑肝散加陳皮半夏エキス
(26) 低置換度ヒドロキシプロピルセルロース　　(56) シンギ　　(89) レンニク
(57) 真武湯エキス　　(90) ロートエキス
(27) ヒプロメロース　　(58) センナ　　(91) ロートエキス散
(28) ピロ亜硫酸ナトリウム　　(59) ソボク　　(92) ロートエキス・アネスタミン散
(29) ブドウ糖　　(60) ソヨウ　　(93) ロートエキス・カーボン散
(30) プロピレングリコール　　(61) ダイオウ　　(94) 複方ロートエキス・ジアスターゼ散
(31) ベクロメタゾンプロピオン酸エステル　　(62) ダイオウ末
(63) タイソウ　　(95) ローヤルゼリー

16. 医薬品各条中，削除した品目は次のとおりである．
(1) アンレキサノクス　　(4) セファドロキシルカプセル　　(7) トルブタミド錠
(2) アンレキサノクス錠　　(5) シロップ用セファドロキシル
(3) セファドロキシル　　(6) トルブタミド

17. 参照紫外可視吸収スペクトル中，新たに収載した品目は次のとおりである．
(1) アリピプラゾール　　(2) オキサリプラチン　　(3) トルバプタン

(4) フェブキソスタット　　　　(5) ロルノキシカム
18. 参照赤外吸収スペクトル中，新たに収載した品目は次のとおりである．
(1) アリピプラゾール　　　　　(4) シクロホスファミド水和物　　　(7) ロルノキシカム
(2) エデト酸ナトリウム水和物　(5) トルバプタン
(3) オキサリプラチン　　　　　(6) フェブキソスタット
19. 参照赤外吸収スペクトル中，削除した品目は次のとおりである．
(1) クリンダマイシンリン酸エステル

第十八改正日本薬局方第二追補の作成に従事した者は，次のとおりである．

青木　勝之	足利　太可雄	芦澤　一英	安部　美里
阿部　康弘	天倉　吉章	荒戸　照世	有馬　勇斗
有賀　直樹	五十嵐　良明	池田　浩二	池松　靖人
石井　明子	石井　孝司	石田　誠一	泉谷　悠介
市川　浩之	市瀬　浩志	伊豆津　健一	出浦　小織
伊藤　美千穂	伊藤　洋一	伊藤　亮一	井上　博行
後田　修	内田　恵理子	内田　圭介	内山　奈穂子
江村　誠	大久保　恒夫	大屋　賢司	小川　潔
奥田　章博	奥田　晴宏	小椋　康光	小栗　一輝
尾関　哲也	落合　雅樹	小野　誠	小野田　洋
尾原　栄	改田　直樹	柿沼　清香	片山　博仁
加藤　くみ子	加藤　洋	加藤　大	香取　典子
川合　保	川口　正美	河野　徳昭	川原　信夫
川原崎　芳彦	神本　敏弘	○木内　文之	菊池　裕
北島　昭人	橘高　敦史	木下　充弘	楠　英樹
楠瀬　直人	工藤　由起子	久保田　清	熊坂　謙一
栗原　正明	黒岩　祐貴	小出　達夫	◎合田　幸広
光地　理香	小島　肇	五島　隆志	小浜　亜以
小林　憲弘	小原　有弘	小松　かつ子	近藤　誠三
近藤　涼	齊藤　公亮	齋藤　秀之	齋藤　嘉朗
酒井　英二	坂本　知昭	佐々木　裕子	佐藤　浩二
三田　智文	志田　静夏	篠崎　陽子	柴﨑　恵子
柴田　寛子	嶋澤　るみ子	正田　卓司	白鳥　誠
代田　修	杉本　聡	杉本　智潮	杉本　直樹
鈴木　紀行	髙井　良彰	高尾　正樹	髙谷　和広
髙野　昭人	田上　貴臣	髙室　巌	髙柳　庸一郎
竹内　かおり	竹内　尚	竹田　智子	竹林　憲司
多田　稔	田中　智之	田中　正一	田中　理恵
谷口　理	張　紅燕	辻　厳一郎	津田　重城
津田　翼	土屋　絢	常弘　昌弥	坪谷　典枝
出水　庸介	德岡　庄吾	德本　廣子	豊田　太一
中岡　恭平	中川　晋作	仲川　勉	中川　秀彦
中川　ゆかり	中野　達也	南雲　誠心	並河　信寛
成相　亮介	野口　修治	河　賢成	袴田　秀樹
袴塚　高志	橋井　則貴	長谷川　淳博	花尻　瑠理
林　あい	林　晃	林　克彦	林　美則

原園　　景	原矢　佑樹	日向野　太郎	樋口　賢治
樋口　泰彦	日向　昌司	平田　真央	平山　千穂
深澤　秀輔	深澤　征義	深水　啓朗	藤井　晋也
藤井　啓達	藤井　まき子	渕野　裕之	古川　祐光
星野　貴史	前川　京子	前川　直也	前田　和洋
牧浦　利信	政田　さやか	増本　直子	松浦　　匡
松本　和弘	松本　　誠	丸山　卓郎	三澤　隆史
水野　諒一	三橋　隆夫	宮﨑　　隆	宮崎　玉樹
宮崎　　剛	村尾　　渚	村田　幸久	室井　正志
餅田　貴美子	森　　充生	森﨑　崇人	森部　久仁一
森本　隆司	守安　貴子	山口　茂治	山口　哲司
山口　進康	山下　親正	山田　裕子	山根　ゑみ子
山本　栄一	山本　浩充	山本　　豊	横澤　健太郎
吉田　寛幸	吉松　嘉代	米田　幸世	米持　悦生
渡邊　英二	渡邊　　匠		

◎日本薬局方部会長　　○日本薬局方部会長代理

第十八改正
日本薬局方
第二追補

一般試験法 改正事項

一般試験法の部 2.03 薄層クロマトグラフィーの条 1. 器具及び装置以降を次のように改める．

2.03 薄層クロマトグラフィー

1. 器具及び装置

通例，以下の器具及び装置を用いる．

（ⅰ）薄層板：薄層板は，平滑で均一な厚さのガラス板に一般試験法〈9.42〉に規定される薄層クロマトグラフィー用担体の粉末をあらかじめ塗布したものである．医薬品各条に規定する要件を満たす場合は，濃縮ゾーン付き薄層板，ガラス板の代わりに硬質アルミニウムポリエステルシートなどを支持体に用いた薄層板を用いることができる．薄層板は湿気を避けて保存する．必要に応じて，使用前に105 ～ 120℃の間の一定温度で30 ～ 60分間加熱，乾燥する．

（ⅱ）展開用容器：通例，展開用容器は蓋のできる不活性で透明な素材で作られた平底展開槽又は2槽式展開槽などを用いる．展開用容器は薄層板の大きさに適した大きさのものを用いる．

（ⅲ）発色装置：発色試薬の噴霧には，ガラス製噴霧器，電動噴霧器などを用いる．被検成分の可視化のために，発色試薬を噴霧後，加熱装置を用いて薄層板を加熱する場合がある．加熱装置として，通例，恒温に設定したホットプレートや恒温器を用い，薄層板を均一に加熱する．また，液浸による発色及び気化した試薬蒸気にさらすこと(燻蒸)による可視化には，展開用容器やデシケーターなどが用いられる．

（ⅳ）検出装置：可視光，主波長254 nmや365 nmの紫外線を照射でき，対応するフィルターを備えた光源及び暗箱，又はこれらの機能を備えた暗室などである．光源は，医薬品各条に規定する試験の要件に適合する必要がある．光源の適合性は，放射強度について，光源を変更した際又は必要に応じて確認する．通例，蛍光剤入り薄層板に主波長254 nmを照射するときは，薄層板が緑色系の蛍光を発することを確認し，また，主波長365 nmを照射するときは，例えば，5 μg/mLに調製した薄層クロマトグラフィー用スコポレチンのメタノール溶液を薄層板に2 μLスポットしたものが，青白色の蛍光を発することを確認する．紫外線波長領域の中で365 nm付近に安定した放射強度を持つ高照度光源には，365 nmに幅の狭い線スペクトルを持つランプと，これより放射信号の強い366 nm（364 ～ 367 nmの範囲）に線スペクトルを持つランプが存在する．使用するランプにより光源及び波長の規格表記は異なるが，366 nmの光源ランプを紫外線(主波長365 nm)の照射の光源として扱うことができる．

（ⅴ）クロマトグラムの記録装置：検出装置に付加される撮影装置は，記録のための写真を撮影するために使用され，試験の実施に適した感度，解像度及び再現性を必要とする．カメラで撮影し，フィルム画像又は電子画像の形式で記録・保存する．可視光下で検出したクロマトグラムの色調を記録する場合は，基準となる色見本を同時に撮影することが望ましく，十分な解像度を持つイメージスキャナを用いることもできる．なお，365 nm照射による蛍光スポットの記録時には，目視で確認できる色調と記録の色調が異なる場合があることから，注意を要する．デンシトメトリーを用いる薄層クロマトグラフィー用走査装置は，紫外線による吸収，可視光による吸収又は励起光による蛍光を展開した薄層板上で測定し，得られたクロマトグラムをピーク情報に変換して記録・保存する．ピーク情報に変換されたデータは定量的な解析に使用される．

2. 操作方法

別に規定するもののほか，通例，次の方法による．

（ⅰ）試料溶液のスポット：医薬品各条に規定する試料溶液及び標準溶液を調製し，規定する容量を薄層板の原線上にスポットする．薄層板の下端から約20 mmの高さの位置を原線とし，試料溶液及び標準溶液などを左右両側から少なくとも10 mm離しスポットした位置を原点とする．定容量の毛細管，マイクロシリンジ，マイクロピペットなどを用いて，約10 mm以上の適切な間隔で直径2 ～ 6 mmの円形状又は幅4 ～ 10 mmの帯状にスポットし，風乾する．医薬品各条に規定する要件を満たす場合は，原線の位置及び原点の間隔を変更することができる．

（ⅱ）展開溶媒による展開：通例，次の方法に従い，展開溶媒を飽和させた展開用容器内で成分を分離させる．

あらかじめ少量の展開溶媒を入れた展開用容器の内壁に沿ってろ紙を入れ，ろ紙を展開溶媒で潤し，更に展開溶媒を展開用容器の内底から約10 mmの深さまで入れる．展開用容器を密閉し，常温で約1時間放置し，展開用容器に気化した展開溶媒を飽和させる．なお，ここに示した以外の条件で調製した飽和展開容器を用いて展開する場合は別に規定する．薄層板をその上端以外が器壁に触れないように置き，スポットが展開溶媒に浸かっていないことを確認後，容器を密閉し，常温で展開を行う．展開溶媒が，必要とされる展開距離に上昇するまで放置し，薄層板を取り出し，風乾する．なお，展開前に原線(原点)に，また展開後に展開溶媒の先端に印を付ける．

（ⅲ）可視化及び検出：展開終了後，薄層板上の被検成分のスポットを可視化し，色調やR_f値を確認する．通例，展開後に薄層板を取り出し，風乾して，薄層板上で分離したスポットを直接，又は発色試薬を均等に噴霧し試薬を作用させて，薄層板上の被検成分を可視化し，目視で検出を確認する．被検成分が紫外線吸収性を有する場合は，蛍光剤(蛍光指示薬)入りの薄層板を用い，主波長254 nmの紫外線を照射することにより検出する．薄層板中の蛍光指示薬は，主波長254 nmの紫外線の照射により励起され，緑色系の蛍光を発する．被検成分のスポットは照射光を吸収して蛍光指示薬の励起を減少させることにより蛍光指示薬からの放射発光を減少させ，蛍光の背景に黒み(暗紫色)のスポットとして観察される．紫外線照射下で励起され自ら蛍光を発する被検成分のスポットは，主波長365 nmの紫外線を照射することにより蛍光指示薬がなくても薄層板上で励起されて蛍光を発する．また，適切な発色試薬の噴霧，液浸及び燻蒸により，被検成分のスポットを可視化することができる．発色試薬によっては，噴霧後更に加熱することで可視化されることもある．噴霧後又は噴霧加熱後に主波長365 nmの紫外線を照射することにより，特徴的な蛍光を発することもある．なお，展開操作及び発色試薬による可視化は，換気が十分でき，溶媒蒸気などを効率的に除去できるドラフトチャンバー装置などの中で行う．

3. 確認及び純度の試験

本法を確認試験に用いる場合は，通例，試料溶液の被検成分と標準溶液の被検成分のスポットの色調及びR_f値が等しいことを確認する．また，スポットのパターンにより確認することもできる．試料溶液と標準溶液を同量スポットし，クロマトグラムにおける色調及びR_f値の一致したスポットの大きさ及び濃さを視覚的に比較することにより，半定量的な被検成分の確認もできる．

本法を純度試験に用いる場合は，通例，試料溶液中の混在物の限度に対応する濃度の標準溶液を用い，試料溶液由来の被検成分のスポットが検出されないか，若しくは混在物のスポットが標準溶液のスポットより濃くないことを確認する．

4. 確認試験の試験条件変更に関する留意事項

医薬品各条の試験のうち，被検成分を含む標準溶液を用いる確認試験においては，適切に分析性能の検証を行い，規定した方法と同等又はそれ以上にスポットの特異性が得られる範囲内で，展開距離，飽和時間，展開溶媒の組成，発色試薬の組成，スポット量(減量に限る)，薄層板の加熱温度及び加熱時間を一部変更することができる．ただし，スポットの大きさ及び濃さを判定基準とする半定量的な確認試験を除く．また，被検成分を含む標準溶液を用いない生薬等での確認試験においては，適切に分析性能の検証を行い，規定した方法と同等又はそれ以上にスポットの特異性が得られ，かつ医薬品各条の確認試験に規定されたR_f値及び色調を示す範囲内で，展開距離，スポット量(減量に限る)，薄層板の加熱温度及び加熱時間を一部変更することができる．

5. 用語

クロマトグラフィー総論〈2.00〉の定義に従う．

一般試験法の部　2.46　残留溶媒の条を次のように改める．

2.46 残留溶媒

残留溶媒では，原薬，添加剤及び製剤中に残留する有機溶媒の管理及び確認，定量法を規定する．

I. 残留溶媒の管理

1. はじめに

医薬品(生薬及び生薬を配合した製剤を除く．以下同様．)中の残留溶媒は，原薬若しくは添加剤の製造工程又は製剤の製造工程で使用されるか生成する揮発性有機化学物質と定義される．実生産工程で用いられている技術では，それらの溶媒を完全には除去できない．原薬の合成工程では，溶媒を適切に選ぶことにより，収率を向上させたり，結晶形，純度，溶解性といった原薬の物性を決めたりすることができる場合がある．このように，溶媒は時として製造工程における重要なパラメーターとなり得るものである．本試験法は，添加剤として意図的に用いられる溶媒及び溶媒付加物は対象としない．しかしながら，そのような場合においても，製剤中の溶媒の含量を評価し，その妥当性を示す必要がある．

残留溶媒が治療に役立つことはないので，全ての残留溶媒は，製品規格，GMP又はその他の品質基準に適合し得るようなレベル以下に減らすべきである．製剤中には安全性データによって保証されるよりも高いレベルの残留溶媒を含んではならない．許容できないような毒性を引き起こすことが知られている幾つかのクラス1の溶媒(表2.46－1参照)は，リスクーベネフィットの観点からの評価によって，妥当であることが明確に示されない限り，原薬，添加剤又は製剤の製造においては使用を避けるべきである．クラス1ほどではないが，一定のレベル以上の毒性を示すクラス2の溶媒(表2.46－2参照)については，起こり得る有害な作用から患者を守るために，その残留量を規制すべきである．理想的には，できるだけ低毒性のクラス3の溶媒(表2.46－3参照)を用いるべきである．

原薬，添加剤及び製剤は，その製造又は精製の工程の後にも溶媒が残留するような場合には，その溶媒の試験を行う必要がある．原薬，添加剤若しくは製剤の製造又は精製の工程で使用されるか生成する溶媒についてのみ試験を行えばよい．製剤に残留する溶媒については，製剤の試験を行ってもよいし，製剤の製造に用いた各成分中の残留溶媒の含量から製剤中の含量を計算する積算的な方法を用いてもよい．計算値が限度値以下の場合には，製剤について残留溶媒の試験を行う必要はない．しかしながら，計算値が限度値を超える場合には，その溶媒の含量が，製剤化の過程で許容し得る量以下にまで減少したかどうかを確かめるために，製剤の試験を行う必要がある．また，製剤の製造工程で何らかの溶媒が用いられている場合にも，製剤の試験を行う必要がある．

限度値は，全ての剤形及び投与経路の医薬品に適用されるが，短期間の投与(30日以下)又は局所投与のような場合には，より高い残留量も許容され得る．そうした残留量が妥当かどうかはケースバイケースで判断されるべきである．

2. 一般原則

2.1. リスクアセスメントによる残留溶媒の分類

残留溶媒の規制値の用語として，PDE (Permitted Daily Exposure)を，医薬品中に残留する溶媒の1日当たりに摂取が許容される最大量と定義して用いる．本試験法で規制する残留溶媒は，ヒトの健康に及ぼし得るリスクに応じて，下記の三つのクラスに分類される．

(ⅰ) クラス1の溶媒(医薬品の製造において使用を避けるべき溶媒)：ヒトにおける発がん性が知られている溶媒や，ヒトにおける発がん性が強く疑われる溶媒及び環境に有害な影響を及ぼす溶媒である．クラス1の溶媒を表2.46－1に示す．

(ⅱ) クラス2の溶媒(医薬品中の残留量を規制すべき溶媒)：遺伝毒性は示さないが動物実験で発がん性を示した溶媒や，神経毒性や催奇形性等発がん性以外の不可逆的な毒性を示した溶媒及びその他の重大ではあるが可逆的な毒性が疑われる溶媒である．クラス2の溶媒を表2.46－2に示す．

(ⅲ) クラス3の溶媒(低毒性の溶媒)：ヒトに対して低毒性と考えられる溶媒で，健康上の理由からは曝露限度値の設定は必要ない．クラス3の溶媒は，表2.46－3に示すもので，50 mg/day以上のPDE値を持つ．

2.2. クラス2の溶媒の限度値設定のためのオプション

クラス2の溶媒について限度値を設定する場合には，次の二つのオプションのいずれかを利用する．

2.2.1. オプション1

1日に服用される製剤の量を10 gと仮定した場合，式(1)を用いて濃度限度値(ppm)が計算される．

$$濃度限度値(\mathrm{ppm}) = \frac{1000 \times PDE}{服用量} \quad (1)$$

式中，PDEはmg/dayで，また，服用量はg/dayで表される．

　これらの濃度限度値は，全ての原薬，添加剤又は製剤において許容されるものとする．したがって，1日服用量が不明であるか一定しないような場合には，このオプションが適用し得る．処方中の全ての原薬及び添加剤がオプション1に示された限度値に適合する場合には，これらの成分はどのような比率ででも使用できる．この場合，1日服用量が10 gを超えなければ，計算を行う必要はない．1日服用量が10 gを超える製剤には，オプション2を適用すべきである．

2.2.2. オプション2

　製剤中の各成分が全てオプション1に示された限度値に適合する必要はないと考えられる．表2.46－2のPDE値と実際の1日最大服用量から，式(1)を用いて，製剤中に残留が許容される溶媒の濃度を算出してもよい．残留量を実際に可能な最小限まで減らしたことが示された場合には，そうした限度値が許容される．その限度値は，分析の精度，製造上の能力，製造工程において起こり得るばらつきの大きさからみて現実的なものでなければならず，かつ現在の医薬品の製造の標準的なレベルを反映したものでなければならない．

　オプション2を適用するには，製剤の各成分中に存在する残留溶媒の量を加算すればよい．1日当たり摂取する溶媒の量の合計は，PDE値以下でなければならない．

3. 分析方法

　残留溶媒の測定法としては，ガスクロマトグラフィーのようなクロマトグラフィーの手法が一般に用いられる．本試験法又は他の適切な方法に従って測定する．クラス3の溶媒しか存在しない場合には，乾燥減量などの非特異的方法を用いてもよい．残留溶媒の分析法は，適切にバリデートされていなければならない．

4. 情報として必要な残留溶媒のレベル

　医薬品の製造に当たっては，原薬又は添加剤の溶媒の含量に関する情報が必要となる．下記の項目は，原薬又は添加剤の溶媒の含量に関して必要となる情報の例として記載したものである．

（ⅰ）クラス3の溶媒のみが存在すると考えられる場合：乾燥減量が0.5%以下であること．

（ⅱ）クラス2の溶媒のみが存在すると考えられる場合：存在する溶媒の名称と，それらの全てがオプション1の限度値以下であること．

（ⅲ）クラス2の溶媒及びクラス3の溶媒が存在すると考えられる場合：クラス2の溶媒がオプション1の限度値以下であり，かつクラス3の溶媒が0.5%以下であること．

　クラス1の溶媒が存在すると考えられる場合には，それらの溶媒を同定し，定量する必要がある．「存在すると考えられる」という表現の対象は，製造の最終工程で使用された溶媒及び最終工程よりも前の工程で使用されたが，バリデートされた工程によっても常に除くことができるとは限らない溶媒である．

　クラス2又はクラス3の溶媒の残留量が，それぞれオプション1の限度値又は0.5%を超えている場合には，それらの溶媒を同定し，定量する必要がある．

表2.46－1　クラス1の溶媒（医薬品の製造において使用を避けるべき溶媒）

溶媒	濃度限度値(ppm)	使用を避ける理由
ベンゼン	2	発がん性
四塩化炭素	4	毒性及び環境への有害性
1,2－ジクロロエタン	5	毒性
1,1－ジクロロエテン	8	毒性
1,1,1－トリクロロエタン	1500	環境への有害性

表2.46－2　クラス2の溶媒（医薬品中の残留量を規制すべき溶媒）

溶媒	PDE (mg/day)	濃度限度値(ppm)
アセトニトリル	4.1	410
クロロベンゼン	3.6	360
クロロホルム	0.6	60
クメン	0.7	70
シクロヘキサン	38.8	3880
シクロペンチルメチルエーテル	15.0	1500
1,2－ジクロロエテン	18.7	1870
ジクロロメタン	6.0	600
1,2－ジメトキシエタン	1.0	100
N,N－ジメチルアセトアミド	10.9	1090
N,N－ジメチルホルムアミド	8.8	880
1,4－ジオキサン	3.8	380
2－エトキシエタノール	1.6	160
エチレングリコール	6.2	620
ホルムアミド	2.2	220
ヘキサン	2.9	290
メタノール	30.0	3000
2－メトキシエタノール	0.5	50
メチルブチルケトン	0.5	50
メチルシクロヘキサン	11.8	1180
メチルイソブチルケトン	45	4500
N－メチルピロリドン	5.3	530
ニトロメタン	0.5	50
ピリジン	2.0	200
スルホラン	1.6	160
t－ブチルアルコール	35	3500
テトラヒドロフラン	7.2	720
テトラリン	1.0	100
トルエン	8.9	890
1,1,2－トリクロロエテン	0.8	80
キシレン*	21.7	2170

* 通常，60%のm－キシレン，14%のp－キシレン，9%のo－キシレン及び17%のエチルベンゼンの混合物

表2.46－3　クラス3の溶媒（GMP又はその他の品質基準により規制されるべき溶媒）

酢酸	ヘプタン
アセトン	酢酸イソブチル
アニソール	酢酸イソプロピル
1－ブタノール	酢酸メチル
2－ブタノール	3－メチル－1－ブタノール
酢酸n－ブチル	メチルエチルケトン
t－ブチルメチルエーテル	2－メチル－1－プロパノール
ジメチルスルホキシド	2－メチルテトラヒドロフラン
エタノール	ペンタン
酢酸エチル	1－ペンタノール
ジエチルエーテル	1－プロパノール
ギ酸エチル	2－プロパノール
ギ酸	酢酸プロピル
	トリエチルアミン

5. 残留溶媒の限度値
5.1. 医薬品の製造において使用を避けるべき溶媒

クラス1の溶媒は，許容できない毒性を持つ，又は環境に対して有害な影響を及ぼすなどの理由から，原薬，添加剤及び製剤の製造には用いるべきではない．治療上著しい利点を持つ製剤を製造するために，その使用が避けられない場合でも，特に正当化できる理由がない限り，表2.46－1に示した濃度限度値以下とすべきである．1,1,1－トリクロロエタンについては，環境に有害な影響を及ぼす物質であるため，表2.46－1に含めた．表2.46－1に示された限度値1500 ppmは，安全性データの評価に基づくものである．

5.2. 医薬品中の残留量を規制すべき溶媒

表2.46－2に示した溶媒は，それらが有する毒性のために，医薬品中の残留を規制すべき溶媒である．

PDE値は0.1 mg/dayの単位まで，濃度限度値は10 ppmの単位まで示した．表に示された値は，測定するときに必要な分析の精度を反映するものではない．精度は，分析法のバリデーションの際に決定されるべきである．

5.3. 低毒性の溶媒

表2.46－3に示したクラス3の溶媒は，毒性が低く，ヒトの健康に及ぼすリスクも低いと考えられる．クラス3には，通常医薬品中に含まれるレベルでヒトの健康に対して有害な影響を及ぼすことが知られている溶媒は含まれていない．これらの溶媒の残留量が，50 mg/day（オプション1では5000 ppm，すなわち0.5％に相当する）以下であれば，その妥当性についての理由を示さなくても許容される．これより高い残留値についても，製造業者の製造能力やGMP遂行上の必要性からみて適当と考えられる場合には，許容されるであろう．

5.4. 適当な毒性データが見当たらない溶媒

下記の溶媒（表2.46－4）も原薬，添加剤又は製剤の製造と関連のある溶媒であるが，PDE値算出の基礎とすることのできる適当な毒性データが見当たらないものである．医薬品中にこれらの溶媒が残留する場合には，その残留の妥当性についての理由を提示する必要がある．

表2.46－4　適当な毒性データが見当たらない溶媒

1,1－ジエトキシプロパン	メチルイソプロピルケトン
1,1－ジメトキシメタン	石油エーテル
2,2－ジメトキシプロパン	トリクロロ酢酸
イソオクタン	トリフルオロ酢酸
イソプロピルエーテル	

Ⅱ．残留溶媒の確認，定量法

残留溶媒を溶出するために，試料はできるだけ溶解させる．有効成分と添加剤のみではなく，製剤も取り扱うため，場合によっては製剤の構成成分の幾つかは完全には溶解しないことも許容される．このような場合には，存在する残留溶媒が溶出されるように，初めに製剤などを粉末状に粉砕する前処理が必要である．操作は，揮発性残留溶媒の損失を防ぐために，できるだけ速やかに行う．

以下に記載するガスクロマトグラフィーの試験条件やヘッドスペースの操作条件は，設定するパラメーターやその記載方法が装置により異なっている場合がある．これらを設定する場合には，システム適合性に適合することが確認できれば，使用する装置に応じて変更することが必要である．

なお，試験に用いる試薬は，規定するもののほか，当該試験の目的にかなうものを用いることができる．

1. クラス1とクラス2の残留溶媒

以下の操作は，どのような残留溶媒が試料中に存在し得るかという情報が得られない場合に，残留溶媒を同定し，定量するのに用いられる．特定の溶媒が存在するという情報がある場合には，操作法A及び操作法Bは実施する必要はなく，操作法Cにより，あるいは他の適切な方法に従って残留溶媒の定量を実施する．

残留溶媒の同定，限度試験及び定量試験の適用のためのフローチャートを図2.46－1に示す．

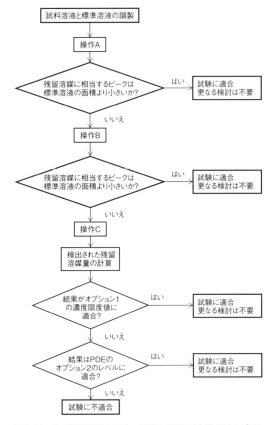

図2.46－1　残留溶媒の同定，限度試験及び定量試験の適用のためのフローチャート

1.1. 水溶性試料
1.1.1. 操作法A

次の条件でガスクロマトグラフィー〈2.02〉により試験を行う．

クラス1用標準原液：ジメチルスルホキシド約9 mLに残留溶媒クラス1標準品1 mLを正確に加え，水を加えて正確に100 mLとする．この液1 mLを正確に量り，あらかじめ水約50 mLを入れたメスフラスコに入れ，水を加えて100 mLとする．この液10 mLを正確に量り，あらかじめ水約50 mLを入れたメスフラスコに入れ，水を加えて100 mLとする．

クラス1用標準液：水5 mLを正確に入れたヘッドスペース用バイアルにクラス1用標準原液1 mLを正確に加え，栓及びキャッ

プをして振り混ぜる．

クラス2用標準原液A：残留溶媒クラス2A標準品1 mLを正確に量り，水を加えて正確に100 mLとする．

クラス2用標準原液B：残留溶媒クラス2B標準品1 mLを正確に量り，水を加えて正確に100 mLとする．

クラス2用標準原液C：残留溶媒クラス2C標準品1 mLを正確に量り，水を加えて正確に100 mLとする．

クラス2用標準原液D：残留溶媒クラス2D標準品1 mLを正確に量り，水を加えて正確に100 mLとする．

クラス2用標準原液E：残留溶媒クラス2E標準品1 mLを正確に量り，水を加えて正確に100 mLとする．

クラス2用標準液A：クラス2用標準原液A 1 mLを正確に量り，ヘッドスペース用バイアルに入れ，水5 mLを正確に加え，栓及びキャップをして振り混ぜる．

クラス2用標準液B：クラス2用標準原液B 5 mLを正確に量り，ヘッドスペース用バイアルに入れ，水1 mLを正確に加え，栓及びキャップをして振り混ぜる．

クラス2用標準液C：クラス2用標準原液C 1 mLを正確に量り，ヘッドスペース用バイアルに入れ，水5 mLを正確に加え，栓及びキャップをして振り混ぜる．

クラス2用標準液D：クラス2用標準原液D 1 mLを正確に量り，ヘッドスペース用バイアルに入れ，水5 mLを正確に加え，栓及びキャップをして振り混ぜる．

クラス2用標準液E：クラス2用標準原液E 1 mLを正確に量り，ヘッドスペース用バイアルに入れ，水5 mLを正確に加え，栓及びキャップをして振り混ぜる．

試料原液：試料0.25 gをとり，水に溶かし，正確に25 mLとする．

検液：試料原液5 mLを正確に量り，ヘッドスペース用バイアルに入れ，水1 mLを正確に加え，栓及びキャップをして振り混ぜる．

クラス1用システム適合性試験用溶液：クラス1用標準原液1 mLを正確に量り，ヘッドスペース用バイアルに入れ，試料原液5 mLを正確に加え，栓及びキャップをして振り混ぜる．

試験条件

検出器：水素炎イオン化検出器

カラム：内径0.32 mm（又は0.53 mm），長さ30 mのフューズドシリカ管（又はワイドボア管）の内面にガスクロマトグラフィー用6％シアノプロピルフェニル-94％ジメチルシリコーンポリマーを厚さ1.8 μm（又は3.0 μm）に被覆する．

カラム温度：40℃を20分間保持した後，毎分10℃で240℃まで昇温し，240℃を20分間保持する．

注入口温度：140℃

検出器温度：250℃

キャリヤーガス：窒素又はヘリウム

流量：約35 cm/秒

スプリット比：1：5（注：感度を最適化するためにスプリット比は適宜変更する．）

システム適合性

検出の確認：クラス1用標準液，クラス1用システム適合性試験用溶液につき，上記の条件で操作するとき，クラス1用標準液から得られる1,1,1-トリクロロエタンのピークのSN比は5以上，クラス1用システム適合性試験用溶液から得られるピークのSN比はそれぞれ3以上である．

システムの性能：クラス2用標準液A又はシステム適合性試験用溶液につき，上記の条件で操作するとき，アセトニトリルとジクロロメタンのピークの分離度は1.0以上である．ただし，システム適合性試験用残留溶媒標準品の水溶液(1→100) 1 mLを正確に量り，ヘッドスペース用バイアルに入れ，水5 mLを正確に加え，栓及びキャップをして混ぜ，システム適合性試験用溶液とする．

システムの再現性：クラス1用標準液につき，上記の条件で試験を6回繰り返すとき，個々のピーク面積の相対標準偏差は15％以下である．

ヘッドスペースは，表2.46－5に記載した操作条件の一つに従い，クラス1用標準液，クラス2用標準液A，クラス2用標準液B，クラス2用標準液C，クラス2用標準液D，クラス2用標準液E及び検液のヘッドスペースの気体を同量(約1.0 mL)注入し，クロマトグラムを求め，主要なピークのピークレスポンスを求める．検液の1,1,1-トリクロロエタン以外のピークのピークレスポンスがクラス1用標準液，クラス2用標準液A，クラス2用標準液B，クラス2用標準液C，クラス2用標準液D又はクラス2用標準液Eのそれぞれのピークのピークレスポンス以上であるとき，若しくは1,1,1-トリクロロエタンのピークのピークレスポンスがクラス1用標準液の1,1,1-トリクロロエタンのピークのピークレスポンスの150倍以上であるとき，ピークの同定のために操作法Bを行う．それ以外の場合は適合とする．

1.1.2. 操作法B

次の条件でガスクロマトグラフィー〈2.02〉により試験を行う．

クラス1用標準原液，クラス1用標準液，クラス1用システム適合性試験用溶液，クラス2用標準原液A，クラス2用標準原液B，クラス2用標準原液C，クラス2用標準原液D，クラス2用標準原液E，クラス2用標準液A，クラス2用標準液B，クラス2用標準液C，クラス2用標準液D，クラス2用標準液E，試料原液及び検液は操作法Aを準用する．

試験条件

検出器：水素炎イオン化検出器

カラム：内径0.32 mm（又は0.53 mm），長さ30 mのフューズドシリカ管（又はワイドボア管）の内面にガスクロマトグラフィー用ポリエチレングリコールを厚さ0.25 μmに被覆する．

カラム温度：50℃を20分間保持した後，毎分6℃で165℃まで昇温し，165℃を20分間保持する．

注入口温度：140℃

検出器温度：250℃

キャリヤーガス：窒素又はヘリウム

流量：約35 cm/秒

スプリット比：1：5（注：感度を最適化するためにスプリット比は適宜変更する．）

システム適合性

検出の確認：クラス1用標準液，クラス1用システム適合性試験用溶液につき，上記の条件で操作するとき，クラス1用標準液から得られるベンゼンのピークのSN比は5以上，クラス1用システム適合性試験用溶液から得られるピークのSN比はそれぞれ3以上である．

システムの性能：クラス2用標準液A又はシステム適合性試験用溶液につき，上記の条件で操作するとき，アセトニト

リルとcis-1,2-ジクロロエテンのピークの分離度は1.0以上である．ただし，システム適合性試験用残留溶媒標準品の水溶液(1→100) 1 mLを正確に量り，ヘッドスペース用バイアルに入れ，水5 mLを正確に加え，栓及びキャップをして混ぜ，システム適合性試験用溶液とする．

システムの再現性：クラス1用標準液につき，上記の条件で試験を6回繰り返すとき，個々のピーク面積の相対標準偏差は15％以下である．

ヘッドスペースは，表2.46-5に記載した操作条件の一つに従い，クラス1用標準液，クラス2用標準液A，クラス2用標準液B，クラス2用標準液C，クラス2用標準液D，クラス2用標準液E及び検液のヘッドスペースの気体を同量（約1.0 mL）注入し，クロマトグラムを求め，主要なピークのピークレスポンスを求める．検液のピークのピークレスポンスがクラス1用標準液，クラス2用標準液A，クラス2用標準液B，クラス2用標準液C，クラス2用標準液D又はクラス2用標準液Eのそれぞれのピークのピークレスポンス以上であるとき，それらのピークの定量のために操作法Cを行う．それ以外の場合は適合とする．

1.1.3. 操作法C

次の条件でガスクロマトグラフィー〈2.02〉により試験を行う．

標準原液（注：操作法A及び操作法Bにより，同定，確認されたそれぞれのピークに対し，それぞれの標準原液を調製する．1,1,1-トリクロロエタン以外のクラス1の溶媒の場合，操作法Aのクラス1用標準原液の調製法に従い，最初の希釈を行う．）：操作法A及び操作法Bにより同定，確認されたそれぞれの残留溶媒のピークに対応する適切な溶媒の量を正確に量り，適切な容器に入れる．これに水を加えて定量的に希釈し，表2.46-1又は表2.46-2に規定された濃度限度値の1/20の濃度とする．必要であれば，段階的に希釈する．

標準液：標準原液1 mLを正確に量り，ヘッドスペース用バイアルに入れる．これに水5 mLを正確に加え，栓及びキャップをして振り混ぜる．

試料原液：試料約0.25 gを精密に量り，水に溶かし，正確に25 mLとする．

検液：試料原液5 mLを正確に量り，ヘッドスペース用バイアルに入れ，水1 mLを正確に加え，栓及びキャップをして振り混ぜる．

添加試験用溶液（注：操作法A及び操作法Bにより，同定，確認されたそれぞれのピークに対し，それぞれの添加試験用溶液を調製する．）：試料原液5 mLを正確に量り，ヘッドスペース用バイアルに入れ，標準原液1 mLを正確に加え，栓及びキャップをして振り混ぜる．

試験条件及びシステム適合性は基本的に操作法Aに準じる．ただし，検出の確認は不要であり，システム再現性にはクラス1標準液に代えて標準液を用いる．操作法Aから得られたクロマトグラフィーの結果が操作法Bから得られたクロマトグラフィーの結果に劣る場合は，操作法Bに準じる．

標準液，検液，添加試験用溶液それぞれ約1.0 mLの同量につき，表2.46-5のいずれかのヘッドスペース条件で試験を行い，主な残留溶媒のピーク面積を測定し，以下の式により残留溶媒量を計算する．

$$残留溶媒量(ppm) = 5\,(C/M)\,\{A_T/(A_S - A_T)\}$$

C：標準原液中の標準品の濃度(μg/mL)
M：試料原液の調製に用いた試料秤取量(g)
A_T：検液に含まれるそれぞれの残留溶媒のピーク面積
A_S：添加試験用溶液に含まれるそれぞれの残留溶媒のピーク面積

1.2. 非水溶性試料

1.2.1. 操作法A

次の条件でガスクロマトグラフィー〈2.02〉により試験を行う．なお，ジメチルスルホキシドはN,N-ジメチルホルムアミドの代替溶媒として置き換え可能である．

クラス1用標準原液：N,N-ジメチルホルムアミド約80 mLに残留溶媒クラス1標準品1 mLを正確に加え，N,N-ジメチルホルムアミドを加えて正確に100 mLとする．この液1 mLを正確に量り，あらかじめN,N-ジメチルホルムアミド約80 mLを入れたメスフラスコに入れ，N,N-ジメチルホルムアミドを加えて100 mLとする（この液を残留溶媒クラス1標準品から調製した中間希釈液とし，クラス1用システム適合性試験用溶液の調製に用いる）．この液1 mLを正確に量り，N,N-ジメチルホルムアミドを加えて正確に10 mLとする．

クラス1用標準液：水5 mLを正確に入れたヘッドスペース用バイアルにクラス1用標準原液1 mLを正確に加え，栓及びキャップをして振り混ぜる．

クラス2用標準原液A：N,N-ジメチルホルムアミド約80 mLに残留溶媒クラス2A標準品1 mLを正確に加え，N,N-ジメチルホルムアミドを加えて正確に100 mLとする．

クラス2用標準原液B：残留溶媒クラス2B標準品0.5 mLを正確に量り，N,N-ジメチルホルムアミドを加えて正確に10 mLとする．

クラス2用標準原液C：N,N-ジメチルホルムアミド約80 mLに残留溶媒クラス2C標準品1 mLを正確に加え，N,N-ジメチルホルムアミドを加えて正確に100 mLとする．

クラス2用標準原液D：N,N-ジメチルホルムアミド約80 mLに残留溶媒クラス2D標準品1 mLを正確に加え，N,N-ジメチルホルムアミドを加えて正確に100 mLとする．

クラス2用標準原液E：N,N-ジメチルホルムアミド約80 mLに残留溶媒クラス2E標準品1 mLを正確に加え，N,N-ジメチルホルムアミドを加えて正確に100 mLとする．

クラス2用標準液A：水5 mLを正確に入れたヘッドスペース用バイアルにクラス2用標準原液A 1 mLを正確に加え，栓及びキャップをして振り混ぜる．

クラス2用標準液B：水5 mLを正確に入れたヘッドスペース用バイアルにクラス2用標準原液B 1 mLを正確に加え，栓及びキャップをして振り混ぜる．

クラス2用標準液C：水5 mLを正確に入れたヘッドスペース用バイアルにクラス2用標準原液C 1 mLを正確に加え，栓及びキャップをして振り混ぜる．

クラス2用標準液D：水5 mLを正確に入れたヘッドスペース用バイアルにクラス2用標準原液D 1 mLを正確に加え，栓及びキャップをして振り混ぜる．

クラス2用標準液E：水5 mLを正確に入れたヘッドスペース用バイアルにクラス2用標準原液E 1 mLを正確に加え，栓及びキャップをして振り混ぜる．

試料原液：試料0.5 gをとり，N,N-ジメチルホルムアミドを

加えて正確に10 mLとする．

検液：水5 mLを正確に入れたヘッドスペース用バイアルに試料原液1 mLを正確に加え，栓及びキャップをして振り混ぜる．

クラス1用システム適合性試験用溶液：試料原液5 mL及び残留溶媒クラス1標準品から調製した中間希釈0.5 mLを正確に量り，混合する．この液1 mLを正確に，水5 mLを正確に入れたヘッドスペース用バイアルに加え，栓及びキャップをして振り混ぜる．

試験条件

　検出器：水素炎イオン化検出器

　カラム：内径0.53 mm，長さ30 mのワイドボア管の内面にガスクロマトグラフィー用6％シアノプロピルフェニルー94％ジメチルシリコーンポリマーを厚さ3.0 μmに被覆する．

　カラム温度：40℃を20分間保持した後，毎分10℃で240℃まで昇温し，240℃を20分間保持する．

　注入口温度：140℃

　検出器温度：250℃

　キャリアーガス：ヘリウム

　流量：約35 cm/秒

　スプリット比：1：3（注：感度を最適化するためにスプリット比は適宜変更する．）

システム適合性

　検出の確認：クラス1用標準液，クラス1用システム適合性試験用溶液につき，上記の条件で操作するとき，クラス1用標準液から得られる1,1,1－トリクロロエタンのピークのSN比は5以上，クラス1用システム適合性試験用溶液から得られるピークのSN比はそれぞれ3以上である．

　システムの性能：クラス2用標準液A又はシステム適合性試験用溶液につき，上記の条件で操作するとき，アセトニトリルとジクロロメタンのピークの分離度は1.0以上である．ただし，システム適合性試験用残留溶媒標準品のN,N－ジメチルホルムアミド溶液（1→100）1 mLを正確に量り，ヘッドスペース用バイアルに入れ，水5 mLを正確に加え，栓及びキャップをして混ぜ，システム適合性試験用溶液とする．

　システムの再現性：クラス1用標準液につき，上記の条件で試験を6回繰り返すとき，個々のピーク面積の相対標準偏差は15％以下である．

ヘッドスペースは表2.46－5に記載したカラム3の操作条件に従い，クラス1用標準液，クラス2用標準液A，クラス2用標準液B，クラス2用標準液C，クラス2用標準液D，クラス2用標準液E及び検液のヘッドスペースの気体を同量（約1.0 mL）注入し，クロマトグラムを求め，主要なピークのピークレスポンスを求める．検液の1,1,1－トリクロロエタン以外のピークのピークレスポンスがクラス1用標準液，クラス2用標準液A，クラス2用標準液B，クラス2用標準液C，クラス2用標準液D又はクラス2用標準液Eのそれぞれのピークのピークレスポンス以上であるとき，又は1,1,1－トリクロロエタンのピークのピークレスポンスがクラス1用標準液の1,1,1－トリクロロエタンのピークのピークレスポンスの150倍以上であるとき，ピークの同定のために操作法Bを行う．それ以外の場合は適合とする．

1.2.2. 操作法B

次の条件でガスクロマトグラフィー〈2.02〉により試験を行う．なお，ジメチルスルホキシドはN,N－ジメチルホルムアミドの代替溶媒として置き換え可能である．

クラス1用標準原液，クラス1用標準液，クラス1用システム適合性試験用溶液，クラス2用標準原液A，クラス2用標準原液B，クラス2用標準原液C，クラス2用標準原液D，クラス2用標準原液E，クラス2用標準液A，クラス2用標準液B，クラス2用標準液C，クラス2用標準液D，クラス2用標準液E，試料原液及び検液は操作法Aを準用する．

ガスクロマトグラフィーは，水溶性試料の操作法Bの操作法に従う．ただし，スプリット比は1：3とし（感度を最適化するためにスプリット比は適宜変更する），システム適合性試験用溶液は操作法Aを準用する．

ヘッドスペースは，表2.46－5に記載した操作条件の一つに従い，クラス1用標準液，クラス2用標準液A，クラス2用標準液B，クラス2用標準液C，クラス2用標準液D，クラス2用標準液E及び検液のヘッドスペースの気体を同量（約1.0 mL）注入し，クロマトグラムを求め，主要なピークのピークレスポンスを求める．検液のピークのピークレスポンスがクラス1用標準液，クラス2用標準液A，クラス2用標準液B，クラス2用標準液C，クラス2用標準液D又はクラス2用標準液Eのそれぞれのピークのピークレスポンス以上の場合，それらのピークの定量のために操作法Cを行う．それ以外の場合は適合とする．

1.2.3. 操作法C

次の条件でガスクロマトグラフィー〈2.02〉により試験を行う．なお，ジメチルスルホキシドはN,N－ジメチルホルムアミドの代替溶媒として置き換え可能である．

標準原液（注：操作法A及び操作法Bにより，同定，確認されたそれぞれのピークに対し，それぞれの標準原液を調製する．1,1,1－トリクロロエタン以外のクラス1の溶媒の場合，操作法Aのクラス1用標準原液の調製に従い，最初の希釈を行う．）：操作法A及び操作法Bにより同定，確認されたそれぞれの残留溶媒のピークに対応する適切な溶媒の量を正確に量り，適切な容器に入れる．これに水を加えて定量的に希釈し，表2.46－1又は表2.46－2に規定された濃度限度値の1／20の濃度とする．必要であれば，段階的に希釈する．

標準液：水5 mLを正確に入れたヘッドスペース用バイアルに標準原液1 mLを正確に加え，栓及びキャップをして混ぜる．

試料原液：試料約0.5 gを精密に量り，N,N－ジメチルホルムアミドを加えて正確に10 mLとする．

検液：水5 mLを正確に入れたヘッドスペース用バイアルに試料原液1 mLを正確に加え，栓及びキャップをして振り混ぜる．

添加試験用溶液（注：操作法A及び操作法Bにより，同定，確認されたそれぞれのピークに対し，それぞれの添加試験用溶液を調製する．）：試料原液1 mLを正確に量り，ヘッドスペース用バイアルに入れ，標準原液1 mLを正確に加え，更に水4 mLを正確に加え，栓及びキャップをして振り混ぜる．

試験条件及びシステム適合性は，基本的に操作法Aに準じる．ただし，検出の確認は不要であり，システム再現性にはクラス1標準液に代えて標準液を用いる．操作法Aから得られたクロマトグラフィーの結果が操作法Bから得られたクロマトグラフィーの結果に劣る場合は，操作法Bに準じる．

標準液，検液及び添加試験用溶液それぞれ約1.0 mLにつき，表2.46－5のいずれかのヘッドスペース条件で試験を行い，主

な残留溶媒のピーク面積を測定し，以下の式により残留溶媒量を計算する．

残留溶媒量(ppm)＝10 $(C/M)\{A_T/(A_S - A_T)\}$

C：標準原液中の標準品の濃度(μg/mL)
M：試料原液の調製に用いた試料秤取量(g)
A_T：検液に含まれるそれぞれの残留溶媒のピーク面積
A_S：添加試験用溶液に含まれるそれぞれの残留溶媒のピーク面積

1.3. ヘッドスペース装置の試験条件及びその他の留意事項

表2.46－5にヘッドスペース条件の例を示す．
本試験法では，ヘッドスペース法のガスクロマトグラフィーの方法を示すが，クラス2の溶媒のうち，N,N－ジメチルアセトアミド，2－エトキシエタノール，エチレングリコール，ホルムアミド，2－メトキシエタノール，N－メチルピロリドン及びスルホランはヘッドスペース法では感度が低く分析が困難であるため，その他のバリデートされた方法で測定する必要がある．また，本試験法で溶媒として使用するN,N－ジメチルホルムアミドは上記の7種の溶媒と共に，残留溶媒クラス2A標準品，残留溶媒クラス2B標準品，残留溶媒クラス2C標準品，残留溶媒クラス2D標準品，残留溶媒クラス2E標準品のいずれにも含まれていないため，必要に応じて適切なバリデートされた方法で分析する必要がある．

表2.46－5 ヘッドスペース装置の操作条件

	ヘッドスペース装置の操作条件		
	1	2	3
バイアル内平衡温度(℃)	80	105	80
バイアル内平衡時間(分)	60	45	45
注入ライン温度(℃)	85	110	105
シリンジ温度(℃)	80～90	105～115	80～90
キャリヤーガス：適切な圧力下で窒素又はヘリウム			
加圧時間(秒間)	60以上	60以上	60以上
試料注入量(mL)*			

* 又は，試験方法の基準を満たす場合，機器メーカーの推奨値に従う．適切な感度が得られる場合，1 mL未満の注入量は許容される．

2. クラス3の溶媒

1.に従って試験を行う．又は，適切にバリデートされた別の方法で試験を行う．標準液などは対象となる溶媒に合わせて適切に調製する．
クラス3の溶媒のみが残留している場合は，乾燥減量試験法〈2.41〉を用いることができる．ただし，乾燥減量値が0.5％を超える場合や，その他の溶媒が共存する場合には，本試験法又は他の適切な方法に従って同定し，必要な場合には定量する．

3. 標準品

（ⅰ） 残留溶媒クラス1標準品(ベンゼン，四塩化炭素，1,2－ジクロロエタン，1,1－ジクロロエテン，1,1,1－トリクロロエタンの混合溶液)
（ⅱ） 残留溶媒クラス2A標準品(アセトニトリル，クロロベンゼン，クメン，シクロヘキサン，1,2－ジクロロエテン(cis－1,2－ジクロロエテン，$trans$－1,2－ジクロロエテン)，ジクロロメタン，1,4－ジオキサン，メタノール，メチルシクロヘキサン，テトラヒドロフラン，トルエン，キシレン(エチルベンゼン，m－キシレン，o－キシレン，p－キシレン)の混合溶液)
（ⅲ） 残留溶媒クラス2B標準品(クロロホルム，1,2－ジメトキシエタン，ヘキサン，メチルブチルケトン，ニトロメタン，ピリジン，テトラリン，1,1,2－トリクロロエテンの混合溶液)
（ⅳ） 残留溶媒クラス2C標準品(メチルイソブチルケトン)
（ⅴ） 残留溶媒クラス2D標準品(t－ブチルアルコール)
（ⅵ） 残留溶媒クラス2E標準品(シクロペンチルメチルエーテル)
（ⅶ） システム適合性試験用残留溶媒標準品(アセトニトリル，cis－1,2－ジクロロエテン，ジクロロメタンの混合溶液)

一般試験法の部 2.66 元素不純物の条Ⅰ．製剤中の元素不純物の管理の 3．経口製剤，注射剤及び吸入剤における元素不純物のPDEとリスクによる分類，4．元素不純物のリスクアセスメント及び管理並びに5．PDE値と濃度限度値との間の換算の項を次のように改める．

2.66 元素不純物

3. 経口製剤，注射剤，吸入剤及び皮膚に適用する製剤(皮膚適用製剤)における元素不純物のPDEとリスクによる分類

経口製剤，注射剤，吸入剤及び皮膚適用製剤に対して設定された元素不純物のPDE値を表2.66－1に示す．皮膚適用製剤のPDE値と皮膚及び経皮濃度限度値(CTCL)を有する元素の場合，両方の限度値に適合することが必要である．他の投与経路のPDEが必要な場合には，通例，設定の起点として経口曝露時のPDE値を考慮し，意図する投与経路により投与したときに，元素不純物が局所作用を示すことが予想されるかどうかを評価する．

ここで，最大1日投与容量が2 L以下の注射剤は，最大1日投与容量を用いて，PDE値から許容濃度を計算する．1日投与容量，あるいは一般的な臨床使用量が，1日当たり2 Lを超える製剤(生理食塩液，ブドウ糖注射液，完全静脈栄養剤，洗浄用水など)では，PDE値からの許容濃度の計算には2 Lを用いる．

皮膚適用製剤の最大総1日投与量は必ずしも明確に提示されていないため，元素不純物への曝露のワーストケースを適切に推定し，評価基準を設定することが，製品のリスクアセスメントには必要である．CTCLは1日1回の投与に基づき算出されることから，1日当たりの最大投与回数及び製剤の保持時間等の複数の要因に基づいて適切な濃度を修正する必要がある．皮膚感作が生じるリスクは投与当たりの用量に依存しないものの，同じ投与部位に対する複数回の適用により上昇する．

表2.66－1に示すように，元素不純物は，それらの毒性(PDE値)及び製剤中に存在する可能性に基づいて三つのクラスに分類されている．存在する可能性は，医薬品の製造工程で使用される可能性，医薬品の製造工程で使用する原材料中の不純物，その元素の実際の天然存在比及び環境分布などの要因により判断された．

クラス1：クラス1に分類されている元素は，ヒトに対する毒性の高い元素である．クラス1の元素は，As，Cd，Hg及びPbである．これらの元素は，医薬品の製造において使用が制限されるため，使用されることはまれである．製剤に含まれるこれらの元素は，通常，用いられる鉱原由来の添加剤などの原材料に由来する．これら4種類の元素不純物は，混入する可能性のある起源及び投与経路の全般にわたるリスクア

表2.66-1 元素不純物のPDE値及びCTCL

元素	クラス	経口製剤のPDE値 (µg/day)	注射剤のPDE値 (µg/day)	吸入剤のPDE値 (µg/day)	皮膚適用製剤PDE値 (µg/day)	皮膚適用製剤感作性の場合のCTCL (µg/g)
Cd	1	5	2	3	20	-
Pb	1	5	5	5	50	-
As	1	15	15	2	30	-
Hg	1	30	3	1	30	-
Co	2A	50	5	3	50	35
V	2A	100	10	1	100	-
Ni	2A	200	20	6	200	35
Tl	2B	8	8	8	8	-
Au	2B	300	300	3	3000	-
Pd	2B	100	10	1	100	-
Ir	2B	100	10	1	*	-
Os	2B	100	10	1	*	-
Rh	2B	100	10	1	*	-
Ru	2B	100	10	1	*	-
Se	2B	150	80	130	800	-
Ag	2B	150	15	7	150	-
Pt	2B	100	10	1	100	-
Li	3	550	250	25	2500	-
Sb	3	1200	90	20	900	-
Ba	3	1400	700	300	7000	-
Mo	3	3000	1500	10	15000	-
Cu	3	3000	300	30	3000	-
Sn	3	6000	600	60	6000	-
Cr	3	11000	1100	3	11000	-

* Ir, Os, Rh及びRuの場合, 皮膚適用製剤のPDE値を設定するには, データが不十分である. これらの元素の場合は, 関連する経路のPdのPDE値を適用する.

セスメントが必要である. リスクアセスメントにより, PDE値に適合することを保証するために更なる管理が必要である場合に, 試験を適用することがあるが, 全ての構成成分に対してクラス1の元素不純物を測定することは必須ではない.

クラス2：クラス2に分類される元素は, クラス1の元素よりも毒性が低く, 投与経路に依存して, ヒトに対する毒性を発現する元素で, 製剤中に存在する相対的な可能性に基づいて, 更に2A及び2Bに分類される. クラス2Aの元素は, 天然に存在することが知られているCo, Ni及びVである. 製剤中に存在する可能性が比較的高いため, 混入する可能性のある元素不純物の起源及び投与経路の全般にわたるリスクアセスメントが必要である. クラス2Bの元素は, Ag, Au, Ir, Os, Pd, Pt, Rh, Ru, Se及びTlである. 天然に存在する可能性が低く, 原薬, 添加剤又は製剤のその他の構成成分の製造中に意図的に添加されない限り, リスクアセスメントから除外できる.

クラス3：経口投与による毒性が比較的低く, 経口剤におけるPDE値が500 µg/dayより高い元素である. クラス3の元素は, Ba, Cr, Cu, Li, Mo, Sb及びSnである. 意図的に添加されない限り, 経口製剤のリスクアセスメントでは考慮する必要がない. 注射剤や吸入剤では, その経路固有のPDE値が500 µg/dayよりも高い場合を除き, 意図的添加がない場合にも, これらの元素不純物が混入するリスクを評価すべきである.

4. 元素不純物のリスクアセスメント及び管理

製剤中の元素不純物の管理は, 品質リスクマネジメントの手法に従い, リスクアセスメントは, 科学的知見及び原則に基づく必要がある. リスクアセスメントは, PDE値との関連で製剤中の元素不純物量を評価することに焦点を置く. このリスクアセスメントのために用いることができる有用な情報には, 製剤や構成成分の実測データ, 原薬や添加剤の製造業者が提供する実測データやリスク評価結果又は公表論文から得られるデータなどが挙げられるが, これらに限定するものではない.

リスクアセスメントの取組みは, リスクのレベルに応じて実施すべきであり, 必ずしも原則的なリスクマネジメントプロセスを常に要求するものではなく, 状況に応じ, より簡易なリスクマネジメントプロセスを用いることも許容される.

4.1. 一般原則

リスクアセスメントプロセスは次の三つのステップからなる.
1) 製剤の製造過程での元素不純物の混入源を明確にする.
2) 製剤中の特定の元素不純物の存在を, 実測値又は予測値で求め, PDE値と比較することにより評価する.
3) リスクアセスメントの結果をまとめ, 工程に組み込まれた管理が十分であるかどうかを確認する. また, 製剤中の元素不純物を制限するために考慮すべき追加の管理について特定する.

多くの場合, これらのステップは同時に検討される. 元素不純物を確実にPDE値以下であることを保証する最終的なアプローチを策定するまで繰り返されることがある.

4.2. 元素不純物の混入起源

製剤の製造において, 元素不純物の混入起源のカテゴリーは多岐にわたる.

・原薬, 添加剤又はその他の構成成分の製造時に意図的に添加された元素(金属触媒など)が不純物として残留したもの. 原薬のリスクアセスメントでは, 製剤中に元素不純物が混入する可能性について検討しなければならない.
・製剤の製造に用いられる原薬, 水又は添加剤に意図的には添加されないが, それらの中に存在する可能性がある元素不純物.
・製造設備・器具から原薬や製剤中に移行する可能性がある元素不純物.
・容器及び施栓系から原薬や製剤中に溶出する可能性がある元素不純物.

リスクアセスメントでは, 潜在的な個々の混入起源からの元素不純物の量は, 製剤の元素不純物の総量に影響することを考慮すべきである.

4.3. 潜在的な元素不純物の特定

意図的に添加した触媒又は無機試薬に由来する可能性がある元素不純物：元素が意図的に添加された場合, リスクアセスメントの対象に含めなければならない.

原薬や添加剤の中に存在する可能性がある元素不純物：意図的に添加しなくても, 元素不純物が原薬や添加剤中に存在する可能性がある. これらの元素が製剤中に混入する可能性をリスクアセスメントに反映させるべきである.

製造設備・器具由来の潜在的元素不純物：製造設備・器具由来の元素不純物の混入は限定的なものであることがあり, リスクアセスメントにおいて考慮すべき元素不純物の範囲は, 製剤の製造に使用される設備・器具に依存する. 懸念のある特定の元素不純物については, 製剤構成成分に接触する製造設備・器具の構成要素の組成に関する知識に基づき評価すべきである. 製造設備・器具由来の元素不純物についてのリスクアセスメン

トは，類似した一連の，あるいは複数の製造プロセス及び工程を用いるその他多くの製剤に係るリスクアセスメントにおいて活用することができる．

製造設備・器具からの元素不純物の溶出又は移行の可能性に関して評価を行った場合，一般的に，原薬の製造工程は製剤の製造工程よりも溶出・移行の可能性がより高いものである．製剤の製造設備・器具由来の元素不純物の影響は，原薬製造設備・器具由来の元素不純物の影響よりも低いと予想される．しかし，工程の知識又は理解を踏まえるとこの予想があてはまらない場合には，リスクアセスメントにおいて製剤製造設備・器具由来の元素不純物の混入の可能性を考慮すべきである(例えば，溶融押出工程)．

容器施栓系から溶出する元素不純物：容器施栓系から混入する可能性がある元素不純物の特定は，剤形ごとの包装との間で生じ得る相互作用に関する科学的理解に基づくべきである．容器施栓系が元素不純物を含まないことを，容器施栓系を構成する資材類の評価により実証できる場合には，更なるリスクアセスメントの実施は不要である．また，固形製剤では，元素が溶出する確率が非常に低いため，更なるアセスメントは不要である．液剤及び半固形製剤に関しては，製剤の有効期間中に容器施栓系から元素不純物が溶出する可能性がより高い．容器施栓系から溶出する潜在的な元素不純物(例えば，洗浄後，滅菌後，照射後などにおけるもの)を把握するための調査を行うべきである．

液剤及び半固形製剤について考慮すべき要素を以下に示すが，一例であり，これらに限定するものではない．

・親水性／疎水性，イオン含量，pH，温度(低温対室温及び製造条件)，接触面積，容器／資材の組成・材質，最終滅菌，包装工程，資材の滅菌，保存期間

表2.66－2は，リスクアセスメントにおける元素不純物の考慮に関する推奨事項を示している．これは，製剤中の元素不純物の起源の全てに適用することができるものである．

4.4. 評価

潜在的元素不純物を特定するプロセスの結論としては，以下の二通りがある．

1) リスクアセスメントプロセスにより，いかなる潜在的元素不純物も特定されない．
2) リスクアセスメントプロセスにより，一つ以上の潜在的元素不純物が特定される．当該プロセスにおいて特定された元素不純物に関しては，リスクアセスメントにより当該不純物のあらゆる起源の有無を考察すべきである．

リスクアセスメントにおいては，製剤中の潜在的元素不純物の量に影響を及ぼしうる多くの要因を考慮すべきである．

4.5. リスクアセスメントプロセスの概要

リスクアセスメントは，製剤中に認められる可能性の高い元素不純物を特定するために，関連する製品又は構成成分に特有のデータと，製品又は製造プロセスから横断的に得られた情報と知識を結びつけて評価することにより，要約される．

設定PDE値と関連づけて元素不純物の実測値又は予測値の有意性を考察すべきである．元素不純物の実測値の有意性の指標として，設定PDE値(及びCo及びNiの場合はCTCL)の30％のレベルを管理閾値と定義する．更なる管理の要否の決定に管理閾値を用いることができる．

あらゆる起源に由来する製剤中元素不純物の合計が一貫して

表2.66－2 リスクアセスメントにおいて考慮すべき元素

元素	クラス	意図的に添加された場合(全ての投与経路)	意図的に添加されない場合			
			経口製剤	注射剤	吸入剤	皮膚適用製剤
Cd	1	要	要	要	要	要
Pb	1	要	要	要	要	要
As	1	要	要	要	要	要
Hg	1	要	要	要	要	要
Co	2A	要	要	要	要	要
V	2A	要	要	要	要	要
Ni	2A	要	要	要	要	要
Tl	2B	要	不要	不要	不要	不要
Au	2B	要	不要	不要	不要	不要
Pd	2B	要	不要	不要	不要	不要
Ir	2B	要	不要	不要	不要	不要
Os	2B	要	不要	不要	不要	不要
Rh	2B	要	不要	不要	不要	不要
Ru	2B	要	不要	不要	不要	不要
Se	2B	要	不要	不要	不要	不要
Ag	2B	要	不要	不要	不要	不要
Pt	2B	要	不要	不要	不要	不要
Li	3	要	不要	要	要	不要
Sb	3	要	不要	要	要	不要
Ba	3	要	不要	不要	要	不要
Mo	3	要	不要	不要	要	不要
Cu	3	要	不要	要	要	不要
Sn	3	要	不要	不要	要	不要
Cr	3	要	不要	不要	要	不要

設定PDE値の30％を超えないと予想される場合において，データを適切に評価し，元素不純物の適切な管理を実証したときには，更なる管理は必要とされない．

元素不純物の量が一貫して管理閾値を下回ることをリスクアセスメントにより実証できない場合には，製剤中において元素不純物量が設定PDE値を超えないことを保証するための管理方法を確立すべきである．

元素不純物の量のばらつきは，製剤への管理閾値の適用において考慮されなければならない．ばらつきの要因には以下のものが含まれる．

・分析法に係るばらつき
・特定の起源中の元素不純物量のばらつき
・製剤中の元素不純物量のばらつき

固有のばらつきがある構成成分(例えば，鉱物由来の添加剤)に関しては，管理閾値を適用するためにより多くのデータが必要とされることがある．

5. PDE値と濃度限度値との間の換算

PDE値は，1日当たりのマイクログラム(μg/day)で設定され，製剤の最大1日投与量中に含まれる各元素の最大許容量を示している．設定PDE値は製剤からの総曝露量を反映していることから，製剤中又はその構成成分中の元素不純物を評価する際のツールとして，設定PDE値から濃度へ換算することが有用である．製剤が元素不純物の設定PDE値を超えないことを，得られた許容濃度が保証する限り，以下のオプションのいずれについても選択できる．特定のオプションの選択に当たり，当該製剤の1日投与量を決定しているか，又は仮定する必要がある．

オプション1：1日投与量が10 gを超えない製剤の製剤構成成分全般の元素不純物の許容共通濃度限度値：このオプションは，全ての元素が同一濃度で存在することを暗に求めることを意

図したものではなく，許容濃度限度値の算出に簡素化されたアプローチを提供するものである．本オプションは，製剤の1日投与量が10 g以下であり，かつ，リスクアセスメントにおいて特定された元素不純物(対象元素)が製剤の全ての構成成分中に存在すると仮定している．次式(1)を用い，製剤の1日投与量を10 gとし，このオプションは，製剤中の各構成成分に共通の許容目標元素濃度を算出するものである．

$$濃度(\mu g/g) = \frac{PDE(\mu g/day)}{製剤の1日投与量(g/day)} \quad (1)$$

このアプローチでは，各対象元素に関して，固定された一つの共通最大濃度を各構成成分1グラム当たりマイクログラムとして決定できる．

許容濃度を表2.66-3に示す．

表2.66-3 オプション1についての元素不純物許容濃度

元素	クラス	経口製剤の濃度(μg/g)	注射剤の濃度(μg/g)	吸入剤の濃度(μg/g)	皮膚適用製剤	
					濃度(μg/g)	感作性の場合のCTCL(μg/g)
Cd	1	0.5	0.2	0.3	2	-
Pb	1	0.5	0.5	0.5	5	-
As	1	1.5	1.5	0.2	3	-
Hg	1	3	0.3	0.1	3	-
Co	2A	5	0.5	0.3	5	35
V	2A	10	1	0.1	10	-
Ni	2A	20	2	0.6	20	35
Tl	2B	0.8	0.8	0.8	0.8	-
Au	2B	30	30	0.3	300	-
Pd	2B	10	1	0.1	10	-
Ir	2B	10	1	0.1	*	-
Os	2B	10	1	0.1	*	-
Rh	2B	10	1	0.1	*	-
Ru	2B	10	1	0.1	*	-
Se	2B	15	8	13	80	-
Ag	2B	15	1.5	0.7	15	-
Pt	2B	10	1	0.1	10	-
Li	3	55	25	2.5	250	-
Sb	3	120	9	2	90	-
Ba	3	140	70	30	700	-
Mo	3	300	150	1	1500	-
Cu	3	300	30	3	300	-
Sn	3	600	60	6	600	-
Cr	3	1100	110	0.3	1100	-

* Ir, Os, Rh及びRuの場合，皮膚適用製剤のPDE値を設定するには，データが不十分である．これらの元素の場合，関連する経路のPdのPDE値を適用する．

製剤中のいずれの構成成分も，リスクアセスメントにおいて特定された全目標元素のオプション1による許容濃度を超えない場合には，これらの構成成分はどのような比率であっても当該製剤に用いることができる．皮膚適用製剤のPDE値とCTCLを有する元素の場合，両方の限度値に適合することが必要である．表2.66-3の許容濃度が適用されない場合には，オプション2a, 2b又は3に従うべきである．

オプション2a：1日投与量が規定されている製剤の製剤構成成分全般の元素不純物の許容共通濃度限度値：このオプションは，1日投与量が10 gと仮定されていない点を除けば，オプション1と同じである．元素ごとに共通の許容濃度は，式(1)及び実際の最大1日投与量を用いて決定される．このアプローチでは，各対象元素に関して，実際の1日投与量に基づき，固定された一つの共通最大濃度を各構成成分1グラム当たりマイクログラムとして決定できる．リスクアセスメントにおいて特定された全ての対象元素に関して，製剤中のいずれの構成成分も，オプション2a許容濃度を超えない場合には，これらの構成成分はどのような比率であっても当該製剤に用いることができる．

オプション2b：1日投与量が規定されている製剤の個別構成成分中の元素不純物の許容濃度限度値：構成成分中の元素の分布に基づいて許容濃度を設定すること(例えば，問題となっている元素が存在する構成成分における当該元素の許容濃度をより高く設定すること)ができる．製剤の構成成分中に存在する可能性があると確認された各元素に関して，式(2)に示すように，各構成成分の質量にあらかじめ設定した各原料中の許容濃度を乗じたものを，製剤中の全構成成分に関して合計することによって，最終製剤中の元素不純物の予想最大量を算出できる．本試験法中のその他の関連項に従って妥当性が示されない限り，製剤中の元素不純物の総量はPDE値に適合すべきである．リスクアセスメントの結果，ある特定の構成成分において，ある特定の元素が潜在的な不純物とはならないことが明らかにされた場合においては，当該構成成分中の当該元素に関して定量的な値を算出する必要はない．このアプローチにより，製剤のある特定の構成成分中の元素の最大許容濃度を，オプション1又はオプション2aの限度値よりも高くできるが，この差分については，その他の構成成分中の許容濃度を低くすることにより埋め合わせなければならない．製剤の各構成成分中の各元素に関して，構成成分固有の限度値が設定PDE値適合を保証することを，式(2)を用いて立証してもよい．

$$PDE(\mu g/day) \geq \sum_{k=1}^{N} C_k \cdot M_k \quad (2)$$

k＝製剤中のN個の構成成分それぞれのインデックス
C_k＝構成成分k中の元素不純物の許容濃度(μg/g)
M_k＝製剤の最大1日投与量に占める構成成分kの質量(g)

オプション3：最終製品の分析：各元素濃度については，最終製品中で測定できる．式(1)を用いると，製剤の最大総1日投与量から元素不純物の最大許容濃度を算出できる．

一般試験法の部 3.01 かさ密度及びタップ密度測定法の条を3.01 かさ密度測定法の条とし，次のように改める．

3.01 かさ密度測定法

本試験法は，三薬局方での調和合意に基づき規定した試験法である．
なお，三薬局方で調和されていない部分は「♦ ♦」で囲むことにより示す．
三薬局方の調和合意に関する情報については，独立行政法人医薬品医療機器総合機構のウェブサイトに掲載している．

♦かさ密度測定法は，粉末状医薬品の疎充填時及びタップ充填時におけるみかけの密度を測定する方法である．疎充填とは，容器中に粉体を圧密せずに緩やかに充填することであり，タップ充填とは，粉体を充填した容器を一定高さより一定速度で繰り返し落下させ，容器中の粉体のかさ体積がほぼ一定となるま

で密に充填することである.◆

1. かさ密度

粉体のかさ密度は,粉体試料の質量と粒子間空隙容積の因子を含んだ粉体の体積との比である.したがって,かさ密度は試料の真密度と粉体層内での粒子の空間的配列に依存する.かさ密度は,通常,g/mLで表される($1 \text{ g/mL} = 1 \text{ g/cm}^3 = 1000 \text{ kg/m}^3$).

粉体のかさ特性は,試料の調製法,処理法や保存法,すなわち,粉体がどのように取り扱われてきたかに依存する.粒子は,一連のかさ密度を持つように充填することができる.それゆえ,疎充填かさ密度及びタップ充填かさ密度は区別する必要がある.

タップ充填かさ密度と疎充填かさ密度は,粉体の流動性の評価に使用される.タップ充填かさ密度と疎充填かさ密度の比較により,粉体のバルク特性に影響を与える粒子間相互作用の相対的な重要度を間接的に測定できる.

2. 疎充填かさ密度

粉体の疎充填かさ密度は,ふるいを通してメスシリンダーに入れた既知質量の粉体試料の体積を測定する(第1法)か,又はボリュメーターを通して容器内に入れた既知体積の粉体試料の質量を測定する(第2法)か,若しくは測定用容器(第3法)を用いることによって求める.

疎充填かさ密度は特に凝集性のある粉体では粉体層をごく僅か乱すだけでも変化し得る.このような場合,粉体の疎充填かさ密度を再現性よく測定するのは極めて難しいので,結果を記録する際には,どのように測定したかを明記しておくことが重要である.

2.1. 第1法 (メスシリンダーを用いる方法)
2.1.1. 操作法

保存中に形成するかも知れない凝集体を解砕するために,必要ならば,試験を行うのに十分な量の粉体を1.0 mm以上の目開きを持つふるいを通す.この操作は粉体の性質を変化させないよう静かに行わねばならない.0.1%の精度で秤量した約100 gの試料(M)を乾いた250 mLメスシリンダー(最小目盛単位:2 mL)に静かに入れる.圧密ストレスを与えないように,例えば漏斗を使用したりメスシリンダーを傾けたりして注入する.必要ならば,粉体層の上面を圧密せずに注意深くならし,疎充填体積(V_0)を最小目盛単位まで読み取る.M/V_0によって疎充填かさ密度(g/mL)を計算する.異なる粉体試料を用いて繰り返し測定することが望ましい.

粉体の密度が小さすぎるか又は大きすぎる,すなわち,試料の疎充填体積が250 mLよりも大きいか又は150 mLよりも小さい場合には,試料量として100 gを用いることはできない.したがって,このような場合には,試料の疎充填体積が150 mLから250 mL(メスシリンダーの全容積中に占める疎充填体積が60%以上)となるような,別の試料量を選択しなければならない.この場合,試料の質量を結果の項目中に記載しておく.

50 mLから100 mLの疎充填体積を持つ試料については,最小目盛単位が1 mLの100 mLメスシリンダーを用いることができる.この場合,メスシリンダーの容積を結果の項目中に記載しておく.

2.2. 第2法 (ボリュメーターを用いる方法)
2.2.1. 装置

装置(図3.01-1)は目開き1.0 mmのふるいを取り付けた上部漏斗から構成される.この漏斗は,粉体が通過するときに,

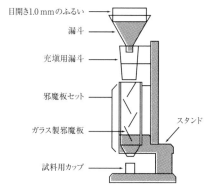

図3.01-1 ボリュメーター

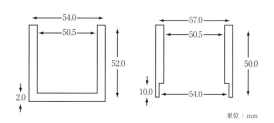

図3.01-2 測定用容器(左)と補助円筒(右)

の上を滑落したり跳ね上がったりする4枚のガラス製邪魔板が取り付けられたバッフル・ボックスの上部に固定されている.バッフル・ボックスの底部には,ボックスの直下に置かれた,粉体を集めてカップに注入できるような漏斗がある.このカップは円筒形(容積25.00±0.05 mL,内径29.50±2.50 mm)又は立方体(容積16.39±0.05 mL)である.

2.2.2. 操作法

立方体カップの場合には最少量25 cm³,円筒形カップの場合には最少量35 cm³の粉体を用い,装置を通して試料の受器となるカップ内に過剰の粉体を溢れるまで流下させる.傾斜させたヘラの刃をカップ上端面で滑らかに動かし,圧密やカップからの粉体の溢流を防ぐためにヘラを後傾させた状態で,カップの上面から過剰の粉体を注意深くすり落とす.カップの側面からも試料を全て除去し,粉体の質量(M)を0.1%まで測定する.式M/V_0(V_0はカップの容積)によって疎充填かさ密度(g/mL)を計算する.異なる粉体試料を用いて繰り返し測定することが望ましい.

2.3. 第3法 (容器を用いる方法)
2.3.1. 装置

装置は図3.01-2に示すようなステンレス製の100 mL円筒形容器から構成される.

2.3.2. 操作法

保存中に形成された凝集体を解砕し,得られた粉体を測定用容器に溢れるまで自由に流入させるために,必要ならば,試験を行うのに十分な量の試料を1.0 mmのふるいを通して調製する.第2法と同様に容器の上面から過剰の粉体を注意深くすり落とす.あらかじめ測定しておいた空の測定用容器の質量を差し引くことによって,粉体の質量(M_0)を0.1%まで測定する.式$M_0/100$によって疎充填かさ密度(g/mL)を計算する.異なる粉体試料を用いて繰り返し測定することが望ましい.

3. タップ充塡かさ密度

タップ充塡かさ密度は，粉体試料を入れた容器を機械的にタップした後に得られる，増大したかさ密度である．

タップ充塡かさ密度は粉体試料を入れたメスシリンダー又は容器を機械的にタップすることにより得られる．粉体の質量(M_0)及び初期疎充塡体積(V_0)を記録した後，各手法の項に記したように，メスシリンダー又は容器を機械的にタップし，体積又は質量変化がほとんど認められなくなるまで体積又は質量を読み取る．機械的タッピングは，メスシリンダー又は容器を持ち上げ，以下に述べる三つの方法のいずれかにより，自重下で所定の距離を落下させることにより行う．タップ後の表面がよりならされるように，タッピング中にメスシリンダー又は容器を回転させることができるような装置がよい．

3.1. 第1法 （メスシリンダーを用いる方法　高落下）

3.1.1. 装置

装置(図3.01－3)は，次の部品から構成される．
(ⅰ) 質量220±44 gの250 mLメスシリンダー(最小目盛単位：2 mL)
(ⅱ) 14±2 mmの高さから公称300±15回/分のタップ速度を与えることができる落下装置．メスシリンダー用の450±10 gの質量を持つ支持台．

3.1.2. 操作法

疎充塡体積(V_0)の測定について先に述べたようにして行う．メスシリンダーを支持台に装着する．同じ粉体試料について10回，500回及び1250回タップし，対応する体積V_{10}，V_{500}及びV_{1250}を最小目盛単位まで読み取る．V_{500}とV_{1250}の差が2 mL以下であれば，V_{1250}をタップ充塡体積とする．V_{500}とV_{1250}の差が2 mLを超える場合には，連続した測定値間の差が2 mL以下となるまで1250回ずつタップを繰り返す．なお，バリデートされていれば，粉体によってはタップ回数はより少なくてもよい．式M/V_f (V_fは最終タップ充塡体積)を用いてタップ充塡かさ密度(g/mL)を計算する．この特性値を測定するためには，測定は繰り返し行うことが望ましい．結果と共に，落下高さも記載しておく．

試料の疎充塡体積が150 mLに満たない場合は，試料量を減じ，240±12 gの質量を持つ支持台の上に固定された130±16 gの適切な100 mLメスシリンダー(最小目盛単位1 mL)を用いる．疎充塡体積は，50 mLから100 mLの間であることが望ましい．V_{500}とV_{1250}の差が1 mL以下であれば，V_{1250}をタップ充塡体積とする．V_{500}とV_{1250}の差が1 mLを超える場合には，連続した測定値間の差が1 mL以下となるまで1250回ずつタップを繰り返す．試験条件の変更については，結果の項目中に記載しておく．

3.2. 第2法 （メスシリンダーを用いる方法　低落下）

3.2.1. 操作法

250±15回/分の公称速度で3.0±0.2 mmの固定した落下高さが得られるタップ密度測定器を用いるほかは，第1法で指示されたように行う．

3.3. 第3法 （容器を用いる方法）

3.3.1. 操作法

図3.01－2に示した補助円筒を装着した測定用容器を用いて，疎充塡かさ密度の測定法に従って行う．適切なタップ密度測定器を用いて補助円筒付きの測定用容器を50 ～ 60回/分でタップする．200回タップして補助円筒を取り外し，傾斜させたヘラの刃をカップ上端面で滑らかに動かし，圧密やカップからの粉体の溢流を防ぐためにヘラを後傾させた状態で，測定用容器の上面から過剰の粉体を注意深くすり落とす．あらかじめ測定しておいた空の測定用容器の質量を差し引くことによって，粉体の質量(M)を0.1 %まで測定する．補助円筒を装着した測定用容器を用いて，疎充塡かさ密度の測定法に従ったタップ操作を400回まで繰り返す．200回及び400回タップ後に得られた二つの質量の差が2 %を超えた場合には，二つの連続した測定値間の差が2 %未満となるまで更に200回ずつタップして，試験を行う．式$M_f/100$ (M_fは測定用容器中の粉体の最終質量)を用いてタップ充塡かさ密度(g/mL)を計算する．異なる粉体試料を用いて繰り返し測定することが望ましい．タップ高さも含めた試験条件を結果の項目中に記載しておく．

4. 粉体の圧縮性の尺度

粉体のかさ特性に影響する粒子間相互作用は，粉体の流動を妨げるので，疎充塡かさ密度とタップ充塡かさ密度を比較することは，ある特定の粉体におけるこれらの相互作用の相対的重要性を示す間接的な尺度となり得る．このような比較は，例えば，圧縮度又はHausner比のように，粉体の流れやすさの指標としてしばしば用いられる．

圧縮度とHausner比は，先に述べたように粉体の圧縮性の尺度となる．

次式により圧縮度及びHausner比を計算する．

圧縮度＝$(V_0 - V_f)/V_0 \times 100$

V_0：疎充塡体積
V_f：最終タップ充塡体積

Hausner比＝V_0/V_f

試料によっては，圧縮度はV_0の代わりにV_{10}を用いて求めることができる．V_0の代わりにV_{10}を用いた場合は，試験結果に明記する．

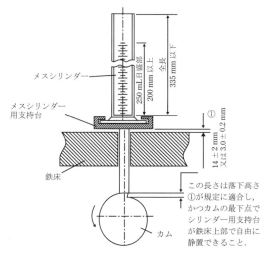

図3.01－3　タッピング装置

一般試験法の部 3.06 レーザー回折・散乱法による粒子径測定法の条の次に次の一条を加える．

3.07 動的光散乱法による液体中の粒子径測定法

本試験法は，三薬局方での調和合意に基づき規定した試験法である．三薬局方の調和合意に関する情報については，独立行政法人医薬品医療機器総合機構のウェブサイトに掲載している．

動的光散乱(DLS：Dynamic Light Scattering)法は，液体中に分散されたサブミクロンサイズの粒子に対して，平均流体力学径とその分散の程度を決定するのに使用することができる．粒子径分布は，懸濁剤，乳剤，又はリポソーム製剤などの分散系における重要な特性である．DLS法が適用できるのは流体力学径がサブミクロンサイズのときであり，特に，粒子径がおおよそ1 μmまでのランダムに動く粒子からなる分散系の粒子径解析に適している．なお，本測定法はISO 22412: 2017に準拠したものである．

1. 原理

液体中に分散されたサブミクロンサイズの粒子は，沈降することなく，ブラウン運動として知られる常にランダムな動きをしている．これらの粒子にレーザー光が照射されると，動いている粒子により散乱された光の強度は，粒子の拡散係数に応じて変動する．大きな粒子は動きが遅いので，大きな粒子による散乱光強度の揺らぎは緩やかであり，一方，小さな粒子による散乱光強度の揺らぎは短時間で変化する．DLS法では，この拡散係数に依存した散乱光強度の揺らぎが測定されて，解析される．並進拡散係数と球相当粒子径は，ストークス・アインシュタイン式によって関係づけられている．

$$x = \frac{kT}{3\pi\eta D}$$

x：球相当粒子の流体力学径(m)
k：ボルツマン定数(1.38 × 10^{-23} J・K^{-1})
T：絶対温度(K)
η：分散媒の粘度(Pa・s)
D：並進拡散係数(m^2・s^{-1})

散乱光の強度変動は，経時的な位相シフト又はスペクトル周波数のシフトで評価できる．

これらの考えに基づき，経時的な散乱光強度は，光子相関(PCS：Photon Correlation Spectroscopy)法か周波数解析法かのいずれかにより処理される．

PCS法では，経時的な散乱光強度は，それ自身を時間的にずらした波形との相関をとる(自己相関)あるいは他の検出器から得られた信号との相関をとる(交差相関)．粒子分散系の自己相関関数及び交差相関関数は，相関時間の増加と共に相関値が減衰する．この減衰は指数関数的である．減衰率は，散乱光の粒子サイズに応じた揺らぎ(大粒子ではゆっくり，小粒子では速く揺らぐ)によって決まる．

周波数解析法では，散乱光の周波数のパワースペクトルを解析する．試料が粒子分散系ならば，パワースペクトルはローレンツ型の関数で記述される．

この二つの手法は，数学的に等価である．つまり，周波数解析法のパワースペクトルは，PCS法における自己相関関数をフーリエ変換したものに一致する．このため，どちらの手法を用いても，平均粒子径($\overline{x}_{DLS}$)と粒子径分布の分散の程度を反映した多分散指数(PI)が求められる．

データの評価には，異なる数学的手法が用いられる．例えば，粒子径分布の評価には逆ラプラス法が用いられ，自己相関関数の評価にはキュムラント法が用いられる．

DLS式測定装置に使われている光学検出方法は三つのタイプがある．散乱光のみを検出するホモダイン法，散乱光と入射光を干渉させて検出するヘテロダイン法，及びホモダイン法による測定を二つ同時に実施する交差相関法である．

2. 装置

一般的な測定装置は，以下の構成となる．

(ⅰ) レーザー：単色かつ可干渉性のあるレーザーで，入射光軸と受光光学系の軸とを含む面に対して，垂直な電場成分をもつ偏光(垂直偏光)となるように設置する．測定セル内の試料を照射する．

(ⅱ) 試料ホルダー：試料の温度を適切な範囲内(例えば，±0.3℃)に保つために使用する．

(ⅲ) 光学系及び検出器：ヘテロダイン法又は交差相関法で用いられるビームスプリッタ，入射レーザー光に対して一定の角度に配置された検出器(通常，単一散乱角について実施)により，適切なサンプリングレートでみかけの散乱光強度が測定される(このみかけの散乱光強度は，1回のサンプリング当たりの散乱体積内の全粒子の散乱光強度である)．検光子を含む場合，検光子は垂直偏光の透過率が最大になるように設置される．

(ⅳ) 相関計(光子相関法の場合)又はスペクトルアナライザー(周波数解析法の場合)

(ⅴ) 演算装置及びデータ処理ソフトウェア(相関計やスペクトルアナライザーの機能を有するデータ処理装置もある.)

3. 装置の性能の管理/適格性確認

DLS法により得られた粒子径は，標準粒子から算出された相対的な値ではなく，基本原理に基づいた絶対的な値であるので，校正は不要である．

しかし，装置を設置したとき，又は装置の動作に疑いがある場合には，粒子径が認証された試料を用いて，性能の確認を行うことが必要である．また，その後少なくとも1年ごとに性能の確認を行うことが望ましい．

認証された標準物質については，DLS法又は可能なら電子顕微鏡で検証済みの適切な平均粒子径のものの使用が推奨される．100 nm程度又はその他適切な粒子径で，狭い粒子径分布を持つポリスチレンラテックス粒子が用いられる．

平均粒子径の測定値は，認証値との差が2%以内でなければならない．キュムラント法では，多分散指数の測定値は0.1以下であり，少なくとも5回連続測定したときの相対標準偏差は2%以下でなければならない．

4. 手順

4.1. 試料調製

(ⅰ) 試料は，分散媒中によく分散した物質からなる．分散媒は，次の要件を全て満たすものを選ぶ．

　a 使用するレーザーの波長に対して吸収を認めない．
　b 装置に用いられている材質に腐食などの影響を与えない．
　c 粒子に対して溶解，膨潤，凝集などの影響を与えない．
　d 試験物質と異なった既知の屈折率をもつ．

e 測定温度における粘度が±2％以内の精度で既知である．
f ほこりなどによる粒子汚染がなく，バックグラウンド散乱が低く，測定に支障のない清浄レベルである．

（ii）多重光散乱の影響を除去するため，粒子濃度は適切な範囲に収めなければならない．粒子濃度の範囲(特に上限)は，粒子径の測定結果に濃度の影響が認められないことを確かめることが適切である．段階的に希釈した試料の測定結果に基づき分析の前に決定することが望ましい．濃度の下限は主に，分散媒及び汚染物質からの散乱光に影響されない条件から決定する．試料の希釈に用いる分散媒からの散乱光ノイズは，通常検出されないか又は非常に弱くなければならない．

また，測定に影響を与えるダストを除去し，調製中の再混入を防止することが重要である．もし異常に強い信号を伴う大きな揺らぎが記録される場合や，試料を通過するレーザー光中に輝点が出現する場合においては，混入した異物又は塊状粒子が試料に含まれている可能性が高い．そのような場合，分散媒を使用前に更に清浄化する措置(ろ過，蒸留など)をする必要がある．

なお，水を分散媒として用いる場合，新たに蒸留した水又は脱塩してろ過(例えば，孔径0.2 μmのフィルターを用いる)した水の使用が推奨される．

粒子が強く帯電して，長距離の粒子間相互作用が測定結果に影響することもある．その際には影響を低減するために，分散媒に微量の塩(例えば，塩化ナトリウム濃度；10^{-2} mol/L程度)を添加してもよい．また，冷蔵保存していたサンプルを室温で測定する場合には，測定セル中で気泡が生じる可能性があるため，注意する必要がある．

測定値に粒子濃度依存性が見られた場合には，濃度範囲がその試料において適切であるか確認する．

4.2. 測定手順

装置の電源を入れ，暖機運転をする．

必要に応じてセル洗浄を行う．洗浄の程度は測定条件によって異なる．個別に包装された使い捨ての清浄なセルを用いる場合は，そのまま使用することもできる．セルを洗浄する場合は，水あるいは有機溶剤でセルをすすぐ．必要に応じて，研磨剤を含まない洗剤を用いてもよい．

試料の入ったセルを試料ホルダー内に入れ，試料の温度が試料ホルダーの温度と平衡になるまで待つ．温度を±0.3℃以内の精度で制御し，測定することが望ましい．

予備測定を実施して，4.1.試料調製の項に記載のとおり，粒子濃度を適切な範囲に設定する．

適切な測定時間や積算回数を設定し，測定する．

1回の測定ごとに平均粒子径と多分散指数を記録する．

測定終了時に，試料中に顕著な沈殿物が認められないことを確認する．沈殿物が認められた場合は，凝集又は析出が生じた試料であるか，DLS法による測定に適していない試料である可能性がある．

4.3. データの再現性

本試験法で得られる再現性は，主に試料の特性(懸濁剤／乳剤，分散安定性，粒子径分布の分散の程度など)に依存するが，要求される再現性は測定の目的に依存する．(異なる試料の調製における)再現性は物質によって大きく異なることから，本項においてその必須要件を定めることはできない．しかし，少なくとも3回測定した際の平均粒子径($\overline{x}_{DLS}$)の相対標準偏差が10％以下といった，再現性の許容基準を目標とすることが望ましい．

5. 結果の記録

試験の記録には，平均粒子径と多分散指数を記載しなければならない．

また，使用した分散媒とその屈折率及び粘度，及び試料温度等について記載し，測定系についての十分な情報として，例えば，測定原理(PCS法又は周波数解析法)，光学的配置(ホモダイン又はヘテロダイン)，レーザー波長及び観測角度などの測定装置に関する情報を記載する．それに加えて，測定時間又は積算回数，試料(性質，濃度及び調製法)，分散条件，装置の設定及び測定セル型に関する情報も記載すべきである．結果は，データ解析プログラムにも依存するため，それらの詳細についても記載する必要がある．

6. 用語

（i）平均粒子径(Average particle diameter) $\overline{x}_{DLS}$：散乱光強度基準による調和平均粒子径であり，単位は，メートル(m)とする．x_{DLS}は一般的にz平均又はキュムラント径とも呼ばれる．

（ii）多分散指数(Polydispersity index) PI：粒子径分布の分散の程度を示す無次元指標である．

（iii）散乱体積(Scattering volume)：入射レーザー光により照射され，検出器により測定可能な試料の体積である．一般的には10^{-12} m^{3}オーダーである．

（iv）散乱光強度(Scattered intensity)，カウントレート(count rate)：散乱体積に存在している粒子によって散乱された光の強度(散乱光強度)である．PCS法では，単位時間当たりの光子パルス数(カウントレート)であり，1秒当たりのカウント数で表される．周波数解析法では，散乱光強度に比例する，光検出器からの電流値で表される．

（v）粘度(Viscosity) η：分散媒の粘度であり，単位は，パスカル秒(Pa･s)とする．

（vi）屈折率(Refractive index) n：レーザー光の波長における分散媒の屈折率を示す無次元指標である．

一般試験法の部 4.02 抗生物質の微生物学的力価試験法の条 1.10. 操作法，2.1. 穿孔カンテン平板の調製及び 2.2. 操作法を次のように改める．

4.02 抗生物質の微生物学的力価試験法

1. 円筒平板法

1.10. 操作法

別に規定するもののほか，通例，ペトリ皿円筒カンテン平板5枚(大型皿円筒カンテン平板の場合はこれに準ずる数)を一組として用いる．各円筒カンテン平板の相対する円筒に高濃度標準溶液及び低濃度標準溶液を等量ずつ入れる．また他の相対する円筒に高濃度試料溶液及び低濃度試料溶液を等量ずつ入れる．なお，それぞれの標準溶液及び試料溶液は全て等量ずつ入れる．各円筒カンテン平板を32 ～ 37℃で16 ～ 20時間培養し，形成された阻止円について，その直径を少なくとも0.25 mmの差が確認できる精度の器具を用いて測定又はその面積から直径を算出する．各操作は清浄な環境下で迅速に行う．

2. 穿孔平板法
2.1. 穿孔カンテン平板の調製
基層カンテン平板の上に医薬品各条に規定された種層カンテン培地をペトリ皿には4～6 mL，大型皿にはその厚さが1.5～2.5 mmになるように分注し，表面に一様に広げてペトリ皿カンテン平板又は大型皿カンテン平板とする．カンテンの凝固後，清浄な環境下で放置し，ペトリ皿又は大型皿内の水蒸気，カンテン表面の水を発散させる．ペトリ皿カンテン平板上の半径約25～28 mmの円周上に，等間隔になるように，皿の底面に達する直径7.9～8.1 mmの円形の孔を器具を用いて4個あけ，ペトリ皿穿孔カンテン平板とする．大型皿カンテン平板にはペトリ皿カンテン平板に準ずる位置に孔をあけ，4孔一組でペトリ皿1枚分とし，大型皿穿孔カンテン平板とする．穿孔カンテン平板は用時製する．

2.2. 操作法
別に規定するもののほか，通例，ペトリ皿穿孔カンテン平板5枚(大型皿穿孔カンテン平板の場合はこれに準ずる数)を一組として用いる．各穿孔カンテン平板の相対する孔に高濃度標準溶液及び低濃度標準溶液を等量ずつ入れる．また他の相対する孔に高濃度試料溶液及び低濃度試料溶液を等量ずつ入れる．なお，それぞれの標準溶液及び試料溶液は全て等量ずつ入れる．各穿孔カンテン平板を32～37℃で16～20時間培養し，形成された阻止円について，その直径を少なくとも0.25 mmの差が確認できる精度の器具を用いて測定又はその面積から直径を算出する．各操作は清浄な環境下で迅速に行う．

一般試験法の部 5.01 生薬試験法の条 3．鏡検の項を次のように改める．

5.01 生薬試験法

3. 鏡検
3.1. 装置
光学顕微鏡を使用する．対物レンズは10倍及び40倍を，接眼レンズは10倍を用いる．

3.2. 鏡検用プレパラートの作成
(ⅰ) 切片：横切片若しくは医薬品各条に記載された形態学的特徴及び要素を確認可能な任意の方向で切片を作成する．切片をスライドガラス上にとり，封入剤1～2滴を滴下した後，気泡が封入されないように注意してカバーガラスで覆う．観察に用いる切片の厚さは，通例，10～20 μmとする．

(ⅱ) 粉末：粉末の試料約1 mgをスライドガラス上にとり，膨潤剤1～2滴を滴下し，気泡が入らないように小ガラス棒の先でよくかき混ぜた後，しばらく放置して試料を膨潤させる．封入剤1滴を滴下した後，組織片が重ならないように均等に広げ，気泡が封入されないように注意してカバーガラスで覆う．組織片が不透明な場合は，別に粉末の試料約1 mgをスライドガラス上にとり，抱水クロラール試液1～2滴を滴下した後，小ガラス棒の先で混ぜながら突沸しないように加熱し，試料を透明化する．冷後，封入剤1滴を滴下し，以下同様にカバーガラスで覆う．

封入剤及び膨潤剤は，別に規定するもののほか，水／グリセリン混液(1：1)又は水／エタノール(95)／グリセリン混液(1：1：1)を用いる．

3.3. 生薬の性状の項の各要素の観察
生薬の性状における鏡検は，原則，横切片について，通例，外側から内側に向かい，次いで細胞内容物の順に記載されており，この順に観察する．粉末は，特徴的なもの又は多量に出現するもの，まれに現れるもの，次いで細胞内容物の順に記載されており，この順に観察する．

一般試験法の部 9.01 標準品の条(1)の項に次のように加える．

9.01 標準品

アリピプラゾール標準品
システム適合性試験用アリピプラゾールN－オキシド標準品
オキサリプラチン標準品
純度試験用オキサリプラチン類縁物質B二硝酸塩標準品
ゴセレリン酢酸塩標準品
システム適合性試験用ゴセレリン酢酸塩類縁物質標準品
残留溶媒クラス2D標準品
残留溶媒クラス2E標準品
トルバプタン標準品
フェブキソスタット標準品
システム適合性試験用フェブキソスタット類縁物質A標準品
システム適合性試験用フェブキソスタット類縁物質B標準品
ロルノキシカム標準品

同条(1)の項の次を削る．

アンレキサノクス標準品
トルブタミド標準品

同条(2)の項の次を削る．

セファドロキシル標準品

同条(2)の項の次を削り，(1)に加える．

セフォゾプラン塩酸塩標準品
セフォペラゾン標準品
セフカペンピボキシル塩酸塩標準品
セフジトレンピボキシル標準品
セフタジジム標準品
セフポドキシムプロキセチル標準品

一般試験法の部 9.41 試薬・試液の条次の項を次のように改める．

9.41 試薬・試液

アトラクチレノリドⅢ，定量用 $C_{15}H_{20}O_3$ アトラクチレノリドⅢ，薄層クロマトグラフィー用．ただし，以下の定量用1又は定量用2（qNMR純度規定）の試験に適合するもの．なお，定量用1はデシケーター（シリカゲル）で24時間以上乾燥し用いる．定量用2は定量法で求めた含量で補正して用いる．

1) 定量用1

吸光度〈2.24〉 $E_{1\ cm}^{1\%}$(219 nm)：446 〜 481 (5 mg，メタノール，500 mL)．

純度試験 類縁物質 本品5 mgをメタノール50 mLに溶かし，試料溶液とする．この液1 mLを正確に量り，メタノールを加えて正確に100 mLとし，標準溶液とする．試料溶液及び標準溶液10 μLずつを正確にとり，次の条件で液体クロマトグラフィー〈2.01〉により試験を行う．それぞれの液の各々のピーク面積を自動積分法により測定するとき，試料溶液のアトラクチレノリドⅢ以外のピークの合計面積は，標準溶液のアトラクチレノリドⅢのピーク面積より大きくない．

  試験条件
    カラム，カラム温度，移動相及び流量は「当帰芍薬散エキス」の定量法(3)の試験条件を準用する．
    検出器：紫外吸光光度計（測定波長：220 nm）
    面積測定範囲：溶媒のピークの後からアトラクチレノリドⅢの保持時間の約5倍の範囲
  システム適合性
    検出の確認：標準溶液1 mLを正確に量り，メタノールを加えて正確に20 mLとする．この液10 μLから得たアトラクチレノリドⅢのピーク面積が，標準溶液のアトラクチレノリドⅢのピーク面積の3.5 〜 6.5%になることを確認する．
    システムの性能：標準溶液10 μLにつき，上記の条件で操作するとき，アトラクチレノリドⅢのピークの理論段数及びシンメトリー係数は，それぞれ5000段以上，1.5以下である．
    システムの再現性：標準溶液10 μLにつき，上記の条件で試験を6回繰り返すとき，アトラクチレノリドⅢのピーク面積の相対標準偏差は1.5%以下である．

2) 定量用2（qNMR純度規定）

ピークの単一性 本品5 mgをメタノール50 mLに溶かし，試料溶液とする．試料溶液10 μLにつき，次の条件で液体クロマトグラフィー〈2.01〉により試験を行い，アトラクチレノリドⅢのピークの頂点及び頂点の前後でピーク高さの中点付近の2時点を含む少なくとも3時点以上でのピークの吸収スペクトルを比較するとき，スペクトルの形状に差がない．

  試験条件
    カラム，カラム温度，移動相及び流量は「当帰芍薬散エキス」の定量法(3)の試験条件を準用する．
    検出器：フォトダイオードアレイ検出器（測定波長：220 nm，スペクトル測定範囲：200 〜 400 nm）
  システム適合性
    システムの性能：試料溶液10 μLにつき，上記の条件で操作するとき，アトラクチレノリドⅢのピークの理論段数及びシンメトリー係数は，それぞれ5000段以上，1.5以下である．

定量法 ウルトラミクロ化学はかりを用い，本品5 mg及び核磁気共鳴スペクトル測定用1,4－BTMSB－d_4 1 mgをそれぞれ精密に量り，核磁気共鳴スペクトル測定用重水素化メタノール1 mLに溶かし，試料溶液とする．この液を外径5 mmのNMR試料管に入れ，核磁気共鳴スペクトル測定用1,4－BTMSB－d_4をqNMR用基準物質として，次の試験条件で核磁気共鳴スペクトル測定法〈2.21〉及び〈5.01〉により，^{1}H NMRを測定する．qNMR用基準物質のシグナルをδ 0 ppmとし，δ 1.97 ppm及びδ 2.42 ppm付近のそれぞれのシグナルの面積強度A_1（水素数1に相当）及びA_2（水素数1に相当）を算出する．

アトラクチレノリドⅢ($C_{15}H_{20}O_3$)の量(%)
　＝ $M_S \times I \times P / (M \times N) \times 1.0963$

M：本品の秤取量(mg)
M_S：核磁気共鳴スペクトル測定用1,4－BTMSB－d_4の秤取量(mg)
I：核磁気共鳴スペクトル測定用1,4－BTMSB－d_4のシグナルの面積強度を18.000としたときの各シグナルの面積強度A_1及びA_2の和
N：A_1及びA_2に由来する各シグナルの水素数の和
P：核磁気共鳴スペクトル測定用1,4－BTMSB－d_4の純度(%)

試験条件
  装置：^{1}H共鳴周波数400 MHz以上の核磁気共鳴スペクトル測定装置
  測定対象とする核：^{1}H
  デジタル分解能：0.25 Hz以下
  観測スペクトル幅：−5 〜 15 ppmを含む20 ppm以上
  スピニング：オフ
  パルス角：90°
  ^{13}C核デカップリング：あり
  遅延時間：繰り返しパルス待ち時間60秒以上
  積算回数：8回以上
  ダミースキャン：2回以上
  測定温度：20 〜 30℃の一定温度
システム適合性
  検出の確認：試料溶液につき，上記の条件で測定するとき，δ 1.97 ppm及びδ 2.42 ppm付近の各シグナルのSN比は100以上である．
  システムの性能：試料溶液につき，上記の条件で測定するとき，δ 1.97 ppm及びδ 2.42 ppm付近のシグナルについて，明らかな混在物のシグナルが重なっていないことを確認する．また，試料溶液につき，上記の条件で測定するとき，各シグナル間の面積強度比A_1/A_2は，0.99 〜 1.01である．
  システムの再現性：試料溶液につき，上記の条件で測

定を6回繰り返すとき，面積強度A_1又はA_2のqNMR用基準物質の面積強度に対する比の相対標準偏差は1.0％以下である．

アトラクチロジン，定量用 $C_{13}H_{10}O$ 白色～微黄色の結晶である．メタノール又はエタノール(99.5)に溶けやすく，水にほとんど溶けない．融点：約54℃．ただし，以下の定量用1又は定量用2（qNMR純度規定）の試験に適合するもの．なお，定量用2は定量法で求めた含量で補正して用いる．

1) **定量用1**
確認試験 本操作は光を避け，遮光した容器を用いて行う．本品のメタノール溶液(1→250000)につき，紫外可視吸光度測定法〈2.24〉により吸収スペクトルを測定するとき，波長256～260 nm，270～274 nm，332～336 nm及び352～356 nmに吸収の極大を示す．

吸光度〈2.24〉 $E_{1cm}^{1\%}$(272 nm)：763～819 (2 mg，メタノール，250 mL)．ただし，本操作は光を避け，遮光した容器を用いて行う．

純度試験 類縁物質
(i) 本操作は光を避け，遮光した容器を用いて行う．本品2 mgをメタノール2 mLに溶かし，試料溶液とする．この液1 mLを正確に量り，メタノールを加えて正確に100 mLとし，標準溶液とする．これらの液につき，薄層クロマトグラフィー〈2.03〉により試験を行う．試料溶液及び標準溶液10 µLずつを薄層クロマトグラフィー用シリカゲルを用いて調製した薄層板にスポットし，速やかにヘキサン／アセトン混液(7：1)を展開溶媒として約10 cm展開した後，薄層板を風乾する．これに噴霧用バニリン・硫酸・エタノール試液を均等に噴霧し，105℃で5分間加熱するとき，試料溶液から得たR_f値0.4付近の主スポット以外のスポットは，標準溶液から得たスポットより濃くない．

(ii) 本操作は光を避け，遮光した容器を用いて行う．本品5 mgをメタノール250 mLに溶かし，試料溶液とする．この液1 mLを正確に量り，メタノールを加えて正確に100 mLとし，標準溶液とする．試料溶液及び標準溶液20 µLずつを正確にとり，次の条件で液体クロマトグラフィー〈2.01〉により試験を行う．それぞれの液の各々のピーク面積を自動積分法により測定するとき，試料溶液のアトラクチロジン以外のピークの合計面積は，標準溶液のアトラクチロジンのピーク面積より大きくない．

試験条件
検出器，カラム，カラム温度，移動相及び流量は「当帰芍薬散エキス」の定量法(4)の試験条件を準用する．
面積測定範囲：溶媒のピークの後からアトラクチロジンの保持時間の約5倍の範囲

システム適合性
検出の確認：標準溶液1 mLを正確に量り，メタノールを加えて正確に20 mLとする．この液20 µLから得たアトラクチロジンのピーク面積が，標準溶液20 µLから得たアトラクチロジンのピーク面積の3.5～6.5％になることを確認する．
システムの性能：標準溶液を無色の容器に入れ，紫外線(主波長365 nm)を約1分間照射する．この液20 µLにつき，上記の条件で操作するとき，アトラクチロジン以外に1本の異性体のピークを認め，異性体，アトラクチロジンの順に溶出し，その分離度は1.5以上である．
システムの再現性：標準溶液20 µLにつき，上記の条件で試験を6回繰り返すとき，アトラクチロジンのピーク面積の相対標準偏差は1.5％以下である．

2) **定量用2（qNMR純度規定）**
確認試験 本品につき，定量法を準用するとき，δ 1.58 ppm付近に二重の二重線様の3水素分のシグナル，δ 5.40 ppm付近に二重の四重線様の1水素分のシグナル，δ 5.86 ppm付近に二重線の1水素分のシグナル，δ 6.08 ppm付近に二重の四重線様の1水素分のシグナル，δ 6.22 ppm付近からδ 6.25 ppm付近の多重線シグナルを含む2水素分のシグナル，δ 6.60 ppm付近に二重線の1水素分のシグナル，δ 7.25 ppm付近に二重線様の1水素分のシグナルを示す．

ピークの単一性 本操作は光を避け，遮光した容器を用いて行う．本品1 mgをメタノール50 mLに溶かし，試料溶液とする．試料溶液20 µLにつき，次の条件で液体クロマトグラフィー〈2.01〉により試験を行い，アトラクチロジンのピークの頂点及び頂点の前後でピーク高さの中点付近の2時点を含む少なくとも3時点以上でのピークの吸収スペクトルを比較するとき，スペクトルの形状に差がない．

試験条件
カラム，カラム温度，移動相及び流量は「当帰芍薬散エキス」の定量法(4)の条件を準用する．
検出器：フォトダイオードアレイ検出器(測定波長：340 nm，スペクトル測定範囲：220～400nm)

システム適合性
システムの性能：試料溶液1 mLにメタノールを加えて100 mLとする．この液を無色の容器に入れ，紫外線(主波長365 nm)を約1分間照射する．この液20 µLにつき，上記の条件で操作するとき，アトラクチロジン以外に1本の異性体のピークを認め，異性体，アトラクチロジンの順に溶出し，その分離度は1.5以上である．

定量法 本操作は光を避けて行う．ウルトラミクロ化学はかりを用い，本品5 mg及び核磁気共鳴スペクトル測定用1,4－BTMSB－d_4 1 mgをそれぞれ精密に量り，核磁気共鳴スペクトル測定用重水素化メタノール1 mLに溶かし，試料溶液とする．この液を外径5 mmのNMR試料管に入れ，核磁気共鳴スペクトル測定用1,4－BTMSB－d_4をqNMR用基準物質として，次の試験条件で核磁気共鳴スペクトル測定法〈2.21〉及び〈5.01〉により，^{1}H NMRを測定する．qNMR用基準物質のシグナルをδ 0 ppmとし，δ 6.60 ppm付近のシグナルの面積強度A（水素数1に相当）を算出する．

アトラクチロジン($C_{13}H_{10}O$)の量(％)
$= M_S \times I \times P/(M \times N) \times 0.8045$

M：本品の秤取量(mg)
M_S：核磁気共鳴スペクトル測定用1,4－BTMSB－d_4の秤取量(mg)
I：核磁気共鳴スペクトル測定用1,4－BTMSB－d_4のシグナルの面積強度を18.000としたときの面積強度A

N：Aに由来するシグナルの水素数
P：核磁気共鳴スペクトル測定用1,4－BTMSB－d_4の純度(%)

試験条件
　装置：^{1}H共鳴周波数400 MHz以上の核磁気共鳴スペクトル測定装置
　測定対象とする核：^{1}H
　デジタル分解能：0.25 Hz以下
　観測スペクトル幅：－5 ～ 15 ppmを含む20 ppm以上
　スピニング：オフ
　パルス角：90°
　^{13}C核デカップリング：あり
　遅延時間：繰り返しパルス待ち時間60秒以上
　積算回数：8回以上
　ダミースキャン：2回以上
　測定温度：20 ～ 30℃の一定温度
システム適合性
　検出の確認：試料溶液につき，上記の条件で測定するとき，δ6.60 ppm付近のシグナルのSN比は100以上である．
　システムの性能：試料溶液につき，上記の条件で測定するとき，δ6.60 ppm付近のシグナルについて，明らかな混在物のシグナルが重なっていないことを確認する．また，試料溶液につき，上記の条件でδ6.60 ppm及びδ7.25 ppm付近のそれぞれのシグナルの面積強度A（水素数1に相当）及び面積強度A_1（水素数1に相当）を測定するとき，各シグナル間の面積強度比A/A_1は，0.99 ～ 1.01である．
　システムの再現性：試料溶液につき，上記の条件で測定を6回繰り返すとき，面積強度AのqNMR用基準物質の面積強度に対する比の相対標準偏差は1.0%以下である．

アトラクチロジン試液，定量用　以下の1)，又は2)により調製する．
1) 本操作は光を避け，遮光した容器を用いて行う．定量用アトラクチロジン（定量用1）約5 mgを精密に量り，メタノールに溶かし，正確に1000 mLとする．
2) 本操作は光を避け，遮光した容器を用いて行う．定量用アトラクチロジン（定量用2）約5 mgを精密に量り，メタノールに溶かし，正確に1000 mLとする．なお，本品は定量用アトラクチロジンの定量法（定量用2）で求めた含量で補正する．

シノメニン，定量用　$C_{19}H_{23}NO_4$　シノメニン，薄層クロマトグラフィー用．ただし，以下の試験に適合するもの．なお，本品は定量法で求めた含量で補正して用いる．
　ピークの単一性　本品5 mgを水／アセトニトリル混液(7：3) 10 mLに溶かし，試料溶液とする．試料溶液10 μLにつき，次の条件で液体クロマトグラフィー〈2.01〉により試験を行い，シノメニンのピークの頂点及び頂点の前後でピーク高さの中点付近の2時点を含む少なくとも3時点以上でのピークの吸収スペクトルを比較するとき，スペクトルの形状に差がない．

試験条件
　カラム，カラム温度，移動相及び流量は「防已黄耆湯エキス」の定量法(1)の条件を準用する．
　検出器：フォトダイオードアレイ検出器(測定波長：261 nm，スペクトル測定範囲：220 ～ 400 nm)
システム適合性
　システムの性能：試料溶液10 μLにつき，上記の条件で操作するとき，シノメニンのピークの理論段数及びシンメトリー係数は，それぞれ5000段以上，1.5以下である．

定量法　ウルトラミクロ化学はかりを用い，本品5 mg及び核磁気共鳴スペクトル測定用1,4－BTMSB－d_4 1 mgをそれぞれ精密に量り，核磁気共鳴スペクトル測定用重水素化アセトン1 mLに溶かし，試料溶液とする．この液を外径5 mmのNMR試料管に入れ，核磁気共鳴スペクトル測定用1,4－BTMSB－d_4をqNMR用基準物質として，次の試験条件で核磁気共鳴スペクトル測定法（〈2.21〉及び〈5.01〉）により，^{1}H NMRを測定する．qNMR用基準物質のシグナルをδ0 ppmとし，δ5.42 ppm付近のシグナルの面積強度A（水素数1に相当）を算出する．

シノメニン($C_{19}H_{23}NO_4$)の量(%)
$= M_S \times I \times P/(M \times N) \times 1.4543$

M：本品の秤取量(mg)
M_S：核磁気共鳴スペクトル測定用1,4－BTMSB－d_4の秤取量(mg)
I：核磁気共鳴スペクトル測定用1,4－BTMSB－d_4のシグナルの面積強度を18.000としたときの面積強度A
N：Aに由来するシグナルの水素数
P：核磁気共鳴スペクトル測定用1,4－BTMSB－d_4の純度(%)

試験条件
　装置：^{1}H共鳴周波数400 MHz以上の核磁気共鳴スペクトル測定装置
　測定対象とする核：^{1}H
　デジタル分解能：0.25 Hz以下
　観測スペクトル幅：－5 ～ 15 ppmを含む20 ppm以上
　スピニング：オフ
　パルス角：90°
　^{13}C核デカップリング：あり
　遅延時間：繰り返しパルス待ち時間60秒以上
　積算回数：8回以上
　ダミースキャン：2回以上
　測定温度：20 ～ 30℃の一定温度
システム適合性
　検出の確認：試料溶液につき，上記の条件で測定するとき，δ5.42 ppm付近のシグナルのSN比は100以上である．
　システムの性能：試料溶液につき，上記の条件で測定するとき，δ5.42 ppm付近のシグナルについて，明らかな混在物のシグナルが重なっていないことを確認する．
　システムの再現性：試料溶液につき，上記の条件で測定

を6回繰り返すとき，面積強度AのqNMR用基準物質の面積強度に対する比の相対標準偏差は1.0％以下である．

水酸化カルシウム，pH測定用　水酸化カルシウム　を参照．

10－ヒドロキシ－2－(E)－デセン酸，定量用　$C_{10}H_{18}O_3$　10－ヒドロキシ－2－(E)－デセン酸，薄層クロマトグラフィー用．ただし，以下の試験に適合するもの．なお，本品は定量法で求めた含量で補正して用いる．

　ピークの単一性　本品1 mgをメタノール50 mLに溶かし，試料溶液とする．試料溶液10 μLにつき，次の条件で液体クロマトグラフィー〈2.01〉により試験を行い，10－ヒドロキシ－2－(E)－デセン酸のピークの頂点及び頂点の前後でピーク高さの中点付近の2時点を含む少なくとも3時点以上でのピークの吸収スペクトルを比較するとき，スペクトルの形状に差がない．

　試験条件

　　カラム，カラム温度，移動相及び流量は「ローヤルゼリー」の定量法の試験条件を準用する．

　　検出器：フォトダイオードアレイ検出器(測定波長：215 nm，スペクトル測定範囲：200 ～ 400 nm)

　システム適合性

　　システムの性能：本品及び分離確認用パラオキシ安息香酸プロピル1 mgずつをメタノールに溶かし50 mLとする．この液10 μLにつき，上記の条件で操作するとき，10－ヒドロキシ－2－(E)－デセン酸，パラオキシ安息香酸プロピルの順に溶出し，その分離度は1.5以上である．

　定量法　ウルトラミクロ化学はかりを用い，本品5 mg及び核磁気共鳴スペクトル測定用1,4－BTMSB－d_4 1 mgをそれぞれ精密に量り，核磁気共鳴スペクトル測定用重水素化メタノール1 mLに溶かし，試料溶液とする．この液を外径5 mmのNMR試料管に入れ，核磁気共鳴スペクトル測定用1,4－BTMSB－d_4をqNMR用基準物質として，次の試験条件で核磁気共鳴スペクトル測定法(〈2.21〉及び〈5.01〉)により，^1H NMRを測定する．qNMR用基準物質のシグナルをδ 0 ppmとし，δ 5.54 ppm及びδ 6.70 ppm付近のそれぞれのシグナルの面積強度A_1(水素数1に相当)及びA_2(水素数1に相当)を算出する．

10－ヒドロキシ－2－(E)－デセン酸($C_{10}H_{18}O_3$)の量(％)
＝$M_S \times I \times P/(M \times N) \times 0.8223$

M：本品の秤取量(mg)

M_S：核磁気共鳴スペクトル測定用1,4－BTMSB－d_4の秤取量(mg)

I：核磁気共鳴スペクトル測定用1,4－BTMSB－d_4のシグナルの面積強度を18.000としたときの各シグナルの面積強度A_1及びA_2の和

N：A_1及びA_2に由来する各シグナルの水素数の和

P：核磁気共鳴スペクトル測定用1,4－BTMSB－d_4の純度(％)

　試験条件

　　装置：^1H共鳴周波数400 MHz以上の核磁気共鳴スペクトル測定装置

　　測定対象とする核：^1H

　　デジタル分解能：0.25 Hz以下

　　観測スペクトル幅：－5 ～ 15 ppmを含む20 ppm以上

　　スピニング：オフ

　　パルス角：90°

　　^{13}C核デカップリング：あり

　　遅延時間：繰り返しパルス待ち時間60秒以上

　　積算回数：8回以上

　　ダミースキャン：2回以上

　　測定温度：20 ～ 30℃の一定温度

　システム適合性

　　検出の確認：試料溶液につき，上記の条件で測定するとき，δ 5.54 ppm及びδ 6.70 ppm付近の各シグナルのSN比は100以上である．

　　システムの性能：試料溶液につき，上記の条件で測定するとき，δ 5.54 ppm及びδ 6.70 ppm付近のシグナルについて，明らかな混在物のシグナルが重なっていないことを確認する．また，試料溶液につき，上記の条件で測定するとき，各シグナル間の面積強度比A_1/A_2は，0.99 ～ 1.01である．

　　システムの再現性：試料溶液につき，上記の条件で測定を6回繰り返すとき，面積強度A_1又はA_2のqNMR用基準物質の面積強度に対する比の相対標準偏差は1.0％以下である．

(E)－フェラ酸，定量用　$C_{10}H_{10}O_4$　(E)－フェラ酸．ただし，以下の試験に適合するもの．なお，本品は定量法で求めた含量で補正して用いる．

　ピークの単一性　本操作は光を避け，遮光した容器を用いて行う．本品5 mgを水／メタノール混液(1：1) 10 mLに溶かし，試料溶液とする．試料溶液10 μLにつき，次の条件で液体クロマトグラフィー〈2.01〉により試験を行い，(E)－フェラ酸のピークの頂点及び頂点の前後でピーク高さの中点付近の2時点を含む少なくとも3時点以上でのピークの吸収スペクトルを比較するとき，スペクトルの形状に差がない．

　試験条件

　　カラム，カラム温度，移動相及び流量は「当帰芍薬散エキス」の定量法(1)の条件を準用する．

　　検出器：フォトダイオードアレイ検出器(測定波長：320 nm，スペクトル測定範囲：220 ～ 400 nm)

　システム適合性

　　システムの性能：試料溶液10 μLにつき，上記の条件で操作するとき，(E)－フェラ酸のピークの理論段数及びシンメトリー係数は，それぞれ5000段以上，1.5以下である．

　定量法　ウルトラミクロ化学はかりを用い，本品5 mg及び核磁気共鳴スペクトル測定用1,4－BTMSB－d_4 1 mgをそれぞれ精密に量り，核磁気共鳴スペクトル測定用重水素化メタノール1 mLに溶かし，試料溶液とする．この液を外径5 mmのNMR試料管に入れ，核磁気共鳴スペクトル測定用1,4－BTMSB－d_4をqNMR用基準物質として，次の試験条件で核磁気共鳴スペクトル測定法(〈2.21〉及び〈5.01〉)により，^1H NMRを測定する．qNMR用基準物質のシグナルをδ 0 ppmとし，δ 6.06 ppm付近のシグナルの面積強度A(水素数1に相当)を算出する．

(E)-フェルラ酸($C_{10}H_{10}O_4$)の量(%)
　　＝$M_S \times I \times P/(M \times N) \times 0.8573$

　M：本品の秤取量(mg)
　M_S：核磁気共鳴スペクトル測定用1,4－BTMSB－d_4の秤取量(mg)
　I：核磁気共鳴スペクトル測定用1,4－BTMSB－d_4のシグナルの面積強度を18.000としたときの面積強度A
　N：Aに由来するシグナルの水素数
　P：核磁気共鳴スペクトル測定用1,4－BTMSB－d_4の純度(%)

試験条件
　装置：^{1}H共鳴周波数400 MHz以上の核磁気共鳴スペクトル測定装置
　測定対象とする核：^{1}H
　デジタル分解能：0.25 Hz以下
　観測スペクトル幅：－5 〜 15 ppmを含む20 ppm以上
　スピニング：オフ
　パルス角：90°
　^{13}C核デカップリング：あり
　遅延時間：繰り返しパルス待ち時間60秒以上
　積算回数：8回以上
　ダミースキャン：2回以上
　測定温度：20 〜 30℃の一定温度

システム適合性
　検出の確認：試料溶液につき，上記の条件で測定するとき，δ 6.06 ppm付近のシグナルのSN比は100以上である．
　システムの性能：試料溶液につき，上記の条件で測定するとき，δ 6.06 ppm付近のシグナルについて，明らかな混在物のシグナルが重なっていないことを確認する．
　システムの再現性：試料溶液につき，上記の条件で測定を6回繰り返すとき，面積強度AのqNMR用基準物質の面積強度に対する比の相対標準偏差は1.0%以下である．

分子量マーカー，テセロイキン用　分子量既知のマーカータンパク質で分子量測定用に調整したもの．〔分子量：1.0 × 10^4，1.5 × 10^4，2.0 × 10^4，2.5 × 10^4，3.7 × 10^4，5.0 × 10^4，7.5 × 10^4，1.0 × 10^5，1.5 × 10^5，2.5 × 10^5〕

メチルチモールブルー・硝酸カリウム指示薬　メチルチモールブルー0.1 gと硝酸カリウム9.9 gを混ぜ，均質になるまで注意してすりつぶし，製する．
　鋭敏度　本品20 mgを0.02 mol/L水酸化ナトリウム試液100 mLに溶かすとき，液の色は僅かに青色である．次にこの液に0.01 mol/L塩化バリウム液0.05 mLを加えるとき，青色を呈し，更に0.01 mol/Lエチレンジアミン四酢酸二水素二ナトリウム液0.1 mLを加えるとき，液は無色となる．

一般試験法の部　9.41　試薬・試液の条に次の項を加える．

9.41　試薬・試液

14－アニソイルアコニン塩酸塩　$C_{33}H_{47}NO_{11} \cdot HCl$　白色の結晶性の粉末又は粉末である．メタノールに溶けやすく，水又はエタノール(99.5)にやや溶けにくい．融点：約210℃(分解)．
　吸光度〈2.24〉$E_{1 cm}^{1\%}$(258 nm)：276 〜 294 (脱水物に換算したもの5 mg，メタノール，200 mL)．

2－アミノピリジン　$C_5H_6N_2$　白色〜淡黄色又は淡褐色の結晶，粉末又は塊である．
　融点〈2.60〉　56 〜 62℃
　確認試験　本品のエタノール(95)溶液(1→250000)につき，紫外可視吸光度測定法〈2.24〉により吸収スペクトルを測定するとき，波長232 〜 236 nm及び294 〜 298 nmに吸収の極大を示す．
　含量　98.0%以上．　定量法　本品1 gをアセトン10 mLに溶かす．この液1 μLにつき，次の条件でガスクロマトグラフィー〈2.02〉により試験を行う．得られたクロマトグラムにつき自動積分法により，それぞれの成分のピーク面積を測定する．

$$含量(\%) = \frac{2-アミノピリジンのピーク面積}{それぞれの成分のピーク面積の総和} \times 100$$

　操作条件
　　検出器：水素炎イオン化検出器
　　カラム：内径0.25 mm，長さ30 mのフューズドシリカ管の内面にガスクロマトグラフィー用ポリエチレングリコール20 Mを厚さ0.25 μmで被膜する．
　　カラム温度：170℃付近の一定温度
　　注入口温度：260℃付近の一定温度
　　検出器温度：250℃付近の一定温度
　　キャリヤーガス：ヘリウム
　　流量：2－アミノピリジンの保持時間が約4分になるように調整する．
　　スプリット比：1：100
　　面積測定範囲：溶媒のピークの後から2－アミノピリジンの保持時間の5倍の範囲

安息香酸，定量用　C_6H_5COOH　白色の結晶性の粉末又は粉末で，エタノール(95)又はアセトンに溶けやすく，水に溶けにくい．なお，本品は定量法で求めた含量で補正して用いる．
　確認試験　本品につき，定量法を準用するとき，δ 7.26 ppm付近に多重線の2水素分のシグナル，δ 7.38 ppm付近に三重の三重線様の1水素分のシグナル，δ 7.80 ppm付近に多重線の2水素分のシグナルを示す．
　ピークの単一性　本品1 mgをブシ用リン酸塩緩衝液／テトラヒドロフラン混液(183：17) 100 mLに溶かし，試料溶液とする．試料溶液20 μLにつき，次の条件で液体クロマトグラフィー〈2.01〉により試験を行い，安息香酸のピークの頂点及び頂点の前後でピーク高さの中点付近の2時点を含む少なくとも3時点以上でのピークの吸収スペクトルを比較するとき，スペクトルの形状に差がない．

試験条件
　カラム，カラム温度，移動相及び流量は「牛車腎気丸エキス」の定量法(3)の条件を準用する．
　検出器：フォトダイオードアレイ検出器(測定波長：231 nm，スペクトル測定範囲：220 〜 400 nm)
システム適合性
　システムの性能：分離確認用ブシモノエステルアルカロイド混合標準試液20 μLにつき，上記の条件で操作するとき，ベンゾイルメサコニン，ベンゾイルヒパコニン，14－アニソイルアコニンの順に溶出し，ベンゾイルメサコニンのピークの理論段数及びシンメトリー係数は，それぞれ5000段以上，1.5以下である．
　ただし，安息香酸(C_6H_5COOH)の量(％)が99.5 〜 100.5％に入るものは，ピークの単一性は不要とする．

定量法　ウルトラミクロ化学はかりを用い，本品30 mg及び核磁気共鳴スペクトル測定用1,4－BTMSB－d_4 5 mgをそれぞれ精密に量り，核磁気共鳴スペクトル測定用重水素化アセトン5 mLに溶かし，試料溶液とする．この液を外径5 mmのNMR試料管に入れ，核磁気共鳴スペクトル測定用1,4－BTMSB－d_4をqNMR用基準物質として，次の試験条件で核磁気共鳴スペクトル測定法(〈2.21〉及び〈5.01〉)により，^{1}H NMRを測定する．qNMR用基準物質のシグナルをδ 0 ppmとし，δ 7.24 〜 7.40 ppm及びδ 7.79 〜 7.80 ppm付近のシグナルの面積強度A_1(水素数3に相当)及びA_2(水素数2に相当)を算出する．

安息香酸(C_6H_5COOH)の量(％)
　＝ $M_S × I × P/(M × N) × 0.5392$

M：本品の秤取量(mg)
M_S：核磁気共鳴スペクトル測定用1,4－BTMSB－d_4の秤取量(mg)
I：核磁気共鳴スペクトル測定用1,4－BTMSB－d_4のシグナルの面積強度を18.000としたときの各シグナルの面積強度A_1及びA_2の和
N：A_1及びA_2に由来する各シグナルの水素数の和
P：核磁気共鳴スペクトル測定用1,4－BTMSB－d_4の純度(％)

試験条件
　装置：^{1}H共鳴周波数400 MHz以上の核磁気共鳴スペクトル測定装置
　測定対象とする核：^{1}H
　デジタル分解能：0.25 Hz以下
　観測スペクトル幅：－5 〜 15 ppmを含む20 ppm以上
　スピニング：オフ
　パルス角：90°
　^{13}Cデカップリング：あり
　遅延時間：繰り返しパルス待ち時間60秒以上
　積算回数：8回以上
　ダミースキャン：2回以上
　測定温度：20 〜 30℃の一定温度
システム適合性
　検出の確認：試料溶液につき，上記の条件で測定するとき，δ 7.24 〜 7.28 ppm，δ 7.36 〜 7.40 ppm及びδ 7.79 〜 7.80 ppm付近のシグナルのSN比は100以上である．
　システムの性能：試料溶液につき，上記の条件で測定するとき，δ 7.24 〜 7.40 ppm及びδ 7.79 〜 7.80 ppm付近のシグナルについて，明らかな混在物のシグナルが重なっていないことを確認する．また，試料溶液につき，上記の条件で測定するとき，各シグナル間の面積強度比$(A_1/3)/(A_2/2)$は，0.99 〜 1.01である．
　システムの再現性：試料溶液につき，上記の条件で測定を6回繰り返すとき，面積強度A_1又はA_2のqNMR用基準物質の面積強度に対する比の相対標準偏差は1.0％以下である．

アンモニア水(25)　NH_3　[K 8085，アンモニア水，特級，密度約0.91 g/mL，含量25.0 〜 27.9％]
オキサリプラチン　$C_8H_{14}N_2O_4Pt$　[医薬品各条]
核磁気共鳴スペクトル測定用重水素化酢酸　重水素化酢酸，核磁気共鳴スペクトル測定用　を参照．
確認試験用テセロイキン　テセロイキン，確認試験用　を参照．
過マンガン酸カリウム試液，0.3 mol/L　過マンガン酸カリウム5 gを水に溶かし，100 mLとする．
還元試液　ジチオスレイトールを0.5 mol/Lの濃度で含む溶液．
緩衝液，テセロイキンSDSポリアクリルアミドゲル電気泳動用　2－(N－モルホリノ)エタンスルホン酸97.6 g，2－アミノ－2－ヒドロキシメチル－1,3－プロパンジオール60.6 g，ラウリル硫酸ナトリウム10.0 g及びエチレンジアミン四酢酸二水素二ナトリウム二水和物3.0 gを水に溶かし500 mLとする．この液50 mLに水を加えて1000 mLとする．
緩衝液，テセロイキン試料用　10 mL中に2－アミノ－2－ヒドロキシメチル－1,3－プロパンジオール塩酸塩0.67 g，2－アミノ－2－ヒドロキシメチル－1,3－プロパンジオール0.68 g，ラウリル硫酸リチウム0.80 g，エチレンジアミン四酢酸二水素二ナトリウム水和物6 mg，グリセリン4 gを含む．
酢酸アンモニウム試液，40 mmol/L　酢酸アンモニウム3.08 gを水に溶かして1000 mLとする．
重水素化酢酸，核磁気共鳴スペクトル測定用　CD_3CO_2D　核磁気共鳴スペクトル測定用に製造したもの．
水酸化ナトリウム試液，0.02 mol/L　水酸化ナトリウム試液20 mLに水を加えて1000 mLとする．用時製する．
炭酸リチウム，定量用　Li_2CO_3　[医薬品各条，「炭酸リチウム」]
定量用安息香酸　安息香酸，定量用　を参照．
定量用炭酸リチウム　炭酸リチウム，定量用　を参照．
テセロイキンSDSポリアクリルアミドゲル電気泳動用緩衝液　緩衝液，テセロイキンSDSポリアクリルアミドゲル電気泳動用　を参照．
テセロイキン，確認試験用　$C_{698}H_{1127}N_{179}O_{204}S_8$：15547.01　[医薬品各条，「テセロイキン(遺伝子組換え)」ただし，以下の確認試験に適合するもの．]
　確認試験　「テセロイキン(遺伝子組換え)」の確認試験(2)に従い試料溶液を調製する．試料溶液につき質量分析計を備えた液体クロマトグラフにて分析を行うとき，テセロイキンの構造を支持するm/z値のピークが得られる．
テセロイキン試料用緩衝液　緩衝液，テセロイキン試料用　を参照．
テセロイキン用ポリアクリルアミドゲル　ポリアクリルアミド

ゲル，テセロイキン用　を参照．

テセロイキン用リシルエンドペプチダーゼ　リシルエンドペプチダーゼ，テセロイキン用　を参照．

テトラメチルベンジジン　$C_{16}H_{20}N_2$　白色～淡灰褐色の結晶又は粉末である．融点：165 ～ 172℃．

テトラメチルベンジジン試液　テトラメチルベンジジン0.25 gをエタノール(95) 50 mLに溶かし，シクロヘキサンを加えて250 mLとする．

トリス緩衝液，1 mol/L，pH 9.0　2－アミノ－2－ヒドロキシメチル－1,3－プロパンジオール12.11 gを水50 mLに溶かし，1 mol/L塩酸試液を加えてpHを9.0に調整した後，水を加えて100 mLとする．

薄層クロマトグラフィー用メチルオフィオポゴナノンA　メチルオフィオポゴナノンA，薄層クロマトグラフィー用　を参照．

ブシモノエステルアルカロイド混合標準試液，分離確認用　以下の1)又は2)により調製する．
1) 薄層クロマトグラフィー用ベンゾイルメサコニン塩酸塩2 mg，ベンゾイルヒパコニン塩酸塩1 mg及び14－アニソイルアコニン塩酸塩2 mgをジクロロメタンに溶かし，正確に1000 mLとする．この液5 mLを正確に量り，低圧(真空)で溶媒を留去する．用時，これにブシ用リン酸塩緩衝液／テトラヒドロフラン混液(183：17) 5 mLを正確に加えて分離確認用ブシモノエステルアルカロイド混合標準試液とする．この液20 μLにつき，次の条件で液体クロマトグラフィー〈2.01〉により試験を行うとき，ベンゾイルメサコニン，ベンゾイルヒパコニン，14－アニソイルアコニンの順に溶出し，それぞれの分離度は4以上である．

　　試験条件
　　　カラム，カラム温度，移動相及び流量は「牛車腎気丸エキス」の定量法(3)の試験条件を準用する．
　　　検出器：紫外吸光光度計(測定波長：245 nm)

2) 薄層クロマトグラフィー用ベンゾイルメサコニン塩酸塩2 mg，ベンゾイルヒパコニン塩酸塩1 mg及び14－アニソイルアコニン塩酸塩2 mgをブシ用リン酸塩緩衝液／テトラヒドロフラン混液(183：17)に溶かし，正確に1000 mLとし，分離確認用ブシモノエステルアルカロイド混合標準試液とする．この液20 μLにつき，次の条件で液体クロマトグラフィー〈2.01〉により試験を行うとき，ベンゾイルメサコニン，ベンゾイルヒパコニン，14－アニソイルアコニンの順に溶出し，それぞれの分離度は4以上である．

　　試験条件
　　　カラム，カラム温度，移動相及び流量は「牛車腎気丸エキス」の定量法(3)の試験条件を準用する．
　　　検出器：紫外吸光光度計(測定波長：245 nm)．

分離確認用ブシモノエステルアルカロイド混合標準試液　ブシモノエステルアルカロイド混合標準試液，分離確認用　を参照．

ベンゾイルヒパコニン塩酸塩　$C_{31}H_{43}NO_9 \cdot HCl$　白色の結晶又は結晶性の粉末である．メタノールに溶けやすく，水にやや溶けやすく，エタノール(99.5)にやや溶けにくい．融点：約230℃(分解)．

吸光度〈2.24〉 $E_{1cm}^{1\%}$ (230 nm)：225 ～ 240 (脱水物に換算したもの5 mg，メタノール，200 mL)．

ポリアクリルアミドゲル，テセロイキン用　分離ゲルのアクリルアミド濃度を12%，濃縮ゲルのアクリルアミド濃度を4%としたポリアクリルアミドゲル．

メチルオフィオポゴナノンA，薄層クロマトグラフィー用　$C_{19}H_{18}O_6$　白色～薄い黄色の結晶又は粉末である．エタノール(99.5)にやや溶けにくく，メタノールに溶けにくく，水にほとんど溶けない．

　確認試験　本品につき，赤外吸収スペクトル測定法〈2.25〉の臭化カリウム錠剤法により測定するとき，波数3430 cm^{-1}，1619 cm^{-1}及び1251 cm^{-1}付近に吸収を認める．

　純度試験　類縁物質　本品2 mgをメタノール2 mLに溶かし，試料溶液とする．この液1 mLを正確に量り，メタノールを加えて正確に20 mLとし，標準溶液とする．これらの液につき，薄層クロマトグラフィー〈2.03〉により試験を行う．試料溶液10 μLを薄層クロマトグラフィー用シリカゲルを用いて調製した薄層板にスポットする．次にヘキサン／酢酸エチル／酢酸(100)混液(30：10：1)を展開溶媒として約7 cm展開した後，薄層板を風乾する．これに塩化鉄(Ⅲ)・メタノール試液を均等に噴霧するとき，R_f値0.3付近の主スポット及び原点のスポット以外のスポットを認めない．また，試料溶液及び標準溶液10 μLずつを薄層クロマトグラフィー用オクタデシルシリル化シリカゲルを用いて調製した薄層板にスポットする．次にメタノール／水混液(9：1)を展開溶媒として約7 cm展開した後，薄層板を風乾する．これに塩化鉄(Ⅲ)・メタノール試液を均等に噴霧するとき，試料溶液から得たR_f値0.4付近の主スポット以外のスポットは，標準溶液から得たスポットより濃くない．

2－(N－モルホリノ)エタンスルホン酸　$C_6H_{13}NO_4S$　白色の結晶又は粉末．

ラウリル硫酸リチウム　$C_{12}H_{25}LiO_4S$　白色の結晶又は結晶性の粉末．

　純度試験　本品の0.1 mol/L溶液につき，紫外可視吸光度測定法〈2.24〉により波長260 nm及び280 nmにおける吸光度を測定するとき，いずれも0.05以下である．

リシルエンドペプチダーゼ，テセロイキン用　質量分析グレード

両性担体液，pH 7 ～ 9用　淡黄色～黄色の液．ポリアクリルアミドゲルに混入し電場をかけるとき，pH 7 ～ 9の範囲でpH勾配を形成する性質をもつ多種類の分子からなる混合物．

一般試験法の部　9.42　クロマトグラフィー用担体／充塡剤の条に次の項を加える．

9.42　クロマトグラフィー用担体／充塡剤

液体クロマトグラフィー用フェニルカルバモイル化セルロースで被覆したシリカゲル　フェニルカルバモイル化セルロースで被覆したシリカゲル，液体クロマトグラフィー用　を参照．

フェニルカルバモイル化セルロースで被覆したシリカゲル，液体クロマトグラフィー用　液体クロマトグラフィー用に製造したもの．

一般試験法の部　9.62　計量器・用器の条はかり及び分銅の項を次のように改める．

9.62　計量器・用器

はかり(天秤)及び分銅

（1）　化学はかり(化学天秤)：0.1 mgの桁まで読み取れるもの．
（2）　セミミクロ化学はかり(セミミクロ化学天秤)：10 μgの桁まで読み取れるもの．
（3）　ミクロ化学はかり(ミクロ化学天秤)：1 μgの桁まで読み取れるもの．
（4）　ウルトラミクロ化学はかり(ウルトラミクロ化学天秤)：0.1 μgの桁まで読み取れるもの．
（5）　はかり(天秤)は，国際単位系(SI)へのトレーサビリティが確保された校正を実施していること．また，下記に示す要件を満たす性能を有すること．

繰返し性(併行精度)の要件

10回以上の分銅ののせ降ろしにより得られたはかり(天秤)の表示値の標準偏差sを使用し，式(1)により最小計量値の推定値を確認する．また，その標準偏差sを使用し，式(2)より求めた最小はかり取り量の精度が0.10％以下であることを確認する．なお，最小はかり取り量とは，最小計量値を考慮した繰返し性(併行精度)を確保できる程度の実際の秤量下限値をいう．

$$m_{\min} = 2000 \times s \quad (1)$$

$$\frac{2 \times s}{m_{\mathrm{snw}}} \times 100 \leq 0.10 \quad (2)$$

$m_{\min}$：最小計量値の推定値
s：10回以上の分銅の繰返し秤量におけるはかり(天秤)の表示値の標準偏差
m_{snw}：最小はかり取り量

ただし，はかり(天秤)の最小表示値をdとしたとき，$s < 0.41 \times d$の場合，sは$0.41 \times d$に置き換える．

最小計量値は，はかり(天秤)の一時的な機器的能力値として確認されるもので，はかり取りを行う条件により異なるため，定期的に確認を行う．確認を行う場合，分銅は，はかり(天秤)の最大秤量値の5％程度の質量で，かつ100 mg以上とする．なお，最大秤量値とは，はかり(天秤)の秤量可能な最大の質量をいう．

正確さ(真度)の要件

正確さ(真度)には感度誤差，直線性誤差，偏置誤差が含まれる．そのうち，感度の正確さに関し，1回の分銅ののせ降ろしにより得られたはかり(天秤)の表示値と分銅の質量値から，下記の式により得られる誤差が0.05％以下であること．

$$\frac{|I - m|}{m} \times 100 \leq 0.05$$

I：1回の分銅の秤量におけるはかり(天秤)の表示値
m：分銅の質量値(公称値又は協定質量値)

分銅は，はかり取りを行う範囲の上限程度，又ははかり(天秤)の最大秤量値の5 ～ 100％の質量を有するものを用いる．

（6）　偏置誤差の確認を除き，はかり(天秤)の正確さ(真度)の確認に使用する分銅は，国際単位系(SI)へのトレーサビリティが確保された校正を実施していること．また，使用要件を満たす精度等級を有すること．

医薬品各条　改正事項

医薬品各条の部　L－アラニンの条の次に次の一条を加える．

アリピプラゾール
Aripiprazole

$C_{23}H_{27}Cl_2N_3O_2$: 448.39
7-{4-[4-(2,3-Dichlorophenyl)piperazin-1-yl]butoxy}-3,4-dihydroquinolin-2(1H)-one
[129722-12-9]

　本品を乾燥したものは定量するとき，アリピプラゾール($C_{23}H_{27}Cl_2N_3O_2$) 98.0 ～ 102.0％を含む．

性状　本品は白色の結晶又は結晶性の粉末である．
　本品はジクロロメタンに溶けやすく，水，アセトニトリル，メタノール又はエタノール(99.5)にほとんど溶けない．
　本品は結晶多形が認められる．

確認試験
（1）　本品のメタノール溶液(1→50000)につき，紫外可視吸光度測定法〈2.24〉により吸収スペクトルを測定し，本品のスペクトルと本品の参照スペクトル又はアリピプラゾール標準品について同様に操作して得られたスペクトルを比較するとき，両者のスペクトルは同一波長のところに同様の強度の吸収を認める．
（2）　本品につき，赤外吸収スペクトル測定法〈2.25〉の臭化カリウム錠剤法により試験を行い，本品のスペクトルと本品の参照スペクトル又はアリピプラゾール標準品のスペクトルを比較するとき，両者のスペクトルは同一波数のところに同様の強度の吸収を認める．もし，これらのスペクトルに差を認めるときは，本品及びアリピプラゾール標準品をそれぞれジクロロメタンに溶かした後，ジクロロメタンを蒸発し，残留物につき，同様の試験を行う．

純度試験　類縁物質　本操作は遮光した容器を用いて行う．定量法で得た試料溶液を試料溶液とする．試料溶液1 mLを正確に量り，溶解液を加えて正確に100 mLとする．この液5 mLを正確に量り，溶解液を加えて正確に50 mLとし，標準溶液とする．試料溶液及び標準溶液20 μLずつを正確にとり，次の条件で液体クロマトグラフィー〈2.01〉により試験を行う．それぞれの液の各々のピーク面積を自動積分法により測定するとき，試料溶液のアリピプラゾール以外のピーク面積は，標準溶液のアリピプラゾールのピーク面積より大きくなく，試料溶液のアリピプラゾール以外のピークの合計面積は，標準溶液のアリピプラゾールのピーク面積の3倍より大きくない．ただし，アリピプラゾールに対する相対保持時間約0.2の類縁物質A及び約0.8の類縁物質Bのピーク面積は自動積分法で求めた面積にそれぞれ感度係数0.7を乗じた値とする．
　溶解液：水／アセトニトリル／メタノール／酢酸(100)混液(60：30：10：1)
　試験条件
　　検出器，カラム，カラム温度，移動相及び流量は定量法の試験条件を準用する．
　　面積測定範囲：溶媒のピークの後から注入後25分まで
　システム適合性
　　システムの性能は定量法のシステム適合性を準用する．
　　検出の確認：試料溶液1 mLに溶解液を加えて20 mLとする．この液2 mLに溶解液を加えて20 mLとし，システム適合性試験用溶液とする．システム適合性試験用溶液2 mLを正確に量り，溶解液を加えて正確に20 mLとする．この液20 μLから得たアリピプラゾールのピーク面積が，システム適合性試験用溶液のアリピプラゾールのピーク面積の7 ～ 13％になることを確認する．
　　システムの再現性：標準溶液20 μLにつき，上記の条件で試験を6回繰り返すとき，アリピプラゾールのピーク面積の相対標準偏差は2.0％以下である．

乾燥減量〈2.41〉　0.1％以下(1 g，105℃，3時間)．
強熱残分〈2.44〉　0.1％以下(1 g)．

定量法　本操作は遮光した容器を用いて行う．本品及びアリピプラゾール標準品を乾燥し，その約50 mgずつを精密に量り，それぞれ溶解液に溶かし，正確に50 mLとする．これらの液5 mLずつを正確に量り，それぞれ溶解液を加えて正確に50 mLとし，試料溶液及び標準溶液とする．試料溶液及び標準溶液20 μLずつを正確にとり，次の条件で液体クロマトグラフィー〈2.01〉により試験を行い，それぞれの液のアリピプラゾールのピーク面積A_T及びA_Sを測定する．

アリピプラゾール($C_{23}H_{27}Cl_2N_3O_2$)の量(mg) ＝ $M_S \times A_T / A_S$

M_S：アリピプラゾール標準品の秤取量(mg)

　溶解液：水／アセトニトリル／メタノール／酢酸(100)混液(60：30：10：1)
　試験条件
　　検出器：紫外吸光光度計(測定波長：254 nm)
　　カラム：内径4.6 mm，長さ10 cmのステンレス管に3 μmの液体クロマトグラフィー用オクタデシルシリル化シリカゲルを充塡する．
　　カラム温度：25℃付近の一定温度
　　移動相A：薄めたトリフルオロ酢酸(1→2000)／液体クロマトグラフィー用アセトニトリル混液(9：1)
　　移動相B：液体クロマトグラフィー用アセトニトリル／薄めたトリフルオロ酢酸(1→2000)混液(9：1)
　　移動相の送液：移動相A及び移動相Bの混合比を次のように変えて濃度勾配制御する．

注入後の時間 (分)	移動相A (vol％)	移動相B (vol％)
0 ～ 2	80	20
2 ～ 10	80 → 65	20 → 35
10 ～ 20	65 → 10	35 → 90
20 ～ 25	10	90

流量：毎分1.2 mL
システム適合性
　システムの性能：アリピプラゾール標準品及びシステム適合性試験用アリピプラゾールN－オキシド標準品5 mgずつを溶解液100 mLに溶かす．この液1 mLを量り，溶解液を加えて50 mLとする．この液20 μLにつき，上記の条件で操作するとき，アリピプラゾール，アリピプラゾールN－オキシドの順に溶出し，その分離度は2.0以上であり，アリピプラゾールのピークのシンメトリー係数は1.5以下である．
　システムの再現性：標準溶液20 μLにつき，上記の条件で試験を6回繰り返すとき，アリピプラゾールのピーク面積の相対標準偏差は1.0％以下である．

貯法　容器　気密容器．
その他
　類縁物質A：
　7-Hydroxy-3,4-dihydroquinolin-2(1H)-one

　類縁物質B：
　7-{4-[4-(3-Chlorophenyl)piperazin-1-yl]butoxy}-3,4-dihydroquinolin-2(1H)-one

　アリピプラゾールN－オキシド：
　4-(2,3-Dichlorophenyl)-1-{4-[(2-oxo-1,2,3,4-tetrahydroquinolin-7-yl)oxy]butyl}piperazine 1-oxide

医薬品各条の部　亜硫酸水素ナトリウムの条純度試験の項ヒ素の目を削る．

医薬品各条の部　乾燥亜硫酸ナトリウムの条純度試験の項ヒ素の目を削る．

医薬品各条の部　アンレキサノクスの条を削る．

医薬品各条の部　アンレキサノクス錠の条を削る．

医薬品各条の部　エデト酸ナトリウム水和物の条確認試験の項を次のように改める．

エデト酸ナトリウム水和物

確認試験
（1）　本品0.5 gを水20 mLに溶かし，希塩酸1 mLを加えるとき，白色の沈殿を生じる．沈殿をろ取し，水50 mLで洗い，105℃で1時間乾燥するとき，その融点〈2.60〉は240 ～ 244℃(分解)である．
（2）　本品につき，赤外吸収スペクトル測定法〈2.25〉の臭化カリウム錠剤法により試験を行い，本品のスペクトルと本品の参照スペクトルを比較するとき，両者のスペクトルは同一波数のところに同様の強度の吸収を認める．
（3）　本品の水溶液(1→20)はナトリウム塩の定性反応(1)〈1.09〉を呈する．

医薬品各条の部　オキサプロジンの条の次に次の二条を加える．

オキサリプラチン
Oxaliplatin

$C_8H_{14}N_2O_4Pt$：397.29
(SP-4-2)-[(1R,2R)-Cyclohexane-1,2-diamine-$\kappa N,\kappa N'$][ethanedioato(2-)-$\kappa O^1,\kappa O^2$]platinum
[61825-94-3]

　本品は定量するとき，換算した乾燥物に対し，オキサリプラチン($C_8H_{14}N_2O_4Pt$) 98.0 ～ 102.0％を含む．
性状　本品は白色の結晶性の粉末である．
　本品は水に溶けにくく，メタノールに極めて溶けにくく，エタノール(99.5)にほとんど溶けない．
　旋光度〔α〕$_D^{20}$：＋74.5 ～ ＋78.0°(乾燥物に換算したもの 0.25 g，水，50 mL，100 mm)．
確認試験
（1）　本品の水溶液(1→500) 2 mLに薄めた塩化スズ(Ⅱ)試液(1→15) 2 ～ 3滴を加えて30分間放置するとき，黄色～橙黄色の沈殿を生じる．
（2）　本品の水溶液(1→10000)につき，紫外可視吸光度測定法〈2.24〉により吸収スペクトルを測定し，本品のスペクトルと本品の参照スペクトル又はオキサリプラチン標準品について同様に操作して得られたスペクトルを比較するとき，両者のスペクトルは同一波長のところに同様の強度の吸収を認める．
（3）　本品につき，赤外吸収スペクトル測定法〈2.25〉の臭

化カリウム錠剤法により試験を行い，本品のスペクトルと本品の参照スペクトル又はオキサリプラチン標準品のスペクトルを比較するとき，両者のスペクトルは同一波数のところに同様の強度の吸収を認める．

純度試験

（1） 酸又はアルカリ　本品0.20 gを新たに煮沸して冷却した水に溶かし100 mLとする．この液50 mLにフェノールフタレイン試液0.5 mLを加えるとき，液は無色である．この液に0.01 mol/L水酸化ナトリウム液0.6 mLを加えるとき，液は微赤色を呈する．

（2） 類縁物質B　本操作は，試料溶液調製後20分以内に行う．本品約0.1 gを精密に量り，水に溶かし，正確に50 mLとし，試料溶液とする．別に純度試験用オキサリプラチン類縁物質B二硝酸塩標準品約12.5 mgを精密に量り，63 mLのメタノールに溶かした後，水を加えて正確に250 mLとする．この液5 mLを正確に量り，水を加えて正確に100 mLとし，標準溶液とする．試料溶液及び標準溶液20 μLずつを正確にとり，次の条件で液体クロマトグラフィー〈2.01〉により試験を行う．それぞれの液の類縁物質Bのピーク面積A_{T1}及びA_Sを自動積分法により測定し，次式により計算するとき，本品中の類縁物質Bの量は0.1％以下である．

類縁物質Bの量(％) ＝ $M_S / M_T × A_{T1} / A_S ×$ 0.797

M_S：純度試験用オキサリプラチン類縁物質B二硝酸塩標準品の秤取量(mg)

M_T：本品の秤取量(mg)

0.797：類縁物質B二硝酸塩の類縁物質Bへの換算係数

試験条件
　検出器：紫外吸光光度計(測定波長：215 nm)
　カラム：内径4.6 mm，長さ25 cmのステンレス管に5 μmの液体クロマトグラフィー用オクタデシルシリル化シリカゲルを充塡する．
　カラム温度：40℃付近の一定温度
　移動相：リン酸二水素カリウム1.36 g及び1－ヘプタンスルホン酸ナトリウム1 gを水1000 mLに溶かし，リン酸を加えてpH 3.0に調整する．この液800 mLに液体クロマトグラフィー用アセトニトリル200 mLを加える．
　流量：毎分2.0 mL
　面積測定範囲：溶媒のピークの後から類縁物質Bの保持時間の約2.5倍の範囲

システム適合性
　検出の確認：標準溶液1 mLを正確に量り，水を加えて正確に10 mLとする．この液20 μLから得た類縁物質BのピークBのピーク面積が，標準溶液の類縁物質Bのピーク面積の7 ～ 13％になることを確認する．
　システムの性能：本品の薄めた希水酸化ナトリウム試液(1→20)溶液(1→500)を60℃で約2時間加熱後，放冷する．この液の1 mLをとり，水を加えて正確に10 mLとした液20 μLにつき，上記の条件で操作するとき，類縁物質Bと類縁物質Bに対する相対保持時間約1.4のピークの分離度は4以上であり，類縁物質Bのピークのシンメトリー係数は2.0以下である．
　システムの再現性：標準溶液20 μLにつき，上記の条件で試験を6回繰り返すとき，類縁物質Bのピーク面積の相対標準偏差は3.0％以下である．

（3） その他の類縁物質　本操作は，試料溶液調製後20分以内に行う．本品0.10 gを水に溶かして50 mLとし，試料溶液とする．この液1 mLを正確に量り，水を加えて正確に100 mLとする．この液5 mLを正確に量り，水を加えて正確に50 mLとし，標準溶液とする．試料溶液及び標準溶液10 μLずつを正確にとり，次の条件で液体クロマトグラフィー〈2.01〉により試験を行う．それぞれの液の各々のピーク面積を自動積分法により測定するとき，試料溶液のオキサリプラチンに対する相対保持時間約0.6の類縁物質Cのピーク面積は，標準溶液のオキサリプラチンのピーク面積の4.4倍より大きくない．また，試料溶液のオキサリプラチン及び上記以外のピークの合計面積は，標準溶液のオキサリプラチンのピーク面積より大きくない．

試験条件
　検出器，カラム，カラム温度，移動相及び流量は定量法の試験条件を準用する．
　面積測定範囲：溶媒のピークの後からオキサリプラチンの保持時間の約3倍の範囲

システム適合性
　検出の確認：標準溶液1 mLを正確に量り，水を加えて正確に10 mLとする．この液10 μLから得たオキサリプラチンのピーク面積が，標準溶液のオキサリプラチンのピーク面積の7 ～ 13％になることを確認する．
　システムの性能：試料溶液1 mL及び1 mol/L塩化ナトリウム試液1 mLをとり，水を加えて10 mLとする．別に試料溶液1 mL及び薄めた過酸化水素(30) (1→3000) 1 mLをとり，水を加えて10 mLとする．これらの液を60℃で約2時間加熱後，放冷する．これらの液それぞれ1 mLを混和し，水を加えて10 mLとする．この液10 μLにつき，上記の条件で操作するとき，オキサリプラチンに対する相対保持時間約0.9のピークとオキサリプラチンの分離度は2.0以上であり，オキサリプラチンのシンメトリー係数は2.0以下である．
　システムの再現性：標準溶液10 μLにつき，上記の条件で試験を6回繰り返すとき，オキサリプラチンのピーク面積の相対標準偏差は3.0％以下である．

（4） 鏡像異性体　本品30 mgをメタノールに溶かして50 mLとし，試料溶液とする．この液5 mLを正確に量り，メタノールを加えて正確に100 mLとする．この液2 mLを正確に量り，メタノールを加えて正確に100 mLとし，標準溶液とする．試料溶液及び標準溶液20 μLずつを正確にとり，次の条件で液体クロマトグラフィー〈2.01〉により試験を行う．それぞれの液の各々のピーク高さを自動ピーク高さ法により測定するとき，試料溶液のオキサリプラチンに対する相対保持時間約1.2のピーク高さは，標準溶液のオキサリプラチンのピーク高さより大きくない．

試験条件
　検出器：紫外吸光光度計(測定波長：254 nm)
　カラム：内径4.6 mm，長さ25 cmのステンレス管に5 μmの液体クロマトグラフィー用フェニルカルバモイル化セルロースで被覆したシリカゲルを充塡する．

カラム温度：40℃付近の一定温度

移動相：メタノール／エタノール(99.5)混液(7：3)

流量：毎分0.3 mL

システム適合性

システムの性能：標準溶液20 μLにつき，上記の条件で操作するとき，オキサリプラチンのピークの理論段数及びシンメトリー係数はそれぞれ5000段以上，2.0以下である．

システムの再現性：標準溶液20 μLにつき，上記の条件で試験を6回繰り返すとき，オキサリプラチンのピーク高さの相対標準偏差は3.0％以下である．

（5）シュウ酸　本操作は，試料溶液調製後20分以内に行う．本品0.100 gを正確に量り，水に溶かし，正確に50 mLとし，試料溶液とする．別にシュウ酸二水和物14 mgを正確に量り，水に溶かし，正確に250 mLとする．この液5 mLを正確に量り，水を加えて正確に100 mLとし，標準溶液とする．試料溶液及び標準溶液20 μLずつを正確にとり，次の条件で液体クロマトグラフィー〈2.01〉により試験を行う．それぞれの液のシュウ酸のピーク面積を自動積分法により測定するとき，試料溶液のシュウ酸のピーク面積は，標準溶液のシュウ酸のピーク面積より大きくない．

試験条件

検出器：紫外吸光光度計(測定波長：205 nm)

カラム：内径4.6 mm，長さ25 cmのステンレス管に5 μmの液体クロマトグラフィー用オクタデシルシリル化シリカゲルを充塡する．

カラム温度：40℃付近の一定温度

移動相：40％テトラブチルアンモニウムヒドロキシド試液2.6 mL及びリン酸二水素カリウム1.36 gを水に溶かして1000 mLとし，リン酸を加えてpH 6.0に調整する．この液800 mLに液体クロマトグラフィー用アセトニトリル200 mLを加える．

流量：毎分2.0 mL

システム適合性

システムの性能：標準溶液20 μLにつき，上記の条件で操作するとき，シュウ酸のピークの理論段数及びシンメトリー係数は，それぞれ5000段以上，2.0以下である．

システムの再現性：標準溶液20 μLにつき，上記の条件で試験を6回繰り返すとき，シュウ酸のピーク面積の相対標準偏差は3.0％以下である．

乾燥減量〈2.41〉　0.5％以下(1 g，105℃，2時間)．

定量法　本品及びオキサリプラチン標準品(別途本品と同様の方法で乾燥減量〈2.41〉を測定しておく)約20 mgずつを精密に量り，それぞれを水に溶かし，正確に200 mLとし，試料溶液及び標準溶液とする．試料溶液及び標準溶液20 μLずつを正確にとり，次の条件で液体クロマトグラフィー〈2.01〉により試験を行い，それぞれの液のオキサリプラチンのピーク面積A_T及びA_Sを測定する．

オキサリプラチン($C_8H_{14}N_2O_4Pt$)の量(mg)
　　　　＝M_S×A_T/A_S

M_S：乾燥物に換算したオキサリプラチン標準品の秤取量(mg)

試験条件

検出器：紫外吸光光度計(測定波長：210 nm)

カラム：内径4.6 mm，長さ25 cmのステンレス管に5 μmの液体クロマトグラフィー用オクタデシルシリル化シリカゲルを充塡する．

カラム温度：40℃付近の一定温度

移動相：水1000 mLにリン酸を加えてpH 3.0に調整する．この液990 mLに液体クロマトグラフィー用アセトニトリル10 mLを加える．

流量：毎分1.2 mL

システム適合性

システムの性能：標準溶液20 μLにつき，上記の条件で操作するとき，オキサリプラチンのピークの理論段数及びシンメトリー係数は，それぞれ3000段以上，2.0以下である．

システムの再現性：標準溶液20 μLにつき，上記の条件で試験を6回繰り返すとき，オキサリプラチンのピーク面積の相対標準偏差は1.0％以下である．

貯法　容器　気密容器

その他

類縁物質B：

(SP-4-2)-Diaqua[(1R,2R)-cyclohexane-1,2-diamine-$κN,κN'$]platinum

類縁物質C：

(OC-6-33)-[(1R,2R)-Cyclohexane-1,2-diamine-$κN,κN'$][ethanedioato(2-)-$κO^1,κO^2$]dihydroxyplatinum

オキサリプラチン注射液

Oxaliplatin Injection

本品は水性の注射剤である．

本品は定量するとき，表示量の95.0 ～ 105.0％に対応するオキサリプラチン($C_8H_{14}N_2O_4Pt$：397.29)を含む．

製法　本品は「オキサリプラチン」をとり，注射剤の製法により製する．

性状　本品は無色澄明の液である．

確認試験　本品の「オキサリプラチン」5 mgに対応する容量をとり，水を加えて50 mLとする．この液につき，紫外可視吸光度測定法〈2.24〉により吸収スペクトルを測定するとき，波長247 ～ 251 nmに吸収の極大を示す．

pH　別に規定する．

純度試験

（1）類縁物質　本品の「オキサリプラチン」50 mgに対応

する容量を正確に量り，水を加えて正確に10 mLとし，試料溶液とする．別に純度試験用オキサリプラチン類縁物質B二硝酸塩標準品約12.5 mgを精密に量り，メタノール25 mLを加えよく振り混ぜた後，薄めた2 mol/L硝酸試液(1→200)を加えて溶かし，正確に100 mLとする．この液25 mLを正確に量り，薄めた2 mol/L硝酸試液(1→200)を加えて正確に100 mLとし，標準溶液とする．試料溶液及び標準溶液20 μLずつを正確にとり，次の条件で液体クロマトグラフィー〈2.01〉により試験を行う．それぞれの液の類縁物質Bのピーク面積A_{T1}及びA_S，並びに試料溶液の類縁物質Bに対する相対保持時間約1.4の類縁物質IAのピーク面積A_{T2}，その他の個々の類縁物質のピーク面積A_{Tn}を自動積分法により測定する．次式により計算するとき，本品中の類縁物質B及び類縁物質IAは，それぞれ0.65％以下及び0.50％以下であり，その他の個々の類縁物質は0.20％以下及びその他の類縁物質の合計は1.00％以下である．ただし，試料溶液の類縁物質IA及びその他の類縁物質のピーク面積は自動積分法で求めた面積にそれぞれ感度係数0.40及び0.25を乗じた値とする．

類縁物質Bの量(%) = $M_S \times A_{T1}/A_S \times 0.797 \times 1/20$

類縁物質IAの量(%)
= $M_S \times A_{T2}/A_S \times 0.797 \times 1/20$

その他の個々の類縁物質の量(%)
= $M_S \times A_{Tn}/A_S \times 0.797 \times 1/20$

M_S：純度試験用オキサリプラチン類縁物質B二硝酸塩標準品の秤取量(mg)

0.797：類縁物質B二硝酸塩の類縁物質Bへの換算係数

試験条件
　　検出器：紫外吸光光度計(測定波長：210 nm)
　　カラム：内径4.6 mm，長さ75 mmのステンレス管に3 μmの液体クロマトグラフィー用オクタデシルシリル化シリカゲルを充塡する．
　　カラム温度：10℃付近の一定温度
　　移動相A：1－ヘプタンスルホン酸ナトリウム0.55 g及びリン酸二水素カリウム1.36 gを水1000 mLに溶かし，リン酸を加えてpH 3.0に調整する．この液810 mLに液体クロマトグラフィー用メタノール190 mLを加える．
　　移動相B：1－ヘプタンスルホン酸ナトリウム0.55 g及びリン酸二水素カリウム1.36 gを水1000 mLに溶かし，リン酸を加えてpH 3.0に調整する．この液495 mLに液体クロマトグラフィー用メタノール505 mLを加える．
　　移動相の送液：移動相A及び移動相Bの混合比を次のように変えて濃度勾配制御する．

注入後の時間 (分)	移動相A (vol%)	移動相B (vol%)
0 ～ 0.1	100	0
0.1 ～ 45.1	100 → 0	0 → 100

　　流量：毎分1.0 mL
　　面積測定範囲：試料溶液注入後45分間
　　システム適合性
　　　検出の確認：標準溶液1 mLを正確に量り，水を加えて正確に10 mLとする．この液20 μLから得た類縁物質Bのピーク面積が，標準溶液の類縁物質Bのピーク面積の8 ～ 12％になることを確認する．
　　　システムの性能：オキサリプラチンの薄めた希水酸化ナトリウム試液(1→20)溶液(1→500)を60℃で約2時間加熱後，放冷する．この液1 mLに水を加えて10 mLとし，システム適合性試験用溶液とする．この液20 μLにつき，上記の条件で操作するとき，類縁物質B，類縁物質IAの順に検出し，その分離度は8以上であり，類縁物質Bのピークのシンメトリー係数は2.0以下である．
　　　システムの再現性：標準溶液20 μLにつき，上記の条件で試験を6回繰り返すとき，類縁物質Bのピーク面積の相対標準偏差は2.0％以下である．

（2）シュウ酸　本品の「オキサリプラチン」50 mgに対応する容量を正確に量り，水を加えて正確に10 mLとし，試料溶液とする．別にシュウ酸二水和物44 mgを正確に量り，水を加えて正確に250 mLとする．この液20 mLを正確に量り，水を加えて正確に100 mLとし，標準溶液とする．試料溶液及び標準溶液10 μLずつを正確にとり，次の条件で液体クロマトグラフィー〈2.01〉により試験を行う．それぞれの液のシュウ酸のピーク面積を自動積分法により測定するとき，試料溶液のシュウ酸のピーク面積は標準溶液のシュウ酸のピーク面積の3／5より大きくない．

試験条件
　　検出器，カラム，カラム温度は「オキサリプラチン」の定量法の試験条件を準用する．
　　移動相：40％テトラブチルアンモニウムヒドロキシド試液2.6 mL及びリン酸二水素カリウム1.36 gを水に溶かして1000 mLとし，リン酸を加えてpH 6.0に調整する．この液800 mLに液体クロマトグラフィー用アセトニトリル200 mLを加える．
　　流量：毎分2.0 mL
システム適合性
　　検出の確認：標準溶液1 mLを正確に量り，水を加えて正確に10 mLとする．この液10 μLから得たシュウ酸のピーク面積が，標準溶液のシュウ酸のピーク面積の8 ～ 12％になることを確認する．
　　システムの性能：標準溶液10 μLにつき，上記の条件で操作するとき，シュウ酸のピークの理論段数及びシンメトリー係数は，それぞれ5000段以上，2.0以下である．
　　システムの再現性：標準溶液10 μLにつき，上記の条件で試験を6回繰り返すとき，シュウ酸のピーク面積の相対標準偏差は2.0％以下である．

エンドトキシン〈4.01〉　2.67 EU/mg未満．
採取容量〈6.05〉　試験を行うとき，適合する．
不溶性異物〈6.06〉　第1法により試験を行うとき，適合する．
不溶性微粒子〈6.07〉　試験を行うとき，適合する．
無菌〈4.06〉　メンブランフィルター法により試験を行うとき，適合する．
定量法　本品のオキサリプラチン($C_8H_{14}N_2O_4Pt$)約10 mgに対応する容量を正確に量り，水を加えて正確に100 mLとし，試料溶液とする．別にオキサリプラチン標準品(別途「オキ

サリプラチン」と同様の方法で乾燥減量〈2.41〉を測定しておく)約20 mgを精密に量り,水に溶かし正確に200 mLとし,標準溶液とする.試料溶液及び標準溶液20 μLずつを正確にとり,次の条件で液体クロマトグラフィー〈2.01〉により試験を行い,それぞれの液のオキサリプラチンのピーク面積 A_T 及び A_S を測定する.

オキサリプラチン($C_8H_{14}N_2O_4Pt$)の量(mg)
$= M_S \times A_T / A_S \times 1/2$

M_S:乾燥物に換算したオキサリプラチン標準品の秤取量 (mg)

試験条件
　「オキサリプラチン」の定量法の試験条件を準用する.
システム適合性
　システムの性能:オキサリプラチン溶液(1→500) 1 mL及び1 mol/L塩化ナトリウム試液1 mLを量り,水を加えて10 mLとする.この液を60℃で約2時間加熱後,放冷する.この液20 μLにつき,上記の条件で操作するとき,オキサリプラチンに対する相対保持時間約0.9のピークとオキサリプラチンの分離度は2.0以上であり,オキサリプラチンのシンメトリー係数は2.0以下である.
　システムの再現性:標準溶液20 μLにつき,上記の条件で試験を6回繰り返すとき,オキサリプラチンのピーク面積の相対標準偏差は1.0%以下である.

貯法　容器　密封容器.
その他
　類縁物質Bは,「オキサリプラチン」のその他を準用する.
　類縁物質IAは,
(SP-4-2)-Di-μ-oxobis[(1R,2R)-cyclohexane-1,2-diamine-κN,κN']diplatinum

医薬品各条の部　カルメロースカルシウムの条冒頭の国際調和に関する記載,確認試験の項(4)の目,純度試験の項(3)の目及び強熱残分の項を次のように改める.

カルメロースカルシウム

　本医薬品各条は,三薬局方での調和合意に基づき規定した医薬品各条である.
　なお,三薬局方で調和されていない部分のうち,調和合意において,調和の対象とされた項中非調和となっている項の該当箇所は「◆　◆」で囲むことにより示す.
　三薬局方の調和合意に関する情報については,独立行政法人医薬品医療機器総合機構のウェブサイトに掲載している.

確認試験
　(4)　本品1 gを強熱して灰化し,残留物に水10 mL及び酢酸(31) 6 mLを加えて溶かし,必要ならばろ過し,煮沸した後,冷却し,アンモニア試液で中和するとき,液はカルシウム塩の定性反応〈1.09〉の(3)を呈する.

純度試験
　(3)　硫酸塩〈1.14〉　製造工程において硫酸が使用される場合に適用する.(2)の試料溶液10 mLに塩酸1 mLを加え,水浴中で綿状の沈殿が生じるまで加熱し,冷却した後,遠心分離する.上澄液をとり,沈殿を水10 mLずつで3回洗い,毎回遠心分離し,上澄液及び洗液を合わせ,水を加えて100 mLとする.この液25 mLをとり,3 mol/L塩酸試液1 mL及び水を加えて50 mLとし,検液とする.別に水25 mLに0.005 mol/L硫酸0.42 mLを加え,更に3 mol/L塩酸試液1 mL及び水を加えて50 mLとし,比較液として試験を行う.ただし,検液及び比較液には塩化バリウム試液3 mLずつを加える(1.0%以下).

強熱残分〈2.44〉　10.0 〜 20.0%(乾燥後,1 g).

医薬品各条の部　グリセリンの条純度試験の項ヒ素の目を削り,以降を繰り上げる.

医薬品各条の部　濃グリセリンの条純度試験の項ヒ素の目を削り,以降を繰り上げる.

医薬品各条の部　クリンダマイシンリン酸エステルの条性状の項及び確認試験の項を次のように改める.

クリンダマイシンリン酸エステル

性状　本品は白色〜微黄白色の結晶性の粉末である.
　本品は水に溶けやすく,メタノールにやや溶けにくく,エタノール(95)にほとんど溶けない.
　本品は結晶多形が認められる.
確認試験　本品を100℃で2時間乾燥し,赤外吸収スペクトル測定法〈2.25〉のペースト法又はATR法により試験を行い,本品のスペクトルと100℃で2時間乾燥したクリンダマイシンリン酸エステル標準品のスペクトルを比較するとき,両者のスペクトルは同一波数のところに同様の強度の吸収を認める.もし,これらのスペクトルに差を認めるときは,本品及びクリンダマイシンリン酸エステル標準品50 mgずつをとり,それぞれに水0.2 mLを加えて加熱して溶かし,蒸発乾固した後,残留物を100 〜 105℃で2時間乾燥したものにつき,同様の試験を行う.

医薬品各条の部　クロニジン塩酸塩の条性状の項及び純度試験の項(4)の目を次のように改める.

クロニジン塩酸塩

性状　本品は白色の結晶又は結晶性の粉末である.
　本品は水にやや溶けやすく,エタノール(99.5)にやや溶け

にくく，酢酸(100)に溶けにくく，無水酢酸又はジエチルエーテルにほとんど溶けない．

純度試験
（4）類縁物質　本品0.20 gをエタノール(99.5) 2 mLに溶かし，試料溶液とする．この液1 mLを正確に量り，エタノール(99.5)を加えて正確に100 mLとする．この液1 mL及び2 mLを正確に量り，それぞれにエタノール(99.5)を加えて正確に20 mLとし，標準溶液(1)及び標準溶液(2)とする．これらの液につき，薄層クロマトグラフィー〈2.03〉により試験を行う．試料溶液，標準溶液(1)及び標準溶液(2) 2 µLずつを薄層クロマトグラフィー用シリカゲルを用いて調製した薄層板にスポットする．次に酢酸エチル／エタノール(99.5)／アンモニア水(28)混液(17：2：1)を展開溶媒として約12 cm展開した後，薄層板を風乾する．これを100℃で1時間乾燥した後，次亜塩素酸ナトリウム試液を均等に噴霧し，15分間風乾する．これにヨウ化カリウムデンプン試液を均等に噴霧するとき，試料溶液から得た主スポット及び原点のスポット以外のスポットは，標準溶液(2)から得たスポットより濃くなく，かつ主スポット及び原点のスポット以外のスポットのうち標準溶液(1)から得たスポットより濃いスポットは3個以下である．

医薬品各条の部　軽質無水ケイ酸の条純度試験の項ヒ素の目を削る．

医薬品各条の部　ケイ酸マグネシウムの条純度試験の項ヒ素の目を削る．

医薬品各条の部　ゲフィチニブの条の次に次の一条を加える．

ゲフィチニブ錠
Gefitinib Tablets

本品は定量するとき，表示量の95.0 ～ 105.0％に対応するゲフィチニブ($C_{22}H_{24}ClFN_4O_3$：446.90)を含む．

製法　本品は「ゲフィチニブ」をとり，錠剤の製法により製する．

確認試験　本品を粉末とし，「ゲフィチニブ」0.25 gに対応する量をとり，水／アセトニトリル／トリフルオロ酢酸混液(59：40：1) 175 mLを加えて振り混ぜた後，水／アセトニトリル／トリフルオロ酢酸混液(59：40：1)を加えて500 mLとする．この液2 mLをとり，水／アセトニトリル／トリフルオロ酢酸混液(59：40：1)を加えて100 mLとし，孔径0.45 µm以下のメンブランフィルターでろ過する．ろ液につき，紫外可視吸光度測定法〈2.24〉により吸収スペクトルを測定するとき，波長252 ～ 256 nm及び波長342 ～ 346 nmに吸収の極大を示す．

製剤均一性〈6.02〉　質量偏差試験又は次の方法による含量均一性試験のいずれかを行うとき，適合する．

本品1個をとり，水／アセトニトリル／トリフルオロ酢酸混液(59：40：1) 175 mLを加え，錠剤が完全に崩壊するまで超音波処理し，振り混ぜた後，水／アセトニトリル／トリフルオロ酢酸混液(59：40：1)を加えて正確に500 mLとする．30分間以上放置した後，上澄液2 mLを正確に量り，1 mL中にゲフィチニブ($C_{22}H_{24}ClFN_4O_3$)約10 µgを含む液となるように水／アセトニトリル／トリフルオロ酢酸混液(59：40：1)を加えて正確にV mLとする．この液を孔径0.45 µm以下のメンブランフィルターでろ過する．初めのろ液3 mLを除き，次のろ液を試料溶液とする．別にゲフィチニブ標準品(別途「ゲフィチニブ」と同様の方法で水分〈2.48〉を測定しておく)約40 mgを精密に量り，水／アセトニトリル／トリフルオロ酢酸混液(59：40：1) 150 mLを加え，超音波処理して溶かす．この液に水／アセトニトリル／トリフルオロ酢酸混液(59：40：1)を加えて正確に200 mLとする．この液5 mLを正確に量り，水／アセトニトリル／トリフルオロ酢酸混液(59：40：1)を加えて正確に100 mLとし，標準溶液とする．試料溶液及び標準溶液につき，紫外可視吸光度測定法〈2.24〉により試験を行い，波長344 nmにおける吸光度A_T及びA_Sを測定する．

ゲフィチニブ($C_{22}H_{24}ClFN_4O_3$)の量(mg)
$= M_S \times A_T / A_S \times V / 16$

M_S：脱水物に換算したゲフィチニブ標準品の秤取量(mg)

溶出性〈6.10〉　試験液にポリソルベート80溶液(1→20) 1000 mLを用い，パドル法により，毎分50回転で試験を行うとき，本品の45分間の溶出率は75％以上である．

本品1個をとり，試験を開始し，規定された時間に溶出液10 mL以上をとり，孔径0.45 µm以下のメンブランフィルターでろ過する．初めのろ液2 mL以上を除き，次のろ液V mLを正確に量り，1 mL中にゲフィチニブ($C_{22}H_{24}ClFN_4O_3$)約25 µgを含む液になるように試験液を加えて正確にV' mLとし，試料溶液とする．別にゲフィチニブ標準品(別途「ゲフィチニブ」と同様の方法で水分〈2.48〉を測定しておく)約25 mgを精密に量り，試験液約70 mLを加え，超音波処理して溶かした後，試験液を加えて，正確に100 mLとする．この液10 mLを正確に量り，試験液を加えて正確に100 mLとし，標準溶液とする．試料溶液及び標準溶液につき，紫外可視吸光度測定法〈2.24〉により試験を行い，波長334 nmにおける吸光度A_T及びA_Sを測定する．

ゲフィチニブ($C_{22}H_{24}ClFN_4O_3$)の表示量に対する溶出率(％)
$= M_S \times A_T / A_S \times V' / V \times 1 / C \times 100$

M_S：脱水物に換算したゲフィチニブ標準品の秤取量(mg)
C：1錠中のゲフィチニブ($C_{22}H_{24}ClFN_4O_3$)の表示量(mg)

定量法　本品10個以上をとり，その質量を精密に量り，粉末とする．ゲフィチニブ($C_{22}H_{24}ClFN_4O_3$)約35 mgに対応する量を精密に量り，トリフルオロ酢酸溶液(1→500)／アセトニトリル混液(3：2) 85 mLを加え，超音波処理した後，トリフルオロ酢酸溶液(1→500)／アセトニトリル混液(3：2)を加えて正確に100 mLとする．この液を30分間以上放置した後，孔径0.45 µm以下のメンブランフィルターでろ過する．初めのろ液3 mL以上を除き，次のろ液を試料溶液とする．別にゲフィチニブ標準品(別途「ゲフィチニブ」と同様の方法で

水分〈2.48〉を測定しておく)約35 mgを精密に量り,トリフルオロ酢酸溶液(1→500)／アセトニトリル混液(3：2) 85 mLを加え超音波処理して溶かす.この液にトリフルオロ酢酸溶液(1→500)／アセトニトリル混液(3：2)を加えて正確に100 mLとし,標準溶液とする.試料溶液及び標準溶液5 μLにつき,以下「ゲフィチニブ」の定量法を準用する.

ゲフィチニブ($C_{22}H_{24}ClFN_4O_3$)の量(mg)＝$M_S × A_T/A_S$

M_S：脱水物に換算したゲフィチニブ標準品の秤取量(mg)

貯法 容器　気密容器．

医薬品各条の部　コカイン塩酸塩の条の次に次の一条を加える．

ゴセレリン酢酸塩
Goserelin Acetate

$C_{59}H_{84}N_{18}O_{14}・xC_2H_4O_2$

2-(5-Oxo-L-prolyl-L-histidyl-L-tryptophyl-L-seryl-L-tyrosyl-O-*tert*-butyl-D-seryl-L-leucyl-L-arginyl-L-prolyl)hydrazine-1-carboxamide acetate

[145781-92-6]

本品は定量するとき,換算した脱水及び脱酢酸物に対し,ゴセレリン($C_{59}H_{84}N_{18}O_{14}$：1269.41)として94.5 ～ 103.0%を含む．

性状 本品は白色の粉末である．

本品は酢酸(100)に溶けやすく,水にやや溶けやすく,エタノール(95)に溶けにくい．

本品は吸湿性である．

確認試験
(1) 本品及びゴセレリン酢酸塩標準品の核磁気共鳴スペクトル測定用重水溶液(1→10)を核磁気共鳴スペクトル測定用重水素化酢酸でpH 4.0に調整し,試料溶液及び標準溶液とする．それぞれの液につき,核磁気共鳴スペクトル測定法〈2.21〉により^{1}Hをデカップリングして^{13}Cを測定し,本品のスペクトルと標準品のスペクトルを比較するとき,両者のスペクトルは,同一の化学シフトのところに同様の面積強度のシグナルを示す．さらに以下の条件で^{13}Cを測定し,試料溶液及び標準溶液のロイシン,プロリン,ピログルタミン酸,アルギニン,トリプトファン,*tert*-ブチルセリン,セリン,チロシン,ヒスチジン及びアゾグリシンに相当する23.5 ppm,26.0 ppm,26.3 ppm,41.8 ppm,55.7 ppm,62.2 ppm,62.5 ppm,116.7 ppm,118.4 ppm及び162.2 ppm付近のシグナルの積分値を測定し,標準溶液のこれら個々のシグナルの積分値に対する試料溶液の個々のシグナルの積分値の比をアミノ酸比とするとき,ロイシン,プロリン,ピログルタミン酸,アルギニン,トリプトファン,*tert*-ブチルセリン,セリン,チロシン及びヒスチジンのアミノ酸比は0.9 ～ 1.1,アゾグリシンのアミノ酸比は0.8 ～ 1.2である．

試験条件
装置：^{13}C共鳴周波数100 MHz以上の核磁気共鳴スペクトル測定装置
観測スペクトル幅：0 ～ 200 ppm
測定温度：25℃付近の一定温度

(2) 定量法で得た試料溶液及び標準溶液10 μLにつき,定量法の条件で液体クロマトグラフィー〈2.01〉により試験を行うとき,試料溶液及び標準溶液から得た主ピークの保持時間は等しい．

旋光度〈2.49〉 $[α]_D^{20}$：-52 ～ -56°(脱水及び脱酢酸物に換算したもの20 mg,水,10 mL,100 mm)．

酢酸 脱水物に換算した本品約15 mgを精密に量り,水を加えて正確に5 mLとし,試料溶液とする．別に酢酸カリウム(CH_3COOK：98.15)を水に溶かし,1 mL中に酢酸として0.1 mg,0.2 mg,0.3 mg,0.4 mg及び0.5 mgを含む液を調製し,標準溶液(1),標準溶液(2),標準溶液(3),標準溶液(4)及び標準溶液(5)とする．試料溶液,標準溶液(1),標準溶液(2),標準溶液(3),標準溶液(4)及び標準溶液(5) 20 μLにつき,次の条件で液体クロマトグラフィー〈2.01〉により試験を行い,標準溶液のピーク面積から得た検量線を用いて試料溶液の酢酸濃度(mg/mL)を求め,次式により,本品中の酢酸含量(%)を求めるとき,4.5 ～ 10.0%である．

酢酸(CH_3COOH)の量(%)
＝$1/M_T$ ×試料溶液の酢酸濃度(mg/mL)× 5× 100

M_T：脱水物に換算した本品の秤取量(mg)

試験条件
検出器：紫外吸光光度計(測定波長：210 nm)
カラム：内径4.6 mm,長さ25 cmのステンレス管に5 μmの液体クロマトグラフィー用オクタデシルシリル化シリカゲルを充塡する．
カラム温度：25℃付近の一定温度
移動相：水／メタノール／リン酸／アンモニア水(25)混液(968：20：7：5)
流量：毎分1.5 mL

システム適合性
システムの性能：標準溶液(1) 20 μLにつき,上記の条件で操作するとき,酢酸のピークの理論段数及びシンメトリー係数は,それぞれ3500段以上,2.0以下である．
システムの再現性：標準溶液(1) 20 μLにつき,上記の条件で試験を6回繰り返すとき,酢酸のピーク面積の相対標準偏差は3.0%以下である．

純度試験　類縁物質 定量法の試料溶液を試料溶液とする．この液1 mLを正確に量り,水を加えて正確に100 mLとし,標準溶液とする．試料溶液及び標準溶液10 μLずつを正確にとり,次の条件で液体クロマトグラフィー〈2.01〉により試験を行う．それぞれの液の各々のピーク面積を自動積分法により測定するとき,試料溶液のゴセレリンに対する相対保持時間が約0.89の類縁物質Eのピーク面積は標準溶液のゴセレリンのピーク面積より大きくなく,その他の類縁物質のピーク

面積はそれぞれ標準溶液のゴセレリンのピーク面積の1／2より大きくない．また，試料溶液のゴセレリン以外のピークの合計面積は，標準溶液のゴセレリンのピーク面積の2.5倍より大きくない．

試験条件
　検出器，カラム，カラム温度，移動相及び流量は定量法の試験条件を準用する．
　面積測定範囲：ゴセレリンの保持時間の約2倍の範囲

システム適合性
　システムの性能は定量法のシステム適合性を準用する．
　検出の確認：定量法で得た標準溶液1 mLを正確に量り，水を加えて正確に200 mLとしシステム適合性試験用溶液とする．システム適合性試験用溶液10 mLを正確に量り，水を加えて正確に100 mLとする．この液10 μLから得たゴセレリンのピーク面積が，システム適合性試験用溶液から得たゴセレリンのピーク面積の7 ～ 13％になることを確認する．
　システムの再現性：標準溶液10 μLにつき，上記の条件で試験を6回繰り返すとき，ゴセレリンのピーク面積の相対標準偏差は3％以下である．

水分 〈2.48〉　10.0％以下(20 mg，電量滴定法)．

定量法　本品及びゴセレリン酢酸塩標準品(別途本品と同様の方法で水分〈2.48〉及び酢酸を測定しておく)約25 mgずつを精密に量り，それぞれを水に溶かし，正確に25 mLとし，試料溶液及び標準溶液とする．試料溶液及び標準溶液10 μLずつを正確にとり，次の条件で液体クロマトグラフィー〈2.01〉により試験を行い，それぞれの液のゴセレリンのピーク面積A_T及びA_Sを測定する．

ゴセレリン($C_{59}H_{84}N_{18}O_{14}$)の量(mg)
　$= M_S \times A_T / A_S$

M_S：脱水及び脱酢酸物に換算したゴセレリン酢酸塩標準品の秤取量(mg)

試験条件
　検出器：紫外吸光光度計(測定波長：220 nm)
　カラム：内径4.6 mm，長さ15 cmのステンレス管に3.5 μmの液体クロマトグラフィー用オクタデシルシリル化シリカゲルを充塡する．
　カラム温度：53℃付近の一定温度
　移動相：水／液体クロマトグラフィー用アセトニトリル／トリフルオロ酢酸混液(1600：400：1)
　流量：ゴセレリンの保持時間が40 ～ 50分になるように調整する．

システム適合性
　システムの性能：薄めた試料溶液(1→10)とシステム適合性試験用ゴセレリン酢酸塩類縁物質標準品溶液(1→10000)を等量混合する．この液10 μLにつき，上記の条件で操作するとき，[4-D-セリン]ゴセレリン，ゴセレリンの順に溶出し，その分離度は7以上であり，ゴセレリンのピークのシンメトリー係数は0.8 ～ 2.5である．
　システムの再現性：標準溶液10 μLにつき，上記の条件で試験を6回繰り返すとき，ゴセレリンのピーク面積の相対標準偏差は2.0％以下である．

貯法
　保存条件　遮光して，2 ～ 8℃に保存する．
　容器　気密容器．

その他
　類縁物質E：
　5-Oxo-L-prolyl-L-histidyl-L-tryptophyl-L-seryl-L-tyrosyl-O-tert-butyl-D-seryl-L-leucyl-L-arginyl-L-prolinohydrazide

医薬品各条の部　シクロホスファミド水和物の条を次のように改める．

シクロホスファミド水和物
Cyclophosphamide Hydrate

$C_7H_{15}Cl_2N_2O_2P \cdot H_2O$：279.10
N,N-Bis(2-chloroethyl)-3,4,5,6-tetrahydro-2H-1,3,2-oxazaphosphorin-2-amine 2-oxide monohydrate
[6055-19-2]

本品は定量するとき，シクロホスファミド水和物($C_7H_{15}Cl_2N_2O_2P \cdot H_2O$) 97.0 ～ 101.0％を含む．

性状　本品は白色の結晶又は結晶性の粉末である．
　本品はメタノールに極めて溶けやすく，エタノール(95)に溶けやすく，水にやや溶けやすい．
　融点：45 ～ 53℃

確認試験　本品につき，赤外吸収スペクトル測定法〈2.25〉のペースト法により試験を行い，本品のスペクトルと本品の参照スペクトルを比較するとき，両者のスペクトルは同一波数のところに同様の強度の吸収を認める．

純度試験
（1）溶状　本品0.20 gを水10 mLに溶かすとき，液は無色澄明である．
（2）塩化物〈1.03〉　本品0.40 gをとり，20℃以下で試験を行う．比較液には0.01 mol/L塩酸0.40 mLを加える(0.036％以下)．
（3）類縁物質　本品0.20 gをエタノール(95) 10 mLに溶かし，試料溶液とする．この液1 mLを正確に量り，エタノール(95)を加えて正確に100 mLとし，標準溶液とする．これらの液につき，薄層クロマトグラフィー〈2.03〉により試験を行う．試料溶液及び標準溶液10 μLずつを薄層クロマトグラフィー用シリカゲルを用いて調製した薄層板にスポットする．次に酢酸エチル／酢酸(100)／水／メタノール混液(50：25：17：13)を展開溶媒として約10 cm展開した後，薄層板

を温風で乾燥し，100℃で10分間加熱する．展開用容器の底に0.3 mol/L過マンガン酸カリウム試液を入れた蒸発皿を置き，同量の塩酸を加え，加熱した薄層板を展開用容器に入れ，蓋をして2分間放置する．薄層板を取り出し，冷風で過剰な塩素を取り除き，テトラメチルベンジジン試液を均等に噴霧するとき，試料溶液から得た主スポット以外のスポットは，標準溶液から得たスポットより濃くない．

水分 〈2.48〉 5.5 ～ 7.0%(0.5 g，容量滴定法，直接滴定)．

定量法 本品約0.1 gを精密に量り，水酸化ナトリウムのエチレングリコール溶液(1→1000) 50 mLを加え，還流冷却器を付け，油浴中で30分間加熱する．冷却後，還流冷却器を水25 mLで洗い，洗液を先の溶液に合わせる．この液に2-プロパノール75 mL及び2 mol/L硝酸試液15 mLを加え，0.1 mol/L硝酸銀液10 mLを正確に加える．0.1 mol/Lチオシアン酸アンモニウム液で滴定〈2.50〉する(指示薬：硫酸アンモニウム鉄(Ⅲ)試液2 mL)．同様の方法で空試験を行う．

0.1 mol/L硝酸銀液1 mL
= 13.96 mg $C_7H_{15}Cl_2N_2O_2P \cdot H_2O$

貯法 容器 気密容器．

医薬品各条の部 シチコリンの条純度試験の項(3)の目を次のように改める．

シチコリン

純度試験
(3) 類縁物質 本品0.10 gを水100 mLに溶かし，試料溶液とする．この液1 mLを正確に量り，水を加えて正確に200 mLとし，標準溶液とする．試料溶液及び標準溶液10 μLずつを正確にとり，次の条件で液体クロマトグラフィー〈2.01〉により試験を行い，それぞれの液の各々のピーク面積を自動積分法により測定するとき，試料溶液のシチコリン以外のピークの面積は，標準溶液のシチコリンのピーク面積の3／5より大きくない．また，試料溶液のシチコリン以外のピークの合計面積は，標準溶液のシチコリンのピーク面積より大きくない．ただし，シチコリンに対する相対保持時間約0.62の類縁物質A，約0.64の類縁物質B及び約1.3の類縁物質Cのピーク面積は自動積分法で求めた面積にそれぞれ感度係数1.2, 0.7及び0.5を乗じた値とする．

試験条件
定量法の試験条件を準用する．
面積測定範囲：シチコリンの保持時間の約2倍の範囲
システム適合性
検出の確認：標準溶液4 mLを正確に量り，水を加えて正確に50 mLとする．この液10 μLから得たシチコリンのピーク面積が，標準溶液のシチコリンのピーク面積の5.6 ～ 10.4%になることを確認する．
システムの性能：標準溶液10 μLにつき，上記の条件で操作するとき，シチコリンのピークの理論段数及びシンメトリー係数は，それぞれ2000段以上，0.9 ～ 1.6である．
システムの再現性：標準溶液10 μLにつき，上記の条件で試験を6回繰り返すとき，シチコリンのピーク面積の相対標準偏差は2.0%以下である．

同条貯法の項の次に次を加える．

その他
類縁物質A：
P''-(2-Aminoethyl) cytidine 5'-(dihydrogen diphosphate)

類縁物質B：
Cytidine 5'-(dihydrogen phosphate)

類縁物質C：
P''-[2-(Trimethylammonio)ethyl] uridine 5'-(monohydrogen diphosphate)

医薬品各条の部 ステアリン酸カルシウムの条純度試験の項を削る．

医薬品各条の部 ステアリン酸ポリオキシル 40 の条純度試験の項ヒ素の目を削る．

医薬品各条の部　ステアリン酸マグネシウムの条純度試験の項(2)の目を次のように改める．

ステアリン酸マグネシウム

純度試験
（2）塩化物〈1.03〉　確認試験で得た試料溶液10.0 mLに硝酸1 mL及び水を加えて50 mLとする．これを検液とし，試験を行う．比較液は0.02 mol/L塩酸1.4 mLに硝酸1 mL及び水を加えて50 mLとする(0.1%以下)．

医薬品各条の部　セファドロキシルの条を削る．

医薬品各条の部　セファドロキシルカプセルの条を削る．

医薬品各条の部　シロップ用セファドロキシルの条を削る．

医薬品各条の部　ソルビタンセスキオレイン酸エステルの条純度試験の項ヒ素の目を削る．

医薬品各条の部　タルクの条冒頭の国際調和に関する記載及び純度試験の項(2)の目を次のように改める．

タルク

本医薬品各条は，三薬局方での調和合意に基づき規定した医薬品各条である．

なお，三薬局方で調和されていない部分のうち，調和合意において，調和の対象とされた項中非調和となっている項の該当箇所は「◆　◆」で，調和の対象とされた項以外に日本薬局方が独自に規定することとした項は「○　○」で囲むことにより示す．

三薬局方の調和合意に関する情報については，独立行政法人医薬品医療機器総合機構のウェブサイトに掲載している．

純度試験
○(2)　酸可溶物　本品約1 gを精密に量り，希塩酸20 mLを加え，50℃で15分間かき混ぜながら加温し，冷後，水を加えて正確に50 mLとし，ろ過する．必要ならば澄明になるまで遠心分離し，この液25 mLをとり，希硫酸1 mLを加えて蒸発乾固し，800±25℃で恒量になるまで強熱するとき，その量は2.0%以下である．○

同条純度試験の項(8)の目を削る．

医薬品各条の部　乾燥炭酸ナトリウムの条純度試験の項ヒ素の目を削る．

医薬品各条の部　炭酸ナトリウム水和物の条純度試験の項ヒ素の目を削る．

医薬品各条の部　炭酸リチウムの条の次に次の一条を加える．

炭酸リチウム錠
Lithium Carbonate Tablets

本品は定量するとき，表示量の95.0 ～ 105.0%に対応する炭酸リチウム(Li_2CO_3 : 73.89)を含む．

製法　本品は「炭酸リチウム」をとり，錠剤の製法により製する．

確認試験
（1）本品を粉末とし，炎色反応試験(1)〈1.04〉を行うとき，持続する赤色を呈する．
（2）本品を粉末とし，「炭酸リチウム」0.2 gに対応する量をとり，希塩酸3 mLを加えてよく振り混ぜ，水を加えて20 mLとし，ろ過する．ろ液5 mLに水酸化ナトリウム試液2 mL及びリン酸水素二ナトリウム試液2 mLを加えて加温した後，冷却するとき，白色の沈殿を生じる．この沈殿は希塩酸2 mLを追加するとき，溶ける．
（3）本品を粉末とし，「炭酸リチウム」0.5 gに対応する量をとり，水50 mLを加えてよく振り混ぜた後，ろ過した液は炭酸塩の定性反応〈1.09〉を呈する．

製剤均一性〈6.02〉　質量偏差試験を行うとき，適合する．

溶出性〈6.10〉　試験液に水900 mLを用い，パドル法により，毎分100回転で試験を行うとき，100 mg錠の15分間及び180分間の溶出率はそれぞれ45%以下及び80%以上であり，200 mg錠の30分間及び180分間の溶出率はそれぞれ50%以下及び80%以上である．

本品1個をとり，試験を開始し，規定された時間にそれぞれ溶出液20 mLを正確にとり，直ちに37±0.5℃に加温した水20 mLを正確に注意して補う．溶出液は孔径0.45 μm以下のメンブランフィルターでろ過する．初めのろ液10 mL以上を除き，次のろ液 V mLを正確に量り，希塩酸5 mLを正確に加え，1 mL中に炭酸リチウム(Li_2CO_3)約4.4 μgを含む液となるように水を加えて正確に V' mLとし，試料溶液とする．別に定量用炭酸リチウムを105℃で3時間乾燥し，その約22 mgを精密に量り，水に溶かし，正確に100 mLとする．この液0.5 mL，2 mL，3 mL，4 mL及び5 mLをそれぞれ正確に量り，水を加えてそれぞれ正確に20 mLとする．これらの液5 mLを正確に量り，希塩酸5 mLを正確に加え，更に水を加えてそれぞれ正確に50 mLとし，標準溶液(1)，標準溶液(2)，標準溶液(3)，標準溶液(4)及び標準溶液(5)とする．試料溶液及び標準溶液につき，次の条件で原子吸光光度法〈2.23〉により試験を行い，吸光度 $A_{T(n)}$，A_{S1}，A_{S2}，A_{S3}，A_{S4}及びA_{S5}を測定し，標準溶液の濃度と吸光度の関係から得た検量線を用いて溶出率(%)を求める．

n回目の溶出液採取時における炭酸リチウム(Li_2CO_3)の表示量に対する溶出率(%)($n=1$, 2)

$$= \left\{ (A_{T(n)} - 検量線の縦軸切片) + \sum_{i=1}^{n-1}(A_{T(i)} - 検量線の縦軸切片) \times \frac{1}{45} \right\} \times \frac{1}{検量線の傾き} \times \frac{V'}{V} \times \frac{1}{C} \times 90$$

C：1錠中の炭酸リチウム(Li_2CO_3)の表示量(mg)

使用ガス：
可燃性ガス　アセチレン
支燃性ガス　空気
ランプ：リチウム中空陰極ランプ
波長：670.8 nm

定量法　本品20個以上をとり，その質量を精密に量り，粉末とする．炭酸リチウム(Li_2CO_3)約1 gに対応する量を精密に量り，水100 mL及び0.5 mol/L硫酸50 mLを正確に加え，静かに煮沸して二酸化炭素を除き，冷後，過量の硫酸を1 mol/L水酸化ナトリウム液で滴定〈2.50〉する(指示薬：メチルレッド試液3滴)．ただし，滴定の終点は液の赤色が黄色に変わるときとする．同様の方法で空試験を行う．

0.5 mol/L 硫酸 1 mL＝36.95 mg Li_2CO_3

貯法　容器　密閉容器．

医薬品各条の部　デキストラン70の条基原の項の次に次を加える．

デキストラン70

製造要件　本品は，抗原性を有する可能性のある不純物を除去又は最小とする製造方法で製造する．製造方法は，以下の抗原性試験を実施した場合に適合することが，検証された方法とする．

抗原性試験　本品6.0 gを生理食塩液に溶かして100 mLとし，滅菌し，試料溶液とする．体重250 ～ 300 gの栄養状態の良い健康なモルモット4匹を用い，第1日目，第3日目及び第5日目に試料溶液1.0 mLずつを腹腔内に注射する．別に対照として，同数のモルモットに馬血清0.10 mLを腹腔内に注射する．第15日目に2匹，第22日目に残りの2匹に，試料溶液を注射したモルモットに対しては試料溶液0.20 mLを静脈内に注射し，同様に馬血清を注射したモルモットに対しては馬血清0.20 mLを静脈内に注射する．注射後30分間及び24時間の呼吸困難，虚脱又は致死を観察するとき，試料溶液によって感作したモルモットは前記の症状を示さない．
ただし，馬血清によって感作したモルモットの4匹の全部が呼吸困難又は虚脱を示し，3匹以上が死亡する．

同条強熱残分の項の次に次を加える．

エンドトキシン〈4.01〉　4.2 EU/g未満．

同条抗原性試験及び発熱性物質の項を削る．

医薬品各条の部　テセロイキン(遺伝子組換え)の条確認試験の項(2)の目，分子量の項，純度試験の項(1)，(2)及び(4)の目並びに酢酸の項を次のように改める．

テセロイキン(遺伝子組換え)

確認試験
(2)　本品及び確認試験用テセロイキンの適量をとり，それぞれ1 mL中にタンパク質約0.6 mgを含む液となるように水を加える．これらの液320 μLに，pH 9.0の1 mol/Lトリス緩衝液及び薄めたテセロイキン用リシルエンドペプチダーゼ(1→10000)を40 μLずつ加え，37℃で2時間反応した後，1 mol/L塩酸試液40 μLを加えて反応を停止し，試料溶液及び標準溶液とする．試料溶液及び標準溶液40 μLにつき，次の条件で液体クロマトグラフィー〈2.01〉により試験を行い，両者のクロマトグラムを比較するとき，同一の保持時間のところに同様のピークを認める．

試験条件
検出器：紫外吸光光度計(測定波長：214 nm)
カラム：内径4.6 mm，長さ15 cmのステンレス管に3 μmの液体クロマトグラフィー用オクタデシルシリル化シリカゲルを充塡する．
カラム温度：30℃付近の一定温度
移動相A：トリフルオロ酢酸試液
移動相B：液体クロマトグラフィー用アセトニトリル／水／トリフルオロ酢酸混液(950：50：1)
移動相の送液：移動相A及び移動相Bの混合比を次のように変えて濃度勾配制御する．

注入後の時間 (分)	移動相A (vol%)	移動相B (vol%)
0 ～ 3	98	2
3 ～ 15	98 → 55	2 → 45
15 ～ 25	55 → 30	45 → 70
25 ～ 35	30	70

流量：毎分1.0 mL
システム適合性
システムの性能：標準溶液40 μLにつき，上記の条件で操作するとき，保持時間3分付近に溶媒のピークを認め，保持時間4分から20分付近までにテセロイキンを構成するペプチドの主要な9本のピークを認める．また，6本目のピークと7本目のピークの分離は1.5以上である．

分子量　本品10 μLに，水45 μL，還元試液20 μL及びテセロイキン試料用緩衝液25 μLを加え，65℃で10分間加熱し，試料溶液とする．試料溶液10 μL及びテセロイキン用分子量マーカー10 μLにつき，テセロイキンSDSポリアクリルアミドゲル電気泳動用緩衝液及びテセロイキン用ポリアクリルアミドゲルを用いて電気泳動を行う．泳動後，クーマシーブリリアントブルーG－250を含む液に浸して染色する．その後，脱色してバンドを検出する．テセロイキン用分子量マーカーから得たバンドの移動距離を求め，分子量1.0×10^4 ～ 2.5

× 10^4の範囲で分子量の対数に対して直線回帰し，検量線を作成する．試料溶液から得た主バンドの中心部の相対移動度を求め，検量線より本品の分子量を求めるとき1.40 × 10^4 〜 1.60 × 10^4である．

純度試験

（1）デスメチオニル体　本品1 mLにタンパク質約0.5 mgを含む液となるように水を加え，試料溶液とする．この液1.2 mLにつき，次の条件で液体クロマトグラフィー〈2.01〉により試験を行う．テセロイキンのピーク面積A_2及びテセロイキンに対する相対保持時間約0.8のデスメチオニル体のピーク面積A_1を自動積分法により測定し，次式によりデスメチオニル体の量を求めるとき，1.0％以下である．

デスメチオニル体の量(%) ＝ $A_1/(A_1 + A_2)$ × 100

試験条件
検出器：紫外吸光光度計（測定波長：280 nm）
カラム：内径7.5 mm，長さ7.5 cmのステンレス管に10 μmの液体クロマトグラフィー用ジエチルアミノエチル基を結合した合成高分子を充塡し，そのカラム2本を直列に接続する．
カラム温度：25℃付近の一定温度
移動相A：ジエタノールアミン0.66 gを水400 mLに混和し，1 mol/L塩酸試液を加えてpH 9.0に調整した後，水を加えて500 mLとする．
移動相B：pH 7 〜 9用両性担体液2 mL及びpH 8 〜 10.5用両性担体液5 mLに水1500 mLを加え，1 mol/L塩酸試液を加えてpH 7.0に調整した後，水を加えて2000 mLとする．
移動相の切換え及び試料注入方法：移動相Aを送液しながら試料溶液を注入する．試料溶液は100 μLずつ12回繰り返し注入する．全量注入後，60分間移動相Aを送液した後，移動相Bを送液する．試料溶液を測定した後，カラムの後処理及び洗浄のために，1 mol/L塩化ナトリウム試液を10分間送液した後，移動相Aを送液しながら水酸化ナトリウム試液100 μLを注入し，55分後に次の試料溶液の注入を開始する．保持時間は，移動相Bに切り換えた時点から測定する．
流量：毎分 0.8 mL

システム適合性
システムの性能：ウマ心臓由来で等電点が6.76及び7.16の2種ミオグロビンの混合物を水に溶かし，約0.5 mg/mLの濃度とする．この液200 μL，本品200 μL及び水2.74 mLを混和する．この液1.2 mLにつき，上記の条件で操作するとき，ミオグロビン，テセロイキンの順に溶出し，その分離度は1.5以上である．

（2）二量体　本品1容量に0.2％ラウリル硫酸ナトリウム試液1容量を加え，試料溶液とする．この液20 μLにつき，次の条件で液体クロマトグラフィー〈2.01〉により試験を行う．テセロイキンのピーク面積A_2及びテセロイキンに対する相対保持時間0.8 〜 0.9の二量体のピーク面積A_1を自動積分法により測定し，次式により二量体の量を求めるとき，1.0％以下である．

二量体の量(%) ＝ $A_1/(A_1 + A_2)$ × 100

試験条件
検出器：紫外吸光光度計（測定波長：220 nm）
カラム：内径7.5 mm，長さ60 cmのステンレス管に10 μmの液体クロマトグラフィー用グリコールエーテル化シリカゲルを充塡する．
カラム温度：25℃付近の一定温度
移動相：ラウリル硫酸ナトリウム1.0 gをpH 7.0の0.1 mol/Lリン酸ナトリウム緩衝液に溶かし，1000 mLとする．
流量：テセロイキンの保持時間が30 〜 40分になるように調整する．

システム適合性
システムの性能：炭酸脱水酵素1 mg及びα-ラクトアルブミン1 mgを水20 mLに溶かした液1容量に，0.2％ラウリル硫酸ナトリウム試液1容量を加える．この液20 μLにつき，上記の条件で操作するとき，炭酸脱水酵素，α-ラクトアルブミンの順に溶出し，その分離度は1.5以上である．
システムの再現性：試料溶液の適量を正確に量り，移動相を加えて正確に200倍に希釈する．この液20 μLにつき，上記の条件で試験を3回繰り返すとき，テセロイキンのピーク面積の相対標準偏差は7％以下である．

（4）その他の異種タンパク質　本品5 μLにつき，次の条件で液体クロマトグラフィー〈2.01〉により試験を行い，各々のピーク面積を自動積分法により測定する．面積百分率法によりそれらの量を求めるとき，テセロイキン及び溶媒以外のピークの合計量は1.0％以下である．

試験条件
検出器：紫外吸光光度計（測定波長：220 nm）
カラム：内径4.6 mm，長さ15 cmのステンレス管に5 μmの液体クロマトグラフィー用オクタデシルシリル化シリカゲルを充塡する．
カラム温度：25℃付近の一定温度
移動相A：トリフルオロ酢酸試液
移動相B：トリフルオロ酢酸の液体クロマトグラフィー用アセトニトリル溶液(1→1000)
移動相の送液：移動相A及び移動相Bの混合比を次のように変えて濃度勾配制御する．

注入後の時間(分)	移動相A (vol％)	移動相B (vol％)
0 〜 2	55	45
2 〜 28	55 → 0	45 → 100
28 〜 32	0	100

流量：0.5 mL/分
面積測定範囲：テセロイキンの保持時間の約2倍の範囲

システム適合性
検出の確認：薄めた酢酸(100) (3→1000) 990 μLを量り，本品10 μLを正確に加え，システム適合性試験用原液とする．薄めた酢酸(100) (3→1000) 800 μLを正確に量り，システム適合性試験用原液200 μLを正確に加え，システム適合性試験用溶液とする．システム適合性試験用溶液5 μLから得たテセロイキンのピーク面積が，システム適合性試験用原液のテセロイキンの

ピーク面積の10 〜 30%になることを確認する．
システムの性能：本品167.2 μLに水7.6 μLを加え，更にポリソルベート80 1 gをとり水を加えて100 mLとした液33.2 μLを加え，1時間以上静置する．この液5 μLにつき，上記の条件で操作するとき，テセロイキンに対する相対保持時間約0.96のピークとテセロイキンの分離度は1.5以上である．

酢酸 本品適量を正確に量り，水で正確に20倍に希釈し，試料溶液とする．別に酢酸(100) 1 mLを正確に量り，水を加えて正確に100 mLとする．この液3 mLを正確に量り，水を加えて正確に200 mLとし，標準溶液とする．試料溶液及び標準溶液20 μLにつき，次の条件で液体クロマトグラフィー〈2.01〉により試験を行い，酢酸のピーク面積A_T及びA_Sを測定し，次式により本品1 mL中の酢酸($C_2H_4O_2$)の量を求めるとき，2.85 〜 3.15 mgである．

本品1 mL中の酢酸($C_2H_4O_2$)の量(mg)
$= A_T/A_S \times 0.15 \times 1.049 \times 20$

0.15：標準溶液の酢酸(100)濃度(μL/mL)
1.049：25℃における酢酸(100)の密度(mg/μL)

試験条件
　検出器：紫外吸光光度計（測定波長：210 nm）
　カラム：内径4.6 mm，長さ15 cmのステンレス管に，5 μmの液体クロマトグラフィー用オクタデシルシリル化シリカゲルを充塡する．
　カラム温度：40℃付近の一定温度
　移動相：リン酸0.7 mLに水900 mLを加え，8 mol/L水酸化ナトリウム試液を加えてpH 3.0に調整した後，水を加えて1000 mLとする．この液950 mLに液体クロマトグラフィー用メタノール50 mLを加える．
　流量：酢酸の保持時間が約4分となるように調整する．

システム適合性
　システムの性能：標準溶液20 μLにつき，上記の条件で操作するとき，酢酸のピークの理論段数及びシンメトリー係数は，それぞれ3000段以上，2.0以下である．
　システムの再現性：標準溶液20 μLにつき，上記の条件で試験を6回繰り返すとき，酢酸のピーク面積の相対標準偏差は2.0%以下である．

医薬品各条の部　トルナフタート液の条の次に次の二条を加える．

トルバプタン
Tolvaptan

及び鏡像異性体

$C_{26}H_{25}ClN_2O_3$: 448.94
N-{4-[(5RS)-7-Chloro-5-hydroxy-2,3,4,5-tetrahydro-1H-1-benzazepine-1-carbonyl]-3-methylphenyl}-2-methylbenzamide
[150683-30-0]

　本品を乾燥したものは定量するとき，トルバプタン($C_{26}H_{25}ClN_2O_3$) 98.5 〜 101.5%を含む．
性状 本品は白色の結晶又は結晶性の粉末である．
　本品はメタノール又はエタノール(99.5)にやや溶けにくく，水にほとんど溶けない．
　本品のメタノール溶液(1→50)は旋光性を示さない．
確認試験
（1）本品のメタノール溶液(1→100000)につき，紫外可視吸光度測定法〈2.24〉により吸収スペクトルを測定し，本品のスペクトルと本品の参照スペクトル又はトルバプタン標準品について同様に操作して得られたスペクトルを比較するとき，両者のスペクトルは同一波長のところに同様の強度の吸収を認める．
（2）本品につき，赤外吸収スペクトル測定法〈2.25〉の臭化カリウム錠剤法により試験を行い，本品のスペクトルと本品の参照スペクトル又はトルバプタン標準品のスペクトルを比較するとき，両者のスペクトルは同一波数のところに同様の強度の吸収を認める．
純度試験 類縁物質　本品40 mgを量り，メタノールに溶かして100 mLとし，試料溶液とする．試料溶液5 μLにつき，次の条件で液体クロマトグラフィー〈2.01〉により試験を行い，試料溶液の各々のピーク面積を自動積分法により測定し，面積百分率法によりそれらの量を求めるとき，トルバプタン以外のピークの量はそれぞれ0.10%以下である．また，トルバプタン以外のピークの合計量は0.20%以下である．
　試験条件
　　検出器：紫外吸光光度計（測定波長：254 nm）
　　カラム：内径4.6 mm，長さ10 cmのステンレス管に3 μmの液体クロマトグラフィー用オクタデシルシリル化シリカゲルを充塡する．
　　カラム温度：25℃付近の一定温度
　　移動相A：水／リン酸混液(1000：1)
　　移動相B：液体クロマトグラフィー用アセトニトリル／リン酸混液(1000：1)
　　移動相の送液：移動相A及び移動相Bの混合比を次のように変えて濃度勾配制御する．

注入後の時間 (分)	移動相A (vol%)	移動相B (vol%)
0 ～ 20	60 → 20	40 → 80
20 ～ 25	20	80

流量：毎分1.0 mL
面積測定範囲：溶媒のピークの後から注入後25分まで
システム適合性
　検出の確認：試料溶液1 mLにメタノールを加えて100 mLとし，システム適合性試験用溶液とする．システム適合性試験用溶液1 mLを正確に量り，メタノールを加えて正確に20 mLとする．この液5 μLから得たトルバプタンのピーク面積が，システム適合性試験用溶液のトルバプタンのピーク面積の3.5 ～ 6.5%になることを確認する．
　システムの性能：パラオキシ安息香酸イソアミル15 mgをメタノール50 mLに溶かす．この液2 mL及び試料溶液2 mLにメタノールを加えて20 mLとする．この液5 μLにつき，上記の条件で操作するとき，トルバプタン，パラオキシ安息香酸イソアミルの順に溶出し，その分離度は3以上である．
　システムの再現性：システム適合性試験用溶液5 μLにつき，上記の条件で試験を6回繰り返すとき，トルバプタンのピーク面積の相対標準偏差は2.0%以下である．

乾燥減量 〈2.41〉　1.0%以下(1 g，105℃，2時間)．
強熱残分 〈2.44〉　0.1%以下(1 g)．
定量法　本品及びトルバプタン標準品を乾燥し，その約50 mgずつを精密に量り，それぞれに内標準溶液5 mLを正確に加え，メタノールを加えて溶かし，50 mLとする．この液5 mLずつをとり，それぞれにメタノールを加えて50 mLとし，試料溶液及び標準溶液とする．試料溶液及び標準溶液10 μLにつき，次の条件で液体クロマトグラフィー〈2.01〉により試験を行い，内標準物質のピーク面積に対するトルバプタンのピーク面積の比Q_T及びQ_Sを求める．

トルバプタン($C_{26}H_{25}ClN_2O_3$)の量(mg)＝$M_S \times Q_T/Q_S$

M_S：トルバプタン標準品の秤取量(mg)

内標準溶液　パラオキシ安息香酸ヘキシルのメタノール溶液(3→500)
試験条件
　検出器：紫外吸光光度計(測定波長：254 nm)
　カラム：内径6 mm，長さ15 cmのステンレス管に5 μmの液体クロマトグラフィー用オクタデシルシリル化シリカゲルを充塡する．
　カラム温度：25℃付近の一定温度
　移動相：液体クロマトグラフィー用アセトニトリル／水／リン酸混液(600：400：1)
　流量：トルバプタンの保持時間が約7分になるように調整する．
システム適合性
　システムの性能：標準溶液10 μLにつき，上記の条件で操作するとき，トルバプタン，内標準物質の順に溶出し，その分離度は15以上である．
　システムの再現性：標準溶液10 μLにつき，上記の条件で試験を6回繰り返すとき，内標準物質のピーク面積に対するトルバプタンのピーク面積の比の相対標準偏差は1.0%以下である．

貯法　容器　密閉容器．

トルバプタン錠
Tolvaptan tablets

　本品は定量するとき，表示量の95.0 ～ 105.0%に対応するトルバプタン($C_{26}H_{25}ClN_2O_3$：448.94)を含む．
製法　本品は「トルバプタン」をとり，錠剤の製法により製する．
確認試験　定量法で得た試料溶液及び標準溶液10 μLにつき，次の条件で液体クロマトグラフィー〈2.01〉により試験を行うとき，試料溶液及び標準溶液から得た主ピークの保持時間は等しい．また，それらのピークの吸収スペクトルは同一波長のところに同様の強度の吸収を認める．
試験条件
　カラム，カラム温度，移動相及び流量は定量法の試験条件を準用する．
　検出器：フォトダイオードアレイ検出器(測定波長：254 nm，スペクトル測定範囲：210 ～ 350 nm)
システム適合性
　システムの性能は定量法のシステム適合性を準用する．

製剤均一性 〈6.02〉　次の方法により含量均一性試験を行うとき，適合する．
　本品1個をとり，内標準溶液V／6 mLを正確に加え，1 mL中にトルバプタン($C_{26}H_{25}ClN_2O_3$)約0.5 mgを含む液となるようにメタノールを加えてV mLとし，振り混ぜながら超音波処理し，崩壊させた後，10分間よく振り混ぜる．この液2 mLをとり，メタノールを加えて10 mLとし，孔径0.5 μm以下のメンブランフィルターでろ過する．初めのろ液1 mLを除き，次のろ液を試料溶液とする．別にトルバプタン標準品を105℃で2時間乾燥し，約30 mgを精密に量り，内標準溶液10 mLを正確に加え，メタノールを加えて60 mLとする．この液2 mLをとり，メタノールを加えて10 mLとし，標準溶液とする．以下定量法を準用する．

トルバプタン($C_{26}H_{25}ClN_2O_3$)の量(mg)
　＝$M_S \times Q_T/Q_S \times V/60$

M_S：トルバプタン標準品の秤取量(mg)

内標準溶液　パラオキシ安息香酸ヘキシルのメタノール溶液(9→5000)

溶出性 〈6.10〉　試験液にラウリル硫酸ナトリウム溶液(11→5000) 900 mLを用い，パドル法により，毎分50回転で試験を行うとき，本品の30分間のQ値は80%である．
　本品1個をとり，試験を開始し，規定された時間に溶出液20 mL以上をとり，孔径0.5 μm以下のメンブランフィルターでろ過する．初めのろ液10 mL以上を除き，次のろ液V mLを正確に量り，1 mL中にトルバプタン($C_{26}H_{25}ClN_2O_3$)約8.3 μgを含む溶液となるように試験液を加えて正確にV' mLと

し，試料溶液とする．別にトルバプタン標準品を105℃で2時間乾燥し，その約30 mgを精密に量り，メタノールに溶かし，正確に100 mLとする．この液2.5 mLを正確に量り，試験液を加えて正確に100 mLとし，標準溶液とする．試料溶液及び標準溶液につき，試験液を対照とし，紫外可視吸光度測定法〈2.24〉により試験を行い，波長268 nmにおける吸光度A_T及びA_Sを測定する．

トルバプタン($C_{26}H_{25}ClN_2O_3$)の表示量に対する溶出率(%)
$= M_S \times A_T / A_S \times V' / V \times 1 / C \times 45 / 2$

M_S：トルバプタン標準品の秤取量(mg)
C：1錠中のトルバプタン($C_{26}H_{25}ClN_2O_3$)の表示量(mg)

定量法 本品20個以上をとり，その質量を精密に量り，粉末とする．トルバプタン($C_{26}H_{25}ClN_2O_3$)約15 mgに対応する量を精密に量り，内標準溶液9 mLを正確に加え，メタノールを加えて30 mLとし，超音波処理により分散させた後，10分間よく振り混ぜる．この液2 mLをとり，メタノールを加えて10 mLとし，孔径0.5 μm以下のメンブランフィルターでろ過する．初めのろ液1 mLを除き，次のろ液を試料溶液とする．別にトルバプタン標準品を105℃で2時間乾燥し，その約50 mgを精密に量り，メタノールに溶かし，正確に50 mLとする．この液15 mLを正確に量り，内標準溶液9 mLを正確に加え，メタノールを加えて30 mLとする．この液2 mLをとり，メタノールを加えて10 mLとし，標準溶液とする．試料溶液及び標準溶液10 μLにつき，次の条件で液体クロマトグラフィー〈2.01〉により試験を行い，内標準物質のピーク面積に対するトルバプタンのピーク面積の比Q_T及びQ_Sを求める．

トルバプタン($C_{26}H_{25}ClN_2O_3$)の量(mg)
$= M_S \times Q_T / Q_S \times 3 / 10$

M_S：トルバプタン標準品の秤取量(mg)

内標準溶液 パラオキシ安息香酸ヘキシルのメタノール溶液(1→1000)

試験条件
「トルバプタン」の定量法の試験条件を準用する．

システム適合性
システムの性能：標準溶液10 μLにつき，上記の条件で操作するとき，トルバプタン，内標準物質の順に溶出し，その分離度は15以上である．
システムの再現性：標準溶液10 μLにつき，上記の条件で試験を6回繰り返すとき，内標準物質のピーク面積に対するトルバプタンのピーク面積の比の相対標準偏差は1.0%以下である．

貯法 容器 気密容器．

医薬品各条の部 トルブタミドの条を削る．

医薬品各条の部 トルブタミド錠の条を削る．

医薬品各条の部 白糖の条純度試験の項ヒ素の目を削り，以降を繰り上げる．

医薬品各条の部 パラフィンの条純度試験の項ヒ素の目を削り，以降を繰り上げる．

医薬品各条の部 流動パラフィンの条純度試験の項ヒ素の目を削り，以降を繰り上げる．

医薬品各条の部 軽質流動パラフィンの条純度試験の項ヒ素の目を削り，以降を繰り上げる．

医薬品各条の部 低置換度ヒドロキシプロピルセルロースの条定量法の項を次のように改める．

低置換度ヒドロキシプロピルセルロース

定量法
（ⅰ）装置
分解瓶：5 mLの耐圧セラムバイアルで，セプタムは表面がフッ素樹脂で加工されたブチルゴム製で，アルミニウム製のキャップを用いてセラムバイアルに固定して密栓できるもの．又は同様の気密性を有するもの．
加熱器：角型金属アルミニウム製ブロックに穴をあけたもので分解瓶に適合するもの．加熱器はマグネチックスターラーを用いて分解瓶の内容物をかき混ぜる構造を有するか，又は振とう器に取り付けられて，毎分約100回の往復振とうができるもの．

（ⅱ）操作法 本品約65 mgを精密に量り，分解瓶に入れ，アジピン酸0.06 ～ 0.10 g，内標準溶液2.0 mL及びヨウ化水素酸2.0 mLを加え，直ちに密栓し，その質量を精密に量る．分解瓶の内容物の温度が130±2℃になるようにブロックを加熱しながら，加温器に付属したマグネチックスターラー又は振とう器を用いて60分間かき混ぜる．マグネチックスターラー又は振とう器が使えない場合には，加熱時間の初めの30分間，5分ごとに手で振り混ぜる．冷後，その質量を精密に量り，減量が26 mg未満及び内容物の漏れがないとき，混合物の上層を試料溶液とする．別にアジピン酸0.06 ～ 0.10 g，内標準溶液2.0 mL及びヨウ化水素酸2.0 mLを分解瓶にとり，直ちに密栓し，その質量を精密に量り，マイクロシリンジを用いセプタムを通して定量用ヨウ化イソプロピル15 ～ 22 μLを加え，その質量を精密に量る．分解瓶をよく振り混ぜた後，内容物の上層を標準溶液とする．試料溶液及び標準溶液1 ～ 2 μLにつき，次の条件でガスクロマトグラフィー〈2.02〉により試験を行い，内標準物質のピーク面積に対するヨウ化イソプロピルのピーク面積の比Q_T及びQ_Sを求める．

ヒドロキシプロポキシ基($C_3H_7O_2$)の量(%)
$= M_S / M \times Q_T / Q_S \times 44.17$

M_S：定量用ヨウ化イソプロピルの秤取量(mg)

M：乾燥物に換算した本品の秤取量(mg)

44.17：ヒドロキシプロポキシ基の式量／ヨウ化イソプロピルの分子量 × 100

内標準溶液　n－オクタンのo－キシレン溶液(3→100)

試験条件
　検出器：熱伝導度型検出器又は水素炎イオン化検出器．
　カラム：内径0.53 mm，長さ30 mのフューズドシリカ管の内面にガスクロマトグラフィー用ジメチルポリシロキサンを厚さ3 μmで被覆する．なお，必要ならば，ガードカラムを使用する．
　カラム温度：50℃を3分間保持した後，毎分10℃で100℃まで昇温し，次に毎分35℃で250℃まで昇温し，250℃を8分間保持する．
　注入口温度：250℃
　検出器温度：280℃
　キャリヤーガス：ヘリウム
　流量：毎分4.3 mL(内標準物質の保持時間約10分)．
　スプリット比：1：40
　システム適合性
　　システムの性能：標準溶液1～2 μLにつき，上記の条件で操作するとき，ヨウ化イソプロピル，内標準物質の順に流出し，その分離度は5以上である．
　　システムの再現性：標準溶液1～2 μLにつき，上記の条件で試験を6回繰り返すとき，内標準物質のピーク面積に対するヨウ化イソプロピルのピーク面積の比の相対標準偏差は2.0％以下である．

医薬品各条の部　ヒプロメロースの条定量法の項を次のように改める．

ヒプロメロース

定量法
（ⅰ）装置
　分解瓶：5 mLの耐圧セラムバイアルで，セプタムは表面がフッ素樹脂で加工されたブチルゴム製で，アルミニウム製のキャップを用いてセラムバイアルに固定して密栓できるもの．又は同等の気密性を有するもの．
　加熱器：角型金属アルミニウム製ブロックに穴をあけたもので，分解瓶に適合するもの．加熱器はマグネチックスターラーを用いて分解瓶の内容物をかき混ぜる構造を有するか，又は振とう器に取り付けられて，毎分約100回の往復振とうができるもの．
（ⅱ）操作法　本品約65 mgを精密に量り，分解瓶に入れ，アジピン酸60～100 mg，内標準溶液2.0 mL及びヨウ化水素酸2.0 mLを加え，直ちに密栓し，その質量を精密に量る．分解瓶の内容物の温度が130±2℃になるようにブロックを加熱しながら，加熱器に付属したマグネチックスターラー又は振とう器を用いて60分間かき混ぜる．マグネチックスターラー又は振とう器が使えない場合には，加熱時間の初めの30分間，5分ごとに手で振り混ぜる．冷後，その質量を精密に量り，減量が26 mg未満及び内容物の漏れがないとき，混合物の上層を試料溶液とする．別にアジピン酸60～100 mg，内標準溶液2.0 mL及びヨウ化水素酸2.0 mLを分解瓶にとり，直ちに密栓し，その質量を精密に量り，マイクロシリンジを用いセプタムを通して定量用ヨードメタン45 μL及び定量用ヨウ化イソプロピル15～22 μLを加え，再びそれぞれの質量を精密に量る．分解瓶をよく振り混ぜた後，内容物の上層を標準溶液とする．試料溶液及び標準溶液1～2 μLにつき，次の条件でガスクロマトグラフィー〈2.02〉により試験を行い，内標準物質のピーク面積に対するヨードメタン及びヨウ化イソプロピルのピーク面積の比 Q_{Ta}，Q_{Tb} 及び Q_{Sa}，Q_{Sb} を求める．

メトキシ基(CH$_3$O)の量(％)
　＝$M_{Sa}/M × Q_{Ta}/Q_{Sa} × 21.86$

ヒドロキシプロポキシ基(C$_3$H$_7$O$_2$)の量(％)
　＝$M_{Sb}/M × Q_{Tb}/Q_{Sb} × 44.17$

　M_{Sa}：定量用ヨードメタンの秤取量(mg)
　M_{Sb}：定量用ヨウ化イソプロピルの秤取量(mg)
　M：乾燥物に換算した本品の秤取量(mg)
　21.86：メトキシ基の式量／ヨードメタンの分子量 × 100
　44.17：ヒドロキシプロポキシ基の式量／ヨウ化イソプロピルの分子量 × 100

内標準溶液　n－オクタンのo－キシレン溶液(3→100)

試験条件
　検出器：熱伝導度型検出器又は水素炎イオン化検出器
　カラム：内径0.53 mm，長さ30 mのフューズドシリカ管の内面にガスクロマトグラフィー用ジメチルポリシロキサンを厚さ3 μmで被覆する．なお，必要ならば，ガードカラムを使用する．
　カラム温度：50℃を3分間保持した後，毎分10℃で100℃まで昇温し，次に毎分35℃で250℃まで昇温する．その後，250℃を8分間保持する．
　注入口温度：250℃
　検出器温度：280℃
　キャリヤーガス：ヘリウム
　流量：毎分4.3 mL(内標準物質の保持時間約10分)
　スプリット比：1：40
　システム適合性
　　システムの性能：標準溶液1～2 μLにつき，上記の条件で操作するとき，ヨードメタン，ヨウ化イソプロピル，内標準物質の順に流出し，その分離度は5以上である．
　　システムの再現性：標準溶液1～2 μLにつき，上記の条件で試験を6回繰り返すとき，内標準物質のピーク面積に対するヨードメタン，ヨウ化イソプロピルのピーク面積の比の相対標準偏差はそれぞれ2.0％以下である．

医薬品各条の部　ピロ亜硫酸ナトリウムの条純度試験の項ヒ素の目を削る．

医薬品各条の部　フェノールスルホンフタレイン注射液の条の次に次の二条を加える．

フェブキソスタット
Febuxostat

$C_{16}H_{16}N_2O_3S$: 316.37

2-[3-Cyano-4-(2-methylpropoxy)phenyl]-4-methyl-1,3-thiazole-5-carboxylic acid

[*144060-53-7*]

本品は定量するとき，フェブキソスタット($C_{16}H_{16}N_2O_3S$) 98.0 ～ 102.0％を含む．

性状　本品は白色の結晶又は結晶性の粉末である．

本品はエタノール(99.5)にやや溶けにくく，アセトニトリルに溶けにくく，水にほとんど溶けない．

融点：約209℃(分解，ただし乾燥後)．

本品は結晶多形が認められる．

確認試験

（1）　本品のエタノール(99.5)溶液(1→100000)につき，紫外可視吸光度測定法〈2.24〉により吸収スペクトルを測定し，本品のスペクトルと本品の参照スペクトル又はフェブキソスタット標準品について同様に操作して得られたスペクトルを比較するとき，両者のスペクトルは同一波長のところに同様の強度の吸収を認める．

（2）　本品につき，赤外吸収スペクトル測定法〈2.25〉の臭化カリウム錠剤法により試験を行い，本品のスペクトルと本品の参照スペクトル又はフェブキソスタット標準品のスペクトルを比較するとき，両者のスペクトルは同一波数のところに同様の強度の吸収を認める．もし，これらのスペクトルに差を認めるときは，別に規定する方法により再結晶し，結晶をろ取し，乾燥したものにつき，同様の試験を行う．

純度試験　類縁物質

（i）　本品約50 mgを精密に量り，アセトニトリルに溶かし，正確に50 mLとし，試料溶液とする．別にフェブキソスタット標準品約50 mgを精密に量り，アセトニトリルに溶かし，正確に50 mLとする．この液10 mLを正確に量り，アセトニトリルを加えて正確に100 mLとした液をフェブキソスタット原液とする．フェブキソスタット原液10 mLを正確に量り，アセトニトリルを加えて正確に200 mLとし，標準溶液とする．試料溶液及び標準溶液40 µLずつを正確にとり，次の条件で液体クロマトグラフィー〈2.01〉により，試験を行う．試料溶液の類縁物質のピーク面積A_T及び標準溶液のフェブキソスタットのピーク面積A_Sを自動積分法により測定し，次式により，類縁物質の量を求める．ただし，フェブキソスタットに対する相対保持時間約1.2の類縁物質Aのピーク面積は自動積分法で求めた面積に感度係数1.8を乗じた値とする．

類縁物質の量(％)＝$M_S/M_T × A_T/A_S × 1/2$

M_S：フェブキソスタット標準品の秤取量(mg)
M_T：本品の秤取量(mg)

試験条件

検出器：紫外吸光光度計(測定波長：217 nm)

カラム：内径4.6 mm，長さ25 cmのステンレス管に5 µmの液体クロマトグラフィー用オクタデシルシリル化シリカゲルを充塡する．

カラム温度：40℃付近の一定温度

移動相A：薄めた酢酸(100) (1→5000)

移動相B：酢酸(100)の液体クロマトグラフィー用アセトニトリル溶液(1→5000)

移動相の送液：移動相A及び移動相Bの混合比を次のように変えて濃度勾配制御する．

注入後の時間 (分)	移動相A (vol％)	移動相B (vol％)
0 ～ 40	60 → 0	40 → 100

流量：毎分0.7 mL

面積測定範囲：試料溶液注入後40分間

システム適合性

検出の確認：標準溶液1 mLを正確に量り，アセトニトリルを加えて正確に10 mLとする．この液40 µLから得たフェブキソスタットのピーク面積が，標準溶液のフェブキソスタットのピーク面積の7 ～ 13％になることを確認する．

システムの性能：システム適合性試験用フェブキソスタット類縁物質A標準品1 mgをアセトニトリルに溶かし100 mLとした液2 mL及びフェブキソスタット原液1 mLを正確に量り，アセトニトリルを加えて正確に20 mLとする．この液40 µLにつき，上記の条件で操作するとき，フェブキソスタット，類縁物質Aの順に溶出し，その分離度は5以上である．

システムの再現性：標準溶液40 µLにつき，上記の条件で試験を6回繰り返すとき，フェブキソスタットのピーク面積の相対標準偏差は2.0％以下である．

（ii）　本品約50 mgを精密に量り，アセトニトリルに溶かし，正確に50 mLとする．この液10 mLを正確に量り，40 mmol/L酢酸アンモニウム試液を加えて正確に100 mLとし，試料溶液とする．別にフェブキソスタット標準品50 mgを精密に量り，アセトニトリルを加えて正確に50 mLとする．この液10 mLを正確に量り，アセトニトリルを加えて正確に100 mLとし，フェブキソスタット原液とする．この液10 mLを正確に量り，アセトニトリルを加えて正確に200 mLとする．更にこの液10 mLを正確に量り，40 mmol/L酢酸アンモニウム試液を加えて正確に100 mLとし，標準溶液とする．試料溶液及び標準溶液20 µLずつを正確にとり，次の条件で液体クロマトグラフィー〈2.01〉により，試験を行う．試料溶液のフェブキソスタットに対する相対保持時間約1.1の類縁物質Bのピーク面積A_T及び標準溶液のフェブキソスタットのピーク面積A_Sを自動積分法により測定し，次式により類縁物質Bの量を求める．

類縁物質Bの量(％)＝$M_S/M_T × A_T/A_S × 1/2$

M_S：フェブキソスタット標準品の秤取量(mg)
M_T：本品の秤取量(mg)

試験条件
　検出器：紫外吸光光度計(測定波長：317 nm)
　カラム：内径4.6 mm，長さ15 cmのステンレス管に3 μmの液体クロマトグラフィー用トリアコンチルシリル化シリカゲルを充塡する．
　カラム温度：15℃付近の一定温度
　移動相：薄めたトリフルオロ酢酸(1→2000)／トリフルオロ酢酸の液体クロマトグラフィー用アセトニトリル溶液(1→2000)混液(11：9)
　流量：フェブキソスタットの保持時間が約47分になるように調整する．

システム適合性
　検出の確認：システム適合性試験用フェブキソスタット類縁物質B標準品1 mgを正確に量り，アセトニトリルに溶かし，100 mLとし，類縁物質B溶液とする．フェブキソスタット原液2 mLを正確に量り，アセトニトリルを加えて正確に20 mLとし，フェブキソスタット10倍希釈溶液とする．フェブキソスタット10倍希釈溶液1 mL及び類縁物質B溶液1 mLを正確に量り，アセトニトリルを加えて正確に20 mLとする．この液2 mLを正確に量り，40 mmol/L酢酸アンモニウム試液を加えて正確に20 mLとする．この液20 μLから得たフェブキソスタット及び類縁物質Bのピーク面積が，システムの性能におけるシステム適合性試験用溶液のそれぞれのピーク面積の7～13%になることを確認する．
　システムの性能：フェブキソスタット10倍希釈溶液2.5 mL及び類縁物質B溶液2.5 mLを正確に量り，40 mmol/L酢酸アンモニウム試液を加えて正確に50 mLとし，システム適合性試験用溶液とする．この液20 μLにつき，上記の条件で操作するとき，フェブキソスタット，類縁物質Bの順に溶出し，その分離度は3以上である．
　システムの再現性：標準溶液20 μLにつき，上記の条件で試験を6回繰り返すとき，フェブキソスタットのピーク面積の相対標準偏差は2.0%以下である．
（ⅲ）（ⅰ）及び（ⅱ）で求めた類縁物質の個々の量は0.10%以下であり，類縁物質の合計量は0.5%以下である．

乾燥減量 〈2.41〉　0.5%以下(1 g，105℃，4時間)．
強熱残分 〈2.44〉　0.1%以下(1 g)．
定量法　本品約50 mgを精密に量り，アセトニトリルに溶かし，正確に50 mLとする．この液10 mLを正確に量り，アセトニトリルを加え，正確に100 mLとする．この液25 mL及び内標準溶液10 mLを正確に量り，アセトニトリルを加えて100 mLとし，試料溶液とする．別にフェブキソスタット標準品約50 mgを精密に量り，アセトニトリルに溶かし，正確に50 mLとする．以下試料溶液と同様に操作し，標準溶液とする．試料溶液及び標準溶液20 μLにつき，次の条件で液体クロマトグラフィー〈2.01〉により試験を行い，内標準物質のピーク面積に対するフェブキソスタットのピーク面積の比Q_T及びQ_Sを求める．

フェブキソスタット($C_{16}H_{16}N_2O_3S$)の量(mg)
　$= M_S \times Q_T / Q_S$

M_S：フェブキソスタット標準品の秤取量(mg)

内標準溶液：ジフェニルのアセトニトリル溶液(1→2500)
試験条件
　検出器：紫外吸光光度計(測定波長：217 nm)
　カラム：内径4.6 mm，長さ15 cmのステンレス管に5 μmの液体クロマトグラフィー用オクタデシルシリル化シリカゲルを充塡する．
　カラム温度：40℃付近の一定温度
　移動相：酢酸(100)の液体クロマトグラフィー用アセトニトリル溶液(1→500)／薄めた酢酸(100) (1→500)混液(3：2)
　流量：フェブキソスタットの保持時間が約7分になるように調整する．
システム適合性
　システムの性能：標準溶液20 μLにつき，上記の条件で操作するとき，フェブキソスタット，内標準物質の順に溶出し，その分離度は10以上である．
　システムの再現性：標準溶液20 μLにつき，上記の条件で試験を6回繰り返すとき，内標準物質のピーク面積に対するフェブキソスタットのピーク面積の比の相対標準偏差は，1.0%以下である．

貯法　容器　気密容器．
その他
類縁物質A：
2-[3-Ethoxycarbonyl-4-(2-methylpropoxy)phenyl]-4-methyl-1,3-thiazole-5-carboxylic acid

類縁物質B：
2-(4-Butoxy-3-cyanophenyl)-4-methyl-1,3-thiazole-5-carboxylic acid

フェブキソスタット錠
Febuxostat Tablets

本品は定量するとき，表示量の95.0～105.0%に対応するフェブキソスタット($C_{16}H_{16}N_2O_3S$：316.37)を含む．
製法　本品は「フェブキソスタット」をとり，錠剤の製法に

より製する．

確認試験 定量法で得た試料溶液及び標準溶液20 µLにつき，次の条件で液体クロマトグラフィー〈2.01〉により試験を行うとき，試料溶液及び標準溶液から得た主ピークの保持時間は等しい．また，それらのピークの吸収スペクトルは同一波長のところに同様の強度の吸収を認める．

試験条件

カラム，カラム温度，移動相及び流量は，定量法の試験条件を準用する．

検出器：フォトダイオードアレイ検出器（測定波長：317 nm，スペクトル測定範囲：210 ～ 350 nm）

システム適合性

システムの性能は定量法のシステム適合性を準用する．

純度試験 類縁物質 本品5個をとり，アセトニトリル／水混液（3：2）3 V／4 mLを加え，完全に崩壊するまで30分間激しく振り混ぜた後，1 mL中にフェブキソスタット（$C_{16}H_{16}N_2O_3S$）約1 mgを含む液となるようにアセトニトリル／水混液（3：2）を加えて正確にV mLとする．この液を遠心分離し，上澄液をろ過し，ろ液を試料溶液とする．この液1 mLを正確に量り，アセトニトリル／水混液（3：2）を加えて正確に100 mLとし，標準溶液とする．試料溶液及び標準溶液40 µLずつを正確にとり，次の条件で液体クロマトグラフィー〈2.01〉により試験を行う．試料溶液のシステム適合性試験用溶液の類縁物質Aに対する相対保持時間約0.4の類縁物質TA及びフェブキソスタット以外のピークは，それぞれ標準溶液のフェブキソスタットのピーク面積の1／5より大きくない．また，試料溶液のフェブキソスタット以外のピークの合計面積は，標準溶液のフェブキソスタットのピーク面積の1／2より大きくない．

試験条件

検出器：紫外吸光光度計（測定波長：217 nm）

カラム：内径4.6 mm，長さ25 cmのステンレス管に5 µmの液体クロマトグラフィー用オクタデシルシリル化シリカゲルを充塡する．

カラム温度：40℃付近の一定温度

移動相A：薄めた酢酸(100) (1→5000)

移動相B：酢酸(100)の液体クロマトグラフィー用アセトニトリル溶液(1→5000)

移動相の送液：移動相A及び移動相Bの混合比を次のように変えて濃度勾配制御する．

注入後の時間 (分)	移動相A (vol%)	移動相B (vol%)
0 ～ 40	60 → 0	40 → 100
40 ～ 60	0	100

流量：毎分0.7 mL

面積測定範囲：試料溶液注入後60分間

システム適合性

検出の確認：標準溶液2 mLを正確に量り，アセトニトリル／水混液（3：2）を加えて正確に10 mLとする．この液40 µLから得たフェブキソスタットのピーク面積が，標準溶液のフェブキソスタットのピーク面積の14 ～ 26％になることを確認する．

システムの性能：フェブキソスタット標準品10 mgをとり，アセトニトリル／水混液（3：2）に溶かし100 mLとし，フェブキソスタット溶液とする．別にシステム適合性試験用フェブキソスタット類縁物質A標準品1 mgをアセトニトリル／水混液（3：2）に溶かし100 mLとする．この液2 mL及びフェブキソスタット溶液1 mLを正確に量り，アセトニトリル／水混液（3：2）を加えて正確に20 mLとし，この液をシステム適合性試験用溶液とする．この液40 µLにつき上記の条件で操作するとき，フェブキソスタット，類縁物質Aの順に溶出し，その分離度は5以上である．

システムの再現性：標準溶液40 µLにつき，上記の条件で試験を6回繰り返すとき，フェブキソスタットのピーク面積の相対標準偏差は2.0％以下である．

製剤均一性〈6.02〉 次の方法により含量均一性試験を行うとき，適合する．

本品1個をとり，アセトニトリル／水混液（3：2）3 V／4 mLを加えて錠剤が完全に崩壊するまで30分間激しく振り混ぜた後，アセトニトリル／水混液（3：2）を加えて正確にV mLとする．この液を遠心分離し，フェブキソスタット（$C_{16}H_{16}N_2O_3S$）約4 mgに対応する容量の上澄液を正確に量り，アセトニトリル／水混液（3：2）を加えて正確に50 mLとする．更にこの液2.5 mLを正確に量り，アセトニトリル／水混液（3：2）を加えて正確に20 mLとした液をろ過し，ろ液を試料溶液とする．以下定量法を準用する．

フェブキソスタット（$C_{16}H_{16}N_2O_3S$）の量（mg）
$= M_S \times A_T/A_S \times C/10$

M_S：フェブキソスタット標準品の秤取量（mg）

C：1錠中のフェブキソスタット（$C_{16}H_{16}N_2O_3S$）の表示量（mg）

溶出性〈6.10〉 試験液に10 mg錠及び20 mg錠にはpH 5.5のリン酸水素二ナトリウム・クエン酸緩衝液を，40 mg錠にはpH 6.0の0.05 mol/Lリン酸水素二ナトリウム・クエン酸緩衝液をそれぞれ900 mL用い，パドル法により，毎分50回転で試験を行うとき，10 mg錠及び40 mg錠の30分間の溶出率は80％以上であり，20 mg錠の60分間の溶出率は75％以上である．

本品1個をとり，試験を開始し，規定された時間に溶出液20 mL以上をとり，孔径0.45 µm以下のメンブランフィルターでろ過する．初めのろ液10 mL以上を除き，次のろ液V mLを正確に量り，表示量に従い1 mL中にフェブキソスタット（$C_{16}H_{16}N_2O_3S$）約11 µgを含む液となるように，崩壊試験第2液を加えて正確にV' mLとし，試料溶液とする．別にフェブキソスタット標準品約11 mgを精密に量り，崩壊試験第2液に溶かし，正確に50 mLとする．この液5 mLを正確に量り，崩壊試験第2液を加えて正確に100 mLとし，標準溶液とする．試料溶液及び標準溶液につき，紫外可視吸光度測定法〈2.24〉により試験を行い，波長317 nmにおける吸光度A_T及びA_Sを測定する．

フェブキソスタット（$C_{16}H_{16}N_2O_3S$）の表示量に対する溶出率（％）
$= M_S \times A_T/A_S \times V'/V \times 1/C \times 90$

M_S：フェブキソスタット標準品の秤取量(mg)

C：1錠中のフェブキソスタット($C_{16}H_{16}N_2O_3S$)の表示量(mg)

定量法 本品10個をとり，アセトニトリル／水混液(3：2) $3V/4$ mLを加え，完全に崩壊するまで30分間激しく振り混ぜた後，アセトニトリル／水混液(3：2)を加えて正確に V mLとする．この液を遠心分離し，フェブキソスタット($C_{16}H_{16}N_2O_3S$)約4 mgに対応する容量の上澄液を正確に量り，アセトニトリル／水混液(3：2)を加えて正確に50 mLとする．更にこの液2.5 mLを正確に量り，アセトニトリル／水混液(3：2)を加えて正確に20 mLとした液をろ過し，ろ液を試料溶液とする．別にフェブキソスタット標準品約10 mgを精密に量り，アセトニトリル／水混液(3：2)に溶かし，正確に200 mLとする．この液5 mLを正確に量り，アセトニトリル／水混液(3：2)を加えて正確に25 mLとし，標準溶液とする．試料溶液及び標準溶液20 μLにつき，次の条件で液体クロマトグラフィー〈2.01〉により試験を行い，それぞれの液のフェブキソスタットのピーク面積 A_T 及び A_S を測定する．

本品1個中のフェブキソスタット($C_{16}H_{16}N_2O_3S$)の量(mg)
$= M_S \times A_T/A_S \times C/10$

M_S：フェブキソスタット標準品の秤取量(mg)

C：1錠中のフェブキソスタット($C_{16}H_{16}N_2O_3S$)の表示量(mg)

試験条件
　検出器：紫外吸光光度計(測定波長：317 nm)
　カラム：内径4.6 mm，長さ15 cmのステンレス管に5 μmの液体クロマトグラフィー用オクタデシルシリル化シリカゲルを充塡する．
　カラム温度：40℃付近の一定温度
　移動相：酢酸(100)の液体クロマトグラフィー用アセトニトリル溶液(1→500)／薄めた酢酸(100) (1→500)混液(3：2)
　流量：フェブキソスタットの保持時間が約6分になるように調整する．

システム適合性
　システムの性能：標準溶液20 μLにつき，上記の条件で操作するとき，フェブキソスタットのピークの理論段数及びシンメトリー係数は，それぞれ1500段以上，0.9 ～ 1.4である．
　システムの再現性：標準溶液20 μLにつき，上記の条件で試験を6回繰り返すとき，フェブキソスタットのピーク面積の相対標準偏差は1.0％以下である．

貯法 容器　気密容器．

その他
類縁物質TA：
2-[3-Carbamoyl-4-(2-methylpropoxy)phenyl]-4-methyl-1,3-thiazole-5-carboxylic acid

医薬品各条の部　ブドウ糖の条純度試験の項ヒ素の目を削り，以降を繰り上げる．

医薬品各条の部　プロピレングリコールの条純度試験の項ヒ素の目を削り，以降を繰り上げる．

医薬品各条の部　ベクロメタゾンプロピオン酸エステルの条性状の項及び純度試験の項(2)の目を次のように改める．

ベクロメタゾンプロピオン酸エステル

性状 本品は白色～微黄色の粉末である．
　本品は，メタノール又は酢酸エチルにやや溶けやすく，エタノール(99.5)にやや溶けにくく，水にほとんど溶けない．
　融点：約208℃(分解)．
　本品は結晶多形が認められる．

純度試験
(2) 類縁物質　本品20 mgを酢酸エチル5 mLに溶かし，試料溶液とする．この液1 mLを正確に量り，酢酸エチルを加えて正確に50 mLとし，標準溶液とする．これらの液につき，薄層クロマトグラフィー〈2.03〉により試験を行う．試料溶液及び標準溶液5 μLずつを薄層クロマトグラフィー用シリカゲルを用いて調製した薄層板にスポットする．次に酢酸エチル／ペンタン(3：2)を展開溶媒として約15 cm展開した後，薄層板を風乾する．これにアルカリ性ブルーテトラゾリウム試液を均等に噴霧するとき，試料溶液から得た主スポット以外のスポットは，標準溶液から得たスポットより濃くない．

医薬品各条の部　ポリスチレンスルホン酸ナトリウムの条基原の項，性状の項及び定量法の項を次のように改める．

ポリスチレンスルホン酸ナトリウム

　本品はスチレンとジビニルベンゼンとの共重合体にスルホン酸基を結合させ，ナトリウム型とした陽イオン交換樹脂である．
　本品は定量するとき，換算した脱水物に対し，ナトリウム

(Na：22.99) 9.4 〜 11.5％を含む．

本品の換算した脱水物1 gは0.110 〜 0.135 gのカリウム(K：39.10)と交換する．

性状 本品は黄褐色の粉末で，におい及び味はない．

本品は水，メタノール，エタノール(99.5)又はアセトンにほとんど溶けない．

本品は希塩酸又は水酸化ナトリウム試液にほとんど溶けない．

定量法
（1）ナトリウム　本品の換算した脱水物約0.75 gを精密に量り，3 mol/L塩酸試液50 mLを正確に加えて，60分間振り混ぜた後，孔径0.45 μm以下のメンブランフィルターでろ過する．初めのろ液10 mLを除き，次のろ液2 mLを正確に量り，水を加えて正確に300 mLとする．この液10 mLを正確に量り，0.02 mol/L塩酸試液を加えて正確に50 mLとし，試料溶液とする．別に塩化ナトリウム(標準試薬)を130℃で2時間乾燥し，その2.542 gを正確に量り，0.02 mol/L塩酸試液に溶かし，正確に1000 mLとし，標準原液とする．この液の適量を正確に量り，0.02 mol/L塩酸試液を加えて1 mL中にナトリウム(Na：22.99) 1 〜 3 μgを含むように正確に薄め，標準溶液とする．試料溶液及び標準溶液につき，次の条件で原子吸光光度法〈2.23〉により試験を行い，標準溶液から得た検量線を用いて，試料溶液中のナトリウム含量を求める．

使用ガス：
　可燃性ガス　アセチレン
　支燃性ガス　空気
ランプ：ナトリウム中空陰極ランプ
波長：589.0 nm

（2）カリウム交換容量　本品の換算した脱水物約1.5 gを精密に量り，カリウム標準原液100 mLを正確に加え，15分間振り混ぜた後，孔径0.45 μm以下のメンブランフィルターでろ過する．初めのろ液10 mLを除き，次のろ液10 mLを正確に量り，0.02 mol/L塩酸試液を加えて正確に100 mLとする．この液2 mLを正確に量り，0.02 mol/L塩酸試液を加えて正確に200 mLとし，試料溶液とする．別にカリウム標準原液適量を正確に量り，0.02 mol/L塩酸試液を加えて1 mL中にカリウム(K：39.10) 1 〜 5 μgを含むように正確に薄め，標準溶液とする．試料溶液及び標準溶液につき，次の条件で原子吸光光度法〈2.23〉により試験を行い，標準溶液から得た検量線を用いて試料溶液1000 mL中のカリウム含量 Y(mg)を求める．次式により本品の換算した脱水物1 g当たりのカリウム交換量を計算するとき，0.110 〜 0.135 gである．

本品の換算した脱水物1 g当たりのカリウム(K)交換量(mg)
　$= (X - 100Y)/M$

X：交換前のカリウム標準原液100 mL中のカリウム量(mg)
M：脱水物に換算した本品の秤取量(g)

使用ガス：
　可燃性ガス　アセチレン
　支燃性ガス　空気
ランプ：カリウム中空陰極ランプ
波長：766.5 nm

医薬品各条の部　メグルミンの条純度試験の項ヒ素の目を削り，以降を繰り上げる．

医薬品各条の部　メチルセルロースの条定量法の項を次のように改める．

メチルセルロース

定量法
（i）装置
　分解瓶：5 mLの耐圧セラムバイアルで，セプタムは表面がフッ素樹脂で加工されたブチルゴム製で，アルミニウム製のキャップを用いてセラムバイアルに固定して密栓できるもの．又は同等の気密性を有するもの．
　加熱器：角型金属アルミニウム製ブロックに穴をあけたもので，分解瓶に適合するもの．加熱器はマグネチックスターラーを用いて分解瓶の内容物をかき混ぜる構造を有するか，又は振とう器に取り付けられて，毎分約100回の往復振とうができるもの．

（ii）操作法　本品約65 mgを精密に量り，分解瓶に入れ，アジピン酸60 〜 100 mg，内標準溶液2.0 mL及びヨウ化水素酸2.0 mLを加え，直ちに密栓し，その質量を精密に量る．分解瓶の内容物の温度が130±2℃になるようにブロックを加熱しながら，加熱器に付属したマグネチックスターラー又は振とう器を用いて60分間かき混ぜる．マグネチックスターラー又は振とう器が使えない場合には，加熱時間の初めの30分間，5分ごとに手で振り混ぜる．冷後，その質量を精密に量り，減量が26 mg未満及び内容物の漏れがないとき，混合物の上層を試料溶液とする．別にアジピン酸60 〜 100 mg，内標準溶液2.0 mL及びヨウ化水素酸2.0 mLを分解瓶にとり，直ちに密栓し，その質量を精密に量り，マイクロシリンジを用いセプタムを通して定量用ヨードメタン45 μLを加え，再びその質量を精密に量る．分解瓶を振り混ぜた後，内容物の上層を標準溶液とする．試料溶液及び標準溶液1 〜 2 μLにつき，次の条件でガスクロマトグラフィー〈2.02〉により試験を行い，内標準物質のピーク面積に対するヨードメタンのピーク面積の比 Q_T 及び Q_S を求める．

メトキシ基(CH_3O)の量(％) $= M_S/M \times Q_T/Q_S \times 21.86$

M_S：定量用ヨードメタンの秤取量(mg)
M：乾燥物に換算した本品の秤取量(mg)
21.86：メトキシ基の式量／ヨードメタンの分子量 × 100

内標準溶液　n-オクタンのo-キシレン溶液(3→100)
試験条件
　検出器：熱伝導度型検出器又は水素炎イオン化検出器
　カラム：内径0.53 mm，長さ30 mのフューズドシリカ管の内面にガスクロマトグラフィー用ジメチルポリシロキサンを厚さ3 μmで被覆する．なお，必要ならば，ガードカラムを使用する．
　カラム温度：50℃を3分間保持した後，毎分10℃で100℃まで昇温し，次に毎分35℃で250℃まで昇温す

る．その後，250℃を8分間保持する．
注入口温度：250℃
検出器温度：280℃
キャリヤーガス：ヘリウム
流量：毎分4.3 mL（内標準物質の保持時間約10分）
スプリット比：1：40
システム適合性
　システムの性能：標準溶液1～2 μLにつき，上記の条件で操作するとき，ヨードメタン，内標準物質の順に流出し，その分離度は5以上である．
　システムの再現性：標準溶液1～2 μLにつき，上記の条件で試験を6回繰り返すとき，内標準物質のピーク面積に対するヨードメタンのピーク面積の比の相対標準偏差は2.0％以下である．

医薬品各条の部　モノステアリン酸アルミニウムの条純度試験の項ヒ素の目を削る．

医薬品各条の部　ヨウ化ナトリウムの条純度試験の項ヒ素の目を削る．

医薬品各条の部　ロキソプロフェンナトリウム水和物の条性状の項及び純度試験の項（3）の目を次のように改める．

ロキソプロフェンナトリウム水和物

性状　本品は白色～帯黄白色の結晶又は結晶性の粉末である．
　本品は水又はメタノールに極めて溶けやすく，エタノール（99.5）に溶けやすく，ジエチルエーテルにほとんど溶けない．
　本品の水溶液（1→20）は旋光性を示さない．
　本品1.0 gを新たに煮沸して冷却した水20 mLに溶かした液のpHは6.5～8.5である．

純度試験
　（3）類縁物質　本品1.0 gをエタノール（99.5）10 mLに溶かし，試料溶液とする．この液1 mLを正確に量り，エタノール（99.5）を加えて正確に200 mLとし，標準溶液とする．これらの液につき，薄層クロマトグラフィー〈2.03〉により試験を行う．試料溶液及び標準溶液10 μLずつを薄層クロマトグラフィー用シリカゲル（蛍光剤入り）を用いて調製した薄層板にスポットする．次にペンタン／酢酸エチル／酢酸（100）混液（10：9：1）を展開溶媒として約15 cm展開した後，薄層板を風乾する．これに紫外線（主波長254 nm）を照射するとき，試料溶液から得た主スポット以外のスポットは，標準溶液から得たスポットより濃くない．

医薬品各条の部　ロラゼパムの条の次に次の二条を加える．

ロルノキシカム

Lornoxicam

$C_{13}H_{10}ClN_3O_4S_2$：371.82
6-Chloro-4-hydroxy-2-methyl-N-(pyridin-2-yl)-2H-thieno[2,3-e][1,2]thiazine-3-carboxamide 1,1-dioxide
［70374-39-9］

　本品を乾燥したものは定量するとき，ロルノキシカム（$C_{13}H_{10}ClN_3O_4S_2$）98.0～102.0％を含む．

性状　本品は黄色の結晶性の粉末である．
　本品はアセトニトリルに極めて溶けにくく，水，メタノール又はエタノール（99.5）にほとんど溶けない．
　融点：約207℃（分解）．
　本品は結晶多形が認められる．

確認試験
（1）本品5 mgを塩酸のメタノール溶液（9→10000）1000 mLに溶かした液につき，紫外可視吸光度測定法〈2.24〉により吸収スペクトルを測定し，本品のスペクトルと本品の参照スペクトル又はロルノキシカム標準品について同様に操作して得られたスペクトルを比較するとき，両者のスペクトルは同一波長のところに同様の強度の吸収を認める．
（2）本品を乾燥し，赤外吸収スペクトル測定法〈2.25〉の臭化カリウム錠剤法により試験を行い，本品のスペクトルと本品の参照スペクトル又は乾燥したロルノキシカム標準品のスペクトルを比較するとき，両者のスペクトルは同一波数のところに同様の強度の吸収を認める．もし，これらのスペクトルに差を認めるときは，本品0.2 gにメタノール2 mLを加え，55～60℃で1時間かき混ぜる．室温までかき混ぜながら冷却した後，結晶をろ取し，120℃で2時間乾燥したものにつき，同様に試験を行う．

純度試験　類縁物質　本品20 mgをアセトニトリル／メタノール混液（1：1）100 mLに溶かし，試料溶液とする．この液2 mLを正確に量り，アセトニトリル／メタノール混液（1：1）を加えて正確に20 mLとする．更にこの液1 mLを正確に量り，アセトニトリル／メタノール混液（1：1）を加えて正確に20 mLとし，標準溶液とする．試料溶液及び標準溶液10 μLずつを正確にとり，次の条件で液体クロマトグラフィー〈2.01〉により試験を行う．それぞれの液の各々のピーク面積を自動積分法により測定するとき，試料溶液のロルノキシカムに対する相対保持時間約0.3の類縁物質Aのピーク面積は，標準溶液のロルノキシカムのピーク面積より大きくなく，試料溶液のロルノキシカムに対する相対保持時間約0.8の類縁物質Bのピーク面積は，標準溶液のロルノキシカムのピーク面積の2／25より大きくなく，試料溶液のロルノキシカムに対する相対保持時間約1.1の類縁物質Cのピーク面積は，標準溶液のロルノキシカムのピーク面積の19／50より大き

くなく，試料溶液のロルノキシカムに対する相対保持時間約1.4の類縁物質Dのピーク面積は，標準溶液のロルノキシカムのピーク面積の3／10より大きくなく，ロルノキシカム及び上記以外のピーク面積は，標準溶液のロルノキシカムのピーク面積の1／5より大きくない．また，ロルノキシカム及び上記以外のピークの合計面積は，標準溶液のロルノキシカムのピーク面積より大きくない．ただし，類縁物質B，類縁物質C及び類縁物質Dのピーク面積は自動積分法で求めた面積にそれぞれ感度係数0.4，1.9及び1.5を乗じた値とする．
　試験条件
　　検出器：紫外吸光光度計(測定波長：295 nm)
　　カラム：内径4 mm，長さ15 cmのステンレス管に5 µmの液体クロマトグラフィー用オクタデシルシリル化シリカゲルを充塡する．
　　カラム温度：40℃付近の一定温度
　　移動相A：ラウリル硫酸ナトリウム溶液(1→2500)／リン酸混液(1000：1)
　　移動相B：ラウリル硫酸ナトリウムのメタノール溶液(1→2500)／リン酸混液(1000：1)
　　移動相の送液：移動相A及び移動相Bの混合比を次のように変えて濃度勾配制御する．

注入後の時間 (分)	移動相A (vol%)	移動相B (vol%)
0 〜 15	59	41
15 〜 30	59 → 30	41 → 70
30 〜 35	30	70

　　流量：毎分1.0 mL(ロルノキシカムの保持時間約20分)
　　面積測定範囲：溶媒のピークの後から注入後35分まで
　システム適合性
　　検出の確認：標準溶液2 mLを正確に量り，アセトニトリル／メタノール混液(1：1)を加えて正確に20 mLとする．この液10 µLから得たロルノキシカムのピーク面積が，標準溶液のロルノキシカムのピーク面積の7〜13％になることを確認する．
　　システムの性能：試料溶液2 mLをとり，2－アミノピリジンのアセトニトリル／メタノール混液(1：1)溶液(1→12500) 1 mLを加え，更にアセトニトリル／メタノール混液(1：1)を加えて20 mLとする．この液1 mLをとり，アセトニトリル／メタノール混液(1：1)を加え20 mLとする．この液10 µLにつき，上記の条件で操作するとき，2－アミノピリジン，ロルノキシカムの順に溶出し，その分離度は3以上である．
　　システムの再現性：標準溶液10 µLにつき，上記の条件で試験を6回繰り返すとき，ロルノキシカムのピーク面積の相対標準偏差は2.0％以下である．
乾燥減量 〈2.41〉　0.5％以下(1 g，105℃，4時間)．
強熱残分 〈2.44〉　0.1％以下(1 g)．
定量法　本品及びロルノキシカム標準品を乾燥し，その約20 mgずつを精密に量り，それぞれに内標準溶液1 mLずつを正確に加えた後，アセトニトリルを加えて溶かして100 mLとし，試料溶液及び標準溶液とする．試料溶液及び標準溶液5 µLにつき，次の条件で液体クロマトグラフィー〈2.01〉により試験を行い，内標準物質のピーク面積に対するロルノキシカムのピーク面積の比Q_T及びQ_Sを求める．

ロルノキシカム($C_{13}H_{10}ClN_3O_4S_2$)の量(mg)
　＝M_S × Q_T／Q_S

　M_S：ロルノキシカム標準品の秤取量(mg)

　内標準溶液　ジフェニルアミンのアセトニトリル溶液(1→160)
　試験条件
　　検出器：紫外吸光光度計(測定波長：295 nm)
　　カラム：内径4.6 mm，長さ10 cmのステンレス管に3 µmの液体クロマトグラフィー用オクタデシルシリル化シリカゲルを充塡する．
　　カラム温度：50℃付近の一定温度
　　移動相：メタノール／ラウリル硫酸ナトリウム溶液(2→175)／リン酸混液(650：350：1)
　　流量：ロルノキシカムの保持時間が約3分になるように調整する．
　システム適合性
　　システムの性能：標準溶液5 µLにつき，上記の条件で操作するとき，ロルノキシカム，内標準物質の順に溶出し，その分離度は8以上である．
　　システムの再現性：標準溶液5 µLにつき，上記の条件で試験を6回繰り返すとき，内標準物質のピーク面積に対するロルノキシカムのピーク面積の比の相対標準偏差は1.0％以下である．

貯法　容器　密閉容器．
その他
類縁物質A：
4-Hydroxy-2-methyl-*N*-(pyridin-2-yl)-2*H*-thieno[2,3-*e*][1,2]thiazine-3-carboxamide 1,1-dioxide

類縁物質B：
Pyridin-2-amine

類縁物質C：
Methyl 6-chloro-4-hydroxy-2*H*-thieno[2,3-*e*][1,2]thiazine-3-carboxylate 1,1-dioxide

類縁物質D：
Methyl 6-chloro-4-hydroxy-2-methyl-2*H*-thieno[2,3-*e*][1,2]thiazine-3-carboxylate 1,1-dioxide

ロルノキシカム錠
Lornoxicam Tablets

本品は定量するとき，表示量の95.0 ～ 105.0％に対応するロルノキシカム($C_{13}H_{10}ClN_3O_4S_2$：371.82)を含む．

製法 本品は「ロルノキシカム」をとり，錠剤の製法により製する．

確認試験 本品を粉末とし，「ロルノキシカム」4 mgに対応する量をとり，塩酸のメタノール溶液(9→10000) 70 mLを加えて超音波処理し，塩酸のメタノール溶液(9→10000)を加えて100 mLとする．この液を遠心分離し，上澄液5 mLをとり，塩酸のメタノール溶液(9→10000)を加えて20 mLとした液につき，塩酸のメタノール溶液(9→10000)を対照とし，紫外可視吸光度測定法〈2.24〉により吸収スペクトルを測定するとき，波長359 ～ 363 nmに吸収の極大を示す．

純度試験 類縁物質 「ロルノキシカム」4 mgに対応する個数をとり，移動相20 mLを正確に加えて超音波処理を行う．この液を遠心分離し，上澄液を試料溶液とする．別にロルノキシカム標準品を105℃で4時間乾燥し，その約40 mgを精密に量り，アセトニトリルに溶かし，正確に200 mLとする．この液1 mLを正確に量り，移動相を加えて正確に100 mLとし，標準溶液とする．試料溶液及び標準溶液10 μLずつを正確にとり，次の条件で液体クロマトグラフィー〈2.01〉により試験を行う．それぞれの液の各々のピーク面積を自動積分法により測定し，次式により類縁物質の量を計算するとき，ロルノキシカムに対する相対保持時間約0.13の類縁物質Bは2.0％以下，相対保持時間約0.15の類縁物質TAは1.2％以下，相対保持時間約0.21の類縁物質TBは2.0％以下，相対保持時間約0.25の類縁物質TCは3.0％以下，相対保持時間約0.36の類縁物質TDは2.0％以下であり，ロルノキシカム，ロルノキシカムに対する相対保持時間約0.4の類縁物質A及び上記の類縁物質以外は2.0％以下である．また，類縁物質の合計量を求めるとき，5.0％以下である．ただし，類縁物質TA及び類縁物質TCのピーク面積は自動積分法で求めた面積に感度係数0.6及び1.5を乗じた値とする．

類縁物質の量(％)＝$M_S × A_T/A_S × 1/40$

M_S：ロルノキシカム標準品の秤取量(mg)
A_T：試料溶液の個々の類縁物質のピーク面積
A_S：標準溶液のロルノキシカムのピーク面積

試験条件
　検出器：紫外吸光光度計(測定波長：280 nm)
　カラム：内径4 mm，長さ15 cmのステンレス管に5 μmの液体クロマトグラフィー用オクタデシルシリル化シリカゲルを充塡する．
　カラム温度：50℃付近の一定温度
　移動相：臭化テトラ*n*-ブチルアンモニウム4.2 g，リン酸水素二ナトリウム十二水和物4.6 g及びリン酸二水素カリウム4.4 gを水1300 mLに溶かした液に液体クロマトグラフィー用アセトニトリル700 mLを加える．
　流量：ロルノキシカムの保持時間が約20分になるように調整する．
　面積測定範囲：溶媒のピークの後からロルノキシカムの保持時間の約1.5倍の範囲
システム適合性
　システムの性能：標準溶液10 μLにつき，上記の条件で操作するとき，ロルノキシカムのピークの理論段数及びシンメトリー係数は，それぞれ10000段以上，1.5以下である．
　システムの再現性：標準溶液10 μLにつき，上記の条件で試験を6回繰り返すとき，ロルノキシカムのピーク面積の相対標準偏差は2.0％以下である．

乾燥減量〈2.41〉 2.0％以下(減圧，酸化リン(V)，24時間)．ただし，「ロルノキシカム」24 mgに対応する個数をとり，速やかに粉末とし，試験を行う．

製剤均一性〈6.02〉 次の方法により含量均一性試験を行うとき，適合する．

本品1個をとり，水$V/10$ mLを加えて超音波処理を行う．次にアセトニトリル/メタノール混液(1：1) $3V/5$ mLを加え，超音波処理した後，1 mL中にロルノキシカム($C_{13}H_{10}ClN_3O_4S_2$)約80 μgを含む液となるようにアセトニトリル/メタノール混液(1：1)を加えて正確にV mLとし，遠心分離する．上澄液10 mLを正確に量り，内標準溶液1 mLを正確に加えた後，移動相を加えて20 mLとし，試料溶液とする．別にロルノキシカム標準品を105℃で4時間乾燥し，その約40 mgを精密に量り，アセトニトリル/メタノール混液(1：1)に溶かし，正確に200 mLとする．この液20 mLを正確に量り，水5 mLを加え，アセトニトリル/メタノール混液(1：1)を加えて正確に50 mLとする．この液10 mLを正確に量り，内標準溶液1 mLを正確に加えた後，移動相を加えて20 mLとし，標準溶液とする．試料溶液及び標準溶液10 μLにつき，次の条件で液体クロマトグラフィー〈2.01〉により試験を行い，内標準物質のピーク面積に対するロルノキシカムのピーク面積の比Q_T及びQ_Sを求める．

ロルノキシカム($C_{13}H_{10}ClN_3O_4S_2$)の量(mg)
＝$M_S × Q_T/Q_S × V/500$

M_S：ロルノキシカム標準品の秤取量(mg)

内標準溶液　ジフェニルアミンの移動相溶液(1→4000)
試験条件
　定量法の試験条件を準用する．
システム適合性
　システムの性能：標準溶液10 μLにつき，上記の条件で操作するとき，ロルノキシカム，内標準物質の順に溶出し，その分離度は6以上である．
　システムの再現性：標準溶液10 μLにつき，上記の条件

で試験を6回繰り返すとき，内標準物質のピーク面積に対するロルノキシカムのピーク面積の比の相対標準偏差は1.5％以下である．

溶出性〈6.10〉 試験液に水900 mLを用い，パドル法により，毎分75回転で試験を行うとき，本品の10分間の溶出率は80％以上である．

試料溶液の調製は1時間以内に行う．本品1個をとり，試験を開始し，規定された時間に溶出液20 mL以上をとり，孔径0.45 μm以下のメンブランフィルターでろ過する．初めのろ液10 mL以上を除き，次のろ液 V mLを正確に量り，1 mL中にロルノキシカム($C_{13}H_{10}ClN_3O_4S_2$)約1.1 μgを含む液となるように移動相を加えて V' mLとし，試料溶液とする．別にロルノキシカム標準品を105℃で4時間乾燥し，その約40 mgを精密に量り，アセトニトリルに溶かし，正確に200 mLとする．この液2 mLを正確に量り，移動相を加えて正確に100 mLとする．この液5 mLを正確に量り，移動相を加えて20 mLとし，標準溶液とする．試料溶液及び標準溶液100 μLずつを正確にとり，次の条件で液体クロマトグラフィー〈2.01〉により試験を行い，それぞれの液のロルノキシカムのピーク面積 A_T 及び A_S を測定する．

ロルノキシカム($C_{13}H_{10}ClN_3O_4S_2$)の表示量に対する溶出率(％)
$= M_S \times A_T / A_S \times V' / V \times 1/C \times 9/4$

M_S：ロルノキシカム標準品の秤取量(mg)
C：1錠中のロルノキシカム($C_{13}H_{10}ClN_3O_4S_2$)の表示量(mg)

試験条件
定量法の試験条件を準用する．
システム適合性
システムの性能：標準溶液100 μLにつき，上記の条件で操作するとき，ロルノキシカムのピークの理論段数及びシンメトリー係数は，それぞれ1500段以上，2.0以下である．
システムの再現性：標準溶液100 μLにつき，上記の条件で試験を6回繰り返すとき，ロルノキシカムのピーク面積の相対標準偏差は1.5％以下である．

定量法 本品15個をとり，水 $V/10$ mLを加えて超音波処理を行う．次にアセトニトリル／メタノール混液(1：1) 7 $V/10$ mLを加えて，超音波処理した後，アセトニトリル／メタノール混液(1：1)を加えて1 mL中にロルノキシカム($C_{13}H_{10}ClN_3O_4S_2$)約0.12 mgを含む液となるように正確に V mLとし，遠心分離する．上澄液5 mLを正確に量り，内標準溶液1 mLを正確に加えた後，移動相を加えて20 mLとし，試料溶液とする．別にロルノキシカム標準品を105℃で4時間乾燥し，その約60 mgを精密に量り，アセトニトリル／メタノール混液(1：1)に溶かし，正確に200 mLとする．この液20 mLを正確に量り，水5 mLを加え，アセトニトリル／メタノール混液(1：1)を加えて正確に50 mLとする．この液5 mLを正確に量り，内標準溶液1 mLを正確に加えた後，移動相を加えて20 mLとし，標準溶液とする．試料溶液及び標準溶液10 μLにつき，次の条件で液体クロマトグラフィー〈2.01〉により試験を行い，内標準物質のピーク面積に対するロルノキシカムのピーク面積の比 Q_T 及び Q_S を求める．

本品1個中のロルノキシカム($C_{13}H_{10}ClN_3O_4S_2$)の量(mg)
$= M_S \times Q_T / Q_S \times V / 7500$

M_S：ロルノキシカム標準品の秤取量(mg)

内標準溶液 ジフェニルアミンの移動相溶液(1→5000)
試験条件
検出器：紫外吸光光度計(測定波長：295 nm)
カラム：内径4 mm，長さ15 cmのステンレス管に5 μmの液体クロマトグラフィー用オクタデシルシリル化シリカゲルを充塡する．
カラム温度：50℃付近の一定温度
移動相：メタノール／ラウリル硫酸ナトリウム溶液(1→90)／リン酸混液(550：450：1)
流量：ロルノキシカムの保持時間が約4分になるように調整する．
システム適合性
システムの性能：標準溶液10 μLにつき，上記の条件で操作するとき，ロルノキシカム，内標準物質の順に溶出し，その分離度は6以上である．
システムの再現性：標準溶液10 μLにつき，上記の条件で試験を6回繰り返すとき，内標準物質のピーク面積に対するロルノキシカムのピーク面積の比の相対標準偏差は1.5％以下である．

貯法 容器 気密容器．
その他
類縁物質A及びBは，「ロルノキシカム」のその他を準用する．
類縁物質TA：
(Pyridin-2-yl)oxamic acid

類縁物質TB：
5-Chloro-3-sulfinothiophene-2-carboxylic acid

類縁物質TC：
5-Chloro-3-sulfothiophene-2-carboxylic acid

類縁物質TD：
5-Chloro-3-(N-methylsulfamoyl)thiophene-2-carboxylic acid

医薬品各条（生薬等）　改正事項

医薬品各条の部　アマチャの条生薬の性状の項を次のように改める．

アマチャ

生薬の性状　本品は，通例，しわがよって縮み，暗緑色～暗黄緑色を呈する．水に浸してしわを伸ばすと，ひ針形～鋭頭卵形で，長さ5～15 cm，幅2～10 cm，辺縁に鋸歯があり，基部はややくさび状である．向軸面及び背軸面に粗毛があり，特に葉脈上に多い．細脈は辺縁に達しないで上方に向かって曲がり，互いに連絡する．葉柄は短く葉身の1/5に達しない．

本品は僅かににおいがあり，特異な甘味がある．

医薬品各条の部　インチンコウの条生薬の性状の項を次のように改める．

インチンコウ

生薬の性状　本品は卵形～球形の長さ1.5～2 mm，径約2 mmの頭花を主とし，その柄と糸状の葉からなる．頭花の外面は淡緑色～淡黄褐色，柄の外面は緑褐色～暗緑色，葉の外面は緑色～緑黄褐色を呈する．頭花をルーペ視するとき，総苞片は3～4列に覆瓦状に並び，外片は卵形で，先端は鈍形，内片は楕円形で外片より長く，長さ1.5 mm，内片の中央部は竜骨状となり，周辺部は広く薄膜質となる．小花は管状花で，頭花の周辺部のものは雌性花，中央部は両性花である．そう果は倒卵形で，長さ0.8 mmである．質は軽い．

本品は特異な弱いにおいがあり，味はやや辛く，僅かに麻痺性である．

医薬品各条の部　インヨウカクの条生薬の性状の項を次のように改める．

インヨウカク

生薬の性状　本品は茎及び1～3回三出複葉からなる．小葉は卵形～広卵形又は卵状ひ針形，長さ3～20 cm，幅2～8 cmで，小葉柄は長さ1.5～7 cmである．先端は鋭くとがり，辺縁には長さ0.1～0.2 cmの刺毛がある．基部は心臓形～深心臓形で，三小葉の側葉は非対称である．向軸面は緑色～緑褐色でときに艶があり，背軸面は淡緑色～淡灰緑褐色を呈し，しばしば有毛で，葉脈が顕著である．質は紙質又は革質である．葉柄及び茎は円柱形で淡黄褐色～帯紫淡緑褐色を呈し，折りやすい．

本品は僅かににおいがあり，味は僅かに苦い．

本品の葉の横切片を鏡検〈5.01〉するとき，主脈部には3～6個の維管束があり，葉肉部は向軸側表皮，1細胞層の柵状組織，海綿状組織，背軸側表皮からなる．葉縁部は円形～楕円形で厚壁組織で埋まる．表皮には多細胞毛がある．葉柄には8～20個，小葉柄には6～15個の維管束が認められる．本品の茎の横切片を鏡検〈5.01〉するとき，下皮は1～数細胞層で，皮層の厚壁細胞層は4～10細胞層である．維管束は13～30個あり，楕円形～倒卵形である．

医薬品各条の部　ウヤクの条生薬の性状の項を次のように改める．

ウヤク

生薬の性状　本品は紡錘形又はところどころくびれた連珠状を呈し，長さ10～15 cm，径1～2.5 cmである．外面は黄褐色～褐色を呈し，僅かに細根の跡がある．横切面の皮部は褐色，木部は淡黄褐色を呈し，褐色の同心性の輪及び放射状の線がある．質は緻密で堅い．

本品は樟脳様のにおいがあり，味は苦い．

本品の横切片を鏡検〈5.01〉するとき，二次皮層が残存するものでは，最外層は数細胞層のコルク層で，コルク細胞の一部はコルク石細胞である．二次皮層には油細胞及び繊維を認めることがある．二次皮層が剥離したものでは，最外層は形成層又は二次木部である．木部は道管及び木部繊維と，放射組織が交互に配列する．二次皮層及び木部の柔細胞中に単粒及び2～4個の複粒のでんぷん粒を含み，単粒の径は1～15 μmである．また，シュウ酸カルシウムの結晶は認めないか，又は認めることがあっても，極めて僅かである．

医薬品各条の部　ウワウルシの条生薬の性状の項を次のように改める．

ウワウルシ

生薬の性状　本品は倒卵形～へら形を呈し，長さ1～3 cm，幅0.5～1.5 cm，向軸面は黄緑色～暗緑色，背軸面は淡黄緑色である．全縁で先端は鈍形又は円形でときにはくぼみ，基部はくさび形で，葉柄は極めて短い．葉身は厚く，向軸面に特異な網状脈が認められる．折りやすい．

本品は弱いにおいがあり，味は僅かに苦く，収れん性である．

本品の横切片を鏡検〈5.01〉するとき，向軸側及び背軸側表皮は厚いクチクラを有し，柵状組織と海綿状組織の柔細胞の形は類似する．維管束中には1細胞列からなる放射組織が扇骨状に2～7条走り，維管束部の向軸側及び背軸側の細胞中には，まばらにシュウ酸カルシウムの多角形の単晶及び集晶を含む．他の葉肉組織中には結晶を認めない．

医薬品各条の部　オウセイの条確認試験の項及び純度試験の項を次のように改める.

オウセイ

確認試験
（1）　本品の粗切0.5 gに無水酢酸2 mLを加えて水浴上で2分間加温した後，ろ過する．ろ液1 mLに硫酸0.5 mLを穏やかに加えるとき，境界面は赤褐色を呈する．
（2）　本品の粗切1.0 gに希塩酸10 mLを加えて2分間穏やかに煮沸した後，ろ過し，ろ液に水酸化ナトリウム試液を加えて中和する．この液3 mLにフェーリング試液1 mLを加えて加温するとき，赤色の沈殿を生じる．

純度試験
（1）　重金属〈1.07〉　本品の粗切3.0 gをとり，第3法により操作し，試験を行う．比較液には鉛標準液3.0 mLを加える（10 ppm以下）．
（2）　ヒ素〈1.11〉　本品の粗切1.0 gをとり，第4法により検液を調製し，試験を行う．ただし，標準色の調製にはヒ素標準液5.0 mLを用いる（5 ppm以下）．

医薬品各条の部　ガイヨウの条生薬の性状の項を次のように改める．

ガイヨウ

生薬の性状
本品は縮んだ葉及びその破片からなり，しばしば細い茎を含む．葉の向軸面は暗緑色を呈し，背軸面は灰白色の綿毛を密生する．水に浸してしわを伸ばすと，形の整った葉身は長さ4 ～ 15 cm，幅4 ～ 12 cm，1 ～ 2回羽状中裂又は羽状深裂する．裂片は2 ～ 4対で，長楕円状ひ針形又は長楕円形で，先端は鋭尖形，ときに鈍形，辺縁は不揃いに切れ込むか全縁である．小型の葉は3中裂又は全縁で，ひ針形を呈する．

本品は特異なにおいがあり，味はやや苦い．

本品の横切片を鏡検〈5.01〉するとき，主脈部の向軸及び背軸側表皮の内側には数細胞層の厚角組織がある．主脈部の中央部には維管束があり，師部と木部に接して繊維束が認められることがある．葉肉部は向軸側表皮，柵状組織，海綿状組織，背軸側表皮からなり，葉肉部の表皮には長柔毛，T字状毛，腺毛が認められる．表皮細胞はタンニン様物質を含み，柔細胞は油状物質，タンニン様物質などを含む．

医薬品各条の部　カッコウの条生薬の性状の項を次のように改める．

カッコウ

生薬の性状
本品は茎及びこれに対生した葉からなる．葉はしわがよって縮み，水に浸してしわを伸ばすと，卵形～卵状長楕円形を呈し，長さ2.5 ～ 10 cm，幅2.5 ～ 7 cm，辺縁に鈍鋸歯があり，基部は広いくさび形で葉柄を付ける．葉の向軸面は暗褐色，背軸面は灰褐色を呈し，両面に密に毛がある．茎は方柱形，中実で，表面は灰緑色を呈し，灰白色～黄白色の毛があり，髄は大きく，類白色で海綿状を呈する．ルーペ視するとき，毛，腺毛及び腺りんを認める．

本品は特異なにおいがあり，味は僅かに苦い．

本品の葉柄の横切片を鏡検〈5.01〉するとき，向軸面中央は大きく突出し，その表皮の内側に厚角細胞が認められる．中央部の維管束は2群に分かれる．葉身主脈部の横切片を鏡検〈5.01〉するとき，主脈の向軸面は大きく突出し，その表皮の内側に厚角細胞が認められる．中央部には扇状に配列した維管束がある．茎の横切片を鏡検〈5.01〉するとき，表皮の内側に数細胞層の厚角組織が認められる．ときに表皮下にコルク層が発達することがある．皮層の内側には並立維管束が環状に配列し，師部の外側に師部繊維群が認められる．皮層の柔細胞中に油滴が，髄の柔細胞中にシュウ酸カルシウムの針晶，単晶又は柱状晶が認められる．

医薬品各条の部　カッコンの条生薬の性状の項を次のように改める．

カッコン

生薬の性状
本品は，通例，一辺約0.5 cmの不正六面体に切断したもの，又は長さ20 ～ 30 cm，幅5 ～ 10 cm，厚さ約1 cmの板状に縦割したもので，外面は淡灰黄色～灰白色を呈する．横切面には形成層の特殊な発育による同心性の輪層又はその一部が認められる．ルーペ視するとき，師部は淡灰黄色，木部は多数の道管が小点として認められ，放射組織はやや陥没する．縦切面には繊維性の木部と柔組織とが交互に縦紋を形成する．本品は縦に割れやすく，折面は極めて繊維性である．

本品はほとんどにおいがなく，味は僅かに甘く，後にやや苦い．

本品の横切片を鏡検〈5.01〉するとき，師部には結晶細胞を伴う繊維束が，木部には道管及び木部繊維がよく発達し，柔組織には多数のでんぷん粒が認められる．でんぷん粒は多面体の単粒，まれに2 ～ 3個からなる複粒で，径2 ～ 18 μm，多くは8 ～ 12 μm，中央にへそ又は欠裂を認め，層紋がある．縦切片を鏡検〈5.01〉するとき，師部繊維の周囲の結晶細胞は列をなす．

医薬品各条の部　キクカの条生薬の性状の項を次のように改める．

キクカ

生薬の性状
1）　*Chrysanthemum indicum* に由来　本品は径3 ～ 10 mmの頭花で，しばしば柄を伴う．総苞は3 ～ 5列の総苞片からなり，外片は線形～ひ針形，内片は狭卵形～卵形を呈し，外面は黄褐色～褐色を呈する．舌状花は一列で，黄色～淡褐色，管状花は多数で淡黄褐色を呈する．質は軽く，砕きや

すい．

本品は特異なにおいがあり，味は僅かに苦い．

2) *Chrysanthemum morifolium* に由来　本品は径15 〜 40 mmの頭花で，しばしば柄を伴う．総苞は3 〜 4列の総苞片からなり，外片は線形〜ひ針形，内片は狭卵形〜卵形を呈し，外面は緑褐色〜褐色を呈する．舌状花は多数で，類白色〜黄色，管状花は少数で淡黄褐色を呈し，ときに退化して欠くことがある．質は軽く，砕きやすい．

本品は特異なにおいがあり，味は僅かに苦い．

医薬品各条の部　クコシの条確認試験の項を次のように改める．

クコシ

確認試験　本品の粗切1.0 gに酢酸エチル5 mLを加えて15分間振り混ぜた後，ろ過し，ろ液を試料溶液とする．この液につき，薄層クロマトグラフィー〈2.03〉により試験を行う．試料溶液20 μLを薄層クロマトグラフィー用シリカゲルを用いて調製した薄層板にスポットする．次にヘキサン/酢酸エチル混液(10：1)を展開溶媒として約7 cm展開した後，薄層板を風乾するとき，R_f値0.6付近に黄色の主スポットを認める．

医薬品各条の部　ゲンチアナの条確認試験の項(1)の目を次のように改める．

ゲンチアナ

確認試験
(1)　本品の粉末0.1 gをスライドガラス上にとり，内径，高さ各10 mmのガラスリングをのせ，更にスライドガラスで覆い，注意して徐々に加熱するとき，上のスライドガラスに淡黄色の結晶が昇華する．この結晶は水又はエタノール(95)に溶けないが，水酸化カリウム試液に溶ける．

医薬品各条の部　ゲンチアナ末の条確認試験の項(1)の目を次のように改める．

ゲンチアナ末

確認試験
(1)　本品0.1 gをスライドガラス上にとり，内径，高さ各10 mmのガラスリングをのせ，更にスライドガラスで覆い，注意して徐々に加熱するとき，上のスライドガラスに淡黄色の結晶が昇華する．この結晶は水又はエタノール(95)に溶けないが，水酸化カリウム試液に溶ける．

医薬品各条の部　牛車腎気丸エキスの条定量法の項(3)の目を次のように改める．

牛車腎気丸エキス

定量法

(3)　総アルカロイド(ベンゾイルメサコニン塩酸塩及び14－アニソイルアコニン塩酸塩，又はベンゾイルメサコニン塩酸塩及びベンゾイルヒパコニン塩酸塩)　乾燥エキス約1 g (軟エキスは乾燥物として約1 gに対応する量)を精密に量り，ジエチルエーテル20 mLを加えて振り混ぜた後，0.1 mol/L塩酸試液3.0 mLを加えて10分間振り混ぜ，遠心分離した後，ジエチルエーテル層を除いた後，ジエチルエーテル20 mLを加えて同様に操作し，ジエチルエーテル層を除く．水層にアンモニア試液1.0 mL及びジエチルエーテル20 mLを加えて30分間振り混ぜた後，遠心分離し，ジエチルエーテル層を分取する．水層にアンモニア試液1.0 mL及びジエチルエーテル20 mLを加えて同様に操作し，これを2回繰り返す．全抽出液を合わせ，低圧(真空)で溶媒を留去した後，残留物をブシ用リン酸塩緩衝液/アセトニトリル混液(1：1)に溶かして正確に10 mLとし，この液を遠心分離し，上澄液を試料溶液とする．別に定量用安息香酸約10 mgを精密に量り，ブシ用リン酸塩緩衝液/アセトニトリル混液(1：1)に溶かし，正確に100 mLとする．この液10 mLを正確に量り，ブシ用リン酸塩緩衝液/アセトニトリル混液(1：1)を加えて正確に100 mLとし，標準溶液とする．試料溶液及び標準溶液20 μLずつを正確にとり，次の条件で液体クロマトグラフィー〈2.01〉により試験を行う．試料溶液のベンゾイルメサコニン，ベンゾイルヒパコニン及び14－アニソイルアコニンのピーク面積A_M，A_H及びA_A並びに標準溶液の安息香酸のピーク面積A_Sを測定する．

ベンゾイルメサコニン塩酸塩の量(mg)
　$= M_S \times A_M/A_S \times 1/100 \times 4.19$

ベンゾイルヒパコニン塩酸塩の量(mg)
　$= M_S \times A_H/A_S \times 1/100 \times 4.06$

14－アニソイルアコニン塩酸塩の量(mg)
　$= M_S \times A_A/A_S \times 1/100 \times 3.69$

M_S：qNMRで含量換算した定量用安息香酸の秤取量(mg)

試験条件

検出器：紫外吸光光度計(測定波長：ベンゾイルヒパコニン，ベンゾイルメサコニン及び安息香酸は231 nm，14－アニソイルアコニンは254 nm)

カラム：内径4.6 mm，長さ15 cmのステンレス管に5 μmの液体クロマトグラフィー用オクタデシルシリル化シリカゲルを充塡する．

カラム温度：40℃付近の一定温度

移動相：ブシ用リン酸塩緩衝液/テトラヒドロフラン混液(183：17)

流量：毎分1.0 mL

システム適合性

システムの性能：分離確認用ブシモノエステルアルカロイド混合標準試液20 μLにつき，上記の条件で操作すると

き，ベンゾイルメサコニン，ベンゾイルヒパコニン，14－アニソイルアコニンの順に溶出し，ベンゾイルメサコニンのピークの理論段数及びシンメトリー係数は，それぞれ5000段以上，1.5以下である．
システムの再現性：標準溶液20 μLにつき，上記の条件で試験を6回繰り返すとき，安息香酸のピーク面積の相対標準偏差は1.5％以下である．

医薬品各条の部　ゴミシの条確認試験の項を次のように改める．

ゴミシ

確認試験　本品の粗切1.0 gにメタノール10 mLを加えて水浴上で3分間振り混ぜながら加温し，冷後，ろ過し，ろ液を試料溶液とする．別に薄層クロマトグラフィー用シザンドリン1 mgをメタノール1 mLに溶かし，標準溶液とする．これらの液につき，薄層クロマトグラフィー〈2.03〉により試験を行う．試料溶液及び標準溶液5 μLずつを薄層クロマトグラフィー用シリカゲル(蛍光剤入り)を用いて調製した薄層板にスポットする．次に酢酸エチル／ヘキサン／酢酸(100)混液(10：10：1)を展開溶媒として約7 cm展開した後，薄層板を風乾する．これに紫外線(主波長254 nm)を照射するとき，試料溶液から得た数個のスポットのうち1個のスポットは，標準溶液から得たスポットと色調及びR_f値が等しい．

医薬品各条の部　サンシュユの条純度試験の項(2)の目を次のように改める．

サンシュユ

純度試験
(2)　総BHCの量及び総DDTの量〈5.01〉　各々0.2 ppm以下(分析用試料は細切とする)．

医薬品各条の部　ジオウの条確認試験の項及び純度試験の項を次のように改める．

ジオウ

確認試験
1)　乾ジオウ　本品の粗切0.5 gに水5 mLを加えて振り混ぜた後，メタノール20 mLを加えて10分間振り混ぜ，遠心分離し，上澄液を試料溶液とする．別に薄層クロマトグラフィー用スタキオース2 mgを水／メタノール混液(1：1) 1 mLに溶かして標準溶液とする．これらの液につき，薄層クロマトグラフィー〈2.03〉により試験を行う．試料溶液及び標準溶液2 μLずつを薄層クロマトグラフィー用シリカゲルを用いて調製した薄層板にスポットする．次に2－プロパノール／水／メタノール混液(3：2：2)を展開溶媒として約7 cm展開した後，薄層板を風乾する．これに1,3－ナフタレンジオール試液を均等に噴霧し，105℃で5分間加熱するとき，試料溶液から得た数個のスポットのうち1個のスポットは，標準溶液から得たスポットと色調及びR_f値が等しい．また，これを更に5分間以上加熱するとき，上記のスポットのすぐ下に青色のスポットを認めないか，認めても僅かである．

2)　熟ジオウ　本品の粗切0.5 gに水5 mLを加えて振り混ぜた後，メタノール20 mLを加えて10分間振り混ぜ，遠心分離し，上澄液を試料溶液とする．別に薄層クロマトグラフィー用果糖2 mgを水／メタノール混液(1：1) 1 mLに溶かして標準溶液(1)とする．また，薄層クロマトグラフィー用マンニノトリオース3 mgを水／メタノール混液(1：1) 1 mLに溶かして標準溶液(2)とする．これらの液につき，薄層クロマトグラフィー〈2.03〉により試験を行う．試料溶液，標準溶液(1)及び標準溶液(2) 2 μLずつを薄層クロマトグラフィー用シリカゲルを用いて調製した薄層板にスポットする．次に2－プロパノール／水／メタノール混液(3：2：2)を展開溶媒として約7 cm展開した後，薄層板を風乾する．これに1,3－ナフタレンジオール試液を均等に噴霧し，105℃で10分間加熱するとき，試料溶液から得た主スポットは，標準溶液(1)から得たスポットと色調及びR_f値が等しい．また，試料溶液から得た数個のスポットのうち1個のスポットは，標準溶液(2)から得た青色のスポットと色調及びR_f値が等しい．

純度試験
(1)　重金属〈1.07〉　本品の粗切3.0 gをとり，第3法により操作し，試験を行う．比較液には鉛標準液3.0 mLを加える(10 ppm以下)．
(2)　ヒ素〈1.11〉　本品の粗切1.0 gをとり，第4法により検液を調製し，試験を行う．ただし，標準色の調製にはヒ素標準液5.0 mLを用いる(5 ppm以下)．

医薬品各条の部　ショウズクの条日本名別名の項を次のように改める．

ショウズク

小豆蔲
小豆蒄

医薬品各条の部　シンイの条の次に次の一条を加える．

辛夷清肺湯エキス

Shin'iseihaito Extract

本品は定量するとき，製法の項に規定した分量で製したエキス当たり，マンギフェリン5 ～ 20 mg，バイカリン($C_{21}H_{18}O_{11}$：446.36) 80 ～ 240 mg，ゲニポシド23 ～ 69 mg(サンシシ1.5 gの処方)，45 ～ 135 mg(サンシシ3 gの処方)を含む．

製法

	1)	2)
シンイ	3 g	2 g
チモ	3 g	3 g
ビャクゴウ	3 g	3 g
オウゴン	3 g	3 g
サンシシ	1.5 g	3 g
バクモンドウ	6 g	5 g
セッコウ	6 g	5 g
ショウマ	1.5 g	1 g
ビワヨウ	1 g	2 g

1)又は2)の処方に従い生薬をとり，エキス剤の製法により乾燥エキスとする．

性状 本品は帯赤黄色～黄赤色の粉末で，僅かににおいがあり，味はやや苦く，僅かに酸味があり，僅かに甘い．

確認試験

（1） 本品1.0 gに水10 mLを加えて振り混ぜた後，ジエチルエーテル25 mLを加えて振り混ぜる．ジエチルエーテル層を分取し，低圧(真空)で溶媒を留去した後，残留物にジエチルエーテル2 mLを加えて試料溶液とする．別にシンイの粉末1 gにメタノール10 mLを加えて振り混ぜた後，遠心分離し，上澄液を標準溶液とする．これらの液につき，薄層クロマトグラフィー〈2.03〉により試験を行う．試料溶液5 μL及び標準溶液10 μLを薄層クロマトグラフィー用シリカゲルを用いて調製した薄層板にスポットする．次に酢酸エチル／ヘキサン混液(3：1)を展開溶媒として約7 cm展開した後，薄層板を風乾する．これに希硫酸を均等に噴霧し，105℃で5分間加熱するとき，試料溶液から得た数個のスポットのうち1個のスポットは，標準溶液から得た暗赤褐色～褐色のスポット(R_f値0.4付近)と色調及びR_f値が等しい(シンイ)．

（2） 本品2.0 gに水酸化ナトリウム試液10 mLを加えて振り混ぜた後，1－ブタノール5 mLを加えて振り混ぜ，遠心分離し，1－ブタノール層を試料溶液とする．別にチモの粉末1 gに水10 mLを加えて振り混ぜた後，1－ブタノール10 mLを加えて振り混ぜ，遠心分離し，1－ブタノール層を標準溶液とする．これらの液につき，薄層クロマトグラフィー〈2.03〉により試験を行う．試料溶液5 μL及び標準溶液1 μLを薄層クロマトグラフィー用シリカゲルを用いて調製した薄層板にスポットする．次に酢酸エチル／1－プロパノール／水／酢酸(100)混液(7：5：4：1)を展開溶媒として約7 cm展開した後，薄層板を風乾する．これに噴霧用4－ジメチルアミノベンズアルデヒド試液を均等に噴霧し，105℃で2分間加熱した後，放冷するとき，試料溶液から得た数個のスポットのうち1個のスポットは，標準溶液から得た黄みの赤色～暗赤色のスポット(R_f値0.3付近)と色調及びR_f値が等しい(チモ)．

（3） 本品1.0 gに水10 mLを加えて振り混ぜた後，ジエチルエーテル25 mLを加えて振り混ぜる．ジエチルエーテル層を分取し，低圧(真空)で溶媒を留去した後，残留物にジエチルエーテル2 mLを加えて試料溶液とする．別に薄層クロマトグラフィー用オウゴニン1 mgをメタノール1 mLに溶かし，標準溶液とする．これらの液につき，薄層クロマトグラフィー〈2.03〉により試験を行う．試料溶液20 μL及び標準溶液2 μLを薄層クロマトグラフィー用シリカゲルを用いて調製した薄層板にスポットする．次にヘキサン／アセトン混液(7：5)を展開溶媒として約7 cm展開した後，薄層板を風乾する．これに塩化鉄(Ⅲ)・メタノール試液を均等に噴霧するとき，試料溶液から得た数個のスポットのうち1個のスポットは，標準溶液から得た黄褐色～灰褐色のスポットと色調及びR_f値が等しい(オウゴン)．

（4） 本品1.0 gに水10 mLを加えて振り混ぜた後，1－ブタノール10 mLを加えて振り混ぜ，遠心分離し，1－ブタノール層を試料溶液とする．別に薄層クロマトグラフィー用ゲニポシド1 mgをメタノール1 mLに溶かし，標準溶液とする．これらの液につき，薄層クロマトグラフィー〈2.03〉により試験を行う．試料溶液10 μL及び標準溶液5 μLを薄層クロマトグラフィー用シリカゲルを用いて調製した薄層板にスポットする．次に酢酸エチル／メタノール／アンモニア水(28)混液(6：3：2)を展開溶媒として約7 cm展開した後，薄層板を風乾する．これに4－メトキシベンズアルデヒド・硫酸試液を均等に噴霧し，105℃で1分間加熱するとき，試料溶液から得た数個のスポットのうち1個のスポットは，標準溶液から得た赤紫色～暗紫色のスポットと色調及びR_f値が等しい(サンシシ)．

（5） 本品2.0 gをるつぼにとり，500 ～ 550℃で強熱し，灰化する．残留物に水60 mLを加えて振り混ぜた後，遠心分離し，上澄液を試料溶液とする．試料溶液にシュウ酸アンモニウム試液を加えるとき，白色の沈殿を生じる．これに希酢酸を加えても溶けないが，希塩酸を追加するとき，溶ける(セッコウ)．

（6） 本品1.0 gに水10 mLを加えて振り混ぜた後，1－ブタノール10 mLを加えて振り混ぜ，遠心分離し，1－ブタノール層を試料溶液とする．薄層クロマトグラフィー用(E)－イソフェルラ酸・(E)－フェルラ酸混合試液を標準溶液とする．これらの液につき，薄層クロマトグラフィー〈2.03〉により試験を行う．試料溶液10 μL及び標準溶液2 μLを薄層クロマトグラフィー用シリカゲルを用いて調製した薄層板にスポットする．次に酢酸エチル／アセトン／水混液(20：12：3)を展開溶媒として約7 cm展開した後，薄層板を風乾する．これに硫酸を均等に噴霧し，105℃で5分間加熱した後，紫外線(主波長365 nm)を照射するとき，試料溶液から得た数個のスポットのうち1個のスポットは，標準溶液から得た淡黄白色～黄緑色の蛍光を発するスポットと色調及びR_f値が等しい(ショウマ)．

純度試験

（1） 重金属〈1.07〉 本品1.0 gをとり，エキス剤(4)に従い検液を調製し，試験を行う(30 ppm以下)．

（2） ヒ素〈1.11〉 本品0.67 gをとり，第3法により検液を調製し，試験を行う(3 ppm以下)．

乾燥減量〈2.41〉 9.0％以下(1 g，105℃，5時間)．

灰分〈5.01〉 14.0％以下．

定量法

（1） マンギフェリン 本品約0.5 gを精密に量り，薄めたメタノール(1→2) 50 mLを正確に加えて15分間振り混ぜた後，遠心分離し，上澄液を試料溶液とする．別に定量用マンギフェリン約10 mgを精密に量り，薄めたメタノール(1→2)に溶かして正確に200 mLとし，標準溶液とする．試料溶液及び標準溶液10 μLずつを正確にとり，次の条件で液体クロマトグラフィー〈2.01〉により試験を行い，それぞれの液のマ

ンギフェリンのピーク面積A_T及びA_Sを測定する．

マンギフェリンの量(mg)＝M_S × A_T/A_S × 1/4

　M_S：qNMRで含量換算した定量用マンギフェリンの秤取量(mg)

　試験条件
　　検出器：紫外吸光光度計(測定波長：367 nm)
　　カラム：内径4.6 mm，長さ15 cmのステンレス管に5 μmの液体クロマトグラフィー用オクタデシルシリル化シリカゲルを充塡する．
　　カラム温度：40℃付近の一定温度
　　移動相：水／アセトニトリル／リン酸混液(1780：220：1)
　　流量：毎分1.0 mL
　　システム適合性
　　　システムの性能：標準溶液10 μLにつき，上記の条件で操作するとき，マンギフェリンのピークの理論段数及びシンメトリー係数は，それぞれ5000段以上，1.5以下である．
　　　システムの再現性：標準溶液10 μLにつき，上記の条件で試験を6回繰り返すとき，マンギフェリンのピーク面積の相対標準偏差は1.5％以下である．

（2）　バイカリン　本品約0.1 gを精密に量り，薄めたメタノール(7→10) 50 mLを正確に加えて15分間振り混ぜた後，ろ過し，ろ液を試料溶液とする．別にバイカリン標準品(別途10 mgにつき，電量滴定法により水分〈2.48〉を測定しておく)約10 mgを精密に量り，メタノールに溶かし，正確に100 mLとする．この液5 mLを正確に量り，薄めたメタノール(7→10)を加えて正確に10 mLとし，標準溶液とする．試料溶液及び標準溶液10 μLずつを正確にとり，次の条件で液体クロマトグラフィー〈2.01〉により試験を行い，それぞれの液のバイカリンのピーク面積A_T及びA_Sを測定する．

バイカリン($C_{21}H_{18}O_{11}$)の量(mg)＝M_S × A_T/A_S × 1/4

　M_S：脱水物に換算したバイカリン標準品の秤取量(mg)

　試験条件
　　検出器：紫外吸光光度計(測定波長：277 nm)
　　カラム：内径4.6 mm，長さ15 cmのステンレス管に5 μmの液体クロマトグラフィー用オクタデシルシリル化シリカゲルを充塡する．
　　カラム温度：40℃付近の一定温度
　　移動相：薄めたリン酸(1→200)／アセトニトリル混液(19：6)
　　流量：毎分1.0 mL
　　システム適合性
　　　システムの性能：標準溶液10 μLにつき，上記の条件で操作するとき，バイカリンのピークの理論段数及びシンメトリー係数は，それぞれ5000段以上，1.5以下である．
　　　システムの再現性：標準溶液10 μLにつき，上記の条件で試験を6回繰り返すとき，バイカリンのピーク面積の相対標準偏差は1.5％以下である．

（3）　ゲニポシド　本品約0.5 gを精密に量り，薄めたメタノール(1→2) 50 mLを正確に加えて15分間振り混ぜた後，遠心分離し，上澄液を試料溶液とする．別に定量用ゲニポシド約10 mgを精密に量り，薄めたメタノール(1→2)に溶かして正確に100 mLとし，標準溶液とする．試料溶液及び標準溶液10 μLずつを正確にとり，次の条件で液体クロマトグラフィー〈2.01〉により試験を行い，それぞれの液のゲニポシドのピーク面積A_T及びA_Sを測定する．

ゲニポシドの量(mg)＝M_S × A_T/A_S × 1/2

　M_S：qNMRで含量換算した定量用ゲニポシドの秤取量(mg)

　試験条件
　　検出器：紫外吸光光度計(測定波長：240 nm)
　　カラム：内径4.6 mm，長さ15 cmのステンレス管に5 μmの液体クロマトグラフィー用オクタデシルシリル化シリカゲルを充塡する．
　　カラム温度：40℃付近の一定温度
　　移動相：水／アセトニトリル／リン酸混液(900：100：1)
　　流量：毎分1.0 mL
　　システム適合性
　　　システムの性能：標準溶液10 μLにつき，上記の条件で操作するとき，ゲニポシドのピークの理論段数及びシンメトリー係数は，それぞれ5000段以上，1.5以下である．
　　　システムの再現性：標準溶液10 μLにつき，上記の条件で試験を6回繰り返すとき，ゲニポシドのピーク面積の相対標準偏差は1.5％以下である．

貯法　容器　気密容器．

医薬品各条の部　シンギの条生薬の性状の項を次のように改める．

シンギ

生薬の性状　本品はほぼ円柱形を呈し，長さ20 〜 100 cm，径0.5 〜 2.5 cm，外面は黄褐色〜赤褐色で，不規則な縦じわがあり，しばしば横長の皮目及び側根の跡がある．外皮は剥がれやすく，剥がれた跡は淡黄褐色〜淡赤褐色を呈する．質は柔軟で折りにくく，折面は繊維性で，粉質である．横切面は皮部が類白色，形成層付近はやや褐色を帯び，木部は淡黄褐色を呈し，放射組織が明瞭である．

本品は僅かに特異なにおいがあり，味は僅かに甘い．

本品の横切片を鏡検〈5.01〉するとき，コルク層は6 〜 8細胞層で，その内側に2 〜 4細胞層のやや厚壁化した柔細胞がある．二次皮層は放射組織が明瞭で，しばしば外側に裂隙が認められる．師部には師部繊維束が階段状に認められる．木部は放射組織が明瞭で，道管の周囲に木部繊維が認められる．師部繊維束及び木部繊維束の外辺にシュウ酸カルシウムの単晶を含む薄壁性の結晶細胞があり，単晶の径は7 〜 20 μmである．柔組織中に認められるでんぷん粒は単粒及び2 〜 8個の複粒である．縦切片を鏡検〈5.01〉するとき，道管

は網紋，階紋，有縁孔紋及びらせん紋道管で，師部繊維束及び木部繊維束の周囲の結晶細胞は列をなす．

医薬品各条の部　真武湯エキスの条定量法の項(3)の目を次のように改める．

真武湯エキス

定量法

（3）総アルカロイド（ベンゾイルメサコニン塩酸塩及び14－アニソイルアコニン塩酸塩，又はベンゾイルメサコニン塩酸塩及びベンゾイルヒパコニン塩酸塩）本品約1 gを精密に量り，ジエチルエーテル20 mLを加えて振り混ぜた後，0.1 mol/L塩酸試液3.0 mLを加えて10分間振り混ぜ，遠心分離し，ジエチルエーテル層を除いた後，ジエチルエーテル20 mLを加えて同様に操作し，ジエチルエーテル層を除く．水層にアンモニア試液1.0 mL及びジエチルエーテル20 mLを加えて30分間振り混ぜた後，遠心分離し，ジエチルエーテル層を分取する．水層にアンモニア試液1.0 mL及びジエチルエーテル20 mLを加えて同様に操作し，これを2回繰り返す．全抽出液を合わせ，低圧(真空)で溶媒を留去した後，残留物をブシ用リン酸塩緩衝液／アセトニトリル混液（1：1）に溶かして正確に10 mLとし，この液を遠心分離し，上澄液を試料溶液とする．別に定量用安息香酸約10 mgを精密に量り，ブシ用リン酸塩緩衝液／アセトニトリル混液（1：1）に溶かし，正確に100 mLとする．この液10 mLを正確に量り，ブシ用リン酸塩緩衝液／アセトニトリル混液（1：1）を加えて正確に100 mLとし，標準溶液とする．試料溶液及び標準溶液20 μLずつを正確にとり，次の条件で液体クロマトグラフィー〈2.01〉により試験を行う．試料溶液のベンゾイルメサコニン，ベンゾイルヒパコニン及び14－アニソイルアコニンのピーク面積A_M，A_H及びA_A並びに標準溶液の安息香酸のピーク面積A_Sを測定する．

ベンゾイルメサコニン塩酸塩の量(mg)
$= M_S \times A_M/A_S \times 1/100 \times 4.19$

ベンゾイルヒパコニン塩酸塩の量(mg)
$= M_S \times A_H/A_S \times 1/100 \times 4.06$

14－アニソイルアコニン塩酸塩の量(mg)
$= M_S \times A_A/A_S \times 1/100 \times 3.69$

M_S：qNMRで含量換算した定量用安息香酸の秤取量(mg)

試験条件
- 検出器：紫外吸光光度計(測定波長：ベンゾイルヒパコニン，ベンゾイルメサコニン及び安息香酸は231 nm，14－アニソイルアコニンは254 nm)
- カラム：内径4.6 mm，長さ15 cmのステンレス管に5 μmの液体クロマトグラフィー用オクタデシルシリル化シリカゲルを充塡する．
- カラム温度：40℃付近の一定温度
- 移動相：ブシ用リン酸塩緩衝液／テトラヒドロフラン混液（183：17）
- 流量：毎分1.0 mL

システム適合性
- システムの性能：分離確認用ブシモノエステルアルカロイド混合標準試液20 μLにつき，上記の条件で操作するとき，ベンゾイルメサコニン，ベンゾイルヒパコニン，14－アニソイルアコニンの順に溶出し，ベンゾイルメサコニンのピークの理論段数及びシンメトリー係数は，それぞれ5000段以上，1.5以下である．
- システムの再現性：標準溶液20 μLにつき，上記の条件で試験を6回繰り返すとき，安息香酸のピーク面積の相対標準偏差は1.5％以下である．

医薬品各条の部　センナの条生薬の性状の項を次のように改める．

センナ

生薬の性状　本品はひ針形～狭ひ針形を呈し，長さ1.5～5 cm，幅0.5～1.5 cm，淡灰黄色～淡灰黄緑色である．全縁で先端はとがり，基部は非相称，小葉柄は短い．ルーペ視するとき，葉脈は浮き出て，一次側脈は辺縁に沿って上昇し，直上の側脈に合一する．背軸面は僅かに毛がある．

本品は弱いにおいがあり，味は苦い．

本品の横切片を鏡検〈5.01〉するとき，向軸側及び背軸側表皮は厚いクチクラを有し，多数の気孔及び厚壁で表面に粒状突起のある単細胞毛がある．表皮細胞はしばしば葉面に平行な隔壁によって2層に分かれ，内層に粘液を含む．葉肉部では，向軸側及び背軸側表皮下に1細胞層の柵状組織，その間に3～4細胞層の海綿状組織があり，それぞれの組織はシュウ酸カルシウムの集晶を含む．葉脈部では，維管束に隣接してシュウ酸カルシウムの単晶を含む結晶細胞が認められる．縦切片を鏡検〈5.01〉するとき，維管束の周囲の結晶細胞は列をなす．

医薬品各条の部　ソボクの条確認試験の項を次のように改める．

ソボク

確認試験　本品の細切1 gにメタノール10 mLを加えて5分間振り混ぜた後，ろ過し，ろ液を試料溶液とする．この液につき，薄層クロマトグラフィー〈2.03〉により試験を行う．試料溶液5 μLを薄層クロマトグラフィー用シリカゲルを用いて調製した薄層板にスポットする．次に酢酸エチル／水／ギ酸／2－プロパノール混液（20：1：1：1）を展開溶媒として約7 cm展開した後，薄層板を風乾する．これに炭酸ナトリウム試液を均等に噴霧し，薄層板を風乾するとき，R_f値0.7付近に赤紫色のスポットを認める．

日本薬局方の医薬品の適否は，その医薬品各条の規定，通則，生薬総則，製剤総則及び一般試験法の規定によって判定する．（通則5参照）

医薬品各条の部　ソヨウの条生薬の性状の項を次のように改める．

ソヨウ

生薬の性状　本品は，通例，しわがよって縮んだ葉からなり，しばしば細い茎を含む．葉は向軸面及び背軸面とも帯褐紫色，又は向軸面は灰緑色～帯褐緑色で背軸面は帯褐紫色を呈する．水に浸してしわを伸ばすと，葉身は広卵形～倒心臓形で，長さ5～12 cm，幅5～8 cm，先端はややとがり，辺縁に鋸歯があり，基部は広いくさび状を呈する．葉柄は長さ3～5 cmである．茎及び葉柄の横切面は方形である．葉をルーペ視するとき，向軸面及び背軸面に毛を認め，毛は葉脈上に多く，他はまばらである．背軸面には細かい腺毛を認める．
　本品は特異なにおいがあり，味は僅かに苦い．

医薬品各条の部　ダイオウの条確認試験の項を次のように改める．

ダイオウ

確認試験　本品の粉末1.0 gに水10 mLを加えて振り混ぜた後，ジエチルエーテル10 mLを加えて10分間振り混ぜ，遠心分離し，ジエチルエーテル層を試料溶液とする．別に薄層クロマトグラフィー用レイン1 mgをアセトン10 mLに溶かし，標準溶液とする．これらの液につき，薄層クロマトグラフィー〈2.03〉により試験を行う．試料溶液及び標準溶液5 μLずつを薄層クロマトグラフィー用シリカゲルを用いて調製した薄層板にスポットする．次に酢酸エチル／メタノール／水混液(20：3：2)を展開溶媒として約7 cm展開した後，薄層板を風乾するとき，試料溶液から得た数個のスポットのうち1個のスポットは，標準溶液から得たスポットと色調及びR_f値が等しい．また，このスポットは，炭酸ナトリウム試液を均等に噴霧するとき，赤色を呈する．

医薬品各条の部　ダイオウ末の条確認試験の項を次のように改める．

ダイオウ末

確認試験　本品1.0 gに水10 mLを加えて振り混ぜた後，ジエチルエーテル10 mLを加えて10分間振り混ぜ，遠心分離し，ジエチルエーテル層を試料溶液とする．別に薄層クロマトグラフィー用レイン1 mgをアセトン10 mLに溶かし，標準溶液とする．これらの液につき，薄層クロマトグラフィー〈2.03〉により試験を行う．試料溶液及び標準溶液5 μLずつを薄層クロマトグラフィー用シリカゲルを用いて調製した薄層板にスポットする．次に酢酸エチル／メタノール／水混液(20：3：2)を展開溶媒として約7 cm展開した後，薄層板を風乾するとき，試料溶液から得た数個のスポットのうち1個のスポットは，標準溶液から得たスポットと色調及びR_f値が等しい．また，このスポットは，炭酸ナトリウム試液を均等に噴霧するとき，赤色を呈する．

医薬品各条の部　タイソウの条純度試験の項(2)の目を次のように改める．

タイソウ

純度試験
　(2)　総BHCの量及び総DDTの量〈5.01〉　各々0.2 ppm以下(分析用試料は細切とする)．

医薬品各条の部　タンジンの条生薬の性状の項を次のように改める．

タンジン

生薬の性状　本品はほぼ円柱形で，長さ5～25 cm，径0.3～1.5 cm，やや湾曲し，しばしば側根を付ける．外面は赤褐色，暗赤褐色又は黒褐色で，不規則な粗い縦じわがある．質は堅く折りやすい．折面は緻密であるか又は粗く裂隙があり，皮部は灰黄白色又は赤褐色，木部は淡黄白色又は黒褐色を呈する．
　本品は僅かににおいがあり，味は初め甘く，後に僅かに苦く渋い．
　本品の横切片を鏡検〈5.01〉するとき，最外層は通常コルク層で，まれにその外側に柔組織又は内皮がある．二次皮層中に厚壁細胞が数個散在するか又は認められない．形成層は明瞭である．二次木部の道管は放射状に配列し，しばしば中心部に向かって合一する．道管周囲に木部繊維が認められる．一次木部は2～3部分に分かれる．縦切片を鏡検〈5.01〉するとき，二次木部の道管は主に孔紋及び網紋道管である．

医薬品各条の部　チョウトウコウの条定量法の項を次のように改める．

チョウトウコウ

定量法　本品の中末約0.2 gを精密に量り，共栓遠心沈殿管にとり，メタノール／希酢酸混液(7：3) 30 mLを加えて30分間振り混ぜた後，遠心分離し，上澄液を分取する．残留物にメタノール／希酢酸混液(7：3) 10 mLを加えて更に2回，同様に操作する．全抽出液を合わせ，メタノール／希酢酸混液(7：3)を加えて正確に50 mLとし，試料溶液とする．別に定量用リンコフィリン約5 mgを精密に量り，メタノール／希酢酸混液(7：3)に溶かして正確に100 mLとする．この液1 mLを正確に量り，メタノール／希酢酸混液(7：3)を加えて正確に10 mLとし，標準溶液(1)とする．別にヒルスチン1 mgをメタノール／希酢酸混液(7：3) 100 mLに溶かし，標準溶液(2)とする．試料溶液，標準溶液(1)及び標準溶液(2) 20 μLずつを正確にとり，次の条件で液体クロマトグラフィー〈2.01〉により試験を行う．試料溶液のリンコフィリン及び

ヒルスチンのピーク面積A_{Ta}及びA_{Tb}並びに標準溶液(1)のリンコフィリンのピーク面積A_Sを測定する．

総アルカロイド(リンコフィリン及びヒルスチン)の量(mg)
$= M_S \times (A_{Ta} + 1.23 A_{Tb}) / A_S \times 1/20$

M_S：定量用リンコフィリンの秤取量(mg)

試験条件
　検出器：紫外吸光光度計(測定波長：245 nm)
　カラム：内径4.6 mm，長さ25 cmのステンレス管に5 μmの液体クロマトグラフィー用オクタデシルシリル化シリカゲルを充塡する．
　カラム温度：40℃付近の一定温度
　移動相：酢酸アンモニウム3.85 gを水200 mLに溶かし，酢酸(100) 10 mLを加え，水を加えて1000 mLとする．この液にアセトニトリル350 mLを加える．
　流量：リンコフィリンの保持時間が約17分になるように調整する．
システム適合性
　システムの性能：定量用リンコフィリン5 mgをメタノール／希酢酸混液(7：3) 100 mLに溶かす．この液5 mLにアンモニア水(28) 1 mLを加えて50℃で2時間加熱，又は還流冷却器を付けて10分間加熱する．冷後，反応液1 mLを量り，メタノール／希酢酸混液(7：3)を加えて5 mLとする．この液20 μLにつき，上記の条件で操作するとき，リンコフィリン以外にイソリンコフィリンのピークを認め，リンコフィリンとイソリンコフィリンの分離度は1.5以上である．
　システムの再現性：標準溶液(1) 20 μLにつき，上記の条件で試験を6回繰り返すとき，リンコフィリンのピーク面積の相対標準偏差は1.5％以下である．

医薬品各条の部　チンピの条定量法の項を次のように改める．

チンピ

定量法　本品の粉末約0.1 gを精密に量り，メタノール30 mLを加え，還流冷却器を付けて15分間加熱し，冷後，遠心分離し，上澄液を分取する．残留物にメタノール20 mLを加えて同様に操作する．全抽出液を合わせ，メタノールを加えて正確に50 mLとする．この液5 mLを正確に量り，薄めたメタノール(1→2)を加えて正確に10 mLとし，試料溶液とする．別に定量用ヘスペリジンをデシケーター(シリカゲル)で24時間以上乾燥し，その約10 mgを精密に量り，メタノールに溶かして正確に100 mLとする．この液5 mLを正確に量り，薄めたメタノール(1→2)を加えて正確に10 mLとし，標準溶液とする．試料溶液及び標準溶液10 μLずつを正確にとり，次の条件で液体クロマトグラフィー〈2.01〉により試験を行い，それぞれの液のヘスペリジンのピーク面積A_T及びA_Sを測定する．

ヘスペリジンの量(mg) $= M_S \times A_T/A_S \times 1/2$

M_S：定量用ヘスペリジンの秤取量(mg)

試験条件
　検出器：紫外吸光光度計(測定波長：285 nm)
　カラム：内径4.6 mm，長さ15 cmのステンレス管に5 μmの液体クロマトグラフィー用オクタデシルシリル化シリカゲルを充塡する．
　カラム温度：40℃付近の一定温度
　移動相：水／アセトニトリル／酢酸(100)混液(82：18：1)
　流量：毎分1.0 mL (ヘスペリジンの保持時間約15分)
システム適合性
　システムの性能：定量用ヘスペリジン及び薄層クロマトグラフィー用ナリンギン1 mgずつをメタノール10 mLに溶かし，水を加えて20 mLとする．この液10 μLにつき，上記の条件で操作するとき，ナリンギン，ヘスペリジンの順に溶出し，その分離度は1.5以上である．
　システムの再現性：標準溶液10 μLにつき，上記の条件で試験を6回繰り返すとき，ヘスペリジンのピーク面積の相対標準偏差は1.5％以下である．

医薬品各条の部　テンモンドウの条純度試験の項を次のように改める．

テンモンドウ

純度試験
（1）重金属〈1.07〉　本品の粗切3.0 gをとり，第3法により操作し，試験を行う．比較液には鉛標準液3.0 mLを加える(10 ppm以下)．
（2）ヒ素〈1.11〉　本品の粗切1.0 gをとり，第4法により検液を調製し，試験を行う．ただし，標準色の調製にはヒ素標準液5.0 mLを用いる(5 ppm以下)．

医薬品各条の部　当帰芍薬散エキスの条定量法の項(1)及び(3)の目を次のように改める．

当帰芍薬散エキス

定量法
（1）(E)-フェルラ酸　本操作は光を避け，遮光した容器を用いて行う．乾燥エキス約0.5 g (軟エキスは乾燥物として約0.5 gに対応する量)を精密に量り，薄めたメタノール(1→2) 50 mLを正確に加えて15分間振り混ぜた後，ろ過し，ろ液を試料溶液とする．別に定量用(E)-フェルラ酸約10 mgを精密に量り，薄めたメタノール(1→2)に溶かして正確に100 mLとする．この液2 mLを正確に量り，薄めたメタノール(1→2)を加えて正確に50 mLとし，標準溶液とする．試料溶液及び標準溶液10 μLずつを正確にとり，次の条件で液体クロマトグラフィー〈2.01〉により試験を行い，それぞれの液の(E)-フェルラ酸のピーク面積A_T及びA_Sを測定する．

(E)-フェルラ酸の量(mg) $= M_S \times A_T/A_S \times 1/50$

M_S：qNMRで含量換算した定量用(E)-フェルラ酸の秤取量(mg)

試験条件
　検出器：紫外吸光光度計(測定波長：320 nm)
　カラム：内径4.6 mm，長さ15 cmのステンレス管に5 μmの液体クロマトグラフィー用オクタデシルシリル化シリカゲルを充塡する．
　カラム温度：40℃付近の一定温度
　移動相：リン酸二水素ナトリウム二水和物7.8 gを水1000 mLに溶かし，リン酸2 mLを加える．この液850 mLにアセトニトリル150 mLを加える．
　流量：毎分1.0 mL((E)-フェルラ酸の保持時間約10分)
システム適合性
　システムの性能：標準溶液10 μLにつき，上記の条件で操作するとき，(E)-フェルラ酸のピークの理論段数及びシンメトリー係数は，それぞれ5000段以上，1.5以下である．
　システムの再現性：標準溶液10 μLにつき，上記の条件で試験を6回繰り返すとき，(E)-フェルラ酸のピーク面積の相対標準偏差は1.5％以下である．

(3) アトラクチレノリドⅢ　乾燥エキス約0.5 g (軟エキスは乾燥物として約0.5 gに対応する量)を精密に量り，薄めたメタノール(1→2) 50 mLを正確に加えて15分間振り混ぜた後，ろ過し，ろ液を試料溶液とする．別に定量用アトラクチレノリドⅢ約10 mgを精密に量り，メタノールに溶かし，正確に100 mLとする．この液5 mLを正確に量り，薄めたメタノール(1→2)を加えて正確に100 mLとし，標準溶液とする．試料溶液及び標準溶液10 μLずつを正確にとり，次の条件で液体クロマトグラフィー〈2.01〉により試験を行い，それぞれの液のアトラクチレノリドⅢのピーク面積A_T及びA_Sを測定する．

アトラクチレノリドⅢの量(mg)＝M_S × A_T / A_S × 1/40

　M_S：定量用アトラクチレノリドⅢの秤取量(mg)

試験条件
　検出器：紫外吸光光度計(測定波長：210 nm)
　カラム：内径4.6 mm，長さ15 cmのステンレス管に5 μmの液体クロマトグラフィー用オクタデシルシリル化シリカゲルを充塡する．
　カラム温度：40℃付近の一定温度
　移動相：水／アセトニトリル／リン酸混液(550：450：1)
　流量：毎分1.0 mL (アトラクチレノリドⅢの保持時間約10分)
システム適合性
　システムの性能：標準溶液10 μLにつき，上記の条件で操作するとき，アトラクチレノリドⅢのピークの理論段数及びシンメトリー係数は，それぞれ5000段以上，1.5以下である．
　システムの再現性：標準溶液10 μLにつき，上記の条件で試験を6回繰り返すとき，アトラクチレノリドⅢのピーク面積の相対標準偏差は1.5％以下である．

医薬品各条の部　トウジンの条確認試験の項及び純度試験の項を次のように改める．

トウジン

確認試験　本品の粗切2.0 gに水50 mLを加えて水浴中で1時間加熱する．冷後，ろ過し，ろ液を酢酸エチル20 mLずつで2回洗浄する．水層を分取し，水飽和1-ブタノール30 mLずつを用い2回抽出する．水飽和1-ブタノール層を合わせ，水浴中で低圧(真空)で溶媒を留去する．残留物にメタノール1 mLを加えて試料溶液とする．この液につき，薄層クロマトグラフィー〈2.03〉により試験を行う．試料溶液5 μLを薄層クロマトグラフィー用シリカゲルを用いて調製した薄層板にスポットする．次に1-プロパノール／水／酢酸エチル混液(6：5：2)を展開溶媒として約10 cm展開した後，薄層板を風乾する．これにナフトレゾルシン・リン酸試液を均等に噴霧し，105℃で10分間加熱するとき，R_f値0.5付近に橙色～赤紫色のスポットを認める．

純度試験
(1) 重金属〈1.07〉　本品の粗切3.0 gをとり，第3法により操作し，試験を行う．比較液には鉛標準液3.0 mLを加える (10 ppm以下)．
(2) ヒ素〈1.11〉　本品の粗切1.0 gをとり，第4法により検液を調製し，試験を行う．ただし，標準色の調製にはヒ素標準液5.0 mLを用いる(5 ppm以下)．

医薬品各条の部　ニクズクの条日本名別名の項を次のように改める．

ニクズク

肉豆蔲
肉豆蔻

医薬品各条の部　ニンドウの条生薬の性状の項を次のように改める．

ニンドウ

生薬の性状　本品は茎及びこれに対生した葉からなる．葉は短い葉柄を付け，楕円形で全縁，長さ3～7 cm，幅1～3 cm，向軸面は緑褐色，背軸面は淡灰緑色を呈し，ルーペ視するとき，両面に軟毛をまばらに認める．茎は径1～4 mm，外面は灰黄褐色～帯紫褐色で，横切面は円形，中空である．
　本品はほとんどにおいがなく，味は収れん性で，後僅かに苦い．
　本品の葉の横切片を鏡検〈5.01〉するとき，最外層は向軸側，背軸側とも表皮からなり，表皮には単細胞性の非腺毛と多細胞性の腺毛が認められる．主脈部では，表皮の内側数細胞層は厚角組織からなり，中央部には維管束がある．葉肉部では向軸側表皮に接して柵状組織があり，背軸側表皮に接し

て海綿状組織がある．腺毛には褐色の分泌物が含まれ，柔細胞中にはシュウ酸カルシウムの集晶を含み，でんぷん粒が認められることがある．

医薬品各条の部　バクモンドウの条生薬の性状の項の次に次を加える．

バクモンドウ

確認試験　本品の中切5 gに水15 mL及び酢酸エチル25 mLを加えて10分間振り混ぜた後，遠心分離し，酢酸エチル層を分取する．この液10 mLをとり，低圧(真空)で溶媒を留去した後，残留物をアセトン0.5 mLに溶かし，試料溶液とする．別に薄層クロマトグラフィー用メチルオフィオポゴナノンA 1 mgをメタノール1 mLに溶かし，標準溶液とする．これらの液につき，薄層クロマトグラフィー〈2.03〉により試験を行う．試料溶液20 µL及び標準溶液10 µLを薄層クロマトグラフィー用シリカゲルを用いて調製した薄層板にスポットする．次にヘキサン／酢酸エチル／酢酸(100)混液(30：10：1)を展開溶媒として約7 cm展開した後，薄層板を風乾する．これに塩化鉄(III)・メタノール試液を均等に噴霧するとき，試料溶液から得た数個のスポットのうち1個のスポットは，標準溶液から得たスポットと色調及びR_f値が等しい．

同条純度試験の項を次のように改める．

純度試験

（1）重金属〈1.07〉　本品の中切3.0 gをとり，第3法により操作し，試験を行う．比較液には鉛標準液3.0 mLを加える(10 ppm以下)．

（2）ヒ素〈1.11〉　本品の中切1.0 gをとり，第4法により検液を調製し，試験を行う．ただし，標準色の調製にはヒ素標準液5.0 mLを用いる(5 ppm以下)．

医薬品各条の部　八味地黄丸エキスの条定量法の項(3)の目を次のように改める．

八味地黄丸エキス

定量法

（3）総アルカロイド(ベンゾイルメサコニン塩酸塩及び14－アニソイルアコニン塩酸塩，又はベンゾイルメサコニン塩酸塩及びベンゾイルヒパコニン塩酸塩)　乾燥エキス約1 g(軟エキスは乾燥物として約1 gに対応する量)を精密に量り，ジエチルエーテル20 mLを加えて振り混ぜた後，0.1 mol/L塩酸試液3.0 mLを加えて10分間振り混ぜ，遠心分離し，ジエチルエーテル層を除いた後，ジエチルエーテル20 mLを加えて同様に操作し，ジエチルエーテル層を除く．水層にアンモニア試液1.0 mL及びジエチルエーテル20 mLを加えて30分間振り混ぜた後，遠心分離し，ジエチルエーテル層を分取する．水層にアンモニア試液1.0 mL及びジエチルエーテル20 mLを加えて同様に操作し，これを2回繰り返す．全抽出液を合わせ，低圧(真空)で溶媒を留去した後，残留物を

ブシ用リン酸塩緩衝液／アセトニトリル混液(1：1)に溶かして正確に10 mLとし，この液を遠心分離し，上澄液を試料溶液とする．別に定量用安息香酸約10 mgを精密に量り，ブシ用リン酸塩緩衝液／アセトニトリル混液(1：1)に溶かし，正確に100 mLとする．この液10 mLを正確に量り，ブシ用リン酸塩緩衝液／アセトニトリル混液(1：1)を加えて正確に100 mLとし，標準溶液とする．試料溶液及び標準溶液20 µLずつを正確にとり，次の条件で液体クロマトグラフィー〈2.01〉により試験を行う．試料溶液のベンゾイルメサコニン，ベンゾイルヒパコニン及び14－アニソイルアコニンのピーク面積A_M，A_H及びA_A並びに標準溶液の安息香酸のピーク面積A_Sを測定する．

ベンゾイルメサコニン塩酸塩の量(mg)
　= $M_S \times A_M / A_S \times 1/100 \times 4.19$

ベンゾイルヒパコニン塩酸塩の量(mg)
　= $M_S \times A_H / A_S \times 1/100 \times 4.06$

14－アニソイルアコニン塩酸塩の量(mg)
　= $M_S \times A_A / A_S \times 1/100 \times 3.69$

　M_S：qNMRで含量換算した定量用安息香酸の秤取量(mg)

試験条件

検出器：紫外吸光光度計(測定波長：ベンゾイルヒパコニン，ベンゾイルメサコニン及び安息香酸は231 nm，14－アニソイルアコニンは254 nm)

カラム：内径4.6 mm，長さ15 cmのステンレス管に5 µmの液体クロマトグラフィー用オクタデシルシリル化シリカゲルを充塡する．

カラム温度：40℃付近の一定温度

移動相：ブシ用リン酸塩緩衝液／テトラヒドロフラン混液(183：17)

流量：毎分1.0 mL

システム適合性

システムの性能：分離確認用ブシモノエステルアルカロイド混合標準試液20 µLにつき，上記の条件で操作するとき，ベンゾイルメサコニン，ベンゾイルヒパコニン，14－アニソイルアコニンの順に溶出し，ベンゾイルメサコニンのピークの理論段数及びシンメトリー係数は，それぞれ5000段以上，1.5以下である．

システムの再現性：標準溶液20 µLにつき，上記の条件で試験を6回繰り返すとき，安息香酸のピーク面積の相対標準偏差は1.5％以下である．

医薬品各条の部　ハッカの条生薬の性状の項を次のように改める．

ハッカ

生薬の性状　本品は茎及びこれに対生した葉からなり，茎は方柱形で淡褐色～赤紫色を呈し，細毛がある．水に浸してしわを伸ばすと，葉は卵円形～長楕円形で，両端はとがり，長さ2 ～ 8 cm，幅1 ～ 2.5 cm，辺縁に不ぞろいの鋸歯があり，向軸面は淡褐黄色～淡緑黄色，背軸面は淡緑色～淡緑黄

色を呈する．

葉柄は長さ0.3 ～ 1 cmである．ルーペ視するとき，毛，腺毛及び腺りんを認める．

本品は特異な芳香があり，口に含むと清涼感がある．

医薬品各条の部　ビワヨウの条生薬の性状の項を次のように改める．

ビワヨウ

生薬の性状　本品は長楕円形～広ひ針形で，長さ12 ～ 30 cm，幅4 ～ 9 cm，先端はとがり，基部はくさび形で，短い葉柄を付け，辺縁には粗い鋸歯がある．ときに，短径0.5 ～ 1 cm，長径数cmの短冊状に切裁されている．向軸面は緑色～緑褐色を呈し，背軸面は淡緑褐色で，淡褐色の綿毛を残存する．葉脈部は淡黄褐色を呈し，背軸面に突出している．

本品は僅かににおいがあり，味はほとんどない．

本品の横切片を鏡検〈5.01〉するとき，向軸側及び背軸側表皮は厚いクチクラを有し，柵状組織はおおむね4 ～ 5細胞層で，ところどころに葉緑体を欠く大型の細胞を認める．主脈部では並立維管束は木部側の基本組織の湾入によって一部切断されたほぼ環状を呈し，師部に接する繊維群を認める．葉肉部の組織中にはシュウ酸カルシウムの単晶及び集晶を認める．綿毛は単細胞性で湾曲し，太さ約25 µm，長さ1.5 mmに達する．

医薬品各条の部　ブシの条生薬の性状の項を次のように改める．

ブシ

生薬の性状

1）　ブシ1　本品は径10 mm以下の不整な多角形に破砕されている．外面は暗灰褐色～黒褐色を呈する．質は堅く，切面は平らで，淡褐色～暗褐色を呈し，通常角質で光沢がある．

本品は弱い特異なにおいがある．

本品の切片を鏡検〈5.01〉するとき，道管は孔紋，階紋，網紋又はらせん紋道管である．柔細胞中のでんぷん粒は通例糊化しているが，ときにでんぷん粒が認められるものもある．でんぷん粒は円形若しくは楕円形で径2 ～ 25 µm，単粒又は2 ～ 10数個の複粒として認められる．でんぷん粒のへそは明らかである．

2）　ブシ2　本品はほぼ倒円錐形で，長さ15 ～ 30 mm，径12 ～ 16 mm，又は縦ときに横に切断され，長さ20 ～ 60 mm，幅15 ～ 40 mm，厚さ0.2 ～ 0.7 mm，又は径12 mm以下の不整な多角形に破砕されている．外面は淡褐色～暗褐色又は黄褐色を呈する．擬上皮を除いたものでは，外面が黄白色～黄褐色である．質は堅く，通例，しわはなく，切面は平らで，淡褐色～暗褐色又は黄白色～淡黄褐色を呈し，通常角質，半透明で光沢がある．

本品は弱い特異なにおいがある．

本品の横切片を鏡検〈5.01〉するとき，外側から擬上皮，一次皮層，内皮，二次皮層，形成層，木部が認められる．擬上皮を除いたものでは，擬上皮に加えて，一次皮層及び内皮の一部を欠くものがある．一次皮層には楕円形～楕円状四角形で，短径30 ～ 75 µm，長径60 ～ 150 µmの厚壁細胞がある．内皮は接線方向に長い1細胞層の細胞からなっている．形成層輪は星形又は不整の多角形～円形であり，木部の道管群はV字形を呈する．

二次皮層及び髄中に独立した形成層輪が認められるものもある．柔細胞中のでんぷん粒は糊化している．縦切片を鏡検〈5.01〉するとき，道管は孔紋，階紋，網紋又はらせん紋道管である．

3）　ブシ3　本品は径5 mm以下の不整な多角形に破砕されている．外面は灰褐色を呈する．質は堅く，切面は平らで，淡灰褐色～灰白色を呈し，光沢がない．

本品は弱い特異なにおいがある．

本品の切片を鏡検〈5.01〉するとき，道管は孔紋，階紋，網紋又はらせん紋道管である．柔細胞中のでんぷん粒は円形若しくは楕円形で径2 ～ 25 µm，単粒又は2 ～ 10数個の複粒として認められる．でんぷん粒のへそは明らかである．

医薬品各条の部　ベラドンナエキスの条性状の項を次のように改める．

ベラドンナエキス

性状　本品は暗褐色で，特異なにおいがある．

医薬品各条の部　防已黄耆湯エキスの条定量法の項（1）の目を次のように改める．

防已黄耆湯エキス

定量法

（1）　シノメニン　乾燥エキス約0.5 g（軟エキスは乾燥物として約0.5 gに対応する量）を精密に量り，ジエチルエーテル20 mLを加えて振り混ぜた後，0.1 mol/L塩酸試液5.0 mLを加えて10分間振り混ぜ，遠心分離し，ジエチルエーテル層を除く．水層にジエチルエーテル20 mLを加えて同様に操作する．水層に薄めた水酸化ナトリウム試液(1→10) 5.0 mL及びメタノール10 mLを加えて15分間振り混ぜた後，遠心分離し，上澄液を分取する．残留物に薄めたメタノール(1→2) 20 mLを加えて15分間振り混ぜた後，遠心分離し，上澄液を分取する．先の上澄液と合わせ，薄めたメタノール(1→2)を加えて正確に50 mLとし，試料溶液とする．別に定量用シノメニン約5 mgを精密に量り，薄めたメタノール(1→2)に溶かして正確に100 mLとし，標準溶液とする．試料溶液及び標準溶液10 µLずつを正確にとり，次の条件で液体クロマトグラフィー〈2.01〉により試験を行い，それぞれの液のシノメニンのピーク面積A_T及びA_Sを測定する．

シノメニンの量(mg) ＝ M_S × A_T/A_S × 1/2

M_S：qNMRで含量換算した定量用シノメニンの秤取量(mg)

試験条件
　検出器：紫外吸光光度計(測定波長：254 nm)
　カラム：内径4.6 mm，長さ15 cmのステンレス管に5 μmの液体クロマトグラフィー用オクタデシルシリル化シリカゲルを充塡する．
　カラム温度：30℃付近の一定温度
　移動相：ラウリル硫酸ナトリウム3 gにアセトニトリル350 mLを加えて振り混ぜた後，水650 mL及びリン酸1 mLを加えて溶かす．
　流量：毎分1.0 mL（シノメニンの保持時間約18分）
システム適合性
　システムの性能：試料溶液，シノメニン標準溶液及び定量法(2)のグリチルリチン酸標準溶液10 μLにつき，上記の条件で操作するとき，試料溶液にシノメニン及びグリチルリチン酸のピークを認め，グリチルリチン酸，シノメニンの順に溶出し，その分離度は4.5以上である．また，グリチルリチン酸のピーク以外にシノメニンのピークの前後に明瞭なピークを認め，シノメニンとそれぞれのピークとの分離度は1.5以上である．
　システムの再現性：標準溶液10 μLにつき，上記の条件で試験を6回繰り返すとき，シノメニンのピーク面積の相対標準偏差は1.5％以下である．

医薬品各条の部　ボクソクの条生薬の性状の項を次のように改める．

ボクソク

生薬の性状　本品は板状又は半管状の皮片で，厚さ5 ～ 15 mm，外面は灰褐色～暗褐色を呈し，内面は褐色～淡褐色を呈する．外面は厚い周皮を付け，縦に粗い裂け目があり，内面には縦の隆起線がある．横切面は褐色～淡褐色を呈し，ところどころに石細胞群による白色の細点を認める．
　本品はにおい及び味はほとんどない．
　本品の横切片を鏡検〈5.01〉するとき，コルク層にはコルク石細胞が散在し，二次皮層には師部繊維群がほぼ階段状に並び，大きな石細胞群が不規則に配列する．柔組織中にシュウ酸カルシウムの集晶が散在する．石細胞や師部繊維に隣接してシュウ酸カルシウムの単晶を含む結晶細胞が認められる．縦切片を鏡検〈5.01〉するとき，繊維細胞に接する結晶細胞は列をなす．

医薬品各条の部　ホミカエキスの条性状の項を次のように改める．

ホミカエキス

性状　本品は黄褐色～褐色の粉末で，弱いにおいがある．

医薬品各条の部　ホミカエキス散の条性状の項を次のように改める．

ホミカエキス散

性状　本品は黄褐色～灰褐色の粉末で，僅かに弱いにおいがある．

医薬品各条の部　ホミカチンキの条性状の項を次のように改める．

ホミカチンキ

性状　本品は黄褐色の液である．
　比重　d^{20}_{20}：約0.90

医薬品各条の部　マクリの条確認試験の項を次のように改める．

マクリ

確認試験　本品の粗切2 gに希エタノール10 mLを加えて15分間振り混ぜた後，ろ過し，ろ液を試料溶液とする．別にカイニン酸5 mgを希エタノール10 mLに溶かし，標準溶液とする．これらの液につき，薄層クロマトグラフィー〈2.03〉により試験を行う．試料溶液及び標準溶液5 μLずつを薄層クロマトグラフィー用シリカゲルを用いて調製した薄層板にスポットする．次にギ酸エチル／水／ギ酸混液(5：1：1)を展開溶媒として約7 cm展開した後，薄層板を風乾する．これに噴霧用ニンヒドリン・エタノール試液を均等に噴霧し，105℃で5分間加熱するとき，試料溶液から得た数個のスポットのうち1個のスポットは，標準溶液から得たスポットと色調及びR_f値が等しい．

医薬品各条の部　モクツウの条生薬の性状の項を次のように改める．

モクツウ

生薬の性状　本品は円形又は楕円形の切片で厚さ0.2 ～ 0.3 cm，径1 ～ 3 cmである．切面の皮部は暗灰褐色を呈し，木部は淡褐色の道管部と灰白色の放射組織とが交互に放射状に配列する．髄は淡灰黄色で，明らかである．側面は灰褐色で，円形又は横に長い楕円形の皮目がある．
　本品はほとんどにおいがなく，味は僅かにえぐい．
　本品の横切片を鏡検〈5.01〉するとき，主として結晶細胞を伴う繊維束と石細胞群とからなる輪層が師部の外辺を弧状に囲んでいる．二次皮層の放射組織は単晶を含む厚壁細胞からなる．形成層付近は明らかで，髄周辺の細胞は極めて厚壁である．木部放射組織及び髄周辺の柔細胞にはシュウ酸カルシウムの単晶及びでんぷん粒を含む．でんぷん粒の径は8 μm以下である．縦切片を鏡検〈5.01〉するとき，繊維束の周

囲の結晶細胞は列をなす．

医薬品各条の部　ヤクモソウの条生薬の性状の項を次のように改める．

ヤクモソウ

生薬の性状　本品は茎，葉及び花からなり，通例，横切したものである．茎は方柱形で，径0.2 ～ 3 cm，黄緑色～緑褐色を呈し，白色の短毛を密生する．髄は白色で切面中央部の多くを占める．質は軽い．葉は対生し，有柄で3全裂～ 3深裂し，裂片は羽状に裂け，終裂片は線状ひ針形で先端は鋭形，又は鋭尖形，向軸面は淡緑色を呈し，背軸面は白色の短毛を密生し，灰緑色を呈する．花は輪生し，がくは筒状で上端は針状に5裂し，淡緑色～淡緑褐色，花冠は唇形で淡赤紫色～淡褐色を呈する．

本品は僅かににおいがあり，味は僅かに苦く，収れん性である．

本品の茎の横切片を鏡検〈5.01〉するとき，四稜を認め，*Leonurus sibiricus*の稜は一部がこぶ状に突出する．表皮には，1 ～ 3細胞からなる非腺毛，頭部が1 ～ 4細胞からなる腺毛及び8細胞からなる腺りんが認められる．稜部では表皮下に厚角組織が発達し，木部繊維の発達が著しい．皮層は数細胞層の柔細胞からなる．維管束は並立維管束で，ほぼ環状に配列する．師部の外側には師部繊維を認める．皮層及び髄の柔細胞中にシュウ酸カルシウムの針晶又は板状晶が認められる．

医薬品各条の部　ヨクイニンの条確認試験の項を次のように改める．

ヨクイニン

確認試験　本品を横切し，薄めたヨウ素試液(1→10)に5秒間浸漬した後，取り出し，余分な試液を拭き取り，切面を観察するとき，内乳は暗赤褐色を呈する．

医薬品各条の部　ヨクイニン末の条確認試験の項及び純度試験の項を次のように改める．

ヨクイニン末

確認試験　本品の少量をスライドガラス上にとり，薄めたヨウ素試液(1→10)を滴下して鏡検〈5.01〉するとき，通例，径10 ～ 20 μm，ほぼ等径性で鈍多角形の単粒及び複粒のでんぷん粒は帯赤褐色を呈し，脂肪油，アリューロン粒と共存して柔細胞中に含まれる小球形のでんぷん粒は青紫色を呈する．

純度試験　異物　本品を鏡検〈5.01〉するとき，ケイ酸化した細胞壁を持つ組織の破片，石細胞その他厚壁木化した細胞，網紋道管，階紋道管，孔紋道管，繊維及び毛の破片を認めない．また，薄めたヨウ素試液(1→10)で青紫色を呈する径20 μmを超える大型でんぷん粒は認めないか，又は認めることがあっても僅かである．

医薬品各条の部　抑肝散加陳皮半夏エキスの条基原の項を次のように改める．

抑肝散加陳皮半夏エキス

本品は定量するとき，製法の項に規定した分量で製したエキス当たり，サイコサポニンb_2 0.6 ～ 2.4 mg，グリチルリチン酸($C_{42}H_{62}O_{16}$: 822.93) 10 ～ 30 mg，ヘスペリジン18 ～ 72 mg及び総アルカロイド(リンコフィリン及びヒルスチン) 0.15 mg以上を含む．

同条定量法の項（3）の目の次に次を加える．

定量法

（4）総アルカロイド(リンコフィリン及びヒルスチン)　乾燥エキス約1 g (軟エキスは乾燥物として約1 gに対応する量)を精密に量り，ジエチルエーテル20 mLを加えて振り混ぜた後，1 mol/L塩酸試液3 mL及び水7 mLを加えて10分間振り混ぜ，遠心分離し，ジエチルエーテル層を除く．水層にジエチルエーテル20 mLを加えて同様に操作する．水層に水酸化ナトリウム試液10 mL及びジエチルエーテル20 mLを加えて10分間振り混ぜた後，遠心分離し，ジエチルエーテル層を分取する．水層にジエチルエーテル20 mLを加えて同様に操作し，これを2回繰り返す．全抽出液を合わせ，40℃以下，低圧(真空)で溶媒を留去した後，残留物を移動相に溶かして正確に10 mLとし，試料溶液とする．別に定量用リンコフィリン及び定量用ヒルスチン約5 mgずつを精密に量り，メタノール／希酢酸混液(7：3)に溶かし，正確に100 mLとする．この液10 mLを正確に量り，メタノール／希酢酸混液(7：3)を加えて正確に50 mLとし，標準溶液とする．試料溶液及び標準溶液10 μLずつを正確にとり，次の条件で液体クロマトグラフィー〈2.01〉により試験を行い，それぞれの液のリンコフィリン及びヒルスチンのピーク面積A_{TR}及びA_{TH}並びにA_{SR}及びA_{SH}を測定する．

総アルカロイド(リンコフィリン及びヒルスチン)の量(mg)
$= (M_{SR} \times A_{TR}/A_{SR} + M_{SH} \times A_{TH}/A_{SH}) \times 1/50$

M_{SR}：定量用リンコフィリンの秤取量(mg)
M_{SH}：定量用ヒルスチンの秤取量(mg)

試験条件
　検出器：紫外吸光光度計(測定波長：245 nm)
　カラム：内径4.6 mm，長さ15 cmのステンレス管に5 μmの液体クロマトグラフィー用オクタデシルシリル化シリカゲルを充塡する．
　カラム温度：40℃付近の一定温度
　移動相：ラウリル硫酸ナトリウム1 gにメタノール600 mLを加えて振り混ぜた後，水400 mL及び酢酸(100)5 mLを加えて溶かす．
　流量：毎分1.0 mL

システム適合性
　システムの性能：標準溶液10 μLにつき，上記の条件で操作するとき，リンコフィリン及びヒルスチンのピークの理論段数及びシンメトリー係数は，それぞれ5000段以上，1.5以下である．
　システムの再現性：標準溶液10 μLにつき，上記の条件で試験を6回繰り返すとき，リンコフィリン及びヒルスチンのピーク面積の相対標準偏差はそれぞれ1.5％以下である．

　医薬品各条の部　レンニクの条生薬の性状の項を次のように改める．

レンニク

生薬の性状　本品は卵形体～楕円体で，一端には乳頭状の突起があり，その周辺はへこんでいる．長さ1.0 ～ 1.7 cm，幅0.5 ～ 1.2 cm，外面は淡赤褐色～淡黄褐色を呈し，突起部は暗赤褐色を呈する．内果皮は艶がなく，剝離しにくい．内部は黄白色の子葉からなり，中央部にある胚は緑色である．
　本品はほとんどにおいがなく，味は僅かに甘く，やや油様で，胚は極めて苦い．
　本品中央部の横切片を鏡検〈5.01〉するとき，内果皮は柔組織からなり，ときに脱落して見られないことがある．種皮は表皮と圧縮された柔細胞からなる柔組織で形成され，柔組織中に維管束が散在する．種皮の内側には子葉が見られる．残存する内果皮中にはシュウ酸カルシウムの集晶及びタンニン様物質を，種皮の柔細胞中にはタンニン様物質を，子葉の柔組織中にはでんぷん粒を含む．

　医薬品各条の部　ロートエキスの条性状の項を次のように改める．

ロートエキス

性状　本品は褐色～暗褐色で，特異なにおいがある．本品は水に僅かに混濁して溶ける．

　医薬品各条の部　ロートエキス散の条性状の項を次のように改める．

ロートエキス散

性状　本品は帯褐黄色～灰黄褐色の粉末で，僅かに弱いにおいがある．

　医薬品各条の部　ロートエキス・アネスタミン散の条性状の項を次のように改める．

ロートエキス・アネスタミン散

性状　本品は僅かに褐色を帯びた白色の粉末である．

　医薬品各条の部　ロートエキス・カーボン散の条性状の項を次のように改める．

ロートエキス・カーボン散

性状　本品は黒色の飛散しやすい粉末である．

　医薬品各条の部　複方ロートエキス・ジアスターゼ散の条性状の項を次のように改める．

複方ロートエキス・ジアスターゼ散

性状　本品は淡黄色の粉末である．

　医薬品各条の部　ローヤルゼリーの条定量法の項を次のように改める．

ローヤルゼリー

定量法　本品の乾燥物0.2 gに対応する量を精密に量り，メタノール20 mLを加え，30分間超音波処理して分散させた後，メタノールを加えて正確に50 mLとする．この液を遠心分離し，上澄液2 mLを正確に量り，内標準溶液2 mLを正確に加え，水25 mL及びメタノールを加えて50 mLとし，試料溶液とする．別に定量用10－ヒドロキシ－2－(E)－デセン酸約10 mgを精密に量り，メタノールに溶かし，正確に100 mLとする．この液3 mLを正確に量り，内標準溶液2 mLを正確に加え，水25 mL及びメタノールを加えて50 mLとし，標準溶液とする．試料溶液及び標準溶液10 μLずつを正確にとり，次の条件で液体クロマトグラフィー〈2.01〉により試験を行い，内標準物質のピーク面積に対する10－ヒドロキシ－2－(E)－デセン酸のピーク面積の比Q_T及びQ_Sを求める．

10－ヒドロキシ－2－(E)－デセン酸の量(mg)
　$= M_S \times Q_T / Q_S \times 3/4$

　M_S：qNMRで含量換算した定量用10－ヒドロキシ－2－(E)－デセン酸の秤取量(mg)

　内標準溶液　パラオキシ安息香酸プロピルのメタノール溶液(1→5000)
　試験条件
　　検出器：紫外吸光光度計(測定波長：215 nm)
　　カラム：内径4.6 mm，長さ15 cmのステンレス管に5 μmの液体クロマトグラフィー用オクタデシルシリル化シリカゲルを充塡する．

カラム温度：50℃付近の一定温度
移動相：水／液体クロマトグラフィー用メタノール／リン酸混液(550：450：1)
流量：10－ヒドロキシ－2－(E)－デセン酸の保持時間が約10分になるように調整する．

システム適合性

システムの性能：標準溶液10 μLにつき，上記の条件で操作するとき，10－ヒドロキシ－2－(E)－デセン酸，内標準物質の順に溶出し，その分離度は6以上である．

システムの再現性：標準溶液10 μLにつき，上記の条件で試験を6回繰り返すとき，内標準物質のピーク面積に対する10－ヒドロキシ－2－(E)－デセン酸のピーク面積の比の相対標準偏差は1.0％以下である．

参照紫外可視吸収スペクトル

参照紫外可視吸収スペクトル　改正事項

参照紫外可視吸収スペクトルの部に次の五条を加える．

アリピプラゾール

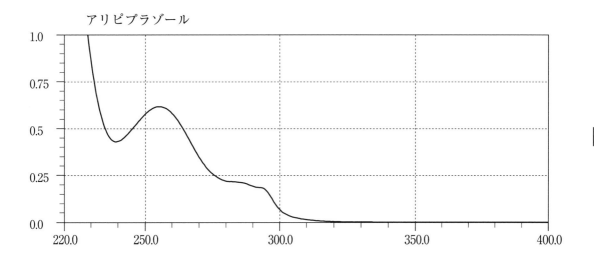

オキサリプラチン

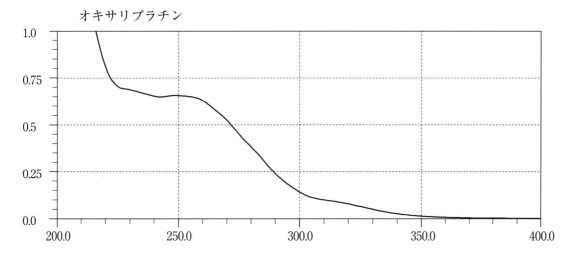

トルバプタン

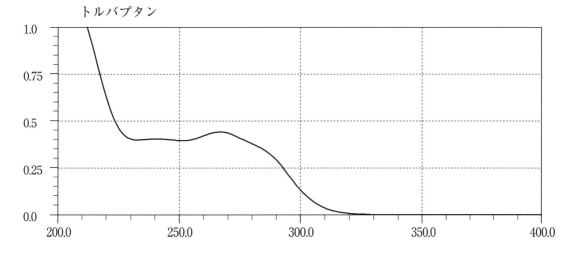

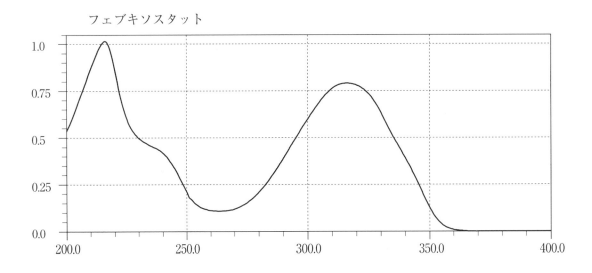

フェブキソスタット

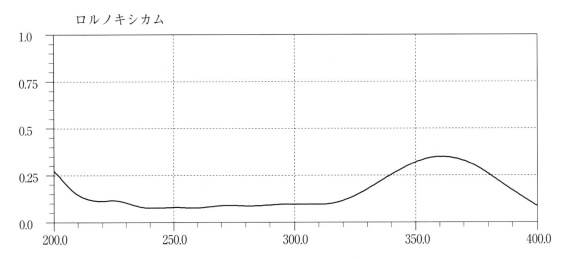

ロルノキシカム

参照赤外吸収スペクトル

参照赤外吸収スペクトル　改正事項

参照赤外吸収スペクトル　クリンダマイシンリン酸エステルの条を削り，同部に次の七条を加える．

アリピプラゾール

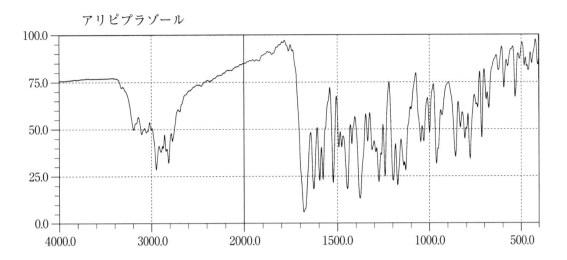

エデト酸ナトリウム水和物

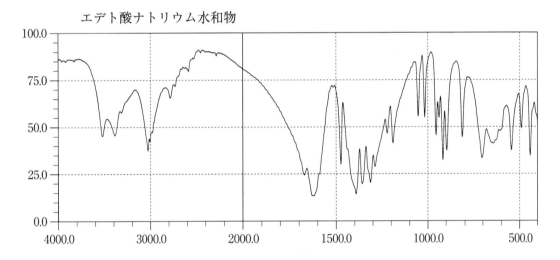

オキサリプラチン

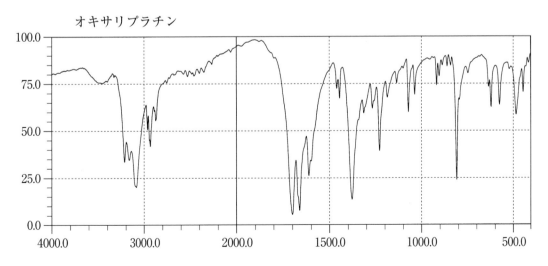

シクロホスファミド水和物

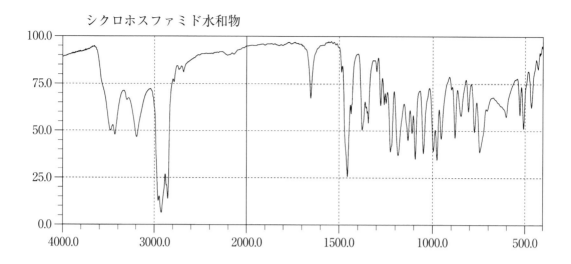

トルバプタン

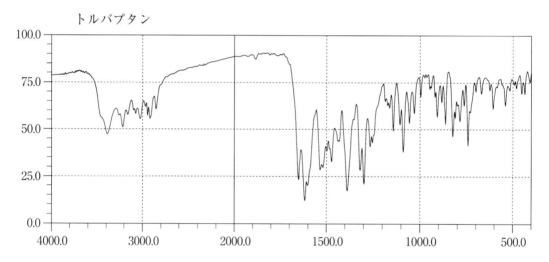

フェブキソスタット

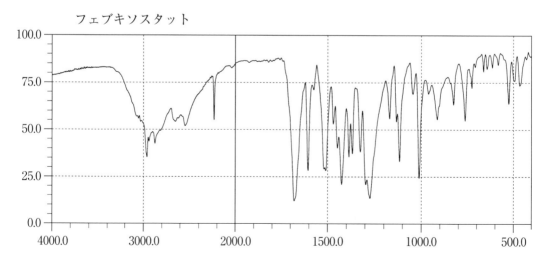

ロルノキシカム

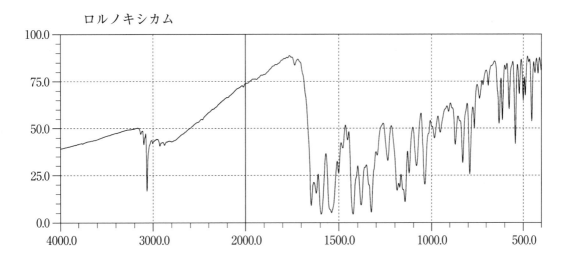

参 考 情 報

参　考　情　報

　参考情報は，医薬品の品質確保の上で必要な参考事項及び参考となる試験法を記載し，日本薬局方に付したものである．したがって，医薬品，医療機器等の品質，有効性及び安全性の確保等に関する法律に基づく承認の際に規定された場合を除き，医薬品の適否の判断を示すものではないが，日本薬局方を補足する重要情報として位置付けられている．参考情報を日本薬局方と一体として運用することにより，日本薬局方の質的向上や利用者の利便性の向上に資することができる．

　参考情報はその内容により以下のカテゴリーに分類し，それぞれに固有の番号を付している．固有番号は三つのブロックで構成され，左ブロックはカテゴリー番号，中央ブロックはカテゴリー内での番号を示す．右ブロックの数字は，左から2桁で直近改正（改正のない場合は新規作成）時の日局を示し，3桁目は大改正を0，第一追補を1，第二追補を2，一部改正を3とする．参考情報間で引用を行う場合は，該当する参考情報の番号を〈　〉を付して示す．

　　G0．医薬品品質に関する基本的事項
　　G1．理化学試験関連
　　G2．物性関連
　　G3．生物薬品関連
　　G4．微生物関連
　　G5．生薬関連
　　G6．製剤関連
　　G7．容器・包装関連
　　G8．標準品関連
　　G9．医薬品添加剤関連
　　GZ．その他

　本改正の要旨は次のとおりである．
1．新たに作成したものは次のとおりである．
　(1)　原子間力顕微鏡によるナノ粒子のサイズ及び形態解析法〈G1-9-182〉
　(2)　日本薬局方における秤量の考え方〈G1-6-182〉
　(3)　はかり(天秤)の校正，点検と分銅〈G1-7-182〉
　(4)　はかり(天秤)の設置環境，基本的な取扱い方法と秤量時の留意点〈G1-8-182〉
　(5)　フローサイトメトリー〈G3-16-182〉
　(6)　フローイメージング法によるバイオテクノロジー応用医薬品(バイオ医薬品)原薬／製剤中の不溶性微粒子の評価法〈G3-17-182〉

2．改正したものは次のとおりである．
　(1)　固体又は粉体の密度〈G2-1-182〉
　(2)　粉体の流動性〈G2-3-182〉
　(3)　ペプチドマップ法〈G3-3-182〉
　(4)　日本薬局方収載生薬の学名表記について〈G5-1-182〉
　(5)　生薬及び生薬製剤の薄層クロマトグラフィー〈G5-3-182〉

3．廃止したものは次のとおりである．
　(1)　動的光散乱法による液体中の粒子径測定法〈G2-4-161〉

参考情報　改正事項

参考情報　G1．理化学試験関連　に原子間力顕微鏡によるナノ粒子のサイズ及び形態解析法，日本薬局方における秤量の考え方，はかり（天秤）の校正，点検と分銅，並びにはかり（天秤）の設置環境，基本的な取扱い方法と秤量時の留意点　を加える．

原子間力顕微鏡によるナノ粒子のサイズ及び形態解析法〈G1-9-182〉

原子間力顕微鏡法（AFM : Atomic Force Microscopy）は，カンチレバーに装着されたナノメートルオーダーの曲率半径を持つ微小な探針（図1）と試料表面の原子間に働く力を検出することでナノ粒子の画像を取得し，そのサイズや形態，表面形状を解析する分析手法である．大気中及び液中で実施することが可能である．また，ナノ粒子の剛性などの力学的特性を測定することも可能である．AFMはナノテクノロジーを応用した医薬品の特性解析に利用されている．

1.　装置及び動作原理

1.1.　AFM装置

AFMは，半導体レーザー，AFMヘッド（カンチレバーが装着される機器の構成部分），探針の付いたカンチレバー，試料ステージ，分割フォトダイオード受光部などから構成され，カンチレバーに照射するレーザーのアラインメントを適切に実施できるよう，光学顕微鏡及び荷電結合素子（Charge Coupled Device : CCD）カメラを搭載したものを用いる（図1）．このAFMシステムは除振台に設置し，測定に影響を及ぼす振動を防止する．

1.2.　AFM動作原理

AFMの動作原理の一般的な概要は以下のとおりである（図1）．
1) 半導体レーザーがカンチレバーの背面に照射され，反射されたレーザー光は分割フォトダイオード受光部で常にモニターされている．
2) カンチレバーが試料の表面近傍に近づくと，表面間力（引力又は斥力）により生じる曲げモーメントに応じてカンチレバーがたわむ．このたわみは分割フォトダイオード受光部におけるレーザー検出位置の上下変位として計測される．
3) カンチレバーのたわみが一定となるように，試料ステージ又はAFMヘッドに付随しているピエゾ駆動装置によってカンチレバー試料表面間のz軸方向での距離を制御しながら，試料のx, y方向に対してカンチレバーが走査される．

以上の1)～3)の動作原理に基づき，ピクセルごとに高さ情報が保存されたAFM画像が得られる．実際の画像取得では，測定対象のナノ粒子は平らな固体基板上に固定されており，粒子の高さは基板表面から測定された値になる．ナノ粒子のサイズ測定において，対象粒子が球状であると仮定すると，AFMで測定される高さは，粒子の直径に相当することになる．さらに校正用標準試料を利用することにより，AFM画像におけるz軸方向の高さ情報は高い真度と精度を有する．一方，AFM画像の側方次元（x, y）情報は，校正の困難さや探針の形状による影響を考慮する必要がある．

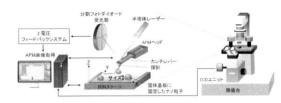

図1　代表的な原子間力顕微鏡システムと画像取得用PCの概略図[1)]

1.3.　その他の装置

防音ボックス：外部音による振動の影響を避けるために，原子間力顕微鏡システムを収容する防音ボックスを利用する場合がある．

UV照射洗浄装置：カンチレバーを洗浄する場合に利用できる．

温度制御装置：温度を一定に保つ必要がある試料測定に利用できる．

2.　測定

AFMによるナノ粒子のサイズ測定は，一般に以下の手順で実施される．

2.1.　測定試料の調製

測定対象のナノ粒子を適当な溶媒に適切な濃度となるように分散させた試料を調製する．溶媒・濃度はナノ粒子が安定に分散状態を保持するよう設定する．

2.2.　ナノ粒子を固定するための基板の準備

AFMにより画像を取得する上で，観察対象試料の固体基板への固定は必須である．観察対象試料の物理的化学的特性により適切な基板を選択することは，観測粒子数や形態など，最適な条件を検討する際の重要な要素である．

高さ測定において安定したベースラインを確保するために，基板の表面粗さは測定対象の粒子に比較して十分に平らでなければならない．測定対象の粒子サイズの5%以下の表面粗さ（表面の凹凸について，中心線からの偏差の絶対値平均である算術平均粗さ）であることが望ましい．また，ナノ粒子を容易に固定するために基板表面の物性が比較的均一であることが重要である．

一般に，安定に分散しているナノ粒子の表面は正又は負に帯電しており，それら粒子の固体基板への固定は，静電的相互作用によることが多い．例えば，負荷電のポリスチレン標準ナノ粒子は，正に帯電した固体基板表面へ容易に固定できる．粒子と基板間の表面間力がファンデルワールス相互作用や疎水性相互作用に依存する，固定する対象粒子が柔らかく基板との相互作用により変形・崩壊が生じるなど，特に相互作用が複雑になる場合には，固体基板の選択に多くの検討が必要になる．代表的な基板として，市販されているAFM測定用の高品質マイカ（muscovite mica），金（111）蒸着マイカ，単結晶性シリコンなどが挙げられる．これらの基板は原子レベルで平坦であり，基板表面の荷電状態を制御するための表面処理が可能である．例えば，負に帯電したナノ粒子を固定する場合には，0.3 vol%の3－アミノプロピルトリエトキシシラン（3-aminopropyltriethoxysilane，APTES）水溶液で正に帯電する

ように表面処理を行うことが可能である．その他，表面粗さが約5 nm以下の比較的平坦なカバーガラスが市販されており，測定対象の粒子サイズが約100 nm以上の場合には基板として用いることができる．使用する基板の表面粗さを把握するために，あらかじめAFMにより画像を取得しておくことが望ましい．

2.3. ナノ粒子の固体基板への固定

適切な基板にナノ粒子の液体試料を滴下し，粒子が基板に固定されるのに十分な時間，インキュベーションを行う．空気中で画像の取得を行う場合には，インキュベーション後に基板を超純水でリンスして塩などの余分な成分を除き乾燥させる．

2.4. AFM画像の取得

2.4.1. 測定モードの選択

ナノ粒子は，静電的相互作用やファンデルワールス相互作用などの弱い分子間相互作用により基板に固定されている．そのため，AFMの測定モードによって側方次元にかかる力を最小限に抑えることが重要である．この要件に適した測定モードの一つに，インターミッテントコンタクトモード（ダイナミックモード，タッピングモード，ダイナミックフォースモード，振幅変調モードとも呼ばれる）が挙げられ，市販されているほとんどのAFMで利用可能である．一方，近年，カンチレバーを加振しない非共振の測定モード（フォースカーブマッピング）が，特に柔らかい試料の観察や力学的特性（硬さなど）の測定に用いられることもある．

インターミッテントコンタクトモードでは，カンチレバーホルダーに取り付けられた小さなピエゾ素子によってカンチレバーを共振周波数付近の振動数で上下に振動させる．振動振幅は，探針－試料間距離に極めて敏感であり，探針が試料表面に接触すると，カンチレバーの運動エネルギーは試料側に散逸し，急激に振動振幅が小さくなる．この振動振幅が一定になるように探針－試料間距離をフィードバック制御しながら絶えず上下振動させて試料中の粒子表面を走査するために，側方次元にかかる力がほとんど生じないという利点がある．そのため，動きやすい試料，凹凸のある試料，柔らかな試料，表面への吸着がある試料などにも有効な測定モードである．ナノ粒子のサイズ測定は，空気中及び液中のいずれの環境でもインターミッテントコンタクトモードによって可能である．以降は，インターミッテントコンタクトモードによる画像取得方法を述べる．

2.4.2. カンチレバーの選択

カンチレバー及びその先端に取り付けられている探針の特性及び形状は，AFMの感度と解像度を決定する重要な因子である．留意すべき点を以下に挙げる．

AFMで得られる画像には，探針形状と試料粒子形状の両者に由来する要因が含まれる．つまり，探針の形状は高さ測定に影響を与えないが，x, y方向での形状表示に影響を与えるため，ナノ粒子のx, y方向でのサイズ情報の扱いには注意が必要であり，探針形状によるアーチファクトを最小化するために，10 nm以下の先端半径をもった探針の使用が推奨される．

安定したカンチレバーの励起振動は，インターミッテントコンタクトモードによる試料表面の画像化に重要な要素であり，探針－試料粒子間の付着力（例えば，毛管力，ファンデルワールス力，静電力）を克服することができる大きな剛性（高いバネ定数）をもつカンチレバーの使用が望ましい．一方で，カンチレバーの接触による力で粒子が変形する可能性があるため，測定対象粒子の剛性に比較して小さい剛性（低いバネ定数）のカンチレバーを用いることが望ましい．共振周波数の高いカンチレバーを使用すると，走査の感度が良くなり測定時間を短縮できるが，通常その剛性（バネ定数）は大きいために測定対象粒子へのダメージに留意が必要である．また，大気中観察及び液中観察で，カンチレバー剛性の使い分けが必要なことがある．これらの点を考慮して，カンチレバーの選択を行い，必要に応じてカンチレバーの最適化を行う．

2.4.3. AFM画像の取得

調製した試料をAFMの試料ステージにセットし，AFM画像を取得する．AFM画像はx, y平面座標と垂直z座標の情報を持つ．画像の取得及び解析の際には，x, y平面のデータポイント数，すなわちピクセル数を考慮する必要がある．例えば，一辺200ピクセルの10 μm × 10 μm画像を得た場合，1ピクセル当たりのサイズは50 nm × 50 nmとなる．この設定条件では，50 nm以下の粒子を識別することができない．したがって，測定対象の物質のサイズを考慮してスキャンサイズを設定する．測定の際，一般的には1粒子当たり10ピクセル以上となるようにスキャンサイズを設定することが望ましい．AFMによる粒子の平均サイズと粒度分布の解析では，代表的な粒子を無作為に抽出していることを保証することが重要になる．一般的に，少なくとも100個程度のナノ粒子のサイズを測定することや，また，単一の視野での測定の作為性を避けるために，視野を変えて画像を取得することが推奨される．画像取得中に画像の質が突然悪くなった場合には，カンチレバーが汚染されたり磨耗したりしていることが原因であることが多いので，カンチレバーを洗浄又は交換することを検討する．

ナノ粒子を固定していない基板を用意し，同じ条件でAFM画像の取得を行う．これにより，測定対象とするナノ粒子と誤って判断してしまう可能性のあるアーチファクト又は異物が，計測作業や基板そのものから混入していないことを保証することができる．

3. 画像解析とナノ粒子のサイズ（高さ）計測

取得したAFM画像は，AFM機器メーカーにより提供されているソフトウェアを用いて，試料の設置や装置の熱ドリフトなどに由来する画像上の高さの傾きを補正した後，解析を行う（他の開発者によるAFM画像解析ソフトウェアも利用可能である）．ナノ粒子のサイズ測定において，必須となるデータ解析の操作について述べる．

3.1. 断面形状解析によるサイズ測定

ソフトウェアの断面形状解析ツールを用いると，画像中の任意の部分に引いた線に沿った垂直方向の断面形状プロファイルを取得することができ，水平・垂直方向の距離の測定が可能である．断面形状プロファイルを取得すれば，ナノ粒子の高さだけでなく，ナノ粒子の凝集性も知ることができる．また，ナノ粒子周辺の基板部分における傾き補正の適切性に関する情報を得ることができる．画像中の各ナノ粒子について断面形状解析を行い，粒子の高さを測定する．高さ測定の基準点は，全データの最下点を基準に取る方法，走査方向に対して粒子形状の立ち上がりの際を基準点とする方法，測定者が任意に基準を設定する方法などがある．いずれを採用する場合でも同じ条件で一連の測定を行う．試料調製に伴うアーチファクトの影響を避けるために，明らかな異物粒子や粒子同士を区別できない大きな凝集物は粒子サイズの平均値を算出する際に除外する．

3.2. 自動粒子解析によるサイズ測定

ソフトウェアを用いて粒子を自動で認識し，粒子サイズ測定を一括して短時間で行うことが可能である．粒子の認識は，ユーザーが設定する高さの閾値に基づき行われる．すなわち，設定値以上の高さを持つ粒子は解析に含まれ，設定値以下の高さの粒子は解析から除外される．また，明らかな異物の粒子や粒子同士を区別できない大きな凝集物はソフトウェア上で選択し解析対象から除外できる．以上の操作後，基板の高さを基準とした個々の粒子における最大高さが自動的に測定される．自動粒子解析を行う際には，解析対象となる画像の傾き補正が適切に行われた状態でなければ，結果に人為的な影響が出てしまうので注意する．自動粒子解析を行う際，結果が正しく出力されているかを断面形状解析による結果と照らし合わせて妥当性を確認しておくようにする．自動解析ソフトによるナノ粒子の平均高さは，断面形状解析による平均高さよりも大きくなる傾向にある．なお，ソフトウェアには，画像中における粒子個々の占有面積から粒子サイズを解析するものもある．この場合，粒子サイズは面積相当直径として解析される．

3.3. 真球以外の形状を有するナノ粒子の解析

粒子サイズを評価するにあたり，粒子が基板に固定されたときに変形が起きる場合や，対象となる粒子の形状が球形でない場合には，高さとは別に，粒子解析ソフトを利用しながら他のパラメーターの追加解析を検討することも重要であろう．例えば，粒子が基板に固定されたときに変形が起きる場合には，基板への固定前後で体積が一定であると仮定し，体積相当直径がサイズ評価パラメーターとして利用できるであろう（図2A）．加えて，面積相当直径や，高さ／面積相当直径比によって対象粒子の変形した形状についての情報を得ることもできる（図2A）．また，対象粒子が楕円形状である場合には，粒子が楕円に相当すると仮定した場合の長径及び短径を測定することが可能であり，更に短径／長径比を用いることで粒子の扁平率から形状について評価することもできる（図2B）．側方(x, y)次元の情報が入り込む粒子が球形でない場合の解析においては，カンチレバーの先端曲率の影響を大きく受けるため，校正用格子を用いたカンチレバー先端形状の評価などを行い，十分注意する．

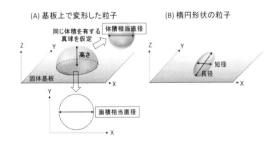

図2 基板上で変形した粒子（A）及び（B）における形状評価[1]

3.4. サイズデータの報告

測定されたナノ粒子のサイズ（高さ）分布と，その平均値及び標準偏差を報告する．測定に関わる因子はナノ粒子のサイズ測定結果に影響を与えるため，ナノ粒子の固定化方法，カンチレバー，測定モード，測定環境が空気中か液中か，測定したナノ粒子の個数及びサイズの解析方法に関する情報を記載すべきである．

4. AFMの性能確認

AFMでは，カンチレバーのz位置を，ピエゾ素子の伸縮によって距離制御している．その伸縮は印加した電圧に対して非線形性やヒステリシスなどの性質を有している．従来のAFMでは，ピエゾ素子に印加した電圧から高さzを求めている．しかし，上記の性質のために，高さが保証された実際の試料を測って検量線などを作成し「高さ補正」をする必要がある．例えば，測定するナノ粒子の高さに近いステップ高さの校正用格子を選択し，鋭い探針を使って少なくとも三つの異なる場所で測定したステップ高さの平均値を，校正用格子で保証されている高さの値と比較する．

測定された平均値が保証された値と大きく異なる場合，製造業者などによるピエゾ駆動装置のz変位の再校正について検討する必要がある．

一方，近年のAFMでピエゾ素子に測長センサーを付随させた装置では，ピエゾ素子がどれだけ伸縮したかを精密に測ることができるため，高さzは常に測定されている．つまり，常に高さ補正・変位補正を続けている制御方法を有する装置も存在する．

参考資料

1) 加藤くみ子ら，医薬品医療機器レギュラトリーサイエンス，50, 634-640 (2019).
2) ASTM E2859-11 : 2017, Standard Guide for Size Measurement of Nanoparticles using Atomic Force microscopy.

日本薬局方における秤量の考え方 〈G1-6-182〉

日本薬局方一般試験法「計量器・用器〈9.62〉」のはかり（天秤）及び分銅の項において，日本薬局方におけるはかり（天秤）及び分銅は，国際単位系(SI)へのトレーサビリティが確保された校正を実施しておくことが要求されている．

計量計測におけるトレーサビリティとは，「個々の校正が，測定不確かさに寄与する，文書化された切れ目のない校正の連鎖を通して，測定結果を計量参照に関連付けることができる測定結果の性質」[1]と定義されている．計量計測トレーサビリティの源として最も上位のものは，メートル（長さ），キログラム（質量），秒（時間），アンペア（電流），ケルビン（熱力学的温度），カンデラ（光度），モル（物質量）の国際単位系(SI)基本単位であるが，はかり（天秤）の場合，質量に関してトレーサビリティが保証される校正が実施されていることが基本となる．トレーサビリティの要素には，a)切れ目のない比較の連鎖，b)測定不確かさ，c)文書化，d)技術能力，e)国際単位系(SI)への参照，f)校正があるが，本項では，このf)を要求している．また，日本薬局方で使用されるはかり（天秤）には，繰返し性(併行精度)の要件，正確さ(真度)の要件とともに，国際単位系(SI)へのトレーサビリティが確保された校正の実施が規定されており，これらを満たすことで，秤量結果が，国際単位系(SI)トレーサブルな結果になり得る．

一方，日本薬局方における計量では，常に国際単位系(SI)トレーサブルな結果を求めているわけではない．これは，日本薬局方に使用する標準品，標準物質のほとんどが，国際単位系

(SI)トレーサブルでないマスバランス法による計量により値付けされていることから明らかである．日本薬局方における分析は，決められた規則に従って実行し，規格(値)を満たすかどうか判断するために実施するものである．

すなわち，医薬品各条での定量規格が99.0%以上とされていれば，医薬品各条に定められた定量法に従って分析するとき，有効数字を考慮して，その分析値が98.95%以上であれば，日本薬局方に適合となることから，有効数字4桁目まで正確に秤量可能であることが重要となる．通常，10 μgの桁まで表示されるセミミクロ化学はかり(セミミクロ化学天秤)では，上記の規則に従って校正されていたとしても，読取限度桁では，130%以上の誤差(±13 μg以上の誤差)があることが知られている[2]．したがって，そのセミミクロ化学はかり(セミミクロ化学天秤)が，例えば定量法の実施時に，試料や標準品などを約0.1 g秤量する際，風袋も合わせて50.65432 gと表示したとすると，100 μgの桁である3は，ほぼ正確であると考えられることから，十分に定量法に使用する試料や標準品などの秤量に使用可能となる．日本薬局方における多くの定量法では，必要とする有効数字は最大4桁であるが，例えば0.10%の水分含量や4.0%の乾燥減量であれば，算出に必要とする有効数字は3桁，0.1%の強熱残分であれば2桁となる．そのため，分析を実施する際に使用するはかり(天秤)は，これらの有効数字を満たすものを使用することが必要となる．言い換えれば，日本薬局方においては，目的に応じた考え方(fit for purpose)に沿って計量を実施することが重要となる．したがって，確認試験や純度試験としての呈色反応に使用する0.2 gの医薬品を秤量する際には，使用するはかり(天秤)の有効数字は2桁あれば十分である．一方で，ウルトラミクロ化学はかり(ウルトラミクロ化学天秤)を使用して定量NMRで純度規定を行う試薬について5 mg程度秤量する場合，風袋も合わせて例えば25.2345 mgと表示したとすると，1 μgの桁である4は，ほぼ正確であると考えられる．純度の算出に使用する有効数字は3桁であることから，風袋の重さが20 mg程度であったとしても，試薬の秤量値としては4桁目がほぼ正確となり，十分使用可能となる．また，もし，ミクロ化学はかり(ミクロ化学天秤)しか保有していない場合でも，試薬を10 mg以上秤量すれば，有効数字4桁目までほぼ正確であると考えられる．

他方，秤量する際には，どのような誤差が生じているかの理解が重要となる．適切に校正されたはかり(天秤)では，秤量時の誤差を生じる要因として，感度変化，繰返し性，直線性，偏置などがある．感度変化は，その場所に加わる重力加速度の変化や温度ドリフトなどにより生じる．はかり(天秤)を移設した場合には，その場所に加わる重力加速度が異なるため，感度調整が必要な場合がある．特に，電子式はかり(天秤)は，電磁力と自由落下の加速度(重力)との釣り合いで補正され，質量が表示されるため，移設する前の場所で感度調整されたはかり(天秤)は，移設先の環境が違うと，実際とは異なった質量を表示する．また，環境の変化によっても表示値は変化するため，はかり(天秤)の内部分銅や，外部分銅を用いて感度調整を行う必要がある．

繰返し性は，同一試料をはかり(天秤)の計量皿へ複数回はかり取った際の表示値のまとまり度合いで，10 μg以下の桁まで読み取れる高い表示分解能を有するはかり(天秤)の性能評価に必須な特性である．

日本薬局方一般試験法「計量器・用器〈9.62〉」のはかり(天秤)及び分銅の項に示された繰返し性(併行精度)の要件により得られる結果から，そのはかり(天秤)のそのときの最小計量値が推定される．国際単位系(SI)トレーサブルな秤量とするためには，そのはかり(天秤)において，最小計量値より大きな質量のはかり取りを行うことが目安となる．

最小計量値は，そのはかり(天秤)の設置環境(設置場所の振動の有無など)，秤量時の温度変化などの影響を受けるため，経常的に最小計量値を記録しておくことは，正確な秤量にとって重要となる．なお，最小計量値とは，風袋を含めない，はかり(天秤)の精確さを確保するための秤量の下限を示す推定値であり，繰返し性(併行精度)の要件によって得られた標準偏差を用いて，最小はかり取り量の精密さを確保するために繰返し性(併行精度)が0.10%以下であることを要求している．すなわち，国際単位系(SI)トレーサブルな秤量を行う場合，最小計量値以上のはかり取りを行う必要がある．はかり(天秤)における繰返し性(併行精度)に影響を与える可能性のある要因は次のとおりである．

1) 最小計量値は，はかり(天秤)の性能であり，この値は環境の変化や時間の経過とともに変化する可能性がある．
2) 測定者が異なれば，はかり取りの方法も異なる場合がある．つまり，測定者ごとに決定される最小計量値が異なる場合がある．
3) 有限回数の繰返しの標準偏差は，真の標準偏差の推定値であり，現実には特定できないことに留意する．
4) 最小計量値の決定は，既定の試験法に完全には合致しない場合がある．
5) 使用する風袋容器が環境によって質量に影響を与える場合には，最小計量値に影響を与える可能性がある．

これらの要因から，多くの場合，最小計量値よりも大きな値ではかり取りを行う必要がある．つまり，はかり(天秤)を使用した現実的な最小はかり取り量は，最小計量値よりもある程度大きく設定すべきである．

直線性誤差は，ゼロ点から最大秤量点までをほぼ等しく分割した各点における理想直線からの偏りの程度である．感度誤差は，直線性誤差も考慮したゼロ点からの直線の傾きの度合いであり，一般にゼロ点から最大秤量点に近づくほど誤差は相対的に大きくなり，環境変化に連動して顕著である．したがって，正確さ(真度)の要件では，許容される感度誤差を確認するため，はかり取りを行う範囲の上限付近，あるいははかり(天秤)の最大秤量値を若干下回る程度の質量の分銅を用いる．偏置誤差は，はかり(天秤)の中心から，離れた場所に荷重を加えた際の表示値の変化の程度であり，試料や採取容器が特殊な形状でなければ，配慮する必要性は低い．通常の環境における正確さ(真度)の評価には，感度，直線性及び偏置の三つの誤差が含まれるが，誤差の伝播則(二乗和の平方根)により合否基準0.10%は，次の式[2]を満たすことになる．

$$0.10\% \fallingdotseq \sqrt{感度誤差0.05\%^2 + 直線性誤差0.05\%^2 + 偏置誤差0.05\%^2}$$

したがって，正確さ(真度)の要件では，1回の分銅ののせ降ろしにより得られたはかり(天秤)の表示値と分銅の質量値の差として0.05%以下を要求している．言い換えれば，感度誤差に0.05%，直線性誤差に0.05%を配分しているといえる．

上記の誤差を考慮すると，はかり(天秤)の点検としては，少なくとも，はかり(天秤)の最大秤量値の5%付近に対する精密さと，最大秤量値付近(又は使用範囲の最大値付近)に対する正確さ(真度)を確認する目的で，繰返し性(併行精度)の要件と，感度誤差(正確さ(真度))の要件を実施することが求められている．なお，繰返し性(併行精度)の確認には，質量変化のない分銅を使用し，正確さ(真度)の確認には国際単位系(SI)トレーサブルな校正証明書付きの分銅を使用する．正確さ(真度)の要件を満たさない場合には，そのはかり(天秤)について不確かさ[3]の値が得られるトレーサビリティが確保された校正を行う必要性が生じる．

参考資料
1) ISO/IEC Guide 99: 2007, 国際計量計測用語－基本及び一般概念並びに関連用語(VIM).
2) Reichmuth. A and Fritsch. K, Pharmaceutical Engineering 29(6), 46-58 (2009).
3) ISO/IEC Guide 98-3: 2008, 測定の不確かさ－第3部:測定における不確かさの表現の手引(GUM:1995).

はかり(天秤)の校正，点検と分銅 〈G1-7-182〉

使用するはかり(天秤)が要求される性能を満たすことを評価するための定期的な(機器導入据付時を含む)校正では，国際単位系(SI)へのトレーサビリティを確保することを目的として，質量の標準として使用する分銅と測定機器として用いるはかり(天秤)について，不確かさが付随した校正結果の取得が必要となる．校正結果の妥当性の確保のためには，校正が国際的技術ガイドライン(ISO/IEC 17025など)に準じて行われていることが必要で，それに伴い適正に文書化された校正証明書を取得することまでが推奨される．

分銅は日本産業規格(JIS B 7609)[1]に準拠して，はかり(天秤)の要求を満たす公称値や精度等級を有するものを選択する．合否判定基準によっては，点検用分銅の公称値のみを使用すれば十分な場合があるが，点検用分銅の公称値のみを使用する場合，分銅の表示量と精度等級で決定される最大許容誤差がはかり(天秤)の正確さ(真度)の合否判定基準の3分の1を超えてはならない．又は点検用分銅の協定質量値(温度20℃における分銅の密度を8000 kg/m³，空気の密度を1.2 kg/m³とみなした場合の質量値)を考慮する場合，その校正の拡張不確かさは合否判定基準の3分の1を超えてはならない．点検に複数の分銅を使用する場合，分銅の校正の不確かさを総和する必要があり，その合計が合否判定基準の3分の1を超えてはならない．なお，偏置や繰返し性の点検では，校正された分銅の使用は任意であるが，点検中に分銅の質量が変化しないことを確実にすること．

外部分銅を使用した点検は，はかり(天秤)が要求仕様を満たしていることを確実にする．はかり(天秤)の点検は個々の標準操作手順に基づいて行われ，点検の頻度及び間隔は，試験法や秤量に伴うリスクによって異なる．内部分銅を使用した自動又は手動で操作される感度誤差の調整は，外部分銅を使用した点検を部分的に置き換えることができる．

以下の表にはかり(天秤)に関して，機器特性ごとの確認事項，求め方及び合否判定基準を示す．

特性	確認事項	求め方	合否判定基準
感度誤差	分銅の質量値と表示値の偏差	最大秤量値付近の分銅の質量値と表示値の差を分銅の質量値で除した値	0.05%以下
直線性誤差	仕様範囲全体における質量値と表示値の偏差	仕様範囲(ゼロ点から最大秤量点)の3～6点に分割された各点の分銅の質量値と表示値の偏差の最大値	0.05%以下
偏置誤差	計量皿の中心から偏心した位置で秤量した際の質量値と表示値の偏差	中心へ分銅を置いた際の表示値と計量皿の四方へ分銅を置いた際の分銅の表示値の偏差の最大値．その際，分銅は最大秤量値の30%以上の質量値であること．	0.05%以下
繰返し性	同じ条件(手順，測定者，場所など)及び短時間で同一試料を繰返しはかり取った際の，表示値のまとまり度合い	100 mg以上で，最大秤量値の5%程度の質量値である分銅を10回以上のせ降ろすことにより得られた表示値の標準偏差から計算する．	0.10%以下

なお，取引証明に使用するはかり(天秤)のうち特定計量器の検定及び検査に使用する基準分銅は，基準分銅の検査において，校正結果の値付け及び不確かさを含めた結果の評価を実施していない点で，国際単位系(SI)トレーサブルな分銅ではなく，局方で使用するはかり(天秤)の正確さ(真度)の確認には使用できない．

参考資料
1) 国際勧告 OIML R111-1:2004；日本規格協会，JIS B 7609:2008，分銅

はかり(天秤)の設置環境，基本的な取扱い方法と秤量時の留意点 〈G1-8-182〉

はかり取る質量は通常，最小計量値より大きい質量を目安とし，はかり取りを行う前に，秤量に使用する器具類の準備及び整理整頓(清掃)を行い，はかり(天秤)の感度調整を行う．以下に，はかり(天秤)の設置環境，基本的な取扱い方法及び秤量時の留意点を記す．

1. **はかり(天秤)の設置環境**

はかり(天秤)は広すぎない部屋で，振動源，通風箇所，室内電灯の放射熱及び直射日光を受ける壁面を避けた，常時，周囲の環境が変化しない場所に設置することが望ましい．また，振動の影響が小さいとされる部屋の隅又は大きな柱の傍で使用することが理想的であり，はかり(天秤)が据付けされる計量台(除振台，防振台など)はそれ自身に十分な質量があり，計量台へ重量物などの負荷を加えても上下のひずみがなく堅ろうで，磁性及び帯電性に配慮されていることが望ましい．特に，読取り限度桁が0.1 mg以下のはかり(天秤)は，ヒトの感覚では感じることができない微振動の試料自身への伝搬や，微振動にはかり(天秤)の計量センサーが反応することで，表示値に不安定性を起こすため，設置又は移設する際には注意を払うことが必要となる．保全管理の面においても，はかり(天秤)の機器部品の劣化を避けるため，結露の要因となる急激な温度変化がない環境が必要となる．また，電子機器であるはかり(天秤)の設置環境は温度5～40℃，かつ相対湿度20～80%，静電気などの影響を考慮する場合は相対湿度45%以上が望ましい．

2. はかり(天秤)の使用前の動作確認

はかり(天秤)を使用する前には，次に示す事項について確認を行う．

2.1. 予熱待機時間の確保

電源供給後，検出器の内部温度を安定化させるために予熱待機時間を確保する．予熱待機時間は，読取り限度桁が10 mg以上の場合は30分間以上，1 mgの場合は1時間以上，0.1 mgの場合は2時間以上，0.01 mg以下の場合は半日以上を確保することが望ましい．

2.2. 据付状態の確認

はかり(天秤)に装備されている水平器の気泡が中心位置にあるなど，水平器にて水平であることを確認する．水平調整の際には，はかり(天秤)が不安定でないかの確認及び計量台と接しているはかり(天秤)の足と設置面に隙間がないか目視確認することが望ましい．

2.3. 感度調整の実施

感度調整機能を備えた(調整用内部分銅が装備された)はかり(天秤)の場合，表示器のゼロ点及び最大秤量値付近について周辺温度の状態に応じて適切な感度調整を行うことが可能である．分解能が高いほど感度変化の影響は大きくなり，感度変化による測定誤差は，一般的にゼロ点から秤量する質量付近まで相対的に大きくなる．感度調整機能を備えていない機器については，最大秤量値付近の分銅を用いて，感度調整を手動で実施することが望ましい．

3. 清掃

目的物以外のはかり取りを避けるため，清掃を定期的に行う．はかり(天秤)の構造を理解し，簡易的に分解して清掃が可能な場合は，ガラスクリーナー，毛羽立ちのない布などを用いて各部をこまめに清掃し，計量皿及び計量室内は清浄な状態を保つ．

4. 計量結果に影響する外的要因の排除

計量結果に影響を及ぼす外的要因は，可能な限り排除する．吸湿，吸着，揮発又は蒸発しやすい試料の場合は，秤量値に偏りが生じないように試料の特性に応じた対策をとる必要がある．例えば，吸湿性のある試料を秤量する場合には，はかり(天秤)を恒温恒湿ボックス内に設置し，事前に試料を一定の温湿度条件になじませた後に秤量すると，再現性の良い秤量が可能となる．試料そのものの性質以外に計量結果に影響を与える外的要因について以下に記す．

4.1. 計量皿周辺と試料(採取容器を含む)間の温度差

試料の冷蔵保管，異なる温度の室外からの持ち込み，熱処理，体温による熱伝導などによって，計量皿周辺と試料間に温度差が生じる．試料及び採取容器が計量室内の温度よりも高い場合は，計量皿付近に上向きの微量な風(対流)が発生し，その現象が試料及び採取容器を押し上げる力となり表示値の減少又は不安定性を生じさせる．温度関係が逆の場合は，相対して逆の傾向が表れる．これらの現象は計量皿周辺に起こる物理現象であるため，はかり(天秤)に風防が備えられていたとしても避けられない．したがって，はかり(天秤)の計量室内と試料，採取容器の温度が，可能な限り同等な条件ではかり取りを行う．

4.2. 空調などによる風

空調機から吹き出す風，計量室への人の出入り，及び測定者のはかり取り操作に伴って生じる空気の流れが計量皿に当たると，表示値が不安定になる．このような風の影響を抑えるには，風防を設けて，風が計量皿に直接当たらないようにする．あるいは，風が当たらないような場所に移設する．風が直接的にはかり(天秤)に吹き当たるような状態で開閉ドアを備えているはかり(天秤)を使用する際は，必要以上に開閉ドアを大きく開けないことが重要である．

4.3. 静電気

摩擦によって帯電しやすい粉体などの試料及び採取容器を用いる場合，又は計量室内が相対湿度40％以下の低湿度状態である場合では，はかり(天秤)との電荷の力の作用によって表示値が上方又は下方に変動するため計量結果に影響を与える．このような静電気への対策として，計量室の湿度を45％以上に保つ，蓄積された静電気の消散を待つ，採取容器を帯電防止加工に変更するなどが挙げられる．これらの対策が取れない場合には，イオナイザーなどの帯電した電荷を中和させる，又は消散を促進する器具を用いて可能な限り除電を行った後に，測定を行うことを推奨する．ただし，除電の際，表示値の不安定性を起こす風を計量皿に直接吹きかけるような器具の使用は避ける．

参考情報　G2.　物性関連　固体又は粉体の密度　を次のように改める．

固体又は粉体の密度 〈G2-1-182〉

集合体としての固体又は粉体の密度は，粒子間及び粒子内部に存在する微細な空隙部分の体積の評価方法により，異なる定義がなされ，それぞれ異なる数値が与えられ，かつ実用上の意味も異なる．通常，固体又は粉体の密度は三つのレベルで定義される．

（1）　結晶密度　空隙のない均一系とみなされ，真密度とも称される．

（2）　粒子密度　開孔部のない空隙，又は気体により置換されない粒子内細孔も固体又は粉体の体積として評価される．

（3）　かさ密度　粉体層内に形成される空隙部分も固体又は粉体の体積として評価されることから，みかけ密度とも称される．通常，疎充塡時の粉体の密度は疎充塡かさ密度，タップ充塡時の密度はタップ充塡かさ密度と定義される．

一般に，液体や気体の密度は温度と圧力のみに依存するが，固体又は粉体の密度は分子又は粒子の集合状態に依存する．したがって，固体又は粉体の密度は，当該物質の結晶構造，結晶化度によって変化することはもちろんであるが，試料が非晶質であるか，その一部が非晶質である場合，試料の調製法又は処理法によって変化する．したがって，二つの固体又は粉体が化学的には同一物質であっても，それらの固体構造が違えば，異なる密度を与える．固体又は粉体粒子の密度は，粉末状医薬品及び医薬品原料の重要な物理的特性であることから，日本薬局方では，粒子密度は「3.03　粉体の粒子密度測定法」，かさ密度は「3.01　かさ密度測定法」として，それぞれの密度測定法を規定している．

固体又は粉体の密度は，単位体積当たりの質量(kg/m^3)であり，通例，g/cm^3で表す($1\ g/cm^3 = 1000\ kg/m^3$)．

結晶密度 (Crystal Density)

ある物質の結晶密度とは，分子の充塡配列(molecular

packing arrangement)の基本部分(fundamental part)に属さない，全ての空隙を除いた単位体積当たりの平均質量である．これはその物質の特定の結晶構造に固有な特性であり，測定法に依存しない．結晶密度は，計算又は簡単な測定によって求めることができる．

A. 計算による結晶密度は，例えば，単結晶のX線回折データ又は粉末X線回折データの指標化によって得られる結晶学的データ(単位格子の体積と組成)から与えられる．
B. 測定による結晶密度は，単結晶の質量と体積の測定により，その比(質量／体積)として与えられる．

粒子密度(Particle Density)

粒子密度は，結晶密度に加えて粒子内の空隙(粒子内部の閉じた空隙及び開孔部はあるが気体が浸入できない空隙)も粒子体積の一部と評価して求められる密度である．すなわち，粒子密度は測定された体積に依存し，体積の評価は測定法に依存する．粒子密度の測定は，日本薬局方では「3.03　粉体の粒子密度測定法」として，ピクノメーター法を規定している．

ピクノメーター法による密度は，気体置換型ピクノメーターを用いて，質量既知の粉体の体積を置換された気体の体積に等しいものと評価することにより求める．ピクノメーター法による密度の測定においては，気体の浸入が可能な開孔部のある空隙は粉体の体積とみなされないが，気体が浸入できない密閉状態にある空隙は粉体の体積の一部とみなされる．ヘリウムは拡散性が高く，開孔部のあるほとんどの空隙に浸入できるため，粒子密度測定用気体として推奨される．したがって，細かく粉砕された粉体のピクノメーター法による粒子密度は，一般には結晶密度とあまり違わない．このため，この方法による粒子密度は，非晶質又は部分的に結晶性である試料の真密度の最良の推定値とみなされ，製造工程中にある医薬品粉末の製造管理に広く役立てることができる．

かさ密度(Bulk Density)

粉体のかさ密度は，粒子間の空隙も粉体体積の一部と評価して求められる．したがって，かさ密度は粉体の粒子密度と粉体層中での粒子の空間配列に依存する．

また，粉体のかさ密度は粉体層の僅かな揺動によっても，その空間配列が変化するため，再現性よくかさ密度を測定することは極めて難しい．したがって，かさ密度の測定値を示す場合，測定条件と共に，どのように測定したかを明記することが重要である．

日本薬局方では「3.01　かさ密度測定法」を規定している．

A. 疎充塡かさ密度は，ふるいを通してメスシリンダー中へ注入した質量既知の粉体の体積(疎充塡体積)を測定することにより求められる(定質量法)．別に日本薬局方では，一定容量(疎充塡体積)の粉体の質量を測定することにより，疎充塡かさ密度を求める方法(定容量法)も規定している．
B. タップ充塡かさ密度は，粉体を入れたメスシリンダーを機械的にタップすることにより求められる．初期の疎充塡体積を測定した後，メスシリンダーを一定の測定条件(タップ速度及び落下高さ)で機械的に規定の回数タップし，連続する2回の測定間で体積変化が許容範囲内となるまで測定を繰り返す(定質量法)．別に日本薬局方では，タップ充塡された一定容量の粉体の質量を測定することにより，タップ充塡かさ密度を求める方法(定容量法)も規定している．

参考情報　G2.　物性関連　粉体の流動性　を次のように改める．

粉体の流動性〈G2-3-182〉

本試験法は，三薬局方での調和合意に基づき規定した試験法である．
三薬局方の調和合意に関する情報については，独立行政法人医薬品医療機器総合機構のウェブサイトに掲載している．

医薬品では幅広く粉体が利用されることから，粉体の流動性を評価するための種々の方法が考案されてきた．製剤に関する文献中には，粉体の流動性に関する種々の測定値を製造特性と関係づけようとする多数の論文が出されている．このような種々の試験法が開発されているのは当然である．なぜならば，粉体の挙動は多面的であるので，これが粉体の流動性を評価しようとする努力を面倒にしているからである．本項では，医薬品に最も多く用いられる粉体の流動性の評価法について記述する．医薬品粉体の流動性を適切に評価できる単純で簡便な測定法はないが，本項では，幾つかの試験法の標準化を提案している．粉体の流動性評価に広く用いられている四つの試験項目及び測定法，すなわち，「1.安息角」，「2.圧縮度又はHausner比」，「3.オリフィスからの流出」，及び「4.せん断セル法」である．

一般に，いかなる粉体の流動性測定法であっても，実用的かつ有用であり，更に再現性があって感度が良く，意味のある結果が得られなければならない．これらいずれの手法を用いた測定でも，複数回の測定が望ましい．繰返しになるが，ある一つの流動性測定法では，製薬用途で遭遇する広範囲の流動性を適切に又は完全に評価できない．製剤研究者や技術者の必要性に応じて，種々の見地から粉体の流動性を評価するために，多数の標準化された試験法をうまく利用することが適切な評価につながる．

1.　安息角

安息角は，粉体の流動性を評価するために幾つかの科学分野で用いられてきている．安息角は，粒子間摩擦，又は粒子間の運動に対する抵抗性に関係する特性値である．安息角の試験結果は，測定法に大きく依存する．本測定法では円錐形成時の粉体の分離・偏析や圧密又はエアレーションのために，実験上に困難を生じる．これらの難点があるにもかかわらず，本測定法は製薬工業において利用され続けており，製造面での諸問題を予測する際の価値を示す多数の例が文献中に見られる．

安息角は，次項で述べる方法のいかんにかかわらず，形成される堆積体が円錐状であると仮定した際の水平面に対する三次元的角度である．

1.1.　安息角測定法

多数の安息角測定法が提案されているが，静的安息角を測定するための最も一般的な方法は，二つの重要な実験的変数の扱いにより次のように分類される．
(ⅰ) 粉体を流下させる漏斗の高さを基底板に対して固定しておくか，又は堆積体が形成されるにつれて漏斗の高さを変える．
(ⅱ) 堆積体が形成される基底板の直径を一定とする(すなわち，堆積体の直径は既知である)か，又は堆積体の形成に応じて基底板の直径を変える．

上記の基本的な測定法に加えて，以下のような変法も用いら

れている．
（ⅰ）排出安息角：一定の直径を持つ円板上にある過剰量の粉体を容器から排出させることによって測定する．円板上に形成された円錐から，排出安息角を測定する．
（ⅱ）動的安息角：片面が透明で平らな面を持つ円筒内に粉体を入れ，これを一定速度で回転させる．動的安息角は円筒内で流動している粉体層の斜面が水平面との間で形成する角度として測定される．内部運動摩擦角は粉体の最上層を流下する粒子と粗い表面仕上げとされている円筒と一緒に回転している粒子を分離している面によって定義される．

1.2. 安息角に関する流動性の程度

安息角を用いて粉体の流動性を定性的に説明する際に多少の違いはあるが，Carr[1]による分類(表1)は有用である．処方設計において40 ～ 50°の安息角を持つ試料であっても良好な結果が得られることもあるが，安息角が50°を超えると，製造に適さないことが多い．

表1　流動性の程度と対応する安息角[1]

流動性の程度	安息角(°)
極めて良好	25 ～ 30
良好	31 ～ 35
やや良好(架橋防止対策不要)	36 ～ 40
普通(架橋の限界点あり)	41 ～ 45
やや不良(攪拌や振とうが必要)	46 ～ 55
不良	56 ～ 65
極めて不良	>66

1.3. 測定に関して留意すべき点

安息角は個々の粉体に固有な物性値ではない．すなわち，粉体の円錐を形成させるために用いた方法に大きく依存する．この点に関して，次のような重要な点が挙げられている．
（ⅰ）上方から落下してくる粉体の衝撃によって円錐の頂点がゆがむ．円錐を注意深く形成させることによって，衝撃によるゆがみは軽減される．
（ⅱ）円錐が形成される円板の性質が安息角に影響する．粉体層の上に円錐を形成させることができる "共通の基底部" を用いて円錐を形成させるとよい．これは，円錐を形成させる粉体層を保持するための外縁部を用いることによって可能となる．

1.4. 推奨される測定手順

粉体層を保持するための保持縁を持つ，固定された円板上に安息角を形成させる．円板は振動しないようにする．対称性のある円錐を注意深く形成させるために，円錐の高さに応じて漏斗の高さを変えると良い．この場合，漏斗が動くので，振動しないように注意する．円錐の先端部に落下する粉体の衝撃を最小限にするために，漏斗脚部下端の高さは堆積体の頂点から約2 ～ 4 cmの位置に保つ．対称性のある円錐を首尾よく又は再現性よく形成させることができない場合には，本法は適切ではない．円錐の高さを測定することによって，次式から安息角 α を求める．

$\tan \alpha = $ 高さ $/(0.5 \times$ 円板の直径$)$

2. 圧縮度及びHausner比

圧縮度とこれに密接に関係するHausner比は，粉体の粒子サイズや粒子形状，真密度，表面積，含水率，付着性などに影響されるため，粉体の流動特性を予測することができる．圧縮度及びHausner比は，粉体の疎充塡体積とタップ充塡体積から算出される．詳細はかさ密度測定法〈3.01〉を参照すること．

2.1. 圧縮度及びHausner比測定法

圧縮度とHausner比の測定法はやや異なるが，基本的な手順は，同一の粉体試料について疎充塡体積 V_0 と，これ以上の体積変化が生じなくなるまで試料をタップした後の最終タップ充塡体積 V_f を測定することである．次式により圧縮度とHausner比を計算する．

圧縮度 $= (V_0 - V_f)/V_0 \times 100$

Hausner比 $= V_0/V_f$

圧縮度とHausner比は，疎充塡かさ密度 (ρ_{untapped}) とタップ充塡かさ密度 (ρ_{tapped}) の測定値を用いて，次式により求めることもできる．

圧縮度 $= (\rho_{\text{tapped}} - \rho_{\text{untapped}})/\rho_{\text{tapped}} \times 100$

Hausner比 $= \rho_{\text{tapped}}/\rho_{\text{untapped}}$

これらの変法として，タップ中に生じるかさ体積変化に代わって，圧密率が測定されることもある．圧縮度とHausner比について，広く報告されている流動性の程度を表2に示す．

表2　流動性の程度と対応する圧縮度及びHausner比

圧縮度(%)	流動性の程度	Hausner比
≦10	極めて良好	1.00 ～ 1.11
11 ～ 15	良好	1.12 ～ 1.18
16 ～ 20	やや良好	1.19 ～ 1.25
21 ～ 25	普通	1.26 ～ 1.34
26 ～ 31	やや不良	1.35 ～ 1.45
32 ～ 37	不良	1.46 ～ 1.59
>38	極めて不良	>1.60

圧縮度とHausner比は粉体に固有な特性値ではなく，用いた測定法に依存する．疎充塡体積 V_0，最終タップ充塡体積 V_f，疎充塡かさ密度 ρ_{untapped}，及びタップ充塡かさ密度 ρ_{tapped} の測定に影響するため考慮すべき重要な点は以下のとおりである．
（ⅰ）用いたメスシリンダーとホルダーの直径と質量
（ⅱ）タップ充塡かさ密度を得るための粉体のタップ回数
（ⅲ）タップの高さ
（ⅳ）試験に用いた粉体の質量
（ⅴ）タップ中のメスシリンダー内における粉体試料の回転

3. オリフィスからの流出

粉体の流出は多くの因子に依存するが，そのうちの幾つかは粒子自体の特性に関係しており，また他の幾つかは測定法に関係する．粉体の流動度の測定には，(粉体がアーチングを生じ，それ以上流出することができなくなるオリフィス径である "アーチング径" を評価することにより)オリフィスからの粉体の流出性とその流出速度を観測する方法が使用されてきた．ここで特に重要なことは，自由流動性のある粉体であっても脈動型の流動パターンが観察されるので，流出を連続的にモニターすることが有用であるということである．また，容器が空になる際も流出速度の変化が見られる．これまでにオリフィス径，粒子径及び粒子密度に対する流出速度に関係する幾つかの実験式が提案されている．粉体のアーチング径の評価は，粉体が凝集性を有する場合も自由流動性を有する場合も適用できるが，オリフィスからの流出速度の測定は，自由流動性を有する粉体にのみ適用可能である．

オリフィスからの流出速度は，一般には多種類の容器(円筒

状容器，ファネル，ホッパー)のいずれにおいても，これらから流出する試料の単位時間当たりの質量として測定される．流出速度の測定は間けつ的又は連続的に行うことができる．

3.1. オリフィスからの流出試験法

オリフィスからの流出速度を測定する際に最も共通する問題点は，三つの重要な実験的変数に基づいて次のように分類できる．
（1）粉体を入れた容器の種類　一般的な容器は円筒状容器，ファネル又はホッパーである．
（2）用いたオリフィスの大きさと形状　オリフィス径とその形状は，粉体の流出速度を測定する際の重要な因子である．
（3）流出速度の測定法　流出速度は，ある種の記録装置が付属した電子天秤を用いて連続的に測定することができる．また，流出速度は，不連続な試料についても個別に測定することができる(例えば，100 gの粉体がオリフィスを通過するのに要する0.1秒単位までの時間，又は10秒間にオリフィスを通過する0.1 g単位までの粉体の質量)．

3.2. オリフィスからの流出試験法の変法

質量基準又はかさ体積基準のいずれの流出速度も測定することができる．質量基準速度の方が測定しやすいが，高密度の粉体では大きな測定値が得られる．錠剤機の臼中への粉体の充填はかさ体積基準であるので，この場合にはかさ体積基準の流出速度を測定することが望ましい．容器から粉体が流出しやすくするためにバイブレーターを取り付けることもあるが，これは結果の解析を複雑にする．ロータリー式錠剤機の運転条件をより精密に再現するための振動式オリフィス装置が提案されている．粉体が流出する最小オリフィス径も確認することができる．

流出速度は用いた測定法に極めて大きく依存するので，一般的な尺度はない．また文献の結果を比較することも困難である．

3.3. 測定に関して留意すべき点

オリフィスからの流出は，個々の粉体に固有な物性値ではない．これは用いた方法に極めて大きく依存する．これらの方法に影響する，次のような幾つかの重要な点が指摘されている．
（i）オリフィス径と形状
（ii）容器の材質(金属，ガラス，プラスチック)
（iii）容器内での粉体層の直径と高さ

3.4. 推奨される測定手順

オリフィスからの流出速度測定は，ある程度の流動性を持つ粉体のみに用いることができる．したがって，付着性粉体には用いることができない．粉体層の高さがオリフィス径より十分に大きければ，流出速度は実質的には粉体層の高さには関係しない．円筒状容器は流出にほとんど影響しないので，容器としてこれを用いる．この形状では容器の壁面に沿った粉体ではなく，粉体層内での粉体の運動による流速を測定していることになる．粉体層の高さが円筒状容器の直径の2倍未満の場合には，粉体の流出速度はしばしば増加する．オリフィスの形状は円形とし，円筒状容器は防振状態とする．円筒状容器の寸法に関する一般的な指標は次のとおりである．
（i）オリフィス径＞粒子径の6倍
（ii）円筒状容器の直径＞オリフィス径の2倍

容器としてホッパーを用いるのは適切であり，製造に際しての流出をよく表している．また，ファネル，特に軸管を持つものについては，流出速度は軸管と粉体間の摩擦と同様に，軸管の直径と長さによって決まるので，これを用いるのは得策ではない．円錐の先端を切断したものも良いが，流出は粉体－壁面間の摩擦係数に影響されるので，適切な材質を選択することが重要である．

円筒状容器内のオリフィスについては，粉体層内での流動パターンをより確実にするために，口径を変えられるような機能を持つ平面状の底板を用いる．流出速度は間けつ的又は連続的に測定できる．電子天秤を用いた連続測定は，瞬間的な流出速度の変動をより効果的に検出することができる．

4. せん断セル法

より基本的な原理に基づいた粉体の流動性研究やホッパーの設計を進めようとする際，粉体の流動性をより完全かつ正確に定義した評価ができる，種々の粉体せん断試験装置や方法が開発されている．せん断セル法は，医薬品粉体の研究において広範囲に用いられている．本法によれば，粉体層が横滑りし始める直前のせん断応力と垂直応力の関係を表す破壊包絡線，内部摩擦角，非限界降伏力，粉体の凝集，フローファンクションのような種々の関連するパラメーターを含む広範囲なパラメーターが得られる．また，本法では実験上のパラメーターをより正確に制御することができるので，流動特性は圧密荷重，時間，その他の環境条件の関数として測定することもできる．これらの方法を用いることにより，ホッパーや貯槽用容器の限界寸法を適切に求めることができる．

4.1. 測定法

せん断セルの第一のタイプは，上下に二分割できる固定セルと可動セルとの境にせん断面を形成させる並進せん断セルに相当する．この方法では，所定の手順に従ってせん断セル内の粉体層を圧密した後，粉体層をせん断するのに要する力を測定する．並進せん断セルは円筒型又は矩形状の箱型である．

第二のタイプのせん断セルは，回転せん断セルに相当する．これには，円筒型のものと環状型のものがある．これらは，試料量が少なくて済むなど，並進せん断セルを上回る幾つかの利点がある．しかし，設計上，回転せん断セルの周囲に近い試料の方が，より内側にある試料より多くせん断されるので，粉体層が均一にせん断されないという欠点がある．

いずれのせん断セル法も利点と欠点を持っているが，詳細については本項では触れない．粉体の流動性を評価する他の方法については，文献中で多くの変法が述べられている．一般にせん断セル法の大きな利点は，実験的により制御しやすいことである．

4.2. 推奨される事項

多種類のせん断セル装置や試験法からは豊富なデータが得られ，粉体の流動性を評価するのに極めて効果的に利用することができる．これらはホッパーや貯槽用容器のような装置を設計する際にも有用である．本法では利用できる装置や実験操作は多種多様であるので，特に標準的な方法はない．せん断セル法を用いた流動性の評価の結果には，用いた装置と方法を全て記載しておく．

5. 参考資料

1) Carr, R.L., Chem. Eng. 72, 163-168 (1965).

参考情報　G2.　物性関連　動的光散乱法による液体中の粒子径測定法　を削る．

参考情報 G3. 生物薬品関連 ペプチドマップ法 を次のように改める.

ペプチドマップ法〈G3-3-182〉

本試験法は，三薬局方での調和合意に基づき規定した試験法である．三薬局方の調和合意に関する情報については，独立行政法人医薬品医療機器総合機構のウェブサイトに掲載している．

1. はじめに

タンパク質は，大きく複雑な構造を有しており，不適切な会合，分解又は翻訳後修飾により一次構造の不均一性を示す分子もある．タンパク質は分子量が大きく複雑であるため，一つの分析手法を用いてタンパク質のまま化学的に同定することは非常に困難である．試料タンパク質を，十分な質量分解能で同定可能なより小さな断片に切断することにより，タンパク質の一次構造を決定することが可能である．この手順は，ペプチドマップ法として一般に知られているタンパク質同定技術の原理である．ペプチドマップ技術には，タンパク質中の特定のアミノ酸残基間のアミド結合を選択的に切断し，一連の予測されたペプチドを得るための酵素消化ステップが含まれる．ペプチド混合物のクロマトグラフィー分析法による分離，検出及び同定により，タンパク質の一次構造に関する情報を明らかにし，タンパク質の同定が可能である．ペプチドマップ法は，相対比較の手法である．つまり試料タンパク質より得られた結果は，同様に処理した標準品／標準物質の結果と比較して，試料タンパク質を同定する．この比較による同定では，試料タンパク質の一次構造が同様に処理した標準品／標準物質(参照タンパク質)の一次構造と一致することを確認する．

本参考情報では詳細に記載していないが，ペプチドマップ法は一次構造の全体的な変化を検出することが可能であり，タンパク質の品質の決定のために広く応用されている．アミノ酸の誤取込みやジスルフィド結合のかけ違い，翻訳後修飾及び分解などに起因する試料タンパク質の純度は，定量的なペプチドマップ法を用いて決定することができる．スケールアップや製造工程変更時のペプチドマップ法による比較は，プロセスの恒常性に関する検討を裏付けることができる．さらに，ペプチドマップ法は，糖鎖付加や意図的な修飾(例：PEG化)のような修飾の程度と特定のアミノ酸修飾部位を決定するのに用いることができる．本参考情報は，タンパク質医薬品の化学的な同定におけるペプチドマップ法の使用に焦点を当てており，特異性が分析法の主要な特性である．

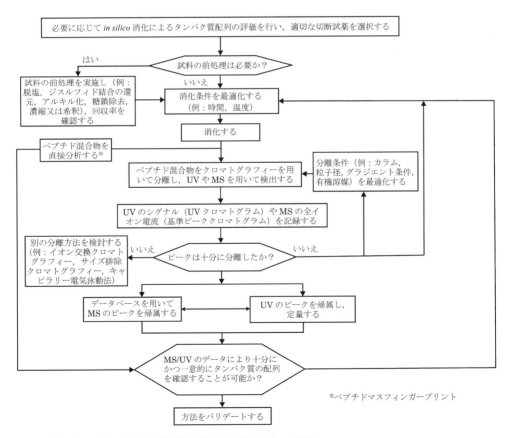

図1 ペプチドマップ法における分析手順と目標性能パラメーターの確定

2. ペプチドマップ法を用いた確認試験の開発における留意事項

確認試験の手順を開発する前に，同一施設で製造される他のタンパク質医薬品と試料タンパク質を区別するために要求される適用方法や特異性のレベルについて理解することが重要である．場合により，構造的に関連するタンパク質試料を区別するために複数の異なる手法が必要となる．それぞれのタンパク質は固有の特徴を有しているため，それをよく理解し，科学的にアプローチすることにより，十分な特異性を有するバリデートされた分析手順の開発が可能となる．分析に適した長さのペプチドを得るための前処理及び切断条件を選択するためには，試料タンパク質のアミノ酸配列を評価すべきである．目的によるが，開発段階ではタンパク質の変化に関する予備的知識がほとんどないことから，配列カバー率を十分に確保することが重要である．ペプチドマップ法の分析技術の開発において，次の事項を考慮すべきである．また，これらの要素を図1に示す．

3. 前処理

原薬，製剤又は標準品／標準物質を分析する際，分析の妨害となる添加剤やキャリアタンパク質を含む場合は分離・精製が必要なことがある．残存する妨害物質は，酵素的切断の効率やペプチドマップの見た目に影響を与える場合がある．残存する物質や試料精製過程が最終的なペプチドマップに及ぼす影響は，開発過程において評価する必要がある．

タンパク質の三次構造により，切断酵素が全ての切断部位に完全に作用するのを妨げられることにより，配列カバー率が不十分となることがある．タンパク質のカオトロピック試薬(例：塩化グアニジニウム，尿素)及び界面活性剤(例：ドデシル硫酸ナトリウム)による処理は消化前にタンパク質の折りたたみをほどくために使用される．変性試薬は酵素活性に影響を及ぼしうるため，追加の精製(例：透析ろ過)や希釈操作が消化前に必要になる場合がある．酵素が切断部位に完全に作用できるように，消化前にジスルフィド結合の還元及びアルキル化が必要なこともある．しかし，システイン-システイン結合の情報はその際に失われてしまう．ジスルフィド結合の還元に一般的に使用される試薬には，ジチオスレイトール及びトリス(2-カルボキシエチル)ホスフィンのようなトリアルキルホスフィン化合物がある．還元されたシステインをアルキル化する試薬には，ヨードアセトアミド，ヨード酢酸及び4-ビニルピリジンがある．アルキル化試薬の使用によりペプチドへの付加体が生じる可能性があり，影響を受けたペプチドはクロマトグラフィーの分離に影響を与え，分子量が変化する．

ペプチドマップ法は相対比較の手法であるため，試料タンパク質に対して行われるいかなる精製や前処理ステップも，標準品／標準物質に対しても同様に実施する必要がある．残存する物質，精製手順，又はタンパク質の前処理が分析法の特異性及び精度に及ぼす影響は，開発段階で精査し，分析法バリデーションにおいて実施される頑健性の検討に組み入れることを考慮すべきである．

4. 消化

切断技術の選択は，タンパク質により異なる．酵素的及び化学的手法において汎用される切断試薬とその特異性を表1に示す．必要な場合には，他の切断試薬を使用することや方法を組み合わせることもある．

タンパク質消化の効率及び再現性に影響を与える因子には，

表1 切断試薬の例

種類	試薬	特異性
酵素的手法	トリプシン(EC 3.4.21.4)	アルギニン及びリシン残基のC末端側
	キモトリプシン(EC 3.4.21.1)	疎水性アミノ酸残基(例：ロイシン，メチオニン，アラニン，芳香族アミノ酸)のC末端側
	ペプシンA (ペプシン) (EC 3.4.23.1)	特異性の低い消化
	リシルエンドペプチダーゼ(Lys-Cエンドペプチダーゼ) (EC 3.4.21.50)	リシン残基のC末端側
	グルタミルエンドペプチダーゼ (Glu-CエンドプロテアーゼV8プロテアーゼ) (S. aureus V8株由来) (EC 3.4.21.19)	グルタミン酸及びアスパラギン酸残基のC末端側
	ペプチジル-Aspメタロエンドペプチダーゼ(Asp-Nエンドプロテアーゼ) (EC 3.4.24.33)	アスパラギン酸残基のN末端側
	クロストリパイン(Arg-Cエンドペプチダーゼ) (EC 3.4.22.8)	アルギニン残基のC末端側
化学的手法	臭化シアン	メチオニン残基のC末端側
	2-ニトロ-5-チオシアノ安息香酸	システイン残基のN末端側
	O-ヨードソ安息香酸	トリプトファン及びチロシン残基のC末端側
	希酸	アスパラギン酸及びプロリン残基
	3-ブロモ-3-メチル-2-(2-ニトロフェニルチオ-3H-インドール(BNPS-スカトール)	トリプトファン残基

pH，消化用緩衝液，温度，時間及びタンパク質に対する酵素／試薬の比率などが含まれる．

最適な消化混合液のpHは，一般に酵素又は試薬により決定される．選択されたpHでのアミノ酸の側鎖及びタンパク質の修飾を含むペプチドの化学的安定性を考慮しなければならない．例えば，臭化シアンを切断試薬として用いる場合は，強酸性条件(例：pH 2，ギ酸)が必要である．一方，トリプシンを切断試薬として用いる場合は，弱アルカリ性条件(pH 8)が適切である．

適切な温度は，切断試薬により異なる．例えば，ほとんどの酵素は25～37℃の範囲内に最適な活性を持つ．温度は，酵素の特異性をある程度決定することがある．このような場合，温度を調整することによりある種のタンパク質に対する消化条件を最適化することができる．理想的には，脱アミドのような試料に関連する化学的副反応やタンパク質凝集を最小化し，一方で，切断試薬の活性を維持しつつ試料タンパク質の消化に対する感受性を最大化するように消化温度を設定する．

消化の変動を避けるために，消化時間は意図した用途に十分であることを確認することが必要である．不完全な消化によるペプチド断片が最小限となるような十分な消化を確保するために，消化の経時変化に関する簡単な検討を実施すべきである．消化時間を分から日の単位で変化させ，単一反応溶液から一定量ずつとり適切に安定化し，分析を行うことで，タンパク質の完全な消化に必要な時間を決定する．

実用的な時間内(例：2～20時間)で望ましいレベルの消化が得られるように十分な切断試薬を用いるべきであるが，試薬がペプチドマップに影響を与えることを避けるため切断試薬の

量は最小限にする．酵素消化においては，タンパク質とプロテアーゼの質量比は20：1から200：1が一般的である．切断試薬が不安定な場合，複数回に分けて切断試薬を添加することにより切断効率が改善されるかもしれない．酵素は，固相支持体に結合させることで，相対的に多量のプロテアーゼを用いることができ，更に，酵素の自己消化物の混入及び酵素断片のペプチドマップへの影響を避けることができる．化学的な切断試薬は，通常，大過剰で用いられ，消化終了時に除去する必要がある．

消化中の試料タンパク質の最適な濃度は，経験的に決定される．タンパク質及び部分消化されたタンパク質の凝集が起こらないよう濃度は低くすべきであるが，続くクロマトグラフィー分離及び選択した検出法において，十分な検出感度で検出されなければならない．試料の希釈又は遠心ろ過のような技術による試料の濃縮が必要な場合もある．試料タンパク質に行われる希釈又は濃縮ステップは，タンパク質医薬品の標準品／標準物質にも同様に実施しなければならない．タンパク質の回収率はどんな濃縮ステップにおいても評価する必要があり，希釈又は濃縮の分析法の特異性及び精度に及ぼす影響は，開発段階で精査し，分析法バリデーションにおいて実施される頑健性の検討に組み入れることを考慮すべきである．

消化ステップにおいて，非特異的切断，脱アミド化，ジスルフィド結合の異性化，メチオニン残基の酸化，リシン残基のカルバモイル化又はペプチドのN末端におけるグルタミンの脱アミド化により生じたピログルタミル基の形成のような副反応の結果，ペプチドマップが不明瞭になる可能性がある．自己消化は，タンパク質消化酵素が酵素自体を消化することにより生じた無関係なピークをもたらす．自己消化により生じたペプチドのピーク強度は，基質に対する酵素の比率及び使用した酵素の修飾と品質によって異なる．自己消化を避けるため，タンパク質消化酵素試液は，酵素活性を抑制するpHで調製するか，使用直前に調製する．自己消化を防ぐようにプロテアーゼを改変した修飾酵素が使用されることもある．酵素のリシン残基をメチル化又はアセチル化して自己消化部位の数を減少させた，市販のトリプシン試薬(しばしばプロテオミクスグレードと呼ばれる)も利用可能である．消化により生じたアーティファクトを同定するために，試料タンパク質以外の全ての試薬を用いたブランクの消化試料を用いて空試験を行う．

5. 分離

消化ステップにより得られたペプチド混合物のクロマトグラフィー分離は，その複雑さを解明し，データの適切な解釈が有意義で再現性のあるものとなるようにしなければならない．ペプチドマップの複雑さにより，最終的に，最適なクロマトグラフィー条件，カラム及び移動相の組み合わせが求められる．分析法の最適化実験は，最も質が高く再現性のあるクロマトグラムを得るために必要となる．試料タンパク質の分子量もまた，マップの複雑さと最適な分離に影響を及ぼす．

多くの技術(例：イオン交換高速液体クロマトグラフィー[HPLC]，疎水性相互作用HPLC，及びキャピラリー電気泳動)はこれまでペプチドマップ分析におけるペプチド分離に用いられてきたが，本参考情報ではペプチドマップ法の分離ステップにおいて最も一般的に用いられている方法である逆相HPLC(RP-HPLC)に重点を置く．

クロマトグラフィーにおけるカラムは，それぞれのタンパク質に応じて経験的に選択される．シリカ，ポリマー又はハイブリッド担体を基にした種々の孔径(8 〜 100 nm)又は無細孔のカラムは，十分な分離を与えることが示されてきた．粒子径が2 μm未満のカラムが利用でき，一般的に3 〜 5 μmの粒子径のカラムよりも分離効率がよい．一般に，オクチル又はオクタデシルシリル基を結合させた固定相がペプチドには最適である．30 nm又はそれより小さな細孔を持つオクタデシルシラン(C18)がペプチドマップの分離ステップで最もよく利用される結合相である．

ペプチドのRP-HPLC分離に最も一般的な移動相は，有機溶媒としてアセトニトリルを含む水である．しかし，メタノール，2-プロパノール，又は1-プロパノールなどの他の有機溶媒も用いることができる．移動相にプロパノールなどの溶媒を用いることは，疎水性の高いペプチドを多く含む試料の分離に有用である．しかし，親水性又は短いペプチドはカラムのボイド容量を示す時間に溶出する可能性があることに留意する．酸，塩基，緩衝塩及びイオンペア試薬のような移動相の添加剤は，一般に，ペプチドの良好なクロマトグラフィー分離のために必要である．最も一般的な移動相の添加剤はトリフルオロ酢酸(TFA)であり，一般的には0.05 〜 0.2%の濃度で用いられる．添加剤としてリン酸の使用はあまり一般的ではないが，紫外(UV)検出器を用いる場合に有用である．揮発性の酸や塩は，質量分析計による検出との親和性を改善するために移動相に用いることができる．TFAはペプチドの分離の質に非常に良い影響を及ぼすが，質量分析計による検出の感度は，イオンサプレッション効果により悪影響を受ける．ギ酸，酢酸又はこれらをTFAと共に用いると，イオンサプレッションを抑制することにより質量分析計の感度を向上することができる．クロマトグラフィーカラムの温度調節は，良好な再現性を得るために必要である．逆相カラムにおいて分離は一般に温度の上昇と共に向上するため，カラム温度は，ペプチド分離の最適化やある種のペプチドの保持や溶出を改善するために用いられることがある．

6. 検出

RP-HPLCは，確認試験としてのペプチドマップ法で用いられる最も一般的な分離方法であり，最も一般的な検出方法は，214 nmでのUV光吸収である．タンパク質の消化により生じたペプチドは，より長波長(例：280 nm)の光を吸収する芳香族側鎖を持つアミノ酸を含まない場合があるので，タンパク質の配列カバー率を確保するには，移動相によるバックグラウンドを最小化するように注意し，214 nm(ペプチド結合が吸収する光の波長)での検出が不可欠である．また，その他の検出方法も適切である．

UV検出の限界は，ペプチドの構造に関する情報が得られないことである．質量分析は，ペプチドが同時に溶出した場合の選択性に加えて，ペプチドの同定に役立つ質量情報を提供する有用な検出方法である．ほとんどの分析目的において，RP-HPLCからの溶出液は，移動相が質量分析計に適している場合には，直接質量分析計に導入することができる．移動相に特有の留意事項は，選択したイオン化方法による．エレクトロスプレーイオン化法(ESI)は，タンパク質やペプチドを質量分析計に導入する最も一般的な方法であり，揮発性の水溶媒混合液を用いた際に最もよいイオン化効率が得られる．ESI-MSを用いたペプチドマップ法では，ポジティブイオンモードが用いられることが多い．pHを下げ，それによりペプチドのプロトン化

を促進する目的で，一般にギ酸や酢酸が移動相に添加される．緩衝液や塩は，シグナルを減少させることに加え，不揮発性の塩がイオン源に付着するため，使用は最小限にすべきである．前述のように，TFAは，マトリックス干渉の一種であるイオンサプレッションを引き起こし，特にESIを用いた場合にペプチドのシグナルを抑制する可能性があるため，避けるべきである．また，イオンサプレッションは糖ペプチドのイオン化効率を抑制し，感度を低下させる．したがって，UVとMSの両方において最適な結果を得るためには，条件を最適化することが重要である．

7. データ解析

ペプチドマップ法は相対比較の手法である．試料タンパク質が意図するタンパク質であるかを確認するために，試料タンパク質のペプチドマップを標準品／標準物質を同様な前処理，分離及び検出方法を用いて得られたペプチドマップと比較しなければならない．保持時間，ピークレスポンス(ピーク面積又はピーク高さ)，ピーク数及び全体的な溶出パターンの視覚的な比較は，手順の最初のステップである．重要なピークのピークレスポンス比及びピークの保持時間について，更に客観的解析を行うことが最良の方法である．もし試料タンパク質消化物及び標準品／標準物質の消化物の全ての重要なピークが同じ保持時間及びピークレスポンス比を示したなら，試料タンパク質の同一性が確認される．例えば，モノクローナル抗体試料は，共通のFcペプチドを含んでおり，ペプチドマップ試験の際には参照ピークとして用いられている．参照ペプチドを試料消化物に添加し，重要なピークのピークレスポンス比と保持時間をあらかじめ設定された判定基準と比較することが可能である．選択される比較方法は，得られるペプチドマップの複雑さと個々の確認試験の目的(例：同一施設で製造される別のタンパク質医薬品との区別や同じタンパク質医薬品の変異体との区別)において求められる特異性によって異なる．

高い特異性が求められる場合，質量分析を日常的な分析において用いることで，ペプチドの修飾，切断，切断ミス，不純物及び分離されずに一つのピークとして共溶出したピークに関する知見を得ることができる．

8. バリデーション実施前の留意事項

ペプチドマップ法の手順の開発の間に，システム適合性の基準及び分析法バリデーションの判定基準の選択につながる知識や経験が得られる．バリデーション実施前の最終レビューにより，手順がバリデーションの準備ができていることを確認し，基準を満たさないリスクを減らすことができる．一般的な手順として，ペプチドマップ法は，広範囲な試験デザイン，試験目的及び性能に関する要求を含んでいる．したがって，一般的な文書にて，特定のシステム適合性やバリデーション基準を規定することは不可能である．バリデーション開始前に次の要素について評価することが推奨される．

ペプチドマップ法の日常的な測定における質量分析の利用は本参考情報には記載していないが，ペプチドマップ法の開発段階におけるペプチドの構造同定に質量分析を適用することは最良の方法である．質量分析による検出は，性能に関する以下のパラメーターを評価するために利用される．

8.1. 配列カバー率

配列カバー率は，目的のタンパク質配列について，ペプチドマップ法を用いて同定されたアミノ酸配列の割合を指す．全ての分析目的に対応する特定の数値は存在しないが，多くの場合95％程度の配列カバー率がペプチドマップ法において許容できる性能の目標である．

8.2. 特異的な結合切断

選択した酵素又は化学的消化手順により切断される特異的結合は，同定し，記録する．

8.3. 主なピーク

特異的な結合の切断により回収された主なペプチドは，同定し，記録する．

8.4. 部分的切断

部分的又は不完全な切断を生じやすいペプチド結合及び関連するクロマトグラム上のピークやシグナルは同定する必要がある．

8.5. マイナー／非特異的切断

非特異的な結合の切断の程度は同定し，制限又は管理する必要がある．

8.6. プロテアーゼ由来のピーク

プロテアーゼが試料タンパク質の消化に用いられる場合は，バックグラウンドに認められるプロテアーゼ由来のピークを同定し，必要に応じて制限する必要がある．

8.7. 未消化の「コア」タンパク質

未消化又は部分的に消化されたタンパク質(しばしば「コア」と呼ばれる)は同定し，制限する必要がある．

8.8. 平均ペプチド長

選択したプロテアーゼ又は化学的切断試薬と試料タンパク質の組み合わせにより生成する一連のペプチドを記述する．小さなペプチドと大きなペプチドはトレードオフの関係にある．小さなペプチドは，ペプチドマップ法において高い構造選択性を示すが，多くのピークを示す複雑なマップとなる．一方で，長いペプチドは構造変異体を分離する能力は低くなるが単純なマップが得られる．全ての分析目的に適切な特定のペプチド長は存在しないが，一般的には平均ペプチド長は10～20残基が適切と考えられる．

8.9. 分解能

分解能は，プロテアーゼ又は化学的切断試薬により生成した一連のペプチドを分離するシステムの能力のことをいう．例えば，消化により30種類のペプチドを生じるが共溶出又は非回収により20個のピークしか検出されないかもしれない．不十分な分離を同定し，適切なクロマトグラフィー手順により解決する必要がある．必要に応じて，ペプチド標準品／標準物質の使用や，若しくはシステム性能の基準により管理する．

8.10. システム適合性の基準の選択

システム適合性の基準は，試料タンパク質の消化，分離及び検出の手順が，分析目的に応じて求められるレベルの構造同定が可能な能力を有することを確認できるように設定すべきである．確認試験として日常的な分析で評価されるシステム適合性の基準については，一般的に参照タンパク質消化物のクロマトグラムの評価が実施されることに加え，次のような性能特性が評価されることもある．

(1)参照クロマトグラムとの定性的な類似性
(2)消化の程度
(3)部分的な切断
(4)非特異的な切断
(5)ピーク高さ／シグナルノイズ比

(6)ピーク形状
(7)ピークの保持時間
(8)特定のピークの分解能

試料の分離，精製又は濃縮を必要とする試験方法の手順に対しては，試料の回収率の基準を設定すべきであり，システム適合性の評価の一部として設定するべきである．消化により生じたアーティファクトが認められる場合には，妨害のないことを実証するためにブランク消化試料を評価することが必要となる．

9. バリデーション

ペプチドマップ法の手順のバリデーションを実施する前に，試験操作手順は最終化しシステム適合性の基準と一緒に文書化すべきである．試験を行うたびに，結果をシステム適合性の基準で評価し，過去の試験結果と一致する再現性のある結果が得られているかを判断する．最終化する前は，判定基準がシステム適合性の基準によってしばしば変化することがある．分析バリデーションにおけるプロトコールの要素は次のとおりである．

9.1. 特異性

分析性能の要件は，確認試験の目的により異なり，リスクアセスメントを行うことにより同一施設で製造されるタンパク質医薬品と試料タンパク質を区別するためにどの程度の特異性が必要かを理解する必要がある．ペプチドマップ法は，試料の一次構造が参照タンパク質と一致することを確認する相対比較の手法である．特異性は適切な標準品／標準物質と構造の類似したタンパク質試料のペプチドマップと比較することにより確認される．比較試料は，同一施設で製造される他のタンパク質医薬品に関するリスクアセスメントに基づき選択し，バリデーションのプロトコールとして文書化するべきである．試験の本質的なばらつきを最小化するために，試験時には標準品／標準物質及び試料タンパク質に対して試験操作を実施する．特異性のバリデーション試験として試料タンパク質消化物，標準品／標準物質の消化物及び検体並びに標準品／標準物質の消化物の1：1(v/v)混合液を分析することはペプチドマップ法の試験デザインとして有用といえる．試料タンパク質のペプチドマップにおける試料タンパク質のピークと，標準品／標準物質の対応するピークの保持時間が僅かに異なることにより，分析者がピークは同一ではないと判断することがある．特異性のバリデーション試験において，混合物試料を試験しペプチドマップで共溶出することにより二つのピークが同一であることを実証できれば，同一性を確認することができる．化学的に修飾された標準品／標準物質は，pHや温度の条件や一次構造に変化を起こすことが知られる化学試薬への曝露により作成できる．これらの変化として，アスパラギン及びグルタミン残基の脱アミド化，メチオニン，ヒスチジン又はトリプトファン残基の酸化，並びに酸触媒によるペプチド結合の切断などが挙げられる．化学的に修飾された標準品／標準物質及び標準品／標準物質のペプチドマップをあらかじめ決めておいた判定基準に基づいて比較することにより，アミノ酸の側鎖の修飾がペプチドマップ法の特異性に影響を及ぼすか否かを示すことができる．

9.2. 精度

ペプチドマップ法の手順の精度(併行精度，室内再現精度)の測定を容易にするために，経験的に用いられているピークレスポンス(ピーク面積又はピーク高さ)及びピーク保持係数の数値化の方法を手順に含めるべきである．一つのアプローチとしては，ピークレスポンス及びピーク保持時間を，同一のクロマトグラム内の再現性の高い参照ピークとの相対値として比較することが挙げられる．分析手順のバリデーションで得られた精度の結果は，報告の上，バリデーションの判定基準を満たすか確認を行う．精度の結果が判定基準を満たさなかった場合，分析者は手順中の消化や分離ステップの再評価を行う．

9.3. 頑健性

頑健性は分析手順の開発段階で評価する．繰り返して実施する必要はないが，バリデーション手順に組み込むこともある．移動相の組成，プロテアーゼの品質又は化学試薬の純度，カラムのばらつき及び劣化，消化温度並びに消化物の安定性は全体的な試験の性能と再現性に影響を及ぼしやすい．試験が日常的なロットリリースの目的に使用される場合は，それぞれの重要なパラメーターの許容範囲を評価し，基準値を定める．タンパク質試料の精製，前処理，希釈又は濃縮手順の僅かな変動が回収率や試験システム及びクロマトグラムに影響を及ぼすため，その影響を試験法開発の時点で同定し管理する必要がある．試料調製後に残存する物質の分析法の特異性及び精度に及ぼす影響を考慮しなければならない．開発の際に特定された重要パラメーターは，分析法バリデーションにおいて実施される頑健性の検討に含めるべきである．

多くのタンパク質の断片化方法では，タンパク質切断酵素が用いられる．結果としてペプチドマップ法の操作における消化手順は本質的に試験パラメーターの僅かな変動に影響を受けやすい．これらのパラメーターとして，消化pH，緩衝液，緩衝液濃度，イオン強度，消化温度，消化の反応速度，試料タンパク質濃度，プロテアーゼの量，プロテアーゼの品質及び消化物の安定性が挙げられる．実験計画法アプローチを用いて同定された重要パラメーターは，その分析におけるばらつきに及ぼす影響を理解するために体系的に検討される．消化手順において，僅かな変動がペプチドマップ手順の精度に影響を与えることが示されたパラメーターは，これらの検討により確立されてバリデートされた操作範囲内で注意深く管理すべきである．

プロテアーゼの品質や化学試薬の純度を評価するため，標準品／標準物質の試料を準備し，異なるロットの切断試薬で消化する．それぞれの消化物に対するクロマトグラムは，ピーク面積，ピーク形状及びピーク数の観点から比較する．その他の重要な化学物質や，試料調製に用いられる還元剤及びS－カルボキシメチル化試薬などの前処理手順にも同様の手順を適用することができる．

分離ステップに進む前に消化物を保管する時間や消化物を分離前に保管する条件も評価する．単一の消化物を分注し異なる保存条件で保管した後にクロマトグラフィー法で分離する．これらのマップに有意違いがないか評価する．

分離ステップにおいて，カラム間のばらつきは，単一のカラムロット内でさえもペプチドマップ法の手順の性能に影響を与える．カラムのロット差を評価するため，対象タンパク質の標準品／標準物質を消化し，消化物を単一製造業者からの異なるロットのカラムを用いて分析する．得られたペプチドマップは，全体的な溶出プロファイル，保持時間及び分離度の観点からあらかじめ決めておいた判定基準に従い評価する．

頑健性の観点からカラムの寿命を評価するため，標準品／標準物質の単一の消化物を注入回数歴(例：カラム当たり10〜250注入)の異なるカラムを用い，ペプチドマップ法の手順に従い分析する．得られたペプチドマップについて，ピークの広

がりや全体的な分離に有意な違いがないか比較する．カラムが劣化するにつれて背圧が増加し，ペプチドマップに影響を与える可能性がある．システム適合性や試験の妥当性の基準は，カラムの劣化やその他のペプチドマップ試験の結果に影響を与える事象の診断に用いられる．

10. まとめ

ペプチドマップの分析手順は，タンパク質の分離，変性，必要に応じて化学的修飾(例：スルフヒドリル基のブロッキング)，タンパク質消化，ペプチドの分離及び検出，並びにデータ解析を含む複数のステップからなる．それぞれのステップを開発段階で最適化することにより，ペプチドマップ法を用いた確認試験として適切な分析手順を開発することができる．システム適合性の基準は，適切な標準品／標準物質と組み合わせることにより手順中の全てのステップが適切に実施され，分析手順のバリデーションと一貫性のあるペプチドマップが得られるかを評価できるように選択すべきである．ペプチドマップの分析手順が適切に開発され，バリデーションされ，実施されていれば，タンパク質医薬品の重要品質特性である試料タンパク質の確認に用いることが可能である．

参考情報　G3．生物薬品関連　にフローサイトメトリーを加える．

フローサイトメトリー〈G3-16-182〉

フローサイトメトリーは，液中に分散させた細胞や粒子を流路系によって整列させ，個々の光学的特性を分析する測定手法である．散乱光を用いた細胞の大きさや内部構造の複雑性に関する形態パラメーターのほか，蛍光標識した抗体や蛍光色素などを用いて細胞を染色することにより，細胞表面や細胞内のタンパク質発現，核酸量等に関する情報を，単一細胞レベルで定量的に取得することが可能である．また，異なる蛍光プローブを組み合わせることで同時に複数のパラメーターに関する情報を取得することができる．生物薬品(バイオテクノロジー応用医薬品／生物起源由来医薬品)の特性解析や規格及び試験方法においては，目的物質の標的細胞への結合活性の評価や，細胞応答の評価，生物活性試験に用いる培養細胞の適格性評価等に用いられる．

1. 装置と測定の原理

フローサイトメトリーに使用される装置(フローサイトメーター)は一般に，流路系，光源，光学検出系，電子処理系(電気パルス処理系)，データ処理系からなる(図1)．

多くのフローサイトメーターでは，細胞懸濁液は流路系によってフローセルまで運ばれ，シース液による流体力学的絞り込み(ハイドロダイナミックフォーカシング)によって細胞が一列に並んだ細い流束が形成され，細胞が1個ずつ観察ポイント(レーザー照射点)を通過する．光源としては，アルゴンレーザー(488 nm)，ヘリウム－ネオンレーザー(633 nm)のほか，種々の波長のダイオードレーザー等が複数組み合わせて搭載されることが一般的であり，検出しようとする蛍光に適した光源が選択される．細胞がレーザー照射点を通過すると細胞の物理的構造によって様々な方向への散乱光が生じるほか，蛍光色素が励起されることで固有の蛍光が放出される．

レーザーの光軸の前方(通常は20°以内の角度)への散乱は前方散乱光(FSC：Forward Scatter)と呼ばれ，細胞が大きいほど強くなるため，FSCを測定することにより細胞の相対的な大きさを推定することができる．レーザーの光軸に対して90°方向への散乱を側方散乱光(SSC：Side Scatter)と呼ぶ．SSCの強度は細胞内の顆粒の量や種類，核や細胞膜の形態等の影響を受けるため，細胞構造の複雑性の指標となる(細胞の内部構造の複雑性が高いほどSSC強度は高くなる)．

蛍光シグナルは光源の種類に依存して，細胞内に含まれる蛍光物質や特定の解析を目的として使用した蛍光プローブ(蛍光色素，蛍光標識タンパク質，蛍光タンパク質等)から生じる．細胞から放出された蛍光は，光学系によって分離されて個別のチャネルで検出される．光学フィルターには，特定の波長以上を通過させるロングパスフィルター，特定の波長以下を通過させるショートパスフィルター，特定の狭い波長範囲のみを通過させるバンドパスフィルターがあり，入射光に対して一定の角度で設置したダイクロイックミラーと組み合わせることで，特定の波長をもつ蛍光が目的のチャネルに振り分けられる．検出の特異性は光学系の設定に依存するため，検出しようとする蛍光に適した組み合わせとする必要がある．

光学フィルターによって振り分けられた散乱光及び蛍光は光電子増倍管(PMT：Photomultiplier Tube)やフォトダイオードによって検出され，電圧パルスに変換される．PMTで検出される電圧パルスは検出器に電圧を加えることで増幅することができる．増幅の方法には線形(Linear)と対数(Log)の2種類があり，一般に細胞の散乱光(FSC，SSC)には線形増幅が，蛍光の測定には対数増幅が使用されることが多い．試料に含まれる微粒子(細胞片等の夾雑物)に由来するシグナルなどの実験データとは無関係なデータの取得を防ぐため，通常はFSCに閾値を設定する．閾値を超えないシグナルは全ての検出器で無視される．電圧パルスはアナログ値であり，現在使用されるフローサイトメーターの多くでは，アナログーデジタル変換によりコンピュータ上での処理が可能なデジタル値に変換される．

細胞の染色に2種類以上の蛍光色素を同時に使用する場合，各色素の蛍光スペクトルの一部が重なることがあり，この場合，各蛍光検出器は意図した蛍光色素に由来する特異的な蛍光に加えて他の色素が発した蛍光を検出する．このような蛍光の漏れ込みの問題を解決するため，蛍光補正(コンペンセーション)を実施する．試験に使用するそれぞれの蛍光色素について単独で染色した試料などを用いることで，各蛍光色素の他の検出器への漏れ込みを計算し，干渉するシグナルを選択的に差し引いたデータを取得することができる．上記のプロセスを経て個々の細胞について得られた増幅・補正済みの各パラメーター(FSC，

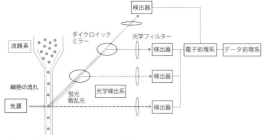

図1　フローサイトメーターの構成

SSC, 蛍光)に関するデータが解析に使用される.

2. データ解析

2.1. データの表示

フローサイトメトリーで得られたデータは様々な方法で表示・解析することができる(図2).一般的な表示方法の一つがヒストグラムであり,X軸に一つの測定パラメーターのシグナル強度を,Y軸に細胞数を表示する.ヒストグラムは特定のマーカー分子の発現量や発現割合の評価に有用である.また,X軸とY軸にそれぞれ異なるパラメーターのシグナル強度をプロットしたドットプロットは2種類の細胞表面マーカーを組み合わせた細胞集団の特定や,その割合の評価等に用いられる.

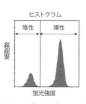 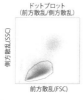 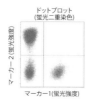

図2 データ表示の例

2.2. ゲーティング

取得したデータの中には解析に不要な死細胞や細胞片などの夾雑物,解析対象ではない細胞集団由来のシグナルが含まれることがあり,目的とする細胞集団に限定した解析を行うためにゲーティングを行う.通常,最初にFSCとSSCによる細胞の形態学的特性に基づいたゲーティングを実施する.例えば,生細胞よりもFSCが小さくSSCが大きい死細胞や細胞片は,FSC/SSCプロットにおけるゲーティングにより解析対象から除外することができる.また,血液サンプルの解析では,細胞の大きさと複雑性の違いに基づき,FSC/SSCプロットを用いてリンパ球と顆粒球を区別してゲーティングすることができる.細胞表面マーカーに対する蛍光標識抗体を用いた測定では,特定のマーカー分子(例えば,T細胞におけるCD3,B細胞におけるCD19など)を発現する細胞集団をゲーティングして解析することができる.解析ソフトウェアを用いて,段階的な複数のゲーティングを設定することが可能である.ゲーティングにより絞り込まれた解析対象とする細胞集団について,試験に用いた蛍光標識物質が結合する細胞の割合(例えば,蛍光標識抗体が認識するマーカー分子が発現する細胞の割合),結合量の指標となる平均蛍光強度などを算出する.

3. 測定時の留意事項

3.1. 装置の校正

信頼性と再現性の高いデータ取得のため,定期的に装置の校正を実施する.多くのフローサイトメーターでは,装置の製造業者から機器校正用のソフトウェアと試薬(通常は蛍光ビーズ)が提供されており,これを用いて装置の校正を実施し,機器の性能のモニタリング状況(標準ビーズから得られる蛍光強度のばらつき,検出感度の設定など)を記録する.

3.2. コントロールサンプルの使用

バックグラウンドシグナルや非特異的なシグナルの特定と適切な測定条件の設定のためにコントロールサンプルを使用する.また,コントロールサンプルは日常的な試験の適格性評価(システム適合性の判定など)にも用いられる.

未染色コントロール:解析対象とする細胞集団のゲーティング,細胞の自家蛍光によるバックグラウンドを踏まえた検出器の調整と陰性領域の設定のため,未染色のサンプルを使用する.

アイソタイプコントロール:蛍光標識抗体を用いる場合,観察された染色が目的抗原への特異的な結合によるものであることを確認するため,使用する抗体と同一のイムノグロブリンサブクラスで,解析対象とする細胞には存在しない抗原に対する抗体で染色したコントロールを用いる.アイソタイプコントロールに用いる抗体は試験に用いる抗体と同じ蛍光色素が同程度の割合で標識されていることが求められる.アイソタイプコントロールは抗体や蛍光色素の細胞への非特異的結合や,単球やマクロファージ等の免疫細胞上に存在するFc受容体への抗体結合のようなバックグラウンドの評価に用いられる.

単一染色コントロール:複数種類の蛍光色素を用いた試験を実施する際には,異なる蛍光色素間の漏れ込みを評価して蛍光補正を行うため,試験に用いる各蛍光色素について,単独で染色したコントロールを使用する.

FMO (Fluorescence Minus One)コントロール:FMOコントロールは,染色に用いる全ての蛍光色素から一つの蛍光色素だけを除いたコントロールである.欠けている蛍光色素のチャンネルへの他の蛍光色素の漏れ込みから,蛍光補正が正しく行われていることを確認する.陰性/陽性画分を判定するゲーティングの設定にも使用できる.

生物学的コントロール(アッセイコントロール):上記の染色に関するコントロールとは別に,実施する試験に対応する陽性コントロール及び陰性コントロールとなる試料を調製する.例えば,細胞応答に伴うマーカー分子の発現量の変化を測定する試験では,未処理/未刺激のサンプルや確実に細胞応答が生じることが既知の処理を施したサンプルをコントロールとして使用する.これらのアッセイコントロールの測定データはシステム適合性の判定に用いることができる.

3.3. 測定条件の設定

試料測定の際には,検出しようとする蛍光に適した光学系を選択し,コントロールサンプルを用いて検出器の感度,ゲーティング,蛍光補正を設定する.通常,最初にFSC/SSCプロットにおいて解析対象とする細胞集団が適切に表示されるようにFSCとSSCの検出感度を調整し,解析対象の細胞集団をゲーティングする.次に検出しようとする蛍光パラメーターについてヒストグラムやドットプロットを展開し,未染色コントロールや陽性・陰性コントロールにおいて検出される蛍光が測定範囲内に含まれるように検出器の感度を調整する.検出される蛍光強度の値はレーザーの出力等によって変動する相対的な値であり,コントロールサンプルの蛍光強度があらかじめ定めた一定の範囲内になるように検出器の感度を設定することは,再現性を担保する上で有用である.複数の蛍光色素を用いた多重染色サンプルを分析する場合は,単一染色コントロールやFMOコントロールを用いてそれぞれの蛍光の他の検出器への漏れ込みを評価し,解析結果に影響しないように蛍光補正を設定する.陽性画分の割合(マーカー分子の発現割合等)を算出する場合には,コントロールサンプルの蛍光強度を指標として,陽性・陰性画分を区別できるようにゲーティングを設定する.アッセイコントロール等を用いたシステム適合性を設定し,日常的な試験における測定条件が適切であることを確認する.

3.4. 細胞と試薬の管理

使用する細胞や染色に用いる蛍光標識抗体などは試験の性能や結果に影響を及ぼす重要試薬であるため,適格性を評価する

ための項目と判定基準を定め，適切な方法で管理する．細胞は培養経過により形質の変化が生じる可能性があるため，セルバンクシステムを構築し，培養方法や継代回数の上限，試験時の細胞の状態に関する規定（細胞生存率など）を定めて使用する．特定の受容体等を標的とする試験に用いる場合には，標的受容体の発現量を規格として定めて管理する．試験実施時には，アッセイコントロールを用いて，使用した細胞が期待される細胞応答を示すことを試験ごとに確認することも重要である．染色に用いる蛍光標識抗体や細胞の刺激に用いるサイトカイン等は用途への適合性を確認した上で使用する．タンパク質試薬は市販品であってもロットごとに比活性が異なることがあるため，ロット更新時には新旧ロットの比較を行い，必要に応じて添加濃度を調整して試験に使用する．

4. 生物薬品の試験における使用例

4.1. 目的物質の標的細胞への結合活性の評価

目的物質が細胞表面に存在する標的タンパク質と結合して薬理作用を発揮する場合（細胞膜タンパク質を標的とする抗体，ホルモン・サイトカイン類など），フローサイトメトリーにより標的分子を発現する細胞に対する目的物質の結合活性を評価することができる．細胞を用いた結合試験は，より生理的な条件下で細胞膜上に存在する標的タンパク質に対する結合活性を評価できるという利点を有しており，組換えタンパク質の精製が困難な複数回膜貫通タンパク質に対する結合試験にも有用である．一方で，試験に用いた細胞に存在する本来の標的以外の分子への非特異的結合が生じる可能性もあり，検出される結合の特異性について留意する必要がある．

測定方法としては，他の原理の結合試験と同様に非競合法あるいは競合法が使用される．非競合法では，目的物質に対する蛍光標識抗体（例えば，抗体医薬品に対する蛍光標識抗ヒトIgG抗体）を用いて，標的細胞への目的物質の結合を検出する．競合法では，蛍光標識した標準物質等と試料を混合して標的細胞に添加し，蛍光標識体の標的細胞への結合に対する試料の阻害活性を測定する．適切な希釈倍数で調整した試料の希釈系列について試験を行って得られたシグナル（平均蛍光強度）から用量反応曲線を作成し，最大反応の50％に相当するシグナルを与える用量（非競合法ではEC_{50}，競合法ではIC_{50}）を算出する．標準物質に対する相対活性を求める場合には，標準物質と試料についてそれぞれ用量反応曲線を作成し，EC_{50}あるいはIC_{50}の比を算出する．

4.2. 細胞応答の評価

細胞刺激に伴う細胞応答として細胞表面マーカー分子の発現量の増加や減少が認められる場合，フローサイトメトリーによって定量的に発現変動を解析することができる．受容体を介した細胞応答を誘導するホルモン・サイトカイン類のほか，細胞応答を促す液性因子やその受容体を標的とする中和抗体の生物活性評価にも使用される．試料を添加して一定時間培養する等の処理を施した細胞をマーカー分子に対する蛍光標識抗体を用いて染色し，マーカー分子の発現する細胞の割合や，発現量を測定する．

4.3. 生物活性試験に用いる培養細胞の適格性評価

フローサイトメトリーは，生物活性試験に用いる細胞における受容体などの標的タンパク質の発現確認のための有用な手法の一つである．培養細胞はクローン化された株化細胞であっても不均一な遺伝子発現パターンを示すことがあり，培養期間の経過により形質が変化する可能性がある．また，標的タンパク質を発現させるために遺伝子導入により作製した細胞株では，導入遺伝子の欠落やサイレンシングによる標的タンパク質の発現の消失や低下が生じる可能性について考慮する必要がある．標的タンパク質に対する蛍光標識抗体を用いた染色により，標的タンパク質の発現割合や発現量を測定し，あらかじめ定めた基準に適合することを確認する．

参考情報　G3．生物薬品関連　にフローイメージング法によるバイオテクノロジー応用医薬品（バイオ医薬品）原薬／製剤中の不溶性微粒子の評価法　を加える．

フローイメージング法によるバイオテクノロジー応用医薬品（バイオ医薬品）原薬／製剤中の不溶性微粒子の評価法〈G3-17-182〉

バイオテクノロジー応用医薬品（以下「バイオ医薬品」という．）には，外来性の物質，製造工程に由来する物質及び処方成分や一次容器からの溶出物に加えて，タンパク質それ自身が凝集してできたタンパク質凝集体などの不溶性微粒子が含まれる可能性がある．注射剤に含まれる微粒子を評価・管理することは，最終製品の品質を確保する上で重要であるが，タンパク質凝集体については，タンパク質製剤の免疫原性に影響する可能性が懸念されており，より厳密な評価・管理が求められる．

フローイメージング法は，試料溶液をフローセルに導入し，連続的に画像を撮影し，得られたデジタル画像を数値情報に変換して解析することにより，溶液に含まれる微粒子の計数，粒子径分布の測定，形状及び光学的特性の評価を行う手法である．光遮蔽粒子計数法では屈折率の高いポリスチレン標準粒子を用いて得られた粒径応答曲線により粒子径が算出されるため，水との屈折率の差が小さいタンパク質凝集体は検出されないか小さく検出される恐れがある．一方でフローイメージング法は光遮蔽粒子計数法と比較して，溶媒と粒子との屈折率差の影響を受けづらいことが示されている．また，形状及び光学的特性を評価することにより，タンパク質凝集体，シリコーン油，気泡及びその他の不溶性微粒子を区別できる場合もある．フローイメージング法による粒子数の定量的評価や含まれる粒子の特性解析は，タンパク質医薬品の不溶性微粒子の評価方法として有用と考えられる．本参考情報では主に，タンパク質医薬品注射剤などバイオ医薬品に含まれる不溶性微粒子の評価法について記載する．

1. 測定の原理

装置は，一般に，試料導入部，画像を取得する領域であるフローセル，各部位をつなぐ流路，ポンプ（チューブポンプやシリンジポンプ），光源を含む光学系，撮像装置であるカメラ及び取得した画像を解析する画像解析装置などからなる．フローセルに流れてきた試料溶液に光源より光が照射され，撮像装置により画像が取得される．測定可能な粒子径はフローセルの厚さと対物レンズの倍率，カメラの性能などにより規定され，多くの場合，測定範囲は約2 ～ 100 µm程度である．粒子画像データは画像解析装置によって処理され，例えば画像の背景部分と粒子部分の濃淡に基づいて画像中の粒子の境界が認識され，

粒子個々の形状及び光学的特性の評価が行われる．微粒子の計数値を測定体積で除することで粒子濃度が求められる．

2. 測定

2.1. 装置

測定は，一般に次の手順で行われる．対物レンズの倍率は測定する粒子の大きさに応じたものを使用し，通常，4〜20倍の対物レンズが使用される．測定前に，フローセルを洗浄し，フローセル内にとどまっている粒子がないことを確認する．なお，セルの洗浄には微粒子を含まない水の他，必要に応じて洗剤や薄めた水酸化ナトリウム溶液，エタノールなどを使用できる．その後，装置の使用手順に定められた方法にて焦点を適切に合わせる．装置ごとに必要な測定条件(流量，測定容量，画像取得頻度，背景から粒子を区別するための閾値など)を設定する．フローセルに導入された溶液のうち実際に画像解析された割合を画像取得効率という．画像取得効率を設定できる装置の場合，画像取得効率は，測定容量，流量，画像取得頻度から算出され[画像取得効率＝画像取得頻度(frames/s)×画像一枚当たりの測定容量(mL/frame)／流量(mL/s)×100 (％)]，同じ粒子が複数回計数されないように，また，実際に測定される容量が十分となるよう，適切に設定する．測定領域を設定できる場合，計数の正確性は，計数標準粒子を測定することにより確認できる．さらに，測定の原理上，粒子の一部が測定領域に収まらず，一部が欠けた粒子画像が得られることが想定される．部分的に撮像された粒子の取扱いについては事前に設定しておく．

2.2. 操作法

試験は外部から微粒子が混入しない条件下，できれば層流等により清浄度の保たれたキャビネット中で行う．試料は，含まれる粒子が均一になるように，例えば容器をゆっくりと旋回させるなど，穏やかに十分に振り混ぜる．容器を開封する際には，必要に応じて容器開口部の外表面を微粒子試験用水で洗浄し，内部が汚染されないよう注意して栓を開ける．溶液中に存在する微粒子を測定するにあたり，操作中に気泡や新たな凝集を引き起こさないように注意が必要である．必要に応じて，気泡を除くために，容器を大気圧下にしばらく放置する，又は減圧して放置する．超音波処理はタンパク質を凝集，変性させるおそれがあることから，適切ではない．装置に導入する試料の液量は，測定容量と風袋容量を考慮して決定する．測定容量は，試料の特性，画像取得効率及び求める分析法の精度等を考慮して十分な容量とする．試料の粘度が高い，粒子数が多いなど，必要な場合は，希釈直線性を確認し，試料を希釈することも可能である．測定回数は装置の性能及び試料の特性を考慮し適切に設定する．

閾値は，分析結果に大きな影響を及ぼすので，閾値を個別に設定できる装置を使用する場合は，事前に粒子境界が適切に認識されていることを確認する．その際，実試料若しくは実試料を劣化させた試料，又はタンパク質凝集体を模して作製された標準粒子などを使って，粒子の形状が正しく評価されていることと，ノイズを粒子として認識していないことも確認することが望ましい．なお，異なる閾値で取得したデータを比較する際は，閾値の差が測定結果に与える影響を十分に考慮する必要がある．

3. 画像解析

検出した粒子の粒子径は，円相当径(粒子の投影面積と等しい面積をもつ円の直径)にて示されることが多い．円相当径のほかに，球相当径やフェレー径などが使用できるため，粒子径の比較には注意する必要がある．

本参考情報はフローイメージング法による微粒子の計数を主な対象にしているが，粒子の画像から由来を推定することや，画像の特徴に応じて粒子を分類できる場合もある．画像解析の結果得られる，粒子の特性を表すパラメーターの主なものには，粒子径の他，面積，粒子周囲長，アスペクト比，円形度などの形状に関するパラメーターの他，明暗度や粒子内での明暗度の標準偏差といった光学的なパラメーターがある．これらのパラメーターを使って，例えば，試料に含まれる粒子を，容器に由来するシリコーン油滴など由来ごとに分類することも可能である．シリコーン油滴との区別には，アスペクト比，真円度，周囲長，長さ，明暗度の平均値や標準偏差などが用いられる．各パラメーターを組み合わせ，最適な閾値を設定し，段階的にふるい分ける．蓄積した十分な画像データを使って分類モデルを構築し，同じ装置で取得した画像データに適用することで，検出された粒子を由来ごとに分類することも可能と考えられる．ただし，これらのパラメーターは撮像装置や解析ソフトに組み込まれた定義式，画像解析装置のシステム及び測定条件に依存し，解像度や画素数，焦点の合わせ方によって測定値が異なる可能性のあること，由来の特定には顕微ラマン分光法など分子構造や組成情報の得られる適切な他の技術による分析が必要なことに留意する．

4. 分析法バリデーション

分析法バリデーションでは一般に，真度，精度，特異性(選択性)などで表現される分析能パラメーターが，事前に定めた基準を満たしていることを実証することにより，分析法の妥当性が示される．評価すべき分析能パラメーターは，分析法が用いられる試験法の目的によって異なる．医薬品中の不溶性微粒子を計数する試験法の場合は，実試料を反映した真度既知の分析対象がなく，真度既知の分析法を使った評価が難しいこと，また製剤や原薬など実試料に含まれ得る微粒子は粒子径分布が広く均質ではないため，通常の定量試験と同様に分析法バリデーションを行うことは難しい．したがって，例えば，平均粒子径が値付けされたポリスチレン標準粒子や，粒子径と粒子濃度が値付けされたポリスチレン計数標準粒子を使って以下のバリデーション手順例に示す分析能パラメーターを評価することで妥当性が示される．用いる標準粒子及び計数標準粒子の粒子濃度や粒子径は，実試料に含まれる粒子濃度や粒子径分布，規格値などを考慮して適切に設定する．粒子径の異なる複数の標準粒子を使うことも，分析法の性能を評価するのに有効である．なお，適切な機関により認証され，粒子径分布若しくは粒子数が保証されている標準粒子を用いる．この他，屈折率が低いシリカ粒子やポリメチルメタクリレート粒子は，タンパク質凝集体のモデル粒子として適切な場合もあると考えられ，処方成分が試験対象試料と同様の溶液に添加した試料は，粒子と溶液の屈折率の差が小さいことで計測される粒子径が変動するか確認するのに有用と考えられる．

フローイメージング法により微粒子数を計数する場合のバリデーション手順例

真度：5，10及び25 µmポリスチレン計数標準粒子を測定し，認証された粒子径及び粒子濃度の範囲内であることを確認する．

精度：併行精度及び室内再現精度を評価する．併行精度は，微粒子を含まない水又は処方成分が試験対象試料と同様の溶液

に，3水準の粒子濃度となるよう5，10及び25 μmの標準粒子を添加した試料について各々3回測定を繰り返すことにより求める．室内再現精度については，同様に調製した試料について，少なくとも試験日と試験者を変更した条件で測定を行って算出する．

直線性：微粒子を含まない水又は処方成分が試験対象試料と同様の溶液に5，10及び25 μmの標準粒子を添加し，例えば5水準の粒子濃度について直線性を評価する．

特異性：モデルを使って粒子を分類するなどが必要な場合，実試料を劣化させた試料及び目的とする分析対象物を実試料に添加し，適切に分類できていることを確認する．

5. 装置性能の管理

5.1. 校正

フローイメージング法で算出される粒子径や粒子数は，標準粒子の測定値から算出される相対的な値ではなく，測定の原理に基づいた絶対的な値であるが，計数標準粒子を使って装置が正しく稼働していることを確認し，必要に応じて装置側の設定を調節する必要がある．光学系の確認は必須であり，焦点が正しく合っていること，光源の明るさが適切であることなどを確認する．また，ポンプの性能も測定結果に影響し得るため，流量の調節と流量確認を実施する．なお，装置校正には，適切な機関により認証され，絶対的な方法により粒子径分布及び粒子数が保証されているポリスチレン計数標準粒子及びポリスチレン標準粒子を用いる．

5.2. システム適合性

測定実施前に装置の稼働状態が適切であること，適切に洗浄されていることを確認するため，以下のようなシステム適合性を設定することが推奨される．

適切な標準粒子の測定値(粒子径及び粒子数)があらかじめ定めた範囲内にあることを確認する．フィルターを通した水(用時調製)で，粒子数が規定した値以下であることを確認する．粒子径の範囲は，目的に応じて適切な範囲とする．粒子数が適切な範囲内でなかった場合は，使用する水の調製及び装置の洗浄を繰り返し，再測定する．

参考情報 G5．生薬関連 日本薬局方収載生薬の学名表記について を次のように改める．

日本薬局方収載生薬の学名表記について 〈G5-1-182〉

日本薬局方収載生薬の基原植物，藻類，真菌類及び基原動物の学名表記法は，論文等で使用される分類学的に用いられる学名表記と若干異なっている．これは，日局が学術書ではなく法令であるために生じる問題である．日局での学名表記と，分類学的に通常使用される学名表記との不一致について，日局利用者の誤解を避けるため，本表に，日局で表記した学名と分類学的に通常使用される学名表記との関係を示す．また，日局に記載されている植物の科名は，新エングラーの分類体系に基づくものが採用されている．1998年に，DNAの塩基配列情報に基づくAPGの分類体系が発表されて以降，数度の改訂を経て，植物分類学では現在，主にAPGの分類体系が用いられていることから，新エングラーとAPGの分類体系における科名の関係を併記する．

なお，APGの分類体系の対象外である裸子植物，藻類，真菌類及び動物については，米倉[1]及びGBIF[2]に従った．

日本薬局方の学名表記と分類学的に用いられる学名表記

生薬名	日本薬局方の学名表記 ＝分類学的に用いられている学名表記[3,4] 日本薬局方の学名表記とは異なるが分類学的に同一あるいは同一とみなされることがあるもの及び収載種に含まれる代表的な下位分類群．*印のあるものは，日本薬局方で併記されているもの．	科名 日本薬局方の表記	科名 APG IV など[1,2,5,6]
アカメガシワ	アカメガシワ *Mallotus japonicus* Müller Argoviensis ＝ *Mallotus japonicus* (Thunb.) Müll. Arg.	*Euphorbiaceae*	*Euphorbiaceae*
アセンヤク	*Uncaria gambir* Roxburgh ＝ *Uncaria gambir* (Hunter) Roxb.	*Rubiaceae*	*Rubiaceae*
アヘン末	ケシ *Papaver somniferum* Linné ＝ *Papaver somniferum* L.	*Papaveraceae*	*Papaveraceae*
アマチャ	アマチャ *Hydrangea macrophylla* Seringe var. *thunbergii* Makino ＝ *Hydrangea macrophylla* (Thunb.) Ser. var. *thunbergii* (Siebold) Makino	*Saxifragaceae*	*Hydrangeaceae*
アラビアゴム	*Acacia senegal* Willdenow ＝ *Acacia senegal* (L.) Willd. その他同属植物	*Leguminosae*	*Leguminosae*/ *Fabaceae*
アロエ	*Aloe ferox* Miller ＝ *Aloe ferox* Mill. *Aloe ferox* Miller と *Aloe africana* Miller との種間雑種 　　*Aloe africana* Miller 　　　＝ *Aloe africana* Mill. *Aloe ferox* Miller と *Aloe spicata* Baker との種間雑種	*Liliaceae*	*Asphodelaceae*
アンソッコウ	*Styrax benzoin* Dryander ＝ *Styrax benzoin* Dryand. その他同属植物	*Styracaceae*	*Styracaceae*

イレイセン	*Clematis mandshurica* Ruprecht = *Clematis mandshurica* Rupr. サキシマボタンヅル *Clematis chinensis* Osbeck *Clematis hexapetala* Pallas = *Clematis hexapetala* Pall.	*Ranunculaceae*	*Ranunculaceae*
インチンコウ	カワラヨモギ *Artemisia capillaris* Thunberg = *Artemisia capillaris* Thunb.	*Compositae*	*Compositae/ Asteraceae*
インヨウカク	キバナイカリソウ *Epimedium koreanum* Nakai イカリソウ *Epimedium grandiflorum* Morren var. *thunbergianum* Nakai = *Epimedium grandiflorum* Morr. var. *thunbergianum* (Miq.) Nakai *Epimedium pubescens* Maximowicz = *Epimedium pubescens* Maxim. *Epimedium brevicornu* Maximowicz = *Epimedium brevicornu* Maxim. *Epimedium wushanense* T. S. Ying ホザキイカリソウ *Epimedium sagittatum* Maximowicz = *Epimedium sagittatum* (Siebold & Zucc.) Maxim. トキワイカリソウ *Epimedium sempervirens* Nakai	*Berberidaceae*	*Berberidaceae*
ウイキョウ	ウイキョウ *Foeniculum vulgare* Miller = *Foeniculum vulgare* Mill.	*Umbelliferae*	*Umbelliferae/ Apiaceae*
ウイキョウ油	ウイキョウ *Foeniculum vulgare* Miller = *Foeniculum vulgare* Mill.	*Umbelliferae*	*Umbelliferae/ Apiaceae*
	Illicium verum Hooker filius = *Illicium verum* Hook. f.	*Illiciaceae*	*Schisandraceae*
ウコン	ウコン *Curcuma longa* Linné = *Curcuma longa* L.	*Zingiberaceae*	*Zingiberaceae*
ウヤク	テンダイウヤク *Lindera strychnifolia* Fernandez-Villar = *Lindera strychnifolia* (Siebold & Zucc.) Fern.-Vill. *Lindera aggregata* (Sims) Kosterm.	*Lauraceae*	*Lauraceae*
ウワウルシ	クマコケモモ *Arctostaphylos uva-ursi* Sprengel = *Arctostaphylos uva-ursi* (L.) Spreng.	*Ericaceae*	*Ericaceae*
エイジツ	ノイバラ *Rosa multiflora* Thunberg = *Rosa multiflora* Thunb.	*Rosaceae*	*Rosaceae*
エンゴサク	*Corydalis turtschaninovii* Besser forma *yanhusuo* Y. H. Chou et C. C. Hsu = *Corydalis turtschaninovii* Besser f. *yanhusuo* (W. T. Wang) Y. H. Chou & C. C. Hsu *Corydalis yanhusuo* W. T. Wang	*Papaveraceae*	*Papaveraceae*
オウギ	*Astragalus mongholicus* Bunge *Astragalus membranaceus* (Fisch.) Bunge var. *mongholicus* (Bunge) Hsiao キバナオウギ *Astragalus membranaceus* Bunge = *Astragalus membranaceus* (Fisch.) Bunge	*Leguminosae*	*Leguminosae/ Fabaceae*
オウゴン	コガネバナ *Scutellaria baicalensis* Georgi	*Labiatae*	*Labiatae/ Lamiaceae*
オウセイ	*Polygonatum kingianum* Collett et Hemsley = *Polygonatum kingianum* Collett & Hemsl. カギクルマバナルコユリ *Polygonatum sibiricum* Redouté *Polygonatum cyrtonema* Hua ナルコユリ *Polygonatum falcatum* A. Gray	*Liliaceae*	*Asparagaceae*
オウバク	キハダ *Phellodendron amurense* Ruprecht = *Phellodendron amurense* Rupr. ヒロハキハダ *Phellodendron amurense* Rupr. var. *sachalinense* F. Schmidt オオバノキハダ *Phellodendron amurense* Rupr. var. *japonicum* (Maxim.) Ohwi ミヤマキハダ *Phellodendron amurense* Rupr. var. *lavallei* (Dode) Sprague *Phellodendron chinense* Schneider = *Phellodendron chinense* C. K. Schneid.	*Rutaceae*	*Rutaceae*
オウヒ	ヤマザクラ *Prunus jamasakura* Siebold ex Koidzumi = *Prunus jamasakura* Siebold ex Koidz. カスミザクラ *Prunus verecunda* Koehne = *Prunus verecunda* (Koidz.) Koehne	*Rosaceae*	*Rosaceae*
オウレン	オウレン *Coptis japonica* Makino = *Coptis japonica* (Thunb.) Makino セリバオウレン *Coptis japonica* (Thunb.) Makino var. *dissecta* (Yatabe) Nakai キクバオウレン *Coptis japonica* (Thunb.) Makino var. *japonica* コセリバオウレン *Coptis japonica* (Thunb.) Makino var. *major* (Miq.) Satake *Coptis chinensis* Franchet = *Coptis chinensis* Franch. *Coptis deltoidea* C. Y. Cheng et Hsiao *Coptis teeta* Wallich = *Coptis teeta* Wall.	*Ranunculaceae*	*Ranunculaceae*

オリブ油	*Olea europaea* Linné = *Olea europaea* L.	Oleaceae	Oleaceae
オレンジ油	*Citrus* 属諸種植物	Rutaceae	Rutaceae
オンジ	イトヒメハギ *Polygala tenuifolia* Willdenow = *Polygala tenuifolia* Willd.	Polygalaceae	Polygalaceae
ガイヨウ	ヨモギ *Artemisia princeps* Pampanini = *Artemisia princeps* Pamp. オオヨモギ *Artemisia montana* Pampanini = *Artemisia montana* (Nakai) Pamp.	Compositae	Compositae/ Asteraceae
カカオ脂	カカオ *Theobroma cacao* Linné = *Theobroma cacao* L.	Sterculiaceae	Malvaceae
カゴソウ	ウツボグサ *Prunella vulgaris* Linné var. *lilacina* Nakai = *Prunella vulgaris* L. var. *lilacina* Nakai	Labiatae	Labiatae/ Lamiaceae
カシュウ	ツルドクダミ *Polygonum multiflorum* Thunberg = *Polygonum multiflorum* Thunb.	Polygonaceae	Polygonaceae
ガジュツ	ガジュツ *Curcuma zedoaria* Roscoe *Curcuma phaeocaulis* Valeton *Curcuma kwangsiensis* S. G. Lee et C. F. Liang	Zingiberaceae	Zingiberaceae
カッコウ	*Pogostemon cablin* Bentham = *Pogostemon cablin* (Blanco) Benth.	Labiatae	Labiatae/ Lamiaceae
カッコン	クズ *Pueraria lobata* Ohwi = *Pueraria lobata* (Willd.) Ohwi	Leguminosae	Leguminosae/ Fabaceae
カノコソウ	カノコソウ *Valeriana fauriei* Briquet = *Valeriana fauriei* Briq. エゾカノコソウ *Valeriana fauriei* Briq. f. *yezoensis* Hara	Valerianaceae	Caprifoliaceae
カルナウバロウ	カルナウバヤシ *Copernicia cerifera* Martius = *Copernicia cerifera* Mart.	Palmae	Palmae/ Arecaeae
カロコン	*Trichosanthes kirilowii* Maximowicz = *Trichosanthes kirilowii* Maxim. キカラスウリ *Trichosanthes kirilowii* Maximowicz var. *japonica* Kitamura = *Trichosanthes kirilowii* Maxim. var. *japonica* (Miq.) Kitam. オオカラスウリ *Trichosanthes bracteata* Voigt = *Trichosanthes bracteata* (Lam.) Voigt	Cucurbitaceae	Cucurbitaceae
カンキョウ	ショウガ *Zingiber officinale* Roscoe	Zingiberaceae	Zingiberaceae
カンゾウ	*Glycyrrhiza uralensis* Fischer = *Glycyrrhiza uralensis* Fisch. *Glycyrrhiza glabra* Linné = *Glycyrrhiza glabra* L.	Leguminosae	Leguminosae/ Fabaceae
カンテン	マクサ(テングサ) *Gelidium elegans* Kuetzing その他同属植物 諸種紅藻類	Gelidiaceae	Gelidiaceae#
キキョウ	キキョウ *Platycodon grandiflorus* A. De Candolle = *Platycodon grandiflorus* (Jacq.) A. DC.	Campanulaceae	Campanulaceae
キクカ	シマカンギク *Chrysanthemum indicum* Linné = *Chrysanthemum indicum* L. キク *Chrysanthemum morifolium* Ramatuelle = *Chrysanthemum morifolium* Ramat.	Compositae	Compositae/ Asteraceae
キササゲ	キササゲ *Catalpa ovata* G. Don *Catalpa bungei* C. A. Meyer = *Catalpa bungei* C. A. Mey.	Bignoniaceae	Bignoniaceae
キジツ	ダイダイ *Citrus aurantium* Linné var. *daidai* Makino = *Citrus aurantium* L. var. *daidai* Makino *Citrus aurantium* L. 'Daidai' ナツミカン *Citrus natsudaidai* Hayata *Citrus aurantium* Linné = *Citrus aurantium* L. ハッサク *Citrus aurantium* L. subsp. *hassaku* (Tanaka) Hiroe *Citrus hassaku* hort. ex Tanaka	Rutaceae	Rutaceae
牛脂	ウシ *Bos taurus* Linné var. *domesticus* Gmelin = *Bos taurus* L. var. *domesticus* Gmelin	Bovidae	Bovidae#
キョウカツ	*Notopterygium incisum* Ting ex H. T. Chang *Notopterygium forbesii* Boissieu	Umbelliferae	Umbelliferae/ Apiaceae

キョウニン	ホンアンズ *Prunus armeniaca* Linné = *Prunus armeniaca* L. アンズ *Prunus armeniaca* Linné var. *ansu* Maximowicz = *Prunus armeniaca* L. var. *ansu* Maxim. *Prunus sibirica* Linné = *Prunus sibirica* L.	*Rosaceae*	*Rosaceae*
クコシ	クコ *Lycium chinense* Miller = *Lycium chinense* Mill. *Lycium barbarum* Linné = *Lycium barbarum* L.	*Solanaceae*	*Solanaceae*
クジン	クララ *Sophora flavescens* Aiton	*Leguminosae*	*Leguminosae/ Fabaceae*
木クレオソート	*Pinus* 属諸種植物	*Pinaceae*	*Pinaceae#*
	Cryptomeria 属諸種植物	*Taxodiaceae*	*Cupressaceae#*
	Fagus 属諸種植物	*Fagaceae*	*Fagaceae*
	Afzelia 属植物(*Intsia* 属植物)	*Leguminosae*	*Leguminosae/ Fabaceae*
	Shorea 属植物	*Dipterocarpaceae*	*Dipterocarpaceae*
	Tectona 属植物	*Verbenaceae*	*Labiatae/ Lamiaceae*
ケイガイ	ケイガイ *Schizonepeta tenuifolia* Briquet = *Schizonepeta tenuifolia* Briq.	*Labiatae*	*Labiatae/ Lamiaceae*
ケイヒ	*Cinnamomum cassia* J. Presl = *Cinnamomum cassia* (L.) J. Presl	*Lauraceae*	*Lauraceae*
ケイヒ油	*Cinnamomum cassia* J. Presl = *Cinnamomum cassia* (L.) J. Presl *Cinnamomum zeylanicum* Nees	*Lauraceae*	*Lauraceae*
ケツメイシ	エビスグサ *Cassia obtusifolia* Linné = *Cassia obtusifolia* L. *Cassia tora* Linné = *Cassia tora* L.	*Leguminosae*	*Leguminosae/ Fabaceae*
ケンゴシ	アサガオ *Pharbitis nil* Choisy = *Pharbitis nil* (L.) Choisy	*Convolvulaceae*	*Convolvulaceae*
ゲンチアナ	*Gentiana lutea* Linné = *Gentiana lutea* L.	*Gentianaceae*	*Gentianaceae*
ゲンノショウコ	ゲンノショウコ *Geranium thunbergii* Siebold et Zuccarini = *Geranium thunbergii* Siebold & Zucc.	*Geraniaceae*	*Geraniaceae*
コウイ	トウモロコシ *Zea mays* Linné = *Zea mays* L.	*Gramineae*	*Gramineae/ Poaceae*
	キャッサバ *Manihot esculenta* Crantz	*Euphorbiaceae*	*Euphorbiaceae*
	ジャガイモ *Solanum tuberosum* Linné = *Solanum tuberosum* L.	*Solanaceae*	*Solanaceae*
	サツマイモ *Ipomoea batatas* Poiret = *Ipomoea batatas* (L.) Poir. *Ipomoea batatas* (L.) Lam.	*Convolvulaceae*	*Convolvulaceae*
	イネ *Oryza sativa* Linné = *Oryza sativa* L.	*Gramineae*	*Gramineae/ Poaceae*
コウカ	ベニバナ *Carthamus tinctorius* Linné = *Carthamus tinctorius* L.	*Compositae*	*Compositae/ Asteraceae*
コウジン	オタネニンジン *Panax ginseng* C. A. Meyer = *Panax ginseng* C. A. Mey. * *Panax schinseng* Nees	*Araliaceae*	*Araliaceae*
コウブシ	ハマスゲ *Cyperus rotundus* Linné = *Cyperus rotundus* L.	*Cyperaceae*	*Cyperaceae*
コウベイ	イネ *Oryza sativa* Linné = *Oryza sativa* L.	*Gramineae*	*Gramineae/ Poaceae*
コウボク	ホオノキ *Magnolia obovata* Thunberg = *Magnolia obovata* Thunb. * *Magnolia hypoleuca* Siebold et Zuccarini = *Magnolia hypoleuca* Siebold & Zucc. *Magnolia officinalis* Rehder et E. H. Wilson *Magnolia officinalis* Rehder et E. H. Wilson var. *biloba* Rehder et E. H. Wilson	*Magnoliaceae*	*Magnoliaceae*
ゴオウ	ウシ *Bos taurus* Linné var. *domesticus* Gmelin = *Bos taurus* L. var. *domesticus* Gmelin	*Bovidae*	*Bovidae#*
ゴシツ	*Achyranthes bidentata* Blume ヒナタイノコズチ *Achyranthes fauriei* H. Léveillé et Vaniot = *Achyranthes fauriei* H. Lev. & Vaniot	*Amaranthaceae*	*Amaranthaceae*

ゴシュユ	*Euodia officinalis* Dode	*Rutaceae*	*Rutaceae*
	* *Evodia officinalis* Dode		
	Evodia rutaecarpa (A. juss.) Benth. var. *officinalis* (Dode) Huang		
	Euodia bodinieri Dode		
	* *Evodia bodinieri* Dode		
	Evodia rutaecarpa (A. Juss.) Benth. var. *bodinieri* (Dode) Huang		
	ゴシュユ *Euodia ruticarpa* Hooker filius et Thomson		
	= *Euodia ruticarpa* (A. Juss.) Hook. f. & Thomson		
	* *Evodia rutaecarpa* Bentham		
	= *Evodia rutaecarpa* (A. Juss.) Benth.		
	Tetradium ruticarpum (A. Juss.) T.G. Hartley		
ゴボウシ	ゴボウ *Arctium lappa* Linné	*Compositae*	*Compositae/*
	= *Arctium lappa* L.		*Asteraceae*
ゴマ	ゴマ *Sesamum indicum* Linné	*Pedaliaceae*	*Pedaliaceae*
ゴマ油	= *Sesamum indicum* L.		
ゴミシ	チョウセンゴミシ *Schisandra chinensis* Baillon	*Schisandraceae*	*Schisandraceae*
	= *Schisandra chinensis* (Turcz.) Baill.		
コロンボ	*Jateorhiza columba* Miers	*Menispermaceae*	*Menispermaceae*
コンズランゴ	*Marsdenia cundurango* Reichenbach filius	*Asclepiadaceae*	*Apocynaceae*
	= *Marsdenia cundurango* Rchb. f.		
サイコ	ミシマサイコ *Bupleurum falcatum* Linné	*Umbelliferae*	*Umbelliferae/*
	= *Bupleurum falcatum* L.		*Apiaceae*
	Bupleurum chinense DC.		
	Bupleurum scorzonerifolium Willd.		
サイシン	ケイリンサイシン *Asiasarum heterotropoides* F. Maekawa var. *mandshuricum* F. Maekawa	*Aristolochiaceae*	*Aristolochiaceae*
	= *Asiasarum heterotropoides* (F. Schmidt) F. Maek. var. *mandshuricum* (Maxim.) F. Maek.		
	Asarum heterotropoides F. Schmidt var. *mandshuricum* (Maxim.) Kitag.		
	ウスバサイシン *Asiasarum sieboldii* F. Maekawa		
	= *Asiasarum sieboldii* (Miq.) F. Maek.		
	Asarum sieboldii Miq.		
	ウスゲサイシン *Asarum sieboldii* Miq. var. *seoulense* Nakai		
サフラン	サフラン *Crocus sativus* Linné	*Iridaceae*	*Iridaceae*
	= *Crocus sativus* L.		
サンキライ	*Smilax glabra* Roxburgh	*Liliaceae*	*Smilacaceae*
	= *Smilax glabra* Roxb.		
サンザシ	サンザシ *Crataegus cuneata* Siebold et Zuccarini	*Rosaceae*	*Rosaceae*
	= *Crataegus cuneata* Siebold & Zucc.		
	オオミサンザシ *Crataegus pinnatifida* Bunge var. *major* N. E. Brown		
	= *Crataegus pinnatifida* Bunge var. *major* N. E. Br.		
サンシシ	クチナシ *Gardenia jasminoides* J. Ellis	*Rubiaceae*	*Rubiaceae*
	Gardenia jasminoides J. Ellis f. *longicarpa* Z. W. Xie & M. Okada		
サンシュユ	サンシュユ *Cornus officinalis* Siebold et Zuccarini	*Cornaceae*	*Cornaceae*
	= *Cornus officinalis* Siebold & Zucc.		
サンショウ	サンショウ *Zanthoxylum piperitum* De Candolle	*Rutaceae*	*Rutaceae*
	= *Zanthoxylum piperitum* (L.) DC.		
	アサクラザンショウ *Zanthoxylum piperitum* (L.) DC. f. *inerme* Makino		
サンソウニン	サネブトナツメ *Ziziphus jujuba* Miller var. *spinosa* Hu ex H. F. Chow	*Rhamnaceae*	*Rhamnaceae*
	= *Ziziphus jujuba* Mill. var. *spinosa* (Bunge) Hu ex H. F. Chow		
サンヤク	ヤマノイモ *Dioscorea japonica* Thunberg	*Dioscoreaceae*	*Dioscoreaceae*
	= *Dioscorea japonica* Thunb.		
	ナガイモ *Dioscorea batatas* Decaisne		
	= *Dioscorea batatas* Decne.		
	Dioscorea opposita Thunb.		
ジオウ	アカヤジオウ *Rehmannia glutinosa* Liboschitz var. *purpurea* Makino	*Scrophulariaceae*	*Orobanchaceae*
	= *Rehmannia glutinosa* Libosch. var. *purpurea* Makino		
	Rehmannia glutinosa Liboschitz		
	= *Rehmannia glutinosa* Libosch.		
シゴカ	エゾウコギ *Eleutherococcus senticosus* Maximowicz	*Araliaceae*	*Araliaceae*
	= *Eleutherococcus senticosus* (Rupr. & Maxim.) Maxim.		
	* *Acanthopanax senticosus* Harms		
	= *Acanthopanax senticosus* (Rupr. & Maxim.) Harms		
ジコッピ	クコ *Lycium chinense* Miller	*Solanaceae*	*Solanaceae*
	= *Lycium chinense* Mill.		
	Lycium barbarum Linné		
	= *Lycium barbarum* L.		
シコン	ムラサキ *Lithospermum erythrorhizon* Siebold et Zuccarini	*Boraginaceae*	*Boraginaceae*
	= *Lithospermum erythrorhizon* Siebold & Zucc.		

シツリシ	ハマビシ *Tribulus terrestris* Linné ＝*Tribulus terrestris* L.		*Zygophyllaceae*	*Zygophyllaceae*
シャカンゾウ	*Glycyrrhiza uralensis* Fischer ＝*Glycyrrhiza uralensis* Fisch. *Glycyrrhiza glabra* Linné ＝*Glycyrrhiza glabra* L.		*Leguminosae*	*Leguminosae/ Fabaceae*
シャクヤク	シャクヤク *Paeonia lactiflora* Pallas ＝*Paeonia lactiflora* Pall.		*Paeoniaceae*	*Paeoniaceae*
ジャショウシ	*Cnidium monnieri* Cusson ＝*Cnidium monnieri* (L.) Cusson		*Umbelliferae*	*Umbelliferae/ Apiaceae*
シャゼンシ	オオバコ *Plantago asiatica* Linné ＝*Plantago asiatica* L.		*Plantaginaceae*	*Plantaginaceae*
シャゼンソウ	オオバコ *Plantago asiatica* Linné ＝*Plantago asiatica* L.		*Plantaginaceae*	*Plantaginaceae*
ジュウヤク	ドクダミ *Houttuynia cordata* Thunberg ＝*Houttuynia cordata* Thunb.		*Saururaceae*	*Saururaceae*
シュクシャ	*Amomum villosum* Loureiro var. *xanthioides* T. L. Wu et S. J. Chen ＝*Amomum villosum* Lour. var. *xanthioides* (Wall. ex Baker) T. L. Wu & S. J. Chen *Amomum xanthioides* Wallich ＝*Amomum xanthioides* Wall. ex Baker *Amomum villosum* Lour. var. *nanum* H. T. Tsai & S. W. Zhao *Amomum villosum* Loureiro var. *villosum* ＝*Amomum villosum* Lour. var. *villosum* *Amomum villosum* Lour. *Amomum longiligulare* T. L. Wu		*Zingiberaceae*	*Zingiberaceae*
ショウキョウ	ショウガ *Zingiber officinale* Roscoe		*Zingiberaceae*	*Zingiberaceae*
ショウズク	*Elettaria cardamomum* Maton		*Zingiberaceae*	*Zingiberaceae*
ショウマ	*Cimicifuga dahurica* Maximowicz ＝*Cimicifuga dahurica* (Turcz.) Maxim. *Cimicifuga heracleifolia* Komarov ＝*Cimicifuga heracleifolia* Kom. *Cimicifuga foetida* Linné ＝*Cimicifuga foetida* L. サラシナショウマ *Cimicifuga simplex* Turczaninow ＝*Cimicifuga simplex* (DC.) Turcz.		*Ranunculaceae*	*Ranunculaceae*
シンイ	*Magnolia biondii* Pampanini ＝*Magnolia biondii* Pamp. ハクモクレン *Magnolia heptapeta* Dandy ＝*Magnolia heptapeta* (Buchoz) Dandy ＊ *Magnolia denudata* Desrousseaux ＝*Magnolia denudata* Desr. *Magnolia sprengeri* Pampanini ＝*Magnolia sprengeri* Pamp. タムシバ *Magnolia salicifolia* Maximowicz ＝*Magnolia salicifolia* (Siebold & Zucc.) Maxim. コブシ *Magnolia kobus* De Candolle ＝*Magnolia kobus* DC.		*Magnoliaceae*	*Magnoliaceae*
シンギ	*Hedysarum polybotrys* Handel-Mazzetti ＝*Hedysarum polybotrys* Hand.-Mazz.		*Leguminosae*	*Leguminosae/ Fabaceae*
セネガ	セネガ *Polygala senega* Linné ＝*Polygala senega* L. ヒロハセネガ *Polygala senega* Linné var. *latifolia* Torrey et Gray ＝*Polygala senega* L. var. *latifolia* Torr. & A. Gray		*Polygalaceae*	*Polygalaceae*
センキュウ	センキュウ *Cnidium officinale* Makino		*Umbelliferae*	*Umbelliferae/ Apiaceae*
ゼンコ	*Peucedanum praeruptorum* Dunn ノダケ *Angelica decursiva* Franchet et Savatier ＝*Angelica decursiva* (Miq.) Franch. & Sav. ＊ *Peucedanum decursivum* Maximowicz ＝*Peucedanum decursivum* (Miq.) Maxim.		*Umbelliferae*	*Umbelliferae/ Apiaceae*
センコツ	コウホネ *Nuphar japonica* De Candolle ＝*Nuphar japonica* DC. ネムロコウホネ *Nuphar pumila* De Candolle ＝*Nuphar pumila* (Timm) DC. 上記種の種間雑種		*Nymphaeaceae*	*Nymphaeaceae*

センソ	アジアヒキガエル *Bufo gargarizans* Cantor = *Bufo bufo gargarizans* Cantor *Bufo melanostictus* Schneider = *Duttaphrynus melanostictus* Schneider	*Bufonidae*	*Bufonidae*#
センナ	*Cassia angustifolia* Vahl *Cassia acutifolia* Delile	*Leguminosae*	*Leguminosae/ Fabaceae*
センブリ	センブリ *Swertia japonica* Makino = *Swertia japonica* (Shult.) Makino	*Gentianaceae*	*Gentianaceae*
ソウジュツ	ホソバオケラ *Atractylodes lancea* De Candolle = *Atractylodes lancea* (Thunb.) DC. シナオケラ *Atractylodes chinensis* Koidzumi = *Atractylodes chinensis* (Bunge) Koidz. 上記種の種間雑種	*Compositae*	*Compositae/ Asteraceae*
ソウハクヒ	マグワ *Morus alba* Linné = *Morus alba* L.	*Moraceae*	*Moraceae*
ソボク	*Caesalpinia sappan* Linné = *Caesalpinia sappan* L.	*Leguminosae*	*Leguminosae/ Fabaceae*
ソヨウ	シソ *Perilla frutescens* Britton var. *crispa* W. Deane = *Perilla frutescens* (L.) Britton var. *crispa* (Thunb.) W. Deane	*Labiatae*	*Labiatae/ Lamiaceae*
ダイオウ	*Rheum palmatum* Linné = *Rheum palmatum* L. *Rheum tanguticum* Maximowicz = *Rheum tanguticum* Maxim. *Rheum officinale* Baillon = *Rheum officinale* Baill. *Rheum coreanum* Nakai 上記種の種間雑種	*Polygonaceae*	*Polygonaceae*
ダイズ油	ダイズ *Glycine max* Merrill = *Glycine max* (L.) Merr.	*Leguminosae*	*Leguminosae/ Fabaceae*
タイソウ	ナツメ *Ziziphus jujuba* Miller var. *inermis* Rehder = *Ziziphus jujuba* Mill. var. *inermis* (Bunge) Rehder	*Rhamnaceae*	*Rhamnaceae*
タクシャ	サジオモダカ *Alisma orientale* Juzepczuk = *Alisma orientale* (Sam.) Juz. *Alisma plantago-aquatica* L. var. *orientale* Sam.	*Alismataceae*	*Alismataceae*
タンジン	タンジン *Salvia miltiorrhiza* Bunge	*Labiatae*	*Labiatae/ Lamiaceae*
チクセツニンジン	トチバニンジン *Panax japonicus* C. A. Meyer = *Panax japonicus* C. A. Mey.	*Araliaceae*	*Araliaceae*
チモ	ハナスゲ *Anemarrhena asphodeloides* Bunge	*Liliaceae*	*Asparagaceae*
チョウジ チョウジ油	チョウジ *Syzygium aromaticum* Merrill et L. M. Perry = *Syzygium aromaticum* (L.) Merr. & L. M. Perry * *Eugenia caryophyllata* Thunberg = *Eugenia caryophyllata* Thunb. *Eugenia caryophyllus* (Spreng.) Bullock & S. G. Harrison	*Myrtaceae*	*Myrtaceae*
チョウトウコウ	カギカズラ *Uncaria rhynchophylla* Miquel = *Uncaria rhynchophylla* (Miq.) Miq. *Uncaria sinensis* Haviland = *Uncaria sinensis* (Oliv.) Havil. *Uncaria macrophylla* Wallich = *Uncaria macrophylla* Wall.	*Rubiaceae*	*Rubiaceae*
チョレイ	チョレイマイタケ *Polyporus umbellatus* Fries = *Polyporus umbellatus* (Pers.) Fries	*Polyporaceae*	*Polyporaceae*#
チンピ	ウンシュウミカン *Citrus unshiu* Marcowicz = *Citrus unshiu* (Swingle) Marcow. *Citrus reticulata* Blanco Unshiu *Citrus reticulata* Blanco	*Rutaceae*	*Rutaceae*
ツバキ油	ヤブツバキ(ツバキ) *Camellia japonica* Linné = *Camellia japonica* L.	*Theaceae*	*Theaceae*
テレビン油	*Pinus* 属諸種植物	*Pinaceae*	*Pinaceae*#
テンマ	オニノヤガラ *Gastrodia elata* Blume	*Orchidaceae*	*Orchidaceae*
テンモンドウ	クサスギカズラ *Asparagus cochinchinensis* Merrill = *Asparagus cochinchinensis* (Lour.) Merr.	*Liliaceae*	*Asparagaceae*
トウガシ	トウガン *Benincasa cerifera* Savi *Benincasa hispida* (Thunb.) Cogn. *Benincasa cerifera* Savi forma *emarginata* K. Kimura et Sugiyama = *Benincasa cerifera* Savi f. *emarginata* K. Kimura & Sugiyama	*Cucurbitaceae*	*Cucurbitaceae*

トウガラシ	トウガラシ *Capsicum annuum* Linné = *Capsicum annuum* L.	*Solanaceae*	*Solanaceae*
トウキ	トウキ *Angelica acutiloba* Kitagawa = *Angelica acutiloba* (Siebold & Zucc.) Kitag. ホッカイトウキ *Angelica acutiloba* Kitagawa var. *sugiyamae* Hikino = *Angelica acutiloba* (Siebold & Zucc.) Kitag. var. *sugiyamae* Hikino	*Umbelliferae*	*Umbelliferae/ Apiaceae*
トウジン	ヒカゲツルニンジン *Codonopsis pilosula* Nannfeldt = *Codonopsis pilosula* Nannf. *Codonopsis tangshen* Oliver = *Codonopsis tangshen* Oliv.	*Campanulaceae*	*Campanulaceae*
トウニン	モモ *Prunus persica* Batsch = *Prunus persica* (L.) Batsch *Prunus persica* Batsch var. *davidiana* Maximowicz = *Prunus persica* (L.) Batsch var. *davidiana* (Carrière) Maxim. *Prunus davidiana* (Carrière) Franch.	*Rosaceae*	*Rosaceae*
トウヒ	*Citrus aurantium* Linné = *Citrus aurantium* L. ダイダイ *Citrus aurantium* Linné var. *daidai* Makino = *Citrus aurantium* L. var. *daidai* Makino *Citrus aurantium* L. 'Daidai'	*Rutaceae*	*Rutaceae*
トウモロコシ油	トウモロコシ *Zea mays* Linné = *Zea mays* L.	*Gramineae*	*Gramineae/ Poaceae*
ドクカツ	ウド *Aralia cordata* Thunberg = *Aralia cordata* Thunb.	*Araliaceae*	*Araliaceae*
トコン	*Cephaelis ipecacuanha* A. Richard = *Cephaelis ipecacuanha* (Brot.) A. Rich. *Cephaelis acuminata* Karsten = *Cephaelis acuminata* H. Karst.	*Rubiaceae*	*Rubiaceae*
トチュウ	トチュウ *Eucommia ulmoides* Oliver = *Eucommia ulmoides* Oliv.	*Eucommiaceae*	*Eucommiaceae*
トラガント	*Astragalus gummifer* Labillardiére = *Astragalus gummifer* Labill.	*Leguminosae*	*Leguminosae/ Fabaceae*
豚脂	ブタ *Sus scrofa* Linné var. *domesticus* Gray = *Sus scrofa* L. var. *domesticus* Gray	*Suidae*	*Suidae#*
ナタネ油	セイヨウアブラナ *Brassica napus* Linné = *Brassica napus* L. アブラナ *Brassica rapa* Linné var. *oleifera* De Candolle = *Brassica rapa* L. var. *oleifera* DC.	*Cruciferae*	*Cruciferae/ Brassicaceae*
ニガキ	ニガキ *Picrasma quassioides* Bennet = *Picrasma quassioides* (D. Don) Benn.	*Simaroubaceae*	*Simaroubaceae*
ニクジュヨウ	*Cistanche salsa* G. Beck = *Cistanche salsa* (C. A. Mey.) Beck *Cistanche deserticola* Y. C. Ma = *Cistanche deserticola* Ma *Cistanche tubulosa* Wight	*Orobanchaceae*	*Orobanchaceae*
ニクズク	ニクズク *Myristica fragrans* Houttuyn = *Myristica fragrans* Houtt.	*Myristicaceae*	*Myristicaceae*
ニンジン	オタネニンジン *Panax ginseng* C. A. Meyer = *Panax ginseng* C. A. Mey. * *Panax schinseng* Nees	*Araliaceae*	*Araliaceae*
ニンドウ	スイカズラ *Lonicera japonica* Thunberg = *Lonicera japonica* Thunb.	*Caprifoliaceae*	*Caprifoliaceae*
バイモ	アミガサユリ *Fritillaria verticillata* Willdenow var. *thunbergii* Baker = *Fritillaria verticillata* Willd. var. *thunbergii* (Miq.) Baker *Fritillaria thunbergii* Miq.	*Liliaceae*	*Liliaceae*
バクガ	オオムギ *Hordeum vulgare* Linné = *Hordeum vulgare* L.	*Gramineae*	*Gramineae/ Poaceae*
バクモンドウ	ジャノヒゲ *Ophiopogon japonicus* Ker-Gawler = *Ophiopogon japonicus* (L. f.) Ker Gawl.	*Liliaceae*	*Asparagaceae*
ハチミツ	ヨーロッパミツバチ *Apis mellifera* Linné = *Apis mellifera* L. トウヨウミツバチ *Apis cerana* Fabricius	*Apidae*	*Apidae#*
ハッカ ハッカ油	ハッカ *Mentha arvensis* Linné var. *piperascens* Malinvaud = *Mentha arvensis* L. var. *piperascens* Malinv. *Mentha haplocalyx* Briq. ハッカ *Mentha arvensis* L. var. *piperascens* Malinv. を母種とする交配種	*Labiatae*	*Labiatae/ Lamiaceae*

ハマボウフウ	ハマボウフウ *Glehnia littoralis* F. Schmidt ex Miquel = *Glehnia littoralis* F. Schmidt ex Miq.	*Umbelliferae*	*Umbelliferae/ Apiaceae*
ハンゲ	カラスビシャク *Pinellia ternata* Breitenbach = *Pinellia ternata* (Thunb.) Breitenb.	*Araceae*	*Araceae*
ヒマシ油	トウゴマ *Ricinus communis* Linné = *Ricinus communis* L.	*Euphorbiaceae*	*Euphorbiaceae*
ビャクゴウ	オニユリ *Lilium lancifolium* Thunberg = *Lilium lancifolium* Thunb. ハカタユリ *Lilium brownii* F. E. Brown var. *colchesteri* Wilson = *Lilium brownii* F. E. Br. var. *colchesteri* (Van Houtte) E. H. Wilson ex Elwes *Lilium brownii* F. E. Brown var. *viridulum* Baker *Lilium brownii* F. E. Brown = *Lilium brownii* F. E. Br. *Lilium pumilum* De Candolle = *Lilium pumilum* DC.	*Liliaceae*	*Liliaceae*
ビャクシ	ヨロイグサ *Angelica dahurica* Bentham et Hooker filius ex Franchet et Savatier = *Angelica dahurica* (Hoffm.) Benth. & Hook. f. ex Franch. & Sav.	*Umbelliferae*	*Umbelliferae/ Apiaceae*
ビャクジュツ	オケラ *Atractylodes japonica* Koidzumi ex Kitamura = *Atractylodes japonica* Koidz. ex Kitam. オオバナオケラ *Atractylodes macrocephala* Koidzumi = *Atractylodes macrocephala* Koidz. * *Atractylodes ovata* De Candolle = *Atractylodes ovata* (Thunb.) DC.	*Compositae*	*Compositae/ Asteraceae*
ビワヨウ	ビワ *Eriobotrya japonica* Lindley = *Eriobotrya japonica* (Thunb.) Lindl.	*Rosaceae*	*Rosaceae*
ビンロウジ	ビンロウ *Areca catechu* Linné = *Areca catechu* L.	*Palmae*	*Palmae/ Arecaceae*
ブクリョウ	マツホド *Wolfiporia cocos* Ryvarden et Gilbertson = *Wolfiporia cocos* (Schw.) Ryv. & Gilbn. * *Poria cocos* Wolf = *Poria cocos* (Schw.) Wolf	*Polyporaceae*	*Polyporaceae*[#]
ブシ	ハナトリカブト *Aconitum carmichaeli* Debeaux オクトリカブト *Aconitum japonicum* Thunberg = *Aconitum japonicum* Thunb.	*Ranunculaceae*	*Ranunculaceae*
ベラドンナコン	ベラドンナ *Atropa belladonna* Linné = *Atropa belladonna* L.	*Solanaceae*	*Solanaceae*
ヘンズ	フジマメ *Dolichos lablab* Linné = *Dolichos lablab* L.	*Leguminosae*	*Leguminosae/ Fabaceae*
ボウイ	オオツヅラフジ *Sinomenium acutum* Rehder et E. H. Wilson = *Sinomenium acutum* (Thunb.) Rehder & E. H. Wilson	*Menispermaceae*	*Menispermaceae*
ボウコン	チガヤ *Imperata cylindrica* Beauvois = *Imperata cylindrica* (L.) P. Beauv. *Imperata cylindrica* (L.) P. Beauv. var. *major* (Nees) C. E. Hubb.	*Gramineae*	*Gramineae/ Poaceae*
ボウフウ	*Saposhnikovia divaricata* Schischkin = *Saposhnikovia divaricata* (Turcz.) Schischk.	*Umbelliferae*	*Umbelliferae/ Apiaceae*
ボクソク	クヌギ *Quercus acutissima* Carruthers = *Quercus acutissima* Carruth. コナラ *Quercus serrata* Murray ミズナラ *Quercus mongholica* Fischer ex Ledebour var. *crispula* Ohashi = *Quercus mongholica* Fisch. ex Ledeb. var. *crispula* (Blume) Ohashi アベマキ *Quercus variabilis* Blume	*Fagaceae*	*Fagaceae*
ボタンピ	ボタン *Paeonia suffruticosa* Andrews * *Paeonia moutan* Sims	*Paeoniaceae*	*Paeoniaceae*
ホミカ	*Strychnos nux-vomica* Linné = *Strychnos nux-vomica* L.	*Loganiaceae*	*Loganiaceae*
ボレイ	カキ *Ostrea gigas* Thunberg = *Ostrea gigas* Thunb.	*Ostreidae*	*Ostreidae*[#]
マオウ	*Ephedra sinica* Stapf *Ephedra intermedia* Schrenk et C. A. Meyer = *Ephedra intermedia* Schrenk & C. A. Mey. *Ephedra equisetina* Bunge	*Ephedraceae*	*Ephedraceae*[#]
マクリ	マクリ *Digenea simplex* C. Agardh = *Digenea simplex* (Wulfen) C. Agardh	*Rhodomelaceae*	*Rhodomelaceae*[#]
マシニン	アサ *Cannabis sativa* Linné = *Cannabis sativa* L.	*Moraceae*	*Cannabaceae*

ミツロウ	ヨーロッパミツバチ *Apis mellifera* Linné ＝*Apis mellifera* L. トウヨウミツバチ *Apis cerana* Fabricius	*Apidae*	*Apidae#*
モクツウ	アケビ *Akebia quinata* Decaisne ＝*Akebia quinata* (Thunb. ex Houtt.) Decne. ミツバアケビ *Akebia trifoliata* Koidzumi ＝*Akebia trifoliata* (Thunb.) Koidz. 上記種の種間雑種	*Lardizabalaceae*	*Lardizabalaceae*
モッコウ	*Saussurea lappa* Clarke ＝*Saussurea lappa* (Decne.) C. B. Clarke *Aucklandia lappa* Decne.	*Compositae*	*Compositae/ Asteraceae*
ヤクチ	*Alpinia oxyphylla* Miquel ＝*Alpinia oxyphylla* Miq.	*Zingiberaceae*	*Zingiberaceae*
ヤクモソウ	メハジキ *Leonurus japonicus* Houttuyn ＝*Leonurus japonicus* Houtt. *Leonurus sibiricus* Linné ＝*Leonurus sibiricus* L.	*Labiatae*	*Labiatae/ Lamiaceae*
ヤシ油	ココヤシ *Cocos nucifera* Linné ＝*Cocos nucifera* L.	*Palmae*	*Palmae/ Arecaceae*
ユウタン	*Ursus arctos* Linné ＝*Ursus arctos* L. その他近縁動物	*Ursidae*	*Ursidae#*
ユーカリ油	ユーカリノキ *Eucalyptus globulus* Labillardiere ＝*Eucalyptus globulus* Labill. 近縁植物	*Myrtaceae*	*Myrtaceae*
ヨクイニン	ハトムギ *Coix lacryma-jobi* Linné var. *mayuen* Stapf ＝*Coix lacryma-jobi* L. var. *mayuen* (Rom. Caill.) Stapf	*Gramineae*	*Gramineae/ Poaceae*
ラッカセイ油	ラッカセイ *Arachis hypogaea* Linné ＝*Arachis hypogaea* L.	*Leguminosae*	*Leguminosae/ Fabaceae*
精製ラノリン	ヒツジ *Ovis aries* Linné ＝*Ovis aries* L.	*Bovidae*	*Bovidae#*
リュウガンニク	リュウガン *Euphoria longana* Lamarck ＝*Euphoria longana* Lam. *Dimocarpus longan* Lour.	*Sapindaceae*	*Sapindaceae*
リュウタン	トウリンドウ *Gentiana scabra* Bunge リンドウ *Gentiana scabra* Bunge var. *buergeri* (Miq.) Maxim. *Gentiana manshurica* Kitagawa ＝*Gentiana manshurica* Kitag. *Gentiana triflora* Pallas ＝*Gentiana triflora* Pall. エゾリンドウ *Gentiana triflora* Pall. var. *japonica* Hara	*Gentianaceae*	*Gentianaceae*
リョウキョウ	*Alpinia officinarum* Hance	*Zingiberaceae*	*Zingiberaceae*
レンギョウ	レンギョウ *Forsythia suspensa* Vahl ＝*Forsythia suspensa* (Thunb.) Vahl	*Oleaceae*	*Oleaceae*
レンニク	ハス *Nelumbo nucifera* Gaertner ＝*Nelumbo nucifera* Gaertn.	*Nymphaeaceae*	*Nelumbonaceae*
ロジン	*Pinus* 属諸種植物	*Pinaceae*	*Pinaceae#*
ロートコン	ハシリドコロ *Scopolia japonica* Maximowicz ＝*Scopolia japonica* Maxim. *Scopolia carniolica* Jacquin ＝*Scopolia carniolica* Jacq. *Scopolia parviflora* Nakai ＝*Scopolia parviflora* (Dunn) Nakai	*Solanaceae*	*Solanaceae*
ローヤルゼリー	ヨーロッパミツバチ *Apis mellifera* Linné ＝*Apis mellifera* L. トウヨウミツバチ *Apis cerana* Fabricius	*Apidae*	*Apidae#*

1) 米倉浩司，新維管束植物分類表，北隆館，東京，2019, ISBN 978-4-8326-1008-8.
2) Global Biodiversity Information Facility, https://www.gbif.org. (Accessed April 15, 2022).
3) 寺林進ら，医薬品医療機器レギュラトリーサイエンス，41，407-418 (2010).
4) 基原植物に「その他同属植物」などが含まれる場合は，学名の表記はないが本表に記載している．
5) 髙野昭人ら，医薬品医療機器レギュラトリーサイエンス，52，291-302 (2021).
6) APG IV の対象外である裸子植物，藻類，真菌類及び動物には，#印を付している．

参考情報 G5. 生薬関連 生薬及び生薬製剤の薄層クロマトグラフィー を次のように改める．

生薬及び生薬製剤の薄層クロマトグラフィー
〈G5-3-182〉

　生薬及び生薬を主たる原料とする製剤(生薬製剤)の薄層クロマトグラフィーは，生薬及び漢方処方エキスに配合される生薬の特徴的な成分又は成分群の含有の有無を確認することなどに用いられる．本参考情報では，生薬及び生薬製剤について薄層クロマトグラフィーの試験を実施する際に，薄層クロマトグラフィー〈2.03〉を補完する事項を以下に記載する．

1. 器具及び装置

　薄層クロマトグラフィー〈2.03〉を準用する．ただし，薄層板については，多成分系である生薬及び生薬製剤においては，より精密な成分分離を要求されることがあるため，一般試験法〈9.42〉に規定される薄層クロマトグラフィー用担体のシリカゲルより粒径が小さいクロマトグラフィー用シリカゲル(5 ～ 7 μm)を塗布した高性能薄層板(HPTLC板)を用いることもできる．なお，検出装置の光源の適合性の確認は，ランプ，照射システムの仕様を変更した場合，又は，各条に規定される線光源の波長の照射により，規定されるスポットが認められない場合等に行う．

2. 操作方法

　薄層クロマトグラフィー〈2.03〉を準用する．

3. 確認及び純度の試験

　薄層クロマトグラフィー〈2.03〉を準用する．薄層クロマトグラフィーによる生薬及び生薬製剤の確認及び純度試験には，一般的に標準品，被検成分の試薬，試薬としての生薬又は各条品を標準物質として使用するが，多成分系の試料溶液においては，被検成分が単一のスポットとして認められ，特徴的な蛍光や発色などを示し，明瞭に確認することが可能な場合は，標準物質を使用せず，スポットの色調及びR_f値で判定する試験法を設定することもできる．また，生薬及び生薬製剤は天産物由来であるため，成分パターンが複雑であることから，薄層クロマトグラフィー〈2.03〉に分光学的測定法(紫外可視吸光度測定法〈2.24〉，核磁気共鳴スペクトル測定法〈2.21〉など)や質量分析法〈2.62〉を組み合わせることで，確認又は純度試験の更なる信頼性向上が期待できる．

4. 確認試験の試験条件の変更に関する留意事項

　薄層クロマトグラフィー〈2.03〉を準用する．また，標準物質を規定しない試験法が設定されている場合であっても，標準物質を用いて色調及びR_f値の一致により確認する方法へ変更することができる．

5. 用語

　クロマトグラフィー総論〈2.00〉の定義を準用する．

6. その他

　薄層クロマトグラフィーで定量を行う際は，自動化された試料のスポット装置及びデンシトメトリーなどを用いることにより定量的に測定することが可能となる．それらの薄層クロマトグラフィー用走査装置を用いる際のシステム適合性については，必要に応じ，液体クロマトグラフィー〈2.01〉のシステム適合性の規定を準用する．

索　引

日 本 名 索 引

*イタリック体は製剤総則，一般試験法及び参考情報の頁，ボールドイタリック体は医薬品各条の頁を示す．
なお，下線のついていないものは「第十八改正日本薬局方」における頁を，
1本下線のついているものは「第十八改正日本薬局方第一追補」における頁を，
2本下線のついているものは「第十八改正日本薬局方第二追補」における頁を示す．

ア

ICP分析用水 ……………………………………… *204*
ICP分析用パラジウム標準液 …………………… *201*
アウリントリカルボン酸アンモニウム ………… *204*
亜鉛 ………………………………………………… *204*
亜鉛(標準試薬) …………………………………… *204*
亜鉛，ヒ素分析用 ………………………………… *204*
亜鉛，無ヒ素 ……………………………………… *204*
0.1 mol/L亜鉛液 ………………………………… *190*
亜鉛華 ……………………………………………… ***872***
亜鉛華デンプン …………………………………… ***389***
亜鉛華軟膏 ………………………………………… ***389***
亜鉛標準液 ………………………………………… *201*
亜鉛標準液，原子吸光光度用 …………………… *201*
亜鉛標準原液 ……………………………………… *201*
亜鉛粉末 …………………………………………… *204*
亜鉛末 ……………………………………………… *204*
アカメガシワ ……………………………………… ***1861***
アクチノマイシンD ……………………………… ***389***
アクテオシド，薄層クロマトグラフィー用 …… *204*
アクラルビシン塩酸塩 …………………… ***390***, <u><u>*33*</u></u>
アクリノール ……………………………………… *204*
アクリノール・亜鉛華軟膏 ……………………… ***392***
アクリノール・チンク油 ………………………… ***392***
アクリノール酸化亜鉛軟膏 ……………………… ***392***
アクリノール水和物 ……………… *204*, ***391***, <u><u>*33*</u></u>
アクリルアミド …………………………………… *204*
アコニチン，純度試験用 ………………………… *204*
アザチオプリン …………………………… ***393***, <u><u>*33*</u></u>
アザチオプリン錠 ………………………………… ***394***
アサリニン，薄層クロマトグラフィー用 ……… *205*
(E)－アサロン …………………………………… *205*
亜酸化窒素 ………………………………… *205*, ***395***
アジ化ナトリウム ………………………………… *205*
アジ化ナトリウム・リン酸塩緩衝塩化ナトリウム試液 …… *205*
アシクロビル ……………………………… ***396***, <u><u>*33*</u></u>
アシクロビル顆粒 ………………………………… ***398***
アシクロビル眼軟膏 ……………………………… ***401***
アシクロビル錠 …………………………………… ***397***
アシクロビルシロップ …………………………… ***399***
アシクロビル注射液 ……………………………… ***400***
アシクロビル軟膏 ………………………………… ***401***
アジスロマイシン水和物 ………………… ***402***, <u><u>*33*</u></u>
亜ジチオン酸ナトリウム ………………………… *205*
2,2′－アジノビス(3－エチルベンゾチアゾリン－6－
　スルホン酸)二アンモニウム ………………… *205*
2,2′－アジノビス(3－エチルベンゾチアゾリン－6－
　スルホン酸)二アンモニウム試液 …………… *205*
アジピン酸 ………………………………………… *205*
アジマリン ………………………………………… ***403***
アジマリン，定量用 ……………………………… *205*
アジマリン錠 ……………………………………… ***403***
亜硝酸アミル ……………………………………… ***404***
亜硝酸カリウム …………………………………… *205*
亜硝酸ナトリウム ………………………………… *205*
0.1 mol/L亜硝酸ナトリウム液 ………………… *190*
亜硝酸ナトリウム試液 …………………………… *205*
アスコルビン酸 …………………………… *205*, ***404***, <u><u>*33*</u></u>
L－アスコルビン酸 ……………………………… *205*
アスコルビン酸，鉄試験用 ……………………… *205*
アスコルビン酸・塩酸試液，0.012 g/dL ……… *205*
L－アスコルビン酸・塩酸試液，0.012 g/dL … *206*
アスコルビン酸・塩酸試液，0.02 g/dL ……… *205*
L－アスコルビン酸・塩酸試液，0.02 g/dL … *206*
アスコルビン酸・塩酸試液，0.05 g/dL ……… *205*
L－アスコルビン酸・塩酸試液，0.05 g/dL … *206*
アスコルビン酸・パントテン酸カルシウム錠 … ***406***
アスコルビン酸散 ………………………………… ***405***
アスコルビン酸注射液 …………………………… ***405***
アストラガロシドⅣ，薄層クロマトグラフィー用 … *206*
アズトレオナム …………………………… ***407***, <u><u>*33*</u></u>
L－アスパラギン一水和物 ……………………… *206*
アスパラギン酸 …………………………………… *206*
DL－アスパラギン酸 …………………………… *206*
L－アスパラギン酸 ……………………… *206*, ***409***, <u><u>*33*</u></u>
アスピリン ………………………………… *206*, ***410***, <u><u>*33*</u></u>
アスピリンアルミニウム ………………………… ***411***
アスピリン錠 ……………………………………… ***410***
アスポキシシリン水和物 ………………… ***412***, <u><u>*33*</u></u>
アセタゾラミド …………………………… ***413***, <u><u>*33*</u></u>
アセタール ………………………………………… *206*
アセチルアセトン ………………………………… *206*

項目	ページ
アセチルアセトン試液	206
N-アセチルガラクトサミン	206
アセチルサリチル酸	410
アセチルサリチル酸アルミニウム	411
アセチルサリチル酸錠	410
アセチルシステイン	414, 33
N-アセチルノイラミン酸	206
N-アセチルノイラミン酸，エポエチンアルファ用	206
N-アセチルノイラミン酸試液，0.4 mmol/L	206
アセチレン	206
o-アセトアニシジド	206
p-アセトアニシジド	206
アセトアニリド	206
アセトアミノフェン	207, 415, 33
アセトアルデヒド	207
アセトアルデヒド，ガスクロマトグラフィー用	207
アセトアルデヒド，定量用	207
アセトアルデヒドアンモニアトリマー三水和物	207
アセトニトリル	207
アセトニトリル，液体クロマトグラフィー用	207
アセトヘキサミド	416, 33
アセトリゾン酸	207
アセトン	207
アセトン，生薬純度試験用	207
アセトン，非水滴定用	207
アセナフテン	207
アセブトロール塩酸塩	417, 33
アセメタシン	207, 418, 33
アセメタシン，定量用	207
アセメタシンカプセル	419
アセメタシン錠	418
アゼラスチン塩酸塩	420, 33
アゼラスチン塩酸塩，定量用	208
アゼラスチン塩酸塩顆粒	421
アゼルニジピン	422, 33
アゼルニジピン，定量用	208
アゼルニジピン錠	423
亜セレン酸	208
亜セレン酸・硫酸試液	208
亜セレン酸ナトリウム	208
アセンヤク	1861
阿仙薬	1861
アセンヤク末	1861
阿仙薬末	1861
アゾセミド	424, 33
アゾセミド，定量用	208
アゾセミド錠	425
アテノロール	426, 33
亜テルル酸カリウム	208
アトラクチレノリドⅢ，定量用	208, 19
アトラクチレノリドⅢ，薄層クロマトグラフィー用	208
アトラクチロジン，定量用	209, 20
アトラクチロジン試液，定量用	209, 21
アトルバスタチンカルシウム錠	428
アトルバスタチンカルシウム水和物	426, 33
アドレナリン	429, 33
アドレナリン液	430
アドレナリン注射液	430
アトロピン硫酸塩水和物	209, 431
アトロピン硫酸塩水和物，定量用	209
アトロピン硫酸塩水和物，薄層クロマトグラフィー用	209
アトロピン硫酸塩注射液	431
アナストロゾール	51
アナストロゾール錠	52
p-アニスアルデヒド	209
p-アニスアルデヒド・酢酸試液	209
p-アニスアルデヒド・硫酸試液	209
14-アニソイルアコニン塩酸塩	23
14-アニソイルアコニン塩酸塩，定量用	209
アニソール	210
アニリン	210
アニリン硫酸塩	210
アネスタミン	448
亜ヒ酸パスタ	432
アビジン・ビオチン試液	210
アプリンジン塩酸塩	433, 33
アプリンジン塩酸塩，定量用	210
アプリンジン塩酸塩カプセル	433
アフロクアロン	434, 33
アプロチニン	210
アプロチニン試液	210
アヘン・トコン散	1863
アヘンアルカロイド・アトロピン注射液	437
アヘンアルカロイド・スコポラミン注射液	438
アヘンアルカロイド塩酸塩	435
アヘンアルカロイド塩酸塩注射液	436
アヘン散	1862
アヘンチンキ	1862
アヘン末	1861
α-アポオキシテトラサイクリン	210
β-アポオキシテトラサイクリン	210
アマチャ	1863, 53
甘茶	1863
アマチャジヒドロイソクマリン，薄層クロマトグラフィー用	211
アマチャ末	1863
甘茶末	1863
アマンタジン塩酸塩	440, 33
アミオダロン塩酸塩	441, 33
アミオダロン塩酸塩，定量用	211
アミオダロン塩酸塩錠	442
アミカシン硫酸塩	443, 33
アミカシン硫酸塩注射液	444
アミグダリン，成分含量測定用	211
アミグダリン，定量用	211, 23
アミグダリン，薄層クロマトグラフィー用	211
6-アミジノ-2-ナフトールメタンスルホン酸塩	211
アミドトリゾ酸	445, 33

アミドトリゾ酸，定量用	211
アミドトリゾ酸ナトリウムメグルミン注射液	**446**
アミトリプチリン塩酸塩	**447**, **33**
アミトリプチリン塩酸塩錠	**447**
アミド硫酸(標準試薬)	211
アミド硫酸アンモニウム	211
アミド硫酸アンモニウム試液	211
4－アミノアセトフェノン	211
p－アミノアセトフェノン	211
4－アミノアセトフェノン試液	211
p－アミノアセトフェノン試液	211
3－アミノ安息香酸	211
4－アミノ安息香酸	211
p－アミノ安息香酸	211
4－アミノ安息香酸イソプロピル	211
p－アミノ安息香酸イソプロピル	211
アミノ安息香酸エチル	211, **448**, **33**
4－アミノ安息香酸メチル	211
アミノ安息香酸誘導体化試液	211
4－アミノアンチピリン	211
4－アミノアンチピリン塩酸塩	212
4－アミノアンチピリン塩酸塩試液	212
4－アミノアンチピリン試液	211
2－アミノエタノール	212
2－アミノエタンチオール塩酸塩	212
3－(2－アミノエチル)インドール	212
アミノエチルスルホン酸	**1091**
ε－アミノカプロン酸	212
6－アミノキノリル－N－ヒドロキシスクシンイミジル カルバメート	212
4－アミノ－6－クロロベンゼン－1,3－ジスルホンアミド	212
2－アミノ－5－クロロベンゾフェノン，薄層クロマトグラフィー用	212
アミノ酸自動分析用6 mol/L塩酸試液	212
アミノ酸分析法〈G3-2-171〉	2533
アミノ酸分析用無水ヒドラジン	212
4－アミノ－N,N－ジエチルアニリン硫酸塩一水和物	212
4－アミノ－N,N－ジエチルアニリン硫酸塩試液	212
L－2－アミノスベリン酸	212
1－アミノ－2－ナフトール－4－スルホン酸	212
1－アミノ－2－ナフトール－4－スルホン酸試液	212
2－アミノ－2－ヒドロキシメチル－1,3－プロパンジオール	212
2－アミノ－2－ヒドロキシメチル－1,3－プロパンジオール塩酸塩	212
2－アミノピリジン	<u>23</u>
アミノピリン	212
アミノフィリン水和物	**449**, **33**
アミノフィリン注射液	**449**
2－アミノフェノール	212
3－アミノフェノール	212
4－アミノフェノール	212
m－アミノフェノール	212
4－アミノフェノール塩酸塩	212
2－アミノ－1－ブタノール	212
アミノプロピルシリル化シリカゲル，液体クロマトグラフィー用	380
アミノプロピルシリル化シリカゲル，前処理用	213
N－アミノヘキサメチレンイミン	213
2－アミノベンズイミダゾール	213
4－アミノメチル安息香酸	213
1－アミノ－2－メチルナフタレン	213
2－アミノメチルピペリジン	213
4－アミノ酪酸	213
n－アミルアルコール	213
t－アミルアルコール	213
アミルアルコール，イソ	213
アミルアルコール，第三	213
アミローストリス－(3,5－ジメチルフェニルカルバメート)被覆シリカゲル，液体クロマトグラフィー用	380
アムホテリシンB	**450**
アムホテリシンB錠	**451**, **53**
アムホテリシンBシロップ	**451**
アムロジピンベシル酸塩	**452**, **33**
アムロジピンベシル酸塩口腔内崩壊錠	**454**
アムロジピンベシル酸塩錠	**453**
アモキサピン	**455**, **33**
アモキシシリン	213
アモキシシリンカプセル	**457**
アモキシシリン水和物	213, **456**, **33**
アモスラロール塩酸塩	**458**, **33**
アモスラロール塩酸塩，定量用	213
アモスラロール塩酸塩錠	**459**
アモバルビタール	**460**, **33**
アラキジン酸メチル，ガスクロマトグラフィー用	213
アラセプリル	213, **461**, **33**
アラセプリル，定量用	213
アラセプリル錠	**462**
β－アラニン	213
L－アラニン	213, **463**, **33**
アラビアゴム	**1864**
アラビアゴム末	**1864**
L－アラビノース	213
アラントイン，薄層クロマトグラフィー用	213
アリザリンS	214
アリザリンS試液	214
アリザリンエローGG	214
アリザリンエローGG・チモールフタレイン試液	214
アリザリンエローGG試液	214
アリザリンコンプレキソン	214
アリザリンコンプレキソン試液	214
アリザリンレッドS	214
アリザリンレッドS試液	214
アリストロキア酸Ⅰ，生薬純度試験用	214
アリストロキア酸について〈G5-4-141〉	2623
アリソールA，薄層クロマトグラフィー用	214
アリソールB	214

アリソールBモノアセテート	214	RPMI－1640粉末培地	216
アリピプラゾール	**27**	アルビフロリン	216
アリメマジン酒石酸塩	**464**, **33**	アルブチン，成分含量測定用	216
亜硫酸塩標準液	201	アルブチン，定量用	216, **24**
亜硫酸オキシダーゼ	214	アルブチン，薄層クロマトグラフィー用	216
亜硫酸オキシダーゼ試液	215	アルブミン試液	216
亜硫酸水	215	アルプラゾラム	**470**, **34**
亜硫酸水素ナトリウム	215, **464**, **33**, **28**	アルプレノロール塩酸塩	**471**, **34**
亜硫酸水素ナトリウム試液	215	アルプロスタジル	**471**
亜硫酸ナトリウム	215	アルプロスタジル　アルファデクス	**474**
亜硫酸ナトリウム，無水	215	アルプロスタジル注射液	**472**, **34**
亜硫酸ナトリウム・リン酸二水素ナトリウム試液	215	アルベカシン硫酸塩	**476**, **34**
亜硫酸ナトリウム試液，1 mol/L	215	アルベカシン硫酸塩注射液	**477**
亜硫酸ナトリウム七水和物	215	α－アルミナ，比表面積測定用	385
亜硫酸ビスマス・インジケーター	215	アルミニウム	216
アルガトロバン水和物	**465**, **34**	アルミニウム標準液，原子吸光光度用	202
アルカリ性1.6％過ヨウ素酸カリウム・		アルミニウム標準原液	202
0.2％過マンガン酸カリウム試液	215	アルミノプロフェン	**477**
アルカリ性1,3－ジニトロベンゼン試液	215	アルミノプロフェン，定量用	216
アルカリ性m－ジニトロベンゼン試液	215	アルミノプロフェン錠	**478**
アルカリ性銅試液	215	アルミノン	216
アルカリ性銅試液(2)	215	アルミノン試液	216
アルカリ性銅溶液	215	アレコリン臭化水素酸塩，薄層クロマトグラフィー用	216
アルカリ性2,4,6－トリニトロフェノール試液	215	アレンドロン酸ナトリウム錠	**480**
アルカリ性ピクリン酸試液	215	アレンドロン酸ナトリウム水和物	217, **479**, **34**
アルカリ性ヒドロキシルアミン試液	215	アレンドロン酸ナトリウム注射液	**482**
アルカリ性フェノールフタレイン試液	215	アロエ	**1865**
アルカリ性フェリシアン化カリウム試液	215	アロエ末	**1866**
アルカリ性ブルーテトラゾリウム試液	215	アロチノロール塩酸塩	**482**, **34**
アルカリ性ヘキサシアノ鉄(Ⅲ)酸カリウム試液	215	アロプリノール	217, **483**, **34**
アルカリ性ホスファターゼ	215	アロプリノール，定量用	217
アルカリ性ホスファターゼ試液	215	アロプリノール錠	**483**
アルカリ性硫酸銅試液	215	安息香酸	217, **484**, **34**
アルカリ銅試液	215	安息香酸，定量用	**23**
L－アルギニン	215, **467**, **34**	安息香酸イソアミル	217
L－アルギニン塩酸塩	215, **467**, **34**	安息香酸イソプロピル	217
L－アルギニン塩酸塩注射液	**468**	安息香酸エチル	217
アルキレングリコールフタル酸エステル，		安息香酸コレステロール	217
ガスクロマトグラフィー用	215	安息香酸ナトリウム	217, **485**, **34**
アルコール	**589**	安息香酸ナトリウムカフェイン	**486**, **34**
アルコール数測定法	23	安息香酸フェニル	217
アルコール数測定用エタノール	215	安息香酸ブチル	217
アルゴン	215	安息香酸プロピル	217
アルシアンブルー8GX	215	安息香酸ベンジル	217, **487**
アルシアンブルー染色液	215	安息香酸メチル	217
アルジオキサ	**468**, **34**	安息香酸メチル，エストリオール試験用	217
アルジオキサ，定量用	215	アンソッコウ	**1866**
アルジオキサ顆粒	**469**	安息香	**1866**
アルジオキサ錠	**469**	アンチトロンビンⅢ	217
アルセナゾⅢ	215	アンチトロンビンⅢ試液	217
アルセナゾⅢ試液	215	アンチピリン	217, **487**, **34**
アルデヒドデヒドロゲナーゼ	215	アントロン	217
アルデヒドデヒドロゲナーゼ試液	216	アントロン試液	217
アルテミシア・アルギイ，純度試験用	216	アンピシリン水和物	**489**, **34**

アンピシリンナトリウム	*490*, **34**
アンピロキシカム	*493*, **34**
アンピロキシカム，定量用	*217*
アンピロキシカムカプセル	*494*
アンベノニウム塩化物	*495*, **34**
アンミントリクロロ白金酸アンモニウム，液体クロマトグラフィー用	*217*
アンモニア・ウイキョウ精	*1867*
アンモニア・エタノール試液	*218*
アンモニア・塩化アンモニウム緩衝液，pH 8.0	*218*
アンモニア・塩化アンモニウム緩衝液，pH 10.0	*218*
アンモニア・塩化アンモニウム緩衝液，pH 10.7	*218*
アンモニア・塩化アンモニウム緩衝液，pH 11.0	*218*
アンモニア・酢酸アンモニウム緩衝液，pH 8.0	*218*
アンモニア・酢酸アンモニウム緩衝液，pH 8.5	*218*
アンモニアガス	*218*
アンモニア試液	*218*
アンモニア試液，1 mol/L	*218*
アンモニア試液，13.5 mol/L	*218*
アンモニア水	*218*, *495*, **34**
アンモニア水(25)	**24**
アンモニア水(28)	*218*
アンモニア水，1 mol/L	*218*
アンモニア水，13.5 mol/L	*218*
アンモニア水，強	*218*
アンモニア銅試液	*218*
アンモニア飽和1-ブタノール試液	*218*
アンモニウム試験法	**24**
アンモニウム試験用次亜塩素酸ナトリウム試液	*218*
アンモニウム試験用水	*218*
アンモニウム試験用精製水	*218*
アンモニウム標準液	*202*
アンレキサノクス	*496*, **34**, **28**
アンレキサノクス錠	*497*, **28**

イ

EMB平板培地	*218*
イオウ	*218*, *498*, **34**
硫黄	*218*
イオウ・カンフルローション	*498*
イオウ・サリチル酸・チアントール軟膏	*499*
イオタラム酸	*499*, **34**
イオタラム酸，定量用	*218*
イオタラム酸ナトリウム注射液	*500*
イオタラム酸メグルミン注射液	*501*
イオトロクス酸	*502*, **34**
イオパミドール	*502*, **34**
イオパミドール，定量用	*218*
イオパミドール注射液	*503*
イオヘキソール	*505*, **34**
イオヘキソール注射液	*506*
イカリイン，薄層クロマトグラフィー用	*218*
イクタモール	*507*
イーグル最少必須培地	*218*
イーグル最少必須培地，ウシ血清加	*218*
イコサペント酸エチル	*508*, **34**
イコサペント酸エチルカプセル	*509*
イサチン	*218*
イスコフ改変ダルベッコ液体培地，フィルグラスチム用	*219*
イスコフ改変ダルベッコ粉末培地	*218*
イセパマイシン硫酸塩	*510*, **34**
イセパマイシン硫酸塩注射液	*511*
イソアミルアルコール	*219*
イソオクタン	*219*
イソクスプリン塩酸塩	*511*, **34**
イソクスプリン塩酸塩，定量用	*219*
イソクスプリン塩酸塩錠	*512*
(*S*)-イソシアン酸1-フェニルエチルエステル	*219*
イソソルビド	*513*, **34**
イソニアジド	*219*, *514*, **34**
イソニアジド，定量用	*219*
イソニアジド試液	*219*
イソニアジド錠	*514*
イソニアジド注射液	*515*
イソニコチン酸	*219*
イソニコチン酸アミド	*219*
(*E*)-イソフェルラ酸	*219*
(*E*)-イソフェルラ酸・(*E*)-フェルラ酸混合試液，薄層クロマトグラフィー用	*219*
イソフェンインスリン　ヒト(遺伝子組換え)水性懸濁注射液	*556*, **55**
イソブタノール	*219*
イソフルラン	*516*
l-イソプレナリン塩酸塩	*517*, **34**
イソプロパノール	*219*, *518*
イソプロパノール，液体クロマトグラフィー用	*219*
イソプロピルアミン	*219*
イソプロピルアミン・エタノール試液	*219*
イソプロピルアルコール	*518*
イソプロピルアンチピリン	*518*, **34**
イソプロピルエーテル	*219*
4-イソプロピルフェノール	*219*
イソプロメタジン塩酸塩，薄層クロマトグラフィー用	*219*
イソマル	*519*
イソマル水和物	*519*, **34**
イソマルト	*219*
L-イソロイシン	*219*, *520*, **34**
L-イソロイシン，定量用	*219*
イソロイシン・ロイシン・バリン顆粒	*521*
イダルビシン塩酸塩	*523*, **34**
一次抗体試液	*219*
一硝酸イソソルビド，定量用	*220*
一硝酸イソソルビド錠	*526*
70%一硝酸イソソルビド乳糖末	*524*, **34**
胃腸薬のpH試験法 (*G6-6-131*)	*2642*
一酸化炭素	*220*
一酸化炭素測定用検知管	*385*

一酸化窒素	220
一酸化鉛	220
一臭化ヨウ素	220
一般試験法	23
遺伝子解析による微生物の迅速同定法〈G4-7-160〉	2600
遺伝子情報を利用する生薬の純度試験〈G5-6-172〉	2624
イドクスウリジン	527, *34*
イドクスウリジン点眼液	528
イトラコナゾール	529, *34*
イフェンプロジル酒石酸塩	530, *34*
イフェンプロジル酒石酸塩，定量用	220
イフェンプロジル酒石酸塩細粒	531
イフェンプロジル酒石酸塩錠	530
イブジラスト	532, *34*
イプシロン－アミノカプロン酸	221
イブプロフェン	221, 533, *34*
イブプロフェンピコノール	221, 533, *34*
イブプロフェンピコノール，定量用	221
イブプロフェンピコノールクリーム	534
イブプロフェンピコノール軟膏	534
イプラトロピウム臭化物水和物	535, *34*
イプリフラボン	536, *34*
イプリフラボン錠	537
イミダゾール	221
イミダゾール，水分測定用	221
イミダゾール，薄層クロマトグラフィー用	221
イミダゾール試液	221
イミダゾール臭化水素塩酸塩	221
イミダプリル塩酸塩	221, 537, *34*
イミダプリル塩酸塩，定量用	221
イミダプリル塩酸塩錠	538
2,2′-イミノジエタノール塩酸塩	221
イミノジベンジル	221
イミプラミン塩酸塩	221, 540
イミプラミン塩酸塩錠	540
イミペネム水和物	541, *34*
医薬品原薬及び製剤の品質確保の基本的考え方〈G0-1-172〉	2502
医薬品等の試験に用いる水〈GZ-1-161〉	2655
医薬品の安定性試験の実施方法〈G0-4-171〉	2508
医薬品包装における基本的要件と用語〈G0-5-170〉	2510
イリノテカン塩酸塩水和物	543, *35*
イリノテカン塩酸塩水和物，定量用	221
イリノテカン塩酸塩注射液	544
イルソグラジンマレイン酸塩	221, 546, *35*
イルソグラジンマレイン酸塩，定量用	221
イルソグラジンマレイン酸塩細粒	548
イルソグラジンマレイン酸塩錠	547
イルベサルタン	549, *35*
イルベサルタン，定量用	221
イルベサルタン・アムロジピンベシル酸塩錠	550
イルベサルタン錠	550
イレイセン	*1867*
威霊仙	*1867*
色の比較液	204
色の比較試験法	90
インジウム，熱分析用	385
インジゴカルミン	221, *553*, *35*
インジゴカルミン試液	221
インジゴカルミン注射液	553
インスリン アスパルト(遺伝子組換え)	559
インスリン グラルギン(遺伝子組換え)	561
インスリン グラルギン(遺伝子組換え)注射液	562
インスリングラルギン用V8プロテアーゼ	222
インスリン ヒト(遺伝子組換え)	554, *54*
インスリン ヒト(遺伝子組換え)注射液	555, *55*
インダパミド	563, *35*
インダパミド錠	564
インターフェロン アルファ(NAMALWA)	565
インターフェロン アルファ(NAMALWA)注射液	568
インターフェロンアルファ確認用基質試液	222
インターフェロンアルファ(NAMALWA)用DNA標準原液	222
インターフェロンアルファ用クーマシーブリリアントブルー試液	222
インターフェロンアルファ用分子量マーカー	222
インターロイキン－2依存性マウスナチュラルキラー細胞NKC3	222
インチンコウ	*1867*, *83*, *53*
茵蔯蒿	*1867*
茵陳蒿	*1867*
インデノロール塩酸塩	569, *35*
インドメタシン	222, 570, *35*
インドメタシンカプセル	571
インドメタシン坐剤	572
2,3-インドリンジオン	222
インフルエンザHAワクチン	573
インヨウカク	*1868*, *53*
淫羊藿	*1868*

ウ

ウィイス試液	222
ウイキョウ	*1868*
茴香	*1868*
ウイキョウ末	*1868*
茴香末	*1868*
ウイキョウ油	*1869*
ウコン	*1869*, *83*
鬱金	*1869*
ウコン末	*1870*
鬱金末	*1870*
ウサギ抗ナルトグラスチム抗体	222, *32*
ウサギ抗ナルトグラスチム抗体試液	222, *32*
ウサギ脱繊維血	222
ウシ血清	222
ウシ血清アルブミン	222
ウシ血清アルブミン，ウリナスタチン試験用	222

ウシ血清アルブミン，ゲルろ過分子量マーカー用	222
ウシ血清アルブミン，定量用	222
ウシ血清アルブミン・塩化ナトリウム・リン酸塩緩衝液, 0.1 w/v%	222
ウシ血清アルブミン・塩化ナトリウム・リン酸塩緩衝液, pH 7.2	222
ウシ血清アルブミン・生理食塩液	222
1 w/v%ウシ血清アルブミン・リン酸塩緩衝液・塩化ナトリウム試液	222
0.1%ウシ血清アルブミン含有酢酸緩衝液	222
ウシ血清アルブミン試液，セクレチン標準品用	222
ウシ血清アルブミン試液，セクレチン用	222
ウシ血清アルブミン試液，ナルトグラスチム試験用	222, *32*
ウシ血清加イーグル最小必須培地	222
ウシ胎児血清	222
ウシ由来活性化血液凝固X因子	222
薄めたエタノール	223
ウベニメクス	***573***, *35*
ウベニメクス，定量用	*223*
ウベニメクスカプセル	***573***
埋め込み注射剤	15
ウヤク	***1871***, *53*
烏薬	***1871***
ウラシル	*223*
ウラピジル	***575***, *35*
ウリナスタチン	***575***, *35*
ウリナスタチン試験用ウシ血清アルブミン	*223*
ウリナスタチン試験用トリプシン試液	*223*
ウリナスタチン定量用結晶トリプシン	*223*
ウルソデオキシコール酸	*223*, ***577***, *35*
ウルソデオキシコール酸，定量用	*223*
ウルソデオキシコール酸顆粒	***579***
ウルソデオキシコール酸錠	***578***
ウレタン	*223*
ウロキナーゼ	***580***, *35*
ウワウルシ	***1871***, *83*, *53*
ウワウルシ流エキス	***1872***
温清飲エキス	***1872***
ウンベリフェロン，薄層クロマトグラフィー用	*223*

エ

エイコセン酸メチル，ガスクロマトグラフィー用	*223*
エイジツ	***1874***
営実	***1874***
エイジツ末	***1874***
営実末	***1874***
エオシン	*223*
エオシンY	*223*
エオシンメチレンブルーカンテン培地	*223*
A型赤血球浮遊液	*223*
エカベトナトリウム顆粒	***582***
エカベトナトリウム水和物	***581***, *35*
エカベトナトリウム水和物，定量用	*223*

液状チオグリコール酸培地	*223*
液状フェノール	**1457**
エキス剤	*20*
液体クロマトグラフィー	*37*, *10*
液体クロマトグラフィー用アセトニトリル	*224*
液体クロマトグラフィー用アミノプロピルシリル化シリカゲル	*380*
液体クロマトグラフィー用アミローストリス-(3,5-ジメチルフェニルカルバメート)被覆シリカゲル	*380*
液体クロマトグラフィー用アンミントリクロロ白金酸アンモニウム	*224*
液体クロマトグラフィー用イソプロパノール	*224*
液体クロマトグラフィー用エタノール(99.5)	*224*
液体クロマトグラフィー用エレウテロシドB	*224*
液体クロマトグラフィー用オクタデシル-強アニオン交換基シリル化シリカゲル	*380*
液体クロマトグラフィー用オクタデシルシリル化シリカゲル	*380*
液体クロマトグラフィー用オクタデシルシリル化シリコーンポリマー被覆シリカゲル	*380*
液体クロマトグラフィー用オクタデシルシリル化多孔質ガラス	*380*
液体クロマトグラフィー用オクタデシルシリル化ポリビニルアルコールゲルポリマー	*380*
液体クロマトグラフィー用オクタデシルシリル化モノリス型シリカ	*380*
液体クロマトグラフィー用オクタデシルシリル基及びオクチルシリル基を結合した多孔質シリカゲル	*32*
液体クロマトグラフィー用オクチルシリル化シリカゲル	*380*
液体クロマトグラフィー用オボムコイド化学結合アミノシリカゲル	*380*
液体クロマトグラフィー用カルバモイル基結合型シリカゲル	*380*
液体クロマトグラフィー用強塩基性イオン交換樹脂	*380*
液体クロマトグラフィー用強酸性イオン交換樹脂	*380*
液体クロマトグラフィー用強酸性イオン交換シリカゲル	*380*
液体クロマトグラフィー用18-クラウンエーテル固定化シリカゲル	*380*
液体クロマトグラフィー用グラファイトカーボン	*380*
液体クロマトグラフィー用グリコールエーテル化シリカゲル	*380*
液体クロマトグラフィー用3′-クロロ-3′-デオキシチミジン	*224*
液体クロマトグラフィー用ゲル型強塩基性イオン交換樹脂	*380*
液体クロマトグラフィー用ゲル型強酸性イオン交換樹脂(架橋度6%)	*380*
液体クロマトグラフィー用ゲル型強酸性イオン交換樹脂(架橋度8%)	*380*
液体クロマトグラフィー用α_1-酸性糖タンパク質結合シリカゲル	*380*
液体クロマトグラフィー用シアノプロピルシリル化シリカゲル	*380*

液体クロマトグラフィー用ジエチルアミノエチル基を
　結合した合成高分子······380
液体クロマトグラフィー用ジオールシリカゲル······380
液体クロマトグラフィー用β-シクロデキストリン
　結合シリカゲル······380
液体クロマトグラフィー用ジビニルベンゼン-
　メタクリラート共重合体······380
液体クロマトグラフィー用ジメチルアミノプロピル
　シリル化シリカゲル······380
液体クロマトグラフィー用N,N-ジメチルホルムアミド···224
液体クロマトグラフィー用弱酸性イオン交換樹脂······380
液体クロマトグラフィー用弱酸性イオン交換シリカゲル···380
液体クロマトグラフィー用シリカゲル······380
液体クロマトグラフィー用親水性シリカゲル······380
液体クロマトグラフィー用スチレン-
　ジビニルベンゼン共重合体······380
液体クロマトグラフィー用スルホンアミド基を
　結合したヘキサデシルシリル化シリカゲル······381
液体クロマトグラフィー用セルモロイキン······224
液体クロマトグラフィー用セルローストリス(4-
　メチルベンゾエート)被覆シリカゲル······381
液体クロマトグラフィー用セルロース誘導体
　被覆シリカゲル······381
液体クロマトグラフィー用第四級アンモニウム基を
　結合した親水性ビニルポリマーゲル······381
液体クロマトグラフィー用多孔質シリカゲル······381
液体クロマトグラフィー用多孔性スチレン-
　ジビニルベンゼン共重合体······381
液体クロマトグラフィー用多孔性ポリメタクリレート······381
液体クロマトグラフィー用チミン······224
液体クロマトグラフィー用2′-デオキシウリジン······224
液体クロマトグラフィー用デキストラン-
　高度架橋アガロースゲルろ過担体······381
液体クロマトグラフィー用テトラヒドロフラン······224
液体クロマトグラフィー用トリアコンチルシリル化
　シリカゲル······381
液体クロマトグラフィー用トリプシン······224
液体クロマトグラフィー用トリメチルシリル化
　シリカゲル······381
液体クロマトグラフィー用パーフルオロヘキシル
　プロピルシリル化シリカゲル······381
液体クロマトグラフィー用パルミトアミドプロピル
　シリル化シリカゲル······381
液体クロマトグラフィー用非多孔性強酸性
　イオン交換樹脂······381
液体クロマトグラフィー用ヒトアルブミン化学結合
　シリカゲル······381
液体クロマトグラフィー用2-ヒドロキシプロピル-
　β-シクロデキストリル化シリカゲル······381
液体クロマトグラフィー用ヒドロキシプロピル
　シリル化シリカゲル······381
液体クロマトグラフィー用フェニル化シリカゲル······381
液体クロマトグラフィー用フェニルカルバモイル化
　セルロースで被覆したシリカゲル······**25**

液体クロマトグラフィー用フェニルシリル化シリカゲル···381
液体クロマトグラフィー用フェニルヘキシル
　シリル化シリカゲル······381
液体クロマトグラフィー用ブチルシリル化シリカゲル······381
液体クロマトグラフィー用フルオロシリル化シリカゲル······381
液体クロマトグラフィー用2-プロパノール······224
液体クロマトグラフィー用ヘキサシリル化シリカゲル······381
液体クロマトグラフィー用ヘキサン······224
液体クロマトグラフィー用n-ヘキサン······224
液体クロマトグラフィー用ヘプタン······224
液体クロマトグラフィー用ペンタエチレンヘキサアミノ化
　ポリビニルアルコールポリマービーズ······381
液体クロマトグラフィー用ポリアミンシリカゲル······**32**
液体クロマトグラフィー用メタノール······224
液体クロマトグラフィー用1-メチル-1H-
　テトラゾール-5-チオール······224
液体クロマトグラフィー用5-ヨードウラシル······224
液体クロマトグラフィー用4級アルキルアミノ化
　スチレン-ジビニルベンゼン共重合体······380
液の色に関する機器測定法〈G1-4-181〉······**115**
エコチオパートヨウ化物······**583**, **35**
エスタゾラム······**584**, **35**
SDSポリアクリルアミドゲル電気泳動法〈G3-8-170〉······2555
SDSポリアクリルアミドゲル電気泳動用緩衝液······224
エストラジオール安息香酸エステル······**584**
エストラジオール安息香酸エステル水性懸濁注射液······**585**
エストリオール······**586**, **35**
エストリオール試験用安息香酸メチル······224
エストリオール錠······**586**
エストリオール水性懸濁注射液······**587**
エタクリン酸······**588**, **35**
エタクリン酸, 定量用······224
エタクリン酸錠······**588**
エタノール······224, **589**, **55**
エタノール(95)······224
エタノール(95), メタノール不含······224
エタノール(99.5)······224
エタノール(99.5), 液体クロマトグラフィー用······224
エタノール, 薄めた······224
エタノール, ガスクロマトグラフィー用······224
エタノール, 希······224
エタノール, 消毒用······224
エタノール, 中和······224
エタノール, 無アルデヒド······224
エタノール, 無水······224
エタノール, メタノール不含······224
エタノール・生理食塩液······224
エタノール不含クロロホルム······224
エダラボン······**591**, **35**
エダラボン, 定量用······224
エダラボン注射液······**592**
エタンブトール塩酸塩······**594**, **35**
エチオナミド······**594**, **35**
エチゾラム······**595**, **35**

エチゾラム，定量用	224
エチゾラム細粒	*597*
エチゾラム錠	*596*
エチドロン酸二ナトリウム	***598***, <u>*35*</u>
エチドロン酸二ナトリウム，定量用	224
エチドロン酸二ナトリウム錠	*599*
エチニルエストラジオール	224, ***600***
エチニルエストラジオール錠	***600***
エチルアミン塩酸塩	224
L－エチルシステイン塩酸塩	***601***, <u>*35*</u>
エチルシリル化シリカゲル，	
カラムクロマトグラフィー用	381
エチルセルロース	***602***, <u>*35*</u>
2－エチル－2－フェニルマロンジアミド	224
エチルベンゼン	225
N－エチルマレイミド	225
エチルモルヒネ塩酸塩水和物	***603***
N－エチルモルホリン	225
エチレフリン塩酸塩	225, ***604***, <u>*35*</u>
エチレフリン塩酸塩，定量用	225
エチレフリン塩酸塩錠	***604***
エチレンオキシド	225
エチレングリコール	225
エチレングリコール，水分測定用	225
エチレンジアミン	225, ***605***, <u>*35*</u>
エチレンジアミン試液	225
0.001 mol/Lエチレンジアミン四酢酸二水素	
二ナトリウム液	*191*
0.01 mol/Lエチレンジアミン四酢酸二水素	
二ナトリウム液	*191*
0.02 mol/Lエチレンジアミン四酢酸二水素	
二ナトリウム液	*191*
0.05 mol/Lエチレンジアミン四酢酸二水素	
二ナトリウム液	*191*
0.1 mol/Lエチレンジアミン四酢酸二水素	
二ナトリウム液	*191*
エチレンジアミン四酢酸二水素二ナトリウム試液，	
0.04 mol/L	225
エチレンジアミン四酢酸二水素二ナトリウム試液，	
0.1 mol/L	225
エチレンジアミン四酢酸二水素二ナトリウム試液，	
0.4 mol/L，pH 8.5	225
エチレンジアミン四酢酸二水素二ナトリウム二水和物	225
エチレンジアミン四酢酸二ナトリウム	225
エチレンジアミン四酢酸二ナトリウム亜鉛	225
エチレンジアミン四酢酸二ナトリウム亜鉛四水和物	225
0.001 mol/Lエチレンジアミン四酢酸二ナトリウム液	*191*
0.01 mol/Lエチレンジアミン四酢酸二ナトリウム液	*191*
0.02 mol/Lエチレンジアミン四酢酸二ナトリウム液	*191*
0.05 mol/Lエチレンジアミン四酢酸二ナトリウム液	*191*
0.1 mol/Lエチレンジアミン四酢酸二ナトリウム液	*191*
エチレンジアミン四酢酸二ナトリウム試液，0.1 mol/L	225
エチレンジアミン四酢酸二ナトリウム銅	225
エチレンジアミン四酢酸二ナトリウム銅四水和物	225

エデト酸カルシウムナトリウム水和物	***606***, <u>*35*</u>
エデト酸ナトリウム水和物	***607***, <u>*35*</u>, <u>*28*</u>
エーテル	225, ***607***
エーテル，生薬純度試験用	225
エーテル，麻酔用	225
エーテル，無水	225
エテンザミド	225, ***608***, <u>*35*</u>
4'－エトキシアセトフェノン	225
3－エトキシ－4－ヒドロキシベンズアルデヒド	225
4－エトキシフェノール	226
p－エトキシフェノール	226
エトスクシミド	***609***, <u>*35*</u>
エトドラク	***610***, <u>*35*</u>
エトポシド	***610***, <u>*35*</u>
エドロホニウム塩化物	***611***, <u>*35*</u>
エドロホニウム塩化物注射液	***612***
エナラプリルマレイン酸塩	226, ***612***, <u>*35*</u>
エナラプリルマレイン酸塩錠	***613***
エナント酸メテノロン	226
エナント酸メテノロン，定量用	226
NADHペルオキシダーゼ	226
NADHペルオキシダーゼ試液	226
NN指示薬	226
NFS－60細胞	226
NK－7細胞	226
エノキサシン水和物	***615***, <u>*35*</u>
エバスチン	***616***, <u>*35*</u>
エバスチン，定量用	226
エバスチン口腔内崩壊錠	***618***
エバスチン錠	***616***
エパルレスタット	***619***, <u>*35*</u>
エパルレスタット錠	***620***
4－エピオキシテトラサイクリン	226
6－エピドキシサイクリン塩酸塩	226
エピネフリン	***429***
エピネフリン液	***430***
エピネフリン注射液	***430***
エピリゾール	***621***, <u>*35*</u>
エピルビシン塩酸塩	***621***, <u>*35*</u>
エフェドリン塩酸塩	226, ***622***, <u>*35*</u>
エフェドリン塩酸塩，生薬定量用	226
エフェドリン塩酸塩，定量用	226
エフェドリン塩酸塩散10%	***624***
エフェドリン塩酸塩錠	***623***
エフェドリン塩酸塩注射液	***625***
FL細胞	226
FBS・IMDM	226
エプレレノン	***625***, <u>*35*</u>
エプレレノン錠	***626***
エペリゾン塩酸塩	***627***, <u>*35*</u>
エポエチン　アルファ(遺伝子組換え)	***628***
エポエチンアルファ液体クロマトグラフィー用	
トリプシン	227
エポエチンアルファ用*N*－アセチルノイラミン酸	227

エポエチンアルファ用基質試液	227	塩化アンモニウム試液	229
エポエチンアルファ用試料緩衝液	227	塩化インジウム(111In)注射液	**650**
エポエチンアルファ用トリプシン試液	227	塩化カリウム	229, **650**, **35**
エポエチンアルファ用ブロッキング試液	227	塩化カリウム，赤外吸収スペクトル用	229
エポエチンアルファ用分子量マーカー	227	塩化カリウム，定量用	229
エポエチンアルファ用ポリアクリルアミドゲル	227	塩化カリウム，導電率測定用	229
エポエチンアルファ用リン酸塩緩衝液	227	塩化カリウム・塩酸緩衝液	229
エポエチン ベータ(遺伝子組換え)	**631**, **56**	塩化カリウム試液，0.2 mol/L	229
エポエチンベータ用トリエチルアミン	227	塩化カリウム試液，酸性	229
エポエチンベータ用トリフルオロ酢酸	227	塩化カルシウム	229
エポエチンベータ用ポリソルベート20	227	塩化カルシウム，乾燥用	229
エポエチンベータ用2-メルカプトエタノール	227	塩化カルシウム，水分測定用	229
エボジアミン，定量用	227	塩化カルシウム試液	229
MTT試液	228	塩化カルシウム水和物	**651**, **36**
エメダスチンフマル酸塩	**633**, **35**	塩化カルシウム水和物，定量用	229
エメダスチンフマル酸塩，定量用	228	塩化カルシウム注射液	**651**
エメダスチンフマル酸塩徐放カプセル	**634**	塩化カルシウム二水和物	229
エメチン塩酸塩，定量用	228	塩化カルシウム二水和物，定量用	229
エモルファゾン	**635**, **35**	塩化金酸	229
エモルファゾン，定量用	228	塩化金酸試液	229
エモルファゾン錠	**636**	塩化コバルト	229
エリオクロムブラックT	228	塩化コバルト・エタノール試液	229
エリオクロムブラックT・塩化ナトリウム指示薬	228	塩化コバルト(II)・エタノール試液	229
エリオクロムブラックT試液	228	塩化コバルト試液	229
エリキシル剤	11	塩化コバルト(II)試液	229
エリスロマイシン	**637**, **35**	塩化コバルト(II)六水和物	229
エリスロマイシンB	228	塩化コリン	229
エリスロマイシンC	228	塩化水銀(II)	229
エリスロマイシンエチルコハク酸エステル	**638**	塩化水素・エタノール試液	229
エリスロマイシンステアリン酸塩	**639**	塩化スキサメトニウム，薄層クロマトグラフィー用	229
エリスロマイシン腸溶錠	**638**	塩化スズ(II)・塩酸試液	229
エリスロマイシンラクトビオン酸塩	**639**	塩化スズ(II)・硫酸試液	229
エリプリンメシル酸塩	**640**, **35**	塩化スズ(II)試液	229
エルカトニン	**644**	塩化スズ(II)試液，酸性	229
エルカトニン試験用トリプシン試液	228	塩化スズ(II)二水和物	229
エルゴカルシフェロール	**646**	塩化ストロンチウム	229
エルゴタミン酒石酸塩	**647**	塩化ストロンチウム六水和物	229
エルゴメトリンマレイン酸塩	**648**	塩化セシウム	229
エルゴメトリンマレイン酸塩錠	**648**	塩化セシウム試液	229
エルゴメトリンマレイン酸塩注射液	**649**	塩化第一スズ	229
エレウテロシドB，液体クロマトグラフィー用	228	塩化第一スズ・硫酸試液	230
塩化亜鉛	228, **650**, **35**	塩化第一スズ試液	229
塩化亜鉛試液	228	塩化第一スズ試液，酸性	229
塩化亜鉛試液，0.04 mol/L	229	塩化第二水銀	230
塩化アセチル	229	塩化第二鉄	230
塩化アルミニウム	229	塩化第二鉄・酢酸試液	230
塩化アルミニウム試液	229	塩化第二鉄・ピリジン試液，無水	230
塩化アルミニウム(III)試液	229	塩化第二鉄・メタノール試液	230
塩化アルミニウム(III)六水和物	229	塩化第二鉄・ヨウ素試液	230
塩化アンチモン(III)	229	塩化第二鉄試液	230
塩化アンチモン(III)試液	229	塩化第二鉄試液，希	230
塩化アンモニウム	229	塩化第二鉄試液，酸性	230
塩化アンモニウム・アンモニア試液	229	塩化第二銅	230
塩化アンモニウム緩衝液，pH 10	229	塩化第二銅・アセトン試液	230

塩化タリウム(201Tl)注射液	**651**
塩化チオニル	*230*
塩化チタン(Ⅲ) (20)	*230*
塩化チタン(Ⅲ)・硫酸試液	*230*
0.1 mol/L塩化チタン(Ⅲ)液	*191*
塩化チタン(Ⅲ)試液	*230*
塩化鉄(Ⅲ)・アミド硫酸試液	*230*
塩化鉄(Ⅲ)・酢酸試液	*230*
塩化鉄(Ⅲ)・ピリジン試液，無水	*230*
塩化鉄(Ⅲ)・ヘキサシアノ鉄(Ⅲ)酸カリウム試液	*230*
塩化鉄(Ⅲ)・メタノール試液	*230*
塩化鉄(Ⅲ)・ヨウ素試液	*230*
塩化鉄(Ⅲ)試液	*230*
塩化鉄(Ⅲ)試液，希	*230*
塩化鉄(Ⅲ)試液，酸性	*230*
塩化鉄(Ⅲ)六水和物	*230*
塩化テトラn-ブチルアンモニウム	*230*
塩化銅(Ⅱ)・アセトン試液	*230*
塩化銅(Ⅱ)二水和物	*230*
塩化トリフェニルテトラゾリウム	*230*
塩化2,3,5-トリフェニル-2H-テトラゾリウム	*230*
塩化2,3,5-トリフェニル-2H-テトラゾリウム・メタノール試液，噴霧用	*230*
塩化トリフェニルテトラゾリウム試液	*230*
塩化2,3,5-トリフェニル-2H-テトラゾリウム試液	*230*
塩化ナトリウム	*230*, **652**, **36**, <u>**56**</u>
塩化ナトリウム(標準試薬)	*230*
塩化ナトリウム，定量用	*230*
塩化ナトリウム試液	*230*
塩化ナトリウム試液，0.1 mol/L	*230*
塩化ナトリウム試液，0.2 mol/L	*230*
塩化ナトリウム試液，1 mol/L	*230*
0.9%塩化ナトリウム注射液	**991**
10%塩化ナトリウム注射液	**653**
塩化p-ニトロベンゼンジアゾニウム試液	*230*
塩化p-ニトロベンゼンジアゾニウム試液，噴霧用	*230*
塩化白金酸	*230*
塩化白金酸・ヨウ化カリウム試液	*230*
塩化白金酸試液	*230*
塩化パラジウム	*231*
塩化パラジウム(Ⅱ)	*231*
塩化パラジウム試液	*231*
塩化パラジウム(Ⅱ)試液	*231*
塩化バリウム	*231*
0.01 mol/L塩化バリウム液	*192*
0.02 mol/L塩化バリウム液	*192*
0.1 mol/L塩化バリウム液	*192*
塩化バリウム試液	*231*
塩化バリウム二水和物	*231*
塩化パルマチン	*231*
塩化ヒドロキシルアンモニウム	*231*
塩化ヒドロキシルアンモニウム・エタノール試液	*231*
塩化ヒドロキシルアンモニウム・塩化鉄(Ⅲ)試液	*231*
塩化ヒドロキシルアンモニウム試液	*231*

塩化ヒドロキシルアンモニウム試液，pH 3.1	*231*
塩化ビニル	*231*
塩化ビニル標準液	*202*
塩化1,10-フェナントロリニウム一水和物	*231*
塩化フェニルヒドラジニウム	*231*
塩化フェニルヒドラジニウム試液	*231*
塩化n-ブチル	*231*
塩化物試験法	*25*
塩化物標準液	*202*
塩化物標準原液	*202*
塩化ベルベリン	*231*
塩化ベルベリン，薄層クロマトグラフィー用	*231*
塩化ベンザルコニウム	*231*
塩化ベンゼトニウム，定量用	*231*
塩化ベンゾイル	*231*
塩化マグネシウム	*231*
0.01 mol/L塩化マグネシウム液	*192*
0.05 mol/L塩化マグネシウム液	*192*
塩化マグネシウム六水和物	*231*
塩化メチルロザニリン	*231*
塩化メチルロザニリン試液	*231*
塩化ランタン試液	*231*
塩化リゾチーム用基質試液	*231*
塩化リチウム	*231*
塩化ルビジウム	*231*
エンゴサク	**1875**, **83**
延胡索	**1875**
エンゴサク末	**1875**, **84**
延胡索末	**1875**
塩酸	*231*, **653**, **36**
0.001 mol/L塩酸	*193*
0.01 mol/L塩酸	*193*
0.02 mol/L塩酸	*193*
0.05 mol/L塩酸	*193*
0.1 mol/L塩酸	*193*
0.2 mol/L塩酸	*192*
0.5 mol/L塩酸	*192*
1 mol/L塩酸	*192*
2 mol/L塩酸	*192*
塩酸，希	*231*
塩酸，精製	*231*
塩酸・エタノール試液	*232*
塩酸・塩化カリウム緩衝液，pH 2.0	*232*
塩酸・酢酸アンモニウム緩衝液，pH 3.5	*232*
塩酸・2-プロパノール試液	*232*
塩酸・メタノール試液，0.01 mol/L	*232*
塩酸・メタノール試液，0.05 mol/L	*232*
塩酸アゼラスチン，定量用	*232*
塩酸14-アニソイルアコニン，成分含量測定用	*232*
塩酸アプリンジン，定量用	*232*
塩酸アミオダロン，定量用	*232*
塩酸4-アミノアンチピリン	*232*
塩酸4-アミノアンチピリン試液	*232*
塩酸4-アミノフェノール	*232*

塩酸p-アミノフェノール	232
塩酸アモスラロール，定量用	232
塩酸L-アルギニン	232
塩酸イソクスプリン，定量用	232
塩酸イソプロメタジン，薄層クロマトグラフィー用	232
塩酸イミダプリル	232
塩酸イミダプリル，定量用	232
塩酸イミプラミン	232
塩酸エチレフリン	232
塩酸エチレフリン，定量用	232
塩酸6-エピドキシサイクリン	232
塩酸エフェドリン	232
塩酸エフェドリン，定量用	232
塩酸エメチン，成分含量測定用	232
塩酸オキシコドン，定量用	232
塩酸クロルプロマジン，定量用	232
塩酸クロルヘキシジン	232
塩酸(2-クロロエチル)ジエチルアミン	232
塩酸2,4-ジアミノフェノール	232
塩酸2,4-ジアミノフェノール試液	232
塩酸試液，0.001 mol/L	231
塩酸試液，0.01 mol/L	231
塩酸試液，0.02 mol/L	231
塩酸試液，0.05 mol/L	231
塩酸試液，0.1 mol/L	231
塩酸試液，0.2 mol/L	231
塩酸試液，0.5 mol/L	231
塩酸試液，1 mol/L	231
塩酸試液，2 mol/L	231
塩酸試液，3 mol/L	231
塩酸試液，5 mol/L	231
塩酸試液，6 mol/L	231
塩酸試液，7.5 mol/L	231
塩酸試液，10 mol/L	232
塩酸試液，アミノ酸自動分析用6 mol/L	232
塩酸ジエタノールアミン	232
L-塩酸システイン	232
塩酸ジフェニドール	232
塩酸1,1-ジフェニル-4-ピペリジノ-1-ブテン，薄層クロマトグラフィー用	232
塩酸ジブカイン	232
塩酸N,N-ジメチル-p-フェニレンジアミン	232
塩酸ジルチアゼム	232
塩酸シンコカイン	**918**
塩酸スレオプロカテロール	232
塩酸セチリジン，定量用	232
塩酸セフカペンピボキシル	232
塩酸セミカルバジド	232
塩酸タムスロシン	232
塩酸チアプリド，定量用	232
塩酸チアラミド，定量用	232
塩酸テトラサイクリン	232
塩酸ドパミン，定量用	232
塩酸トリメタジジン，定量用	232
塩酸ニカルジピン，定量用	232
塩酸パパベリン	232
塩酸パパベリン，定量用	232
塩酸パラアミノフェノール	232
L-塩酸ヒスチジン	232
塩酸ヒドララジン	232
塩酸ヒドララジン，定量用	232
塩酸ヒドロキシアンモニウム	232
塩酸ヒドロキシアンモニウム・エタノール試液	232
塩酸ヒドロキシアンモニウム・塩化鉄(III)試液	233
塩酸ヒドロキシアンモニウム試液	232
塩酸ヒドロキシアンモニウム試液，pH 3.1	232
塩酸ヒドロキシルアミン	233
塩酸ヒドロキシルアミン・塩化第二鉄試液	233
塩酸ヒドロキシルアミン試液	233
塩酸ヒドロキシルアミン試液，pH 3.1	233
塩酸ヒドロコタルニン，定量用	233
塩酸ピペリジン	233
塩酸1-(4-ピリジル)ピリジニウムクロリド	233
塩酸ピリドキシン	233
塩酸1,10-フェナントロリニウム一水和物	233
塩酸o-フェナントロリン	233
塩酸フェニルヒドラジニウム	233
塩酸フェニルヒドラジニウム試液	233
塩酸フェニルヒドラジン	233
塩酸フェニルヒドラジン試液	233
塩酸フェニルピペラジン	233
塩酸フェネチルアミン	233
塩酸プソイドエフェドリン	233
塩酸ブホルミン，定量用	233
塩酸プロカイン	233
塩酸プロカイン，定量用	233
塩酸プロカインアミド	233
塩酸プロカインアミド，定量用	233
塩酸プロカテロール	233
塩酸プロパフェノン，定量用	233
塩酸プロプラノロール，定量用	233
塩酸ペチジン，定量用	233
塩酸ベニジピン	233
塩酸ベニジピン，定量用	233
塩酸ベノキシネート	**668**
塩酸ベラパミル，定量用	233
塩酸ベンゾイルヒパコニン，成分含量測定用	233
塩酸ベンゾイルメサコニン，成分含量測定用	233
塩酸ベンゾイルメサコニン，薄層クロマトグラフィー用	233
塩酸ミノサイクリン	233
塩酸メタサイクリン	233
dl-塩酸メチルエフェドリン	233
dl-塩酸メチルエフェドリン，定量用	233
塩酸メトホルミン，定量用	233
塩酸メピバカイン，定量用	233
塩酸メフロキン	233
塩酸モルヒネ	233
塩酸モルヒネ，定量用	233

塩酸ラベタロール	233
塩酸ラベタロール，定量用	233
塩酸L－リジン	233
塩酸リトドリン	233
塩酸リモナーデ	**654**
塩酸ロキサチジンアセタート	233
炎色反応試験法	25
塩素	233
塩素酸カリウム	233
塩素試液	233
エンタカポン	**654**, _36_
エンタカポン錠	**656**
遠藤培地	233
遠藤平板培地	233
エンドトキシン規格値の設定〈G4-5-131〉	2598
エンドトキシン試験法	112
エンドトキシン試験法と測定試薬に遺伝子組換えタンパク質を用いる代替法〈G4-4-180〉	2596
エンドトキシン試験用水	233
エンドトキシン試験用トリス緩衝液	233
エンビオマイシン硫酸塩	**657**, _36_, _56_
エンフルラン	233, **658**
円偏光二色性測定法	_16_

オ

オイゲノール，薄層クロマトグラフィー用	233
オウギ	_1876_
黄耆	_1876_
オウゴニン，薄層クロマトグラフィー用	234
オウゴン	_1877_
黄芩	_1877_
オウゴン末	_1878_
黄芩末	_1878_
黄色ワセリン	_1857_, _51_, _81_
王水	234
オウセイ	_1878_, _54_
黄精	_1878_
オウバク	_1879_
黄柏	_1879_
オウバク・タンナルビン・ビスマス散	_1881_
オウバク末	_1880_
黄柏末	_1880_
オウヒ	_1881_
桜皮	_1881_
オウレン	_1882_
黄連	_1882_
黄連解毒湯エキス	_1884_
オウレン末	_1883_
黄連末	_1883_
黄蝋	_2064_
オキサゾラム	**659**, _36_
オキサピウムヨウ化物	**660**, _36_
オキサプロジン	**660**, _36_

オキサリプラチン	_24_, _28_
オキサリプラチン注射液	_30_
p－オキシ安息香酸	234
p－オキシ安息香酸イソプロピル	234
p－オキシ安息香酸ベンジル	234
2－オキシ－1－(2′－オキシ4′－スルホ－1′－ナフチルアゾ)－3－ナフトエ酸	234
8－オキシキノリン	234
オキシコドン塩酸塩水和物	**661**
オキシコドン塩酸塩水和物，定量用	234
オキシテトラサイクリン塩酸塩	**664**, _36_
オキシトシン	234, **665**
オキシトシン注射液	**667**
オキシドール	**668**, _36_
オキシブチニン塩酸塩	_57_
オキシブプロカイン塩酸塩	**668**, _36_
オキシメトロン	**669**
オキセサゼイン	**670**, _36_
オキセタカイン	**670**
オクスプレノロール塩酸塩	**670**, _36_
n－オクタデカン	234
オクタデシル－強アニオン交換基シリル化シリカゲル，液体クロマトグラフィー用	_381_
オクタデシルシリル化シリカゲル，液体クロマトグラフィー用	_381_
オクタデシルシリル化シリカゲル，薄層クロマトグラフィー用	_381_
オクタデシルシリル化シリカゲル(蛍光剤入り)，薄層クロマトグラフィー用	_381_
オクタデシルシリル化シリカゲル，前処理用	234
オクタデシルシリル化シリコンポリマー被覆シリカゲル，液体クロマトグラフィー用	_381_
オクタデシルシリル化シリコーンポリマー被覆シリカゲル，液体クロマトグラフィー用	_381_
オクタデシルシリル化多孔質ガラス，液体クロマトグラフィー用	_381_
オクタデシルシリル化ポリビニルアルコールゲルポリマー，液体クロマトグラフィー用	_381_
オクタデシルシリル化モノリス型シリカ，液体クロマトグラフィー用	_381_
オクタデシルシリル基及びオクチルシリル基を結合した多孔質シリカゲル，液体クロマトグラフィー用	_32_
1－オクタノール	234
n－オクタン	234
オクタン，イソ	234
1－オクタンスルホン酸ナトリウム	234
オクチルアルコール	234
オクチルシリル化シリカゲル，液体クロマトグラフィー用	_381_
n－オクチルベンゼン	234
オザグレルナトリウム	**671**, _36_
オザグレルナトリウム注射液	**672**
オストール，薄層クロマトグラフィー用	234
乙字湯エキス	_1886_
オピアル	_435_

オピアル注射液	436
オフロキサシン	234, 673, 36
オフロキサシン脱メチル体	234
オボムコイド化学結合アミノシリカゲル，液体クロマトグラフィー用	381
オメプラゾール	674, 36
オメプラゾール，定量用	234
オメプラゾール腸溶錠	675
オーラノフィン	676, 36
オーラノフィン錠	677
オリブ油	234, 1889
オルシプレナリン硫酸塩	678, 36
オルシン	234
オルシン・塩化第二鉄試液	234
オルシン・塩化鉄(III)試液	234
オルトキシレン	234
オルトトルエンスルホンアミド	234
オルメサルタン　メドキソミル	679, 36
オルメサルタン　メドキソミル錠	680
オレイン酸	234
オレイン酸メチル，ガスクロマトグラフィー用	235
オレンジ油	1889
オロパタジン塩酸塩	681, 36
オロパタジン塩酸塩，定量用	235
オロパタジン塩酸塩錠	682
オンジ	235, 1889
遠志	1889
オンジ末	1890
遠志末	1890
温度計	388

カ

海砂	235
カイニン酸	235
カイニン酸，定量用	235
カイニン酸・サントニン散	684
カイニン酸水和物	235, 683, 36
カイニン酸水和物，定量用	235
海人草	2063
ガイヨウ	1890, 84, 54
艾葉	1890
外用エアゾール剤	19
外用液剤	19
外用固形剤	19
外用散剤	19
過塩素酸	235
0.02 mol/L過塩素酸	193
0.05 mol/L過塩素酸	193
0.1 mol/L過塩素酸	193
過塩素酸・エタノール試液	235
0.004 mol/L過塩素酸・ジオキサン液	193
0.004 mol/L過塩素酸・1,4－ジオキサン液	193
0.05 mol/L過塩素酸・ジオキサン液	193
0.05 mol/L過塩素酸・1,4－ジオキサン液	193
0.1 mol/L過塩素酸・ジオキサン液	193
0.1 mol/L過塩素酸・1,4－ジオキサン液	193
過塩素酸・無水エタノール試液	235
過塩素酸第二鉄	235
過塩素酸第二鉄・無水エタノール試液	235
過塩素酸鉄(III)・エタノール試液	235
過塩素酸鉄(III)六水和物	235
過塩素酸ナトリウム	235
過塩素酸ナトリウム一水和物	235
過塩素酸バリウム	235
0.005 mol/L過塩素酸バリウム液	193
過塩素酸ヒドロキシルアミン	235
過塩素酸ヒドロキシルアミン・エタノール試液	235
過塩素酸ヒドロキシルアミン・無水エタノール試液	235
過塩素酸ヒドロキシルアミン試液	235
過塩素酸リチウム	235
カオリン	684
カカオ脂	1891
化学合成される医薬品原薬及びその製剤の不純物に関する考え方〈G0-3-181〉	2506, 112
化学用体積計	385
過ギ酸	235
核酸分解酵素不含水	235
核磁気共鳴(NMR)法を利用した定量技術と日本薬局方試薬への応用〈G5-5-170〉	2623
核磁気共鳴スペクトル測定法	43
核磁気共鳴スペクトル測定用DSS－d_6	235
核磁気共鳴スペクトル測定用重塩酸	235
核磁気共鳴スペクトル測定用重水	235
核磁気共鳴スペクトル測定用重水素化アセトン	235
核磁気共鳴スペクトル測定用重水素化ギ酸	235
核磁気共鳴スペクトル測定用重水素化クロロホルム	235
核磁気共鳴スペクトル測定用重水素化酢酸	24
核磁気共鳴スペクトル測定用重水素化ジメチルスルホキシド	235
核磁気共鳴スペクトル測定用重水素化ピリジン	235
核磁気共鳴スペクトル測定用重水素化メタノール	235
核磁気共鳴スペクトル測定用重水素化溶媒	235
核磁気共鳴スペクトル測定用テトラメチルシラン	235
核磁気共鳴スペクトル測定用トリフルオロ酢酸	235
核磁気共鳴スペクトル測定用3－トリメチルシリルプロパンスルホン酸ナトリウム	235
核磁気共鳴スペクトル測定用3－トリメチルシリルプロピオン酸ナトリウム－d_4	235
核磁気共鳴スペクトル測定用1,4－ビス(トリメチルシリル)ベンゼン－d_4	236
核磁気共鳴スペクトル測定用1,4－BTMSB－d_4	236
確認試験用タクシャトリテルペン混合試液	236
確認試験用テセロイキン	24
加香ヒマシ油	2033
加工ブシ	2039
加工ブシ末	2040
カゴソウ	1891

夏枯草	***1891***
かさ密度及びタップ密度測定法	***98***
かさ密度測定法	<u>***13***</u>
過酸化水素(30)	***236***
過酸化水素・水酸化ナトリウム試液	***236***
過酸化水素試液	***236***
過酸化水素試液,希	***236***
過酸化水素水,強	***236***
過酸化水素濃度試験紙	***384***
過酸化水素標準液	***202***
過酸化水素標準原液	***202***
過酸化ナトリウム	***236***
過酸化ベンゾイル,25％含水	***236***
カシアフラスコ	***385***
カシュウ	***1891***
何首烏	***1891***
ガジュツ	***1892***
莪述	***1892***
莪朮	***1892***
加水ラノリン	***2072***
ガスクロマトグラフィー	***40***, <u>***12***</u>
ガスクロマトグラフィー用アセトアルデヒド	***236***
ガスクロマトグラフィー用アラキジン酸メチル	***236***
ガスクロマトグラフィー用アルキレングリコールフタル酸エステル	***236***
ガスクロマトグラフィー用エイコセン酸メチル	***236***
ガスクロマトグラフィー用エタノール	***236***
ガスクロマトグラフィー用オレイン酸メチル	***236***
ガスクロマトグラフィー用グラファイトカーボン	***381***
ガスクロマトグラフィー用グリセリン	***236***
ガスクロマトグラフィー用ケイソウ土	***381***
ガスクロマトグラフィー用コハク酸ジエチレングリコールポリエステル	***236***
ガスクロマトグラフィー用6％シアノプロピルフェニル－94％ジメチルシリコーンポリマー	***236***
ガスクロマトグラフィー用14％シアノプロピルフェニル－86％ジメチルシリコーンポリマー	***381***
ガスクロマトグラフィー用6％シアノプロピル－6％フェニル－メチルシリコーンポリマー	***236***
ガスクロマトグラフィー用7％シアノプロピル－7％フェニル－メチルシリコーンポリマー	***236***
ガスクロマトグラフィー用シアノプロピルメチルフェニルシリコーン	***236***
ガスクロマトグラフィー用ジエチレングリコールアジピン酸エステル	***236***
ガスクロマトグラフィー用ジエチレングリコールコハク酸エステル	***236***
ガスクロマトグラフィー用5％ジフェニル・95％ジメチルポリシロキサン	***236***
ガスクロマトグラフィー用ジメチルポリシロキサン	***236***
ガスクロマトグラフィー用シリカゲル	***381***
ガスクロマトグラフィー用ステアリン酸	***236***
ガスクロマトグラフィー用ステアリン酸メチル	***236***
ガスクロマトグラフィー用ゼオライト(孔径0.5 nm)	***382***
ガスクロマトグラフィー用石油系ヘキサメチルテトラコサン類分枝炭化水素混合物(L)	***236***
ガスクロマトグラフィー用D－ソルビトール	***236***
ガスクロマトグラフィー用多孔質シリカゲル	***382***
ガスクロマトグラフィー用多孔性アクリロニトリル－ジビニルベンゼン共重合体 (孔径0.06〜0.08 μm, 100〜200 m²/g)	***382***
ガスクロマトグラフィー用多孔性エチルビニルベンゼン－ジビニルベンゼン共重合体	***382***
ガスクロマトグラフィー用多孔性エチルビニルベンゼン－ジビニルベンゼン共重合体 (平均孔径0.0075 μm, 500〜600 m²/g)	***382***
ガスクロマトグラフィー用多孔性スチレン－ジビニルベンゼン共重合体 (平均孔径0.0085 μm, 300〜400 m²/g)	***382***
ガスクロマトグラフィー用多孔性スチレン－ジビニルベンゼン共重合体 (平均孔径0.3〜0.4 μm, 50 m²/g以下)	***382***
ガスクロマトグラフィー用多孔性ポリマービーズ	***382***
ガスクロマトグラフィー用テトラキスヒドロキシプロピルエチレンジアミン	***236***
ガスクロマトグラフィー用テトラヒドロフラン	***236***
ガスクロマトグラフィー用テレフタル酸	***382***
ガスクロマトグラフィー用ノニルフェノキシポリ(エチレンオキシ)エタノール	***236***
ガスクロマトグラフィー用パルミチン酸	***236***
ガスクロマトグラフィー用パルミチン酸メチル	***236***
ガスクロマトグラフィー用パルミトレイン酸メチル	***236***
ガスクロマトグラフィー用25％フェニル－25％シアノプロピル－メチルシリコーンポリマー	***236***
ガスクロマトグラフィー用5％フェニル－メチルシリコーンポリマー	***236***
ガスクロマトグラフィー用35％フェニル－メチルシリコーンポリマー	***236***
ガスクロマトグラフィー用50％フェニル－メチルシリコーンポリマー	***236***
ガスクロマトグラフィー用65％フェニル－メチルシリコーンポリマー	***236***
ガスクロマトグラフィー用50％フェニル－50％メチルポリシロキサン	***237***
ガスクロマトグラフィー用プロピレングリコール	***237***
ガスクロマトグラフィー用ポリアクリル酸メチル	***237***
ガスクロマトグラフィー用ポリアルキレングリコール	***237***
ガスクロマトグラフィー用ポリアルキレングリコールモノエーテル	***237***
ガスクロマトグラフィー用ポリエチレングリコール20 M	***237***
ガスクロマトグラフィー用ポリエチレングリコール400	***237***
ガスクロマトグラフィー用ポリエチレングリコール600	***237***
ガスクロマトグラフィー用ポリエチレングリコール1500	***237***

ガスクロマトグラフィー用ポリエチレングリコール 6000	237	カプサイシン，成分含量測定用	237
ガスクロマトグラフィー用ポリエチレングリコール 15000－ジエポキシド	237	(E)－カプサイシン，成分含量測定用	237
		(E)－カプサイシン，定量用	237
ガスクロマトグラフィー用ポリエチレングリコール エステル化物	237	カプサイシン，薄層クロマトグラフィー用	237
		(E)－カプサイシン，薄層クロマトグラフィー用	238
ガスクロマトグラフィー用ポリエチレングリコール 2－ニトロテレフタレート	237	カプセル	694
		カプセル剤	10
ガスクロマトグラフィー用ポリテトラフルオロエチレン	382	カプトプリル	695, 36
ガスクロマトグラフィー用ポリメチルシロキサン	237	カプリル酸	238
ガスクロマトグラフィー用ミリスチン酸メチル	237	n－カプリル酸エチル	238
ガスクロマトグラフィー用無水トリフルオロ酢酸	237	ガベキサートメシル酸塩	695, 36
ガスクロマトグラフィー用メチルシリコーンポリマー	237	カベルゴリン	697, 36
ガスクロマトグラフィー用四フッ化エチレンポリマー	382	火麻仁	2064
ガスクロマトグラフィー用ラウリン酸メチル	237	過マンガン酸カリウム	238, 698, 36
ガスクロマトグラフィー用リグノセリン酸メチル	237	0.002 mol/L過マンガン酸カリウム液	194
ガスクロマトグラフィー用リノール酸メチル	237	0.02 mol/L過マンガン酸カリウム液	194
ガスクロマトグラフィー用リノレン酸メチル	237	過マンガン酸カリウム試液	238
カゼイン(乳製)	237	過マンガン酸カリウム試液，0.3 mol/L	24
カゼイン，乳製	237	過マンガン酸カリウム試液，酸性	238
カゼイン製ペプトン	237	加味帰脾湯エキス	1901
ガチフロキサシン水和物	685, 36	加味逍遙散エキス	1904
ガチフロキサシン点眼液	686	ガム剤	13
カッコウ	1892, 54	カモスタットメシル酸塩	698, 36
藿香	1892	過ヨウ素酸カリウム	238
カッコン	1893, 54	1.6％過ヨウ素酸カリウム・0.2％過マンガン酸カリウム試液，アルカリ性	238
葛根	1893	過ヨウ素酸カリウム試液	238
葛根湯エキス	1893	過ヨウ素酸ナトリウム	238
葛根湯加川芎辛夷エキス	1896	過ヨウ素酸ナトリウム試液	238
活性アルミナ	237	D－ガラクトサミン塩酸塩	238
活性炭	237	β－ガラクトシダーゼ(アスペルギルス)	699, 36
活性部分トロンボプラスチン時間測定用試液	237	β－ガラクトシダーゼ(ペニシリウム)	700, 36
活性部分トロンボプラスチン時間測定用試薬	237	ガラクトース	238
カッセキ	1900	D－ガラクトース	238
滑石	1900	ガラスインピンジャーによる吸入剤の空気力学的粒度測定法〈G6-3-171〉	2639
過テクネチウム酸ナトリウム(^{99m}Tc)注射液	688	ガラスウール	384
カテコール	237	ガラス製医薬品容器〈G7-1-171〉	2644
果糖	237, 688, 36	ガラス繊維	384
果糖，薄層クロマトグラフィー用	237	ガラスろ過器	384
果糖注射液	688, 36	ガラスろ過器，酸化銅ろ過用	384
カドミウム・ニンヒドリン試液	237	カラムクロマトグラフィー用エチルシリル化シリカゲル	382
カドミウム地金	237	カラムクロマトグラフィー用強塩基性イオン交換樹脂	382
カドミウム標準液	202	カラムクロマトグラフィー用強酸性イオン交換樹脂	382
カドミウム標準原液	202	カラムクロマトグラフィー用合成ケイ酸マグネシウム	382
カドララジン	689, 36	カラムクロマトグラフィー用ジエチルアミノエチルセルロース	382
カドララジン，定量用	237	
カドララジン錠	690	カラムクロマトグラフィー用ジビニルベンゼン－N－ビニルピロリドン共重合体	382
カナマイシン一硫酸塩	691, 36	
カナマイシン硫酸塩	237, 692, 36	カラムクロマトグラフィー用中性アルミナ	382
カノコソウ	1900	カラムクロマトグラフィー用ポリアミド	382
カノコソウ末	1900	カリウム標準原液	202
カフェイン	237	カリジノゲナーゼ	701
カフェイン，無水	237	カリジノゲナーゼ測定用基質試液(1)	238
カフェイン水和物	237, 693, 36	

カリジノゲナーゼ測定用基質試液(2)	238
カリジノゲナーゼ測定用基質試液(3)	238
カリジノゲナーゼ測定用基質試液(4)	238
カリ石ケン	703
顆粒剤	11
過硫酸アンモニウム	239
過硫酸カリウム	239
カルシウム標準液	202
カルシウム標準液，原子吸光光度用	202
カルシトニン　サケ	703
カルテオロール塩酸塩	706, *36*
カルナウバロウ	1906
カルバゾクロム	239
カルバゾクロムスルホン酸ナトリウム，成分含量測定用	239
カルバゾクロムスルホン酸ナトリウム三水和物	239
カルバゾクロムスルホン酸ナトリウム水和物	706, *36*
カルバゾール	239
カルバゾール試液	239
カルバマゼピン	707, *36*
カルバミン酸エチル	239
カルバミン酸クロルフェネシン，定量用	239
カルバモイル基結合型シリカゲル，液体クロマトグラフィー用	382
カルビドパ水和物	708, *36*
カルベジロール	709, *36*
カルベジロール，定量用	239
カルベジロール錠	710
カルボキシメチルセルロース	715
カルボキシメチルセルロースカルシウム	716
カルボキシメチルセルロースナトリウム	717
L－カルボシステイン	711, *36*
L－カルボシステイン，定量用	239
L－カルボシステイン錠	712
カルボプラチン	239, 713
カルボプラチン注射液	714
カルメロース	715, *36*
カルメロースカルシウム	716, *36, 32*
カルメロースナトリウム	717, *36*
カルモナムナトリウム	719, *36*
カルモフール	720, *37*
カロコン	1907
栝楼根	1907
カンキョウ	1907, *85*
乾姜	1907
還元液，分子量試験用	239
還元緩衝液，ナルトグラスチム試料用	239, *32*
還元試液	*24*
還元鉄	239
丸剤	21
緩衝液，SDSポリアクリルアミドゲル電気泳動用	239
緩衝液，酵素消化用	239
緩衝液，セルモロイキン用	239
緩衝液，テセロイキンSDSポリアクリルアミドゲル電気泳動用	*24*
緩衝液，テセロイキン試料用	*24*
緩衝液，ナルトグラスチム試料用	239, *32*
緩衝液，フィルグラスチム試料用	239
緩衝液用1 mol/Lクエン酸試液	239
緩衝液用0.2 mol/Lフタル酸水素カリウム試液	239
緩衝液用0.2 mol/Lホウ酸・0.2 mol/L塩化カリウム試液	239
緩衝液用1 mol/Lリン酸一水素カリウム試液	239
緩衝液用1 mol/Lリン酸水素二カリウム試液	239
緩衝液用0.2 mol/Lリン酸二水素カリウム試液	239
乾生姜	1964
乾生姜末	1965
25％含水過酸化ベンゾイル	239
4％含水中性アルミナ	239
カンゾウ	1908
甘草	1908
乾燥亜硫酸ナトリウム	465, *33, 28*
カンゾウエキス	1909
甘草エキス	1909
乾燥減量試験法	51
甘草羔	1910
乾燥甲状腺	840
乾燥酵母	841
含嗽剤	13
乾燥細胞培養痘そうワクチン	1186
乾燥ジフテリアウマ抗毒素	918
乾燥弱毒生おたふくかぜワクチン	673
乾燥弱毒生風しんワクチン	1444
乾燥弱毒生麻しんワクチン	1660
乾燥水酸化アルミニウムゲル	960, *40*
乾燥水酸化アルミニウムゲル細粒	961
カンゾウ粗エキス	1910
乾燥組織培養不活化狂犬病ワクチン	744
乾燥炭酸ナトリウム	239, 1111, *41, 37*
乾燥痘そうワクチン	1186
乾燥はぶウマ抗毒素	1323
乾燥BCGワクチン	1374
乾燥ボウショウ	2047
乾燥ボツリヌスウマ抗毒素	1637
カンゾウ末	1909
甘草末	1909
乾燥まむしウマ抗毒素	1662
乾燥用塩化カルシウム	239
乾燥用合成ゼオライト	239
乾燥硫酸アルミニウムカリウム	1803
乾燥硫酸ナトリウム	2047
カンデサルタン　シレキセチル	721, *37*
カンデサルタン　シレキセチル・アムロジピンベシル酸塩錠	724
カンデサルタン　シレキセチル・ヒドロクロロチアジド錠	726
カンデサルタン　シレキセチル錠	722
カンデサルタンシレキセチル	239
カンデサルタンシレキセチル，定量用	239
カンテン	240, 1911

項目	ページ
寒天	*1911*
カンテン斜面培地	*240*
カンテン培地，普通	*240*
カンテン末	*1911*
寒天末	*1911*
含糖ペプシン	*240*, *730*
眼軟膏剤	*17*
眼軟膏剤の金属性異物試験法	*147*
ガンビール	*1861*
ガンビール末	*1861*
d-カンファスルホン酸	*240*
カンフル	*240*
d-カンフル	*731*
dl-カンフル	*731*
肝油	*732*
カンレノ酸カリウム	*732*, **37**

キ

項目	ページ
希エタノール	*240*
希塩化第二鉄試液	*240*
希塩化鉄(Ⅲ)試液	*240*
希塩酸	*240*, **653**, **36**
希過酸化水素試液	*240*
気管支・肺に適用する製剤	*16*
希ギムザ試液	*240*
キキョウ	*240*, *1912*
桔梗根	*1912*
桔梗根末	*1912*
キキョウ末	*1912*
キキョウ流エキス	*1912*
キクカ	*1913*, **54**
菊花	*1913*
希五酸化バナジウム試液	*240*
希酢酸	*240*
キササゲ	*1913*
ギ酸	*240*
ギ酸アンモニウム	*240*
ギ酸アンモニウム緩衝液，0.05 mol/L, pH 4.0	*240*
ギ酸エチル	*240*
希酸化バナジウム(V)試液	*240*
キサンテン	*240*
キサンテン-9-カルボン酸	*240*
キサントヒドロール	*240*
キサントン	*240*
ギ酸n-ブチル	*240*
希次酢酸鉛試液	*240*
希次硝酸ビスマス・ヨウ化カリウム試液，噴霧用	*240*
キジツ	*240*, *1914*
枳実	*1914*
基質緩衝液，セルモロイキン用	*240*
基質試液，インターフェロンアルファ確認用	*241*
基質試液，エポエチンアルファ用	*241*
基質試液，塩化リゾチーム用	*241*
基質試液，リゾチーム塩酸塩用	*241*
基質試液(1)，カリジノゲナーゼ測定用	*241*
基質試液(2)，カリジノゲナーゼ測定用	*241*
基質試液(3)，カリジノゲナーゼ測定用	*241*
基質試液(4)，カリジノゲナーゼ測定用	*241*
希2,6-ジブロモ-N-クロロ-1,4-ベンゾキノンモノイミン試液	*241*
希p-ジメチルアミノベンズアルデヒド・塩化第二鉄試液	*241*
希4-ジメチルアミノベンズアルデヒド・塩化鉄(Ⅲ)試液	*241*
希釈液，粒子計数装置用	*241*
希硝酸	*241*
キシリット	*733*
キシリット注射液	*734*
キシリトール	*241*, *733*, **37**
キシリトール注射液	*734*
キシレノールオレンジ	*241*
キシレノールオレンジ試液	*241*
キシレン	*241*
o-キシレン	*241*
キシレンシアノールFF	*241*
キシロース	*241*
D-キシロース	*241*
希水酸化カリウム・エタノール試液	*241*
希水酸化ナトリウム試液	*241*
キタサマイシン	*734*
キタサマイシン酢酸エステル	*735*
キタサマイシン酒石酸塩	*737*, **37**
希チモールブルー試液	*241*
キッカ	*1913*
吉草根	*1900*
吉草根末	*1900*
n-吉草酸	*241*
希鉄・フェノール試液	*241*
キナプリル塩酸塩	*738*, **37**
キナプリル塩酸塩，定量用	*241*
キナプリル塩酸塩錠	*739*
キニジン硫酸塩水和物	*241*, *741*
キニーネエチル炭酸エステル	*742*, **37**
キニーネ塩酸塩水和物	*742*
キニーネ硫酸塩水和物	*241*, *743*, **37**
キニノーゲン	*241*
キニノーゲン試液	*242*
8-キノリノール	*242*
キノリン	*242*
キノリン試液	*242*
希フェノールフタレイン試液	*242*
希フェノールレッド試液	*242*
希フォリン試液	*242*
希ブロモフェノールブルー試液	*242*
希ペンタシアノニトロシル鉄(Ⅲ)酸ナトリウム・ヘキサシアノ鉄(Ⅲ)酸カリウム試液	*242*
希ホルムアルデヒド試液	*242*

ギムザ試液	242
ギムザ試液，希	242
希メチルレッド試液	242
キモトリプシノーゲン，ゲルろ過分子量マーカー用	242
α－キモトリプシン	242
キャピラリー電気泳動法〈G3-7-180〉	2551
牛脂	**1914**
吸収スペクトル用ジメチルスルホキシド	242
吸収スペクトル用ヘキサン	242
吸収スペクトル用 n－ヘキサン	242
吸水クリーム	765
吸水軟膏	765
吸入エアゾール剤	16
吸入液剤	16
吸入剤	16
吸入剤の空気力学的粒度測定法	166
吸入剤の送達量均一性試験法	163
吸入粉末剤	16
強アンモニア水	242
強塩基性イオン交換樹脂	242
強塩基性イオン交換樹脂，液体クロマトグラフィー用	382
強塩基性イオン交換樹脂，カラムクロマトグラフィー用	382
強過酸化水素水	242
キョウカツ	**1914**
羌活	**1914**
凝固点測定法	51
強酢酸第二銅試液	242
強酢酸銅(Ⅱ)試液	242
強酸性イオン交換樹脂	242
強酸性イオン交換樹脂，液体クロマトグラフィー用	382
強酸性イオン交換樹脂，カラムクロマトグラフィー用	382
強酸性イオン交換シリカゲル，液体クロマトグラフィー用	382
希ヨウ素試液	242
キョウニン	**1915**, *85*
杏仁	**1915**
キョウニン水	**1915**
杏仁水	**1915**
強熱減量試験法	52
強熱残分試験法	52
希ヨードチンキ	**1754**
希硫酸	242
希硫酸アンモニウム鉄(Ⅲ)試液	242
希硫酸第二鉄アンモニウム試液	242
[6]－ギンゲロール，成分含量測定用	242
[6]－ギンゲロール，定量用	242, *25*
[6]－ギンゲロール，薄層クロマトグラフィー用	243
近赤外吸収スペクトル測定法	*14*
近赤外吸収スペクトル測定法〈G1-3-161〉	2520, *114*
ギンセノシドRb₁，薄層クロマトグラフィー用	243
ギンセノシドRc	243
ギンセノシドRe	243
ギンセノシドRg₁，薄層クロマトグラフィー用	243
金属ナトリウム	244
金チオリンゴ酸ナトリウム	**744**, *37*
キンヒドロン	244
金標準液，原子吸光光度用	202
銀標準液，原子吸光光度用	202
金標準原液	202
銀標準原液	202

ク

グアイフェネシン	244, **745**, *37*
グアナベンズ酢酸塩	**746**, *37*
グアニン	244
グアネチジン硫酸塩	**747**, *37*
グアヤコール	244
グアヤコール，定量用	244
グアヤコールスルホン酸カリウム	244, **747**
クエチアピンフマル酸塩	**748**, *37*
クエチアピンフマル酸塩細粒	**751**
クエチアピンフマル酸塩錠	**750**
クエン酸	244
クエン酸・酢酸試液	244
クエン酸・無水酢酸試液	244
クエン酸・リン酸塩・アセトニトリル試液	244
クエン酸アンモニウム	244
クエン酸アンモニウム鉄(Ⅲ)	244
クエン酸一水和物	244
クエン酸ガリウム(⁶⁷Ga)注射液	**753**
クエン酸緩衝液，0.05 mol/L，pH 6.6	244
クエン酸三カリウム一水和物	244
クエン酸三ナトリウム試液，0.1 mol/L	245
クエン酸三ナトリウム二水和物	245
クエン酸試液，0.01 mol/L	244
クエン酸試液，0.1 mol/L	244
クエン酸試液，1 mol/L，緩衝液用	244
クエン酸水素二アンモニウム	245
クエン酸水和物	**753**, *37*
クエン酸第二鉄アンモニウム	245
クエン酸銅(Ⅱ)試液	245
クエン酸ナトリウム	245
クエン酸ナトリウム試液，0.1 mol/L	245
クエン酸ナトリウム水和物	245, **754**, *37*
クエン酸モサプリド，定量用	245
クオリティ・バイ・デザイン(QbD)，品質リスクマネジメント(QRM)及び医薬品品質システム(PQS)に関連する用語集〈G0-6-172〉	2514
クコシ	**1916**, *55*
枸杞子	**1916**
クジン	**1916**
苦参	**1916**
クジン末	**1917**
苦参末	**1917**
屈折率測定法	52
クペロン	245
クペロン試液	245

クーマシー染色試液	245
クーマシーブリリアントブルーG-250	245
クーマシーブリリアントブルーR-250	245
クーマシーブリリアントブルー試液, インターフェロンアルファ用	245
苦味重曹水	**1963**
苦味チンキ	**1917**
18-クラウンエーテル固定化シリカゲル, 液体クロマトグラフィー用	382
グラファイトカーボン, 液体クロマトグラフィー用	382
グラファイトカーボン, ガスクロマトグラフィー用	382
クラブラン酸カリウム	755, _37_
クラリスロマイシン	756, _37_
クラリスロマイシン錠	757
40%グリオキサール試液	245
グリオキサール標準液	202
グリオキサール標準原液	202
グリクラジド	759, _37_
グリココール酸ナトリウム, 薄層クロマトグラフィー用	245
N-グリコリルノイラミン酸	245
N-グリコリルノイラミン酸試液, 0.1 mmol/L	245
グリコールエーテル化シリカゲル, 液体クロマトグラフィー用	382
グリコール酸	245
グリシン	245, 760, _37_
グリース・ロメン亜硝酸試薬	245
グリース・ロメン硝酸試薬	245
クリスタルバイオレット	245
クリスタルバイオレット試液	245
グリセリン	245, 761, _37_, _32_
85%グリセリン	245
グリセリン, ガスクロマトグラフィー用	245
グリセリン塩基性試液	245
グリセリンカリ液	763
グリセロール	761
グリチルリチン酸, 薄層クロマトグラフィー用	245
グリチルリチン酸一アンモニウム, 分離確認用	246
クリノフィブラート	763, _37_
グリベンクラミド	764, _37_
クリーム剤	19
グリメピリド	765, _37_
グリメピリド錠	767
クリンダマイシン塩酸塩	768, _37_
クリンダマイシン塩酸塩カプセル	769
クリンダマイシンリン酸エステル	770, _37_, _32_
クリンダマイシンリン酸エステル注射液	771
グルカゴン(遺伝子組換え)	772
グルカゴン用酵素試液	246
クルクマ紙	384
クルクミン	246
クルクミン, 成分含量測定用	246
クルクミン, 定量用	246
クルクミン試液	246
D-グルコサミン塩酸塩	246
4'-O-グルコシル-5-O-メチルビサミノール, 薄層クロマトグラフィー用	246
グルコースオキシダーゼ	246
グルコース検出用試液	246
グルコース検出用試液, ペニシリウム由来β-ガラクトシダーゼ用	246
グルコン酸カルシウム, 薄層クロマトグラフィー用	247
グルコン酸カルシウム水和物	773, _37_
グルコン酸カルシウム水和物, 薄層クロマトグラフィー用	247
グルコン酸ナトリウム	247
グルタチオン	247, 774, _37_
L-グルタミン	247, 774, _37_
L-グルタミン酸	247, 775, _37_
グルタミン試液	247
7-(グルタリルグリシル-L-アルギニルアミノ)-4-メチルクマリン	247
7-(グルタリルグリシル-L-アルギニルアミノ)-4-メチルクマリン試液	247
クレオソート	**2065**
クレゾール	247, 776
m-クレゾール	247
p-クレゾール	247
クレゾール水	777
クレゾール石ケン液	777
クレゾールレッド	247
クレゾールレッド試液	247
クレボプリドリンゴ酸塩	778, _37_
クレマスチンフマル酸塩	778, _37_
クロカプラミン塩酸塩水和物	779, _37_
クロキサシリンナトリウム水和物	780, _37_
クロキサゾラム	247, 781, _37_
クロコナゾール塩酸塩	782, _37_
クロスカルメロースナトリウム	718, _36_, _58_
クロスポビドン	783, _37_
クロチアゼパム	784, _37_
クロチアゼパム, 定量用	247
クロチアゼパム錠	785
クロトリマゾール	247, 785, _37_
クロナゼパム	786, _37_
クロナゼパム, 定量用	247
クロナゼパム細粒	788
クロナゼパム錠	787
クロニジン塩酸塩	788, _37_, _32_
クロピドグレル硫酸塩	789, _37_
クロピドグレル硫酸塩錠	791
クロフィブラート	247, 792, _37_
クロフィブラートカプセル	793
クロフェダノール塩酸塩	794, _37_
γ-グロブリン	247
クロベタゾールプロピオン酸エステル	794, _37_
クロペラスチン塩酸塩	795, _37_
クロペラスチンフェンジゾ酸塩	796, _37_
クロペラスチンフェンジゾ酸塩, 定量用	247

クロペラスチンフェンジゾ酸塩錠 ······················· *797*
クロマトグラフィー総論 ······························· *3*
クロマトグラフィーのライフサイクル各ステージにおける
　管理戦略と変更管理の考え方（クロマトグラフィーの
　ライフサイクルにおける変更管理）〈G1-5-181〉 ······ <u>*116*</u>
クロマトグラフィー用ケイソウ土 ······················· *382*
クロマトグラフィー用担体／充塡剤 ··········· *380*, <u>*32*</u>, <u>*25*</u>
クロマトグラフィー用中性アルミナ ····················· *382*
クロミフェンクエン酸塩 ························· *798*, <u>*38*</u>
クロミフェンクエン酸塩錠 ····························· *799*
クロミプラミン塩酸塩 ··························· *800*, <u>*38*</u>
クロミプラミン塩酸塩，定量用 ························· *247*
クロミプラミン塩酸塩錠 ······························· *800*
クロム酸・硫酸試液 ··································· *247*
クロム酸カリウム ····································· *247*
クロム酸カリウム試液 ································· *247*
クロム酸銀飽和クロム酸カリウム試液 ··················· *247*
クロム酸ナトリウム(^{51}Cr)注射液 ························ *801*
クロム標準液，原子吸光光度用 ························· *202*
クロモグリク酸ナトリウム ······················· *801*, <u>*38*</u>
クロモトロプ酸 ······································· *247*
クロモトロプ酸試液 ··································· *247*
クロモトロープ酸試液 ································· *247*
クロモトロプ酸試液，濃 ······························· *247*
クロモトロープ酸試液，濃 ····························· *247*
クロモトロープ酸二ナトリウム二水和物 ················· *247*
クロラゼプ酸二カリウム ························· *802*, <u>*38*</u>
クロラゼプ酸二カリウム，定量用 ······················· *247*
クロラゼプ酸二カリウムカプセル ······················· *803*
クロラミン ··· *247*
クロラミン試液 ······································· *247*
クロラムフェニコール ····················· *247*, *804*, <u>*38*</u>
クロラムフェニコール・コリスチンメタンスルホン酸
　ナトリウム点眼液 ································· *805*
クロラムフェニコールコハク酸エステルナトリウム ·· *805*, <u>*38*</u>
クロラムフェニコールパルミチン酸エステル ········ *806*, <u>*38*</u>
p-クロルアニリン ···································· *247*
p-クロル安息香酸 ··································· *247*
クロルジアゼポキシド ····················· *247*, *807*, <u>*38*</u>
クロルジアゼポキシド，定量用 ························· *247*
クロルジアゼポキシド散 ······························· *809*
クロルジアゼポキシド錠 ······························· *808*
クロルフェニラミンマレイン酸塩 ··········· *247*, *810*, <u>*38*</u>
d-クロルフェニラミンマレイン酸塩 ············· *814*, <u>*38*</u>
クロルフェニラミンマレイン酸塩散 ····················· *812*
クロルフェニラミンマレイン酸塩錠 ····················· *811*
クロルフェニラミンマレイン酸塩注射液 ················· *813*
クロルフェネシンカルバミン酸エステル ··········· *815*, <u>*38*</u>
クロルフェネシンカルバミン酸エステル，定量用 ········· *248*
クロルフェネシンカルバミン酸エステル錠 ··············· *816*
p-クロルフェノール ································· *248*
クロルプロパミド ······························· *817*, <u>*38*</u>
クロルプロパミド，定量用 ····························· *248*
クロルプロパミド錠 ··································· *817*

クロルプロマジン塩酸塩 ························· *818*, <u>*38*</u>
クロルプロマジン塩酸塩，定量用 ······················· *248*
クロルプロマジン塩酸塩錠 ····························· *819*
クロルプロマジン塩酸塩注射液 ························· *820*
クロルヘキシジン塩酸塩 ················· *248*, *820*, <u>*38*</u>
クロルヘキシジングルコン酸塩液 ······················· *821*
p-クロルベンゼンスルホンアミド ······················ *248*
クロルマジノン酢酸エステル ····················· *822*, <u>*38*</u>
4-クロロアニリン ···································· *248*
4-クロロ安息香酸 ···································· *248*
2-クロロエチルジエチルアミン塩酸塩 ·················· *248*
クロロギ酸9-フルオレニルメチル ······················ *248*
クロロゲン酸，薄層クロマトグラフィー用 ··············· *248*
(E)-クロロゲン酸，薄層クロマトグラフィー用 ········· *248*
クロロ酢酸 ··· *248*
1-クロロ-2,4-ジニトロベンゼン ······················ *248*
3′-クロロ-3′-デオキシチミジン，
　液体クロマトグラフィー用 ··························· *248*
クロロトリメチルシラン ······························· *248*
(2-クロロフェニル)-ジフェニルメタノール，
　薄層クロマトグラフィー用 ··························· *248*
4-クロロフェノール ·································· *248*
クロロブタノール ······························· *248*, *823*
1-クロロブタン ······································ *248*
3-クロロ-1,2-プロパンジオール ······················· *249*
4-クロロベンゼンジアゾニウム塩試液 ·················· *249*
4-クロロベンゼンスルホンアミド ······················ *249*
4-クロロベンゾフェノン ······························ *249*
クロロホルム ··· *249*
クロロホルム，エタノール不含 ························· *249*
クロロホルム，水分測定用 ····························· *249*

ケ

ケイガイ ·· *1917*
荊芥穂 ·· *1917*
経口液剤 ··· *11*
蛍光基質試液 ··· *249*
蛍光光度法 ······································ *45*, <u>*13*</u>
蛍光試液 ··· *249*
経口ゼリー剤 ··· *12*
蛍光染色による細菌数の迅速測定法 〈G4-8-152〉 ········ *2601*
経口投与する製剤 ····································· *10*
経口フィルム剤 ······································· *12*
ケイ酸アルミン酸マグネシウム ··················· *826*, <u>*38*</u>
ケイ酸マグネシウム ····························· *828*, <u>*33*</u>
軽質無水ケイ酸 ·························· *823*, <u>*38*</u>, <u>*33*</u>
軽質流動パラフィン ···················· *1333*, <u>*44*</u>, <u>*42*</u>
桂枝茯苓丸エキス ······························· *1918*, <u>*85*</u>
ケイソウ土 ··· *249*
ケイソウ土，ガスクロマトグラフィー用 ················· *382*
ケイソウ土，クロマトグラフィー用 ····················· *382*
継代培地，ナルトグラスチム試験用 ··············· *249*, <u>*32*</u>
ケイタングステン酸二十六水和物 ······················· *249*

ケイヒ	***1919***
桂皮	***1919***
ケイ皮酸	*249*
(*E*)－ケイ皮酸，成分含量測定用	*249*
(*E*)－ケイ皮酸，定量用	*249*
(*E*)－ケイ皮酸，薄層クロマトグラフィー用	*250*
ケイヒ末	***1920***
桂皮末	***1920***
ケイヒ油	***1920***
桂皮油	***1920***
計量器・用器	*385*, <u>*26*</u>
ケタミン塩酸塩	***829***, <u>***38***</u>
血液カンテン培地	*250*
血液透析用剤	*16*
1％血液浮遊液	*250*
結晶セルロース	***1078***, <u>***41***</u>
結晶トリプシン	*250*
結晶トリプシン，ウリナスタチン定量用	*251*
ケツメイシ	***1920***
決明子	***1920***
ケトコナゾール	*251*, ***829***, <u>***38***</u>
ケトコナゾール，定量用	*251*
ケトコナゾール液	***830***
ケトコナゾールクリーム	***831***
ケトコナゾールローション	***831***
ケトチフェンフマル酸塩	***832***, <u>***38***</u>
ケトプロフェン	***833***, <u>***38***</u>
ゲニポシド，成分含量測定用	*251*
ゲニポシド，定量用	*251*
ゲニポシド，薄層クロマトグラフィー用	*252*
ケノデオキシコール酸	***834***, <u>***38***</u>
ケノデオキシコール酸，薄層クロマトグラフィー用	*252*
ゲファルナート	***834***, <u>***38***</u>
ゲフィチニブ	***836***, <u>***38***</u>
ゲフィチニブ錠	<u>***33***</u>
ゲル型強塩基性イオン交換樹脂，液体クロマトグラフィー用	*382*
ゲル型強酸性イオン交換樹脂（架橋度6％），液体クロマトグラフィー用	*382*
ゲル型強酸性イオン交換樹脂（架橋度8％），液体クロマトグラフィー用	*382*
ゲル剤	*20*
ゲルろ過分子量マーカー用ウシ血清アルブミン	*252*
ゲルろ過分子量マーカー用キモトリプシノーゲン	*252*
ゲルろ過分子量マーカー用卵白アルブミン	*252*
ゲルろ過分子量マーカー用リボヌクレアーゼA	*252*
ケロシン	*252*
ケンゴシ	***1921***
牽牛子	***1921***
原子間力顕微鏡によるナノ粒子のサイズ及び形態解析法〈G1-9-182〉	<u>*82*</u>
原子吸光光度法	*46*
原子吸光光度用亜鉛標準液	*202*
原子吸光光度用アルミニウム標準液	*202*
原子吸光光度用カルシウム標準液	*202*
原子吸光光度用金標準液	*202*
原子吸光光度用銀標準液	*202*
原子吸光光度用クロム標準液	*202*
原子吸光光度用鉄標準液	*202*
原子吸光光度用鉄標準液(2)	*202*
原子吸光光度用ニッケル標準液	*203*
原子吸光光度用マグネシウム標準液	*203*
元素不純物	*91*, <u>*10*</u>
懸濁剤	*11*
ゲンタマイシンB	*252*
ゲンタマイシン硫酸塩	***837***, <u>***38***</u>
ゲンタマイシン硫酸塩注射液	***838***
ゲンタマイシン硫酸塩点眼液	***839***
ゲンタマイシン硫酸塩軟膏	***839***
ゲンチアナ	***1921***, <u>***55***</u>
ゲンチアナ・重曹散	***1922***
ゲンチアナ末	***1921***, <u>***55***</u>
ゲンチオピクロシド，薄層クロマトグラフィー用	*252*
ゲンチジン酸	*253*
ゲンノショウコ	***1922***
ゲンノショウコ末	***1922***

コ

コウイ	***1923***
膠飴	***1923***
抗インターフェロンアルファ抗血清	*253*
抗ウリナスタチンウサギ血清	*253*
抗ウロキナーゼ血清	*253*, <u>*26*</u>
抗A血液型判定用抗体	*253*
コウカ	***1923***
紅花	***1923***
広藿香	***1892***
硬化油	***840***, <u>***38***</u>
紅耆	***1972***
口腔内に適用する製剤	*12*
口腔内崩壊錠	*10*
口腔内崩壊フィルム剤	*12*
口腔用液剤	*13*
口腔用錠剤	*12*
口腔用スプレー剤	*13*
口腔用半固形剤	*13*
光遮蔽型自動微粒子測定器校正用標準粒子	*385*
コウジン	***1923***
紅参	***1923***
校正球，粒子密度測定用	*385*
合成ケイ酸アルミニウム	***824***, <u>***38***</u>
合成ケイ酸マグネシウム，カラムクロマトグラフィー用	*382*
合成ゼオライト，乾燥用	*253*
抗生物質の微生物学的力価試験法	*115*, <u>*17*</u>
抗生物質用リン酸塩緩衝液，0.1 mol/L，pH 8.0	*253*
抗生物質用リン酸塩緩衝液，pH 6.5	*253*
酵素試液	*253*

酵素試液，グルカゴン用	253
酵素消化用緩衝液	253
酵素免疫測定法〈G3-11-171〉	2566
抗B血液型判定用抗体	253
コウブシ	1925
香附子	1925
コウブシ末	1925
香附子末	1925
抗ブラジキニン抗体	253
抗ブラジキニン抗体試液	253
コウベイ	1925
粳米	1925
酵母エキス	253
コウボク	1926, **86**
厚朴	1926
コウボク末	1926
厚朴末	1926
高密度ポリエチレンフィルム	253
鉱油試験法	25
ゴオウ	1927
牛黄	1927
コカイン塩酸塩	841
固形製剤のブリスター包装の水蒸気透過性試験法〈G7-3-171〉	2646
五酸化バナジウム	253
五酸化バナジウム試液	253
五酸化バナジウム試液，希	253
五酸化リン	253
ゴシツ	1928, **86**
牛膝	1928
ゴシツ，薄層クロマトグラフィー用	253
牛車腎気丸エキス	1928, **86**, **55**
ゴシュユ	254, 1931
呉茱萸	1931
呉茱萸湯エキス	1931, **86**
ゴセレリン酢酸塩	**34**
固体又は粉体の密度〈G2-1-182〉	2523, **87**
コデインリン酸塩散1％	844
コデインリン酸塩散10％	845
コデインリン酸塩錠	843
コデインリン酸塩水和物	842
コデインリン酸塩水和物，定量用	254
ゴナドレリン酢酸塩	845
コハク酸	254
コハク酸ジエチレングリコールポリエステル，ガスクロマトグラフィー用	254
コハク酸シベンゾリン，定量用	254
コハク酸トコフェロール	254
コハク酸トコフェロールカルシウム	254
コバルチ亜硝酸ナトリウム	254
コバルチ亜硝酸ナトリウム試液	254
コプチシン塩化物，薄層クロマトグラフィー用	254
ゴボウシ	1933, **87**
牛蒡子	1933
コポビドン	847, **38**
ゴマ	1934
胡麻	1934
ゴマ油	254, 1934
ゴミシ	1934, **56**
五味子	1934
コムギデンプン	1180, **65**
コメデンプン	1182
コリスチンメタンスルホン酸ナトリウム	849, **38**
コリスチン硫酸塩	850
コリン塩化物	254
コール酸，薄層クロマトグラフィー用	254
コール酸ナトリウム水和物	254
コルチゾン酢酸エステル	255, 851
コルヒチン	852
五苓散エキス	1934
コレカルシフェロール	854
コレスチミド	854, **38**
コレスチミド顆粒	856
コレスチミド錠	855
コレステロール	255, 856
コロジオン	255
コロホニウム	2080
コロンボ	1936
コロンボ末	1936
混合ガス調製器	385
コンゴーレッド	255
コンゴーレッド紙	384
コンゴーレッド試液	255
コンズランゴ	1936
コンズランゴ流エキス	1937

サ

サイクロセリン	857, **38**
サイコ	1937
柴胡	1937
柴胡桂枝乾姜湯エキス	**87**
柴胡桂枝湯エキス	1938
サイコサポニンa，d混合標準試液，定量用	256
サイコサポニンa，成分含量測定用	255
サイコサポニンa，定量用	255
サイコサポニンa，薄層クロマトグラフィー用	256
サイコサポニンb_2，成分含量測定用	256
サイコサポニンb_2，定量用	256
サイコサポニンb_2，薄層クロマトグラフィー用	257
サイコサポニンb_2標準試液，定量用	257
サイコサポニンd，成分含量測定用	257
サイコサポニンd，定量用	257
サイコ成分含量測定用リン酸塩緩衝液	258
サイコ定量用リン酸塩緩衝液	258
サイシン	1941
細辛	1941
サイズ排除クロマトグラフィー	43

SYBR Green含有PCR 2倍反応液	258
細胞懸濁液，テセロイキン用	258
細胞毒性試験用リン酸塩緩衝液	258
柴朴湯エキス	**1942**
柴苓湯エキス	**1944**
酢酸	258, 857, **38**
酢酸(31)	258
酢酸(100)	258
酢酸，希	258
酢酸，非水滴定用	258
酢酸，氷	258
酢酸・酢酸アンモニウム緩衝液，pH 3.0	258
酢酸・酢酸アンモニウム緩衝液，pH 4.5	258
酢酸・酢酸アンモニウム緩衝液，pH 4.8	258
酢酸・酢酸カリウム緩衝液，pH 4.3	258
酢酸・酢酸ナトリウム緩衝液，0.05 mol/L, pH 4.0	258
酢酸・酢酸ナトリウム緩衝液，0.05 mol/L, pH 4.6	258
酢酸・酢酸ナトリウム緩衝液，0.1 mol/L, pH 4.0	258
酢酸・酢酸ナトリウム緩衝液，1 mol/L, pH 5.0	258
酢酸・酢酸ナトリウム緩衝液，1 mol/L, pH 6.0	258
酢酸・酢酸ナトリウム緩衝液，pH 4.0	258
酢酸・酢酸ナトリウム緩衝液，pH 4.5	259
酢酸・酢酸ナトリウム緩衝液，pH 4.5，鉄試験用	259
酢酸・酢酸ナトリウム緩衝液，pH 4.7	259
酢酸・酢酸ナトリウム緩衝液，pH 5.0	259
酢酸・酢酸ナトリウム緩衝液，pH 5.5	259
酢酸・酢酸ナトリウム緩衝液，pH 5.6	259
酢酸・酢酸ナトリウム試液	259
酢酸・酢酸ナトリウム試液，0.02 mol/L	259
酢酸・酢酸ナトリウム試液，pH 7.0	259
酢酸・硫酸試液	259
酢酸亜鉛	259
0.02 mol/L酢酸亜鉛液	194
0.05 mol/L酢酸亜鉛液	194
酢酸亜鉛緩衝液，0.25 mol/L, pH 6.4	259
酢酸亜鉛二水和物	259
酢酸アンモニウム	259
酢酸アンモニウム試液	259
酢酸アンモニウム試液，0.5 mol/L	259
酢酸アンモニウム試液，40 mmol/L	<u>24</u>
酢酸イソアミル	259
酢酸エチル	259
酢酸塩緩衝液，0.01 mol/L, pH 5.0	259
酢酸塩緩衝液，0.02 mol/L, pH 6.0	259
酢酸塩緩衝液，pH 3.5	259
酢酸塩緩衝液，pH 4.0, 0.05 mol/L	259
酢酸塩緩衝液，pH 4.5	259
酢酸塩緩衝液，pH 5.4	259
酢酸塩緩衝液，pH 5.5	259
酢酸カドミウム	259
酢酸カドミウム二水和物	259
酢酸カリウム	259
酢酸カリウム試液	259
酢酸カルシウム一水和物	259
酢酸コルチゾン	259
酢酸試液，0.25 mol/L	258
酢酸試液，2 mol/L	258
酢酸試液，6 mol/L	258
酢酸水銀(II)	259
酢酸水銀(II)試液，非水滴定用	259
酢酸セミカルバジド試液	259
酢酸第二水銀	259
酢酸第二水銀試液，非水滴定用	259
酢酸第二銅	259
酢酸第二銅試液，強	259
酢酸銅(II)一水和物	259
酢酸銅(II)試液，強	259
酢酸トコフェロール	260
酢酸ナトリウム	260
酢酸ナトリウム，無水	260
酢酸ナトリウム・アセトン試液	260
0.1 mol/L酢酸ナトリウム液	194
酢酸ナトリウム三水和物	260
酢酸ナトリウム試液	260
酢酸ナトリウム水和物	858, **38**
酢酸鉛	260
酢酸鉛(II)三水和物	260
酢酸鉛紙	384
酢酸鉛(II)紙	384
酢酸鉛試液	260
酢酸鉛(II)試液	260
酢酸ヒドロキソコバラミン	260
酢酸ヒドロコルチゾン	260
酢酸ビニル	260
酢酸フタル酸セルロース	**1068**
酢酸ブチル	260
酢酸n-ブチル	260
酢酸プレドニゾロン	260
酢酸メチル	260
酢酸3-メチルブチル	260
酢酸リチウム二水和物	260
サケ精子DNA	260
坐剤	18
サッカリン	858, **38**
サッカリンナトリウム水和物	860, **38**
サフラン	**1947**
サーモリシン	260
サラシ粉	260, **861**
サラシ粉試液	260
サラシミツロウ	**2064**
サラゾスルファピリジン	861, **38**
サリチル・ミョウバン散	**865**
サリチルアミド	260
サリチルアルダジン	260
サリチルアルデヒド	260
サリチル酸	260, 862, **38**
サリチル酸，定量用	260
サリチル酸イソブチル	260

サリチル酸試液	260
サリチル酸精	**863**
サリチル酸鉄試液	261
サリチル酸ナトリウム	261, **865**, <u>38</u>
サリチル酸ナトリウム・水酸化ナトリウム試液	261
サリチル酸絆創膏	**864**
サリチル酸メチル	261, **866**, <u>38</u>
サルササポゲニン，薄層クロマトグラフィー用	261
ザルトプロフェン	261, **866**, <u>38</u>
ザルトプロフェン，定量用	261
ザルトプロフェン錠	**867**
サルブタモール硫酸塩	**868**, <u>38</u>
サルポグレラート塩酸塩	261, **869**, <u>38</u>
サルポグレラート塩酸塩細粒	**871**, <u>58</u>
サルポグレラート塩酸塩錠	**870**
三塩化アンチモン	261
三塩化アンチモン試液	261
三塩化チタン	261
三塩化チタン・硫酸試液	261
0.1 mol/L三塩化チタン液	194
三塩化チタン試液	261
三塩化ヨウ素	261
酸化亜鉛	**872**, <u>38</u>
酸化亜鉛デンプン	**389**
酸化亜鉛軟膏	**389**
酸化アルミニウム	261
酸化カルシウム	261, **873**
酸化クロム(VI)	261
酸化クロム(VI)試液	261
酸化チタン	**874**
酸化チタン(IV)	261
酸化チタン(IV)試液	261
酸化銅ろ過用ガラスろ過器	384
酸化鉛(II)	261
酸化鉛(IV)	261
酸化バナジウム(V)	261
酸化バナジウム(V)試液	261
酸化バナジウム(V)試液，希	261
酸化バリウム	261
酸化マグネシウム	261, **874**, <u>38</u>
酸化メチル	261
酸化モリブデン(VI)	261
酸化モリブデン(VI)・クエン酸試液	261
酸化ランタン(III)	261
酸化リン(V)	261
サンキライ	**1947**
山帰来	**1947**
サンキライ末	**1948**
山帰来末	**1948**
散剤	11
サンザシ	**1948**
山査子	**1948**
三酸化クロム	261
三酸化クロム試液	261
三酸化ナトリウムビスマス	262
三酸化二ヒ素	262, **876**
三酸化二ヒ素試液	262
三酸化ヒ素	262
三酸化ヒ素試液	262
三酸化モリブデン	262
三酸化モリブデン・クエン酸試液	262
サンシシ	**1949**, <u>89</u>
山梔子	**1949**
サンシシ末	**1949**
山梔子末	**1949**
32D clone3細胞	262
サンシュユ	**1950**, <u>89</u>, <u>56</u>
山茱萸	**1950**
サンショウ	262, **1951**
山椒	**1951**
参照抗インターロイキン－2抗血清試液	262
参照抗インターロイキン－2抗体，テセロイキン用	262
サンショウ末	**1951**
山椒末	**1951**
酸処理ゼラチン	262
酸性塩化カリウム試液	262
酸性塩化スズ(II)試液	262
酸性塩化第一スズ試液	262
酸性塩化第二鉄試液	262
酸性塩化鉄(III)試液	262
酸性過マンガン酸カリウム試液	262
α_1－酸性糖タンパク質結合シリカゲル，液体クロマトグラフィー用	380
酸性白土	262
酸性硫酸アンモニウム鉄(III)試液	262
酸素	262, **876**
サンソウニン	**1951**
酸棗仁	**1951**
酸素スパンガス，定量用	262
酸素ゼロガス，定量用	262
酸素比較ガス，定量用	262
酸素フラスコ燃焼法	26
サントニン	262, **877**
サントニン，定量用	262
三ナトリウム五シアノアミン第一鉄試液	262
三ナトリウム五シアノアミン鉄(II)試液	262
3倍濃厚乳糖ブイヨン	262
三フッ化ホウ素	262
三フッ化ホウ素・メタノール試液	262
酸又はアルカリ試験用メチルレッド試液	262
サンヤク	**1952**
山薬	**1952**
サンヤク末	**1952**
山薬末	**1952**
残留溶媒	53, <u>4</u>

シ

次亜塩素酸ナトリウム・水酸化ナトリウム試液 ……………262
次亜塩素酸ナトリウム試液 ……………………………………262
次亜塩素酸ナトリウム試液，10% ……………………………262
次亜塩素酸ナトリウム試液，アンモニウム試験用 …………262
次亜臭素酸ナトリウム試液 ……………………………………262
ジアスターゼ ………………………………………………**877**
ジアスターゼ・重曹散 ……………………………………**877**
ジアセチル …………………………………………………262
ジアセチル試液 ……………………………………………263
ジアゼパム ……………………………………………**878**, <u>**38**</u>
ジアゼパム，定量用 ………………………………………263
ジアゼパム錠 ………………………………………………**878**
ジアゾ化滴定用スルファニルアミド ……………………263
ジアゾ試液 …………………………………………………263
ジアゾベンゼンスルホン酸試液 …………………………263
ジアゾベンゼンスルホン酸試液，濃 ……………………263
シアナミド …………………………………………**879**, <u>**39**</u>
1-シアノグアニジン ………………………………………263
シアノコバラミン ……………………………………263, **880**
シアノコバラミン注射液 ……………………………………**881**
シアノプロピルシリル化シリカゲル，
　　液体クロマトグラフィー用 ………………………………382
6%シアノプロピルフェニル-94%ジメチル
　　シリコーンポリマー，ガスクロマトグラフィー用 ……263
14%シアノプロピルフェニル-86%ジメチル
　　シリコーンポリマー，ガスクロマトグラフィー用 ……382
6%シアノプロピル-6%フェニル-メチル
　　シリコーンポリマー，ガスクロマトグラフィー用 ……263
7%シアノプロピル-7%フェニル-メチル
　　シリコーンポリマー，ガスクロマトグラフィー用 ……263
シアノプロピルメチルフェニルシリコーン，
　　ガスクロマトグラフィー用 ………………………………263
2,3-ジアミノナフタリン ……………………………………263
2,4-ジアミノフェノール二塩酸塩 …………………………263
2,4-ジアミノフェノール二塩酸塩試液 ……………………264
1,4-ジアミノブタン ……………………………………………<u>**32**</u>
3,3'-ジアミノベンジジン四塩酸塩 …………………………264
次亜リン酸 ……………………………………………………264
シアン化カリウム ……………………………………………264
シアン化カリウム試液 ………………………………………264
シアン酢酸 ……………………………………………………264
シアン酢酸エチル ……………………………………………264
シアン標準液 …………………………………………………203
シアン標準原液 ………………………………………………203
ジイソプロピルアミン ………………………………………264
ジェサコニチン，純度試験用 ………………………………264
ジエタノールアミン …………………………………………264
ジエチルアミノエチル基を結合した合成高分子，
　　液体クロマトグラフィー用 ………………………………382
ジエチルアミノエチルセルロース，
　　カラムクロマトグラフィー用 ……………………………382
ジエチルアミン ………………………………………………264

ジエチルエーテル ……………………………………………264
ジエチルエーテル，生薬純度試験用 ………………………264
ジエチルエーテル，無水 ……………………………………265
ジエチルカルバマジンクエン酸塩 ………………**881**, <u>**39**</u>
ジエチルカルバマジンクエン酸塩錠 ………………………**882**
N,N-ジエチルジチオカルバミド酸銀 ………………………265
N,N-ジエチルジチオカルバミド酸ナトリウム三水和物 …265
ジエチルジチオカルバミン酸亜鉛 …………………………265
ジエチルジチオカルバミン酸銀 ……………………………265
ジエチルジチオカルバミン酸ナトリウム …………………265
N,N-ジエチルジチオカルバミン酸ナトリウム三水和物 …265
N,N-ジエチル-N'-1-ナフチルエチレンジアミン
　　シュウ酸塩 ………………………………………………265
N,N-ジエチル-N'-1-ナフチルエチレンジアミン
　　シュウ酸塩・アセトン試液 ………………………………265
N,N-ジエチル-N'-1-ナフチルエチレンジアミン
　　シュウ酸塩試液 …………………………………………265
ジエチレングリコール ………………………………………265
ジエチレングリコールアジピン酸エステル，
　　ガスクロマトグラフィー用 ………………………………265
ジエチレングリコールコハク酸エステル，
　　ガスクロマトグラフィー用 ………………………………265
ジエチレングリコールジメチルエーテル …………………265
ジエチレングリコールモノエチルエーテル ………………265
ジエチレングリコールモノエチルエーテル，水分測定用…265
ジオウ …………………………………………………**1953**, <u>**56**</u>
地黄 ……………………………………………………………**1953**
ジオキサン ……………………………………………………265
1,4-ジオキサン ………………………………………………265
ジオールシリカゲル，液体クロマトグラフィー用 ………382
紫外可視吸光度測定法 ………………………………………47
歯科用アンチホルミン ………………………………………**488**
歯科用次亜塩素酸ナトリウム液 ……………………………**488**
歯科用トリオジンクパスタ ………………………………**1226**
歯科用パラホルムパスタ …………………………………**1335**
歯科用フェノール・カンフル ……………………………**1459**
歯科用ヨード・グリセリン ………………………………**1755**
ジギトニン ……………………………………………………265
シクラシリン …………………………………………**883**, <u>**39**</u>
ジクロキサシリンナトリウム水和物 ………………………**883**
シクロスポリン ………………………………………**884**, <u>**39**</u>
シクロスポリンU ……………………………………………265
β-シクロデキストリン結合シリカゲル，
　　液体クロマトグラフィー用 ………………………………382
ジクロフェナクナトリウム ……………………265, **885**, <u>**39**</u>
ジクロフェナクナトリウム，定量用 ………………………265
ジクロフェナクナトリウム坐剤 ……………………………**886**
シクロブタンカルボン酸 ……………………………………265
1,1-シクロブタンジカルボン酸 ……………………………266
シクロヘキサン ………………………………………………266
シクロヘキシルアミン ………………………………………266
シクロヘキシルメタノール …………………………………266
シクロペントラート塩酸塩 …………………………**887**, <u>**39**</u>
シクロホスファミド錠 ………………………………………**888**

シクロホスファミド水和物	887, 39, 35
シクロホスファミド水和物，定量用	266
1,2-ジクロルエタン	266
2,6-ジクロルフェノールインドフェノールナトリウム	266
2,6-ジクロルフェノールインドフェノールナトリウム試液	266
2,6-ジクロルフェノールインドフェノールナトリウム試液，滴定用	266
ジクロルフルオレセイン	266
ジクロルフルオレセイン試液	266
ジクロルメタン	266
3,4-ジクロロアニリン	266
2,6-ジクロロインドフェノールナトリウム・酢酸ナトリウム試液	266
2,6-ジクロロインドフェノールナトリウム試液	266
2,6-ジクロロインドフェノールナトリウム試液，滴定用	266
2,6-ジクロロインドフェノールナトリウム二水和物	266
1,2-ジクロロエタン	266
2,6-ジクロロフェノール	266
ジクロロフルオレセイン	266
ジクロロフルオレセイン試液	266
1,2-ジクロロベンゼン	266
ジクロロメタン	266
試験菌移植培地，テセロイキン用	266
試験菌移植培地斜面，テセロイキン用	266
シゴカ	1953
刺五加	1953
ジゴキシン	266, 889
ジゴキシン錠	890
ジゴキシン注射液	892
ジコッピ	1954
地骨皮	1954
シコン	1954
紫根	1954
次酢酸鉛試液	266
次酢酸鉛試液，希	266
シザンドリン，薄層クロマトグラフィー用	266
ジシクロヘキシル	266
ジシクロヘキシルウレア	267
N,N'-ジシクロヘキシルカルボジイミド	267
N,N'-ジシクロヘキシルカルボジイミド・エタノール試液	267
N,N'-ジシクロヘキシルカルボジイミド・無水エタノール試液	267
次硝酸ビスマス	267, 893
次硝酸ビスマス試液	267
ジスチグミン臭化物	893, 39
ジスチグミン臭化物，定量用	267
ジスチグミン臭化物錠	894
L-シスチン	267, 894, 39
L-システイン	895, 39
L-システイン塩酸塩一水和物	267
L-システイン塩酸塩水和物	896, 39
L-システイン酸	267
システム適合性 〈G1-2-181〉	2519, 113
システム適合性試験用試液，フィルグラスチム用	267
シスプラチン	267, 897
ジスルフィラム	898, 39
磁製るつぼ	384
持続性注射剤	15
ジソピラミド	898, 39
紫蘇葉	1984
2,6-ジ-第三ブチル-p-クレゾール	267
2,6-ジ-第三ブチル-p-クレゾール試液	267
シタグリプチンリン酸塩錠	901
シタグリプチンリン酸塩水和物	899, 39
シタラビン	902, 39
ジチオジグリコール酸	267
ジチオジプロピオン酸	267
ジチオスレイトール	267
1,1'-[3,3'-ジチオビス(2-メチル-1-オキソプロピル)]-L-ジプロリン	267
1,3-ジチオラン-2-イリデンマロン酸ジイソプロピル	267
シチコリン	903, 39, 36
ジチゾン	267
ジチゾン液，抽出用	267
ジチゾン試液	267
シツリシ	1955
蒺藜子	1955
質量分析法	81
シトシン	267
ジドブジン	904, 39
ジドロゲステロン	905, 39
ジドロゲステロン，定量用	267
ジドロゲステロン錠	906
2,2'-ジナフチルエーテル	268
2,4-ジニトロクロルベンゼン	268
2,4-ジニトロフェニルヒドラジン	268
2,4-ジニトロフェニルヒドラジン・エタノール試液	268
2,4-ジニトロフェニルヒドラジン・ジエチレングリコールジメチルエーテル試液	268
2,4-ジニトロフェニルヒドラジン試液	268
2,4-ジニトロフェノール	268
2,4-ジニトロフェノール試液	268
2,4-ジニトロフルオルベンゼン	268
1,2-ジニトロベンゼン	268
1,3-ジニトロベンゼン	268
m-ジニトロベンゼン	268
1,3-ジニトロベンゼン試液	268
1,3-ジニトロベンゼン試液，アルカリ性	268
m-ジニトロベンゼン試液	268
m-ジニトロベンゼン試液，アルカリ性	268
シネオール，定量用	268
シノキサシン	907, 39
シノキサシン，定量用	268
シノキサシンカプセル	907
シノブファジン，成分含量測定用	268

シノブファギン，定量用	268
ジノプロスト	**908**
シノメニン，定量用	269, <u>21</u>
シノメニン，薄層クロマトグラフィー用	270
ジピコリン酸	270
ジヒドロエルゴクリスチンメシル酸塩，	
薄層クロマトグラフィー用	270
ジヒドロエルゴタミンメシル酸塩	**909**
ジヒドロエルゴトキシンメシル酸塩	**910**, <u>39</u>
2,4-ジヒドロキシ安息香酸	270
1,3-ジヒドロキシナフタレン	270
2,7-ジヒドロキシナフタレン	270
2,7-ジヒドロキシナフタレン試液	270
ジヒドロコデインリン酸塩	**912**
ジヒドロコデインリン酸塩，定量用	270
ジヒドロコデインリン酸塩散1%	**912**
ジヒドロコデインリン酸塩散10%	**913**
3,4-ジヒドロ-6-ヒドロキシ-2(1H)-キノリノン	270
1-[(2R,5S)-2,5-ジヒドロ-5-(ヒドロキシメチル)-	
2-フリル]チミン，薄層クロマトグラフィー用	270
ジビニルベンゼン-N-ビニルピロリドン共重合体，	
カラムクロマトグラフィー用	382
ジビニルベンゼン-メタクリラート共重合体，	
液体クロマトグラフィー用	383
α,α'-ジピリジル	270
1,3-ジ-(4-ピリジル)プロパン	270
ジピリダモール	**914**, <u>39</u>
ジフェニドール塩酸塩	270, **915**, <u>39</u>
ジフェニル	270
5%ジフェニル・95%ジメチルポリシロキサン，	
ガスクロマトグラフィー用	271
ジフェニルアミン	270
ジフェニルアミン・酢酸試液	270
ジフェニルアミン・氷酢酸試液	270
ジフェニルアミン試液	270
9,10-ジフェニルアントラセン	271
ジフェニルイミダゾール	271
ジフェニルエーテル	271
ジフェニルカルバジド	271
ジフェニルカルバジド試液	271
ジフェニルカルバゾン	271
ジフェニルカルバゾン試液	271
1,5-ジフェニルカルボノヒドラジド	271
1,5-ジフェニルカルボノヒドラジド試液	271
ジフェニルスルホン，定量用	271, <u>26</u>
1,1-ジフェニル-4-ピペリジノ-1-ブテン塩酸塩，	
薄層クロマトグラフィー用	272
1,4-ジフェニルベンゼン	272
ジフェンヒドラミン	272, **916**, <u>39</u>
ジフェンヒドラミン・バレリル尿素散	**917**
ジフェンヒドラミン・フェノール・亜鉛華リニメント	**917**
ジフェンヒドラミン塩酸塩	**916**, <u>39</u>
ジブカイン塩酸塩	272, **918**, <u>39</u>
ジブチルアミン	272
ジ-n-ブチルエーテル	272
2,6-ジ-t-ブチルクレゾール	272
2,6-ジ-t-ブチルクレゾール試液	272
ジブチルジチオカルバミン酸亜鉛	272
ジフテリアトキソイド	**918**
4,4'-ジフルオロベンゾフェノン	272
ジフルコルトロン吉草酸エステル	**919**, <u>39</u>
ジプロフィリン	272
シプロフロキサシン	**920**, <u>39</u>
シプロフロキサシン塩酸塩水和物	**921**, <u>39</u>
シプロヘプタジン塩酸塩水和物	**922**, <u>39</u>
2,6-ジブロムキノンクロルイミド	272
2,6-ジブロムキノンクロルイミド試液	272
2,6-ジブロモ-N-クロロ-1,4-ベンゾキノン	
モノイミン	272
2,6-ジブロモ-N-クロロ-p-ベンゾキノン	
モノイミン	272
2,6-ジブロモ-N-クロロ-1,4-ベンゾキノン	
モノイミン試液	272
2,6-ジブロモ-N-クロロ-p-ベンゾキノン	
モノイミン試液	272
2,6-ジブロモ-N-クロロ-1,4-ベンゾキノン	
モノイミン試液，希	272
2,6-ジブロモ-N-クロロ-p-ベンゾキノン	
モノイミン試液，希	272
ジフロラゾン酢酸エステル	**923**, <u>39</u>
ジベカシン硫酸塩	272, **924**, <u>39</u>
ジベカシン硫酸塩点眼液	**925**
シベレスタットナトリウム水和物	272, **925**, <u>39</u>
ジベンジル	272
N,N'-ジベンジルエチレンジアミン二酢酸塩	272
ジベンズ[a,h]アントラセン	273
シベンゾリンコハク酸塩	**927**, <u>39</u>
シベンゾリンコハク酸塩，定量用	273
シベンゾリンコハク酸塩錠	**928**
脂肪酸メチルエステル混合試液	274
脂肪油	274
シメチジン	**929**, <u>39</u>
N,N-ジメチルアセトアミド	274
ジメチルアニリン	274
2,6-ジメチルアニリン	274
N,N-ジメチルアニリン	274
(ジメチルアミノ)アゾベンゼンスルホニルクロリド	274
4-ジメチルアミノアンチピリン	274
4-ジメチルアミノシンナムアルデヒド	274
p-ジメチルアミノシンナムアルデヒド	274
4-ジメチルアミノシンナムアルデヒド試液	274
p-ジメチルアミノシンナムアルデヒド試液	274
ジメチルアミノフェノール	274
ジメチルアミノプロピルシリル化シリカゲル，	
液体クロマトグラフィー用	383
4-ジメチルアミノベンジリデンロダニン	274
p-ジメチルアミノベンジリデンロダニン	274
4-ジメチルアミノベンジリデンロダニン試液	274

p－ジメチルアミノベンジリデンロダニン試液 …………… *274*
4－ジメチルアミノベンズアルデヒド …………………… *274*
p－ジメチルアミノベンズアルデヒド …………………… *274*
p－ジメチルアミノベンズアルデヒド・塩化第二鉄試液 … *274*
p－ジメチルアミノベンズアルデヒド・塩化第二鉄試液，
　希 ………………………………………………………… *274*
4－ジメチルアミノベンズアルデヒド・塩化鉄(Ⅲ)試液 … *275*
p－ジメチルアミノベンズアルデヒド・塩化鉄(Ⅲ)試液 … *275*
4－ジメチルアミノベンズアルデヒド・塩化鉄(Ⅲ)試液，
　希 ………………………………………………………… *275*
4－ジメチルアミノベンズアルデヒド・塩酸・酢酸試液 … *275*
4－ジメチルアミノベンズアルデヒド・塩酸試液 ………… *275*
p－ジメチルアミノベンズアルデヒド・塩酸試液 ………… *275*
4－ジメチルアミノベンズアルデヒド試液 ………………… *274*
p－ジメチルアミノベンズアルデヒド試液 ………………… *274*
4－ジメチルアミノベンズアルデヒド試液，噴霧用 ……… *274*
p－ジメチルアミノベンズアルデヒド試液，噴霧用 ……… *274*
ジメチルアミン …………………………………………… *275*
N,N－ジメチル－n－オクチルアミン ……………………… *275*
ジメチルグリオキシム …………………………………… *275*
ジメチルグリオキシム・チオセミカルバジド試液 ……… *275*
ジメチルグリオキシム試液 ……………………………… *275*
ジメチルシリル化シリカゲル(蛍光剤入り)，
　薄層クロマトグラフィー用 …………………………… *383*
ジメチルスルホキシド …………………………………… *275*
ジメチルスルホキシド，吸収スペクトル用 ……………… *275*
3－(4,5－ジメチルチアゾール－2－イル)－2,5－
　ジフェニル－2H－テトラゾリウム臭化物 …………… *275*
3－(4,5－ジメチルチアゾール－2－イル)－2,5－
　ジフェニル－2H－テトラゾリウム臭化物試液 ……… *275*
2,6－ジメチル－4－(2－ニトロソフェニル)－3,5－
　ピリジンジカルボン酸ジメチルエステル，
　薄層クロマトグラフィー用 …………………………… *275*
N,N－ジメチル－p－フェニレンジアンモニウム
　二塩酸塩 ………………………………………………… *275*
ジメチルポリシロキサン，ガスクロマトグラフィー用 … *275*
ジメチルホルムアミド …………………………………… *275*
N,N－ジメチルホルムアミド ……………………………… *275*
N,N－ジメチルホルムアミド，
　液体クロマトグラフィー用 …………………………… *275*
ジメトキシメタン ………………………………………… *275*
ジメドン …………………………………………………… *275*
ジメモルファンリン酸塩 ………………………… **929**, ___39___
ジメルカプロール ………………………………… **930**, ___39___
ジメルカプロール注射液 ………………………………… **930**
ジメンヒドリナート ……………………………………… **931**
ジメンヒドリナート，定量用 …………………………… *275*
ジメンヒドリナート錠 …………………………………… **931**
次没食子酸ビスマス ……………………………… **932**, ___39___
ジモルホラミン …………………………………… **933**, ___39___
ジモルホラミン，定量用 ………………………………… *275*
ジモルホラミン注射液 …………………………………… **933**
シャカンゾウ …………………………………… *1955*, ___90___
炙甘草 …………………………………………………… *1955*

試薬・試液 ………………………………… *204*, ___23___, ___19___
弱アヘンアルカロイド・スコポラミン注射液 ………… **439**
弱塩基性DEAE－架橋デキストラン
　陰イオン交換体(Cl型) ………………………………… *383*
弱酸性イオン交換樹脂，液体クロマトグラフィー用 …… *383*
弱酸性イオン交換シリカゲル，
　液体クロマトグラフィー用 …………………………… *383*
弱酸性CM－架橋セルロース陽イオン交換体(H型) …… *383*
シャクヤク ……………………………………………… *1956*
芍薬 ……………………………………………………… *1956*
芍薬甘草湯エキス ……………………………………… *1957*
シャクヤク末 …………………………………………… *1957*
芍薬末 …………………………………………………… *1957*
ジャショウシ …………………………………… *1959*, ___90___
蛇床子 …………………………………………………… *1959*
シャゼンシ ……………………………………………… *1959*
車前子 …………………………………………………… *1959*
シャゼンシ，薄層クロマトグラフィー用 ………… *275*, ___26___
シャゼンソウ …………………………………… *1959*, ___90___
車前草 …………………………………………………… *1959*
重塩酸，核磁気共鳴スペクトル測定用 ………………… *276*
臭化カリウム ……………………………… *276*, **934**, ___39___
臭化カリウム，赤外吸収スペクトル用 ………………… *276*
臭化シアン試液 ………………………………………… *276*
臭化ジスチグミン，定量用 ……………………………… *276*
臭化ジミジウム ………………………………………… *276*
臭化ジミジウム－パテントブルー混合試液 …………… *276*
臭化3－(4,5－ジメチルチアゾール－2－イル)－2,5－
　ジフェニル－2H－テトラゾリウム ………………… *276*
臭化3－(4,5－ジメチルチアゾール－2－イル)－2,5－
　ジフェニル－2H－テトラゾリウム試液 …………… *276*
臭化水素酸 ……………………………………………… *276*
臭化水素酸アレコリン，薄層クロマトグラフィー用 …… *276*
臭化水素酸スコポラミン ……………………………… *276*
臭化水素酸スコポラミン，薄層クロマトグラフィー用 … *276*
臭化水素酸セファエリン ……………………………… *276*
臭化水素酸ホマトロピン ……………………………… *276*
臭化ダクロニウム，薄層クロマトグラフィー用 ……… *276*
臭化n－デシルトリメチルアンモニウム ……………… *276*
臭化n－デシルトリメチルアンモニウム試液，
　0.005 mol/L …………………………………………… *276*
臭化テトラn－ブチルアンモニウム …………………… *276*
臭化テトラn－プロピルアンモニウム ………………… *276*
臭化テトラn－ヘプチルアンモニウム ………………… *276*
臭化テトラn－ペンチルアンモニウム ………………… *276*
臭化ナトリウム …………………………… *276*, **934**, ___39___
臭化プロパンテリン …………………………………… *276*
臭化ヨウ素(Ⅱ) ………………………………………… *276*
臭化ヨウ素(Ⅱ)試液 …………………………………… *277*
臭化リチウム …………………………………………… *277*
重金属試験法 …………………………………………… ___27___
重クロム酸カリウム …………………………………… *277*
重クロム酸カリウム(標準試薬) ………………………… *277*
重クロム酸カリウム・硫酸試液 ………………………… *277*

1／60 mol/L重クロム酸カリウム液	*194*
重クロム酸カリウム試液	*277*
シュウ酸	*277*
シュウ酸アンモニウム	*277*
シュウ酸アンモニウム一水和物	*277*
シュウ酸アンモニウム試液	*277*
0.005 mol/Lシュウ酸液	*194*
0.05 mol/Lシュウ酸液	*194*
シュウ酸塩pH標準液	*203*, *277*
シュウ酸試液	*277*
シュウ酸ナトリウム(標準試薬)	*277*
0.005 mol/Lシュウ酸ナトリウム液	*194*
シュウ酸 $N-(1-$ナフチル$)-N'-$ジエチルエチレンジアミン	*277*
シュウ酸 $N-(1-$ナフチル$)-N'-$ジエチルエチレンジアミン・アセトン試液	*277*
シュウ酸 $N-(1-$ナフチル$)-N'-$ジエチルエチレンジアミン試液	*277*
シュウ酸二水和物	*277*
重水, 核磁気共鳴スペクトル測定用	*277*
重水素化アセトン, 核磁気共鳴スペクトル測定用	*277*
重水素化ギ酸, 核磁気共鳴スペクトル測定用	*277*
重水素化クロロホルム, 核磁気共鳴スペクトル測定用	*277*
重水素化酢酸, 核磁気共鳴スペクトル測定用	*24*
重水素化ジメチルスルホキシド, 核磁気共鳴スペクトル測定用	*277*
重水素化ピリジン, 核磁気共鳴スペクトル測定用	*277*
重水素化メタノール, 核磁気共鳴スペクトル測定用	*277*
重水素化溶媒, 核磁気共鳴スペクトル測定用	*277*
十全大補湯エキス	**1960**
臭素	*277*
臭素・酢酸試液	*277*
臭素・シクロヘキサン試液	*277*
臭素・水酸化ナトリウム試液	*277*
臭素・四塩化炭素試液	*277*
重曹	**1111**
0.05 mol/L臭素液	*194*
臭素酸カリウム	*277*
1／60 mol/L臭素酸カリウム液	*195*
臭素試液	*277*
重炭酸ナトリウム	**1111**
重炭酸ナトリウム注射液	**1111**
収着―脱着等温線測定法及び水分活性測定法	*107*
ジュウヤク	**1963**
十薬	**1963**
シュクシャ	**1963**
縮砂	**1963**
シュクシャ末	**1964**
縮砂末	**1964**
宿主細胞由来タンパク質試験法 〈G3-9-172〉	*2560*
酒精剤	*21*
酒石酸	*277*, **935**, **39**
L―酒石酸	*277*
酒石酸アンモニウム	*277*
L―酒石酸アンモニウム	*277*
酒石酸カリウム	*277*
酒石酸カリウムナトリウム	*277*
酒石酸緩衝液, pH 3.0	*277*
酒石酸水素ナトリウム	*277*
酒石酸水素ナトリウム一水和物	*277*
酒石酸水素ナトリウム試液	*277*
酒石酸第一鉄試液	*277*
酒石酸鉄(II)試液	*277*
酒石酸ナトリウム	*277*
酒石酸ナトリウムカリウム四水和物	*277*
酒石酸ナトリウム二水和物	*277*
酒石酸メトプロロール, 定量用	*277*
酒石酸レバロルファン, 定量用	*277*
純度試験用アコニチン	*277*
純度試験用アルテミシア・アルギイ	*277*
純度試験用ジェサコニチン	*277*
純度試験用ヒパコニチン	*278*
純度試験用ブシジエステルアルカロイド混合標準溶液	*278*
純度試験用ペウケダヌム・レデボウリエルロイデス	*278*
純度試験用メサコニチン	*278*
純度試験用ラポンチシン	*278*
消化力試験法	*119*
ショウキョウ	**1964**, **90**
生姜	**1964**
ショウキョウ末	**1965**, **90**
生姜末	**1965**
錠剤	*10*
錠剤硬度測定法 〈G6-4-180〉	*2641*
小柴胡湯エキス	**1965**
錠剤の摩損度試験法 〈G6-5-181〉	*2642*, **125**
硝酸	*278*
硝酸, 希	*278*
硝酸, 発煙	*278*
硝酸アンモニウム	*278*
硝酸イソソルビド	**936**, **39**
硝酸イソソルビド, 定量用	*278*
硝酸イソソルビド錠	**936**
硝酸カリウム	*278*
硝酸カルシウム	*278*
硝酸カルシウム四水和物	*278*
硝酸銀	*278*, **935**, **39**
硝酸銀・アンモニア試液	*278*
0.001 mol/L硝酸銀液	*195*
0.005 mol/L硝酸銀液	*195*
0.01 mol/L硝酸銀液	*195*
0.02 mol/L硝酸銀液	*195*
0.1 mol/L硝酸銀液	*195*
硝酸銀試液	*278*
硝酸銀点眼液	**935**
硝酸コバルト	*278*
硝酸コバルト(II)六水和物	*278*
硝酸試液, 2 mol/L	*278*
硝酸ジルコニル	*278*

硝酸ジルコニル二水和物 ･････････････････････････････ *278*
硝酸ストリキニーネ，定量用 ･･･････････････････････ *278*
硝酸セリウム(Ⅲ)試液 ･･････････････････････････････ *278*
硝酸セリウム(Ⅲ)六水和物 ･･････････････････････････ *278*
硝酸第一セリウム ･･････････････････････････････････ *278*
硝酸第一セリウム試液 ･･････････････････････････････ *278*
硝酸第二鉄 ･･ *278*
硝酸第二鉄試液 ････････････････････････････････････ *278*
硝酸チアミン ･･････････････････････････････････････ *278*
硝酸鉄(Ⅲ)九水和物 ････････････････････････････････ *278*
硝酸鉄(Ⅲ)試液 ････････････････････････････････････ *278*
硝酸デヒドロコリダリン，成分含量測定用 ･･････････ *278*
0.1 mol/L硝酸銅(Ⅱ)液 ･････････････････････････････ *195*
硝酸銅(Ⅱ)三水和物 ････････････････････････････････ *278*
硝酸ナトリウム ････････････････････････････････････ *279*
硝酸ナファゾリン ･･････････････････････････････････ *279*
硝酸ナファゾリン，定量用 ･･････････････････････････ *279*
硝酸鉛 ･･ *279*
硝酸鉛(Ⅱ) ･･ *279*
硝酸二アンモニウムセリウム(Ⅳ) ･･････････････････ *279*
硝酸二アンモニウムセリウム(Ⅳ)試液 ･････････････ *279*
硝酸バリウム ･･････････････････････････････････････ *279*
硝酸バリウム試液 ･･････････････････････････････････ *279*
硝酸ビスマス ･･････････････････････････････････････ *279*
硝酸ビスマス・ヨウ化カリウム試液 ･･････････････････ *279*
0.01 mol/L硝酸ビスマス液 ･････････････････････････ *195*
硝酸ビスマス五水和物 ･･････････････････････････････ *279*
硝酸ビスマス試液 ･･････････････････････････････････ *279*
硝酸標準液 ･･ *203*
硝酸マグネシウム ･･････････････････････････････････ *279*
硝酸マグネシウム六水和物 ･･････････････････････････ *279*
硝酸マンガン(Ⅱ)六水和物 ･･････････････････････････ *279*
硝酸ミコナゾール ･･････････････････････････････････ *279*
常水 ･･ *959*
ショウズク ･･････････････････････････････ *1968*, *91*, *56*
小豆蔲 ･･････････････････････････････････ *1968*, *91*, *56*
小豆蔲 ･･ *91*, *56*
小豆蔲 ･･ *91*
小豆蔲 ･･･ *1968*, *91*
焦性ブドウ酸ナトリウム ････････････････････････････ *279*
小青竜湯エキス ････････････････････････････････････ *1968*
焼セッコウ ･･ *1975*
焼石膏 ･･ *1975*
消毒法及び除染法 〈G4-9-170〉 ･････････････････････ *2603*
消毒用アルコール ･･････････････････････････････････ *591*
消毒用エタノール ･････････････････････････････ *279*, *591*
消毒用フェノール ･･････････････････････････････････ *1457*
消毒用フェノール水 ････････････････････････････････ *1458*
樟脳 ･･ *731*
ショウマ ･････････････････････････････････････ *1971*, *91*
升麻 ･･ *1971*
焼ミョウバン ･･････････････････････････････････････ *1803*
生薬及び生薬製剤のアフラトキシン試験法 〈G5-7-170〉 ･･･ *2628*

生薬及び生薬製剤の薄層クロマトグラフィー
　〈G5-3-182〉 ･･････････････････････････････ *2621*, 110
生薬及び生薬を主たる原料とする製剤の
　微生物限度試験法 ･･････････････････････････････ *138*
生薬関連製剤 ･････････････････････････････････････ *20*
生薬関連製剤各条 ････････････････････････････････ *20*
生薬試験法 ････････････････････････････････ *134*, 18
生薬純度試験用アセトン ･･･････････････････････････ *279*
生薬純度試験用アリストロキア酸Ⅰ ･････････････････ *279*
生薬純度試験用エーテル ･･･････････････････････････ *279*
生薬純度試験用ジエチルエーテル ･･･････････････････ *279*
生薬純度試験用ヘキサン ･･･････････････････････････ *279*
生薬総則 ･･ *7*
生薬定量用エフェドリン塩酸塩 ･････････････････････ *279*
生薬等の定量指標成分について 〈G5-2-170〉 ･････････ *2620*
生薬の放射能測定法 〈G5-8-180〉 ･･････････････････ *2630*
蒸留水，注射用 ･････････････････････････････････････ *279*
[6]-ショーガオール，定量用 ･････････････････ *279*, 27
[6]-ショーガオール，薄層クロマトグラフィー用 ････ *280*
食塩 ･･ *652*
触媒用ラニーニッケル ･････････････････････････････ *281*
植物油 ･･ *281*
ジョサマイシン ････････････････････････ *281*, *937*, 39
ジョサマイシン錠 ･････････････････････････････････ *938*
ジョサマイシンプロピオン酸エステル ････ *281*, *939*, 39
シラザプリル ･･････････････････････････････････････ *281*
シラザプリル，定量用 ･････････････････････････････ *281*
シラザプリル錠 ･･･････････････････････････････････ *940*
シラザプリル水和物 ･･････････････････････ *281*, *940*, 39
シラザプリル水和物，定量用 ･･･････････････････････ *281*
シラスタチンアンモニウム，定量用 ･････････････････ *281*
シラスタチンナトリウム ･････････････････････ *942*, 39
ジラゼプ塩酸塩水和物 ･･･････････････････････ *943*, 39
シリカゲル ･･ *282*
シリカゲル，液体クロマトグラフィー用 ････････････ *383*
シリカゲル，ガスクロマトグラフィー用 ････････････ *383*
シリカゲル，薄層クロマトグラフィー用 ････････････ *383*
シリカゲル(蛍光剤入り)，薄層クロマトグラフィー用 ･･･ *383*
シリカゲル(混合蛍光剤入り)，
　薄層クロマトグラフィー用 ･･････････････････････ *383*
シリカゲル(粒径5～7 μm，蛍光剤入り)，
　薄層クロマトグラフィー用 ･･････････････････････ *383*
シリコーン樹脂 ････････････････････････････････････ *282*
シリコン樹脂 ･･････････････････････････････････････ *282*
シリコーン油 ･･････････････････････････････････････ *282*
シリコン油 ･･ *282*
試料緩衝液，エポエチンアルファ用 ･････････････････ *282*
ジルコニル・アリザリンS試液 ･････････････････････ *282*
ジルコニル・アリザリンレッドS試液 ･･･････････････ *282*
ジルチアゼム塩酸塩 ･････････････････････ *282*, *944*, 40
ジルチアゼム塩酸塩，定量用 ･･･････････････････････ *282*
ジルチアゼム塩酸塩徐放カプセル ･･･････････････････ *945*
シルニジピン ･････････････････････････････････ *946*, 40
シルニジピン錠 ･･･････････････････････････････････ *947*

シロスタゾール	***949***, <u>*40*</u>
シロスタゾール錠	***950***
シロップ剤	*12*
シロップ用アシクロビル	***399***
シロップ用クラリスロマイシン	***758***
シロップ用剤	*12*
シロップ用セファトリジンプロピレングリコール	***1005***
シロップ用セファドロキシル	***1008***, <u>*37*</u>
シロップ用セファレキシン	***1012***
シロップ用セフポドキシム プロキセチル	***1059***
シロップ用セフロキサジン	***1065***
シロップ用トラニラスト	***1214***
シロップ用ファロペネムナトリウム	***1439***
シロップ用ペミロラストカリウム	***1607***
シロップ用ホスホマイシンカルシウム	***1635***
シロドシン	*282*, ***951***, <u>*40*</u>
シロドシン口腔内崩壊錠	***954***
シロドシン錠	***952***
シンイ	*282*, *1971*
辛夷	*1971*
辛夷清肺湯エキス	<u>*56*</u>
シンギ	*1972*, <u>*58*</u>
晋耆	*1972*
シンコニジン	*282*
シンコニン	*282*
ジンコン	*282*
ジンコン試液	*282*
浸剤・煎剤	*21*
親水クリーム	***765***
親水性シリカゲル，液体クロマトグラフィー用	*383*
親水軟膏	***765***
親水ワセリン	***1858***
診断用クエン酸ナトリウム液	***754***
浸透圧測定法(オスモル濃度測定法)	*59*
シンドビスウイルス	*282*, <u>*27*</u>
シンナムアルデヒド，薄層クロマトグラフィー用	*282*
(*E*)－シンナムアルデヒド，薄層クロマトグラフィー用	*282*
シンバスタチン	***956***, <u>*40*</u>
シンバスタチン錠	***957***
真武湯エキス	*1972*, <u>*91*</u>, <u>*59*</u>

ス

水，核酸分解酵素不含	*282*
水銀	*282*
水銀標準液	*203*
水酸化カリウム	*282*, ***961***, <u>*40*</u>
0.1 mol/L水酸化カリウム・エタノール液	*196*
0.5 mol/L水酸化カリウム・エタノール液	*196*
水酸化カリウム・エタノール試液	*282*
水酸化カリウム・エタノール試液，0.1 mol/L	*282*
水酸化カリウム・エタノール試液，希	*283*
0.1 mol/L水酸化カリウム液	*195*
0.5 mol/L水酸化カリウム液	*195*
1 mol/L水酸化カリウム液	*195*
水酸化カリウム試液	*282*
水酸化カリウム試液，0.02 mol/L	*282*
水酸化カリウム試液，0.05 mol/L	*282*
水酸化カリウム試液，8 mol/L	*282*
水酸化カルシウム	*283*, ***961***, <u>*40*</u>
水酸化カルシウム，pH測定用	*283*, <u>*22*</u>
水酸化カルシウムpH標準液	*203*, *283*
水酸化カルシウム試液	*283*
水酸化第二銅	*283*
水酸化銅(II)	*283*
水酸化ナトリウム	*283*, ***962***, <u>*40*</u>
0.025 mol/L水酸化ナトリウム・エタノール(99.5)液	*196*
水酸化ナトリウム・ジオキサン試液	*283*
水酸化ナトリウム・メタノール試液	*283*
0.01 mol/L水酸化ナトリウム液	*196*
0.02 mol/L水酸化ナトリウム液	*196*
0.05 mol/L水酸化ナトリウム液	*196*
0.1 mol/L水酸化ナトリウム液	*196*
0.2 mol/L水酸化ナトリウム液	*196*
0.5 mol/L水酸化ナトリウム液	*196*
1 mol/L水酸化ナトリウム液	*196*
水酸化ナトリウム試液	*283*
水酸化ナトリウム試液，0.01 mol/L	*283*
水酸化ナトリウム試液，0.02 mol/L	<u>*24*</u>
水酸化ナトリウム試液，0.05 mol/L	*283*
水酸化ナトリウム試液，0.2 mol/L	*283*
水酸化ナトリウム試液，0.5 mol/L	*283*
水酸化ナトリウム試液，2 mol/L	*283*
水酸化ナトリウム試液，4 mol/L	*283*
水酸化ナトリウム試液，5 mol/L	*283*
水酸化ナトリウム試液，6 mol/L	*283*
水酸化ナトリウム試液，8 mol/L	*283*
水酸化ナトリウム試液，希	*283*
水酸化バリウム	*283*
水酸化バリウム試液	*283*
水酸化バリウム八水和物	*283*
水酸化リチウム一水和物	*283*
水素	*283*
水素化ホウ素ナトリウム	*283*
水分測定法(カールフィッシャー法)	*60*
水分測定用イミダゾール	*283*
水分測定用エチレングリコール	*283*
水分測定用塩化カルシウム	*283*
水分測定用クロロホルム	*283*
水分測定用試液	*283*
水分測定用ジエチレングリコールモノエチルエーテル	*283*
水分測定用炭酸プロピレン	*283*
水分測定用ピリジン	*283*
水分測定用ホルムアミド	*283*
水分測定用メタノール	*283*
水分測定用2－メチルアミノピリジン	*283*
水分測定用陽極液A	*283*
スウェルチアマリン，薄層クロマトグラフィー用	*283*

スキサメトニウム塩化物水和物	*963*
スキサメトニウム塩化物水和物,	
薄層クロマトグラフィー用	*284*
スキサメトニウム塩化物注射液	*963*
スクラルファート水和物	*964*, **40**
スクロース	*284*
スクロース, 旋光度測定用	*284*
スコポラミン臭化水素酸塩水和物	*284*, *965*
スコポラミン臭化水素酸塩水和物,	
薄層クロマトグラフィー用	*284*
スコポレチン, 薄層クロマトグラフィー用	*284*
スズ	*284*
スズ, 熱分析用	*385*
スズ標準液	*203*
スタキオース, 薄層クロマトグラフィー用	*284*
スダンIII	*284*
ズダンIII	*284*
スダンIII試液	*284*
ズダンIII試液	*284*
スチレン	*284*
スチレン-ジビニルベンゼン共重合体,	
液体クロマトグラフィー用	*383*
p-スチレンスルホン酸ナトリウム	*284*
スチレン-マレイン酸交互共重合体	
部分ブチルエステル	*285*
ステアリルアルコール	*285*, *966*
ステアリルナトリウムフマル酸塩	*285*
ステアリン酸	*966*, **40**, **59**
ステアリン酸, ガスクロマトグラフィー用	*285*
ステアリン酸カルシウム	*968*, **40**, **36**
ステアリン酸ポリオキシル40	*968*, **40**, **36**
ステアリン酸マグネシウム	*968*, **40**, **59**, **37**
ステアリン酸メチル, ガスクロマトグラフィー用	*285*
ストリキニーネ硝酸塩, 定量用	*285*
ストレプトマイシン硫酸塩	*970*, **40**
ストロンチウム試液	*286*
スピラマイシン酢酸エステル	*971*, **40**
スピロノラクトン	*972*
スピロノラクトン錠	*973*
スプレー剤	*19*
スペクチノマイシン塩酸塩水和物	*974*
スリンダク	*975*, **40**
スルタミシリントシル酸塩錠	*977*
スルタミシリントシル酸塩水和物	*976*, **40**
スルチアム	*978*, **40**
スルバクタムナトリウム	*979*, **40**
スルバクタムナトリウム, スルバクタムペニシラミン用	*286*
スルバクタムペニシラミン用スルバクタムナトリウム	*286*
スルピリド	*980*, **40**
スルピリド, 定量用	*286*
スルピリドカプセル	*981*
スルピリド錠	*981*
スルピリン	*286*
スルピリン, 定量用	*286*

スルピリン水和物	*286*, *982*, **40**
スルピリン水和物, 定量用	*286*
スルピリン注射液	*982*
スルファサラジン	*861*
スルファジアジン銀	*983*
スルファチアゾール	*286*
スルファニルアミド	*286*
スルファニルアミド, ジアゾ化滴定用	*286*
スルファニル酸	*286*
スルファフラゾール	*986*
スルファミン酸(標準試薬)	*286*
スルファミン酸アンモニウム	*286*
スルファミン酸アンモニウム試液	*286*
スルファメチゾール	*984*, **40**
スルファメトキサゾール	*984*, **40**
スルファモノメトキシン水和物	*985*, **40**
スルフイソキサゾール	*986*, **40**
スルベニシリンナトリウム	*986*, **40**
スルホコハク酸ジー2ーエチルヘキシルナトリウム	*286*
スルホサリチル酸	*286*
スルホサリチル酸試液	*286*
5-スルホサリチル酸二水和物	*286*
スルホブロモフタレインナトリウム	*987*, **40**
スルホブロモフタレインナトリウム注射液	*988*
スルホンアミド基を結合したヘキサデシルシリル化	
シリカゲル, 液体クロマトグラフィー用	*383*
スレオプロカテロール塩酸塩	*286*

セ

製剤各条	*10*
製剤均一性試験法	*147*
製剤総則	*9*
製剤通則	*9*
製剤に関連する添加剤の機能性関連特性について	
〈G9-1-181〉	*125*
製剤の粒度の試験法	*149*
製剤包装通則	*9*
制酸力試験法	*149*
青色リトマス紙	*384*
成人用沈降ジフテリアトキソイド	*918*
精製塩酸	*287*
精製水	*287*, *959*
精製水(容器入り)	*959*
精製水, アンモニウム試験用	*287*
精製水, 滅菌	*287*
精製ゼラチン	*1071*, **41**
精製セラック	*1073*, **41**
精製デヒドロコール酸	*1162*, **42**
精製白糖	*1312*
精製ヒアルロン酸ナトリウム	*287*, *1360*, **45**
精製ヒアルロン酸ナトリウム注射液	*1361*
精製ヒアルロン酸ナトリウム点眼液	*1362*
精製ブドウ糖	*1476*, **46**

精製メタノール	287	セチリジン塩酸塩	992, 40
精製ラノリン	2072	セチリジン塩酸塩，定量用	288
精製硫酸	287	セチリジン塩酸塩錠	993
性腺刺激ホルモン試液，ヒト絨毛性	287	セチルピリジニウム塩化物一水和物	288
成分含量測定用アミグダリン	287	石灰乳	288
成分含量測定用アルブチン	287	舌下錠	13
成分含量測定用塩酸14－アニソイルアコニン	287	赤血球浮遊液，A型	288
成分含量測定用塩酸エメチン	287	赤血球浮遊液，B型	288
成分含量測定用塩酸ベンゾイルヒパコニン	287	セッコウ	1975
成分含量測定用塩酸ベンゾイルメサコニン	287	石膏	1975
成分含量測定用カプサイシン	287	セトチアミン塩酸塩水和物	994, 40
成分含量測定用(E)－カプサイシン	287	セトラキサート塩酸塩	995, 40
成分含量測定用カルバゾクロムスルホン酸ナトリウム	287	セトリミド	288
成分含量測定用[6]－ギンゲロール	287	セネガ	1975
成分含量測定用クルクミン	287	セネガシロップ	1976
成分含量測定用(E)－ケイ皮酸	287	セネガ末	1976
成分含量測定用ゲニポシド	287	セファエリン臭化水素酸塩	288
成分含量測定用サイコサポニンa	287	セファクロル	996, 40
成分含量測定用サイコサポニンb_2	287	セファクロルカプセル	997
成分含量測定用サイコサポニンd	287	セファクロル細粒	1000
成分含量測定用シノブファギン	287	セファクロル複合顆粒	998
成分含量測定用硝酸デヒドロコリダリン	287	セファゾリンナトリウム	1001, 40
成分含量測定用バルバロイン	287	セファゾリンナトリウム水和物	1003, 40
成分含量測定用10－ヒドロキシ－2－(E)－デセン酸	287	セフトリジンプロピレングリコール	288, 1005, 40
成分含量測定用ブシモノエステルアルカロイド混合標準試液	287	セファドロキシル	288, 1006, 40, 37
成分含量測定用ブファリン	287	セファドロキシルカプセル	1007, 37
成分含量測定用ペオノール	287	セファレキシン	1008, 40
成分含量測定用ヘスペリジン	287	セファレキシンカプセル	1009
成分含量測定用ペリルアルデヒド	287	セファレキシン複合顆粒	1010
成分含量測定用マグノロール	287	セファロチンナトリウム	1013, 40
成分含量測定用リンコフィリン	287	セフィキシムカプセル	1016
成分含量測定用レジブフォゲニン	287	セフィキシム細粒	1017
成分含量測定用ロガニン	287	セフィキシム水和物	1015
成分含量測定用ロスマリン酸	287	セフェピム塩酸塩水和物	1018, 40
製薬用水の品質管理〈GZ-2-181〉	2655, 126	セフォジジムナトリウム	1020, 40
精油	287	セフォゾプラン塩酸塩	1022, 40
西洋ワサビペルオキシダーゼ	287	セフォタキシムナトリウム	1023, 40
生理食塩液	287, 991, 40	セフォチアム塩酸塩	1024, 40
ゼオライト(孔径0.5 nm)，ガスクロマトグラフィー用	383	セフォチアム　ヘキセチル塩酸塩	1026, 40
赤外吸収スペクトル測定法	48	セフォテタン	1028, 40
赤外吸収スペクトル用塩化カリウム	287	セフォペラゾンナトリウム	1030, 40
赤外吸収スペクトル用臭化カリウム	287	セフカペン　ピボキシル塩酸塩細粒	1035
赤色リトマス紙	384	セフカペン　ピボキシル塩酸塩錠	1034
石油エーテル	287	セフカペン　ピボキシル塩酸塩水和物	1033, 40
石油系ヘキサメチルテトラコサン類分枝炭化水素混合物(L)，ガスクロマトグラフィー用	287	セフカペンピボキシル塩酸塩水和物	288
石油ベンジン	287, 991	セフジトレン　ピボキシル	1036, 41
赤リン	287	セフジトレン　ピボキシル細粒	1038
セクレチン標準品用ウシ血清アルブミン試液	287	セフジトレン　ピボキシル錠	1037
セクレチン用ウシ血清アルブミン試液	287	セフジニル	1039, 41
セサミン，薄層クロマトグラフィー用	287	セフジニルカプセル	1040
セスキオレイン酸ソルビタン	288	セフジニル細粒	1041
セタノール	288, 992	セフジニルラクタム環開裂ラクトン	288
		セフスロジンナトリウム	1041, 41
		セフタジジム水和物	1043, 41

セフチゾキシムナトリウム	**1045**, **41**	旋光度測定用スクロース	289
セフチブテン水和物	**1046**, **41**	センコツ	**1978**
セフテラム　ピボキシル	**1048**, **41**	川骨	**1978**
セフテラム　ピボキシル細粒	**1050**	洗浄液，ナルトグラスチム試験用	289, **32**
セフテラム　ピボキシル錠	**1049**	センソ	**1978**
セフトリアキソンナトリウム水和物	**1051**, **41**	蟾酥	**1978**
セフピラミドナトリウム	**1053**, **41**	センダイウイルス	289
セフピロム硫酸塩	**1054**, **41**	せん断セル法による粉体の流動性測定法〈G2-5-181〉	**118**
セフブペラゾンナトリウム	**1055**, **41**	センナ	**1979**, **91**, **59**
セフポドキシム　プロキセチル	**1056**, **41**	センナ末	**1980**, **92**
セフポドキシム　プロキセチル錠	**1058**	センノシドA，薄層クロマトグラフィー用	289
セフミノクスナトリウム水和物	**1060**, **41**	センブリ	289, **1981**
セフメタゾールナトリウム	**1061**, **41**	センブリ・重曹散	**1982**
セフメノキシム塩酸塩	**1062**, **41**	センブリ末	**1982**
セフロキサジン水和物	**1064**, **41**		
セフロキシム　アキセチル	**1066**, **41**	**ソ**	
セボフルラン	**1067**		
セミカルバジド塩酸塩	288	ソイビーン・カゼイン・ダイジェスト培地	289
セラセフェート	**1068**, **41**	ソウジュツ	**1983**
ゼラチン	288, **1069**, **41**	蒼朮	**1983**
ゼラチン，酸処理	288	ソウジュツ末	**1983**
ゼラチン・トリス緩衝液	288	蒼朮末	**1983**
ゼラチン・トリス緩衝液，pH 8.0	288	ソウハクヒ	**1983**
ゼラチン・リン酸塩緩衝液	289	桑白皮	**1983**
ゼラチン・リン酸塩緩衝液，pH 7.0	289	ソーダ石灰	289
ゼラチン・リン酸塩緩衝液，pH 7.4	289	ゾニサミド	**1082**, **41**
ゼラチン試液	288	ゾニサミド錠	**1083**
ゼラチン製ペプトン	289	ゾピクロン	**1084**, **41**
L-セリン	289, **1074**, **41**	ゾピクロン，定量用	289
セルモロイキン(遺伝子組換え)	**1075**	ゾピクロン錠	**1085**
セルモロイキン，液体クロマトグラフィー用	289	ソボク	**1984**, **59**
セルモロイキン分子量測定用マーカータンパク質	289	蘇木	**1984**
セルモロイキン用緩衝液	289	ソヨウ	**1984**, **60**
セルモロイキン用基質緩衝液	289	蘇葉	**1984**
セルモロイキン用濃縮ゲル	289	ソルビタンセスキオレイン酸エステル	289, **1086**, **41**, **37**
セルモロイキン用培養液	289	ゾルピデム酒石酸塩	**1086**, **41**
セルモロイキン用分離ゲル	289	ゾルピデム酒石酸塩，定量用	289
セルロース，薄層クロマトグラフィー用	383	ゾルピデム酒石酸塩錠	**1087**
セルロース(蛍光剤入り)，薄層クロマトグラフィー用	383	D-ソルビトール	289, **1088**, **41**
セルローストリス(4-メチルベンゾエート)被覆シリカゲル，液体クロマトグラフィー用	383	D-ソルビトール，ガスクロマトグラフィー用	289
セルロース誘導体被覆シリカゲル，液体クロマトグラフィー用	383	D-ソルビトール液	**1089**, **41**
セレコキシブ	**1081**, **41**	**タ**	
セレン	289		
セレン標準液	203	ダイオウ	**1985**, **60**
セレン標準原液	203	大黄	**1985**
センキュウ	**1976**	大黄甘草湯エキス	**1987**
川芎	**1976**	ダイオウ末	**1986**, **60**
センキュウ末	**1977**	大黄末	**1986**
川芎末	**1977**	大柴胡湯エキス	**1989**
ゼンコ	**1977**	第三アミルアルコール	289
前胡	**1977**	第三ブタノール	289
旋光度測定法	62	第Xa因子	289
		第Xa因子試液	290

第十八改正日本薬局方における国際調和〈GZ-3-180〉……	2660
ダイズ製ペプトン…………………………………………	290
ダイズ油………………………………………… 290,	*1992*
タイソウ…………………………………………… ***1992***,	***60***
大棗………………………………………………………	***1992***
大腸菌由来タンパク質……………………………………	290
大腸菌由来タンパク質原液………………………………	290
第Ⅱa因子…………………………………………………	290
第二ブタノール……………………………………………	290
胎盤性性腺刺激ホルモン…………………………………	***989***
第四級アンモニウム基を結合した親水性ビニル	
ポリマーゲル，液体クロマトグラフィー用…………	383
ダウノルビシン塩酸塩……………………………… ***1090***,	***41***
タウリン………………………………………… 290, ***1091***,	***41***
タウロウルソデオキシコール酸ナトリウム，	
薄層クロマトグラフィー用……………………………	290
タカルシトール水和物……………………………………	***1092***
タカルシトール軟膏………………………………………	***1093***
タカルシトールローション………………………………	***1093***
タクシャ…………………………………………………	***1992***
沢瀉………………………………………………………	***1992***
タクシャトリテルペン混合試液，確認試験用…………	290
タクシャ末………………………………………………	***1992***
沢瀉末……………………………………………………	***1992***
ダクチノマイシン…………………………………………	389
濁度試験法………………………………………………	80
ダクロニウム臭化物，薄層クロマトグラフィー用………	290
タクロリムスカプセル……………………………………	***1095***
タクロリムス水和物…………………………………… ***1095***,	***41***
多孔質シリカゲル，液体クロマトグラフィー用…………	383
多孔質シリカゲル，ガスクロマトグラフィー用…………	383
多孔性アクリロニトリル-ジビニルベンゼン共重合体	
(孔径0.06 ～ 0.08 µm，100 ～ 200 m²/g),	
ガスクロマトグラフィー用……………………………	383
多孔性エチルビニルベンゼン-ジビニルベンゼン共重合体，	
ガスクロマトグラフィー用……………………………	383
多孔性エチルビニルベンゼン-ジビニルベンゼン共重合体	
(平均孔径0.0075 µm，500 ～ 600 m²/g),	
ガスクロマトグラフィー用……………………………	383
多孔性スチレン-ジビニルベンゼン共重合体，	
液体クロマトグラフィー用……………………………	383
多孔性スチレン-ジビニルベンゼン共重合体	
(平均孔径0.0085 µm，300 ～ 400 m²/g),	
ガスクロマトグラフィー用……………………………	383
多孔性スチレン-ジビニルベンゼン共重合体	
(平均孔径0.3 ～ 0.4 µm，50 m²/g以下),	
ガスクロマトグラフィー用……………………………	383
多孔性ポリマービーズ，ガスクロマトグラフィー用……	383
多孔性ポリメタクリレート，液体クロマトグラフィー用…	383
タゾバクタム………………………………………… ***1096***,	***41***
脱色フクシン試液…………………………………………	290
ダナゾール…………………………………………… ***1099***,	***41***
タムスロシン塩酸塩………………………………290, ***1100***,	***41***
タムスロシン塩酸塩，定量用……………………………	290

タムスロシン塩酸塩徐放錠……………………………	***1101***
タモキシフェンクエン酸塩…………………………… ***1102***,	***41***
タランピシリン塩酸塩……………………………… ***1103***,	***41***
多硫化アンモニウム試液…………………………………	290
タルク……………………………………………… 290, ***1104***,	***37***
タルチレリン口腔内崩壊錠……………………………	***1107***
タルチレリン錠…………………………………………	***1106***
タルチレリン水和物………………………………… ***1105***,	***41***
タルチレリン水和物，定量用……………………………	290
タングステン酸ナトリウム………………………………	290
タングステン(Ⅵ)酸ナトリウム二水和物………………	290
炭酸アンモニウム…………………………………………	291
炭酸アンモニウム試液……………………………………	291
炭酸塩緩衝液，0.1 mol/L，pH 9.6………………………	291
炭酸塩pH標準液…………………………………………	203
炭酸カリウム………………………………………291, ***1108***,	***41***
炭酸カリウム，無水………………………………………	291
炭酸カリウム・炭酸ナトリウム試液……………………	291
炭酸カルシウム…………………………………………	291
炭酸カルシウム，定量用…………………………………	291
炭酸水素アンモニウム…………………………………	291
炭酸水素アンモニウム試液，0.1 mol/L………………	291
炭酸水素カリウム…………………………………………	291
炭酸水素ナトリウム…………………………… 291, ***1111***,	***41***
炭酸水素ナトリウム，pH測定用………………………	291
炭酸水素ナトリウム試液…………………………………	291
炭酸水素ナトリウム試液，10%…………………………	291
炭酸水素ナトリウム注射液……………………………	***1111***
炭酸水素ナトリウム注射液，7%………………………	291
炭酸脱水酵素……………………………………………	291
炭酸銅……………………………………………………	291
炭酸銅一水和物…………………………………………	291
炭酸ナトリウム…………………………………………	291
炭酸ナトリウム(標準試薬)……………………………	291
炭酸ナトリウム，pH測定用……………………………	291
炭酸ナトリウム，無水……………………………………	291
炭酸ナトリウム試液………………………………………	291
炭酸ナトリウム試液，0.55 mol/L………………………	291
炭酸ナトリウム十水和物…………………………………	291
炭酸ナトリウム水和物……………………………… ***1112***, ***41***,	***37***
炭酸プロピレン…………………………………………	291
炭酸プロピレン，水分測定用……………………………	291
炭酸マグネシウム…………………………………… ***1112***,	***41***
炭酸リチウム………………………………………… ***1113***,	***41***
炭酸リチウム，定量用……………………………………	***24***
炭酸リチウム錠…………………………………………	***37***
胆汁酸塩…………………………………………………	291
単シロップ………………………………………………	***1114***
タンジン…………………………………………… ***1993***,	***60***
丹参………………………………………………………	***1993***
単糖分析及びオリゴ糖分析／	
糖鎖プロファイル法〈G3-5-170〉……………………	2545
ダントロレンナトリウム水和物…………………… ***1115***,	***42***
タンナルビン……………………………………………	***1116***

単軟膏	***1993***
タンニン酸	291, ***1115***
タンニン酸アルブミン	***1116***
タンニン酸試液	291
タンニン酸ジフェンヒドラミン	291, ***1116***, **_42_**
タンニン酸ベルベリン	***1116***
タンパク質医薬品注射剤の不溶性微粒子試験法	177
タンパク質含量試験用アルカリ性銅試液	291
タンパク質消化酵素試液	291
タンパク質定量法〈G3-12-172〉	2568
タンパク質のアミノ酸分析法	42

チ

チアプリド塩酸塩	***1117***, **_42_**
チアプリド塩酸塩, 定量用	291
チアプリド塩酸塩錠	***1118***
チアマゾール	***1119***, **_42_**
チアマゾール錠	***1119***
チアミラールナトリウム	***1120***, **_42_**
チアミン塩化物塩酸塩	***1121***, **_42_**
チアミン塩化物塩酸塩散	***1122***
チアミン塩化物塩酸塩注射液	***1123***
チアミン硝化物	291, ***1123***, **_42_**
チアラミド塩酸塩	***1124***, **_42_**
チアラミド塩酸塩, 定量用	291
チアラミド塩酸塩錠	***1125***
チアントール	291, ***1125***
3-チエニルエチルペニシリンナトリウム	291
チオアセトアミド	291
チオアセトアミド・グリセリン塩基性試液	292
チオアセトアミド試液	292
チオグリコール酸	292
チオグリコール酸ナトリウム	292
チオグリコール酸培地Ⅰ, 無菌試験用	292
チオグリコール酸培地Ⅱ, 無菌試験用	292
チオシアン酸アンモニウム	292
チオシアン酸アンモニウム・硝酸コバルト試液	292
チオシアン酸アンモニウム・硝酸コバルト(Ⅱ)試液	292
0.02 mol/Lチオシアン酸アンモニウム液	197
0.1 mol/Lチオシアン酸アンモニウム液	197
チオシアン酸アンモニウム試液	292
チオシアン酸カリウム	292
チオシアン酸カリウム試液	292
チオシアン酸第一鉄試液	292
チオシアン酸鉄(Ⅱ)試液	292
チオジグリコール	292
チオセミカルバジド	292
チオ尿素	292
チオ尿素試液	292
チオペンタール, 定量用	292
チオペンタールナトリウム	292, ***1127***, **_42_**
チオリダジン塩酸塩	***1128***, **_42_**
チオ硫酸ナトリウム	292
0.002 mol/Lチオ硫酸ナトリウム液	197
0.005 mol/Lチオ硫酸ナトリウム液	197
0.01 mol/Lチオ硫酸ナトリウム液	197
0.02 mol/Lチオ硫酸ナトリウム液	197
0.05 mol/Lチオ硫酸ナトリウム液	197
0.1 mol/Lチオ硫酸ナトリウム液	197
チオ硫酸ナトリウム五水和物	292
チオ硫酸ナトリウム試液	292
チオ硫酸ナトリウム水和物	***1129***, **_42_**
チオ硫酸ナトリウム注射液	***1129***
チクセツサポニンⅣ, 薄層クロマトグラフィー用	292
チクセツニンジン	***1993***
竹節人参	***1993***
チクセツニンジン末	***1994***
竹節人参末	***1994***
チクロピジン塩酸塩	***1130***, **_42_**
チクロピジン塩酸塩, 定量用	292
チクロピジン塩酸塩錠	***1130***
チザニジン塩酸塩	***1131***, **_42_**
チタンエロー	293
腟錠	18
窒素	293, ***1132***
窒素定量法(セミミクロケルダール法)	27
腟に適用する製剤	18
腟用坐剤	18
チトクロムc	293
チニダゾール	***1133***, **_42_**
チペピジンヒベンズ酸塩	***1133***, **_42_**
チペピジンヒベンズ酸塩, 定量用	293
チペピジンヒベンズ酸塩錠	***1134***
チミン, 液体クロマトグラフィー用	293
チメピジウム臭化物水和物	***1136***, **_42_**
チモ	293, ***1994***
知母	***1994***
チモール	293, ***1136***
チモール, 定量用	293
チモール, 噴霧試液用	293
チモール・硫酸・メタノール試液, 噴霧用	293
チモールフタレイン	293
チモールフタレイン試液	293
チモールブルー	293
チモールブルー・ジオキサン試液	293
チモールブルー・1,4-ジオキサン試液	293
チモールブルー・ジメチルホルムアミド試液	293
チモールブルー・N,N-ジメチルホルムアミド試液	293
チモールブルー試液	293
チモールブルー試液, 希	293
チモロールマレイン酸塩	***1137***, **_42_**
茶剤	21
チュアブル錠	10
注射剤	13
注射剤の採取容量試験法	150
注射剤の不溶性異物検査法	150
注射剤の不溶性微粒子試験法	150

注射剤用ガラス容器試験法 178
注射により投与する製剤 13
注射用アシクロビル 401
注射用アズトレオナム 408
注射用アセチルコリン塩化物 413, 33
注射用アミカシン硫酸塩 445
注射用アムホテリシンB 452, 53
注射用アンピシリンナトリウム 491
注射用アンピシリンナトリウム・
　スルバクタムナトリウム 492, 53
注射用イダルビシン塩酸塩 524
注射用イミペネム・シラスタチンナトリウム 542, 54
注射用オザグレルナトリウム 673
注射用シベレスタットナトリウム 926
注射用蒸留水 293
注射用水 293, 960
注射用水(容器入り) 960
注射用スキサメトニウム塩化物 964
注射用ストレプトマイシン硫酸塩 971
注射用スペクチノマイシン塩酸塩 974, 60
注射用セファゾリンナトリウム 1004
注射用セファロチンナトリウム 1014
注射用セフェピム塩酸塩 1019
注射用セフォゾプラン塩酸塩 1023
注射用セフォチアム塩酸塩 1025
注射用セフォペラゾンナトリウム 1031
注射用セフォペラゾンナトリウム・
　スルバクタムナトリウム 1031, 61
注射用セフタジジム 1044
注射用セフメタゾールナトリウム 1062
注射用胎盤性性腺刺激ホルモン 991
注射用タゾバクタム・ピペラシリン 1097
注射用チアミラールナトリウム 1121
注射用チオペンタールナトリウム 1128, 42
注射用テセロイキン(遺伝子組換え) 1160
注射用テモゾロミド 64
注射用ドキソルビシン塩酸塩 1194
注射用ドセタキセル 1203
注射用ドリペネム 1236
注射用ナルトグラスチム(遺伝子組換え) 1272, 65
注射用パニペネム・ベタミプロン 1320
注射用バンコマイシン塩酸塩 1357
注射用ヒト絨毛性性腺刺激ホルモン 991
注射用ヒドララジン塩酸塩 1385
注射用ピペラシリンナトリウム 1409
注射用ビンブラスチン硫酸塩 1432
注射用ファモチジン 1436
注射用フェニトインナトリウム 1448, 46
注射用プレドニゾロンコハク酸エステルナトリウム 1530
注射用フロモキセフナトリウム 1570
注射用ペニシリンGカリウム 1621
注射用ペプロマイシン硫酸塩 1603
注射用ベンジルペニシリンカリウム 1621
注射用ホスホマイシンナトリウム 1637
注射用ボリコナゾール 1646
注射用マイトマイシンC 1656
注射用ミノサイクリン塩酸塩 1680
注射用メトトレキサート 1714
注射用メロペネム 1730
注射用ロキサチジン酢酸エステル塩酸塩 1839
抽出用ジチゾン液 293
中心静脈栄養剤中の微量アルミニウム試験法
　〈G6-7-160〉 2642
中性アルミナ,カラムクロマトグラフィー用 383
中性アルミナ,4%含水 293
中性アルミナ,クロマトグラフィー用 383
中性洗剤 293
注腸剤 18
中和エタノール 293
丁香 1995
丁香末 1995
チョウジ 1995, 92
丁子 1995
チョウジ末 1995
丁子末 1995
チョウジ油 1995, 92
丁子油 1995
チョウトウコウ 1996, 92, 60
釣藤鈎 1996
釣藤鈎 1996
釣藤散エキス 1997
貼付剤 20
直腸に適用する製剤 18
直腸用半固形剤 18
チョレイ 1999
猪苓 1999
チョレイ末 1999
猪苓末 1999
L-チロシン 293, 1138, 42
L-チロジン 294
チンキ剤 21
チンク油 1138
沈降ジフテリア破傷風混合トキソイド 919
沈降精製百日せきジフテリア破傷風混合ワクチン 1415
沈降精製百日せきワクチン 1415
沈降炭酸カルシウム 1109, 41
沈降炭酸カルシウム細粒 1110
沈降炭酸カルシウム錠 1109
沈降破傷風トキソイド 1316
沈降B型肝炎ワクチン 1370
チンピ 2000, 61
陳皮 2000

ツ

通則 3
ツバキ油 2000
椿油 2000

ツロブテロール … 1139, **42**	定量用イフェンプロジル酒石酸塩 … *295*
ツロブテロール，定量用 … *294*	定量用イブプロフェンピコノール … *295*
ツロブテロール塩酸塩 … 1140, **42**	定量用イミダプリル塩酸塩 … *295*
ツロブテロール経皮吸収型テープ … **1139**	定量用イリノテカン塩酸塩水和物 … *295*
	定量用イルソグラジンマレイン酸塩 … *295*

テ

	定量用イルベサルタン … *295*
DEAE－架橋デキストラン陰イオン交換体(Cl型),	定量用ウシ血清アルブミン … *295*
弱塩基性 … *383*	定量用ウベニメクス … *295*
DSS－d_6，核磁気共鳴スペクトル測定用 … *294*	定量用ウルソデオキシコール酸 … *295*
DNA標準原液，インターフェロンアルファ	定量用エカベトナトリウム水和物 … *295*
(NAMALWA)用 … *294*	定量用エタクリン酸 … *295*
テイコプラニン … 1141, **42**	定量用エダラボン … *295*
定性反応 … *28*	定量用エチゾラム … *295*
低置換度ヒドロキシプロピルセルロース … 1390, **45**, **42**	定量用エチドロン酸二ナトリウム … *295*
p,p'－DDD(2,2－ビス(4－クロロフェニル)－1,1－	定量用エチレフリン塩酸塩 … *295*
ジクロロエタン) … *294*	定量用エナント酸メテノロン … *295*
p,p'－DDE(2,2－ビス(4－クロロフェニル)－1,1－	定量用エバスチン … *295*
ジクロロエチレン) … *294*	定量用エフェドリン塩酸塩 … *295*
o,p'－DDT(1,1,1－トリクロロ－2－(2－クロロフェニル)－	定量用エボジアミン … *295*
2－(4－クロロフェニル)エタン) … *294*	定量用エメダスチンフマル酸塩 … *295*
p,p'－DDT(1,1,1－トリクロロ－2,2－	定量用エメチン塩酸塩 … *295*
ビス(4－クロロフェニル)エタン) … *294*	定量用エモルファゾン … *295*
低分子量ヘパリン，分子量測定用 … *294*	定量用塩化カリウム … *295*
定量分析用ろ紙 … *384*	定量用塩化カルシウム水和物 … *295*
定量用アジマリン … *294*	定量用塩化カルシウム二水和物 … *295*
定量用アセトアルデヒド … *294*	定量用塩化ナトリウム … *295*
定量用アセメタシン … *294*	定量用塩化ベンゼトニウム … *295*
定量用アゼラスチン塩酸塩 … *294*	定量用塩酸アゼラスチン … *295*
定量用アゼルニジピン … *294*	定量用塩酸アプリンジン … *295*
定量用アゾセミド … *294*	定量用塩酸アミオダロン … *295*
定量用アトラクチレノリドⅢ … *294*	定量用塩酸アモスラロール … *295*
定量用アトラクチロジン … *294*	定量用塩酸イソクスプリン … *295*
定量用アトラクチロジン試液 … *294*	定量用塩酸イミダプリル … *295*
定量用アトロピン硫酸塩水和物 … *294*	定量用塩酸エチレフリン … *295*
定量用14－アニソイルアコニン塩酸塩 … *294*	定量用塩酸エフェドリン … *295*
定量用アプリンジン塩酸塩 … *294*	定量用塩酸オキシコドン … *295*
定量用アミオダロン塩酸塩 … *295*	定量用塩酸クロルプロマジン … *295*
定量用アミグダリン … *295*	定量用塩酸セチリジン … *295*
定量用アミドトリゾ酸 … *295*	定量用塩酸チアプリド … *295*
定量用アモスラロール塩酸塩 … *295*	定量用塩酸チアラミド … *295*
定量用アラセプリル … *295*	定量用塩酸ドパミン … *295*
定量用アルジオキサ … *295*	定量用塩酸トリメタジジン … *295*
定量用アルブチン … *295*	定量用塩酸ニカルジピン … *295*
定量用アルミノプロフェン … *295*	定量用塩酸パパベリン … *295*
定量用アロプリノール … *295*	定量用塩酸ヒドララジン … *295*
定量用安息香酸 … **24**	定量用塩酸ヒドロコタルニン … *295*
定量用アンピロキシカム … *295*	定量用塩酸ブホルミン … *295*
定量用イオタラム酸 … *295*	定量用塩酸プロカイン … *295*
定量用イオパミドール … *295*	定量用塩酸プロカインアミド … *295*
定量用イソクスプリン塩酸塩 … *295*	定量用塩酸プロパフェノン … *295*
定量用イソニアジド … *295*	定量用塩酸プロプラノロール … *295*
定量用L－イソロイシン … *295*	定量用塩酸ペチジン … *295*
定量用一硝酸イソソルビド … *295*	定量用塩酸ベニジピン … *295*
	定量用塩酸ベラパミル … *295*

定量用dl－塩酸メチルエフェドリン	295	定量用シノメニン	296
定量用塩酸メトホルミン	296	定量用ジヒドロコデインリン酸塩	296
定量用塩酸メピバカイン	296	定量用ジフェニルスルホン	296
定量用塩酸モルヒネ	296	定量用シベンゾリンコハク酸塩	296
定量用塩酸ラベタロール	296	定量用ジメンヒドリナート	296
定量用オキシコドン塩酸塩水和物	296	定量用ジモルホラミン	296
定量用オメプラゾール	296	定量用臭化ジスチグミン	296
定量用オロパタジン塩酸塩	296	定量用酒石酸メトプロロール	296
定量用カイニン酸	296	定量用酒石酸レバロルファン	296
定量用カイニン酸水和物	296	定量用硝酸イソソルビド	296
定量用カドララジン	296	定量用硝酸ストリキニーネ	296
定量用(E)－カプサイシン	296	定量用硝酸ナファゾリン	296
定量用カルバミン酸クロルフェネシン	296	定量用[6]－ショーガオール	296
定量用カルベジロール	296	定量用シラザプリル	296
定量用L－カルボシステイン	296	定量用シラザプリル水和物	296
定量用カンデサルタンシレキセチル	296	定量用シラスタチンアンモニウム	296
定量用キナプリル塩酸塩	296	定量用ジルチアゼム塩酸塩	296
定量用[6]－ギンゲロール	296	定量用ストリキニーネ硝酸塩	297
定量用グアヤコール	296	定量用スルピリド	297
定量用クエン酸モサプリド	296	定量用スルピリン	297
定量用クルクミン	296	定量用スルピリン水和物	297
定量用クロチアゼパム	296	定量用セチリジン塩酸塩	297
定量用クロナゼパム	296	定量用ゾピクロン	297
定量用クロペラスチンフェンジゾ酸塩	296	定量用ゾルピデム酒石酸塩	297
定量用クロミプラミン塩酸塩	296	定量用タムスロシン塩酸塩	297
定量用クロラゼプ酸二カリウム	296	定量用タルチレリン水和物	297
定量用クロルジアゼポキシド	296	定量用炭酸カルシウム	297
定量用クロルフェネシンカルバミン酸エステル	296	定量用炭酸リチウム	24
定量用クロルプロパミド	296	定量用チアプリド塩酸塩	297
定量用クロルプロマジン塩酸塩	296	定量用チアラミド塩酸塩	297
定量用(E)－ケイ皮酸	296	定量用チオペンタール	297
定量用ケトコナゾール	296	定量用チクロピジン塩酸塩	297
定量用ゲニポシド	296	定量用チペピジンヒベンズ酸塩	297
定量用コデインリン酸塩水和物	296	定量用チモール	297
定量用コハク酸シベンゾリン	296	定量用ツロブテロール	297
定量用サイコサポニンa	296	定量用テオフィリン	297
定量用サイコサポニンa, d混合標準試液	296	定量用デヒドロコリダリン硝化物	297
定量用サイコサポニンb_2	296	定量用テモカプリル塩酸塩	297
定量用サイコサポニンb_2標準試液	296	定量用テルビナフィン塩酸塩	297
定量用サイコサポニンd	296	定量用テルミサルタン	297
定量用サリチル酸	296	定量用ドキシフルリジン	297
定量用ザルトプロフェン	296	定量用ドパミン塩酸塩	297
定量用酸素スパンガス	296	定量用トラニラスト	297
定量用酸素ゼロガス	296	定量用トリエンチン塩酸塩	297
定量用酸素比較ガス	296	定量用トリメタジジン塩酸塩	297
定量用サントニン	296	定量用ドロキシドパ	297
定量用ジアゼパム	296	定量用ナファゾリン硝酸塩	297
定量用ジクロフェナクナトリウム	296	定量用ナフトピジル	297
定量用シクロホスファミド水和物	296	定量用ニカルジピン塩酸塩	297
定量用ジスチグミン臭化物	296	定量用ニコモール	297
定量用ジドロゲステロン	296	定量用ニセルゴリン	297
定量用シネオール	296	定量用ニトレンジピン	297
定量用シノキサシン	296	定量用ニフェジピン	297
定量用シノブファギン	296	定量用L－乳酸ナトリウム液	297

定量用ノルトリプチリン塩酸塩 …………………… 297	定量用ベラパミル塩酸塩 …………………………… 298
定量用パパベリン塩酸塩 …………………………… 297	定量用ベラプロストナトリウム …………………… 298
定量用パラアミノサリチル酸カルシウム水和物 ……… 297	定量用ペリルアルデヒド …………………………… 298
定量用L-バリン ……………………………………… 297	定量用ペルフェナジンマレイン酸塩 ……………… 298
定量用バルバロイン ………………………………… 297	定量用ベンゼトニウム塩化物 ……………………… 298
定量用バルプロ酸ナトリウム ……………………… 297	定量用ベンゾイルヒパコニン塩酸塩 ……………… 298
定量用ハロペリドール ……………………………… 297	定量用ベンゾイルメサコニン塩酸塩 ……………… 298
定量用ヒアルロン酸ナトリウム …………………… 297	定量用ボグリボース ………………………………… 298
定量用ビソプロロールフマル酸塩 ………………… 297	定量用マグノフロリンヨウ化物 …………………… 298
定量用ヒト血清アルブミン ………………………… 297	定量用マグノロール ………………………………… 298
定量用ヒドララジン塩酸塩 ………………………… 297	定量用マレイン酸イルソグラジン ………………… 298
定量用10-ヒドロキシ-2-(E)-デセン酸 ………… 297	定量用マレイン酸ペルフェナジン ………………… 298
定量用ヒドロコタルニン塩酸塩水和物 …………… 297	定量用マレイン酸メチルエルゴメトリン ………… 298
定量用ヒベンズ酸チペピジン ……………………… 297	定量用マンギフェリン ……………………………… 298
定量用ビリルビン …………………………………… 297	定量用メキタジン …………………………………… 298
定量用ピルシカイニド塩酸塩水和物 ……………… 297	定量用メサラジン …………………………………… 298
定量用ヒルスチン …………………………………… 297	定量用メシル酸ベタヒスチン ……………………… 298
定量用ピロカルピン塩酸塩 ………………………… 297	定量用dl-メチルエフェドリン塩酸塩 …………… 298
定量用ファモチジン ………………………………… 297	定量用メチルエルゴメトリンマレイン酸塩 ……… 298
定量用フェニトイン ………………………………… 297	定量用メチルドパ …………………………………… 298
定量用フェノバルビタール ………………………… 297	定量用メチルドパ水和物 …………………………… 298
定量用フェノール …………………………………… 297	定量用メテノロンエナント酸エステル …………… 298
定量用フェノールスルホンフタレイン …………… 297	定量用メトクロプラミド …………………………… 298
定量用フェルビナク ………………………………… 297	定量用メトプロロール酒石酸塩 …………………… 298
定量用(E)-フェルラ酸 …………………………… 297	定量用メトホルミン塩酸塩 ………………………… 298
定量用フェロジピン ………………………………… 297	定量用メトロニダゾール …………………………… 298
定量用ブシモノエステルアルカロイド混合標準試液 …… 297	定量用メピバカイン塩酸塩 ………………………… 298
定量用ブシラミン …………………………………… 297	定量用メフルシド …………………………………… 298
定量用ブテナフィン塩酸塩 ………………………… 297	定量用l-メントール ………………………………… 298
定量用フドステイン ………………………………… 297	定量用モサプリドクエン酸塩水和物 ……………… 298
定量用ブファリン …………………………………… 297	定量用モルヒネ塩酸塩水和物 ……………………… 298
定量用ブホルミン塩酸塩 …………………………… 297	定量用ヨウ化イソプロピル ………………………… 298
定量用フマル酸ビソプロロール …………………… 297	定量用ヨウ化カリウム ……………………………… 298
定量用プラゼパム …………………………………… 297	定量用ヨウ化メチル ………………………………… 298
定量用フルコナゾール ……………………………… 297	定量用ヨウ素 ………………………………………… 298
定量用フルジアゼパム ……………………………… 297	定量用ヨードエタン ………………………………… 298
定量用フルトプラゼパム …………………………… 297	定量用ヨードメタン ………………………………… 298
定量用フルラゼパム ………………………………… 297	定量用ラフチジン …………………………………… 298
定量用フレカイニド酢酸塩 ………………………… 297	定量用ラベタロール塩酸塩 ………………………… 298
定量用プロカインアミド塩酸塩 …………………… 298	定量用リシノプリル ………………………………… 298
定量用プロカイン塩酸塩 …………………………… 297	定量用リシノプリル水和物 ………………………… 298
定量用ブロチゾラム ………………………………… 298	定量用リスペリドン ………………………………… 298
定量用プロパフェノン塩酸塩 ……………………… 298	定量用リドカイン …………………………………… 298
定量用プロピルチオウラシル ……………………… 298	定量用硫酸アトロピン ……………………………… 298
定量用プロプラノロール塩酸塩 …………………… 298	定量用リンコフィリン ……………………………… 298
定量用フロプロピオン ……………………………… 298	定量用リン酸コデイン ……………………………… 298
定量用ペオノール …………………………………… 298	定量用リン酸ジヒドロコデイン …………………… 298
定量用ベザフィブラート …………………………… 298	定量用レイン ………………………………………… 298
定量用ヘスペリジン ………………………………… 298	定量用レジブフォゲニン …………………………… 298
定量用ベタヒスチンメシル酸塩 …………………… 298	定量用レバミピド …………………………………… 298
定量用ベタミプロン ………………………………… 298	定量用レバロルファン酒石酸塩 …………………… 298
定量用ベチジン塩酸塩 ……………………………… 298	定量用レボフロキサシン水和物 …………………… 298
定量用ベニジピン塩酸塩 …………………………… 298	定量用L-ロイシン …………………………………… 298
定量用ベポタスチンベシル酸塩 …………………… 298	定量用ロガニン ……………………………………… 298

定量用ロスマリン酸	298
定量用ワルファリンカリウム	298
2′-デオキシウリジン,液体クロマトグラフィー用	298
デオキシコール酸,薄層クロマトグラフィー用	299
テオフィリン	299, 1144, *42*
テオフィリン,定量用	299
テガフール	1145, *42*
1-デカンスルホン酸ナトリウム	299
1-デカンスルホン酸ナトリウム試液,0.0375 mol/L	299
デキサメサゾン	1145
デキサメタゾン	1145, *42*
デキストラン-高度架橋アガロースゲルろ過担体, 液体クロマトグラフィー用	383
デキストラン40	1146, *42*
デキストラン40注射液	1147
デキストラン70	1148, *42*, *38*
デキストラン硫酸エステルナトリウム イオウ5	1149, *42*
デキストラン硫酸エステルナトリウム イオウ18	1149, *42*
デキストリン	1150, *42*
デキストロメトルファン臭化水素酸塩水和物	1150, *42*
滴定終点検出法	63
滴定用2,6-ジクロロインドフェノールナトリウム試液	299
n-デシルトリメチルアンモニウム臭化物	299
n-デシルトリメチルアンモニウム臭化物試液,0.005 mol/L	299
テストステロン	300
テストステロンエナント酸エステル	1151
テストステロンエナント酸エステル注射液	1152
テストステロンプロピオン酸エステル	300, 1152
テストステロンプロピオン酸エステル注射液	1153
デスラノシド	1154
デスラノシド注射液	1154
テセロイキン(遺伝子組換え)	1155, *38*
テセロイキン,確認試験用	*24*
テセロイキンSDSポリアクリルアミドゲル電気泳動用緩衝液	*24*
テセロイキン試料用緩衝液	*24*
テセロイキン用細胞懸濁液	300
テセロイキン用参照抗インターロイキン-2抗体	300
テセロイキン用試験菌移植培地	300
テセロイキン用試験菌移植培地斜面	300
テセロイキン用等電点マーカー	300
テセロイキン用発色試液	300
テセロイキン用普通カンテン培地	300
テセロイキン用分子量マーカー	300
テセロイキン用ポリアクリルアミドゲル	*24*
テセロイキン用力価測定用培地	300
テセロイキン用リシルエンドペプチダーゼ	*25*
デソキシコール酸ナトリウム	300
鉄	300
鉄・フェノール試液	300
鉄・フェノール試液,希	300
鉄試験法	33
鉄試験用アスコルビン酸	300

鉄試験用酢酸・酢酸ナトリウム緩衝液,pH 4.5	300
鉄標準液	203
鉄標準液,原子吸光光度用	203
鉄標準液(2),原子吸光光度用	203
鉄標準原液	203
鉄粉	300
テトラエチルアンモニウムヒドロキシド試液	300
テトラカイン塩酸塩	1160, *42*
テトラキスヒドロキシプロピルエチレンジアミン,ガスクロマトグラフィー用	300
テトラクロロ金(III)酸試液	300
テトラクロロ金(III)酸四水和物	300
テトラクロロ金試液	300
テトラサイクリン	300
テトラサイクリン塩酸塩	300, 1161, *42*
テトラデシルトリメチルアンモニウム臭化物	300
テトラヒドロキシキノン	301
テトラヒドロキシキノン指示薬	301
テトラヒドロフラン	301
テトラヒドロフラン,液体クロマトグラフィー用	301
テトラヒドロフラン,ガスクロマトグラフィー用	301
テトラフェニルホウ酸ナトリウム	301
0.02 mol/Lテトラフェニルホウ酸ナトリウム液	197
テトラフェニルボロンカリウム試液	301
テトラフェニルボロンナトリウム	301
0.02 mol/Lテトラフェニルボロンナトリウム液	197
テトラ-n-ブチルアンモニウム塩化物	301
テトラ-n-ブチルアンモニウム臭化物	301
テトラブチルアンモニウムヒドロキシド・メタノール試液	301
10%テトラブチルアンモニウムヒドロキシド・メタノール試液	302
0.1 mol/Lテトラブチルアンモニウムヒドロキシド液	197
テトラブチルアンモニウムヒドロキシド試液	301
テトラブチルアンモニウムヒドロキシド試液,0.005 mol/L	301
テトラブチルアンモニウムヒドロキシド試液,40%	301
テトラブチルアンモニウム硫酸水素塩	301
テトラブチルアンモニウムリン酸二水素塩	301
テトラ-n-プロピルアンモニウム臭化物	302
テトラブロムフェノールフタレインエチルエステルカリウム塩	302
テトラブロムフェノールフタレインエチルエステル試液	302
テトラブロモフェノールフタレインエチルエステルカリウム	302
テトラブロモフェノールフタレインエチルエステル試液	302
テトラ-n-ヘプチルアンモニウム臭化物	302
テトラ-n-ペンチルアンモニウム臭化物	302
テトラメチルアンモニウムヒドロキシド	302
0.1 mol/Lテトラメチルアンモニウムヒドロキシド・メタノール液	198

テトラメチルアンモニウムヒドロキシド・メタノール試液	*302*
0.02 mol/Lテトラメチルアンモニウムヒドロキシド液	*198*
0.1 mol/Lテトラメチルアンモニウムヒドロキシド液	*198*
0.2 mol/Lテトラメチルアンモニウムヒドロキシド液	*198*
テトラメチルアンモニウムヒドロキシド試液	*302*
テトラメチルアンモニウムヒドロキシド試液, pH 5.5	*302*
N,N,N',N'－テトラメチルエチレンジアミン	*302*
テトラメチルシラン, 核磁気共鳴スペクトル測定用	*302*
テトラメチルベンジジン	*25*
テトラメチルベンジジン試液	*25*
3,3′,5,5′－テトラメチルベンジジン二塩酸塩二水和物	*302*
デバルダ合金	*302*
デヒドロコリダリン硝化物, 定量用	*302*, *28*
デヒドロコリダリン硝化物, 薄層クロマトグラフィー用	*303*, *28*
デヒドロコール酸	*1162*, *42*
デヒドロコール酸注射液	*1163*, *42*
デフェロキサミンメシル酸塩	*1163*, *42*
テープ剤	*20*
テプレノン	*1164*, *42*
テプレノンカプセル	*1166*
N－デメチルエリスロマイシン	*303*
デメチルクロルテトラサイクリン塩酸塩	*1167*, *42*
N－デメチルロキシスロマイシン	*303*
デメトキシクルクミン	*303*
テモカプリル塩酸塩	*1168*, *42*
テモカプリル塩酸塩, 定量用	*303*
テモカプリル塩酸塩錠	*1169*
テモゾロミド	*32*, *61*
テモゾロミドカプセル	*62*
テルビナフィン塩酸塩	*1170*, *42*
テルビナフィン塩酸塩, 定量用	*303*
テルビナフィン塩酸塩液	*1172*
テルビナフィン塩酸塩クリーム	*1173*
テルビナフィン塩酸塩錠	*1171*
テルビナフィン塩酸塩スプレー	*1172*
テルフェニル	*303*
p－テルフェニル	*303*
テルブタリン硫酸塩	*1173*, *42*
デルマタン硫酸エステル	*303*
テルミサルタン	*1174*, *42*
テルミサルタン, 定量用	*304*
テルミサルタン・アムロジピンベシル酸塩錠	*1176*
テルミサルタン・ヒドロクロロチアジド錠	*1178*
テルミサルタン錠	*1175*
テレビン油	*304*, *2001*
テレフタル酸	*304*
テレフタル酸, ガスクロマトグラフィー用	*383*
テレフタル酸ジエチル	*304*
点眼剤	*16*
点眼剤の不溶性異物検査法	*159*
点眼剤の不溶性微粒子試験法	*153*
点耳剤	*17*
天台烏薬	*1871*
天然ケイ酸アルミニウム	*824*, *38*
点鼻液剤	*17*
点鼻剤	*17*
点鼻粉末剤	*17*
デンプン	*304*
デンプン, 溶性	*304*
デンプン・塩化ナトリウム試液	*304*
デンプングリコール酸ナトリウム	*1185*, *42*
デンプン試液	*304*
でんぷん消化力試験用バレイショデンプン試液	*304*
でんぷん消化力試験用フェーリング試液	*304*
テンマ	*2001*
天麻	*2001*
テンモンドウ	*2001*, *61*
天門冬	*2001*

ト

銅	*304*
銅(標準試薬)	*304*
銅エチレンジアミン試液, 1 mol/L	*304*
桃核承気湯エキス	*2002*, *93*
トウガシ	*2004*
冬瓜子	*2004*
トウガラシ	*2005*
トウガラシ・サリチル酸精	*2007*
トウガラシチンキ	*2006*
トウガラシ末	*2005*
透過率校正用光学フィルター	*385*
トウキ	*2007*
当帰	*2007*
当帰芍薬散エキス	*2008*, *61*
トウキ末	*2008*
当帰末	*2008*
糖鎖試験法	*88*
銅試液, アルカリ性	*304*
銅試液, タンパク質含量試験用アルカリ性	*304*
銅試液(2), アルカリ性	*304*
トウジン	*2010*, *62*
党参	*2010*
透析に用いる製剤	*15*
透析用剤	*15*
透析用ヘパリンナトリウム液	*1600*
動的光散乱法による液体中の粒子径測定法	*16*
動的光散乱法による液体中の粒子径測定法〈G2-4-161〉	*2527*, *90*
等電点電気泳動法〈G3-6-142〉	*2549*
等電点マーカー, テセロイキン用	*305*
導電率測定法	*64*
導電率測定用塩化カリウム	*305*
トウニン	*2011*, *93*
桃仁	*2011*
トウニン末	*2011*, *94*

桃仁末	2011
トウヒ	305, 2012
橙皮	2012
Cu－PAN	305
Cu－PAN試液	305
トウヒシロップ	2012
橙皮シロップ	2012
トウヒチンキ	2013
橙皮チンキ	2013
銅標準液	203
銅標準原液	203
トウモロコシデンプン	1183
トウモロコシ油	305, 2013
当薬	1981
当薬末	1982
銅溶液，アルカリ性	304
ドキサゾシンメシル酸塩	1186, **42**
ドキサゾシンメシル酸塩錠	1187
ドキサプラム塩酸塩水和物	1188, **42**
ドキシサイクリン塩酸塩錠	1190
ドキシサイクリン塩酸塩水和物	1188, **42**
ドキシフルリジン	305, 1191, **42**
ドキシフルリジン，定量用	305
ドキシフルリジンカプセル	1192
ドキセピン塩酸塩	305
ドキソルビシン塩酸塩	305, 1193
ドクカツ	2013
独活	2013
ドコサン酸メチル	305
トコフェロール	305, 1194, **43**
トコフェロールコハク酸エステル	305
トコフェロールコハク酸エステルカルシウム	305, 1195
トコフェロール酢酸エステル	305, 1196, **43**
トコフェロールニコチン酸エステル	1197, **43**
トコン	2014
吐根	2014
トコンシロップ	2015
吐根シロップ	2015
トコン末	2014
吐根末	2014
トスフロキサシントシル酸塩錠	1200
トスフロキサシントシル酸塩水和物	1198, **43**
ドセタキセル水和物	305, 1201, **43**
ドセタキセル注射液	1202
トチュウ	2016
杜仲	2016
ドッカツ	2013
ドデシルベンゼンスルホン酸ナトリウム	305
ドデシルベンゼンスルホン酸ナトリウム標準液	203
トドララジン塩酸塩水和物	1204, **43**
ドネペジル塩酸塩	1204, **43**
ドネペジル塩酸塩細粒	1206
ドネペジル塩酸塩錠	1205
ドパミン塩酸塩	1208, **43**
ドパミン塩酸塩，定量用	305
ドパミン塩酸塩注射液	1208
トフィソパム	1209, **43**
ドブタミン塩酸塩	1209, **43**
トブラマイシン	1210, **43**
トブラマイシン注射液	1211
ドーフル散	1863
トラガント	2016
トラガント末	305, 2016
ドラーゲンドルフ試液	305
ドラーゲンドルフ試液，噴霧用	305
トラニラスト	1211, **43**
トラニラスト，定量用	305
トラニラストカプセル	1212
トラニラスト細粒	1213
トラニラスト点眼液	1215
トラネキサム酸	1216, **43**
トラネキサム酸カプセル	1218
トラネキサム酸錠	1217
トラネキサム酸注射液	1218
トラピジル	1219, **43**
トラマドール塩酸塩	1220, **43**
トリアコンチルシリル化シリカゲル，液体クロマトグラフィー用	383
トリアゾラム	1221, **43**
トリアムシノロン	1222, **43**
トリアムシノロンアセトニド	305, 1223, **43**
トリアムテレン	1224, **43**
トリエタノールアミン	305
トリエチルアミン	305
トリエチルアミン，エポエチンベータ用	305
1%トリエチルアミン・リン酸緩衝液，pH 3.0	305
トリエチルアミン・リン酸緩衝液，pH 5.0	305
トリエチルアミン緩衝液，pH 3.2	305
トリエンチン塩酸塩	1224, **43**
トリエンチン塩酸塩，定量用	306
トリエンチン塩酸塩カプセル	1225
トリクロホスナトリウム	1226, **43**
トリクロホスナトリウムシロップ	1227
トリクロル酢酸	306
トリクロルメチアジド	1227, **43**
トリクロルメチアジド錠	1228
トリクロロエチレン	306
トリクロロ酢酸	306
トリクロロ酢酸・ゼラチン・トリス緩衝液	306
トリクロロ酢酸試液	306
1,1,2－トリクロロ－1,2,2－トリフルオロエタン	306
トリクロロフルオロメタン	306
トリコマイシン	1230
トリシン	306
トリス・塩化カルシウム緩衝液，pH 6.5	307
トリス・塩化ナトリウム緩衝液，pH 8.0	307
トリス・塩酸塩緩衝液，0.05 mol/L，pH 7.5	307
トリス・塩酸塩緩衝液，0.2 mol/L，pH 7.4	307

トリス・グリシン緩衝液, pH 6.8	307
トリス・酢酸緩衝液, pH 6.5	307
トリス・酢酸緩衝液, pH 8.0	307
トリス塩緩衝液, 0.02 mol/L, pH 7.5	306
トリス緩衝液, 0.02 mol/L, pH 7.4	306
トリス緩衝液, 0.05 mol/L, pH 7.0	306
トリス緩衝液, 0.05 mol/L, pH 8.6	306
トリス緩衝液, 0.1 mol/L, pH 7.3	306
トリス緩衝液, 0.1 mol/L, pH 8.0	306
トリス緩衝液, 0.2 mol/L, pH 8.1	306
トリス緩衝液, 0.5 mol/L, pH 6.8	306
トリス緩衝液, 0.5 mol/L, pH 8.1	306
トリス緩衝液, 1 mol/L, pH 7.5	306
トリス緩衝液, 1 mol/L, pH 8.0	306
トリス緩衝液, 1 mol/L, pH 9.0	**25**
トリス緩衝液, 1.5 mol/L, pH 8.8	306
トリス緩衝液, pH 6.8	306
トリス緩衝液, pH 7.0	306
トリス緩衝液, pH 8.2	307
トリス緩衝液, pH 8.3	307
トリス緩衝液, pH 8.4	307
トリス緩衝液, pH 8.8	307
トリス緩衝液, pH 9.5	307
トリス緩衝液, エンドトキシン試験用	306
トリス緩衝液・塩化ナトリウム試液, 0.01 mol/L, pH 7.4	307
トリスヒドロキシメチルアミノメタン	307
トリデカンスルホン酸ナトリウム	307
2,4,6-トリニトロフェノール	307
2,4,6-トリニトロフェノール・エタノール試液	307
2,4,6-トリニトロフェノール試液	307
2,4,6-トリニトロフェノール試液, アルカリ性	307
2,4,6-トリニトロベンゼンスルホン酸	307
2,4,6-トリニトロベンゼンスルホン酸ナトリウム二水和物	307
2,4,6-トリニトロベンゼンスルホン酸二水和物	307
トリフェニルアンチモン	307
トリフェニルクロルメタン	308
トリフェニルクロロメタン	308
2,3,5-トリフェニル-2H-テトラゾリウム塩酸塩	308
2,3,5-トリフェニル-2H-テトラゾリウム塩酸塩試液	308
トリフェニルメタノール, 薄層クロマトグラフィー用	308
トリフェニルメタン	308
トリプシン	308
トリプシン, 液体クロマトグラフィー用	308
トリプシン, エポエチンアルファ液体クロマトグラフィー用	308
トリプシンインヒビター	308
トリプシンインヒビター試液	308
トリプシン試液	308
トリプシン試液, ウリナスタチン試験用	308
トリプシン試液, エポエチンアルファ用	308
トリプシン試液, エルカトニン試験用	308
L-トリプトファン	308, **1231**, **43**
トリフルオロ酢酸	308
トリフルオロ酢酸, エポエチンベータ用	308
トリフルオロ酢酸, 核磁気共鳴スペクトル測定用	309
トリフルオロ酢酸試液	309
トリフルオロメタンスルホン酸アンモニウム	309
トリヘキシフェニジル塩酸塩	**1232**, **43**
トリヘキシフェニジル塩酸塩錠	**1232**
ドリペネム水和物	**1234**, **43**
トリメタジオン	**1237**, **43**
トリメタジジン塩酸塩	**1238**, **43**
トリメタジジン塩酸塩, 定量用	309
トリメタジジン塩酸塩錠	**1238**
トリメチルシリルイミダゾール	309
トリメチルシリル化シリカゲル, 液体クロマトグラフィー用	383
3-トリメチルシリルプロパンスルホン酸ナトリウム, 核磁気共鳴スペクトル測定用	309
3-トリメチルシリルプロピオン酸ナトリウム-d_4, 核磁気共鳴スペクトル測定用	309
トリメトキノール塩酸塩水和物	**1240**, **43**
トリメブチンマレイン酸塩	**1241**, **43**
トルイジンブルー	309
トルイジンブルーO	309
o-トルイル酸	309
トルエン	309
o-トルエンスルホンアミド	309
p-トルエンスルホンアミド	309
トルエンスルホンクロロアミドナトリウム三水和物	309
トルエンスルホンクロロアミドナトリウム試液	309
p-トルエンスルホン酸	309
p-トルエンスルホン酸一水和物	309
ドルゾラミド塩酸塩	**1241**, **43**
ドルゾラミド塩酸塩・チモロールマレイン酸塩点眼液	**1244**
ドルゾラミド塩酸塩点眼液	**1243**
トルナフタート	**1246**, **43**
トルナフタート液	**1246**
トルバプタン	**40**
トルバプタン錠	**41**
トルブタミド	309, **1247**, **43**, **42**
トルブタミド錠	**1247**, **42**
トルペリゾン塩酸塩	**1248**, **43**
L-トレオニン	309, **1248**, **43**
トレハロース水和物	**1249**, **43**
トレピブトン	**1250**, **43**
ドロキシドパ	**1251**, **43**
ドロキシドパ, 定量用	309
ドロキシドパカプセル	**1251**
ドロキシドパ細粒	**1252**
トロキシピド	**1253**, **43**
トロキシピド細粒	**1254**
トロキシピド錠	**1254**
トローチ剤	13
トロピカミド	**1255**, **43**
ドロペリドール	**1256**, **43**

トロンビン	309, **1257**	β－ナフトール	310
豚脂	**2016**	1－ナフトール	310
ドンペリドン	**1257**, <u>**43**</u>	2－ナフトール	310
		1－ナフトール・硫酸試液	310
		α－ナフトール試液	310
		β－ナフトール試液	310

ナ

ナイスタチン	**1258**, <u>**43**</u>	1－ナフトール試液	310
ナイルブルー	309	2－ナフトール試液	310
ナタネ油	**2017**	α－ナフトールベンゼイン	310
菜種油	**2017**	p－ナフトールベンゼイン	310
ナタマイシン	**1413**	α－ナフトールベンゼイン試液	310
ナテグリニド	**1259**, <u>**43**</u>	p－ナフトールベンゼイン試液	310
ナテグリニド錠	**1260**	ナフトレゾルシン・リン酸試液	310
ナトリウム	309	ナブメトン	**1267**, <u>**43**</u>
ナトリウム，金属	309	ナブメトン錠	**1268**
ナトリウム標準原液	203	ナプロキセン	**1269**, <u>**44**</u>
ナトリウムペンタシアノアンミンフェロエート	309	鉛標準液	203
0.1 mol/Lナトリウムメトキシド・ジオキサン液	198	鉛標準原液	203
0.1 mol/Lナトリウムメトキシド・1,4－ジオキサン液	198	ナマルバ細胞	310
0.1 mol/Lナトリウムメトキシド液	198	ナリジクス酸	310, **1269**, <u>**44**</u>
ナドロール	**1261**, <u>**43**</u>	ナリンギン，薄層クロマトグラフィー用	310
七モリブデン酸六アンモニウム・硫酸試液	309	ナルトグラスチム(遺伝子組換え)	**1270**, <u>**65**</u>
七モリブデン酸六アンモニウム試液	309	ナルトグラスチム試験用ウシ血清アルブミン試液	310, <u>32</u>
七モリブデン酸六アンモニウム四水和物	309	ナルトグラスチム試験用継代培地	310, <u>32</u>
七モリブデン酸六アンモニウム四水和物・硫酸セリウム(IV)試液	309	ナルトグラスチム試験用洗浄液	310, <u>32</u>
七モリブデン酸六アンモニウム四水和物・硫酸第二セリウム試液	309	ナルトグラスチム試験用ブロッキング試液	310, <u>32</u>
		ナルトグラスチム試験用分子量マーカー	311, <u>32</u>
ナファゾリン・クロルフェニラミン液	**1263**	ナルトグラスチム試験用力価測定培地	311, <u>32</u>
ナファゾリン塩酸塩	309, **1262**	ナルトグラスチム試料用還元緩衝液	311, <u>32</u>
ナファゾリン硝酸塩	309, **1262**, <u>**43**</u>	ナルトグラスチム試料用緩衝液	311, <u>32</u>
ナファゾリン硝酸塩，定量用	309	ナルトグラスチム用ポリアクリルアミドゲル	311, <u>32</u>
ナファモスタットメシル酸塩	**1263**, <u>**43**</u>	ナロキソン塩酸塩	**1273**
ナフタレン	310	軟滑石	**1900**
1,3－ナフタレンジオール	310	軟膏剤	19
1,3－ナフタレンジオール試液	310		
2－ナフタレンスルホン酸	310		

ニ

2－ナフタレンスルホン酸一水和物	310	二亜硫酸ナトリウム	311
2－ナフタレンスルホン酸ナトリウム	310	二亜硫酸ナトリウム試液	311
α－ナフチルアミン	310	ニガキ	**2017**, <u>**94**</u>
1－ナフチルアミン	310	苦木	**2017**
ナフチルエチレンジアミン試液	310	ニガキ末	**2017**, <u>**94**</u>
N－1－ナフチルエチレンジアミン二塩酸塩	310	苦木末	**2017**
ナフトキノンスルホン酸カリウム	310	ニカルジピン塩酸塩	**1274**, <u>**44**</u>
1,2－ナフトキノン－4－スルホン酸カリウム	310	ニカルジピン塩酸塩，定量用	311
ナフトキノンスルホン酸カリウム試液	310	ニカルジピン塩酸塩注射液	**1274**
1,2－ナフトキノン－4－スルホン酸カリウム試液	310	肉エキス	311
β－ナフトキノンスルホン酸ナトリウム	310	ニクジュウヨウ	**2017**
ナフトキノンスルホン酸ナトリウム試液	310	ニクジュヨウ	**2017**
ナフトピジル	**1264**, <u>**43**</u>	肉蓯蓉	**2017**
ナフトピジル，定量用	310	肉蓯蓉	**2017**
ナフトピジル口腔内崩壊錠	**1266**	ニクズク	**2018**, <u>**94**</u>, <u>**62**</u>
ナフトピジル錠	**1265**	肉豆蔲	**2018**, <u>**94**</u>, <u>**62**</u>
α－ナフトール	310	肉豆蔻	<u>**94**</u>, <u>**62**</u>

肉豆蔲	94
肉豆蔲	2018, 94
肉製ペプトン	311
二クロム酸カリウム	311
二クロム酸カリウム(標準試薬)	311
二クロム酸カリウム・硫酸試液	311
1／60 mol/L二クロム酸カリウム液	198
二クロム酸カリウム試液	311
β-ニコチンアミドアデニンジヌクレオチド(β-NAD)	311
β-ニコチンアミドアデニンジヌクレオチド還元型（β-NADH)	311
β-ニコチンアミドアデニンジヌクレオチド還元型試液	311
β-ニコチンアミドアデニンジヌクレオチド試液	311
ニコチン酸	311, 1275, **44**
ニコチン酸アミド	311, 1277, **44**
ニコチン酸注射液	1276
ニコモール	1277, **44**
ニコモール, 定量用	311
ニコモール錠	1278
ニコランジル	1279, **44**
二酢酸N,N'-ジベンジルエチレンジアミン	311
ニザチジン	1279, **44**
ニザチジンカプセル	1280
二酸化イオウ	311
二酸化硫黄	311
二酸化セレン	311
二酸化炭素	311, 1281
二酸化炭素測定用検知管	385
二酸化チタン	311
二酸化チタン試液	311
二酸化鉛	311
二酸化マンガン	311
二次抗体試液	311
二シュウ酸三水素カリウム二水和物, pH測定用	311
ニセリトロール	1282, **44**
ニセルゴリン	1283, **44**
ニセルゴリン, 定量用	312
ニセルゴリン散	1285
ニセルゴリン錠	1284
二相性イソフェンインスリン　ヒト(遺伝子組換え)水性懸濁注射液	558, **55**
日局生物薬品のウイルス安全性確保の基本要件〈G3-13-141〉	2571
ニッケル標準液	203
ニッケル標準液, 原子吸光光度用	203
ニッケル標準原液	203
ニトラゼパム	1286, **44**
ニトリロ三酢酸	312
2,2',2''-ニトリロトリエタノール	312
2,2',2''-ニトリロトリエタノール塩酸塩	312
2,2',2''-ニトリロトリエタノール塩酸塩緩衝液, 0.6 mol/L, pH 8.0	312
2,2',2''-ニトリロトリエタノール緩衝液, pH 7.8	312
ニトレンジピン	1286, **44**
ニトレンジピン, 定量用	312
ニトレンジピン錠	1287
3-ニトロアニリン	312
4-ニトロアニリン	312
p-ニトロアニリン	312
4-ニトロアニリン・亜硝酸ナトリウム試液	312
p-ニトロアニリン・亜硝酸ナトリウム試液	312
ニトロエタン	312
4-ニトロ塩化ベンジル	312
p-ニトロ塩化ベンジル	312
4-ニトロ塩化ベンゾイル	312
p-ニトロ塩化ベンゾイル	312
ニトログリセリン錠	1288
α-ニトロソ-β-ナフトール	312
1-ニトロソ-2-ナフトール	312
α-ニトロソ-β-ナフトール試液	312
1-ニトロソ-2-ナフトール試液	312
1-ニトロソ-2-ナフトール-3,6-ジスルホン酸二ナトリウム	312
2-ニトロフェニル-β-D-ガラクトピラノシド	313
o-ニトロフェニル-β-D-ガラクトピラノシド	313
2-ニトロフェノール	313
3-ニトロフェノール	313
4-ニトロフェノール	313
ニトロプルシドナトリウム	313
ニトロプルシドナトリウム試液	313
4-(4-ニトロベンジル)ピリジン	313
2-ニトロベンズアルデヒド	313
o-ニトロベンズアルデヒド	313
ニトロベンゼン	313
4-ニトロベンゼンジアゾニウム塩酸塩試液	313
p-ニトロベンゼンジアゾニウム塩酸塩試液	313
4-ニトロベンゼンジアゾニウム塩酸塩試液, 噴霧用	313
p-ニトロベンゼンジアゾニウム塩酸塩試液, 噴霧用	313
4-ニトロベンゼンジアゾニウムフルオロボレート	313
p-ニトロベンゼンジアゾニウムフルオロボレート	313
ニトロメタン	313
2倍濃厚乳糖ブイヨン	313
ニフェジピン	313, 1289, **44**
ニフェジピン, 定量用	313
ニフェジピン細粒	1291
ニフェジピン徐放カプセル	1290
ニフェジピン腸溶細粒	1292
日本薬局方収載生薬の学名表記について〈G5-1-182〉	2610, **124**, **100**
日本薬局方における標準品及び標準物質〈G8-1-170〉	2652
日本薬局方における秤量の考え方〈G1-6-182〉	**84**
日本薬局方の通則等に規定する動物由来医薬品起源としての動物に求められる要件〈G3-15-141〉	2588
乳剤	12
乳酸	314, 1293, **44**
L-乳酸	1293, **44**
乳酸エタクリジン	391
乳酸カルシウム水和物	1294, **44**

乳酸試液	314
L－乳酸ナトリウム液	**1295**, <u>**44**</u>
L－乳酸ナトリウム液，定量用	314
L－乳酸ナトリウムリンゲル液	**1296**, <u>**44**</u>
乳製カゼイン	314
乳糖	314
α－乳糖・β－乳糖混合物(1：1)	314
乳糖一水和物	314
乳糖基質試液	314
乳糖基質試液，ペニシリウム由来 　β－ガラクトシダーゼ用	314
乳糖水和物	**1299**, <u>**44**</u>
乳糖ブイヨン	314
乳糖ブイヨン，2倍濃厚	314
乳糖ブイヨン，3倍濃厚	314
ニュートラルレッド	314
ニュートラルレッド・ウシ血清加イーグル最小必須培地	314
ニュートラルレッド試液	314
尿素	314, **1299**, <u>**44**</u>
尿素・EDTA試液	314
二硫化炭素	314
二硫酸カリウム	314
ニルバジピン	**1300**, <u>**44**</u>
ニルバジピン錠	**1301**
ニワトコレクチン	314
ニワトコレクチン試液	314
ニワトリ赤血球浮遊液，0.5 vol%	314
認証ヒ素標準液	203
ニンジン	**2018**
人参	**2018**
ニンジン末	**2020**
人参末	**2020**
ニンドウ	**2021**, <u>**62**</u>
忍冬	**2021**
ニンヒドリン	314
ニンヒドリン・アスコルビン酸試液	314
ニンヒドリン・L－アスコルビン酸試液	314
ニンヒドリン・エタノール試液，噴霧用	314
ニンヒドリン・塩化スズ(Ⅱ)試液	314
ニンヒドリン・塩化第一スズ試液	314
ニンヒドリン・クエン酸・酢酸試液	314
ニンヒドリン・酢酸試液	314
0.2%ニンヒドリン・水飽和1－ブタノール試液	314
ニンヒドリン・ブタノール試液	314
ニンヒドリン・硫酸試液	314
ニンヒドリン試液	314

ネ

ネオカルチノスタチン	314
ネオカルチノスタチン・スチレン－マレイン酸 　交互共重合体部分ブチルエステル2対3縮合物	315
ネオスチグミンメチル硫酸塩	**1302**
ネオスチグミンメチル硫酸塩注射液	**1303**
ネオマイシン硫酸塩	**1489**
ネスラー管	385
熱分析法	66
熱分析用インジウム	385
熱分析用スズ	385
粘着力試験法	159
粘度計校正用標準液	203
粘度測定法	68

ノ

濃グリセリン	**762**, <u>**37**</u>, <u>**32**</u>
濃グリセロール	**762**
濃クロモトローブ酸試液	315
濃クロモトロプ酸試液	315
濃厚乳糖ブイヨン，2倍	315
濃厚乳糖ブイヨン，3倍	315
濃ジアゾベンゼンスルホン酸試液	315
濃縮ゲル，セルモロイキン用	315
濃ベンザルコニウム塩化物液50	**1618**
濃ヨウ化カリウム試液	316
ノオトカトン，薄層クロマトグラフィー用	<u>32</u>
ノスカピン	**1303**, <u>**44**</u>
ノスカピン塩酸塩水和物	**1304**
ノダケニン，薄層クロマトグラフィー用	316
1－ノナンスルホン酸ナトリウム	316
ノニル酸バニリルアミド	316
ノニルフェノキシポリ(エチレンオキシ)エタノール， 　ガスクロマトグラフィー用	316
ノルアドレナリン	**1305**
ノルアドレナリン注射液	**1305**
ノルエチステロン	**1306**
ノルエピネフリン	**1305**
ノルエピネフリン注射液	**1305**
ノルゲストレル	**1306**, <u>**44**</u>
ノルゲストレル・エチニルエストラジオール錠	**1307**
ノルトリプチリン塩酸塩	316, **1308**, <u>**44**</u>
ノルトリプチリン塩酸塩，定量用	316
ノルトリプチリン塩酸塩錠	**1309**
ノルフロキサシン	**1310**, <u>**44**</u>
L－ノルロイシン	316

ハ

バイオテクノロジー応用医薬品/生物起源由来医薬品の 　製造に用いる細胞基材に対するマイコプラズマ 　否定試験〈G3-14-170〉	2584
バイオテクノロジー応用医薬品(バイオ医薬品)の品質確保の 　基本的考え方〈G3-1-180〉	2529
バイカリン，薄層クロマトグラフィー用	316
バイカリン一水和物，薄層クロマトグラフィー用	316
バイカレイン，分離確認用	316
ハイドロサルファイトナトリウム	316
バイモ	**2021**

貝母	*2021*
培養液，セルモロイキン用	*316*
はかり及び分銅	*385*
はかり(天秤)及び分銅	*26*
はかり(天秤)の校正，点検と分銅〈G1-7-182〉	*86*
はかり(天秤)の設置環境，基本的な取扱い方法と秤量時の留意点〈G1-8-182〉	*86*
バカンピシリン塩酸塩	*1310, 44*
バクガ	*2022*
麦芽	*2022*
白色セラック	*1074, 41*
白色軟膏	*1274*
白色ワセリン	*1857, 51, 82*
薄層クロマトグラフィー	*41, 3*
薄層クロマトグラフィー用アクテオシド	*316*
薄層クロマトグラフィー用アサリニン	*316*
薄層クロマトグラフィー用アストラガロシドIV	*316*
薄層クロマトグラフィー用アトラクチレノリドIII	*316*
薄層クロマトグラフィー用アトロピン硫酸塩水和物	*316*
薄層クロマトグラフィー用アマチャジヒドロイソクマリン	*316*
薄層クロマトグラフィー用アミグダリン	*316*
薄層クロマトグラフィー用2－アミノ－5－クロロベンゾフェノン	*316*
薄層クロマトグラフィー用アラントイン	*317*
薄層クロマトグラフィー用アリソールA	*317*
薄層クロマトグラフィー用アルブチン	*317*
薄層クロマトグラフィー用アレコリン臭化水素酸塩	*317*
薄層クロマトグラフィー用イカリイン	*317*
薄層クロマトグラフィー用(E)－イソフェルラ酸・(E)－フェルラ酸混合試液	*317*
薄層クロマトグラフィー用イソプロメタジン塩酸塩	*317*
薄層クロマトグラフィー用イミダゾール	*317*
薄層クロマトグラフィー用ウンベリフェロン	*317*
薄層クロマトグラフィー用塩化スキサメトニウム	*317*
薄層クロマトグラフィー用塩化ベルベリン	*317*
薄層クロマトグラフィー用塩酸イソプロメタジン	*317*
薄層クロマトグラフィー用塩酸1,1－ジフェニル－4－ピペリジノ－1－ブテン	*317*
薄層クロマトグラフィー用塩酸ベンゾイルメサコニン	*317*
薄層クロマトグラフィー用オイゲノール	*317*
薄層クロマトグラフィー用オウゴニン	*317*
薄層クロマトグラフィー用オクタデシルシリル化シリカゲル	*383*
薄層クロマトグラフィー用オクタデシルシリル化シリカゲル(蛍光剤入り)	*383*
薄層クロマトグラフィー用オストール	*317*
薄層クロマトグラフィー用果糖	*317*
薄層クロマトグラフィー用カプサイシン	*317*
薄層クロマトグラフィー用(E)－カプサイシン	*317*
薄層クロマトグラフィー用[6]－ギンゲロール	*317*
薄層クロマトグラフィー用ギンセノシドRb$_1$	*317*
薄層クロマトグラフィー用ギンセノシドRg$_1$	*317*
薄層クロマトグラフィー用グリココール酸ナトリウム	*317*
薄層クロマトグラフィー用グリチルリチン酸	*317*
薄層クロマトグラフィー用4′－O－グルコシル－5－O－メチルビサミノール	*317*
薄層クロマトグラフィー用グルコン酸カルシウム	*317*
薄層クロマトグラフィー用グルコン酸カルシウム水和物	*317*
薄層クロマトグラフィー用クロロゲン酸	*317*
薄層クロマトグラフィー用(E)－クロロゲン酸	*317*
薄層クロマトグラフィー用(2－クロロフェニル)－ジフェニルメタノール	*317*
薄層クロマトグラフィー用(E)－ケイ皮酸	*317*
薄層クロマトグラフィー用ゲニポシド	*317*
薄層クロマトグラフィー用ケノデオキシコール酸	*317*
薄層クロマトグラフィー用ゲンチオピクロシド	*317*
薄層クロマトグラフィー用ゴシツ	*317*
薄層クロマトグラフィー用コプチシン塩化物	*317*
薄層クロマトグラフィー用コール酸	*317*
薄層クロマトグラフィー用サイコサポニンa	*317*
薄層クロマトグラフィー用サイコサポニンb$_2$	*317*
薄層クロマトグラフィー用サルササポゲニン	*317*
薄層クロマトグラフィー用シザンドリン	*317*
薄層クロマトグラフィー用シノメニン	*317*
薄層クロマトグラフィー用ジヒドロエルゴクリスチンメシル酸塩	*317*
薄層クロマトグラフィー用1－[($2R,5S$)－2,5－ジヒドロ－5－(ヒドロキシメチル)－2－フリル]チミン	*317*
薄層クロマトグラフィー用1,1－ジフェニル－4－ピペリジノ－1－ブテン塩酸塩	*317*
薄層クロマトグラフィー用ジメチルシリル化シリカゲル(蛍光剤入り)	*383*
薄層クロマトグラフィー用2,6－ジメチル－4－(2－ニトロソフェニル)－3,5－ピリジンジカルボン酸ジメチルエステル	*317*
薄層クロマトグラフィー用シャゼンシ	*318*
薄層クロマトグラフィー用臭化水素酸アレコリン	*318*
薄層クロマトグラフィー用臭化水素酸スコポラミン	*318*
薄層クロマトグラフィー用臭化ダクロニウム	*318*
薄層クロマトグラフィー用[6]－ショーガオール	*318*
薄層クロマトグラフィー用シリカゲル	*383*
薄層クロマトグラフィー用シリカゲル(蛍光剤入り)	*383*
薄層クロマトグラフィー用シリカゲル(混合蛍光剤入り)	*384*
薄層クロマトグラフィー用シリカゲル(粒径5～7 μm，蛍光剤入り)	*384*
薄層クロマトグラフィー用シンナムアルデヒド	*318*
薄層クロマトグラフィー用(E)－シンナムアルデヒド	*318*
薄層クロマトグラフィー用スウェルチアマリン	*318*
薄層クロマトグラフィー用スキサメトニウム塩化物水和物	*318*
薄層クロマトグラフィー用スコポラミン臭化水素酸塩水和物	*318*
薄層クロマトグラフィー用スコポレチン	*318*
薄層クロマトグラフィー用スタキオース	*318*
薄層クロマトグラフィー用セサミン	*318*
薄層クロマトグラフィー用セルロース	*384*
薄層クロマトグラフィー用セルロース(蛍光剤入り)	*384*

薄層クロマトグラフィー用センノシドA	318	薄層クロマトグラフィー用リトコール酸	319
薄層クロマトグラフィー用タウロウルソデオキシコール酸ナトリウム	318	薄層クロマトグラフィー用リモニン	319
薄層クロマトグラフィー用ダクロニウム臭化物	318	薄層クロマトグラフィー用硫酸アトロピン	319
薄層クロマトグラフィー用チクセツサポニンⅣ	318	薄層クロマトグラフィー用リンコフィリン	319
薄層クロマトグラフィー用デオキシコール酸	318	薄層クロマトグラフィー用ルチン	319
薄層クロマトグラフィー用デヒドロコリダリン硝化物	318	薄層クロマトグラフィー用ルテオリン	319
薄層クロマトグラフィー用トリフェニルメタノール	318	薄層クロマトグラフィー用レイン	319
薄層クロマトグラフィー用ナリンギン	318	薄層クロマトグラフィー用レジブフォゲニン	319
薄層クロマトグラフィー用ノオトカトン	**_32_**	薄層クロマトグラフィー用レボチロキシンナトリウム	319
薄層クロマトグラフィー用ノダケニン	318	薄層クロマトグラフィー用レボチロキシンナトリウム水和物	319
薄層クロマトグラフィー用バイカリン	318	薄層クロマトグラフィー用ロガニン	319
薄層クロマトグラフィー用バイカリン一水和物	318	薄層クロマトグラフィー用ロスマリン酸	319
薄層クロマトグラフィー用バルバロイン	318	白糖	319, **1312**, **_44_**, **_42_**
薄層クロマトグラフィー用ヒオデオキシコール酸	318	バクモンドウ	319, **2022**, **_63_**
薄層クロマトグラフィー用10－ヒドロキシ－2－(*E*)－デセン酸	318	麦門冬	**2022**
		麦門冬湯エキス	**2022**
薄層クロマトグラフィー用3－(3－ヒドロキシ－4－メトキシフェニル)－2－(*E*)－プロペン酸・(*E*)－フェルラ酸混合試液	318	白蝋	**2064**
		バクロフェン	**1313**, **_44_**
		バクロフェン錠	**1314**
薄層クロマトグラフィー用ヒペロシド	318	馬血清	319
薄層クロマトグラフィー用ヒルスチン	318	バシトラシン	**1315**, **_44_**
薄層クロマトグラフィー用プエラリン	318	バシトラシンA	**1315**
薄層クロマトグラフィー用フェルラ酸シクロアルテニル	318	パスカルシウム顆粒	**1324**
薄層クロマトグラフィー用ブタ胆汁末	318	パスカルシウム水和物	**1324**
薄層クロマトグラフィー用フマル酸	318	パズフロキサシンメシル酸塩	**1316**, **_44_**
薄層クロマトグラフィー用(±)－プラエルプトリンA	318	パズフロキサシンメシル酸塩注射液	**1317**
薄層クロマトグラフィー用プラチコジンD	318	バソプレシン	319
薄層クロマトグラフィー用フルオロキノロン酸	318	バソプレシン注射液	**1318**
薄層クロマトグラフィー用ペオニフロリン	318	八味地黄丸エキス	**2024**, **_94_**, **_63_**
薄層クロマトグラフィー用ペオノール	318	ハチミツ	**2027**
薄層クロマトグラフィー用ヘスペリジン	318	蜂蜜	**2027**
薄層クロマトグラフィー用ペリルアルデヒド	318	波長及び透過率校正用光学フィルター	385
薄層クロマトグラフィー用ベルゲニン	318	波長校正用光学フィルター	385
薄層クロマトグラフィー用ベルバスコシド	318	発煙硝酸	319
薄層クロマトグラフィー用ベルベリン塩化物水和物	318	発煙硫酸	319
薄層クロマトグラフィー用ベンゾイルメサコニン塩酸塩	318	ハッカ	319, **2027**, **_63_**
薄層クロマトグラフィー用ポリアミド	384	薄荷	**2027**
薄層クロマトグラフィー用ポリアミド(蛍光剤入り)	384	ハッカ水	**2028**
薄層クロマトグラフィー用マグノロール	318	ハッカ油	319, **2028**
薄層クロマトグラフィー用マンニノトリオース	318	薄荷油	**2028**
薄層クロマトグラフィー用ミリスチシン	318	バッカル錠	13
薄層クロマトグラフィー用メシル酸ジヒドロエルゴクリスチン	318	発色試液，テセロイキン用	319
		発色性合成基質	319
薄層クロマトグラフィー用メチルオフィオポゴナノンA	**_25_**	発熱性物質試験法	121
薄層クロマトグラフィー用2－メチル－5－ニトロイミダゾール	319	パップ剤	20
		パップ用複方オウバク散	**1881**
薄層クロマトグラフィー用3－*O*－メチルメチルドパ	319	発泡顆粒剤	11
薄層クロマトグラフィー用(*E*)－2－メトキシシンナムアルデヒド	319	発泡錠	10
		パテントブルー	319
薄層クロマトグラフィー用リオチロニンナトリウム	319	ハートインフュージョンカンテン培地	319
薄層クロマトグラフィー用リクイリチン	319	バナジン酸アンモニウム	319
薄層クロマトグラフィー用(*Z*)－リグスチリド	319	バナジン(V)酸アンモニウム	319
薄層クロマトグラフィー用(*Z*)－リグスチリド試液	319	鼻に適用する製剤	17

パニペネム	1319,	**44**
バニリン		319
バニリン・塩酸試液		319
バニリン・硫酸・エタノール試液		319
バニリン・硫酸・エタノール試液，噴霧用		319
バニリン・硫酸試液		319
ハヌス試液		319
パパベリン塩酸塩	319,	*1322*
パパベリン塩酸塩，定量用		319
パパベリン塩酸塩注射液		*1322*
パーフルオロヘキシルプロピルシリル化シリカゲル，液体クロマトグラフィー用		384
ハマボウフウ	*2028*,	**95**
浜防風		*2028*
バメタン硫酸塩	320, *1323*,	**44**
パラアミノサリチル酸カルシウム顆粒		*1324*
パラアミノサリチル酸カルシウム水和物	*1324*,	**44**
パラアミノサリチル酸カルシウム水和物，定量用		320
パラオキシ安息香酸		320
パラオキシ安息香酸イソアミル		320
パラオキシ安息香酸イソブチル		320
パラオキシ安息香酸イソプロピル		320
パラオキシ安息香酸エチル	320, *1325*, **44**,	**65**
パラオキシ安息香酸－2－エチルヘキシル		320
パラオキシ安息香酸ブチル	320, *1326*, **44**,	**66**
パラオキシ安息香酸ブチル，分離確認用		320
パラオキシ安息香酸プロピル	320, *1327*, **44**,	**68**
パラオキシ安息香酸プロピル，分離確認用		320
パラオキシ安息香酸ヘキシル		321
パラオキシ安息香酸ヘプチル		321
パラオキシ安息香酸ベンジル	321,	**29**
パラオキシ安息香酸メチル	321, *1329*, **44**,	**69**
パラオキシ安息香酸メチル，分離確認用		321
パラジウム標準液，ICP分析用		203
バラシクロビル塩酸塩	*1330*,	**44**
バラシクロビル塩酸塩錠		*1331*
パラセタモール		415
パラフィン	321, *1332*, **44**,	**42**
パラフィン，流動		321
パラホルムアルデヒド		*1334*
H–D–バリル–L–ロイシル–L–アルギニン–4–ニトロアニリド二塩酸塩		321
L–バリン	322, *1335*,	**44**
L–バリン，定量用		322
バルサム		322
バルサルタン	322, *1336*,	**44**
バルサルタン・ヒドロクロロチアジド錠		*1338*
バルサルタン錠		*1337*
パルナパリンナトリウム	*1340*,	**44**
バルバロイン，成分含量測定用		322
バルバロイン，定量用		322
バルバロイン，薄層クロマトグラフィー用		322
バルビタール	322, *1342*,	**44**
バルビタール緩衝液		322

バルビタールナトリウム		322
バルプロ酸ナトリウム	*1343*,	**44**
バルプロ酸ナトリウム，定量用		322
バルプロ酸ナトリウム錠		*1343*
バルプロ酸ナトリウム徐放錠A		*1344*
バルプロ酸ナトリウム徐放錠B		*1345*
バルプロ酸ナトリウムシロップ		*1346*
パルマチン塩化物		322
パルミチン酸，ガスクロマトグラフィー用		322
パルミチン酸メチル，ガスクロマトグラフィー用		322
パルミトアミドプロピルシリル化シリカゲル，液体クロマトグラフィー用		384
パルミトレイン酸メチル，ガスクロマトグラフィー用		322
バレイショデンプン	322,	*1184*
バレイショデンプン試液		322
バレイショデンプン試液，でんぷん消化力試験用		322
ハロキサゾラム	*1347*,	**44**
パロキセチン塩酸塩錠		*1350*
パロキセチン塩酸塩水和物	*1348*,	**45**
ハロタン		*1351*
ハロペリドール	*1352*,	**45**
ハロペリドール，定量用		322
ハロペリドール細粒		*1353*
ハロペリドール錠		*1352*
ハロペリドール注射液		*1354*
パンクレアチン		*1355*
パンクレアチン用リン酸塩緩衝液		322
パンクロニウム臭化物		*1355*
ハンゲ		*2029*
半夏		*2029*
半夏厚朴湯エキス	*2029*,	**95**
半夏瀉心湯エキス		*2030*
半固形製剤の流動学的測定法		174
バンコマイシン塩酸塩	*1356*,	**45**
蕃椒		*2005*
蕃椒末		*2005*
パンテチン	*1358*,	**45**
パントテン酸カルシウム	322, *1359*,	**45**

ヒ

ヒアルロニダーゼ	323
ヒアルロン酸	323
ヒアルロン酸ナトリウム，精製	323
ヒアルロン酸ナトリウム，定量用	323
α－BHC(α－ヘキサクロロシクロヘキサン)	323
β－BHC(β－ヘキサクロロシクロヘキサン)	323
γ－BHC(γ－ヘキサクロロシクロヘキサン)	323
δ－BHC(δ－ヘキサクロロシクロヘキサン)	323
pH測定用水酸化カルシウム	323
pH測定用炭酸水素ナトリウム	323
pH測定用炭酸ナトリウム	323
pH測定用二シュウ酸三水素カリウム二水和物	323
pH測定用フタル酸水素カリウム	323

pH測定用ホウ酸ナトリウム	323	ヒ素標準原液	203
pH測定用無水リン酸一水素ナトリウム	323	ビソプロロールフマル酸塩	**1376**, **45**
pH測定用四シュウ酸カリウム	323	ビソプロロールフマル酸塩，定量用	325
pH測定用四ホウ酸ナトリウム十水和物	323	ビソプロロールフマル酸塩錠	**1377**
pH測定用リン酸水素二ナトリウム	324	ヒ素分析用亜鉛	325
pH測定用リン酸二水素カリウム	324	非多孔性強酸性イオン交換樹脂，	
ピオグリタゾン塩酸塩	**1363**, **45**	液体クロマトグラフィー用	384
ピオグリタゾン塩酸塩・グリメピリド錠	**1365**	ピタバスタチンカルシウム口腔内崩壊錠	**1381**
ピオグリタゾン塩酸塩・メトホルミン塩酸塩錠	**1367**	ピタバスタチンカルシウム錠	**1380**
ピオグリタゾン塩酸塩錠	**1364**	ピタバスタチンカルシウム水和物	**1378**, **45**
ビオチン	**1370**, **45**	ビタミンA酢酸エステル	**1818**
ビオチン標識ニワトコレクチン	324	ビタミンA定量法	71
ヒオデオキシコール酸，薄層クロマトグラフィー用	324	ビタミンA定量用2－プロパノール	325
比較乳濁液Ⅰ	324	ビタミンAパルミチン酸エステル	**1818**
B型赤血球浮遊液	324	ビタミンA油	**1383**
ビカルタミド	**1370**, **45**	ビタミンB$_1$塩酸塩	**1121**
ビカルタミド錠	**70**	ビタミンB$_1$塩酸塩散	**1122**
ピクリン酸	324	ビタミンB$_1$塩酸塩注射液	**1123**
ピクリン酸・エタノール試液	324	ビタミンB$_1$硝酸塩	**1123**
ピクリン酸試液	324	ビタミンB$_2$	**1798**
ピクリン酸試液，アルカリ性	324	ビタミンB$_2$散	**1798**
ピコスルファートナトリウム水和物	**1372**, **45**	ビタミンB$_2$酪酸エステル	**1799**
ビサコジル	**1373**, **45**	ビタミンB$_2$リン酸エステル	**1800**
ビサコジル坐剤	**1374**	ビタミンB$_2$リン酸エステル注射液	**1801**
PCR 2倍反応液，SYBR Green含有	324	ビタミンB$_6$	**1419**
BGLB	324	ビタミンB$_6$注射液	**1419**
比重及び密度測定法	72	ビタミンB$_{12}$	**880**
非水滴定用アセトン	324	ビタミンB$_{12}$注射液	**881**
非水滴定用酢酸	324	ビタミンC	**404**
非水滴定用酢酸水銀(Ⅱ)試液	324	ビタミンC散	**405**
非水滴定用酢酸第二水銀試液	324	ビタミンC注射液	**405**
非水滴定用氷酢酸	324	ビタミンD$_2$	**646**
4,4′－ビス(ジエチルアミノ)ベンゾフェノン	324	ビタミンD$_3$	**854**
L－ヒスチジン	324, **1375**, **45**	ビタミンE	**1194**
L－ヒスチジン塩酸塩一水和物	324	ビタミンEコハク酸エステルカルシウム	**1195**
L－ヒスチジン塩酸塩水和物	**1375**, **45**	ビタミンE酢酸エステル	**1196**
ビスデメトキシクルクミン	324	ビタミンEニコチン酸エステル	**1197**
ビス(1,1－トリフルオロアセトキシ)ヨードベンゼン	325	ビタミンH	**1370**
ビストリメチルシリルアセトアミド	325	ビタミンK$_1$	**1440**
1,4－ビス(トリメチルシリル)ベンゼン－d_4，		1,4－BTMSB－d_4，核磁気共鳴スペクトル測定用	325
核磁気共鳴スペクトル測定用	325	ヒトアルブミン化学結合シリカゲル，	
N,N'－ビス[2－ヒドロキシ－1－(ヒドロキシメチル)		液体クロマトグラフィー用	384
エチル]－5－ヒドロキシアセチルアミノ－2,4,6－		ヒトインスリン	325
トリヨードイソフタルアミド	325	ヒトインスリンデスアミド体含有試液	325
ビス－(1－フェニル－3－メチル－5－ピラゾロン)	325	ヒトインスリン二量体含有試液	325
ビスマス酸ナトリウム	325	ヒト下垂体性性腺刺激ホルモン	**988**
微生物限度試験法	122	ヒト血清アルブミン，定量用	325
微生物試験における微生物の取扱いの		ヒト絨毛性性腺刺激ホルモン	**989**
バイオリスク管理〈G4-11-181〉	**120**	ヒト絨毛性性腺刺激ホルモン試液	325
微生物試験に用いる培地及び微生物株の管理		ヒト正常血漿	325
〈G4-2-180〉	2592	ヒト正常血漿乾燥粉末	325
微生物迅速試験法〈G4-6-170〉	2598	人全血液	**1383**
ヒ素試験法	33	人免疫グロブリン	**1384**
ヒ素標準液	203	ヒト由来アンチトロンビン	325

ヒト由来アンチトロンビンIII	325
ヒドラジン一水和物	325
ヒドララジン塩酸塩	325, **1384**, <u>**45**</u>
ヒドララジン塩酸塩，定量用	325
ヒドララジン塩酸塩散	**1385**
ヒドララジン塩酸塩錠	**1384**
m－ヒドロキシアセトフェノン	325
p－ヒドロキシアセトフェノン	326
3－ヒドロキシ安息香酸	326
4－ヒドロキシイソフタル酸	326
N－(2－ヒドロキシエチル)イソニコチン酸アミド 硝酸エステル	326
ヒドロキシエチルセルロース	**1386**, <u>**45**</u>
1－(2－ヒドロキシエチル)－1*H*－テトラゾール－5－チオール	326
N－2－ヒドロキシエチルピペラジン－*N*′－2－エタンスルホン酸	326
d－3－ヒドロキシ－*cis*－2,3－ジヒドロ－5－[2－(ジメチルアミノ)エチル]－2－(4－メトキシフェニル)－1,5－ベンゾチアゼピン－4(5*H*)－オン塩酸塩	326
d－3－ヒドロキシ－*cis*－2,3－ジヒドロ－5－[2－(ジメチルアミノ)エチル]－2－(*p*－メトキシフェニル)－1,5－ベンゾチアゼピン－4(5*H*)－オン塩酸塩	326
ヒドロキシジン塩酸塩	**1387**, <u>**45**</u>
ヒドロキシジンパモ酸塩	**1388**, <u>**45**</u>
10－ヒドロキシ－2－(*E*)－デセン酸，成分含量測定用	326
10－ヒドロキシ－2－(*E*)－デセン酸，定量用	326, <u>**22**</u>
10－ヒドロキシ－2－(*E*)－デセン酸，薄層クロマトグラフィー用	327
2－ヒドロキシ－1－(2－ヒドロキシ－4－スルホ－1－ナフチルアゾ)－3－ナフトエ酸	328
N－(3－ヒドロキシフェニル)アセトアミド	328
3－(*p*－ヒドロキシフェニル)プロピオン酸	328
2－ヒドロキシプロピル－*β*－シクロデキストリル化シリカゲル，液体クロマトグラフィー用	384
ヒドロキシプロピルシリル化シリカゲル，液体クロマトグラフィー用	384
ヒドロキシプロピルセルロース	**1389**, <u>**45**</u>
2－[4－(2－ヒドロキシメチル)－1－ピペラジニル]プロパンスルホン酸	328
3－(3－ヒドロキシ－4－メトキシフェニル)－2－(*E*)－プロペン酸	328
3－(3－ヒドロキシ－4－メトキシフェニル)－2－(*E*)－プロペン酸・(*E*)－フェルラ酸混合試液，薄層クロマトグラフィー用	328
ヒドロキシルアミン過塩素酸塩	328
ヒドロキシルアミン過塩素酸塩・エタノール試液	328
ヒドロキシルアミン過塩素酸塩・無水エタノール試液	328
ヒドロキシルアミン過塩素酸塩試液	328
ヒドロキシルアミン試液	328
ヒドロキシルアミン試液，アルカリ性	328
ヒドロキソコバラミン酢酸塩	328, **1391**
ヒドロキノン	328

ヒドロクロロチアジド	328, **1392**, <u>**45**</u>
ヒドロコタルニン塩酸塩水和物	**1393**, <u>**45**</u>
ヒドロコタルニン塩酸塩水和物，定量用	328
ヒドロコルチゾン	328, **1393**
ヒドロコルチゾン・ジフェンヒドラミン軟膏	**1397**
ヒドロコルチゾンコハク酸エステル	**1394**
ヒドロコルチゾンコハク酸エステルナトリウム	**1395**
ヒドロコルチゾン酢酸エステル	328, **1396**
ヒドロコルチゾン酪酸エステル	**1397**, <u>**45**</u>
ヒドロコルチゾンリン酸エステルナトリウム	**1398**, <u>**45**</u>
2－ビニルピリジン	328
4－ビニルピリジン	328
1－ビニル－2－ピロリドン	328
ヒパコニチン，純度試験用	329
非必須アミノ酸試液	329
比表面積測定法	100
比表面積測定用 *α*－アルミナ	385
2,2′－ビピリジル	329
2－(4－ビフェニリル)プロピオン酸	329
皮膚などに適用する製剤	18
皮膚に適用する製剤の放出試験法	161
ピブメシリナム塩酸塩	**1400**, <u>**45**</u>
ピブメシリナム塩酸塩錠	**1400**
ヒプロメロース	**1401**, <u>**45**</u>, **43**
ヒプロメロースカプセル	694
ヒプロメロース酢酸エステルコハク酸エステル	**1403**, <u>**45**</u>
ヒプロメロースフタル酸エステル	**1405**, <u>**45**</u>, **71**
ピペミド酸水和物	**1406**, <u>**45**</u>
ピペラシリン水和物	329, **1406**, <u>**45**</u>
ピペラシリンナトリウム	**1408**, <u>**45**</u>
ピペラジンアジピン酸塩	**1410**, <u>**45**</u>
ピペラジンリン酸塩錠	**1411**
ピペラジンリン酸塩水和物	**1410**, <u>**45**</u>
ピペリジン塩酸塩	329
ピペリデン塩酸塩	**1411**, <u>**45**</u>
ヒペロシド，薄層クロマトグラフィー用	329
ヒベンズ酸チペピジン，定量用	329
ヒポキサンチン	330
ビホナゾール	330, **1412**, <u>**45**</u>
ヒマシ油	330, **2033**
ピマリシン	**1413**, <u>**45**</u>
非無菌医薬品の微生物学的品質特性〈G4-1-170〉	2590
ヒメクロモン	**1414**, <u>**45**</u>
ピモジド	**1414**, <u>**45**</u>
ビャクゴウ	**2033**
百合	**2033**
ビャクシ	**2034**
白芷	**2034**
ビャクジュツ	**2034**
白朮	**2034**
ビャクジュツ末	**2035**
白朮末	**2035**
白虎加人参湯エキス	**2035**
氷酢酸	330, **857**, <u>**38**</u>

氷酢酸，非水滴定用	*330*
氷酢酸・硫酸試液	*330*
標準液	*201*
pH標準液，シュウ酸塩	*203*
pH標準液，水酸化カルシウム	*203*
pH標準液，炭酸塩	*203*
pH標準液，フタル酸塩	*203*
pH標準液，ホウ酸塩	*203*
pH標準液，リン酸塩	*203*
標準品	*186*, *23*, *18*
標準粒子，光遮蔽型自動微粒子測定器校正用	*385*
標準粒子等	*385*
表面プラズモン共鳴法〈G3-10-170〉	*2563*
ピラジナミド	***1415***, *45*
ピラゾール	*330*
ピラルビシン	***1416***, *45*
ピランテルパモ酸塩	***1417***, *45*
1-(2-ピリジルアゾ)-2-ナフトール	*330*
1-(4-ピリジル)ピリジニウム塩化物塩酸塩	*330*
ピリジン	*330*
ピリジン，水分測定用	*330*
ピリジン，無水	*330*
ピリジン・ギ酸緩衝液，0.2 mol/L, pH 3.0	*330*
ピリジン・酢酸試液	*330*
ピリジン・ピラゾロン試液	*330*
ピリドキサールリン酸エステル水和物	***1418***, *45*
ピリドキシン塩酸塩	*330*, ***1419***, *45*
ピリドキシン塩酸塩注射液	***1419***
ピリドスチグミン臭化物	***1420***, *45*
ビリルビン，定量用	*330*
ピルシカイニド塩酸塩カプセル	***1421***
ピルシカイニド塩酸塩水和物	***1421***, *45*
ピルシカイニド塩酸塩水和物，定量用	*330*
ヒルスチン	*330*
ヒルスチン，定量用	*330*, *29*
ヒルスチン，薄層クロマトグラフィー用	*331*
ピルビン酸ナトリウム	*331*
ピルビン酸ナトリウム試液，100 mmol/L	*331*
ピレノキシン	***1423***, *45*
ピレンゼピン塩酸塩水和物	***1423***, *45*
ピロ亜硫酸ナトリウム	***1424***, *46*, *43*
ピロアンチモン酸カリウム	*331*
ピロアンチモン酸カリウム試液	*331*
ピロカルピン塩酸塩	***1425***
ピロカルピン塩酸塩，定量用	*331*
ピロカルピン塩酸塩錠	***1425***
ピロガロール	*331*
ピロキシカム	***1427***, *46*
ピロキシリン	***1428***
L-ピログルタミルグリシル-L-アルギニン-p-ニトロアニリン塩酸塩	*331*
L-ピログルタミルグリシル-L-アルギニン-p-ニトロアニリン塩酸塩試液	*332*
ピロリジンジチオカルバミン酸アンモニウム	*332*
2-ピロリドン	*332*
ピロ硫酸カリウム	*332*
ピロリン酸塩緩衝液，0.05 mol/L, pH 9.0	*332*
ピロリン酸塩緩衝液，pH 9.0	*332*
ピロリン酸カリウム	*332*
ピロール	*332*
ピロールニトリン	***1428***
ビワヨウ	***2037***, *64*
枇杷葉	***2037***
ビンクリスチン硫酸塩	*332*, ***1429***
品質リスクマネジメントの基本的考え方〈G0-2-170〉	*2503*
ピンドロール	***1430***, *46*
ビンブラスチン硫酸塩	*332*, ***1431***
ビンロウジ	***2038***
檳榔子	***2038***

フ

ファモチジン	***1433***, *46*
ファモチジン，定量用	*332*
ファモチジン散	***1434***
ファモチジン錠	***1433***
ファモチジン注射液	***1435***
ファロペネムナトリウム錠	***1438***
ファロペネムナトリウム水和物	***1437***, *46*
フィトナジオン	*332*, ***1440***, *46*
フィブリノーゲン	*332*
ブイヨン，普通	*332*
フィルグラスチム(遺伝子組換え)	***1441***
フィルグラスチム(遺伝子組換え)注射液	***1443***
フィルグラスチム試料用緩衝液	*332*
フィルグラスチム用イスコフ改変ダルベッコ液体培地	*332*
フィルグラスチム用システム適合性試験用試液	*332*
フィルグラスチム用ポリアクリルアミドゲル	*332*
フェキソフェナジン塩酸塩	***1444***, *46*
フェキソフェナジン塩酸塩錠	***1445***
フェナセチン	*332*
フェナゾン	***487***
o-フェナントロリン	*332*
1,10-フェナントロリン一水和物	*332*
1,10-フェナントロリン試液	*332*
o-フェナントロリン試液	*332*
フェニトイン	***1446***, *46*
フェニトイン，定量用	*332*
フェニトイン散	***1448***
フェニトイン錠	***1447***
H-D-フェニルアラニル-L-ピペコリル-L-アルギニル-*p*-ニトロアニリド二塩酸塩	*333*
フェニルアラニン	*333*
L-フェニルアラニン	*333*, ***1449***, *46*
フェニルイソチオシアネート	*333*
フェニル化シリカゲル，液体クロマトグラフィー用	*384*
フェニルカルバモイル化セルロースで被覆したシリカゲル，液体クロマトグラフィー用	*25*

D－フェニルグリシン ……………………………………… 333	フェノールレッド試液，希 ……………………………… 334
25％フェニル－25％シアノプロピルーメチルシリコーン	フェブキソスタット …………………………………… **44**
ポリマー，ガスクロマトグラフィー用 …………… 333	フェブキソスタット錠 ………………………………… **45**
フェニルシリル化シリカゲル，	プエラリン，薄層クロマトグラフィー用 …………… 334
液体クロマトグラフィー用 ……………………… 384	フェリシアン化カリウム ……………………………… 334
フェニルヒドラジン ……………………………………… 333	0.05 mol/Lフェリシアン化カリウム液 ……………… 199
1－フェニルピペラジン一塩酸塩 ……………………… 333	0.1 mol/Lフェリシアン化カリウム液 ………………… 199
フェニルブタゾン ……………………………… **1449**, **46**	フェリシアン化カリウム試液 ………………………… 334
フェニルフルオロン ……………………………………… 333	フェリシアン化カリウム試液，アルカリ性 ………… 334
フェニルフルオロン・エタノール試液 ……………… 333	フェーリング試液 ……………………………………… 334
フェニルヘキシルシリル化シリカゲル，	フェーリング試液，でんぷん消化力試験用 ………… 334
液体クロマトグラフィー用 ……………………… 384	フェルビナク ………………………………… **1460**, **46**
5％フェニル－メチルシリコーンポリマー，	フェルビナク，定量用 ………………………………… 334
ガスクロマトグラフィー用 ……………………… 333	フェルビナクテープ ………………………………… **1461**
35％フェニル－メチルシリコーンポリマー，	フェルビナクパップ ………………………………… **1461**
ガスクロマトグラフィー用 ……………………… 333	(E)－フェルラ酸 ……………………………………… 334
50％フェニル－メチルシリコーンポリマー，	(E)－フェルラ酸，定量用 …………………… 334, **22**
ガスクロマトグラフィー用 ……………………… 333	フェルラ酸シクロアルテニル，
65％フェニル－メチルシリコーンポリマー，	薄層クロマトグラフィー用 ……………………… 335
ガスクロマトグラフィー用 ……………………… 333	フェロシアン化カリウム ……………………………… 335
1－フェニル－3－メチル－5－ピラゾロン …………… 333	フェロシアン化カリウム試液 ………………………… 335
50％フェニル－50％メチルポリシロキサン，	フェロジピン ………………………………… **1462**, **46**
ガスクロマトグラフィー用 ……………………… 333	フェロジピン，定量用 ………………………………… 336
フェニレフリン塩酸塩 ……………………………… **1450**	フェロジピン錠 ……………………………………… **1463**
o－フェニレンジアミン ………………………………… 333	フェンタニルクエン酸塩 …………………… **1464**, **46**
1,3－フェニレンジアミン塩酸塩 ……………………… 333	フェンネル油 ………………………………………… **1869**
o－フェニレンジアミン二塩酸塩 ……………………… 333	フェンブフェン ……………………………… **1464**, **46**
フェネチシリンカリウム …………………… **1451**, **46**	フォリン試液 …………………………………………… 336
フェネチルアミン塩酸塩 ……………………………… 333	フォリン試液，希 ……………………………………… 336
フェノバルビタール ………………………… **1452**, **46**	フクシン ………………………………………………… 336
フェノバルビタール，定量用 ………………………… 333	フクシン・エタノール試液 …………………………… 336
フェノバルビタール散10％ ………………………… **1453**	フクシン亜硫酸試液 …………………………………… 336
フェノバルビタール錠 ……………………………… **1452**	フクシン試液，脱色 …………………………………… 336
フェノフィブラート ………………………… **1454**, **46**	複方アクリノール・チンク油 ………………………… 393
フェノフィブラート錠 ……………………………… **1455**	複方オキシコドン・アトロピン注射液 ……………… 662
フェノール ……………………………………… 333, **1457**	複方オキシコドン注射液 ……………………………… 662
フェノール，定量用 …………………………………… 333	複方サリチル酸精 ……………………………………… 864
フェノール・亜鉛華リニメント …………………… **1458**	複方サリチル酸メチル精 ……………………………… 866
フェノール・ニトロプルシドナトリウム試液 ……… 333	複方ジアスターゼ・重曹散 …………………………… 878
フェノール・ペンタシアノニトロシル鉄(Ⅲ)酸	複方ダイオウ・センナ散 …………………………… **1987**
ナトリウム試液 ……………………………………… 333	複方チアントール・サリチル酸液 ………………… **1126**
フェノール塩酸試液 …………………………………… 333	複方ヨード・グリセリン …………………………… **1756**
フェノール水 ………………………………………… **1458**	複方ロートエキス・ジアスターゼ散 …… **2084**, **67**
p－フェノールスルホン酸ナトリウム ………………… 333	腹膜透析用剤 …………………………………………… 15
p－フェノールスルホン酸ナトリウム二水和物 …… 333	ブクモロール塩酸塩 ………………………… **1465**, **46**
フェノールスルホンフタレイン …………………… **1459**	ブクリョウ …………………………………………… **2038**
フェノールスルホンフタレイン，定量用 …………… 334	茯苓 …………………………………………………… **2038**
フェノールスルホンフタレイン注射液 …………… **1460**	ブクリョウ末 ………………………………………… **2038**
フェノールフタレイン ………………………………… 334	茯苓末 ………………………………………………… **2038**
フェノールフタレイン・チモールブルー試液 ……… 334	ブシ …………………………………………… **2039**, **64**
フェノールフタレイン試液 …………………………… 334	ブシジエステルアルカロイド混合標準溶液，純度試験用 … 336
フェノールフタレイン試液，希 ……………………… 334	フシジン酸ナトリウム ……………………… **1466**, **46**
フェノールレッド ……………………………………… 334	ブシ末 ………………………………………………… **2040**
フェノールレッド試液 ………………………………… 334	

ブシモノエステルアルカロイド混合標準試液,
　　成分含量測定用 ……………………………………336
ブシモノエステルアルカロイド混合標準試液, 定量用 ……336
ブシモノエステルアルカロイド混合標準試液,
　　分離確認用 ………………………………………… **_25_**
ブシ用リン酸塩緩衝液 ………………………………………336
ブシラミン ……………………………………336, **_1468_**, **_46_**
ブシラミン, 定量用 …………………………………………336
ブシラミン錠 ……………………………………………**_1469_**
ブスルファン …………………………………………**_1470_**, **_46_**
プソイドエフェドリン塩酸塩 ………………………………336
ブタ胆汁末, 薄層クロマトグラフィー用 …………………336
1-ブタノール …………………………………………………336
1-ブタノール, アンモニア飽和 ……………………………336
2-ブタノール …………………………………………………336
n-ブタノール …………………………………………………336
ブタノール, イソ ……………………………………………336
ブタノール, 第二 ……………………………………………336
ブタノール, 第三 ……………………………………………336
1-ブタノール試液, アンモニア飽和 ………………………336
2-ブタノン ……………………………………………………336
o-フタルアルデヒド ………………………………………337
フタルイミド …………………………………………………337
フタル酸 ………………………………………………………337
フタル酸塩pH標準液 ………………………………………203
フタル酸緩衝液, pH 5.8 ……………………………………337
フタル酸ジエチル ……………………………………………337
フタル酸ジシクロヘキシル …………………………………337
フタル酸ジノニル ……………………………………………337
フタル酸ジフェニル …………………………………………337
フタル酸ジ-n-ブチル …………………………………337
フタル酸ジメチル ……………………………………………337
フタル酸水素カリウム ………………………………………337
フタル酸水素カリウム(標準試薬) …………………………337
フタル酸水素カリウム, pH測定用 …………………………337
フタル酸水素カリウム緩衝液, 0.3 mol/L, pH 4.6 ………337
フタル酸水素カリウム緩衝液, pH 3.5 ……………………337
フタル酸水素カリウム緩衝液, pH 4.6 ……………………337
フタル酸水素カリウム緩衝液, pH 5.6 ……………………337
フタル酸水素カリウム試液, 0.2 mol/L, 緩衝液用 ………337
フタル酸ビス(シス-3,3,5-トリメチルシクロヘキシル) …338
フタレインパープル …………………………………………338
付着錠 …………………………………………………………13
n-ブチルアミン ………………………………………………338
t-ブチルアルコール …………………………………………338
ブチルシリル化シリカゲル, 液体クロマトグラフィー用 …384
ブチルスコポラミン臭化物 ………………………**_1470_**, **_46_**
n-ブチルボロン酸 ……………………………………………338
$tert$-ブチルメチルエーテル …………………………………338
ブチロラクトン ………………………………………………338
普通カンテン培地 ……………………………………………338
普通カンテン培地, テセロイキン用 ………………………338
普通ブイヨン …………………………………………………338
フッ化水素酸 …………………………………………………338

フッ化ナトリウム ……………………………………………338
フッ化ナトリウム(標準試薬) ………………………………338
フッ化ナトリウム・塩酸試液 ………………………………338
フッ化ナトリウム試液 ………………………………………338
フッ素標準液 …………………………………………………203
沸点測定法及び蒸留試験法 …………………………………74
ブデソニド ……………………………………………………**_72_**
ブテナフィン塩酸塩 …………………………………**_1471_**, **_46_**
ブテナフィン塩酸塩, 定量用 ………………………………338
ブテナフィン塩酸塩液 ……………………………………**_1472_**
ブテナフィン塩酸塩クリーム ……………………………**_1473_**
ブテナフィン塩酸塩スプレー ……………………………**_1472_**
ブドウ酒 ………………………………………………**_1474_**, **_46_**
ブドウ糖 ……………………………………338, **_1475_**, **_46_**, **_47_**
ブドウ糖試液 …………………………………………………338
ブドウ糖水和物 ……………………………………**_1477_**, **_46_**
ブドウ糖注射液 ……………………………………………**_1479_**
N-t-ブトキシカルボニル-L-グルタミン酸-α-
　　フェニルエステル ……………………………………338
フドステイン …………………………………………**_1479_**, **_46_**
フドステイン, 定量用 ………………………………………338
フドステイン錠 ……………………………………………**_1480_**
ブトロピウム臭化物 ………………………………**_1481_**, **_46_**, **_73_**
ブナゾシン塩酸塩 ……………………………………**_1482_**, **_46_**
ブピバカイン塩酸塩水和物 …………………………**_1482_**, **_46_**
ブファリン, 成分含量測定用 ………………………………338
ブファリン, 定量用 …………………………………………338
ブフェトロール塩酸塩 ………………………………**_1483_**, **_46_**
ブプラノロール塩酸塩 ………………………………**_1484_**, **_46_**
ブプレノルフィン塩酸塩 ……………………………**_1485_**, **_46_**
ブホルミン塩酸塩 ……………………………………**_1485_**, **_46_**
ブホルミン塩酸塩, 定量用 …………………………………339
ブホルミン塩酸塩錠 ………………………………………**_1486_**
ブホルミン塩酸塩腸溶錠 …………………………………**_1487_**
フマル酸, 薄層クロマトグラフィー用 ……………………339
フマル酸ビソプロロール, 定量用 …………………………339
ブメタニド ……………………………………………**_1488_**, **_46_**
浮遊培養用培地 ………………………………………………339
Primer F ………………………………………………………339
Primer F試液 …………………………………………………339
Primer R ………………………………………………………339
Primer R試液 …………………………………………………339
(±)-プラエルプトリンA, 薄層クロマトグラフィー用 ……339
フラジオマイシン硫酸塩 ……………………………**_1489_**, **_46_**
ブラジキニン …………………………………………………339
プラスチック製医薬品容器及び輸液用ゴム栓の
　　容器設計における一般的な考え方と求められる要件
　　〈G7-2-162〉 ……………………………………………2645
プラスチック製医薬品容器試験法 …………………………179
プラステロン硫酸エステルナトリウム水和物 ……**_1490_**, **_46_**
プラゼパム ……………………………………………**_1491_**, **_46_**
プラゼパム, 定量用 …………………………………………339
プラゼパム錠 ………………………………………………**_1491_**
プラゾシン塩酸塩 ……………………………………**_1492_**, **_46_**

プラチコジンD，薄層クロマトグラフィー用	339
プラノプロフェン	1493, **46**
プラバスタチンナトリウム	340, 1494, **46**
プラバスタチンナトリウム液	1498
プラバスタチンナトリウム細粒	1496
プラバスタチンナトリウム錠	1495
フラビンアデニンジヌクレオチドナトリウム	1499, **46**
フラボキサート塩酸塩	1500, **46**
プランルカスト水和物	1501, **46**
プリミドン	1502, **46**
ブリリアントグリン	340
ふるい	385
フルオシノニド	1503
フルオシノロンアセトニド	340, 1504
フルオレスカミン	340
フルオレセイン	340
フルオレセインナトリウム	340, 1505
フルオレセインナトリウム試液	340
9－フルオレニルメチルクロロギ酸	340
4－フルオロ安息香酸	340
フルオロウラシル	1505, **46**
フルオロキノロン酸，薄層クロマトグラフィー用	340
1－フルオロ－2,4－ジニトロベンゼン	340
フルオロシリル化シリカゲル，液体クロマトグラフィー用	384
7－フルオロ－4－ニトロベンゾ－2－オキサ－1,3－ジアゾール	340
フルオロメトロン	1506, **47**
フルコナゾール	1507, **47**
フルコナゾール，定量用	340
フルコナゾールカプセル	1508
フルコナゾール注射液	1509
フルジアゼパム	1509, **47**
フルジアゼパム，定量用	340
フルジアゼパム錠	1510
フルシトシン	1511, **47**
ブルシン	340
ブルシン n 水和物	341
ブルシン二水和物	341
フルスルチアミン塩酸塩	1512, **47**
フルタミド	1513, **47**
ブルーテトラゾリウム	341
ブルーテトラゾリウム試液，アルカリ性	341
フルトプラゼパム	1514, **47**
フルトプラゼパム，定量用	341
フルトプラゼパム錠	1514
フルドロコルチゾン酢酸エステル	1515, **47**
フルニトラゼパム	1516, **47**
フルフェナジンエナント酸エステル	1517, **47**
フルフラール	341
フルボキサミンマレイン酸塩	1517, **47**
フルボキサミンマレイン酸塩錠	1519
フルラゼパム，定量用	341
フルラゼパム塩酸塩	1520, **47**

プルラナーゼ	341
プルラナーゼ試液	341
プルラン	1520, **47**
プルランカプセル	694
フルルビプロフェン	1521, **47**
ブレオマイシン塩酸塩	1522, **47**
ブレオマイシン硫酸塩	1524, **47**
フレカイニド酢酸塩	341, 1526, **47**
フレカイニド酢酸塩，定量用	341
フレカイニド酢酸塩錠	1527
プレドニゾロン	341, 1528, **47**
プレドニゾロンコハク酸エステル	1529
プレドニゾロン酢酸エステル	341, 1531
プレドニゾロン錠	1529
プレドニゾロンリン酸エステルナトリウム	1532, **47**
プレドニゾン	341
フローイメージング法によるバイオテクノロジー応用医薬品(バイオ医薬品)原薬／製剤中の不溶性微粒子の評価法〈G3-17-182〉	98
フロイント完全アジュバント	341, **32**
プロカインアミド塩酸塩	341, 1535, **47**
プロカインアミド塩酸塩，定量用	341
プロカインアミド塩酸塩錠	1535
プロカインアミド塩酸塩注射液	1536
プロカイン塩酸塩	341, 1533, **47**
プロカイン塩酸塩，定量用	341
プロカイン塩酸塩注射液	1534
プロカテロール塩酸塩水和物	341, 1537, **47**
プロカルバジン塩酸塩	1537, **47**
プログルミド	1538, **47**
プロクロルペラジンマレイン酸塩	1539, **47**
プロクロルペラジンマレイン酸塩錠	1539
プロゲステロン	341, 1541
プロゲステロン注射液	1541
フローサイトメトリー〈G3-16-182〉	**96**
プロスタグランジン A_1	341
プロセス解析工学によるリアルタイムリリース試験における含量均一性評価のための判定基準〈G6-1-171〉	2636
フロセミド	1542, **47**
フロセミド錠	1543
フロセミド注射液	1544
プロタミン硫酸塩	1544
プロタミン硫酸塩注射液	1545
プロチオナミド	1545, **47**
プロチゾラム	1546, **47**
プロチゾラム，定量用	341
プロチゾラム錠	1547
プロチレリン	1548, **47**
プロチレリン酒石酸塩水和物	1549, **47**
ブロッキング剤	341
ブロッキング試液，エポエチンアルファ用	341
ブロッキング試液，ナルトグラスチム試験用	341, **32**
ブロック緩衝液	341
ブロッティング試液	341

V8プロテアーゼ	341	N-ブロムサクシンイミド	342
V8プロテアーゼ，インスリングラルギン用	341	N-ブロムサクシンイミド試液	342
V8プロテアーゼ酵素試液	342	ブロムチモールブルー	342
プロテイン銀	**1550**	ブロムチモールブルー・水酸化ナトリウム試液	343
プロテイン銀液	**1550**	ブロムチモールブルー試液	342
1-プロパノール	342	ブロムフェナクナトリウム水和物	**1565**, *47*
2-プロパノール	342	ブロムフェナクナトリウム点眼液	**1566**
2-プロパノール，液体クロマトグラフィー用	342	ブロムフェノールブルー	343
2-プロパノール，ビタミンA定量用	342	ブロムフェノールブルー・フタル酸水素カリウム試液	343
n-プロパノール	342	ブロムフェノールブルー試液	343
プロパノール，イソ	342	ブロムフェノールブルー試液，pH 7.0	343
プロパフェノン塩酸塩	**1551**, *47*	ブロムフェノールブルー試液，希	343
プロパフェノン塩酸塩，定量用	342	ブロムヘキシン塩酸塩	**1567**, *47*, *73*
プロパフェノン塩酸塩錠	**1551**	ブロムワレリル尿素	343, **1571**
プロパンテリン臭化物	342, **1552**	プロメタジン塩酸塩	**1568**, *47*
プロピオン酸	342	フロモキセフナトリウム	**1568**, *47*
プロピオン酸エチル	342	ブロモクリプチンメシル酸塩	**1571**, *47*
プロピオン酸ジョサマイシン	342	ブロモクレゾールグリン	343
プロピオン酸テストステロン	342	ブロモクレゾールグリン・クリスタルバイオレット試液	343
プロピオン酸ベクロメタゾン	342	ブロモクレゾールグリン・水酸化ナトリウム・エタノール試液	343
プロピフェナゾン	**518**	ブロモクレゾールグリン・水酸化ナトリウム・酢酸・酢酸ナトリウム試液	343
プロピベリン塩酸塩	**1553**, *47*	ブロモクレゾールグリン・水酸化ナトリウム試液	343
プロピベリン塩酸塩錠	**1554**	ブロモクレゾールグリン・メチルレッド試液	343
プロピルアミン，イソ	342	ブロモクレゾールグリン試液	343
プロピルエーテル，イソ	342	ブロモクレゾールグリーン	343
プロピルチオウラシル	**1555**	ブロモクレゾールグリーン・クリスタルバイオレット試液	343
プロピルチオウラシル，定量用	342	ブロモクレゾールグリーン・水酸化ナトリウム・エタノール試液	343
プロピルチオウラシル錠	**1556**	ブロモクレゾールグリーン・水酸化ナトリウム・酢酸・酢酸ナトリウム試液	343
プロピレングリコール	342, **1557**, *47*, *47*	ブロモクレゾールグリーン・水酸化ナトリウム試液	343
プロピレングリコール，ガスクロマトグラフィー用	342	ブロモクレゾールグリーン・メチルレッド試液	343
プロブコール	**1558**, *47*	ブロモクレゾールグリーン試液	343
プロブコール細粒	**1559**	ブロモクレゾールパープル	343
プロブコール錠	**1559**	ブロモクレゾールパープル・水酸化ナトリウム試液	343
プロプラノロール塩酸塩	**1560**, *47*	ブロモクレゾールパープル・リン酸水素二カリウム・クエン酸試液	343
プロプラノロール塩酸塩，定量用	342	ブロモクレゾールパープル試液	343
プロプラノロール塩酸塩錠	**1561**	N-ブロモスクシンイミド	343
フロプロピオン	342, **1562**, *47*	N-ブロモスクシンイミド試液	343
フロプロピオン，定量用	342	ブロモチモールブルー	343
フロプロピオンカプセル	**1562**	ブロモチモールブルー・エタノール性水酸化ナトリウム試液	343
プロベネシド	342, **1563**, *47*	ブロモチモールブルー・水酸化ナトリウム試液	343
プロベネシド錠	**1564**	ブロモチモールブルー試液	343
ブロマゼパム	**1565**, *47*	ブロモバレリル尿素	343, **1571**, *47*
ブロムクレゾールグリン	342	ブロモフェノールブルー	343
ブロムクレゾールグリン・塩化メチルロザニリン試液	342	ブロモフェノールブルー・フタル酸水素カリウム試液	343
ブロムクレゾールグリン・水酸化ナトリウム・酢酸・酢酸ナトリウム試液	342	ブロモフェノールブルー試液	343
ブロムクレゾールグリン・水酸化ナトリウム試液	342	ブロモフェノールブルー試液，0.05%	343
ブロムクレゾールグリン・メチルレッド試液	342	ブロモフェノールブルー試液，pH 7.0	343
ブロムクレゾールグリン試液	342		
ブロムクレゾールパープル	342		
ブロムクレゾールパープル・水酸化ナトリウム試液	342		
ブロムクレゾールパープル・リン酸一水素カリウム・クエン酸試液	342		
ブロムクレゾールパープル試液	342		

ブロモフェノールブルー試液, 希	343
L-プロリン	343, 1572, 47
フロログルシノール二水和物	343
フロログルシン	343
フロログルシン二水和物	343
分散錠	10
分子量試験用還元液	344
分子量測定用低分子量ヘパリン	344
分子量測定用マーカータンパク質	344
分子量標準原液	344
分子量マーカー, インターフェロンアルファ用	344
分子量マーカー, エポエチンアルファ用	344
分子量マーカー, テセロイキン用	344, 23
分子量マーカー, ナルトグラスチム試験用	344, 32
分析法バリデーション 〈G1-1-130〉	2516
粉体の細かさの表示法 〈G2-2-171〉	2524
粉体の粒子密度測定法	102
粉体の流動性 〈G2-3-182〉	2524, 88
分銅	385
粉末飴	1923
粉末X線回折測定法	74, 17
粉末セルロース	1080, 41, 61
噴霧試液用チモール	344
噴霧用塩化2,3,5-トリフェニル-2H-テトラゾリウム・メタノール試液	344
噴霧用塩化p-ニトロベンゼンジアゾニウム試液	344
噴霧用希次硝酸ビスマス・ヨウ化カリウム試液	344
噴霧用4-ジメチルアミノベンズアルデヒド試液	344
噴霧用p-ジメチルアミノベンズアルデヒド試液	344
噴霧用チモール・硫酸・メタノール試液	344
噴霧用ドラーゲンドルフ試液	344
噴霧用4-ニトロベンゼンジアゾニウム塩酸塩試液	344
噴霧用p-ニトロベンゼンジアゾニウム塩酸塩試液	344
噴霧用ニンヒドリン・エタノール試液	344
噴霧用バニリン・硫酸・エタノール試液	344
噴霧用4-メトキシベンズアルデヒド・硫酸・酢酸・エタノール試液	344
分離確認用グリチルリチン酸一アンモニウム	344
分離確認用バイカレイン	344
分離確認用パラオキシ安息香酸ブチル	344
分離確認用パラオキシ安息香酸プロピル	344
分離確認用パラオキシ安息香酸メチル	344
分離確認用ブシモノエステルアルカロイド混合標準試液	25
分離ゲル, セルモロイキン用	344

へ

ペウケダヌム・レデボウリエルロイデス, 純度試験用	344
ペオニフロリン, 薄層クロマトグラフィー用	344
ペオノール, 成分含量測定用	345
ペオノール, 定量用	345
ペオノール, 薄層クロマトグラフィー用	345
ベカナマイシン硫酸塩	345, 1573, 47
ヘキサクロロ白金(IV)酸試液	345
ヘキサクロロ白金(IV)酸六水和物	345
ヘキサクロロ白金(IV)酸・ヨウ化カリウム試液	345
ヘキサシアノ鉄(II)酸カリウム三水和物	345
ヘキサシアノ鉄(II)酸カリウム試液	345
ヘキサシアノ鉄(III)酸カリウム	345
0.05 mol/Lヘキサシアノ鉄(III)酸カリウム液	199
0.1 mol/Lヘキサシアノ鉄(III)酸カリウム液	199
ヘキサシアノ鉄(III)酸カリウム試液	345
ヘキサシアノ鉄(III)酸カリウム試液, アルカリ性	345
ヘキサシリル化シリカゲル, 液体クロマトグラフィー用	384
ヘキサニトロコバルト(III)酸ナトリウム	345
ヘキサニトロコバルト(III)酸ナトリウム試液	345
1-ヘキサノール	345
ヘキサヒドロキソアンチモン(V)酸カリウム	346
ヘキサヒドロキソアンチモン(V)酸カリウム試液	346
ヘキサミン	346
1,1,1,3,3,3-ヘキサメチルジシラザン	346
ヘキサメチレンテトラミン	346
ヘキサメチレンテトラミン試液	346
ヘキサン	346
n-ヘキサン, 液体クロマトグラフィー用	346
n-ヘキサン, 吸収スペクトル用	346
ヘキサン, 液体クロマトグラフィー用	346
ヘキサン, 吸収スペクトル用	346
ヘキサン, 生薬純度試験用	346
1-ヘキサンスルホン酸ナトリウム	346
ベクロメタゾンプロピオン酸エステル	346, 1574, 47, 47
ベザフィブラート	1575, 47
ベザフィブラート, 定量用	346
ベザフィブラート徐放錠	1576
ヘスペリジン, 成分含量測定用	346
ヘスペリジン, 定量用	346
ヘスペリジン, 薄層クロマトグラフィー用	347
ベタキソロール塩酸塩	1577, 48
ベタネコール塩化物	1578, 48
ベタヒスチンメシル酸塩	347, 1578, 48
ベタヒスチンメシル酸塩, 定量用	347
ベタヒスチンメシル酸塩錠	1579
ベタミプロン	347, 1580, 48
ベタミプロン, 定量用	347
ベタメタゾン	1581, 48
ベタメタゾン吉草酸エステル	1583
ベタメタゾン吉草酸エステル・ゲンタマイシン硫酸塩クリーム	1585
ベタメタゾン吉草酸エステル・ゲンタマイシン硫酸塩軟膏	1584
ベタメタゾンジプロピオン酸エステル	1586, 48
ベタメタゾン錠	1582
ベタメタゾンリン酸エステルナトリウム	1587
ペチジン塩酸塩	1588
ペチジン塩酸塩, 定量用	347
ペチジン塩酸塩注射液	1589
ベニジピン塩酸塩	347, 1590, 48
ベニジピン塩酸塩, 定量用	347

ベニジピン塩酸塩錠	*1591*	ペルオキシダーゼ標識アビジン試液	348
ペニシリウム由来β－ガラクトシダーゼ用		ペルオキシダーゼ標識抗ウサギ抗体	348
グルコース検出用試液	347	ペルオキシダーゼ標識抗ウサギ抗体試液	348
ペニシリウム由来β－ガラクトシダーゼ用		ペルオキシダーゼ標識ブラジキニン	348
乳糖基質試液	347	ペルオキシダーゼ標識ブラジキニン試液	348
ペニシリウム由来β－ガラクトシダーゼ用		ペルオキソ二硫酸アンモニウム	348
リン酸水素二ナトリウム・クエン酸緩衝液，pH 4.5	347	ペルオキソ二硫酸アンモニウム試液，10%	348
ペニシリンGカリウム	*1620*	ペルオキソ二硫酸カリウム	348
ベニバナ	*1923*	ベルゲニン，薄層クロマトグラフィー用	348
pH測定法	70	ベルバスコシド，薄層クロマトグラフィー用	349
ヘパリンカルシウム	*1592*, __48__	ペルフェナジン	*1613*, __48__
ヘパリンナトリウム	347, *1596*, __48__	ペルフェナジン錠	*1614*
ヘパリンナトリウム注射液	*1599*, __48__	ペルフェナジンマレイン酸塩	*1615*, __48__
ペプシン，含糖	347	ペルフェナジンマレイン酸塩，定量用	349
ヘプタフルオロ酪酸	347	ペルフェナジンマレイン酸塩錠	*1615*
ヘプタン	347	ベルベリン塩化物水和物	349, *1616*, __48__
ヘプタン，液体クロマトグラフィー用	347	ベルベリン塩化物水和物，薄層クロマトグラフィー用	349
1－ヘプタンスルホン酸ナトリウム	347	ベンザルコニウム塩化物	349, *1617*
ペプチド及びタンパク質の質量分析〈G3-4-161〉	*2543*	ベンザルコニウム塩化物液	*1618*
ペプチドマップ法〈G3-3-182〉	*2539*, __91__	ベンザルフタリド	349
ペプトン	347	ベンジルアルコール	349, *1619*, __74__
ペプトン，カゼイン製	347	p－ベンジルフェノール	349
ペプトン，ゼラチン製	347	ベンジルペニシリンカリウム	349, *1620*, __48__
ペプトン，ダイズ製	347	ベンジルペニシリンベンザチン	349
ペプトン，肉製	347	ベンジルペニシリンベンザチン水和物	349, *1622*, __48__
ペプロマイシン硫酸塩	*1601*, __48__	ヘンズ	*2043*
ヘペス緩衝液，pH 7.5	347	扁豆	*2043*
ベヘン酸メチル	347	ベンズアルデヒド	349
ベポタスチンベシル酸塩	*1603*, __48__	ベンズ[*a*]アントラセン	349
ベポタスチンベシル酸塩，定量用	347	ベンズブロマロン	*1623*, __48__
ベポタスチンベシル酸塩錠	*1604*	ベンゼトニウム塩化物	*1624*
ヘマトキシリン	348	ベンゼトニウム塩化物，定量用	349
ヘマトキシリン試液	348	ベンゼトニウム塩化物液	*1625*
ペミロラストカリウム	348, *1606*, __48__	0.004 mol/Lベンゼトニウム塩化物液	199
ペミロラストカリウム錠	*1607*	ベンセラジド塩酸塩	*1625*, __48__
ペミロラストカリウム点眼液	*1608*	ベンゼン	349
ベラドンナエキス	*2042*, __64__	N－α－ベンゾイル－L－アルギニンエチル塩酸塩	349
ベラドンナコン	*2041*	N－α－ベンゾイル－L－アルギニンエチル試液	350
ベラドンナ根	*2041*	N－α－ベンゾイル－L－アルギニン－4－	
ベラドンナ総アルカロイド	*2043*	ニトロアニリド塩酸塩	350
ベラパミル塩酸塩	*1609*, __48__	N－α－ベンゾイル－L－アルギニン－4－	
ベラパミル塩酸塩，定量用	348	ニトロアニリド試液	350
ベラパミル塩酸塩錠	*1609*	N－ベンゾイル－L－イソロイシル－L－グルタミル	
ベラパミル塩酸塩注射液	*1610*	（γ－OR）－グリシル－L－アルギニル－p－	
ベラプロストナトリウム	348, *1611*	ニトロアニリド塩酸塩	350
ベラプロストナトリウム，定量用	348	ベンゾイルヒパコニン塩酸塩	__25__
ベラプロストナトリウム錠	*1612*	ベンゾイルヒパコニン塩酸塩，定量用	350
ヘリウム	348	ベンゾイルメサコニン塩酸塩，定量用	350
ペリルアルデヒド，成分含量測定用	348	ベンゾイルメサコニン塩酸塩，	
ペリルアルデヒド，定量用	348	薄層クロマトグラフィー用	351
ペリルアルデヒド，薄層クロマトグラフィー用	348	ベンゾイン	351
ペルオキシダーゼ	348	ベンゾカイン	**448**
ペルオキシダーゼ測定用基質液	348	p－ベンゾキノン	351
ペルオキシダーゼ標識アビジン	348	p－ベンゾキノン試液	351

ベンゾ[a]ピレン	351
ベンゾフェノン	351
ペンタエチレンヘキサアミノ化ポリビニルアルコール	
ポリマービーズ，液体クロマトグラフィー用	384
ペンタシアノアンミン鉄(Ⅱ)酸ナトリウムn水和物	351
ペンタシアノニトロシル鉄(Ⅲ)酸ナトリウム・	
ヘキサシアノ鉄(Ⅲ)酸カリウム試液	351
ペンタシアノニトロシル鉄(Ⅲ)酸ナトリウム・	
ヘキサシアノ鉄(Ⅲ)酸カリウム試液，希	351
ペンタシアノニトロシル鉄(Ⅲ)酸ナトリウム試液	351
ペンタシアノニトロシル鉄(Ⅲ)酸ナトリウム二水和物	351
ペンタゾシン	***1626***, ***48***
ペンタン	351
1-ペンタンスルホン酸ナトリウム	351
ペントキシベリンクエン酸塩	***1626***, ***48***
ベントナイト	1627
ペントバルビタールカルシウム	***1628***, ***48***
ペントバルビタールカルシウム錠	1629
ペンブトロール硫酸塩	***1630***, ***48***
変法チオグリコール酸培地	352

ホ

ボウイ	***2044***, ***95***
防已	2044
防已黄耆湯エキス	***2044***, ***64***
崩壊試験第1液	352
崩壊試験第2液	352
崩壊試験法	153
芳香水剤	21
ボウコン	2046
茅根	2046
ホウ酸	352, ***1630***, ***48***
ホウ酸・塩化カリウム・水酸化ナトリウム緩衝液, pH 9.0	352
ホウ酸・塩化カリウム・水酸化ナトリウム緩衝液, pH 9.2	352
ホウ酸・塩化カリウム・水酸化ナトリウム緩衝液, pH 9.6	352
ホウ酸・塩化カリウム・水酸化ナトリウム緩衝液, pH 10.0	352
0.2 mol/Lホウ酸・0.2 mol/L塩化カリウム試液, 緩衝液用	352
ホウ酸・塩化マグネシウム緩衝液, pH 9.0	352
ホウ酸・水酸化ナトリウム緩衝液, pH 8.4	352
ホウ酸・メタノール緩衝液	352
ホウ酸塩・塩酸緩衝液, pH 9.0	352
ホウ酸塩pH標準液	203
ホウ酸ナトリウム	352
ホウ酸ナトリウム, pH測定用	352
ホウ砂	352, ***1631***, ***48***
ボウショウ	2047
芒硝	2047
抱水クロラール	352, ***1631***
抱水クロラール試液	352
抱水ヒドラジン	352
ホウ素標準液	203
ボウフウ	2048
防風	2048
防風通聖散エキス	2048
飽和ヨウ化カリウム試液	352
ボクソク	***2052***, ***65***
樸樕	2052
ボグリボース	***1631***, ***48***
ボグリボース, 定量用	352
ボグリボース口腔内崩壊錠	***74***
ボグリボース錠	***1632***, ***74***
ホスゲン紙	384
ホスファターゼ, アルカリ性	352
ホスファターゼ試液, アルカリ性	352
ホスフィン酸	352
ホスホマイシンカルシウム水和物	***1634***, ***48***
ホスホマイシンナトリウム	***1636***, ***48***
保存効力試験法〈G4-3-170〉	2594
ボタンピ	2053
牡丹皮	2053
ボタンピ末	2053
牡丹皮末	2053
補中益気湯エキス	2054
ポテトエキス	352
ホノキオール	352
ポビドン	***1637***, ***48***
ポビドンヨード	***1640***, ***48***
ホマトロピン臭化水素酸塩	352, ***1640***
ホミカ	2057
ホミカエキス	***2058***, ***65***
ホミカエキス散	***2058***, ***65***
ホミカチンキ	***2059***, ***65***
ホモクロルシクリジン塩酸塩	***1641***, ***48***
ポラプレジンク	***1642***, ***48***
ポラプレジンク顆粒	1643
ボラン-ピリジン錯体	352
ポリアクリルアミドゲル, エポエチンアルファ用	353
ポリアクリルアミドゲル, テセロイキン用	***25***
ポリアクリルアミドゲル, ナルトグラスチム用	353, ***32***
ポリアクリルアミドゲル, フィルグラスチム用	353
ポリアクリル酸メチル, ガスクロマトグラフィー用	353
ポリアミド, カラムクロマトグラフィー用	384
ポリアミド, 薄層クロマトグラフィー用	384
ポリアミド(蛍光剤入り), 薄層クロマトグラフィー用	384
ポリアミンシリカゲル, 液体クロマトグラフィー用	***32***
ポリアルキレングリコール, ガスクロマトグラフィー用	353
ポリアルキレングリコールモノエーテル, ガスクロマトグラフィー用	353
ポリエチレングリコール20 M, ガスクロマトグラフィー用	353
ポリエチレングリコール400	***1657***

ポリエチレングリコール400,	
ガスクロマトグラフィー用	353
ポリエチレングリコール600,	
ガスクロマトグラフィー用	353
ポリエチレングリコール1500	**1657**
ポリエチレングリコール1500,	
ガスクロマトグラフィー用	353
ポリエチレングリコール4000	**1658**
ポリエチレングリコール6000	**1658**
ポリエチレングリコール6000,	
ガスクロマトグラフィー用	353
ポリエチレングリコール15000-ジエポキシド,	
ガスクロマトグラフィー用	353
ポリエチレングリコール20000	**1659**
ポリエチレングリコールエステル化物,	
ガスクロマトグラフィー用	353
ポリエチレングリコール軟膏	**1659**
ポリエチレングリコール2-ニトロテレフタレート,	
ガスクロマトグラフィー用	353
ポリオキシエチレン(23)ラウリルエーテル	353
ポリオキシエチレン(40)オクチルフェニルエーテル	353
ポリオキシエチレン硬化ヒマシ油60	353
ボリコナゾール	353, **1644**, **48**
ボリコナゾール錠	**1645**
ポリスチレンスルホン酸カルシウム	**1647**, **48**
ポリスチレンスルホン酸ナトリウム	**1649**, **48**, **47**
ポリソルベート20	353
ポリソルベート20, エポエチンベータ用	354
ポリソルベート80	354, **1650**, **48**, **75**
ポリテトラフルオロエチレン,	
ガスクロマトグラフィー用	384
ホリナートカルシウム	**1652**
ホリナートカルシウム水和物	**1652**, **48**
ポリビニリデンフロライド膜	354
ポリビニルアルコール	354
ポリビニルアルコールⅠ	354
ポリビニルアルコールⅡ	354
ポリビニルアルコール試液	354
ポリミキシンB硫酸塩	**1653**, **48**
ポリメチルシロキサン, ガスクロマトグラフィー用	354
ボルネオール酢酸エステル	354
ホルマジン乳濁原液	203
ホルマジン標準乳濁液	355
ホルマリン	355, **1654**
ホルマリン・硫酸試液	355
ホルマリン試液	355
ホルマリン水	**1654**
2-ホルミル安息香酸	355
ホルムアミド	355
ホルムアミド, 水分測定用	355
ホルムアルデヒド液	355
ホルムアルデヒド液・硫酸試液	355
ホルムアルデヒド試液	355
ホルムアルデヒド試液, 希	355

ホルモテロールフマル酸塩水和物	**1654**, **48**, **77**
ボレイ	**2059**
牡蛎	**2059**
ボレイ末	**2060**
牡蛎末	**2060**
ポンプスプレー剤	19

マ

マイクロプレート	355
マイクロプレート洗浄用リン酸塩緩衝液	355
マイトマイシンC	**1655**
マウス抗エポエチンアルファモノクローナル抗体	355
前処理用アミノプロピルシリル化シリカゲル	355
前処理用オクタデシルシリル化シリカゲル	355
マオウ	**2060**
麻黄	**2060**
麻黄湯エキス	**2061**, **95**
マーカータンパク質, セルモロイキン分子量測定用	355
マグネシア試液	355
マグネシウム	355
マグネシウム標準液, 原子吸光光度用	203
マグネシウム標準原液	203
マグネシウム粉末	355
マグネシウム末	355
マグノフロリンヨウ化物, 定量用	355
マグノロール, 成分含量測定用	356
マグノロール, 定量用	356
マグノロール, 薄層クロマトグラフィー用	357
マクリ	**2063**, **65**
マクロゴール400	**1657**
マクロゴール600	357
マクロゴール1500	**1657**
マクロゴール4000	**1658**
マクロゴール6000	**1658**
マクロゴール20000	**1659**
マクロゴール軟膏	**1659**
マシニン	**2064**
麻子仁	**2064**
麻酔用エーテル	357, 608
マニジピン塩酸塩	**1660**, **48**
マニジピン塩酸塩錠	**1661**
マプロチリン塩酸塩	**1662**, **48**
マラカイトグリーン	357
マラカイトグリーンシュウ酸塩	357
マルチトール	357
マルトース	357
マルトース水和物	357, **1663**, **48**
マルトトリオース	357
4-(マレイミドメチル)シクロヘキシルカルボン酸-N-	
ヒドロキシコハク酸イミドエステル	357
マレイン酸	357
マレイン酸イルソグラジン	357
マレイン酸イルソグラジン, 定量用	357

マレイン酸エナラプリル ……………………………… 357
マレイン酸クロルフェニラミン ………………………… 357
マレイン酸ペルフェナジン，定量用 …………………… 357
マレイン酸メチルエルゴメトリン，定量用 …………… 357
マロン酸ジメチル ………………………………………… 357
マンギフェリン，定量用 ………………………………… 357
D-マンニトール ……………………………… 358, 1664, 48, 79
D-マンニトール注射液 ……………………………… 1665
マンニトリオース，薄層クロマトグラフィー用 ……… 358
D-マンノサミン塩酸塩 ………………………………… 358
D-マンノース …………………………………………… 358

ミ

ミオイノシトール ……………………………………… 358
ミオグロビン …………………………………………… 358
ミグリトール ……………………………… 358, 1666, 48
ミグリトール錠 ………………………………………… 1667
ミグレニン ……………………………………… 1668, 48
ミクロノマイシン硫酸塩 ……………………… 1669, 48
ミコナゾール …………………………………… 1670, 49
ミコナゾール硝酸塩 ……………………… 358, 1670, 49
水・メタノール標準液 ………………………………… 204
ミゾリビン ……………………………………… 1671, 49
ミゾリビン錠 …………………………………………… 1672
ミチグリニドカルシウム錠 …………………………… 1674
ミチグリニドカルシウム水和物 ……………… 358, 1673, 49
ミツロウ ………………………………………… 358, 2064
ミデカマイシン ………………………………… 1676, 49
ミデカマイシン酢酸エステル ………………… 1676, 49
ミノサイクリン塩酸塩 …………………… 358, 1677, 49
ミノサイクリン塩酸塩顆粒 …………………………… 1679
ミノサイクリン塩酸塩錠 ……………………………… 1678
耳に投与する製剤 ………………………………………… 17
ミョウバン ……………………………………………… 1803
ミョウバン水 …………………………………………… 1681
ミリスチシン，薄層クロマトグラフィー用 …………… 358
ミリスチン酸イソプロピル ……………………………… 358
ミリスチン酸イソプロピル，無菌試験用 ……………… 359
ミリスチン酸メチル，ガスクロマトグラフィー用 …… 359

ム

無アルデヒドエタノール ………………………………… 359
無菌医薬品の包装完全性の評価〈G7-4-180〉 ………… 2648
無菌医薬品包装の漏れ試験法〈G7-5-180〉 …………… 2650
無菌試験法 ……………………………………………… 131
無菌試験用チオグリコール酸培地Ⅰ …………………… 359
無菌試験用チオグリコール酸培地Ⅱ …………………… 359
無菌試験用ミリスチン酸イソプロピル ………………… 359
無コウイ大建中湯エキス ……………………… 1988, 92
無水亜硫酸ナトリウム ………………………………… 359
無水アルコール ………………………………………… 590
無水アンピシリン ……………………………… 488, 34

無水エタノール …………………………… 359, 590, 56
無水エーテル …………………………………………… 359
無水塩化第二鉄・ピリジン試液 ………………………… 359
無水塩化鉄(Ⅲ)・ピリジン試液 ………………………… 359
無水カフェイン …………………………… 359, 692, 36
無水クエン酸 …………………………………… 752, 37
無水コハク酸 …………………………………………… 359
無水酢酸 ………………………………………………… 359
無水酢酸・ピリジン試液 ………………………………… 359
無水酢酸ナトリウム …………………………………… 359
無水ジエチルエーテル ………………………………… 359
無水炭酸カリウム ……………………………………… 359
無水炭酸ナトリウム …………………………………… 359
無水トリフルオロ酢酸，ガスクロマトグラフィー用 …… 359
無水乳糖 ………………………………… 359, 1298, 44
無水ヒドラジン，アミノ酸分析用 ……………………… 359
無水ピリジン …………………………………………… 359
無水フタル酸 …………………………………………… 359
無水ボウショウ ………………………………………… 2047
無水芒硝 ………………………………………………… 2047
無水メタノール ………………………………………… 359
無水硫酸銅 ……………………………………………… 359
無水硫酸ナトリウム ………………………… 359, 2047
無水リン酸一水素ナトリウム ………………………… 359
無水リン酸一水素ナトリウム，pH測定用 …………… 359
無水リン酸水素カルシウム …………………… 1812, 50
無水リン酸水素二ナトリウム ………………………… 359
無水リン酸二水素ナトリウム ………………………… 359
無ヒ素亜鉛 ……………………………………………… 359
ムピロシンカルシウム水和物 ………………… 1681, 49
ムピロシンカルシウム軟膏 …………………………… 1682
ムレキシド ……………………………………………… 359
ムレキシド・塩化ナトリウム指示薬 …………………… 359

メ

メキシレチン塩酸塩 …………………………… 1683, 49
メキタジン ……………………………………… 1684, 49
メキタジン，定量用 …………………………………… 359
メキタジン錠 …………………………………………… 1685
メグルミン ……………………………… 359, 1685, 49, 48
メクロフェノキサート塩酸塩 ………………… 1686, 49
メコバラミン …………………………………………… 1687
メコバラミン錠 ………………………………………… 1688
メサコニチン，純度試験用 …………………………… 359
メサラジン ……………………………………… 1689, 49
メサラジン，定量用 …………………………………… 360
メサラジン徐放錠 ……………………………………… 1691
メシル酸ジヒドロエルゴクリスチン,
　　薄層クロマトグラフィー用 ………………………… 360
メシル酸ベタヒスチン ………………………………… 360
メシル酸ベタヒスチン，定量用 ………………………… 360
メストラノール ………………………………… 1692, 49
メタクレゾールパープル ……………………………… 360

メタクレゾールパープル試液 … 360
メタケイ酸アルミン酸マグネシウム … **827**, *38*
メタサイクリン塩酸塩 … 360
メタ重亜硫酸ナトリウム … 360, **1424**
メタ重亜硫酸ナトリウム試液 … 360
メダゼパム … **1693**, *49*
メタニルイエロー … 360
メタニルイエロー試液 … 360
メタノール … 360
メタノール,液体クロマトグラフィー用 … 360
メタノール,水分測定用 … 360
メタノール,精製 … 360
メタノール,無水 … 360
メタノール試験法 … *35*
メタノール標準液 … 204
メタノール不含エタノール … 360
メタノール不含エタノール(95) … 360
メタリン酸 … 360
メタリン酸・酢酸試液 … 360
メタンスルホン酸 … 360
メタンスルホン酸カリウム … 361
メタンスルホン酸試液 … 361
メタンスルホン酸試液, 0.1 mol/L … 361
メタンフェタミン塩酸塩 … **1693**
メチオニン … 361
L−メチオニン … 361, **1694**, *49*
メチクラン … **1695**, *49*
メチラポン … **1696**, *49*
2−メチアミノピリジン … 361
2−メチアミノピリジン,水分測定用 … 361
4−メチルアミノフェノール硫酸塩 … 361
4−メチルアミノフェノール硫酸塩試液 … 361
メチルイエロー … 361
メチルイエロー試液 … 361
メチルイソブチルケトン … 361
メチルエチルケトン … 361
dl−メチルエフェドリン塩酸塩 … 361, **1696**, *49*
dl−メチルエフェドリン塩酸塩, 定量用 … 361
dl−メチルエフェドリン塩酸塩散10% … **1697**
メチルエルゴメトリンマレイン酸塩 … **1698**
メチルエルゴメトリンマレイン酸塩, 定量用 … 361
メチルエルゴメトリンマレイン酸塩錠 … **1698**
メチルエロー … 361
メチルエロー試液 … 361
メチルオフィオポゴナノンA,
　薄層クロマトグラフィー用 … *25*
メチルオレンジ … 361
メチルオレンジ・キシレンシアノールFF試液 … 361
メチルオレンジ・ホウ酸試液 … 361
メチルオレンジ試液 … 361
メチルシクロヘキサン … 361
メチルジゴキシン … **1700**, *49*
メチルシリコーンポリマー, ガスクロマトグラフィー用 … 361
メチルセルロース … **1701**, *49*, *48*

メチルセロソルブ … 361
メチルチモールブルー … 361
メチルチモールブルー・塩化ナトリウム指示薬 … 361
メチルチモールブルー・硝酸カリウム指示薬 … 361, *23*
メチルテストステロン … 361, **1702**
メチルテストステロン錠 … **1703**
1−メチル−1*H*−テトラゾール−5−
　チオラートナトリウム … 361
1−メチル−1*H*−テトラゾール−5−
　チオラートナトリウム二水和物 … 361
1−メチル−1*H*−テトラゾール−5−チオール … 361
1−メチル−1*H*−テトラゾール−5−チオール,
　液体クロマトグラフィー用 … 362
メチルドパ … 362
メチルドパ, 定量用 … 362
メチルドパ錠 … **1705**
メチルドパ水和物 … 362, **1704**, *49*
メチルドパ水和物, 定量用 … 362
2−メチル−5−ニトロイミダゾール,
　薄層クロマトグラフィー用 … 362
N−メチルピロリジン … 362
3−メチル−1−フェニル−5−ピラゾロン … 362
3−メチル−1−ブタノール … 362
メチルプレドニゾロン … 362, **1706**
メチルプレドニゾロンコハク酸エステル … **1706**, *49*
2−メチル−1−プロパノール … 362
メチルベナクチジウム臭化物 … **1707**
D−(+)−α−メチルベンジルアミン … 362
3−メチル−2−ベンゾチアゾロンヒドラゾン塩酸塩
　一水和物 … 362
4−メチルベンゾフェノン … 362
4−メチル−2−ペンタノン … 362
4−メチルペンタン−2−オール … 362
3−*O*−メチルメチルドパ, 薄層クロマトグラフィー用 … 362
メチルレッド … 362
メチルレッド・水酸化ナトリウム試液 … 363
メチルレッド・メチレンブルー試液 … 363
メチルレッド試液 … 362
メチルレッド試液, 希 … 362
メチルレッド試液, 酸又はアルカリ試験用 … 362
N,*N*′−メチレンビスアクリルアミド … 363
メチレンブルー … 363
メチレンブルー・硫酸・リン酸二水素ナトリウム試液 … 363
メチレンブルー試液 … 363
滅菌精製水 … 363, **959**
滅菌精製水(容器入り) … **959**
滅菌法及び滅菌指標体 (G4-10-162) … 2606
メテノロンエナント酸エステル … 363, **1708**, *49*
メテノロンエナント酸エステル, 定量用 … 363
メテノロンエナント酸エステル注射液 … **1708**
メテノロン酢酸エステル … **1709**, *49*
メトキサレン … **1710**, *49*
4′−メトキシアセトフェノン … 363
2−メトキシエタノール … 363

(*E*)－2－メトキシシンナムアルデヒド, 　　薄層クロマトグラフィー用	363
1－メトキシ－2－プロパノール	363
4－メトキシベンズアルデヒド	363
4－メトキシベンズアルデヒド・酢酸試液	363
4－メトキシベンズアルデヒド・硫酸・酢酸・ 　　エタノール試液, 噴霧用	363
4－メトキシベンズアルデヒド・硫酸・酢酸試液	363
4－メトキシベンズアルデヒド・硫酸試液	363
2－メトキシ－4－メチルフェノール	363
メトクロプラミド	1710, **49**
メトクロプラミド, 定量用	364
メトクロプラミド錠	1711
メトトレキサート	364, 1712
メトトレキサートカプセル	1713
メトトレキサート錠	1712
メトプロロール酒石酸塩	1715, **49**
メトプロロール酒石酸塩, 定量用	364
メトプロロール酒石酸塩錠	1716
メトホルミン塩酸塩	1717, **49**
メトホルミン塩酸塩, 定量用	364
メトホルミン塩酸塩錠	1717
メドロキシプロゲステロン酢酸エステル	1718, **49**
メトロニダゾール	364, 1719, **49**
メトロニダゾール, 定量用	364
メトロニダゾール錠	1719
メナテトレノン	1720, **49**
目に投与する製剤	16
メピチオスタン	1722, **49**
メピバカイン塩酸塩	1723, **49**
メピバカイン塩酸塩, 定量用	364
メピバカイン塩酸塩注射液	1723
メフェナム酸	1724, **49**
メフルシド	1725, **49**
メフルシド, 定量用	364
メフルシド錠	1725
メフロキン塩酸塩	364, 1726, **49**
メペンゾラート臭化物	1727, **49**
メベンダゾール	364
2－メルカプトエタノール	364
2－メルカプトエタノール, エポエチンベータ用	364
メルカプトエタンスルホン酸	364
メルカプト酢酸	365
メルカプトプリン	365
メルカプトプリン水和物	365, 1727, **49**
メルファラン	1728, **49**
メロペネム水和物	1729, **49**
綿実油	365
メントール	365
dl－メントール	1731, **81**
l－メントール	1731, **81**
l－メントール, 定量用	365

モ

木クレオソート	2065
モクツウ	2066, **96**, **65**
木通	2066
モサプリドクエン酸塩散	1734
モサプリドクエン酸塩錠	1733
モサプリドクエン酸塩水和物	1732, **49**
モサプリドクエン酸塩水和物, 定量用	365
モッコウ	365, 2066
木香	2066
没食子酸	365
没食子酸一水和物	365
モノエタノールアミン	365
モノステアリン酸アルミニウム	1735, **49**, **49**
モノステアリン酸グリセリン	1736, **81**
モリブデン酸アンモニウム	365
モリブデン酸アンモニウム・硫酸試液	365
モリブデン酸アンモニウム試液	365
モリブデン酸ナトリウム	365
モリブデン(VI)酸二ナトリウム二水和物	365
モリブデン硫酸試液	365
モルヒネ・アトロピン注射液	1738
モルヒネ塩酸塩錠	1737
モルヒネ塩酸塩水和物	365, 1736
モルヒネ塩酸塩水和物, 定量用	365
モルヒネ塩酸塩注射液	1738
モルヒネ硫酸塩水和物	1740
2－(*N*－モルホリノ)エタンスルホン酸	**25**
3－(*N*－モルホリノ)プロパンスルホン酸	365
3－(*N*－モルホリノ)プロパンスルホン酸緩衝液, 　　0.02 mol/L, pH 7.0	365
3－(*N*－モルホリノ)プロパンスルホン酸緩衝液, 　　0.02 mol/L, pH 8.0	365
3－(*N*－モルホリノ)プロパンスルホン酸緩衝液, 　　0.1 mol/L, pH 7.0	365
モンテルカストナトリウム	1740, **49**
モンテルカストナトリウム顆粒	1746
モンテルカストナトリウム錠	1743
モンテルカストナトリウムチュアブル錠	1744

ヤ

ヤギ抗大腸菌由来タンパク質抗体	365
ヤギ抗大腸菌由来タンパク質抗体試液	365
ヤクチ	2067, **96**
益智	2067
ヤクモソウ	2067, **96**, **66**
益母草	2067
薬用石ケン	1748, **49**
薬用炭	1748, **49**
ヤシ油	2067
椰子油	2067

ユ

項目	ページ
有機体炭素試験法	78
ユウタン	**2067**
熊胆	**2067**
融点測定法	79
誘導結合プラズマ発光分光分析法及び誘導結合プラズマ質量分析法	85
輸液剤	15
輸液用ゴム栓試験法	184
ユーカリ油	**2068**
輸血用クエン酸ナトリウム注射液	**754**
油脂試験法	35
ユビキノン-9	365
ユビデカレノン	**1749**, <u>49</u>

ヨ

項目	ページ
ヨウ化亜鉛デンプン紙	384
ヨウ化亜鉛デンプン試液	366
溶解アセチレン	366
溶解錠	10
ヨウ化イソプロピル，定量用	366
ヨウ化エチル	366
ヨウ化カリウム	366, **1750**, <u>49</u>
ヨウ化カリウム，定量用	366
ヨウ化カリウム・硫酸亜鉛試液	366
ヨウ化カリウム試液	366
ヨウ化カリウム試液，濃	366
ヨウ化カリウム試液，飽和	366
ヨウ化カリウムデンプン紙	384
ヨウ化カリウムデンプン試液	366
ヨウ化水素酸	366
ヨウ化ナトリウム	**1750**, <u>50</u>, <u>49</u>
ヨウ化ナトリウム(^{123}I)カプセル	**1751**
ヨウ化ナトリウム(^{131}I)液	**1751**
ヨウ化ナトリウム(^{131}I)カプセル	**1751**
ヨウ化ビスマスカリウム試液	366
ヨウ化人血清アルブミン(^{131}I)注射液	**1751**
ヨウ化ヒプル酸ナトリウム(^{131}I)注射液	**1751**
ヨウ化メチル	366
ヨウ化メチル，定量用	366
陽極液A，水分測定用	366
葉酸	366, **1751**
葉酸錠	**1752**
葉酸注射液	**1753**
溶出試験装置の機械的校正の標準的方法〈G6-2-170〉	2637
溶出試験第1液	366
溶出試験第2液	366
溶出試験法	155
溶性デンプン	366
溶性デンプン試液	366
ヨウ素	366, **1753**
ヨウ素，定量用	366
ヨウ素・デンプン試液	366
0.002 mol/Lヨウ素液	199
0.005 mol/Lヨウ素液	199
0.01 mol/Lヨウ素液	199
0.025 mol/Lヨウ素液	199
0.05 mol/Lヨウ素液	199
ヨウ素酸カリウム	366
ヨウ素酸カリウム(標準試薬)	366
0.05 mol/Lヨウ素酸カリウム液	199
1/60 mol/Lヨウ素酸カリウム液	199
1/1200 mol/Lヨウ素酸カリウム液	199
ヨウ素酸カリウムデンプン紙	384
ヨウ素試液	366
ヨウ素試液，0.0002 mol/L	366
ヨウ素試液，0.5 mol/L	366
ヨウ素試液，希	366
容量分析用標準液	190
容量分析用硫酸亜鉛	366
ヨクイニン	**2068**, <u>66</u>
薏苡仁	**2068**
ヨクイニン末	**2069**, <u>66</u>
薏苡仁末	**2069**
抑肝散エキス	**2069**
抑肝散加陳皮半夏エキス	<u>**96**</u>, <u>66</u>
ヨード・サリチル酸・フェノール精	**1757**
5-ヨードウラシル，液体クロマトグラフィー用	366
ヨードエタン	367
ヨードエタン，定量用	367
ヨード酢酸	367
ヨードチンキ	**1754**
ヨードホルム	**1758**
ヨードメタン	367
ヨードメタン，定量用	367
四塩化炭素	265
4級アルキルアミノ化スチレン-ジビニルベンゼン共重合体，液体クロマトグラフィー用	380
四酢酸鉛	<u>32</u>
四酢酸鉛・フルオレセインナトリウム試液	<u>32</u>
四シュウ酸カリウム，pH測定用	367
四フッ化エチレンポリマー，ガスクロマトグラフィー用	384
四ホウ酸ナトリウム・塩化カルシウム緩衝液，pH 8.0	367
四ホウ酸ナトリウム・硫酸試液	367
四ホウ酸ナトリウム十水和物	367
四ホウ酸ナトリウム十水和物，pH測定用	367
四ホウ酸二カリウム四水和物	367

ラ

項目	ページ
ライセート試液	367
ライセート試薬	367
ライネッケ塩	367
ライネッケ塩一水和物	367
ライネッケ塩試液	367
ラウリル硫酸ナトリウム	367, **1759**

0.01 mol/Lラウリル硫酸ナトリウム液	199
ラウリル硫酸ナトリウム試液	367
ラウリル硫酸ナトリウム試液，0.2%	367
ラウリル硫酸リチウム	*25*
ラウリン酸メチル，ガスクロマトグラフィー用	367
ラウロマクロゴール	367, *1759*
ラクツロース	*1760*, *50*
α－ラクトアルブミン	367
β－ラクトグロブリン	367
ラクトビオン酸	367
ラタモキセフナトリウム	*1761*, *50*
ラッカセイ油	367, *2071*
落花生油	*2071*
ラニチジン塩酸塩	*1762*, *50*
ラニチジンジアミン	367
ラニーニッケル，触媒用	368
ラノコナゾール	368, *1763*, *50*
ラノコナゾール外用液	*1764*
ラノコナゾールクリーム	*1764*
ラノコナゾール軟膏	*1764*
ラフチジン	*1766*, *50*
ラフチジン，定量用	368
ラフチジン錠	*1766*
ラベタロール塩酸塩	368, *1768*, *50*
ラベタロール塩酸塩，定量用	368
ラベタロール塩酸塩錠	*1769*
ラベプラゾールナトリウム	*1770*, *50*
ラポンチシン，純度試験用	368
ラマンスペクトル測定法	49
L－ラムノース一水和物	368
LAL試液	368
LAL試薬	368
ランソプラゾール	*1771*, *50*
ランソプラゾール腸溶カプセル	*1773*
ランソプラゾール腸溶性口腔内崩壊錠	*1772*
ランタン－アリザリンコンプレキソン試液	368
卵白アルブミン，ゲルろ過分子量マーカー用	368

リ

リオチロニンナトリウム	368, *1774*
リオチロニンナトリウム，薄層クロマトグラフィー用	368
リオチロニンナトリウム錠	*1775*
力価測定培地，ナルトグラスチム試験用	368, *32*
力価測定用培地，テセロイキン用	368
リクイリチン，薄層クロマトグラフィー用	368
(Z)－リグスチリド，薄層クロマトグラフィー用	368
(Z)－リグスチリド試液，薄層クロマトグラフィー用	368
リグノセリン酸メチル，ガスクロマトグラフィー用	368
リシノプリル	368
リシノプリル，定量用	368
リシノプリル錠	*1777*
リシノプリル水和物	368, *1776*, *50*
リシノプリル水和物，定量用	368
リシルエンドペプチダーゼ	369
リジルエンドペプチダーゼ	369
リシルエンドペプチダーゼ，テセロイキン用	*25*
L－リシン塩酸塩	369, *1778*, *50*
L－リジン塩酸塩	369
L－リシン酢酸塩	*1779*, *50*
リスペリドン	*1780*, *50*
リスペリドン，定量用	369
リスペリドン細粒	*1782*
リスペリドン錠	*1780*
リスペリドン内服液	*1783*
リセドロン酸ナトリウム錠	*1785*
リセドロン酸ナトリウム水和物	*1784*, *50*
リゾチーム塩酸塩	*1787*, *50*
リゾチーム塩酸塩用基質試液	369
六君子湯エキス	*2073*
リドカイン	*1787*, *50*
リドカイン，定量用	369
リドカイン注射液	*1788*
リトコール酸，薄層クロマトグラフィー用	369
リトドリン塩酸塩	369, *1789*, *50*
リトドリン塩酸塩錠	*1790*
リトドリン塩酸塩注射液	*1791*
リトマス紙，青色	384
リトマス紙，赤色	385
リニメント剤	*19*
リノール酸メチル，ガスクロマトグラフィー用	369
リノレン酸メチル，ガスクロマトグラフィー用	369
リバビリン	369, *1792*, *50*
リバビリンカプセル	*1793*
リファンピシン	*1794*, *50*
リファンピシンカプセル	*1795*
リボスタマイシン硫酸塩	*1797*, *50*
リポソーム注射剤	*15*
リボヌクレアーゼA，ゲルろ過分子量マーカー用	369
リボフラビン	369, *1798*
リボフラビン散	*1798*
リボフラビン酪酸エステル	*1799*, *50*
リボフラビンリン酸エステルナトリウム	369, *1800*
リボフラビンリン酸エステルナトリウム注射液	*1801*
リマプロスト　アルファデクス	*1801*
リモナーデ剤	*12*
リモニン，薄層クロマトグラフィー用	369
リモネン	369
流エキス剤	*22*
硫化アンモニウム試液	369
硫化水素	369
硫化水素試液	369
硫化鉄	369
硫化鉄(Ⅱ)	369
硫化ナトリウム	369
硫化ナトリウム九水和物	369
硫化ナトリウム試液	369
リュウガンニク	*2075*

竜眼肉	2075
リュウコツ	2076
竜骨	2076
リュウコツ末	2076
竜骨末	2076
硫酸	369
0.0005 mol/L硫酸	200
0.005 mol/L硫酸	200
0.01 mol/L硫酸	200
0.02 mol/L硫酸	200
0.025 mol/L硫酸	200
0.05 mol/L硫酸	200
0.1 mol/L硫酸	200
0.25 mol/L硫酸	200
0.5 mol/L硫酸	200
硫酸，希	369
硫酸，精製	369
硫酸，発煙	369
硫酸，硫酸呈色物用	369
硫酸・エタノール試液	370
硫酸・水酸化ナトリウム試液	370
硫酸・ヘキサン・メタノール試液	370
硫酸・メタノール試液	370
硫酸・メタノール試液，0.05 mol/L	370
硫酸・リン酸二水素ナトリウム試液	370
硫酸亜鉛	370
硫酸亜鉛，容量分析用	370
0.02 mol/L硫酸亜鉛液	200
0.05 mol/L硫酸亜鉛液	200
0.1 mol/L硫酸亜鉛液	200
硫酸亜鉛試液	370
硫酸亜鉛水和物	1802, 50
硫酸亜鉛点眼液	1803
硫酸亜鉛七水和物	370
硫酸アトロピン	370
硫酸アトロピン，定量用	370
硫酸アトロピン，薄層クロマトグラフィー用	370
硫酸4－アミノ－N,N－ジエチルアニリン	370
硫酸4－アミノ－N,N－ジエチルアニリン試液	370
硫酸アルミニウムカリウム	370
硫酸アルミニウムカリウム水和物	1803, 50
硫酸アンモニウム	370
硫酸アンモニウム緩衝液	370
硫酸アンモニウム試液	370
0.02 mol/L硫酸アンモニウム鉄(Ⅱ)液	201
0.1 mol/L硫酸アンモニウム鉄(Ⅱ)液	200
硫酸アンモニウム鉄(Ⅱ)六水和物	370
0.1 mol/L硫酸アンモニウム鉄(Ⅲ)液	201
硫酸アンモニウム鉄(Ⅲ)試液	370
硫酸アンモニウム鉄(Ⅲ)試液，希	370
硫酸アンモニウム鉄(Ⅲ)試液，酸性	370
硫酸アンモニウム鉄(Ⅲ)十二水和物	370
硫酸塩試験法	37
硫酸カナマイシン	370
硫酸カリウム	370, 1804, 50
硫酸カリウムアルミニウム十二水和物	370
硫酸カリウム試液	370
硫酸キニジン	370
硫酸キニーネ	370
硫酸試液	370
硫酸試液，0.05 mol/L	370
硫酸試液，0.25 mol/L	370
硫酸試液，0.5 mol/L	370
硫酸試液，1 mol/L	370
硫酸試液，2 mol/L	370
硫酸試液，5 mol/L	370
硫酸ジベカシン	370
硫酸水素カリウム	370
硫酸水素テトラブチルアンモニウム	370
0.1 mol/L硫酸セリウム(Ⅳ)液	201
硫酸セリウム(Ⅳ)四水和物	370
硫酸第一鉄	370
硫酸第一鉄アンモニウム	370
0.02 mol/L硫酸第一鉄アンモニウム液	201
0.1 mol/L硫酸第一鉄アンモニウム液	201
硫酸第一鉄試液	370
硫酸第二セリウムアンモニウム	370
硫酸第二セリウムアンモニウム・リン酸試液	370
0.01 mol/L硫酸第二セリウムアンモニウム液	201
0.1 mol/L硫酸第二セリウムアンモニウム液	201
硫酸第二セリウムアンモニウム試液	370
硫酸第二鉄	370
硫酸第二鉄アンモニウム	370
0.1 mol/L硫酸第二鉄アンモニウム液	201
硫酸第二鉄アンモニウム試液	370
硫酸第二鉄アンモニウム試液，希	370
硫酸第二鉄試液	370
硫酸呈色物試験法	37
硫酸呈色物用硫酸	370
硫酸鉄(Ⅱ)試液	370
硫酸鉄(Ⅱ)七水和物	370
硫酸鉄(Ⅲ)試液	371
硫酸鉄(Ⅲ) n水和物	371
硫酸鉄水和物	1804, 50
硫酸銅	371
硫酸銅(Ⅱ)	371
硫酸銅，無水	371
硫酸銅・ピリジン試液	371
硫酸銅(Ⅱ)・ピリジン試液	371
硫酸銅(Ⅱ)五水和物	371
硫酸銅試液	371
硫酸銅試液，アルカリ性	371
硫酸銅(Ⅱ)試液	371
硫酸銅(Ⅱ)試液，アルカリ性	371
硫酸ナトリウム	371, 2047
硫酸ナトリウム，無水	371
硫酸ナトリウム十水塩	2047
硫酸ナトリウム十水和物	371

硫酸ニッケルアンモニウム	*371*	リン酸・酢酸・ホウ酸緩衝液，pH 2.0	*372*
硫酸ニッケル(Ⅱ)アンモニウム六水和物	*371*	リン酸・硫酸ナトリウム緩衝液，pH 2.3	*372*
硫酸ニッケル(Ⅱ)六水和物	*371*	リン酸一水素カリウム	*372*
硫酸バメタン	*371*	リン酸一水素カリウム・クエン酸緩衝液，pH 5.3	*372*
硫酸バリウム	**1805**, <u>50</u>	リン酸一水素カリウム試液，1 mol/L，緩衝液用	*372*
硫酸ヒドラジニウム	*371*	リン酸一水素ナトリウム	*372*
硫酸ヒドラジニウム試液	*371*	リン酸一水素ナトリウム，無水	*372*
硫酸ヒドラジン	*371*	リン酸一水素ナトリウム，無水，pH測定用	*372*
硫酸ビンクリスチン	*371*	リン酸一水素ナトリウム・クエン酸塩緩衝液，pH 5.4	*372*
硫酸ビンブラスチン	*371*	リン酸一水素ナトリウム・クエン酸緩衝液，pH 4.5	*372*
硫酸ベカナマイシン	*371*	リン酸一水素ナトリウム・クエン酸緩衝液，pH 6.0	*372*
硫酸マグネシウム	*371*	リン酸一水素ナトリウム試液	*372*
硫酸マグネシウム試液	*371*	リン酸一水素ナトリウム試液，0.05 mol/L	*372*
硫酸マグネシウム水	**1806**	リン酸一水素ナトリウム試液，0.5 mol/L	*372*
硫酸マグネシウム水和物	**1805**, <u>50</u>	リン酸塩pH標準液	*204*
硫酸マグネシウム注射液	**1806**	リン酸塩緩衝液，0.01 mol/L	*372*
硫酸マグネシウム七水和物	*371*	リン酸塩緩衝液，0.01 mol/L，pH 6.8	*372*
硫酸4－メチルアミノフェノール	*371*	リン酸塩緩衝液，0.02 mol/L，pH 3.0	*372*
硫酸*p*－メチルアミノフェノール	*371*	リン酸塩緩衝液，0.02 mol/L，pH 3.5	*372*
硫酸4－メチルアミノフェノール試液	*371*	リン酸塩緩衝液，0.02 mol/L，pH 7.5	*372*
硫酸*p*－メチルアミノフェノール試液	*371*	リン酸塩緩衝液，0.02 mol/L，pH 8.0	*372*
硫酸四アンモニウムセリウム(Ⅳ)・リン酸試液	*371*	リン酸塩緩衝液，0.03 mol/L，pH 7.5	*373*
0.01 mol/L硫酸四アンモニウムセリウム(Ⅳ)液	*201*	リン酸塩緩衝液，0.05 mol/L，pH 3.5	*373*
0.1 mol/L硫酸四アンモニウムセリウム(Ⅳ)液	*201*	リン酸塩緩衝液，0.05 mol/L，pH 6.0	*373*
硫酸四アンモニウムセリウム(Ⅳ)試液	*371*	リン酸塩緩衝液，0.05 mol/L，pH 7.0	*373*
硫酸四アンモニウムセリウム(Ⅳ)二水和物	*371*	リン酸塩緩衝液，0.1 mol/L，pH 4.5	*373*
硫酸リチウム	*371*	リン酸塩緩衝液，0.1 mol/L，pH 5.3	*373*
硫酸リチウム一水和物	*371*	リン酸塩緩衝液，0.1 mol/L，pH 6.8	*373*
粒子計数装置	*371*	リン酸塩緩衝液，0.1 mol/L，pH 7.0	*373*
粒子計数装置用希釈液	*371*	リン酸塩緩衝液，0.1 mol/L，pH 8.0	*373*
粒子密度測定用校正球	*385*	リン酸塩緩衝液，0.1 mol/L，pH 8.0，抗生物質用	*373*
リュウタン	**2076**	リン酸塩緩衝液，0.2 mol/L，pH 10.5	*373*
竜胆	**2076**	リン酸塩緩衝液，1/15 mol/L，pH 5.6	*373*
リュウタン末	**2077**	リン酸塩緩衝液，pH 3.0	*373*
竜胆末	**2077**	リン酸塩緩衝液，pH 3.1	*373*
流動パラフィン	*371*, **1333**, <u>44</u>, <u>42</u>	リン酸塩緩衝液，pH 3.2	<u>*32*</u>
粒度測定法	*103*, <u>21</u>	リン酸塩緩衝液，pH 4.0	*373*
リュープロレリン酢酸塩	**1806**	リン酸塩緩衝液，pH 5.9	*373*
リョウキョウ	**2077**	リン酸塩緩衝液，pH 6.0	*373*
良姜	**2077**	リン酸塩緩衝液，pH 6.2	*373*
苓桂朮甘湯エキス	**2078**	リン酸塩緩衝液，pH 6.5	*373*
両性担体液，pH 3 ～ 10用	*371*	リン酸塩緩衝液，pH 6.5，抗生物質用	*373*
両性担体液，pH 6 ～ 9用	*371*	リン酸塩緩衝液，pH 6.8	*373*
両性担体液，pH 7 ～ 9用	<u>*25*</u>	リン酸塩緩衝液，pH 7.0	*373*
両性担体液，pH 8 ～ 10.5用	*371*	リン酸塩緩衝液，pH 7.2	*373*
リルマザホン塩酸塩錠	**1810**	リン酸塩緩衝液，pH 7.4	*373*
リルマザホン塩酸塩水和物	*371*, **1808**, <u>50</u>	リン酸塩緩衝液，pH 8.0	*373*
リンゲル液	**1811**, <u>50</u>	リン酸塩緩衝液，pH 12	*373*
リンコフィリン，成分含量測定用	*371*	リン酸塩緩衝液，エポエチンアルファ用	*372*
リンコフィリン，定量用	*371*, <u>30</u>	リン酸塩緩衝液，サイコ成分含量測定用	*372*
リンコフィリン，薄層クロマトグラフィー用	*372*	リン酸塩緩衝液，サイコ定量用	*372*
リンコマイシン塩酸塩水和物	**1811**, <u>50</u>	リン酸塩緩衝液，細胞毒性試験用	*372*
リンコマイシン塩酸塩注射液	**1812**	リン酸塩緩衝液，パンクレアチン用	*372*
リン酸	*372*	リン酸塩緩衝液，ブシ用	*372*

リン酸塩緩衝液，マイクロプレート洗浄用 …………… 372
リン酸塩緩衝液・塩化ナトリウム試液，
　0.01 mol/L，pH 7.4 …………………………… 373
リン酸塩緩衝塩化ナトリウム試液 ………………… 373
リン酸塩試液 ………………………………………… 373
リン酸カリウム三水和物 …………………………… **32**
リン酸緩衝液，0.1 mol/L，pH 7 …………………… 373
リン酸コデイン，定量用 …………………………… 373
リン酸三ナトリウム十二水和物 …………………… 373
リン酸ジヒドロコデイン，定量用 ………………… 373
リン酸水素アンモニウムナトリウム ……………… 374
リン酸水素アンモニウムナトリウム四水和物 …… 374
リン酸水素カルシウム水和物 …………… **1813**，**50**
リン酸水素ナトリウム水和物 …………… **1814**，**50**
リン酸水素二アンモニウム ………………………… 374
リン酸水素二カリウム ……………………………… 374
リン酸水素二カリウム・クエン酸緩衝液，pH 5.3 … 374
リン酸水素二カリウム試液，1 mol/L，緩衝液用 … 374
リン酸水素二ナトリウム，pH測定用 …………… 374
リン酸水素二ナトリウム，無水 …………………… 374
リン酸水素二ナトリウム・クエン酸塩緩衝液，pH 3.0 …… 374
リン酸水素二ナトリウム・クエン酸塩緩衝液，pH 5.4 …… 374
リン酸水素二ナトリウム・クエン酸緩衝液，
　0.05 mol/L，pH 6.0 …………………………… 374
リン酸水素二ナトリウム・クエン酸緩衝液，pH 3.0 …… 374
リン酸水素二ナトリウム・クエン酸緩衝液，pH 4.5 …… 374
リン酸水素二ナトリウム・クエン酸緩衝液，pH 5.0 …… 374
リン酸水素二ナトリウム・クエン酸緩衝液，pH 5.4 …… 374
リン酸水素二ナトリウム・クエン酸緩衝液，pH 5.5 …… 374
リン酸水素二ナトリウム・クエン酸緩衝液，pH 6.0 …… 374
リン酸水素二ナトリウム・クエン酸緩衝液，pH 6.8 …… 374
リン酸水素二ナトリウム・クエン酸緩衝液，pH 7.2 …… 374
リン酸水素二ナトリウム・クエン酸緩衝液，pH 7.5 …… 374
リン酸水素二ナトリウム・クエン酸緩衝液，pH 8.2 …… 374
リン酸水素二ナトリウム・クエン酸緩衝液，
　ペニシリウム由来β－ガラクトシダーゼ用，pH 4.5 … 374
リン酸水素二ナトリウム試液 ……………………… 374
リン酸水素二ナトリウム試液，0.05 mol/L ……… 374
リン酸水素二ナトリウム試液，0.5 mol/L ………… 374
リン酸水素二ナトリウム十二水和物 ……………… 374
リン酸テトラブチルアンモニウム ………………… 374
リン酸トリス(4－t－ブチルフェニル) ………… 374
リン酸ナトリウム …………………………………… 374
リン酸ナトリウム緩衝液，0.1 mol/L，pH 7.0 …… 374
リン酸ナトリウム試液 ……………………………… 374
リン酸二水素アンモニウム ………………………… 374
リン酸二水素アンモニウム試液，0.02 mol/L …… 374
リン酸二水素カリウム ……………………………… 374
リン酸二水素カリウム，pH測定用 ……………… 374
リン酸二水素カリウム試液，0.01 mol/L，pH 4.0 …… 374
リン酸二水素カリウム試液，0.02 mol/L ………… 374
リン酸二水素カリウム試液，0.05 mol/L ………… 375
リン酸二水素カリウム試液，0.05 mol/L，pH 3.0 …… 375
リン酸二水素カリウム試液，0.05 mol/L，pH 4.7 …… 375
リン酸二水素カリウム試液，0.1 mol/L …………… 375
リン酸二水素カリウム試液，0.1 mol/L，pH 2.0 …… 375
リン酸二水素カリウム試液，0.2 mol/L …………… 375
リン酸二水素カリウム試液，0.2 mol/L，緩衝液用 … 375
リン酸二水素カリウム試液，0.25 mol/L，pH 3.5 … 375
リン酸二水素カリウム試液，0.33 mol/L ………… 375
リン酸二水素カルシウム水和物 ………… **1814**，**50**
リン酸二水素ナトリウム …………………………… 375
リン酸二水素ナトリウム，無水 …………………… 375
リン酸二水素ナトリウム・エタノール試液 ……… 375
リン酸二水素ナトリウム一水和物 ………………… 375
リン酸二水素ナトリウム試液，0.01 mol/L，pH 7.5 …… 375
リン酸二水素ナトリウム試液，0.05 mol/L ……… 375
リン酸二水素ナトリウム試液，0.05 mol/L，pH 2.6 …… 375
リン酸二水素ナトリウム試液，0.05 mol/L，pH 3.0 …… 375
リン酸二水素ナトリウム試液，0.05 mol/L，pH 5.5 …… 375
リン酸二水素ナトリウム試液，0.1 mol/L ………… 375
リン酸二水素ナトリウム試液，0.1 mol/L，pH 3.0 …… 375
リン酸二水素ナトリウム試液，2 mol/L …………… 375
リン酸二水素ナトリウム試液，pH 2.2 …………… 375
リン酸二水素ナトリウム試液，pH 2.5 …………… 375
リン酸二水素ナトリウム二水和物 ………………… 375
リン酸標準液 ………………………………………… 204
リン酸リボフラビンナトリウム …………………… 375
リンタングステン酸 ………………………………… 375
リンタングステン酸試液 …………………………… 375
リンタングステン酸n水和物 …………………… 375
リンモリブデン酸 …………………………………… 375
リンモリブデン酸n水和物 ……………………… 375

ル

ルチン，薄層クロマトグラフィー用 ……………… 375
ルテオリン，薄層クロマトグラフィー用 ………… 376

レ

レイン，定量用 ……………………………………… 376
レイン，薄層クロマトグラフィー用 ……………… 376
レーザー回折・散乱法による粒子径測定法 ……… 109
レザズリン …………………………………………… 376
レザズリン液 ………………………………………… 376
レシチン ……………………………………………… 376
レジブフォゲニン，成分含量測定用 ……………… 376
レジブフォゲニン，定量用 ………………………… 376
レジブフォゲニン，薄層クロマトグラフィー用 … 377
レセルピン ………………………………………… **1815**
レセルピン散0.1% ………………………………… **1817**
レセルピン錠 ……………………………………… **1816**
レセルピン注射液 ………………………………… **1817**
レソルシノール ……………………………………… 377
レソルシノール・硫酸試液 ………………………… 377
レソルシノール・硫酸銅(Ⅱ)試液 ………………… 377
レソルシノール試液 ………………………………… 377

レゾルシン ……………………………………… *377*
レゾルシン試液 ………………………………… *377*
レゾルシン硫酸試液 …………………………… *377*
レチノール酢酸エステル ……………………… *1818*
レチノールパルミチン酸エステル …………… *1818*
レナンピシリン塩酸塩 ………………… *1819*, 50
レノグラスチム(遺伝子組換え) ……………… *1821*
レバミピド ……………………………… *1823*, 50
レバミピド，定量用 …………………………… *377*
レバミピド錠 …………………………………… *1824*
レバロルファン酒石酸塩 ……………… *1826*, 50
レバロルファン酒石酸塩，定量用 …………… *377*
レバロルファン酒石酸塩注射液 ……………… *1826*
レボチロキシンナトリウム …………………… *377*
レボチロキシンナトリウム，薄層クロマトグラフィー用 …*377*
レボチロキシンナトリウム錠 ………………… *1828*
レボチロキシンナトリウム水和物 …… *377*, *1827*
レボチロキシンナトリウム水和物，
　薄層クロマトグラフィー用 ………………… *377*
レボドパ ………………………………… *1829*, 50
レボフロキサシン細粒 ………………………… *1831*
レボフロキサシン錠 …………………………… *1830*
レボフロキサシン水和物 ……………… *1829*, 50
レボフロキサシン水和物，定量用 …………… *377*
レボフロキサシン注射液 ……………………… *1832*
レボフロキサシン点眼液 ……………………… *1833*
レボホリナートカルシウム水和物 …… *1834*, 50
レボメプロマジンマレイン酸塩 ……… *1835*, 50
レンギョウ ……………………………… *377*, *2079*
連翹 ……………………………………………… *2079*
レンニク ………………………………… *2080*, 67
蓮肉 ……………………………………………… *2080*

ロ

ロイコボリンカルシウム ……………………… *1652*
L－ロイシン …………………………… *377*, *1836*, 50
L－ロイシン，定量用 ………………………… *377*
ロカイ …………………………………………… *1865*
ロカイ末 ………………………………………… *1866*
ロガニン，成分含量測定用 …………………… *377*
ロガニン，定量用 ……………………… *377*, 31
ロガニン，薄層クロマトグラフィー用 ……… *378*
ロキサチジン酢酸エステル塩酸塩 …… *378*, *1837*, 50

ロキサチジン酢酸エステル塩酸塩徐放カプセル … *1838*
ロキサチジン酢酸エステル塩酸塩徐放錠 …… *1837*
ロキシスロマイシン …………………… *1840*, 50
ロキシスロマイシン錠 ………………………… *1841*
ロキソプロフェンナトリウム錠 ……………… *1843*
ロキソプロフェンナトリウム水和物 … *1842*, 50, **49**
ロサルタンカリウム …………… *378*, *1844*, 50
ロサルタンカリウム・ヒドロクロロチアジド錠 … *1846*
ロサルタンカリウム錠 ………………………… *1845*
ろ紙 ……………………………………………… *385*
ろ紙，定量分析用 ……………………………… *385*
ろ紙，ろ過フィルター，試験紙，るつぼ等 … *384*
ローション剤 …………………………………… *19*
ロジン …………………………………………… *2080*
ロスバスタチンカルシウム …………… *378*, *1849*, 50
ロスバスタチンカルシウム鏡像異性体 ……… *378*
ロスバスタチンカルシウム錠 ………………… *1851*
ローズベンガル ………………………………… *378*
ロスマリン酸，成分含量測定用 ……………… *378*
ロスマリン酸，定量用 ………………………… *378*
ロスマリン酸，薄層クロマトグラフィー用 … *379*
ロック・リンゲル試液 ………………………… *379*
ロック用ヘパリンナトリウム液 ……………… *1600*
ロートエキス …………………………… *2081*, **67**
ロートエキス・アネスタミン散 ……… *2083*, **67**
ロートエキス・カーボン散 …………… *2084*, **67**
ロートエキス・タンニン坐剤 ………………… *2084*
ロートエキス散 ………………………… *2082*, **67**
ロートコン ……………………………………… *2080*
ロバスタチン …………………………………… *379*
ロフラゼプ酸エチル …………………… *1853*, 50
ロフラゼプ酸エチル錠 ………………………… *1854*
ロベンザリットナトリウム …………… *1856*, **51**
ローヤルゼリー ………………………… *2084*, **67**
ロラゼパム ……………………………… *1856*, **51**
ロルノキシカム ………………………………… **49**
ロルノキシカム錠 ……………………………… **51**

ワ

ワセリン ………………………………………… *379*
ワルファリンカリウム ………………… *1858*, **51**
ワルファリンカリウム，定量用 ……………… *379*
ワルファリンカリウム錠 ……………………… *1859*

資　　料

資料1　関連告示、通知、事務連絡等

第十八改正日本薬局方第二追補における改正

告　示
- 令和 6年 6月28日　厚生労働省告示第238号
  （官報　号外第155号）……………………………………………………………………………3

通　知
- 令和 6年 6月28日　第十八改正日本薬局方第二追補の制定等について
  （医薬発0628第7号）………………………………………………………………………………4

- 令和 6年 6月28日　第十八改正日本薬局方第二追補の制定に伴う医薬品製造販売承認申請等の
  取扱いについて（医薬薬審発0628第2号）……………………………………………………8

第十八改正日本薬局方の正誤表

- 令和 5年11月10日　第十八改正日本薬局方正誤表の送付について（その2）
  （医薬品審査管理課事務連絡）…………………………………………………………………11

- 令和 6年 7月17日　第十八改正日本薬局方正誤表の送付について（その3）
  （医薬品審査管理課事務連絡）…………………………………………………………………12

- 令和 5年11月10日　第十八改正日本薬局方第一追補正誤表の送付について（その1）
  （医薬品審査管理課事務連絡）…………………………………………………………………12

- 令和 6年 7月17日　第十八改正日本薬局方第一追補正誤表の送付について（その2）
  （医薬品審査管理課事務連絡）…………………………………………………………………13

日本薬局方の改正関連情報

- 令和 4年 9月　参考情報「日本薬局方収載生薬の学名表記について」の改正について
  （日本薬局方原案検討委員会生薬等委員会）…………………………………………………14

- 令和 5年 3月　はかり（天秤）に関連する一般試験法改正案及び新規参考情報案について
  （独立行政法人医薬品医療機器総合機構　審査マネジメント部）…………………………16

- 令和 5年 6月　第十八改正日本薬局方第一追補英文版の公開について
  （医薬品審査管理課事務連絡）…………………………………………………………………18

カラム情報

- 令和 5年12月 1日　日本薬局方医薬品各条原案に係るカラムの情報の公開について
  （独立行政法人医薬品医療機器総合機構　審査マネジメント部）…………………………19

- 令和 5年 6月 1日　日本薬局方医薬品各条（生薬等）原案に係るカラムの情報の公開について
  （独立行政法人医薬品医療機器総合機構　審査マネジメント部）…………………………21

| 資料2 | 第十九改正日本薬局方原案作成要領 |

令和 5年 4月18日　　第十九改正日本薬局方原案作成要領（一部改正）について
　　　　　　　　　　　（薬機審マ発第11号）…………………………………………………………… 23

| 資料3 | 日本薬局方収載品目の変遷……………………………………………………… 82 |

| 資料4 | オリジナル索引 |

医薬品各条日本名索引………………………………………………………………… 161
試薬・試液名称索引…………………………………………………………………… 201
スペクトル索引………………………………………………………………………… 257

資料1

関連告示、通知、事務連絡等

第十八改正日本薬局方第二追補における改正

告　示

〇厚生労働省告示第238号

　医薬品、医療機器等の品質、有効性及び安全性の確保等に関する法律（昭和35年法律第145号）第41条第1項の規定に基づき、日本薬局方（令和3年厚生労働省告示第220号）の一部を次のように改正する。

　令和6年6月28日

厚生労働大臣　武見　敬三

（「次のよう」は省略し、この告示による改正後の日本薬局方の全文を厚生労働省医薬局医薬品審査管理課及び地方厚生局並びに都道府県庁に備え置いて縦覧に供するとともに、厚生労働省のホームページに掲載する方法により公表する。）

　　附　則
（適用期日）
1　この告示は、告示の日（次項及び第3項において「告示日」という。）から適用する。
（経過措置）
2　この告示による改正前の日本薬局方（以下「旧薬局方」という。）に収められていた医薬品（この告示による改正後の日本薬局方（以下「新薬局方」という。）に収められているものに限る。）であって告示日において現に医薬品、医療機器等の品質、有効性及び安全性の確保等に関する法律第14条第1項の規定による承認を受けているもの（告示日の前日において、医薬品、医療機器等の品質、有効性及び安全性の確保等に関する法律第14条第1項の規定に基づき製造販売の承認を要しないものとして厚生労働大臣の指定する医薬品等（平成6年厚生省告示第104号）により製造販売の承認を要しない医薬品として指定されている医薬品を含む。）については、令和7年12月31日までの間は、旧薬局方で定める基準（当該医薬品に関する部分に限る。）は新薬局方で定める基準とみなすことができるものとする。
3　新薬局方に収められている医薬品（旧薬局方に収められていたものを除く。）であって告示日において現に医薬品、医療機器等の品質、有効性及び安全性の確保等に関する法律第14条第1項の規定による承認を受けているものについては、令和7年12月31日までの間は、新薬局方に収められていない医薬品とみなすことができるものとする。
4　新薬局方に収められている医薬品については、令和9年6月30日までの間は、新薬局方一般試験法の部2.66元素不純物の条の規定にかかわらず、なお従前の例によることができる。

（なお、「次のよう」とは、「一般試験法」から始まり、「参照赤外吸収スペクトル」（77頁）までをいう。）

4 資料1

通　知

医薬発0628第7号
令和6年6月28日

各都道府県知事殿

厚生労働省医薬局長

第十八改正日本薬局方第二追補の制定等について

　日本薬局方については、「日本薬局方の全部を改正する件」（令和3年厚生労働省告示第220号）をもって、第十八改正日本薬局方（以下「薬局方」という。）が告示され、令和3年6月7日から適用されているところです。
　今般、「日本薬局方の一部を改正する件」（令和6年厚生労働省告示第238号）が令和6年6月28日に告示され、同日から適用されることとなりましたので、下記の事項を御了知の上、関係者に対する周知徹底及び指導に御配慮をお願いします。

記

第1　薬局方の一部改正の要点等について
　今回の薬局方の一部改正（以下「第二追補」という。）は、「第十九改正日本薬局方作成基本方針」（令和3年9月2日薬事・食品衛生審議会答申）に基づき、医学薬学等の進展に対応するとともに、諸外国における基準との調和を図るため、所要の見直しを行ったものであり、次の点について留意されたいこと。

1　薬局方においては、通則、生薬総則、製剤総則、一般試験法、医薬品各条、参照紫外可視吸収スペクトル及び参照赤外吸収スペクトルの順に収載されているが、改正告示のうち、官報において略することとした「次のよう」とは、一般試験法から参照赤外吸収スペクトルまでの改正をいうこと。

2　一般試験法について、以下のとおりとしたこと。
　(1) 別紙第1の1の試験法を新たに収載した。
　(2) 別紙第1の2の試験法を改正した。
　(3) 別紙第1の3に掲げる標準品を追加した。
　(4) 別紙第1の4に掲げる標準品について削除を行った。
　(5) 別紙第1の5に掲げる標準品の製造機関を国立感染症研究所から、別に厚生労働大臣が定めるところにより厚生労働大臣の登録を受けた者へと変更した。
　(6) 試薬・試液に関しては、新たに35品目を収載し、9品目を改正した。
　(7) クロマトグラフィー用担体／充填剤として、新たに2品目を収載した。

3　医薬品各条の主な改正は、以下のとおりであること。
　(1) 新規収載した医薬品及び収載されていた医薬品のうち第二追補にて削除した品目は、それぞれ別紙第2の1及び別紙第2の2のとおりである。
　(2) 改正した医薬品各条は別紙第2の3のとおりである。

4　参照紫外可視吸収スペクトルについて、以下のとおりとしたこと。
　(1) 別紙第3のスペクトルを追加した。

5　参照赤外吸収スペクトルについて、以下のとおりとしたこと。
　(1) 別紙第4の1のスペクトルを追加し、別紙第4の2のスペクトルを削除した。

第2　参考情報について
1　第二追補の告示に併せ、参考情報について、次のとおりとしたこと。
　(1) 新たに作成した参考情報及び作成されていた参考情報のうち第二追補にて廃止したものは、それぞれ別紙第5の1、別紙第5の2である。
　(2) 改正した参考情報は別紙第5の3のとおりである。

2 参考情報の取扱い
　参考情報は、医薬品の品質確保の上で必要な参考事項及び日本薬局方に収載された医薬品に関する参考となる試験法を記載したものであり、日本薬局方に収載された医薬品の適否の判断を示すものではないこと。

第3　他の医薬品等の規格集等に収載されていた品目の取扱い
　日本薬局方外医薬品規格第三部の取扱い
　平成13年12月25日付け医薬発第1411号厚生労働省医薬局長通知「日本薬局方外医薬品規格第三部の一部改正について」により定められた各条の部のうち、別紙第6の1に掲げるものを削除すること。

第4　その他
1　標準品について
　第十八改正第二追補において、13品目の標準品の追加等を行ったところである。一般に、標準品の製造・頒布に当たっては、当該医薬品の製造販売業者及び原薬製造業者等の協力が不可欠である。特に標準品の製造に必要となる原薬の提供に当たっては、後々のロット更新時を含めて、我が国の医薬品の品質を確保するために必要な公的基準である日本薬局方の趣旨を踏まえ、御協力をお願いしたいこと。

2　経過措置期間について
　第二追補に伴い令和7年12月31日までに承認事項一部変更承認申請等の必要な措置を行うとともに、医薬品、医療機器等の品質、有効性及び安全性の確保等に関する法律（昭和35年法律第145号）第50条（直接の容器等の記載事項）、第55条（販売、授与等の禁止）及び第56条（販売、製造等の禁止）に抵触することがないよう、遅滞なく改正後の基準に改める必要があること。なお、改正後の一般試験法〈2.66〉元素不純物の適用については、令和9年6月30日までに必要な措置を行うこと。

別紙

第1　一般試験法
1　新たに収載した一般試験法

| (1) | 3.07　動的光散乱法による液体中の粒子径測定法 |

2　改正した一般試験法

(1)	2.03　薄層クロマトグラフィー	(2)	2.46　残留溶媒
(3)	2.66　元素不純物	(4)	3.01　かさ密度測定法
(5)	4.02　抗生物質の微生物学的力価試験法	(6)	5.01　生薬試験法
(7)	9.01　標準品	(8)	9.41　試薬・試液
(9)	9.42　クロマトグラフィー用担体／充塡剤	(10)	9.62　計量器・用器

3　新たに日本薬局方に収められた標準品

(1)	アリピプラゾール標準品	(2)	システム適合性試験用アリピプラゾールN-オキシド標準品
(3)	オキサリプラチン標準品	(4)	純度試験用オキサリプラチン類縁物質B二硝酸塩標準品
(5)	ゴセレリン酢酸塩標準品	(6)	システム適合性試験用ゴセレリン酢酸塩類縁物質標準品
(7)	残留溶媒クラス2D標準品	(8)	残留溶媒クラス2E標準品
(9)	トルバプタン標準品	(10)	フェブキソスタット標準品
(11)	システム適合性試験用フェブキソスタット類縁物質A標準品	(12)	システム適合性試験用フェブキソスタット類縁物質B標準品
(13)	ロルノキシカム標準品		

4　削除を行った標準品

| (1) | アンレキサノクス標準品 | (2) | セファドロキシル標準品 |
| (3) | トルブタミド標準品 | | |

5　国立感染症研究所から、別に厚生労働大臣が定めるところにより厚生労働大臣の登録を受けた者が製造する標準品へと変更した標準品

(1)	セフォゾプラン塩酸塩標準品	(2)	セフォペラゾン標準品
(3)	セフカペンピボキシル塩酸塩標準品	(4)	セフジトレンピボキシル標準品
(5)	セフタジジム標準品	(6)	セフポドキシムプロキセチル標準品

第2 医薬品各条

1 新規収載した医薬品

(1)	アリピプラゾール	(2)	オキサリプラチン
(3)	オキサリプラチン注射液	(4)	ゲフィチニブ錠
(5)	ゴセレリン酢酸塩	(6)	炭酸リチウム錠
(7)	トルバプタン	(8)	トルバプタン錠
(9)	フェブキソスタット	(10)	フェブキソスタット錠
(11)	ロルノキシカム	(12)	ロルノキシカム錠
(13)	辛夷清肺湯エキス		

2 削除した医薬品

(1)	アンレキサノクス	(2)	アンレキサノクス錠
(3)	セファドロキシル	(4)	セファドロキシルカプセル
(5)	シロップ用セファドロキシル	(6)	トルブタミド
(7)	トルブタミド錠		

3 改正した医薬品

(1)	亜硫酸水素ナトリウム	(2)	乾燥亜硫酸ナトリウム
(3)	エデト酸ナトリウム水和物	(4)	カルメロースカルシウム
(5)	グリセリン	(6)	濃グリセリン
(7)	クリンダマイシンリン酸エステル	(8)	クロニジン塩酸塩
(9)	軽質無水ケイ酸	(10)	ケイ酸マグネシウム
(11)	シクロホスファミド水和物	(12)	シチコリン
(13)	ステアリン酸カルシウム	(14)	ステアリン酸ポリオキシル40
(15)	ステアリン酸マグネシウム	(16)	ソルビタンセスキオレイン酸エステル
(17)	タルク	(18)	乾燥炭酸ナトリウム
(19)	炭酸ナトリウム水和物	(20)	デキストラン70
(21)	テセロイキン(遺伝子組換え)	(22)	白糖
(23)	パラフィン	(24)	流動パラフィン
(25)	軽質流動パラフィン	(26)	低置換度ヒドロキシプロピルセルロース
(27)	ヒプロメロース	(28)	ピロ亜硫酸ナトリウム
(29)	ブドウ糖	(30)	プロピレングリコール
(31)	ベクロメタゾンプロピオン酸エステル	(32)	ポリスチレンスルホン酸ナトリウム
(33)	メグルミン	(34)	メチルセルロース
(35)	モノステアリン酸アルミニウム	(36)	ヨウ化ナトリウム
(37)	ロキソプロフェンナトリウム水和物	(38)	アマチャ
(39)	インチンコウ	(40)	インヨウカク
(41)	ウヤク	(42)	ウワウルシ
(43)	オウセイ	(44)	ガイヨウ
(45)	カッコウ	(46)	カッコン
(47)	キカ	(48)	クコシ
(49)	ゲンチアナ	(50)	ゲンチアナ末
(51)	牛車腎気丸エキス	(52)	ゴミシ
(53)	サンシュユ	(54)	ジオウ
(55)	ショウズク	(56)	シンギ
(57)	真武湯エキス	(58)	センナ
(59)	ソボク	(60)	ソウ
(61)	ダイオウ	(62)	ダイオウ末
(63)	タイソウ	(64)	タンジン
(65)	チョウトウコウ	(66)	チンピ
(67)	テンモンドウ	(68)	当帰芍薬散エキス
(69)	トウジン	(70)	ニクズク
(71)	ニンドウ	(72)	バクモンドウ
(73)	八味地黄丸エキス	(74)	ハッカ
(75)	ビワヨウ	(76)	ブシ
(77)	ベラドンナエキス	(78)	防已黄耆湯エキス
(79)	ボクソク	(80)	ホミカエキス
(81)	ホミカエキス散	(82)	ホミカチンキ
(83)	マクリ	(84)	モクツウ
(85)	ヤクモソウ	(86)	ヨクイニン
(87)	ヨクイニン末	(88)	抑肝散加陳皮半夏エキス

(89)	レンニク	(90)	ロートエキス
(91)	ロートエキス散	(92)	ロートエキス・アネスタミン散
(93)	ロートエキス・カーボン散	(94)	複方ロートエキス・ジアスターゼ散
(95)	ローヤルゼリー		

第3 新規収載した参照紫外可視吸収スペクトル

(1)	アリピプラゾール	(2)	オキサリプラチン
(3)	トルバプタン	(4)	フェブキソスタット
(5)	ロルノキシカム		

第4 参照赤外吸収スペクトル

1 新規収載した参照赤外吸収スペクトル

(1)	アリピプラゾール	(2)	エデト酸ナトリウム水和物
(3)	オキサリプラチン	(4)	シクロホスファミド水和物
(5)	トルバプタン	(6)	フェブキソスタット
(7)	ロルノキシカム		

2 削除した参照赤外吸収スペクトル

(1)	クリンダマイシンリン酸エステル

第5 参考情報

1 新たに作成した参考情報

(1)	原子間力顕微鏡によるナノ粒子のサイズ及び形態解析法〈G1-9-182〉	(2)	日本薬局方における秤量の考え方〈G1-6-182〉
(3)	はかり（天秤）の校正、点検と分銅〈G1-7-182〉	(4)	はかり（天秤）の設置環境，基本的な取扱い方法と秤量時の留意点〈G1-8-182〉
(5)	フローサイトメトリー〈G3-16-182〉	(6)	フローイメージング法によるバイオテクノロジー応用医薬品（バイオ医薬品）原薬／製剤中の不溶性微粒子の評価法〈G3-17-182〉

2 廃止した参考情報

(1)	動的光散乱法による液体中の粒子径測定法〈G2-4-161〉

3 改正した参考情報

(1)	固体又は粉体の密度〈G2-1-182〉	(2)	粉体の流動性〈G2-3-182〉
(3)	ペプチドマップ法〈G3-3-182〉	(4)	日本薬局方収載生薬の学名表記について〈G5-1-182〉
(5)	生薬及び生薬製剤の薄層クロマトグラフィー〈G5-3-182〉		

第6 他の医薬品等の規格集等に収載されていた品目の取扱い

日本薬局方外医薬品規格第三部から削除した各条

(1)	炭酸リチウム錠

医薬薬審発0628第2号
令和6年6月28日

各都道府県衛生主管部（局）長殿

厚生労働省医薬局医薬品審査管理課長

第十八改正日本薬局方第二追補の制定に伴う医薬品製造販売承認申請等の取扱いについて

　令和6年6月28日厚生労働省告示第238号をもって「日本薬局方の一部を改正する件」（第十八改正日本薬局方第二追補、以下「第二追補」という。）が告示され、「第十八改正日本薬局方第二追補の制定等について」（令和6年6月28日医薬発0628第7号厚生労働省医薬局長通知、以下「局長通知」という。）により、この改正の要点等が示されたところです。
　今般、これに関する医薬品製造販売承認申請等の取扱いを下記のとおりとするので、御了知の上、貴管下関係業者に周知をよろしく御配慮願います。

記

1. 新規収載品目の取扱い
　局長通知第1の3（1）（別紙第2の1）に示す第二追補で新たに収載された品目については、令和7年12月31日までは、なお従前の例によることができる。一方、令和8年1月1日以降に第二追補で定める基準に適合しないものは、日本薬局方医薬品として製造販売又は販売することは認められないので、次の点に留意するとともに遅滞なく手続きを行わせること。
(1) 第二追補で定める基準に適合させるため、医薬品、医療機器等の品質、有効性及び安全性の確保等に関する法律（以下「法」という。）第14条第1項に基づく承認を受けている品目について、承認事項を改める場合の取扱い
　① 「規格及び試験方法」欄のみを改める場合の取扱い
　　法第14条第16項の規定に基づく承認事項の軽微変更に係る届出（以下「軽微変更届出」という。）を行わせること。その際、軽微変更届出書の「備考」欄に「令和6年6月28日医薬薬審発0628第2号「第十八改正日本薬局方第二追補の制定に伴う医薬品製造販売承認申請等の取扱いについて」による届出」と記載すること。
　　また、「規格及び試験方法」欄に既に規定している純度試験等については、同等の管理が可能であるか確認した上で必要に応じて当該規格及び試験方法を第二追補で定める基準に加えて設定すること。
　　なお、今回、設定しないと判断した場合、法第14条第15項の規定に基づく承認事項の一部変更承認申請（以下「一変申請」という。）を別途行う機会に、その審査等の中で規格の設定を不要と判断した根拠データの提出を求めることがあるため、当該データを適切に保存しておくこと。
　② 「成分及び分量又は本質」欄（有効成分は除く）の変更が伴う場合
　　一変申請を以下の点に留意し、行わせること。
　ア．原則として当該品目に係る医薬品製造販売承認書の写しを添付し、さらに、平成26年11月21日薬食発1121第2号厚生労働省医薬食品局長通知「医薬品の承認申請について」の別表1のロの3の資料が必要となるほか、必要に応じ、同通知の別表1のハの3又はホの5の資料を添付すること。
　イ．一変申請書の変更する欄及び「備考」欄の記載は、昭和55年10月9日薬審第1462号厚生省薬務局審査課長・生物製剤課長通知「日本薬局方医薬品の製造又は輸入の承認・許可申請の取扱いについて」の別記「日本薬局方医薬品に係る承認申請書の記載要領」に準拠し、「備考」欄には、「十八局第二追補新規収載品目に係る変更申請である」旨を併せて記載すること。
　ウ．一変申請については、令和7年12月31日までに必要な措置を円滑に講じることができるよう迅速な処理を行うこととしている。市場流通品の調整などで迅速な処理が必要な品目については、原則として、一変承認が完了するよう必要な措置を令和7年6月30日までに行うこと。当該申請書にあっては、「備考」欄に迅速処理を希望する旨及びFD申請の場合にあっては、優先審査コードとして「19124」の記録を記載すること。また、市場流通品の調整にはある程度の時間を要することから、告示後できるだけ速やかに調整を開始すること。
　エ．一変申請書の右肩に「局新規」（「局」に○（マル）を付ける）の表示を朱書きすること。
　③ 「製造方法」欄の変更が伴う場合の取扱い
　　一変申請又は軽微変更届出を行わせること。一変申請に当たっては1.（1）②ア.～エ.に準ずることとし、軽微変更届出に当たっては軽微変更届出書の「備考」欄に「令和6年6月28日医薬薬審発0628第2号「第十八改正日本薬局方第二追補の制定に伴う医薬品製造販売承認申請等の取扱いについて」による届出」と記載すること。

2. 削除品目の取扱い
　局長通知第1の3（1）（別紙第2の2）に示す削除品目については、令和6年6月28日以降は、日本薬局方医薬品として製造販売又は販売することは認められないこと。ただし、改正前の日本薬局方に収められていた医薬品であって、令和6年6月28日にお

いて法第14条第1項による承認を受けているものについては、令和7年12月31日までは日本薬局方医薬品として製造販売又は販売することは認められないこと。

3. 改正品目の取扱い
　局長通知第1の3（2）（別紙第2の3及び4）に示す品目について第二追補により、その基準が改正前の日本薬局方（以下「旧薬局方」という。）と異なるものとなった医薬品については、令和7年12月31日までは、第二追補で定めるものとみなすことができるものとする。一方、令和8年1月1日以降は旧薬局方の基準により日本薬局方医薬品として製造販売又は販売することは認められないので、次の点に留意するとともに遅滞なく手続きを行わせること。
(1) 第二追補で定める基準に適合させるため、製剤に係る承認事項を改める場合の取扱い
　① 「成分及び分量又は本質」欄（有効成分は除く）又は「製造方法」欄の変更が伴う場合の取扱い
　　上記1．(1) ②及び③に準ずることとすること。
　② 一変申請を行う際の手続き
　　「備考」欄には、「十八局第二追補継続収載品目に係る変更申請である」旨を併せて記載すること。また、一変申請書の右肩に「局改正」（「局」に○（マル）を付ける）の表示を朱書きすること。
(2) 改正品目のうち、医薬品（成分）に係る取扱い
　① 当該医薬品（成分）の規格を第二追補で定める基準に適合させるに伴い、製剤の承認内容を変更する場合
　　一変申請又は軽微変更届出を行わせること。なお、一変申請の際は、「備考」欄には、「十八局第二追補継続収載品目に係る変更申請である」旨を併せて記載すること。また、一変申請書の右肩に「局改正」（「局」に○（マル）を付ける）の表示を朱書きすること。
　② 「カルメロースカルシウム」について
　　当該品目については、医薬品各条の純度試験 (3) 硫酸塩で「製造工程において硫酸が使用される場合に適用する．」としたところである。令和6年7月1日以降に新規に承認申請を行う医薬品及び医薬部外品において、製造工程における硫酸の使用の有無について、「成分及び分量又は本質」のテキスト欄に、その旨を記載すること。既承認の医薬品及び医薬部外品については、当該追記を行うのみの一変申請又は軽微変更届出を行う必要はなく、他の理由により、一変申請又は軽微変更届出を行う機会があるときに併せて記載することで差し支えないこと。なお、硫酸の使用の有無を変更する場合には、別途、一変申請を行うこと。

4. 新規収載医薬品（成分）を含有する既承認の医薬品、医薬部外品及び化粧品（以下「医薬品等」という。）（製剤（ただし、第二追補に収載されている製剤は除く））の取扱いについて（下記5.を除く。）
(1) 「成分及び分量又は本質」欄の規格を日本薬局方に改めるのみの場合
　　当欄の当該医薬品（成分）の規格を日本薬局方に改めるのみの一変申請又は軽微変更届出を行う必要はなく、他の理由により、一変申請又は軽微変更届出を行う機会があるときに併せて変更することで差し支えないこと。
　　なお、「規格及び試験方法」欄に既に規定している純度試験等の取扱いは、上記1．(1) ①に準ずることとする。
(2) 当該医薬品（成分）の日本薬局方収載に伴い、製剤の承認内容を変更する必要のある場合（ただし、上記(1)に該当する部分は除く。）
　　当該医薬品（成分）の規格を日本薬局方で定める基準に適合させるに伴い、製剤の承認内容を変更する場合は、一変申請又は軽微変更届出を行うこと。
(3) 漢方処方エキスを含有する医薬品について
　　第二追補においては、「辛夷清肺湯エキス」の漢方処方エキスを収載したところであるが、この漢方処方エキスを含有する医薬品等の取扱いについては、上記4．(1)、(2) に準ずる他、以下のとおりとすること。
　① 添付文書又は容器若しくは被包に配合生薬の1日量当たりの配合量を表示すること。
　② 一般用医薬品の取扱いについて
　　ア．第二追補の製法に規定されている生薬の種類及び配合量の範囲であり、かつ、満量処方の場合
　　　医療用医薬品と同様の取扱いとする。
　　イ．第二追補の製法に規定されている生薬の種類及び配合量の範囲であり、かつ、満量処方でない場合
　　　「成分及び分量又は本質」欄の漢方処方エキス成分名は、漢方処方エキス名の後に処方量を（ ）を付して記載する変更を行うための軽微変更届出を行わせること。この場合、規格は日局とせず、別紙規格とすること。なお、販売名については変更する必要はないこと。また、満量処方に変更する場合については、新規承認申請を行わせること。
　　ウ．第二追補の製法に規定されている生薬の種類及び配合量の範囲外である場合
　　　「成分及び分量又は本質」欄の漢方処方エキス成分名は、漢方処方エキス名の後に出典名及び満量処方でない場合はその処方量を（ ）を付して記載する変更を行うための軽微変更届出を行わせること。この場合、規格は日局とせず、別紙規格とすること。なお、販売名については変更する必要はないこと。
　　　また、第二追補に規定されている生薬の種類及び配合量に変更する場合については、新規承認申請を行わせること。

5. 新規収載医薬品（成分）を含有する医薬品等又は新規収載された医薬品（製剤）のうち、第二追補において、当該医薬品各条に「別に規定する」と規定した品目等に係る取扱い

　現承認書上、当該規格項目が設定されている場合には、軽微変更届出にて日本薬局方による旨の記載へ変更する際に、既に設定されている内容もそのまま併せて記載すること。

　一方、承認書上、当該規格項目が設定されていない場合には、設定について適切に検討し、新たに設定を要する場合には、日本薬局方による旨の記載への変更及び当該規格項目の設定をするための一変申請を行うこと。なお、設定しないと判断した場合、次の一変申請の審査等の際に規格の設定を不要と判断した根拠データの提出を求めることがあるため、当該データを適切に保存しておくこと。

　また、日本薬局方外医薬品規格によるものとしていた場合も同様とすること。

6. 承認事項の一部において日本薬局方による旨を記載して承認された医薬品等の取扱い
  (1) 「成分及び分量又は本質」欄で、配合成分の規格（の一部）を日本薬局方による旨を記載して承認された医薬品等及び「製造方法」欄、「規格及び試験方法」欄又は「貯法及び有効期間」欄で「日本薬局方による」旨を記載の上、承認された医薬品等

　　令和7年12月31日まではなお従前の例によることができるが、令和8年1月1日以降は改正後の基準によるものであること。
  (2) 「規格及び試験方法」欄で試験法の一部について日本薬局方の一般試験法又は製剤総則で定める試験法による旨を記載して承認された医薬品等であって、日本薬局方に収められていないもの

　　試験方法については、承認当時の日本薬局方に定める試験法によって行うものとする。

　　なお、承認事項の一部（有効成分以外の成分の種類又は分量、製造方法等）を改めないと第二追補で定める試験法に適合しない製品であって、第二追補で定める試験法に適合させることが製剤の改良等になると判断されるものには、第二追補で定める試験法に適合させるため、一変申請又は軽微変更届出を行うよう指導すること。

7. 原薬等登録原簿（以下「MF」という。）に係る取扱いについて

　法第80条の6第1項の規定に基づき、医薬品原薬等についてはMFに、その原薬等の名称等について登録を受けることができるとしているところである。第二追補において新規に収載された品目及び、基準の改められた品目に係る取扱いについては、上記1.～6.と同様の取扱いとすること。ただし、「一変申請」は「変更登録申請」に読み替えること。

8. 一般試験法に係る取扱いについて
  (1) 一般試験法〈2.66〉元素不純物の取扱いについて

　　「第十八改正日本薬局方の制定に伴う医薬品製造販売承認申請等の取扱いについて」（令和3年6月7日薬生薬審発0607第1号厚生労働省医薬・生活衛生局医薬品審査管理課長通知）及び「第十八改正日本薬局方第一追補の制定に伴う医薬品製造販売承認申請等の取扱いについて」（令和4年12月12日薬生薬審発1212第1号厚生労働省医薬・生活衛生局医薬品審査管理課長通知）により、令和6年7月1日以降は通則34に基づく元素不純物の管理が求められる。なお、令和9年6月30日までは改正後の一般試験法〈2.66〉元素不純物の基準によらず、旧薬局方で定める基準によることができるが、令和9年7月1日以降は改正後の基準によるものであること。
  (2) 一般試験法〈9.62〉計量器・用器の取扱いについて

　　はかり（天秤）の性能に関する要件（繰返し性及び正確さ（真度））の確認は、「点検」において実施され、はかり（天秤）使用者に求められるものである。第二追補においては、最小計量値は定義されたものの、最小計量値以下のはかり取りを行うことは認められる。使用者には、試験の目的に応じた性能を有する天秤の使用が期待される。

9. その他留意事項等
  (1) 医薬品各条に規定する製剤の試験方法について

　　係る記載は、標準的な試験方法を示したものである。添加剤が測定結果に影響を与え、係る試験の実施が科学的に困難である場合には、その妥当性を示せることを前提として、規定法に代わる試験法を承認書に規定することは許容される。なお、既に同内容にて承認を取得している場合には当該試験方法を申請書に記載しておくことで差し支えない。

第十八改正日本薬局方の正誤表

事務連絡
令和5年11月10日

各都道府県衛生主管部（局）薬務主管課　御中

厚生労働省医薬局医薬品審査管理課

第十八改正日本薬局方正誤表の送付について（その2）

　第十八改正日本薬局方（令和3年厚生労働省告示第220号）につきまして、一部に誤植等がありましたので別紙のとおり正誤表を送付いたします。

別　紙

第十八改正日本薬局方告示版に対する正誤表（その2）

1．一般試験法

該当箇所	頁、左右	↓/↑、行	正	誤
9.41 試薬・試液 アンモニア水(28)	218、左	↓8	アンモニア水(28)　NH₃　［K 8085, アンモニア水，特級，密度約0.90 g/mL，含量28〜30％］	アンモニア水(28)　NH₃　［K 8085, アンモニア水，特級，密度約0.90，含量28〜30％］

2．医薬品各条（化学薬品等）

該当箇所	頁、左右	↓/↑、行	正	誤
ビカルタミド	1371、左	↑20	ただし，試料溶液のビカルタミドに対する相対保持時間約0.21及び約0.25の類縁物質G，約0.23の類縁物質I，類縁物質M，類縁物質N，約0.55の類縁物質O，約0.95の類縁物質A，<u>類縁物質K</u>及び約1.09の類縁物質Pのピークの面積は自動積分法で求めた面積にそれぞれ感度係数0.5，0.5，0.5，0.4，0.7，0.5，1.1，0.9及び0.7を乗じた値とする．	ただし，試料溶液のビカルタミドに対する相対保持時間約0.21及び約0.25の類縁物質G，約0.23の類縁物質I，類縁物質M，類縁物質N，約0.55の類縁物質O，約0.95の類縁物質A，<u>類縁物質L</u>及び約1.09の類縁物質Pのピークの面積は自動積分法で求めた面積にそれぞれ感度係数0.5，0.5，0.5，0.4，0.7，0.5，1.1，0.9及び0.7を乗じた値とする．
ロキソプロフェンナトリウム水和物	1842、右	↑16	<u>［226721-96-6］</u>	<u>［80382-23-6］</u>

資料 1

事務連絡
令和6年7月17日

各都道府県衛生主管部（局）薬務主管課　御中

厚生労働省医薬局医薬品審査管理課

第十八改正日本薬局方正誤表の送付について（その3）

　第十八改正日本薬局方（令和3年厚生労働省告示第220号）につきまして、一部に誤植等がありましたので別紙のとおり正誤表を送付いたします。

別　紙

第十八改正日本薬局方告示版に対する正誤表（その3）

1．医薬品各条（化学薬品等）

該当箇所	頁、左右	↓/↑、行	正	誤
カリジノゲナーゼ	702、右	↓29	キニン遊離活性試験 (iii) 操作法　試料溶液につき，純度試験(2)を準用して，1ウェル当たりのキニン量B (pg)を測定する．次式により本品1単位のキニン遊離活性を求めるとき，500 ngブラジキニン等量／分／単位以上である． 本品1単位のキニン遊離活性(ngブラジキニン等量／分／単位) $= B \times 4.8$	キニン遊離活性試験 (iii) 操作法　試料溶液につき，純度試験(2)を準用して，1ウェル当たりのキニン量B (pg)を測定する．次式により本品1単位のキニン遊離活性を求めるとき，500 ngブラジキニン等量／分／単位以上である． 本品1単位のキン遊離活性(ngブラジキニン等量／分／単位) $= B \times 4.8$

事務連絡
令和5年11月10日

各都道府県衛生主管部（局）薬務主管課　御中

厚生労働省医薬局医薬品審査管理課

第十八改正日本薬局方第一追補正誤表の送付について（その1）

　第十八改正日本薬局方第一追補（令和4年厚生労働省告示第355号）につきまして、一部に誤植等がありましたので別紙のとおり正誤表を送付いたします。

別　紙

第十八改正日本薬局方第一追補告示版に対する正誤表（その1）

1．参考情報

該当箇所	頁、左右	↓/↑、行	正	誤
液の色に関する機器測定法〈G1-4-181〉	115、右	↓8	$k=100 / \int_0^\infty \bar{y}_\lambda S_\lambda d\lambda$	$k=100 / \int_0^\infty f_\lambda \bar{y}_\lambda S_\lambda d\lambda$
日本薬局方収載生薬の学名表記について〈G5-1-181〉	124、左	↓14	モクツウの項を次のように改める．	モウツウの項を次のように改める．

事務連絡
令和6年7月17日

各都道府県衛生主管部（局）薬務主管課　御中

厚生労働省医薬局医薬品審査管理課

第十八改正日本薬局方第一追補正誤表の送付について（その２）

　第十八改正日本薬局方第一追補（令和4年厚生労働省告示第355号）につきまして、一部に誤植等がありましたので別紙のとおり正誤表を送付いたします。

別　紙

第十八改正日本薬局方第一追補告示版に対する正誤表（その２）

１．一般試験法

該当箇所	頁、左右	↓/↑、行	正	誤
2.00 クロマトグラフィー総論	7、右	↑15－25	・カラムの大きさ(粒子径及び長さ)：カラムの粒子径や長さは，カラムの長さ(L)と粒子径(d_p)の比が一定のまま，又は，規定されたL/d_pの比率の－25％から＋50％の間の範囲に変更することができる．全多孔性粒子から表面多孔性粒子の粒子径を調整する場合：全多孔性粒子から表面多孔性粒子の粒子径を調整する場合は，理論段数(N)が規定されたカラムの－25％から＋50％の範囲にあれば，他のLとd_pの組み合わせも使用することができる．システム適合性の要件に適合し，管理すべき不純物の選択性と溶出順が同等であることが示されれば，これらの変更は認められる．	・カラムの大きさ(粒子径及び長さ)：カラムの粒子径や長さは，カラムの長さ(L)と粒子径(d_p)の比が一定のまま，又は，規定されたL/d_pの比率の－25％から＋50％の間の範囲に変更することができる．全多孔性粒子から表面多孔性粒子の粒子径を調整する場合：全多孔性粒子から表面多孔性粒子の粒子径を調整する場合は，理論段数(N)が規定されたカラムの－25％から＋50％の範囲にあれば，他のLとd_pの組み合わせも使用することができる．システム適合性の要件に適合し，管理すべき不純物の選択性と溶出順が同等であることが示されれば，これらの変更は認められる．

日本薬局方の改正関連情報

参考情報「日本薬局方収載生薬の学名表記について」の改正について

令和4年9月
日本薬局方原案検討委員会生薬等委員会

　今般、参考情報「日本薬局方収載生薬の学名表記について」の改正に関する意見募集を開始するにあたり、本改正の背景等について、ご説明いたします。

　日本薬局方に収載される生薬の基原植物の学名は、日本薬局方原案作成要領において、「International Plant Name Index (IPNI)」を指針に記載する。（中略）科名は、新エングラーの分類体系に従う、と定められております。一方、現在、植物分類学では、形態学的な特徴に基づく分類体系である新エングラーやクロンキストなどの体系に代わり、DNA情報を基にした分類体系であるAPG分類を用いることが一般的となっております。この乖離は、主に局方が学術書ではなく法令であるため、頻繁な記載の修正を避ける目的で、現在進行形で改訂作業が行われている分類体系の採用を見送ってきたことに起因しております。しかしながら、APG分類体系の最初の発表から20年以上が経過し、その間、解析データの蓄積と3度の改訂が行われたことにより、信頼できる新しい分類体系として成熟したことから、現在では、専門の研究分野にとどまらず、一般者向けの植物図鑑にも採用されております。この現状を鑑み、日局参考情報「日本薬局方収載生薬の学名表記について」を改正し、APG分類における科名を追記することといたしました。改正にあたり、以下の整理を行っております。

1. 既存の参考情報では、和科名が記載されておりましたが、医薬品各条における記載がラテン語表記のみのため、和科名は削除しました。
2. Leguminosae、Labiataeなど、慣用的に長く用いられてきた科名については、『国際藻類・菌類・植物命名規約（深圳規約）2018』の第18.5、18.6条において、正式に発表されたものとして扱い、このものを正名とすることが明記されています。また、第18.5条には、該当する9つの科名に対する代替名も記載されているため、「正名／代替名」の体裁で記載しました。
例）Leguminosae/Fabaceae
3. APG分類体系の対象外である裸子植物、藻類、真菌類及び動物に由来する生薬の基原種の科名については、米倉浩司、『新維管束植物分類表（北隆館）』及びGlobal Biodiversity Information Facility (GBIF: https://www.gbif.org) に従いました。マオウ、ロジン、マクリ、チョレイ、ブクリョウ、ボレイなどが該当しますが、現在の局方の記載と異なるものはありません。また、APG分類に該当しないこれらの品目については、表中、#印を付記しております。

　なお、意見募集に際し、確認作業の利便性を考慮し、改正参考情報の他に、新エングラーとAPG分類体系において、科名が異なる品目を抜き出したものを、参考資料として付けております。

以上

別添

(参考) 新エングラーとAPG IVで，科名表記が異なる品目を抜き出した

生薬名	日本薬局方の学名表記 ＝分類学的に用いられている学名表記 日本薬局方の学名表記とは異なるが分類学的に同一あるいは同一とみなされることがあるもの及び収載種に含まれる代表的な下位分類群．＊印のあるものは，日本薬局方で併記されているもの.	科名 新エングラー	科名 APG IVなど
アマチャ	アマチャ *Hydrangea macrophylla* Seringe var. *thunbergii* Makino ＝*Hydrangea macrophylla* (Thunb.) Ser. var. *thunbergii* (Siebold) Makino	Saxifragaceae	Hydrangeaceae
アロエ	*Aloe ferox* Miller ＝*Aloe ferox* Mill. *Aloe ferox* Miller と *Aloe africana* Miller との種間雑種 *Aloe africana* Miller ＝*Aloe africana* Mill. *Aloe ferox* Miller と *Aloe spicata* Baker との種間雑種	Liliaceae	Asphodelaceae
ウイキョウ油	ウイキョウ *Foeniculum vulgare* Miller ＝*Foeniculum vulgare* Mill.	Umbelliferae	Umbelliferae/ Apiaceae
	Illicium verum Hooker filius ＝*Illicium verum* Hook. f.	Illiciaceae	Schisandraceae
オウセイ	*Polygonatum kingianum* Collett et Hemsley ＝*Polygonatum kingianum* Collett & Hemsl. カギクルマバナルコユリ *Polygonatum sibiricum* Redouté *Polygonatum cyrtonema* Hua ナルコユリ *Polygonatum falcatum* A. Gray	Liliaceae	Asparagaceae
カカオ脂	カカオ *Theobroma cacao* Linné ＝*Theobroma cacao* L.	Sterculiaceae	Malvaceae
カノコソウ	カノコソウ *Valeriana fauriei* Briquet ＝*Valeriana fauriei* Briq. エゾカノコソウ *Valeriana fauriei* Briq. f. *yezoensis* Hara	Valerianaceae	Caprifoliaceae
木クレオソート	*Pinus* 属諸種植物	Pinaceae	Pinaceae
	Cryptomeria 属諸種植物	Taxodiaceae	Cupressaceae
	Fagus 属諸種植物	Fagaceae	Fagaceae
	Afzelia 属植物（*Intsia* 属植物）	Leguminosae	Leguminosae/ Fabaceae
	Shorea 属植物	Dipterocarpaceae	Dipterocarpaceae
	Tectona 属植物	Verbenaceae	Labiatae/ Lamiaceae
コンズランゴ	*Marsdenia cundurango* Reichenbach filius ＝*Marsdenia cundurango* Rchb. f.	Asclepiadaceae	Apocynaceae
サンキライ	*Smilax glabra* Roxburgh ＝*Smilax glabra* Roxb.	Liliaceae	Smilacaceae
ジオウ	アカヤジオウ *Rehmannia glutinosa* Liboschitz var. *purpurea* Makino ＝*Rehmannia glutinosa* Libosch. var. *purpurea* Makino *Rehmannia glutinosa* Liboschitz ＝*Rehmannia glutinosa* Libosch.	Scrophulariaceae	Orobanchaceae
チモ	ハナスゲ *Anemarrhena asphodeloides* Bunge	Liliaceae	Asparagaceae
テンモンドウ	クサスギカズラ *Asparagus cochinchinensis* Merrill ＝*Asparagus cochinchinensis* (Lour.) Merr.	Liliaceae	Asparagaceae
バクモンドウ	ジャノヒゲ *Ophiopogon japonicus* Ker-Gawler ＝*Ophiopogon japonicus* (L. f.) Ker Gawl.	Liliaceae	Asparagaceae
マシニン	アサ *Cannabis sativa* Linné ＝*Cannabis sativa* L.	Moraceae	Cannabaceae
レンニク	ハス *Nelumbo nucifera* Gaertner ＝*Nelumbo nucifera* Gaertn.	Nymphaeaceae	Nelumbonaceae

はかり（天秤）に関連する一般試験法改正案及び新規参考情報案について

令和5年3月
独立行政法人医薬品医療機器総合機構
審査マネジメント部

今般、以下に示すはかり(天秤)に関連する一般試験法及び参考情報案(3件)の意見公募を開始するにあたり、これらの背景等について説明いたします。

・一般試験法改正案「9.62 計量器・用器」
・新規参考情報案「G1-6-182 日本薬局方における秤量の考え方」
・新規参考情報案「G1-7-182 はかり（天秤）の校正、点検と分銅」
・新規参考情報案「G1-8-182 はかり（天秤）の設置環境、基本的な取扱い方法と秤量時の留意点」

本案は、第十九改正日本薬局方作成基本方針（令和3年9月2日薬事・食品衛生審議会答申）における、「*最新の学問・技術の積極的導入による質的向上　②一般試験法の改正　"キ．最小秤量値と使用されるべき天秤の考え方の整理"*」に基づき作成されたものです。
一般試験法「9.62 計量器・用器」改正案及び新規参考情報案は米国薬局方及び欧州薬局方で既に示されている内容を踏まえて作成されました。

本案は、第十八改正日本薬局方第二追補への収載を予定しております。また、本案の収載に伴い、日本薬局方原案作成要領についても影響する部分があるため、今後本案に合わせて改正される予定です。

以下にこれら4件の主な特徴・改正点等をそれぞれご紹介します。

- 一般試験法改正案「9.62 計量器・用器」
  - はかり（天秤）の定義について、実際に流通している天秤の仕様（例：読取限度桁が0から9までの表示ではなく、0、2、4、6…等と刻まれる天秤も存在すること）に基づいて「各桁までの読み取りが可能なもの」であることが明確にわかる記載とした。
  - 新たに、はかり（天秤）の要件として、国際単位系(SI)トレーサブルな校正が実施されていること、及び、性能に関する要件（繰返し性及び正確さ(真度)）を満たすことを規定した。なお、ここでいう「国際単位系(SI)へのトレーサビリティが確保された校正」は、「SIトレーサブルな（秤量）」結果とは区別して理解する必要がある。
  - はかり（天秤）の性能に関する要件（繰返し性及び正確さ(真度)）の確認は、「点検」において実施されるものであり、はかり（天秤）使用者の義務である。最小はかり取り量は最小計量値と同じまたはより大きい関係であることを常に満たす必要があることを規定している。一方、本改正案では、秤量においては、米国薬局方及び欧州薬局方と異なり、「最小計量値より大きな質量のはかり取りを行うこと」について言及していない。これは、局方のユーザーへの影響度合いを考慮したものである。
  - 性能に関する要件（繰返し性及び正確さ(真度)）の確認頻度は、品質リスクマネジメントに基づき設定されるべきであり、一律に具体的な頻度を設定できるものではないことから、「定期的」と記載した。
  - 新たに、分銅の要件を追加した。
  - 最小計量値について、確認を行う場合、分銅は、はかり（天秤）の最大秤量値の5%程度の質量で行うとの表現は、JISとの整合を考慮している。
  - 本試験法の適用範囲は、日本薬局方における試験である。

- 新規参考情報案「G1-6-182 日本薬局方における秤量の考え方」
  - トレーサビリティに関する基本的な考え方を示した上で、「SIトレーサブルな校正」と「SIトレーサブルな（秤量）」が異なることを記載した。
  - もし、「SIトレーサブルな（秤量）」結果が必要である場合には、本文中のa〜fの全ての要素が満たされる必要がある。本項では「SIトレーサブルな（秤量）」結果を得るための要素を紹介した後、要素のうち特に「SIトレーサブルな校正」が求められていることを示し、「SIトレーサブルな（秤量）」は局方において常に求められているわけではないこと及びその理由を記載した。
  - さらに、具体的な事例をもとに、有効数字及び天秤の選択例を示した上で、目的に応じた考え方(fit for purpose)により適当な有効数字及びはかり（天秤）を選択することが重要であることを記載した。これは、本案の適用範囲の網羅的な区分が困

難であることから、各要件の適用範囲の判断の一助となる考え方として示したものである。なお、最小計量値以上で秤量したとしても、読取限度桁では少なくとも130％以上の誤差があることが考えられるため、特に、規格値ギリギリで値を四捨五入した結果により適否が決定される場合には、その誤差を考慮したはかり(天秤)が選択されているか確認する必要がある。
・一般試験法改正案に記載した内容のうち、性能に関する要件(繰返し性及び正確さ(真度))及びそれらに影響を及ぼす要因について、具体的に記載した。

• 新規参考情報案「G1-7-182 はかり(天秤)の校正，点検と分銅」
　・はかり(天秤)の校正、点検及び分銅の取扱いについてそれぞれ記載した。
　・「校正」及び「点検」の用語は以下の趣旨で使い分けている。

校正	原則的には知識・経験に基づく有資格者によって実施され、質量の標準となる分銅を用いて天秤の状態を確認し、性能に関して適格性評価(又は妥当性確認)につなげる作業。校正結果には信頼性を示す不確かさが付随されるが「はかり(天秤)がSIトレーサブルであること」を目的とする場合は文書化された校正証明書として取得すること。
点検	通常，はかり(天秤)ユーザーによって実施される。SIトレーサブルな校正を実施済みのはかり(天秤)に関して、少なくとも繰返し性(併行精度)及び正確さ(真度)について合否判定基準を用いて性能確認し、リスクを考慮し適切な頻度・間隔で行う。

　・はかり(天秤)の機器特性に対する具体的な確認方法を記載した。

• 新規参考情報案「G1-8-182 はかり(天秤)の設置環境、基本的な取扱い方法と秤量時の留意点」
　・はかり(天秤)の基本的な取り扱いと留意点を記載した。
　・試料の特性に応じた留意点等、秤量結果に影響を及ぼし得る外的要因の考え方を記載した。

以上

※本改正趣旨は令和5年3月に公表されたのち，該当の一般試験法及び参考情報に寄せられた意見を踏まえ，令和5年9月に改訂された改正趣旨です．元の案及び改訂箇所につきましては日本薬局方フォーラム32(1)194及び32(3)665をご覧ください．

事務連絡
令和5年6月23日

各都道府県衛生主管部（局）薬務主管課 御中

厚生労働省医薬・生活衛生局医薬品審査管理課

第十八改正日本薬局方第一追補英文版の公開について

　今般、第十八改正日本薬局方第一追補（令和4年12月12日厚生労働省告示第355号）の英文版を下記の厚生労働省のホームページに公開しましたのでお知らせします。ご活用いただきますよう貴管下関係者に対して周知をお願いいたします。

記

厚生労働省「日本薬局方」ホームページ
http://www.mhlw.go.jp/stf/seisakunitsuite/bunya/0000066530.html

カラム情報

日本薬局方医薬品各条原案に係るカラムの情報の公開について

日本薬局方収載原案意見募集（2023年12月1日分）に係るカラム情報の公開について

2023年12月1日
独立行政法人医薬品医療機器総合機構
審査マネジメント部

標記募集に当たり、「日本薬局方医薬品各条原案に係るカラムの情報の公開について」（平成28年3月1日付独立行政法人医薬品医療機器総合機構規格基準部医薬品基準課）（別添参照）の方針等に基づき、関連各条原案に係るカラム情報を以下のとおり公開します。

パブリックコメント掲載日	各条名	試験法名	カラム情報
令和5年3月1日	アリピプラゾール	純度試験 類縁物質、定量法	YMC-Pack Pro C18
令和5年3月1日 2023年11月6日（報告）	オキサリプラチン	純度試験(2) 類縁物質B、純度試験(5) シュウ酸	Hypersil BDS-C18
		純度試験(3) その他の類縁物質、定量法	Hypersil ODS
		純度試験(4) 鏡像異性体	Chiralcel OC-H
令和5年3月1日	オキサリプラチン注射液	純度試験(1) 類縁物質、純度試験(2) シュウ酸	Hypersil BDS-C18
		定量法	Hypersil ODS
令和5年3月1日	ゲフィチニブ錠	定量法	Inertsil ODS-3
令和5年3月1日	ゴセレリン酢酸塩	酢酸	Spherisorb ODS
		純度試験	XTerra MS C18
		定量法	XTerra MS C18
令和5年3月1日	テセロイキン（遺伝子組換え）	確認試験(2)	Cadenza CD-C18
		純度試験(1)	TSKgel DEAE-5PW
		純度試験(2)	TSKgel G3000SW
		純度試験(4)	Cosmosil Protein-R
		酢酸	L-column ODS
令和5年3月1日	トルバプタン	純度試験 類縁物質	TSKgel ODS-100V 3 µm
		定量法	YMC-Pack ODS-A 又は YMC-Pack ODS-AM
令和5年3月1日	トルバプタン錠	確認試験、製剤均一性、定量法	YMC-Pack ODS-A 又は YMC-Pack ODS-AM
令和5年3月1日	フェブキソスタット	純度試験 類縁物質(i)、定量法	TSKgel ODS-80Ts
		純度試験 類縁物質(ii)	Develosil C-30-UG-3
令和5年3月1日	フェブキソスタット錠	確認試験、純度試験 類縁物質、製剤均一性、定量法	TSKgel ODS-80Ts
令和5年3月1日	ロルノキシカム	純度試験 類縁物質	L-column 2 ODS
		定量法	CAPCELL PAK C18 MGII

パブリックコメント掲載日	各条名	試験法名	カラム情報
令和5年3月1日	ロルノキシカム錠	純度試験 類縁物質、製剤均一性、溶出性、定量法	TSKgel ODS-80TM

※第十八改正日本薬局方第二追補掲載の品目に合わせて記載。

別添

日本薬局方医薬品各条原案に係るカラムの情報の公開について

平成28年3月1日
独立行政法人医薬品医療機器総合機構
規格基準部　医薬品基準課

　日本薬局方の医薬品各条（生薬等に係るものを除く。以下同じ。）の原案に係るカラムの情報（カラムの名称（型番）等）について、下記の方針等により原則公開することとする取組を、今般開始しますので、御了知くださいますようお願いします。

記

1．標記の取組は、日本薬局方改正過程における透明性のより一層の確保が求められている中で、医薬品各条原案中カラムを用いる試験全般に関して、原案の作成において参照されたデータ等を得る上で用いられたカラムの情報を、当機構が、当該原案に係る意見公募開始と合わせ、当機構ホームページ上に掲載するものであること。

2．この公開は、意見公募の実施に当たって、上記1．の情報を、原案作成会社以外のステークホルダーとも広く共有し、もって意見公募の充実を期することを主たる目的として行うものであることから、代替で用いることが可能なその他のカラムの情報の追加、技術革新に伴う情報の更新等は原則行わないものであること。

3．公開されるカラムは、当該原案に係る医薬品各条の適用対象となり得る全ての検体に適用可能なものであることが確認されたものではないこと。

4．標記の取組は、「第十七改正日本薬局方原案作成要領（一部改正　その2）」（平成27年10月5日付規格基準部長通知（薬機規発第1005001号））の施行日以降に原案作成会社から医薬品各条の新規収載・改正に係る案（試験法の一部改正に係るものを含む。）が提出され、受理されたものから全面的に適用するものであること。ただし、上記通知の施行日以前に受理されていた案であっても、原案作成会社から協力が得られた場合には、標記取組の適用対象とすることができるものであること。

以上

日本薬局方医薬品各条（生薬等）原案に係るカラムの情報の公開について

令和5年6月1日
独立行政法人医薬品医療機器総合機構
審査マネジメント部

　医薬品各条　生薬等に収載される品目は、天然物の特性として多成分系であり、また、基原植物の二次代謝、生育環境、栽培条件、遺伝要因、加工方法の違い等により構成成分の組成及び含量に一定の範囲内で多様性が存在します。そのため、同一各条の試験においても、各社・各団体の有する試験検体に応じてカラムを選定する必要があり、原案検討においては、複数検体の試験結果を集約し、検討しているところです。原案検討時に検討されたカラムの情報を開示し、広く共有することは、社会における情報共有の点で有益であると考えられることから、日本薬局方の医薬品各条（生薬等）の原案に係るカラムの情報（カラムの名称（型番）等）について、下記の方針等により原則公開することとする取組を平成27年12月より開始しています。今般、第十八改正日本薬局方第一追補に収載予定の各条原案に係るカラム情報を新たに公開しますので、御了知くださいますようお願いします。

記

1．標記の取組は、日本薬局方改正過程における透明性のより一層の確保が求められている中で、医薬品各条（生薬等）原案中カラムを用いる試験全般に関して、原案の作成において参照されたデータ等を得る上で用いられたカラムの情報を、当機構ホームページ上に掲載するものであること。

2．代替で用いることが可能なその他のカラムの情報の追加、技術革新に伴う情報の更新等は原則行わないものであること。

3．公開されるカラムは、当該原案に係る医薬品各条の適用対象となり得る全ての検体に適用可能なものであることが確認されたものではないこと。

4．標記の取組は、第十七改正日本薬局方以降に収載された生薬関連製剤のエキス剤、及び「第十七改正日本薬局方原案作成要領（一部改正　その2）」（平成27年10月5日付規格基準部長通知（薬機規発第1005001号））の施行日以降に原案作成団体から医薬品各条の新規収載・改正に係る案（試験法の一部改正に係るものを含む。）が提出され、受理されたものから全面的に適用するものであること。

【公開履歴】
令和5年6月　　第十八改正日本薬局方第二追補に収載予定の生薬関連製剤のエキス剤
令和4年3月　　第十八改正日本薬局方第一追補に収載予定の生薬関連製剤のエキス剤
令和元年12月　第十八改正日本薬局方に収載予定の生薬関連製剤のエキス剤
平成30年6月　第十七改正日本薬局方第二追補に収載予定の生薬関連製剤のエキス剤
平成29年1月　第十七改正日本薬局方第一追補に収載予定の生薬関連製剤のエキス剤
平成27年12月　第十七改正日本薬局方に収載された生薬関連製剤のエキス剤

以上

令和5年6月1日

【第十八改正日本薬局方第二追補に収載予定の生薬関連製剤のエキス剤】

辛夷清肺湯エキス：マンギフェリン
（カラム：粒子径5 μm，4.6 mmID×15 cm）

カラム名
COSMOSIL 5C$_{18}$-AR-II
Inertsil ODS-3
TSKgel ODS-80T$_M$
TSKgel ODS-80TsQA

辛夷清肺湯エキス：バイカリン
（カラム：粒子径5 μm，4.6 mmID×15 cm）

カラム名
COSMOSIL 5C$_{18}$-AR-II
Inertsil ODS-3
Inertsil ODS-4V
L-column 2 ODS
Mightysil RP-18GP
TSKgel ODS-80T$_M$
TSKgel ODS-80TsQA
Wakosil-II 5C18RS

辛夷清肺湯エキス：ゲニポシド
（カラム：粒子径5 μm，4.6 mmID×15 cm）

カラム名
Inertsil ODS-3
L-Column 2 ODS
TSKgel ODS-80T$_M$
TSKgel ODS-80TsQA

抑肝散加陳皮半夏エキス：総アルカロイド
（カラム：粒子径5 μm，4.6 mmID×15 cm）

カラム名
Mightysil RP-18GP II
TSKgel ODS-100Z
TSKgel ODS-80T$_M$
TSKgel ODS-80Ts
TSKgel ODS-80TsQA
YMC-Pack ODS-A

※第十八改正日本薬局方第二追補掲載の品目に合わせて記載。

資料2

第十九改正日本薬局方原案作成要領

薬機審マ発第0329001号
令和4年3月29日

(別記)殿

独立行政法人医薬品医療機器総合機構
審査マネジメント部長

第十九改正日本薬局方原案作成要領について

　平素より、当機構の日本薬局方業務に多々ご協力いただき御礼申し上げます。現在、日本薬局方の原案作成にあたっては、「第十八改正日本薬局方原案作成要領（一部改正　その2）」（令和2年12月21日薬機審マ発第1221001号　医薬品医療機器総合機構審査マネジメント部長通知）を活用しているところです。当該要領に関しては、日本薬局方原案検討委員会において、科学・技術の進歩や国際調和の発展を踏まえた新しい検討方針及び対応方法を検討してまいりました。

　第十九改正日本薬局方に関しては、厚生労働省から「第十九改正日本薬局方作成基本方針」（令和3年10月25日付け厚生労働省医薬・生活衛生局医薬品審査管理課事務連絡別添）が示されたことから、この作成基本方針に基づき、今般「第十九改正日本薬局方原案作成要領」をとりまとめ、下記の当機構ホームページに公開しましたのでお知らせいたします。

　つきましては、貴傘下団体・傘下企業の皆様に周知いただくようお願い申し上げます。

記

○第十九改正日本薬局方原案作成要領の掲載ページ
URL：https://www.pmda.go.jp/rs-std-jp/standards-development/jp/0003.html

(別記)　略

　なお、上記の通知につきまして、次頁のとおり「一部改正」が発出されておりますので合わせて掲載いたします。

資料2

薬機審マ発第11号
令和5年4月18日

(別記)殿

独立行政法人医薬品医療機器総合機構
審査マネジメント部長

第十九改正日本薬局方原案作成要領（一部改正）について

　平素より、当機構の日本薬局方業務に多々ご協力頂き御礼申し上げます。現在、日本薬局方の原案作成にあたっては、「第十九改正日本薬局方原案作成要領」（令和4年3月29日薬機審マ発第0329001号 医薬品医療機器総合機構審査マネジメント部長通知）を活用しているところです。当該要領に関しては、日本薬局方原案検討委員会において、科学・技術の進歩や国際調和の発展を踏まえた新しい検討方針及び対応方法を検討してまいりましたが、今般、日米欧三薬局方検討会議でのクロマトグラフィー試験法の調和合意に対応し、第十八改正日本薬局方第一追補の一般試験法に2.00 クロマトグラフィー総論が収載されたことを受け、クロマトグラフィーに関して記載する際の留意点を追記するとともに他の記載を見直して、「第十九改正日本薬局方原案作成要領（一部改正）」をとりまとめ、下記の当機構ホームページに公開しましたのでお知らせいたします。
　つきましては、貴傘下団体・傘下企業の皆様にお知らせ頂きますようお願い申し上げます。

記

○第十九改正日本薬局方原案作成要領（一部改正）の掲載ページ
　URL：https://www.pmda.go.jp/rs-std-jp/standards-development/jp/0003.html

(別記)略

※別添に一部訂正箇所を反映した原案作成要領を掲載。

第十九改正日本薬局方原案作成要領（一部改正）

令和5年4月
独立行政法人医薬品医療機器総合機構
審査マネジメント部

はじめに

　日本薬局方は医薬品、医療機器等の品質、有効性及び安全性の確保等に関する法律（昭和35年8月10日法律第145号。以下「法」という。）第41条により医薬品の品質の適正を図るために定められ、薬事行政、製薬企業、医療、薬学研究、薬学教育などに携わる多くの医薬品関係者により、それぞれの場で広く活用されています。また、厚生労働省から示された「第十九改正日本薬局方作成基本方針」（令和3年10月25日付け厚生労働省医薬・生活衛生局医薬品審査管理課事務連絡別添）には、「日本薬局方は我が国の医薬品の品質を適正に確保するために必要な規格・基準及び標準的試験法等を示す公的な規範書」と位置づけられています。日本薬局方が、この役割を果たすために、少なくとも10年に一度の全面改正が義務付けられており、実際には第九改正（昭和51年）以降は5年ごとに全面改正が行われ、さらに第十二改正（平成3年）からは全面改正の間に2度の追補が発行されています。また、日本薬局方の事務局機能を強化するために、平成16年度から、厚生労働省の委託を受け、薬事・食品衛生審議会日本薬局方部会以外の委員会組織の事務局として、医薬品医療機器総合機構が検討組織の運営を行っています。

　機構は日本薬局方の作成のため、分野毎に16の委員会を設置し、製薬企業等から提出された原案の検討を進めていますが、当該原案の完成度を高め、委員会での検討を円滑化するとともに日本薬局方全体の整合を図るため、原案作成のための要領を定め公開しているところです。第十八改正日本薬局方が令和3年6月に告示され、さらに令和3年10月25日に厚生労働省から「第十九改正日本薬局方作成基本方針」が示されたことから、この作成基本方針に基づき、第十八改正日本薬局方第一追補（令和4年12月告示）以降の改正にも適用できるよう、令和4年3月に「第十九改正日本薬局方原案作成要領」を公開しました。今般、日米欧三薬局方検討会議でのクロマトグラフィー試験法の調和合意に対応し、第十八改正日本薬局方第一追補の一般試験法に2.00 クロマトグラフィー総論が収載されたことを受け、クロマトグラフィーに関して記載する際の留意点を追記するとともに他の記載を見直して「第十九改正日本薬局方原案作成要領」の一部改正を行うこととなりました。

　本要領が、薬事行政、製薬企業、医療、薬学研究、薬学教育に携わる皆様に、それぞれの場面に応じご活用いただければ幸いです。なお、科学・技術の進歩と医療需要等に応じ、本要領を改正する必要が生じた場合には、適宜、見直しを行う予定です。

　終わりに、本要領の作成に際し、ご尽力頂いた国立医薬品食品衛生研究所名誉所長合田幸広先生他日本薬局方原案検討委員会総合小委員会の皆様に厚く御礼を申し上げます。

令和5年4月

独立行政法人　医薬品医療機器総合機構
審査マネジメント部長

日本薬局方原案検討委員会総合小委員会委員（五十音順）

	阿部　康弘	国立医薬品食品衛生研究所　薬品部　第四室長
	石井　明子	国立医薬品食品衛生研究所　生物薬品部長
	伊豆津　健一	国立医薬品食品衛生研究所　薬品部長
	伊藤　美千穂	国立医薬品食品衛生研究所　生薬部長
	伊藤　亮一	公益社団法人　東京医薬品工業協会
	加藤　くみ子	北里大学　薬学部　教授
	菊池　裕	千葉県立保健医療大学　健康科学部　栄養学科　教授
	栗原　正明	湘南医療大学　薬学部　薬化学教室　教授
座長	合田　幸広	国立医薬品食品衛生研究所　所長
	齋藤　嘉朗	国立医薬品食品衛生研究所　医薬安全科学部長
	坂本　知昭	国立医薬品食品衛生研究所　薬品部　第三室長
	花尻　瑠理	国立医薬品食品衛生研究所　生薬部　第三室長
	林　美則	関西医薬品協会
	丸山　卓郎	国立医薬品食品衛生研究所　生薬部　主任研究官
	米持　悦生	星薬科大学　薬学部　教授

令和5年3月時点

目　次

網かけ：訂正箇所

第十九改正日本薬局方原案作成要領（一部改正）
1. 目　的
2. 構　成
3. 対　象
4. 適　用

第一部　第十九改正日本薬局方原案の作成に関する細則
1. 基本的事項
1.1 規格及び試験方法の設定
1.2 有害な試薬の扱い
2. 一般的事項
2.1 用語及び用字
2.2 規格値／判定基準及び実測値
2.3 単位及び記号
2.4 温度
2.5 圧力
2.6 時間
2.7 質量百分率及び濃度
2.8 長さ
2.9 質量
2.10 容量
2.11 計算式の記載方法
2.12 一般試験法番号の記載方法
2.13 国際調和に関する記載方法
2.14 その他
3. 医薬品各条
3.1 各条の内容及び記載順
3.2 日本名
3.3 英名
3.4 日本名別名
3.5 ラテン名
3.6 構造式
3.7 分子式及び分子量（組成式及び式量）
3.8 化学名及びケミカル・アブストラクツ・サービス（CAS）登録番号
3.9 基原
3.10 成分の含量規定
3.11 表示規定
3.12 製法
3.13 製造要件
3.14 性状
3.15 生薬の性状
3.16 確認試験
3.17 示性値
3.18 純度試験
3.19 意図的混入有害物質
3.20 乾燥減量，水分又は強熱減量
3.21 強熱残分，灰分又は酸不溶性灰分
3.22 製剤試験
3.23 その他の試験
3.24 定量又は成分の含量
3.25 貯法
3.26 有効期間
3.27 その他
4. 液体クロマトグラフィー等を用いる場合の表記
4.1 記載事項
4.2 試験条件の記載事項及び表記例
4.3 システム適合性
4.4 その他の記載例
5. ICP発光分光分析法及びICP質量分析法を用いる場合の記載例
5.1 ICP発光分光分析法
5.2 ICP質量分析法
6. 核磁気共鳴スペクトル測定法による定量NMR（qNMR）を用いる場合の記載例
6.1 定量^{1}H NMR法
6.2 定量^{1}H NMR法の一般試験法「9.41　試薬・試液」の項，又は標準品品質標準の「様式-標２」「様式-標類２」への記載に際しての留意点
7. その他
7.1 標準品及び標準物質
7.2 試薬・試液等

第二部　医薬品各条原案の提出資料とその作成方法
別添１　「標準品品質標準」原案の提出資料とその作成方法
別添２　「標準品品質標準」原案の提出資料とその作成方法［類縁物質の定量用標準品］
別添３　「標準品品質標準」原案の提出資料とその作成方法［システム適合性試験用標準品］
別添４　「標準品品質標準」原案の提出資料とその作成方法［生物薬品（バイオテクノロジー応用医薬品／生物起源由来医薬品）標準品］

付表及び用字例付表
塩化物の％換算表
硫酸塩の％換算表
重金属のppm及び％換算表
ヒ素のppm換算表
乾燥減量及び強熱残分の％記載法
「原子量表（2017）」について
変動範囲による原子量の表記について
原子量表（2017）
原子量表（2010）
用字例

第十九改正日本薬局方原案作成要領（一部改正）

網かけ：訂正箇所

1. 目的
本要領は「原案」の具体的な作成方法，記載方法など第十九改正日本薬局方の作成にあたって必要な事項を定めることにより，「原案」の完成度を高め，委員会検討を円滑化し，日本薬局方全体の記載整備を図ることを目的とする．

2. 構成
本要領は，「第一部 第十九改正日本薬局方原案の作成に関する細則」及び「第二部 医薬品各条原案の提出資料とその作成方法」からなる．

「第一部 第十九改正日本薬局方原案の作成に関する細則」は，薬局方の医薬品各条を改正するにあたり，必要とされる具体的な原案の作成方針，記載方法等を定めたものである．

「第二部 医薬品各条原案の提出資料とその作成方法」は，規定の様式による医薬品各条原案の作成及び提出ができるよう，注意事項などを定めたものである．

3. 対象
本要領は「医薬品各条の原薬及びその製剤」を対象とする．
なお，本要領に記載のない事項については，当該各条の特殊性に応じた記載をすることができる．
また，一般試験法の記載についても可能な範囲で適用する．

4. 適用
本要領は，原則として第十九改正日本薬局方に適用するが，その考え方については今後予定される第十八改正日本薬局方の一部改正（追補を含む）においても適用する．

第一部
第十九改正日本薬局方原案の作成に関する細則

1. 基本的事項
1.1 規格及び試験方法の設定
1.1.1 試験項目の設定
日本薬局方は，法第41条の規定により，医薬品の適正な性状及び品質の確保を図ることを目的とするものであり，試験項目としては，有効性，安全性に関して同等とみなすことができる一定の品質を総合的に保証する上で必要な試験項目を設定する．ただし，当該品目の原料，製造工程等からみて，適正な品質を確保できることが明らかであるなど合理的な理由がある場合には，3.1に規定するすべての項目を設定する必要はない．

1.1.2 規格値／判定基準の設定
規格値／判定基準には，必ずしも高い純度や含量を求めるのではなく，当該医薬品の有効性と安全性を確保することができるよう，実測値及び必要に応じて安全性試験や安定性試験（長期保存試験等）の結果等に基づき，一定の品質の保証に必要な限度値，許容範囲，その他の適切な基準を設定する．ただし，生物薬品などの工程由来不純物，製剤の溶出性，浸透圧比／pH等にみられるように，同一品目であっても製法が異なることなどによって，一定の品質の保証に必要な値を画一的に設定することが極めて困難な場合には，試験項目を設定した場合にあっても，規格値／判定基準の設定は行わず，法に基づく承認の際などに規格値／判定基準を設定させることができる．なお，局外規記載の規格値／判定基準を設定する場合にあっても，提出された実測値に基づいて審議するため，実測値を考慮した規格値／判定基準の提案が望ましい．

1.1.3 試験方法の設定
試験方法は，医薬品の品質の適否が明確となるように設定する．規格値／判定基準を法に基づく承認の際などに設定させる試験項目にあっては，試験方法を必ずしも設定する必要はない．

試験方法は，必要な目的が達せられるかぎり，簡易なものとなるよう配慮する．さらに，試験の妥当性を必要に応じて確認できる操作法，標準溶液と共に試験するなど目的が達せられる感度及び精度が得られていることが確認できる操作法などを試験法中に導入し，合理的なものとなるよう配慮する．このような観点から，確認試験，純度試験への機器分析の導入，定量法への相対試験法の導入等，簡便で鋭敏な試験法を積極的に導入する．

試料の調製法の規定に当たっては，試験に用いる試料並びに試薬の使用量を可能な限り低減するよう努める．

1.1.4 「別に規定する」の定義
各条原案作成時には必要な試験項目と規格値／判定基準を設定する．

しかしながら，原案検討委員会の検討を経て，1.1.2にあるように，生物薬品などの工程由来不純物，製剤の溶出性，浸透圧比／pH等にみられるように，同一品目であっても製法が異なることなどによって，一定の品質の保証に必要な値を画一的に設定することが極めて困難で，知的所有権の一部で保護されるべき内容等については，規格値／判定基準の設定は行わず，「別に規定する」と記載することができる．

「別に規定する」とは，法に基づく製造販売承認書の中の規格値／判定基準として別途規定されていることを意味する．なお，法に基づく承認審査において設定する必要がないと判断され，承認書に規定されない場合も含む．

1.2 有害な試薬の扱い

有害な試薬を用いないなど，人及び環境への影響に配慮した試験方法となるよう努める．

次のような試薬については使用を避けるか，又は使用量を最小限にする．

　　有害で試験者への曝露が懸念される試薬
　　有害作用及び残留性等で環境への負荷が大きい試薬
　　特殊な取扱いが必要な試薬（麻薬や覚醒剤等）

次の試薬は，原則として用いない．

　　水銀化合物
　　シアン化合物
　　ベンゼン
　　四塩化炭素
　　1,2-ジクロロエタン
　　1,1-ジクロロエテン
　　1,1,1-トリクロロエタン
　　1,4-ジオキサン

次の試薬は，代替溶媒がない場合についてのみ使用できる．

　　ハロゲン化合物（クロロホルム，ジクロロメタンなど．クロロホルムとジクロロメタンのどちらも選択可能な場合はジクロロメタンを優先して選択する．）
　　二硫化炭素

2. 一般的事項

2.1 用語及び用字

薬局方の記載は，口語体で，横書きとする．

用語については，原則として次の用語集などに従う．

　　常用漢字及び現代仮名遣い
　　文部科学省『学術用語集』

なお，著しく誤解を招きやすいものについては，常用漢字以外の漢字を用いてもよい．

2.1.1 おくりがななどの表記

おくりがな，かなで書くもの，文字の書き換え及び術語等については，原則として用字例による．ただし，顆，煎，膏，漿，絆，坐等は用いる．

2.1.2 検液及び標準液

「検液」及び「標準液」は，それぞれ一般試験法中の各試験法又は標準液の項に規定されたものを用いる．

医薬品各条で調製する場合は，「検液」は「試料溶液」，「標準液」は「標準溶液」と記載する．

2.1.3 句読点

句読点は「，」，「．」，「：」を用いる．句読点は誤解が生じないよう適宜用いる．

2.1.4 医薬品名，試薬名，外来語及び動植物名

次のものは，原則としてカタカナ又は常用漢字で表記する．

　　医薬品名
　　試薬名

また，次のものは，原則としてカタカナで表記する．

　　外来語
　　植物名
　　動物名

2.1.5 繰り返し符号

繰り返し符号の「々」，「ゝ」，「ゞ」は，原則として用いない．ただし，慣用語（例：各々，徐々に）には用いても差し支えない．

2.1.6 数字

数字は算用数字（アラビア数字）を用いる．

また，必要に応じてローマ数字を用いることができ，慣用語などについては漢数字を用いる．

［例］　一般，一次，一度，一部，一つ，二層，四捨五入，二酸化硫黄，二塩酸塩，二グルコン酸塩，三水和物，エチレンジアミン四酢酸二ナトリウム，酸化リン(V)

2.1.6.1 大きな数字の表記

数字を連続して表記し，3桁ごとにカンマ（，）等で区切らない．

2.1.7 文字及び記号

原則としてJIS第一水準及び第二水準の文字，記号などを用いる．

また，動植物又は細菌等の学名，物理量を表す記号（例えば，屈折率n，比重d等）及び数式中の変数（例えば，吸光度A_1，ピーク面積比Q_Sなど）などは，原則としてイタリック体を用いる．

2.1.7.1 変数の代数表記

変数の代数表記は下記による．

　　質量：M
　　容量：V
　　吸光度：A
　　ピーク面積：A
　　ピーク高さ：H
　　ピーク面積等の比：Q
　　ピーク面積等の和：S
　　製剤単位の表示量：C

2.1.8 括弧の使い方

括弧の使用順は，原則として次のとおりとする．

　　括弧の使用順：（　｛　［　（　）　］　｝　）

［例］　2-{(Z)-(2-Aminothiazol-4-yl)-[(2S, 3S)-2-methyl-4-oxo-1-sulfoazetidin-3-ylcarbamoyl]methyleneaminooxy}-2-methyl-1-propanoic acid

　　リゾチームの量[mg(力価)]
　　クロラムフェニコール（$C_{11}H_{12}Cl_2N_2O_5$）の量[μg(力価)]

ただし，計算式の場合は下記の使用順とする．

　　計算式の場合の括弧の使用順：［　｛　（　）　｝　］

［例］　デスアミド体以外の類縁物質の量(%)
$$= [\{A_T - (A_I + A_D)\}/A_T] \times 100$$

2.2 規格値／判定基準及び実測値

2.2.1 規格値及び実測値の定義

規格値とは，示性値，純度試験，特殊試験，定量法等で，試験の最終成績に基づいて適否の判定をする際に，基準となる数値をいう．

実測値とは，それぞれの項に記載された方法に従って試験して得た測定結果をいう．

2.2.2 規格値

2.2.2.1 規格値の表記

規格値は，例えば，○～○%，△～△℃ のように範囲で示すか，又は▽% 以下（以上，未満）のように示す．

2.2.2.2 規格値の桁数

規格値の桁数は，実測値の有効数字の桁数を考慮し，一定の品質を確保する観点から必要な桁数とする．

規格値が1000以上の場合で，その有効数字の桁数を明確にする必要がある場合は，規格値をべき数で表記することができる．

［例］　10000 〜 12000単位 → $1.0×10^4$ 〜 $1.2×10^4$単位
　　　　30000単位以上 → $3.0×10^4$単位以上

また，微生物限度の規格値については10^1，10^2，10^3と表記する．

［例］　本品1 mL当たり，総好気性微生物数の許容基準は10^2 CFU，総真菌数の許容基準は10^1CFUである．

2.2.3　実測値の丸め方

規格値又は規格値の有効数字の桁数がn桁の場合，通則の規定に従い，実測値を$n+1$桁目まで求めた後，$n+1$桁目の数値を四捨五入して，n桁の数値とする．

実測値が更に多くの桁数まで求められる場合は，$n+2$桁目以下は切り捨て，$n+1$桁目の数値を四捨五入して，n桁の数値とする．

［例］　規格値又は規格値の有効数字が2桁の場合
$1.23 → 1.2,\ 1.25 → 1.3,\ 1.249 → 1.2$
$2.54×10^3\ (2540) → 2.5×10^3\ (2500),\ 2.56×10^3\ (2560) → 2.6×10^3\ (2600),$
$2.549×10^3\ (2549) → 2.5×10^3\ (2500)$

2.3　単位及び記号

通則の規定に従い，SI単位系に整合した物理的及び化学的な単位を用いる．ただし，エンドトキシン単位のような生物学的単位はこの限りでない．

また，w/v%については，製剤の処方又は成分などの濃度を示す場合に限定して用いる．

メートル	m
センチメートル	cm
ミリメートル	mm
マイクロメートル	μm
ナノメートル	nm
キログラム	kg
グラム	g
ミリグラム	mg
マイクログラム	μg
ナノグラム	ng
ピコグラム	pg
モル	mol
ミリモル	mmol
セルシウス度	℃
平方センチメートル	cm^2
リットル	L
ミリリットル	mL
マイクロリットル	μL
メガヘルツ	MHz
ニュートン	N
毎センチメートル	cm^{-1}
キロパスカル	kPa
パスカル	Pa
モル毎リットル	mol/L
ミリモル毎リットル	mmol/L
パスカル秒	Pa・s
ミリパスカル秒	mPa・s
平方ミリメートル毎秒	mm^2/s
ルクス	lx
質量百分率	%
質量百万分率	ppm
質量十億分率	ppb
体積百分率	vol%
体積百万分率	vol ppm
質量対容量百分率	w/v%
マイクロジーメンス毎センチメートル	$μS・cm^{-1}$
ピーエイチ	pH
エンドトキシン単位	EU
コロニー形成単位	CFU
ラジアン	rad
度（角度）	°
オスモル	Osm
ミリオスモル	mOsm
当量	Eq
ミリ当量	mEq

2.4　温度

試験又は貯蔵に用いる温度は，原則として具体的な数値で記載する．ただし，以下の記述を用いることができる．

2.4.1　温度に関する定義

2.4.1.1　温度に関する用語の定義

温度に関する用語に対応する具体的な温度は，次のとおりである．

「標準温度」	20℃
「常温」	15 〜 25℃
「室温」	1 〜 30℃
「微温」	30 〜 40℃

2.4.1.2　「冷所」の定義

「冷所」は，別に規定するもののほか，1 〜 15℃の場所をいう．

2.4.1.3　水の温度に関する用語の定義

水の温度に関する用語に対応する具体的な温度は，次のとおりである．

「冷水」	10℃以下
「微温湯」	30 〜 40℃
「温湯」	60 〜 70℃
「熱湯」	約100℃

2.4.1.4　「加温」の定義など

「加温する」とは，通例，60 〜 70℃に熱することをいう．

なお，「加熱する」又は「強熱する」場合は，できるかぎり具体的な温度を記載する．

2.4.1.5　「加熱した溶媒（熱溶媒）」及び「加温した溶媒（温溶媒）」の定義

「加熱した溶媒」又は「熱溶媒」とは，その溶媒の沸点付近の温度に熱した溶媒をいう．

「加温した溶媒」又は「温溶媒」とは，通例，60 〜 70℃に熱した溶媒をいう．

2.4.1.6　「冷浸」及び「温浸」の定義

「冷浸」は，通例，15 〜 25℃で行う．

「温浸」は，通例，35 〜 45℃で行う．

2.4.1.7　水浴などを用いての加熱に関する定義

「水浴上で加熱する」とは，別に規定するもののほか，沸騰している水浴上で加熱することをいう．

ただし，「水浴」の代わりに「約100℃の蒸気浴」を用いることができる．

「還流冷却器を付けて加熱する」とは，別に規定するもののほか，その溶媒を沸騰させて，溶媒を還流させることである．

2.4.2 温度の表記

温度の表記は，2.3の規定に従い，セルシウス温度を用いて，アラビア数字の後に「℃」を付ける．

2.4.3 温度の表記における許容範囲

試験操作法などにおいて，一点で温度を示す場合，その許容範囲は，通例，±3℃とする．

また，原則として約○℃という温度の表記は用いず，試験操作法などの必要に応じ，37±1℃又は32 ～ 37℃のように範囲を記載する．

2.4.4 クロマトグラフィーのカラム温度の表記

クロマトグラフィーにおけるカラム温度は，「××℃付近の一定温度」と記載し，「室温」は用いない．

2.5 圧力

2.5.1 圧力の表記

圧力の表記は，2.3の規定に従い，パスカルを基本単位とし，必要に応じて，補助単位と組み合わせて用いる．

2.5.2 圧力の表記における許容範囲

試験操作法などにおいて，一点で圧力を示す場合，その許容範囲は，通例，±10％とする．また，原則として約○ kPaという圧力の表記は用いず，試験操作法などの必要に応じ，50±2 kPaのように範囲を記載する．

2.5.3 「減圧」の定義

「減圧」とは，別に規定するもののほか，2.0 kPa以下とする．

2.6 時間

2.6.1 時間の表記

時間の表記には，「秒」，「分」，「時間」，「日」，「箇月」を用いる．

また，これらの単位を組み合わせて用いることは避け，整数で小さな数値となる一つの単位を用いることとし，関連する記述の中では原則として共通の単位を用いることとする．

[例] 1時間30分は，通例，90分と記載し，1.5時間又は5400秒とは記載しない．

2.6.2 時間の表記における許容範囲

試験操作法などにおいて，一点で時間を示す場合，その許容範囲は，通例，±10％とする．ただし，液体クロマトグラフィー及びガスクロマトグラフィーの保持時間については，本規定の限りではない．

2.6.3 「直ちに」の定義

医薬品の試験の操作において，「直ちに」とあるのは，通例，前の操作の終了から30秒以内に次の操作を開始することを意味する．

2.7 質量百分率及び濃度

2.7.1 百分率などによる表記

百分率の表記は，2.3の規定に従い，質量百分率は「％」，体積百分率は「vol％」の記号を用いて表す．

通則においては，製剤に関する処方又は成分などの濃度を示す場合に限り，「w/v％」を用いることができると規定されているが，新たに原案を作成する場合は，製剤総則に「有効成分の濃度を％で示す場合はw/v％を意味する」という規定のある注射剤と点眼剤，腹膜透析用剤，点耳剤以外については，特段の混乱を生じさせない限り「w/v％」以外の単位（例えば，「％」又は「vol％」など）を用いることが望ましい．

また，質量百万分率は「ppm」，質量十億分率は「ppb」，体積百万分率は「vol ppm」の記号を用いる．ただし，一般試験法2.21核磁気共鳴スペクトル測定法で用いるppmは化学シフトを示す．

2.7.2 矢印を用いた表記

「＊＊の□□溶液（○→△）」とは，固形の試薬においては○ g，液状の試薬においては○ mLを溶媒□□に溶かし，全量を△ mLとした場合と同じ比率になるように調製した＊＊の□□溶液のことである．

「＊＊溶液（○→△）」とは，○ gの＊＊を水に溶かし，全量を△ mLとした場合と同じ比率になるように調製した＊＊の水溶液のことである．

すなわち，○及び△の数値は比率を示すものであって，採取する絶対量を示すものではない．記載に当たっては，最小の整数となるように示す．例えば，（25→100）や（0.25→1）ではなく，（1→4）とする．

[例] 「パラオキシ安息香酸メチルのアセトニトリル溶液（3→4000）」とは，パラオキシ安息香酸メチル3 gをアセトニトリルに溶かし，4000 mLとした場合と同じ比率になるように調製したパラオキシ安息香酸メチルのアセトニトリル溶液のことである．

「水酸化ナトリウム溶液（1→25）」とは，水酸化ナトリウム1 gを水に溶かし，25 mLとした場合と同じ比率になるように調製した水酸化ナトリウム水溶液のことである．

2.7.3 モル濃度による表記

溶液の濃度の表記に当たっては，2.7.2のほか，モル濃度などによることができる．

[例] mol/L＊＊溶液

2.7.4 混液の表記

混液は，各試薬・試液名の間にスラッシュ「／」を入れて組成を表記する．

○○○／△△△混液（10：1）又は＊＊＊／□□□／▽▽▽混液（5：3：1）などは，液状試薬・試液の○○○ 10容量と△△△ 1容量の混液又は＊＊＊ 5容量と□□□ 3容量と▽▽▽ 1容量の混液などを意味する．ただし，容量の大きいものから先に記載し，容量が等しい場合は，3.14.7.1溶解性の記載順序の溶解性が同じ場合の記載順に従う．

[例] アセトン／ヘキサン混液（3：1）［ヘキサン／アセトン混液（1：3）とは記載しない．］

2.7.5 濃度の表記における許容範囲

溶液の濃度に関する数値の許容範囲は，通例，±10％とする．

2.8 長さ

2.8.1 長さの表記

長さの表記は，2.3の規定に従い，通例，一つの単位の記号を用いて整数で記載する．

[例] 2 m 10 cmは210 cm，2.5 cmは25 mm

2.8.2 長さの表記における許容範囲

試験操作法などにおいて，一点で長さを示す場合，通例，その許容範囲は±10％とする．

2.8.3 図における器具などの寸法

一般試験法及び医薬品各条の図中の器具等の寸法はmmで示す．概略の数値を示す場合は「約」を付して記載する．

2.9 質量
2.9.1 質量の表記
質量の表記は，**2.3**の規定に従い，「〇 mgをとる」，「約〇 mgを精密に量る」又は「〇 mgを正確に量る」のように記載する．「約〇 mgを精密に量る」とは，記載された量の±10%の試料につき，化学はかりを用いて0.1 mgまで読みとるか，又はセミミクロ化学はかりを用いて10 μgまで読みとることを意味する．化学はかり又は，セミミクロ化学はかりのいずれを用いるかは，規格値の桁数を考慮して定める．

ミクロ化学はかり及びウルトラミクロ化学はかりを用いる場合には，その旨を規定し，それぞれ，1 μg，0.1 μgまで読みとる．

2.9.2 「正確に量る」の意味
質量を「正確に量る」とは，指示された数値の質量をその桁数まで量ることを意味する．

「〇 mgを正確に量る」と「〇 mgをとる」とは同じ意味であり，指示された数値の次の桁を四捨五入して，〇 mgとなることを意味する．

50 mg	とは	49.5 〜 50.4 mg
50.0 mg	とは	49.95 〜 50.04 mg
0.10 g	とは	0.095 〜 0.104 g
2.000 g	とは	1.9995 〜 2.0004 g
5 g	とは	4.5 〜 5.4 g

を量ることを意味する．

試料，試薬などの質量の桁数は，要求される実測値の桁数を考慮して，必要な桁数まで記載する．

2.9.3 質量の単位の表記
質量の単位は，原則として次のとおりとする．

100 ng未満	ng
100 ng以上　100 μg未満	μg
100 μg以上　100 mg未満	mg
100 mg以上	g

2.10 容量
2.10.1 容量の表記
容量の表記は，**2.3**の規定に従い，「〇 mLをとる」，「〇 mLを正確に量る」又は「正確に〇 mLとする」のように記載する．

試料，試薬などの容量で，特に正確を要する場合には「正確に」という用語を用いるか，メスフラスコなどの化学用体積計を用いる旨明確に記載する．

［例］「本品5 mLを正確に量り，…」とは，通例，5 mLの全量ピペットを用いることを意味し，「〇〇 mLを正確に量り，水を加えて正確に100 mLとする．」とは，〇〇 mLを正確に100 mLのメスフラスコにとり，水を標線まで加えることを意味する．

「水を加えて50 mLとする．」とは，通例，メスシリンダーを用いることを意味する．

2.10.2 容量の単位の表記
容量の単位は，原則として次のとおりとする．

100 μL未満	μL
100 μL以上　1 mL 未満 （必要に応じてμLを使用してもよい）	mL
1 mL以上　5000 mL 未満	mL
5000 mL以上	L

2.11 計算式の記載方法
計算式の右辺は変数，定数の順に記載し，変数は代数表記とする．なお，計算式においては容量分析用標準液のファクターは記載しない．

2.11.1 分数の表記について
① 分数は，原則としてスラッシュ表記とする．
② スラッシュ表記の分数項は括弧でくくらず，分数項の前後に半角スペースを挿入する．
　記載例：＊＊の量(mg) = $M_S \times A_T / A_S$
③ 例えば下記のような場合であって，スラッシュ表記が誤解や混乱を招きやすくすると考えられる場合はスラッシュ表記としない．
　1） 分数式の分子又は分母に分数式が含まれる場合
　2） 三重以上の括弧を含む式であって，計算式右辺に改行が必要となる場合

2.11.2 分子量換算係数等の小数となる換算係数の記載桁数
吸光度法，クロマトグラフィー等の計算式の分子量換算係数等は，有効数字3桁，又は小数第3位まで記載する．

2.11.3 定数の記載
定数項の記載順は希釈等補正係数，分子量換算係数の順とする．

定量法，含量均一性試験，溶出試験等では分子量換算係数以外の希釈等補正係数は，項を分けることなく，合算結果を一つの定数として記載する．

純度試験では分子量換算係数などを別項とする必要がある場合を除き，全ての定数の合算結果を一つの定数として記載する．

2.11.4 定数の説明
原案においては，計算式の理解を助けるように定数の説明を記載することができる．

2.12 一般試験法番号の記載方法
2.12.1 一般試験法番号記載方針
製剤総則，一般試験法，医薬品各条の適否判定にかかわる試験の実施及び判定等において参照すべき一般試験法の番号を，"〈　〉"で囲んで記載する．

適否の判定基準に該当しない医薬品各条の性状の項及び参考情報には，特に必要のない場合には，一般試験法番号を記載しない．また，「不溶性微粒子試験を適用しない」のように，試験の実施を伴わない場合及び「別に規定する」場合にも一般試験法番号を記載しない．

2.12.2 一般試験法番号の記載方法
2.12.2.1 一般試験法名又は一般試験法が適用される名称の場合
1） 試験法名が，一般試験法の名称どおりに記載されている場合：一般試験法名の直後に記載する．
［例］　紫外可視吸光度測定法〈*2.24*〉により，…
　　　旋光度測定法〈*2.49*〉により
2） 試験項目名が，一般試験法の名称どおりではないが一般試験法が適用される場合：試験項目名の直後に記載する．
［例］　酸価〈*1.13*〉　0.2以下

なお，試験項目名に一般試験法番号を記載した項目中の当該一般試験法の適用を意味する語句には一般試験法番号を記載しない．

［例］　旋光度〈*2.49*〉　エルゴタミン塩基〔α〕$_D^{20}$：-155 〜 -165°　本品…とする．この液につき，層長100 mmで旋

光度を測定する．
3) 試験項目名に一般試験法番号記載がない項目の本文中に，一般試験法の名称どおりではないが，一般試験法の適用を意味する語句がある場合：一般試験法の適用を意味する「名詞的語句」の直後に該当する一般試験法番号を記載する．

［例］ …の定性反応〈1.09〉を呈する．
　　　　…するとき，その融点〈2.60〉は…
　　　　…水分〈2.48〉を測定しておく
　　　　…で乾燥減量〈2.41〉を測定しておく
　　　　またpHについては，適否判定以外の操作を意味する場合には一般試験法番号を記載しない．

［例］ リン酸を加えてpH 3.0に調整した液

4) 試験項目名に一般試験法番号記載がない項目の本文中に同じ一般試験法名又は一般試験法の適用を意味する「名詞的語句」が複数ある場合：必要に応じて，一般試験法番号を記載する．誤解や混乱を招く恐れのある場合を除き，一般試験法番号を重複記載しない．

［例］ 旋光度測定法〈2.49〉により20±1℃，層長100 mmで$[\alpha]_D^{20}$を測定する．

2.12.2.2 一般試験法の名称に，当該試験法中の特定規定を示す「名詞的語句」が併記されている場合

1) 一般試験法の名称と「名詞的語句」が助詞等を介することなく連続して記載されている場合：連続記載された「名詞的語句」の直後に一般試験法番号を記載する．

［例］ 原子吸光光度法（冷蒸気方式）〈2.23〉

2) 一般試験法名称と「名詞的語句」が「の」などを介して記載されている場合：一般試験法名称の直後に一般試験法番号を記載する．

［例］ 赤外吸収スペクトル測定法〈2.25〉の臭化カリウム錠剤法により，
　　　水分測定法〈2.48〉の電量滴定法
　　　…の定性反応〈1.09〉の(1)及び(3)を呈する．ただし，定性反応の一つのみを規定する場合は，「…の定性反応(1)〈1.09〉を呈する」と記載する．
　　　抗生物質の微生物学的力価試験法〈4.02〉の円筒平板法により

2.12.2.3 特殊対応例
「滴定〈2.50〉する」のように記載する．

［例］ …で滴定〈2.50〉する（電位差滴定法）．
　　　…で滴定〈2.50〉する（指示薬：＊＊）．
　　　…で滴定〈2.50〉するとき，…

2.13 国際調和に関する記載方法

2.13.1 国際調和に関する記載方針

通則48に基づき，日本薬局方，欧州薬局方及び米国薬局方（以下「三薬局方」という．）での調和合意に基づき規定した一般試験法及び医薬品各条については，それぞれの冒頭にその旨を記載し，三薬局方の調和合意文とは異なる部分を「◆　◆」又は「◇　◇」で囲む．また，調和合意に関する情報を独立行政法人医薬品医療機器総合機構のウェブサイトに掲載している旨を記載し，国際調和に関する参考情報に当該サイトのURLを掲載する．

2.13.2 記載方法

2.13.2.1 一般試験法の場合

1) 一般試験法が三薬局方で完全調和されている場合：当該一般試験法の冒頭に記載する．

［例］ 本試験法は，三薬局方での調和合意に基づき規定した試験法である．
　　　三薬局方の調和合意に関する情報については，独立行政法人医薬品医療機器総合機構のウェブサイトに掲載している．

2) 一般試験法が三薬局方で調和されたが，不完全調和である場合：当該一般試験法の冒頭に記載する．

［例］ 本試験法は，三薬局方での調和合意に基づき規定した試験法である．
　　　なお，三薬局方で調和されていない部分のうち，調和合意において，調和の対象とされた項中非調和となっている項の該当箇所は「◆　◆」で，調和の対象とされた項以外に日本薬局方が独自に規定することとした項は「◇　◇」で囲むことにより示す．
　　　三薬局方の調和合意に関する情報については，独立行政法人医薬品医療機器総合機構のウェブサイトに掲載している．

2.13.2.2 医薬品各条の場合

1) 医薬品各条が三薬局方で完全調和されている場合：当該医薬品各条の基原の前に記載する．

［例］ 本医薬品各条は，三薬局方での調和合意に基づき規定した医薬品各条である．
　　　三薬局方の調和合意に関する情報については，独立行政法人医薬品医療機器総合機構のウェブサイトに掲載している．

2) 医薬品各条が三薬局方で調和されたが，不完全調和である場合：当該医薬品各条の冒頭に記載する．

［例］ 本医薬品各条は，三薬局方での調和合意に基づき規定した医薬品各条である．
　　　なお，三薬局方で調和されていない部分のうち，調和合意において，調和の対象とされた項中非調和となっている項の該当箇所は「◆　◆」で，調和の対象とされた項以外に日本薬局方が独自に規定することとした項は「◇　◇」で囲むことにより示す．
　　　三薬局方の調和合意に関する情報については，独立行政法人医薬品医療機器総合機構のウェブサイトに掲載している．

2.14 その他

2.14.1 「適合」に関する記載

「…に適合しなければならない」という意味の場合は「…に適合する」と記載する．

2.14.2 「溶かす」に関する記載

「本品1.0 gに水20 mLを加えて溶かす」ことを意味する場合には「本品1.0 gを水20 mLに溶かす」と記載する．なお，標準溶液及び試料溶液の調製操作など溶解時に「振り混ぜる」など敢えて記載する必要のない操作は記載しない．

2.14.3 「乾燥し」の意味

試料について単に「乾燥し」とあるのは，その医薬品各条の乾燥減量の項と同じ条件で乾燥することをいう．

2.14.4 ろ過に関する記載

ろ紙以外を用いてろ過する場合には，用いるろ過器を記載する．ガラスろ過器又はメンブランフィルターを用いる場合は，用いる目のあらさを記載する．また，必要がある場合には，メンブランフィルターなどの材質を記載する．

ガラスろ過器の操作は，別に規定するもののほか，吸引ろ過とする．

2.14.5 試験に用いる水

医薬品の試験に用いる水は，別に規定するもののほか，試験を妨害する物質を含まないなど，試験を行うのに適した水を用い，「水」と記載する．

2.14.6 水溶液の表記

溶質名の次に溶液と記載し，特にその溶媒名を示さないものは水溶液を示す．

2.14.7 試料の使用量

試験に用いる試料は，操作上又は精度管理上支障のない範囲で少量化をはかる．

2.14.8 試験を行うにあたり注意すべき操作の記載

試験方法の冒頭に具体的な操作条件を記載する．

試験操作中の曝光を制限する必要がある場合は，試験方法の冒頭に次のように記載し，原則として「本操作は直射日光を避け・・・」とは記載しない．

通常の遮光条件下で行う場合（溶出試験の場合には，装置を遮光する必要はなく，分析操作には遮光容器を用いる．）

［例］本操作は遮光した容器を用いて行う．

より厳密な遮光条件下で行う場合（溶出試験の場合には，試験室を暗くする，装置を適切な幕などで覆うなど，遮光に工夫して試験を行う．）

［例］本操作は光を避け，遮光した容器を用いて行う．

また，標準溶液，試料溶液が安定でない場合などでは「速やかに行う」とは記載せず，試験時間・温度などの具体的条件を記載する．

試験時間を規定して行う場合

［例］本操作は試料溶液調製後，2時間以内に行う．（グリクラジドなど）

試料溶液などの保存温度などを規定して行う場合

［例］試料溶液及び標準溶液は5℃以下に保存し，2時間以内に使用する．（セフチブテン水和物など）

2.14.9 「薄めた……」による混液の表記

1種類の試液又は液状の試薬と水の混液の場合には，組成比による記載（**2.7.4**）のほかに「薄めた□□」の表記も用いることができる．

薄めた□□(1→△)とは，□□1 mLに水を加えて△ mLに薄めた場合と同じ比率で薄めた□□のことである．

［例］ 薄めた塩酸(1→5)
　　　薄めたメタノール(1→2)
　　　薄めた0.01 mol/Lヨウ素液(9→40)
　　　薄めた色の比較液A (1→5)

2.14.10 飽和した溶液の表記

水が溶媒の飽和溶液の表記は，「［溶質名］飽和溶液」，水以外の溶媒の飽和溶液の場合は「［溶質名］の飽和［溶媒名］溶液」と記載する．

［例］ 塩化ナトリウム飽和溶液（塩化ナトリウムを飽和した水溶液）

水酸化カリウムの飽和エタノール(95)溶液（水酸化カリウムを飽和したエタノール(95)溶液）

2.14.11 日局で規定する試薬・試液の活用

試薬・試液を設定する場合には安易に試薬・試液の新規設定をせず，既存の試薬・試液が使用可能かを極力検討する．既存の試薬・試液の採用が困難な場合には，新たに設定する．

3. 医薬品各条

3.1 各条の内容及び記載順

医薬品各条は次の項目の順に記載する．なお，医薬品の性状及び品質の適正を図る観点から設定の必要のない項目は記載しない．製剤で有効成分が複数の場合，10)成分の含量規格，15)確認試験，21)製剤試験，23)定量法等は原則として成分ごとに記載する．

以下については，化学薬品の原薬を中心に記載しているが，生物薬品・生薬等については，特有の項目についてその旨注記している．

項目	原薬	製剤
1) 日本名	○	○
2) 英名	○	○
3) ラテン名	△	△
生薬関係品目について記載する		
4) 日本名別名	△	△
5) 構造式	○	×
6) 分子式及び分子量（組成式及び式量）	○	×
7) 化学名	○	×
8) ケミカル・アブストラクツ・サービス（CAS）登録番号	○	×
9) 基原	△	△
10) 成分の含量規定	○	○
11) 表示規定	△	△
12) 製法	×	○
13) 製造要件	△	○
14) 性状	○	○
15) 確認試験	○	○
16) 示性値	○	△
17) 純度試験	○	○
18) 意図的混入有害物質	△	△
19) 乾燥減量，水分又は強熱減量	○	○
20) 強熱残分，灰分又は酸不溶性灰分	△	×
21) 製剤試験	×	○
22) その他の試験	○	○
23) 定量法	○	○
24) 貯法	○	○
25) 有効期間	△	△
26) その他	△	△

（注）○印は原則として記載する項目，△印は必要に応じて記載する項目，×印は記載する必要がない項目を示す．

3.1.1 試験項目における括弧及び算用数字・ローマ数字の使い分け

試験項目両方を満たさなければならない場合は両括弧とし，どちらか一方を満たせば良い場合は片括弧を用いる．項目番号のローマ数字は試験の操作順番などを細かく分けて記載する場合，同項目内に試験が複数ある場合又は試験を選択する場合等に用いる．

［例］　純度試験
　　　（1）　重金属
　　　（2）　類縁物質
［例］　生薬の性状
　　　1）
　　　2）
［例］　純度試験
　　　（1）　次のⅰ）又はⅱ）により試験を行う．
　　　　ⅰ）
　　　　ⅱ）

3.2　日本名
3.2.1　原薬の日本名
　原薬の日本名は，わが国における医薬品の一般的名称（JAN）の日本語名及び国際一般的名称（INN）を参考に命名する．JANもINNもない場合には，慣用名を参考にする．

1) 薬効本体がアミンであり，原薬がその無機酸塩又は有機酸塩の場合は，「○○○＊＊＊塩」と命名する．

［例］　アクラルビシン塩酸塩
　　　クロミフェンクエン酸塩

2) 薬効本体が第四級アンモニウムであり，原薬がその塩の場合は，「○○○＊＊＊化物」と命名する．

［例］　アンベノニウム塩化物
　　　エコチオパートヨウ化物

3) 薬効本体がアルコールであり，原薬がそのエステル誘導体の場合は，「○○○＊＊＊エステル」と命名する．

［例］　ヒドロコルチゾン酪酸エステル
　　　エストラジオール安息香酸エステル

4) 薬効本体がカルボン酸であり，原薬がそのエステル誘導体の場合で，エステル置換基名としてINNが定めた短縮名を用いる場合には，カルボン酸の名称とエステル置換基の名称をスペースでつないで命名する．

［例］　セフロキシム　アキセチル
　　　セフテラム　ピボキシル

5) 原薬が水和物の場合は，「○○○水和物」と記載する．ただし，一水和物でない場合（二水和物や三水和物などの場合）であっても水和物の数は記載しない．

［例］　アンピシリン水和物
　　　ピペミド酸水和物

6) 原薬が薬効本体の包接体の場合は，ゲストである薬効本体の名称とINNが定めたホスト化合物の名称をスペースでつないで命名する．

［例］　アルプロスタジル　アルファデクス
　　　リマプロスト　アルファデクス

7) L－アミノ酸及びその誘導体の場合，日本名に「L－」を付ける．

［例］　L－バリン，L－カルボシステイン

8) 遺伝子組換え医薬品の場合は，「○○○（遺伝子組換え）」と命名する．

9) 細胞培養医薬品の場合，名称の後に，原則として種細胞株を（　）で追加して命名する．

10) インスリン類縁体及びインターフェロン類の場合，インスリン及びインターフェロンの後にスペースを入れ，その後ろにアミノ酸配列の違いを示す語を付けて命名する．

11) 糖タンパク質や糖ペプチドで，アミノ酸配列は同じで糖鎖部分が異なる場合，名称の後にスペースを入れその後にギリシャ文字のカタカナ表記（アルファ，ベータ，ガンマ等）を付けて命名する．

12) 化学修飾されたペプチドやタンパク質等で，INNで2語式の命名がなされている場合，INNと同様に2語式の名称とし，2語の間は全角スペースとする．

13) 生物薬品については，水溶液の場合，基原に水溶液であることを記載し，日本名に液や水溶液を付けない．

14) 生薬の日本名はカタカナ書きとする．
なお，原薬の日本名にスペースを用いる場合，基原以下の項ではスペースを空けずに記載する．

3.2.2　製剤の日本名
　製剤の日本名は，通常，有効成分の名称に剤形を示す名称を組み合わせて命名する．
　剤形を示す名称は，製剤総則の小分類（口腔内崩壊錠，吸入粉末剤など）に該当する場合は，その剤形名を用いる．小分類に該当するものがなく，中分類（錠剤，注射剤など）に該当するものがある場合は，中分類の剤形名を用いる．製剤各条及び生薬関連製剤各条に収載以外の剤形についても，必要に応じて，適切な剤形とすることができる．例えば，投与経路と製剤各条の剤形名などを組み合わせることにより，性状又は用途などに適した剤形名を使用することができる．有効成分の名称部分は，製剤の有効成分が単一の場合は，その原薬の日本名とし，製剤の有効成分が複数の場合は，これらの原薬の日本名を五十音順に並べるか，又は支障のない限り，このうちの一つ以上を代表させて五十音順に並べることにより構成するが，開発の経緯を踏まえ，主薬成分の順番を先とすることもできる．ただし，原薬として水和物を用いていても，製剤の日本名には「水和物」を表記しない．また，医療の場において広く使われている製剤の慣用名などで特定の商品名に由来しないものがある場合においては，支障のない限り，慣用名などを用いることは差し支えない．また，倍散製剤はその濃度を％で表記し，倍散の名称は用いない．

［例］　アザチオプリン錠
　　　カイニン酸・サントニン散
　　　イオウ・サリチル酸・チアントール軟膏
　　　コデインリン酸塩散1％

3.3　英名
　原薬の英名は，日本名に対応する英名で命名する．
　製剤の英名は，支障のない限り，日本名に対応する英名を用いて命名する．また，米国薬局方，欧州薬局方等で使用されている剤形名も参考とする．
　英名はそれぞれの単語の最初を大文字で始める．
　漢方処方エキスに用いる漢方処方名の英名は，関連主要学会の統一表記法（漢方処方名ローマ字表記法）に従う．参考資料：日本東洋医学雑誌，**56**(4), 609-622 (2005); 和漢医薬学雑誌，**22**，綴じ込み別冊 (2005); *Natural Medicines*, **59** (3), 129-141 (2005).

3.4　日本名別名
　原薬の日本名別名は，原則として設定しないこととする．原薬の日本名が，INNの日本語読み，又は，繁用されている名称と異なるときなどは，これらを日本名別名として記載することができる．
　製剤においても，有効成分の名称部分については，必要があ

れば日本名別名を記載することができる．また，医療の場において広く使われている製剤の慣用名などで特定の商品名に由来しないものがある場合は，これを日本名別名とすることができる．

原薬又は製剤の日本名が改正されたときには，必要に応じて改正前の日本名を日本名別名として記載する．

日本名が承認書の一般的名称と異なる場合は，承認書の一般的名称を日本名別名として記載する．

生薬については，原則として漢字表記等の日本名を日本名別名として設定することとする．

3.5 ラテン名

生薬では，ラテン名を国際名として英名の次に掲げる．ラテン名は，原則として生薬の基原の属名と利用部位を組み合わせたものとする．もし，同属に別な生薬がある場合には，種小名や，生薬の形態学的特徴，別名等を示すラテン語を組み合わせる．なお，生薬の慣用ラテン名がある場合にはそれを用いる．

3.6 構造式

構造式は，「WHO化学構造式記載ガイドライン（The graphic representation of chemical formulae in the publications of international nonproprietary names (INN) for pharmaceutical substances (WHO/Pharm/95.579))，https://apps.who.int/iris/handle/10665/63585」を指針に作成する．なお，幾何異性体，立体異性体及びラセミ化合物である場合においても，当該化合物の化学構造式は異性体であることを反映した構造式であることを原則とする．化合物の立体配置が一方に決定している場合，当該部分の構造の立体表記は楔線と点線を用いて示す．混合物であることが判明している場合，当該部分の構造は楔線と点線を用いてR体を表記し，ラセミ体は「*」を付けずに「及び鏡像異性体」を付記する．ジアステレオマーでは当該不斉炭素に「*」を付し，「及びC*位エピマー」を構造式右下に記載する．幾何異性体では当該炭素に「*」を付し，「及びC*位幾何異性体」を構造式右下に記載する．

ペプチド医薬品及びタンパク質医薬品のアミノ酸配列は，3文字（概ね20アミノ酸残基以下）又は1文字（概ね21アミノ酸残基以上）で表記する．1文字表記においては，10残基ごとにスペースを入れ，50残基ごとに改行する．また，ジスルフィド結合及び翻訳後修飾等の構造情報も明記する．ペプチド医薬品及びタンパク質医薬品については，通例，次のように記載する．なお，アミノ酸配列は，1文字表記の場合，等幅フォントを用いて記載する．

[例1] ペプチド医薬品
Glu-Ile-Val-Glu-Gln-Cys-Cys-Thr-Ser-Ile-Cys-Ser-Leu-Tyr-Gln-Leu-Glu-Asn
Glu1，ピログルタミン酸

[例2] ペプチド医薬品及びタンパク質医薬品（2本鎖）
A鎖
　　　　MIVEQCCTSI CSLYQLENYA CGEAGFFTPE G
B鎖
　　　　GIVEQCIYVL LENYIALYQL PVCQHLCGSH LVAAK

A鎖M1：ホルミル化；A鎖G31：アミド化；B鎖K35：部分的プロセシング

[例3] タンパク質医薬品（ホモダイマー）

```
[ APAERCELAA ALAGLAFPAP RGYSLGNWVC AEPQPGGSQC VEHDCFALYP
  AAKFESNFNT QATNRNTDGS TDYGILQINS GPATFLNASQ ICDGLRGHLM
  RWWCNDGRTP GSRNLCNIPC SALLSSDITA TVRSSVAADA ISLLLNGDGG
  SVNCAKKIVS DGNGMNAWVA WRNRCKGTDV QLPPGCGDPK RLGPLRGFQW
  QAWIRGCRLV FPATCRPLAV GAWDESVENG GCEHACNAIP GAPRCQCAGP
  AALQADGRSC TASATQSCND LCEHFCVPNP DQPGSYSCMC ETGYRLAADQ
  HRCEDVDDCI LEPSPCPQRC VNTQGGFECH CYPNYDLVDG ECVEPVDPCF
  RANCEYQCQP LNQTSYLCVC AEGFAPIPHE PHRCQMFCNQ TACPADCDPN
  TQASCSCPEG YILDDGFICT DIDECENGGF CSGVCTNLPG TFECIGPDK ]₂
```

C245－C245：サブユニット間ジスルフィド結合

[例4] 糖タンパク質医薬品
タンパク質部分
```
APAERCELAA ALAGLAFPAP RGYSLGNWVC AEPQPGGSQC VEHDCFALYP
AAKFESNFNT QATNRNTDGS TDYGILQINS GPATFLNASQ ICDGLRGHLM
RWWCNDGRTP GSRNLCNIPC SALLSSDITA TVRSSVAADA ISLLLNGDGG
SVNCAKKIVS DGNGMNAWVA WRNRCKGTDV QLPPGCGDPK RLGPLRGFQW
QAWIRGCRLV FPATCRPLAV GAWDESVENG GCEHACNAIP GAPRCQCAGP
AALQADGRSC TASATQSCND LCEHFCVPNP DQPGSYSCMC ETGYRLAADQ
HRCEDVDDCI LEPSPCPQRC VNTQGGFECH CYPNYDLVDG ECVEPVDPCF
RANCEYQCQP LNQTSYLCVC AEGFAPIPHE PHRCQMFCNQ TACPADCDPN
TQASCSCPEG YILDDGFICT DIDECENGGF CSGVCTNLPG TFECIGPDK
```

N87, N362, T436：糖鎖結合；N389：部分的糖鎖結合

糖鎖部分（主な糖鎖構造）
N87, N362, N389

Manα1-6
　　　　Manα1-6
Manα1-3　　　　Manβ1-4GlcNAcβ1-4GlcNAc
　　　　Manα1-3

(NeuAcα2-)₀₋₂ 　3/6Galβ1-4GlcNAcβ1-2Manα1-6　　　　　　Fucα1-6
　　　　　　　 3/6Galβ1-4GlcNAcβ1-2Manα1-3　Manβ1-4GlcNAcβ1-4GlcNAc

T436
NeuAcα2-6Galβ1-3GalNAc

3.7 分子式及び分子量（組成式及び式量）

3.7.1 有機及び無機化合物

有機化合物については分子式及び分子量を，無機化合物については組成式及び式量を記載する．

3.7.2 分子式の記載

分子式は構造式の表記と整合したものとする．

有機化合物の分子式の元素の記載順は，C，Hの順とし，次いでそれ以外の元素記号を元素記号のアルファベット順に記載する．塩を形成する化合物，溶媒和物，包接化合物などは，分子式と分子式の間に「・」を入れて記載する［例1］．分子式の係数は，原則として整数とする［例2］．ただし，溶媒和物の場合は，溶媒の分子式の係数に分数（帯分数を含む）を使用することができる［例3］．塩や溶媒の数が不明の時は，係数としてx，yなどを用いて記載する［例4］．

[例1] $C_6H_{14}N_4O_2 \cdot HCl$
　　　$C_{16}H_{10}ClKN_2O_3 \cdot KOH$

$(C_{18}H_{22}N_2S)_2 \cdot C_4H_6O_6$
$C_{37}H_{67}NO_{13} \cdot C_{12}H_{22}O_{12}$
$C_{17}H_{21}NO \cdot C_7H_7ClN_4O_2$
$C_{15}H_{17}NS_2 \cdot C_{14}H_{10}O_4$
$C_{18}H_{18}N_6O_5S_2 \cdot C_3H_8O_2$
$C_4H_{10}N_2 \cdot C_6H_{10}O_4$
$C_{12}H_{15}NO_3 \cdot HCl \cdot H_2O$
$C_{15}H_{15}N_3O \cdot C_3H_6O_3 \cdot H_2O$

[例2] $C_{16}H_{19}N_3O_5S \cdot 2H_2O$
$C_{16}H_{20}N_7NaO_7S_2 \cdot 7H_2O$
$(C_{12}H_{19}NO_2)_2 \cdot H_2SO_4$
$(C_{18}H_{22}N_2S)_2 \cdot C_4H_6O_6$
$C_{20}H_{24}ClN_3S \cdot 2C_4H_4O_4$
$(C_{21}H_{41}N_5O_7)_2 \cdot 5H_2SO_4$
$C_{19}H_{24}N_6O_5S_2 \cdot 2HCl \cdot H_2O$
$(C_{16}H_{18}N_2O_4S)_2 \cdot C_6H_{20}N_2 \cdot 4H_2O$
$(C_{19}H_{24}N_2O_4)_2 \cdot C_4H_4O_4 \cdot 2H_2O$

[例3] $C_{18}H_{16}N_8Na_2O_7S_3 \cdot 3\frac{1}{2}H_2O$
$C_{22}H_{24}N_2O_8 \cdot HCl \cdot \frac{1}{2}C_2H_6O \cdot \frac{1}{2}H_2O$
$C_{42}H_{66}O_{14} \cdot \frac{1}{2}C_3H_6O$

[例4] $C_{22}H_{24}N_5O_{12} \cdot xH_2SO_4$
$C_{20}H_{18}ClNO_4 \cdot xH_2O$
$C_{14}H_{16}N_8O_4 \cdot C_2H_8N_2 \cdot xH_2O$
$C_{22}H_{36}O_5 \cdot xC_{36}H_{60}O_{30}$
$C_{12}H_{30}Al_8O_{51}S_8 \cdot xAl(OH)_3 \cdot yH_2O$

3.7.3 分子量（式量）の記載

分子量（式量）は2015年国際原子量表－原子量表（2017）（日本化学会原子量専門委員会）により，各元素の原子量をそのまま集計する．ただし，2015年国際原子量表において原子量が変動範囲で示される元素の原子量は，2007年国際原子量表－原子量表（2010）（日本化学会原子量専門委員会）による．集計した値について小数第3位を四捨五入し，小数第2位まで求める．

3.7.4 分子式と分子量などの区切り

分子式（組成式）と分子量（式量）の間には「：」を入れる．
[例] $C_9H_8O_4$：180.16

3.7.5 生物薬品の分子式と分子量の記載

分子式及び分子量が均一なペプチド医薬品及びタンパク質医薬品については，その分子式及び分子量を記載する．分子式及び分子量が不均一な糖タンパク質医薬品及び修飾タンパク質医薬品については，タンパク質部分の分子式・分子量のみを記載し，糖鎖や修飾基などを含めた分子量（概数）は基原に記載する．ペプチド医薬品，タンパク質医薬品及び糖タンパク質医薬品は，通例，次のように記載する．

[例1] ペプチド医薬品（**3.6**　[例1]の場合）
$C_{86}H_{137}N_{21}O_{31}S_3$：2057.33（注）
注　N末端，C末端，及び側鎖は非解離状態で計算する．また，Glu1はピログルタミン酸として計算する．

[例2] ペプチド医薬品及びタンパク質医薬品（**3.6**　[例2]の場合）
$C_{326}H_{499}N_{79}O_{97}S_8$：7333.44（2本鎖）（注1）
A鎖　$C_{148}H_{221}N_{35}O_{49}S_5$：3434.87（注2）
B鎖　$C_{178}H_{280}N_{44}O_{48}S_3$：3900.59
注1　N末端，C末端，及び側鎖は非解離状態で計算する．鎖内及び鎖間ジスルフィド結合は結合した状態で計算する．A鎖M1はホルミルメチオニンとして計算する．A鎖T31はグリシンアミドとして計算する．また，B鎖K35は結合しているものとして計算する．
注2　鎖内ジスルフィド結合は結合した状態で計算する．鎖間ジスルフィド結合の形式に寄与するCys残基は還元型として計算する．

[例3] タンパク質医薬品（**3.6**　[例3]の場合）
$C_{4078}H_{6216}N_{1186}O_{1314}S_{100}$：96086.65（二量体）（注1）
単量体　$C_{2039}H_{3109}N_{593}O_{657}S_{50}$：48044.33（注2）
注1　N末端，C末端，及び側鎖は非解離状態で計算する．サブユニット内及びサブユニット間ジスルフィド結合は結合した状態で計算する．
注2　サブユニット内ジスルフィド結合は結合した状態で計算する．サブユニット間ジスルフィド結合の形成に寄与するCys残基は還元型として計算する．

[例4] 糖タンパク質医薬品（**3.6**　[例4]の場合）
$C_{2039}H_{3109}N_{593}O_{657}S_{50}$：48044.33（タンパク質部分）（注）
注　N末端，C末端，及び側鎖は非解離状態で計算する．鎖内ジスルフィド結合は結合した状態で計算する．N87，N362，N389，T436には糖が結合していないものとして計算する．

3.8 化学名及びケミカル・アブストラクツ・サービス（CAS）登録番号

3.8.1 化学名の記載

化学名は，IUPAC命名法に従って，英語で命名し，化学名の最初は大文字で記載する．なお，幾何異性体，立体異性体及びラセミ化合物である場合においても，当該化合物の化学名は異性体であることを反映した化学名であることを原則とする．

3.8.2 CAS登録番号の記載

CAS登録番号のあるものについては，化学名の下に［　］を付けてイタリック体で記載する．化学名を記載しない場合にあっては，分子式（組成式）の下に記載する．なお，医薬品各条の品目に該当するCAS登録番号がない場合には，無水物などのCAS登録番号を，［〇〇-〇〇-〇，無水物］のように記載する．

3.9 基原

3.9.1 基原の記載

原薬においては，通例，化学合成で製造されたもの以外は，その基原を記載する．

製剤においては，通例，化学合成で製造されたもの以外の原薬を有効成分として製造された製剤や天然物由来の製剤などで，原薬が収載されていない場合には，その基原を記載する．

なお，高分子化合物については，合成原料などその基原を明記する．

抗生物質において，培養により製造される場合は，産生菌の学名（ラテン語）を記載する．

[例] 抗生物質（ゲンタマイシン硫酸塩）
「本品は，*Micromonospora purpurea* 又は *Micromonospora echinospora* の培養によって得られる抗細菌活性を有するアミノグリコシド系化合物の混合物の硫酸塩である．」

生物薬品においては，水溶液の場合は，水溶液であることを明記する．分子量については，**3.7.5**に従い必要に応じて基原

に記載する．規格試験法に分子量の項がある場合は，その規格値を記載する．分子量には幅があってもよい（例：○〜△）．分子量の項がない場合で，不均一性が高いなどの理由により分子量を測定できない場合は，代表的な分子の各元素の原子量を集計して記載してもよい．遺伝子組換え糖タンパク質性医薬品については，細胞基材の種類を明記する．遺伝子組換え医薬品を含む生物薬品は，次のように記載する．

ペプチド医薬品（3.6［例1］の場合）

［例］「本品は，〈健康な〉××（種）の□□（細胞，組織又は臓器等）から得られた〈〈ホルモン，酵素，サイトカイン，増殖因子，ワクチン，抗体，血液凝固因子又は阻害因子等〉〉であり，18個のアミノ酸残基からなるペプチドである．」

「本品は，合成〈〈ホルモン，酵素，サイトカイン，増殖因子，ワクチン，抗体，血液凝固因子又は阻害因子等〉〉であり，18個のアミノ酸残基からなるペプチドである．」

ペプチド医薬品及びタンパク質医薬品（3.6［例2］の場合）

［例］「本品の本質は，〈健康な〉××（種）の□□（細胞，組織又は臓器等）から得られた〈〈ホルモン，酵素，サイトカイン，増殖因子，ワクチン，抗体，血液凝固因子又は阻害因子等〉〉であり，31個のアミノ酸残基からなるA鎖1本，及35個のアミノ酸残基からなるB鎖1本から構成される◇◇（ペプチド又はタンパク質）である．本品は，水溶液である．」

タンパク質医薬品（3.6［例3］の場合）

［例］「本品は，〈健康な〉××（種）の□□（細胞，組織又は臓器等）から得られた〈〈ホルモン，酵素，サイトカイン，増殖因子，ワクチン，抗体，血液凝固因子又は阻害因子等〉〉であり，449個のアミノ酸残基からなるサブユニット2個から構成されるタンパク質である．」

糖タンパク質医薬品（3.6［例4］の場合）

［例］「本品の本質は，〈健康な〉××（種）の□□（細胞，組織又は臓器等）から得られた〈〈ホルモン，酵素，サイトカイン，増殖因子，ワクチン，抗体，血液凝固因子又は阻害因子等〉〉であり，449個のアミノ酸残基からなる糖タンパク質（分子量約△△又は○○〜△△）である．本品は，水溶液である．」

遺伝子組換えペプチド医薬品及びタンパク質医薬品

［例］「本品の本質は，遺伝子組換えヒト××であり，○○個のアミノ酸残基からなる◇◇（ペプチド又はタンパク質）である．本品は，水溶液である．」

遺伝子組換え糖タンパク質医薬品

［例］「本品の本質は，遺伝子組換えヒト××であり，◇◇細胞により産生される．本品は，○○個のアミノ酸残基からなる糖タンパク質（分子量約△△）である．本品は，水溶液である．」

遺伝子組換え糖タンパク質医薬品（アミノ酸置換型）

［例］「本品の本質は，遺伝子組換えヒト××の類縁体であり，$鎖の#及び&番目のアミノ酸残基はそれぞれ▽及び▲（アミノ酸を3文字表記）に置換されている．本品は◇◇細胞により産生される○○個のアミノ酸残基からなる糖タンパク質（分子量約△△）である．本品は，水溶液である．」

多糖類

［例］「本品は，〈健康な〉××（種）の□□（細胞，組織又は臓器等）から〈得た▲▲（例：ヘパリンナトリウム）の◇◇分解によって）得た●●及び◇◇（単糖）からなる○○（例：グリコサミノグリカン，低分子量ヘパリン）（分子量約○○）である．」

3.9.2 学名の記載

生薬の植物学名は，「The International Plant Names Index (IPNI), http://www.ipni.org/」を指針に記載する．ただし，学名の命名者名の姓はフルスペルで記載し，基礎異名の命名者名は省略する．

［例］ ミツバアケビの学名はIPNIでは *Akebia trifoliata* (Thunb.) Koidz. となっているが，日局では*Akeiba trifoliata* Koidzumiと記載する．

科名は新エングラーの分類体系に従う．

なお，基原が複数あり，基原により他の項目の規定が異なる場合は，1），2）・・と番号を付して基原を記載する．

3.9.3 基原の書きだし

書きだしは「本品は……」とする．

製剤の特性を記載する必要がある場合，次のように記載する．

［例］ 本品は水性の注射剤である．

［例］ 本品は用時溶解（懸濁）して用いるシロップ用剤である．

3.10 成分の含量規定

3.10.1 原薬の記載

原薬は，通例，次のように記載する．

化学薬品

［例］「本品は定量するとき，××（分子式）○〜△%を含む．」

抗生物質

［例］「本品は定量するとき，換算した脱水物1 mg当たり○〜△ μg（力価）を含む．ただし，本品の力価は，××（分子式：分子量）としての量を質量（力価）で示す．」

タンパク質医薬品（溶液）

［例］「本品は定量するとき，1 mL当たり○〜△ mgのタンパク質を含み，タンパク質1 mg当たり×〜□単位を含む．」

タンパク質医薬品（粉末）

［例］「本品は定量するとき，ペプチド1 mg当たり○○○△△〜□単位を含む．」

生薬

生薬関連ではない医薬品各条と同様に，「定量するとき，」と規定する．

［例］「本品は定量するとき，○○○○（分子式）△.△%以上を含む．」

「本品は定量するとき，換算した生薬の乾燥物に対し，○○○○（分子式）として△.△%以上を含む．」

標準品を用いて定量する場合

［例］「本品は定量するとき，換算した生薬の乾燥物に対し，××（分子式：分子量）○%以上を含む．」

試薬の定量用＊＊を用いて定量する場合

［例］「本品は定量するとき，換算した生薬の乾燥物に対し，×× ○%以上を含む．」

なお，試験項目名として「成分含量測定法」は使用せず，「定量法」と記載する．

3.10.2　製剤の記載
製剤は，通例，次のように記載する．
製剤一般
［例］「本品は定量するとき，表示量の○～△％に対応する××（分子式：分子量)を含む．」
注射剤（成分・分量が規定されていない注射剤）及び注射用＊＊
［例］「本品は定量するとき，表示量の○～△％に対応する××（分子式：分子量)を含む．」
注射剤（成分・分量が規定されている注射剤）
［例］「本品は定量するとき，◇◇（分子式：分子量)○～△w/v％を含む．」
なお，確認試験，純度試験，含量均一性，溶出性，定量法のいずれの試験においても，『表示量に従い』という旨の記載は必要ない．

3.10.3　成分の含量の規定における医薬品各条名又は化学的純物質名の記載法
成分の含量を規定する際には，通例，次により具体的な医薬品各条名又は化学的純物質名の記載を行う．

医薬品各条を示す場合は，医薬品名を「　」で囲んで示す．

化学的純物質を示す場合は，医薬品名又は物質名の次に，分子式又は組成式を（　）で囲んで示す．ただし，その名称に対応する分子量又は式量が当該医薬品各条に記載されていない場合には，分子式又は組成式に続けてそれぞれ分子量又は式量を記載する．

［例］
① 医薬品各条を示す場合
    （各条日本名）　　　　　　（例）
    アミノフィリン注射液　　　「アミノフィリン水和物」
② 化学的純物質を示す場合で，当該各条にその分子量又は式量の記載があるもの
    （各条日本名）　　　　　　（例）
    レセルピン　　　　　　　　レセルピン（$C_{33}H_{40}N_2O_9$）
    塩化ナトリウム　　　　　　塩化ナトリウム（NaCl）
③ 化学的純物質を示す場合で，当該各条にその分子量又は式量の記載がないもの
    （各条日本名）　　　　　　（例）
    レセルピン散0.1％　　　　　レセルピン（$C_{33}H_{40}N_2O_9$：608.68）
    生理食塩液　　　　　　　　塩化ナトリウム（NaCl：58.44）

3.10.4　含量規格値の記載
3.10.4.1　％で規定する場合
成分の含量を％で示す場合，原薬又は製剤に関わらず，通例，小数第1位まで規定する．

原薬の成分の含量規格値は，通例，幅記載とする．

製剤の成分の含量規格値は，通例，表示量に対する％で示し，幅記載とする．

なお，液体クロマトグラフィーにより定量を行っている原薬の含量規格の設定については，通例，98.0～102.0％のように規定する．

3.10.4.2　単位又は力価で規定する場合
成分の含量を一定の生物学的作用，すなわち力価で表すときは，「単位」で規定する．ただし，抗生物質医薬品にあっては，通例，「質量（力価）」で規定する．日本薬局方における単位とは日本薬局方単位を示す．

成分の含量規格値は，通例，幅記載とする．

3.10.5　乾燥などを行って定量した場合の含量の記載
乾燥減量の条件に従って乾燥したものを定量する場合は，「本品を乾燥したものは定量するとき，…」と，乾燥減量の実測値に従って換算するものは，「本品は定量するとき，換算した乾燥物に対し，…」と記載し，両者のいずれかを任意に選択する．また，水分の実測値に従って換算するものは，「本品は定量するとき，換算した脱水物に対し，…」と記載する．この場合，残留溶媒の限度規制が行われ，残留溶媒量が定量値に影響を及ぼすと考えられる場合には脱溶媒物換算を行うことができ，「本品は定量するとき，換算した脱水及び脱溶媒物に対し，…」と記載する．（例：プラバスタチンナトリウム等）また，残留溶媒が純度試験にエタノールなど具体的に規定されている場合には，「本品は定量するとき，換算した脱水及び脱エタノール物に対し，…」と記載する．（例：金チオリンゴ酸ナトリウムなど）

3.10.6　その他
有機ハロゲン化合物であって医薬品の定量法が適切に設定されている場合には，含量規定に加えて，ハロゲン含量を設定する必要はない．なお，ハロゲン含量を規定する場合は，成分の含量としてではなく，示性値として規定する．

また，製剤の含量規格の設定に際しては，原則として増し仕込みに基づく含量規格の設定は行わない．

3.11　表示規定
表示規定を定める場合は，通例，次のように記載する．以下の場合に限らず，品目の特性を考慮した上で，必要に応じて表示規定を記載することができる．

［例］
① 表示事項（数値，物性，単位等）について留意する必要がある場合
「本品の＊＊は××の量で表示する．」
「本品はその＊＊を××の単位で表示する．」
② タイプ，用途等により分類される場合
「本品はそのタイプを表示する．」
「本品のうち，＊＊に用いるものについてはその旨表示する．」
③ 品質保持等を目的として特定の物質が加えられる可能性がある場合
「＊＊剤として××を加えた場合，その旨表示する．」
「本品は○○剤使用の有無とその成分を表示する．」
④ 別名を表示することができる場合
「本品の＊＊が××以下のものは，別名として▲▲と表示することができる．」
⑤ 加工したものがある場合又は複数の加工法がある場合
「本品のうち，＊＊したものはその旨表示する．」
「本品はその加工法を表示する．」

3.12　製法
製剤総則の剤形に製法が記載されている場合は，その剤形名を用い，通例，次のように記載する．
［例］　本品は「＊＊」をとり，錠剤の製法により製する．
［例］　本品は「＊＊」をとり，シロップ用剤の製法により製する．

［例］本品は「＊＊」をとり，顆粒剤又は散剤の製法により製する．

3.13 製造要件

最終製品の規格だけでは品質確保が極めて困難な項目など，必要に応じて，規格に加えて，製造過程において留意すべき事項を製造要件として設定する．特定の試験方法及び判定基準を設定する場合は，当該試験方法及び判定基準を満たす必要がある場合や条件等についても言及した上で，記載例を参考に記載する．なお製造要件において，具体的な試験方法を記載する場合は，「3. 医薬品各条」で述べられている記載要領に準じて記載する．

(製造要件の例)

・原料・資材，製造工程に関する要件：原料・資材や製造工程において混入又は生成するリスクがある不純物の制限など．
・中間体の管理に関する要件：最終中間体など，中間体を管理することによって最終製品の品質を担保する場合の判定基準など．
・工程内試験に関する要件：精製レベルを管理するなど，工程内試験によって，最終製品の品質を担保する場合など．
・出荷時の試験の省略に関する要件：パラメトリックリリース，リアルタイムリリース試験，スキップ試験等が適用される場合のそれらの条件など．

［例］本品は，＊＊由来の××を原料として製造し，その製造過程におけるDNA反応性（変異原性）不純物である▲▲の混入について評価する．

［例］□□の薬理活性を持つ××を除去又は最小とする製造方法で製造する．製造方法は，以下の試験に適合することが検証された方法とする．
　　■■試験　本品○ gをとり，・・・・■■試験を行うとき，適合する．

［例］＊＊は光学活性を有するため，中間体管理又は工程管理において，適宜，光学純度を規定し，最終××中の光学活性不純物の規格を満たすことが検証された製造方法とする．

［例］本品は，＊＊を××化することによって得られる．中間体である▲▲は，以下の試験に適合する．
　　■■試験　本品○ gをとり，・・・・試験を行うとき，▲▲は△％以下である．

［例］本品の精製工程では，最終製品中の＊＊が△％以下となるように精製を行う．

生物薬品の品質は，通例，原薬あるいは製剤の規格及び試験方法の設定に加えて，製造工程の管理を適切に行うことで，確保される．管理すべき品質特性のうち，規格及び試験方法を設定しないものについては，製造要件を記載する．ただし，感染性物質混入回避への対応は，全ての生物薬品に対しての前提事項であるため，感染性物質に関する製造要件を各条に記載する必要はない．

1) 工程内試験を設定する場合

［例］宿主細胞由来タンパク質
例1：工程内試験として宿主細胞由来タンパク質残存量を酵素免疫試験法により試験するとき，管理値以下である．
例2：工程内試験として宿主細胞由来タンパク質残存量を酵素免疫試験法により試験するとき，○○以下である．
例3：▲▲クロマトグラフィーの溶出液を試料として，宿主細胞由来タンパク質残存量を酵素免疫試験法により試験するとき，管理値以下である．
例4：▲▲クロマトグラフィーの溶出液を試料として，宿主細胞由来タンパク質残存量を□□を用いた××により試験するとき，○○以下である．

［例］糖鎖非付加体
工程内試験として，▲▲法を用いた□□により試験するとき，糖鎖非付加体は△％以下である．

［例］中間体
××化工程の直前の製品を重要中間体とし，●●，▲▲，■■に関して，試験方法と適否の判定基準を定める．

2) 工程内試験を設定せず，パラメーター管理する場合

［例］糖鎖
原薬を試料として糖鎖試験法〈2.64〉に準じた方法によりN結合型糖鎖を試験するとき，標準品と同様の糖鎖プロファイルを示すことが検証された方法により，生産細胞を培養する．

［例］宿主細胞由来DNA
原薬中のDNA残存量をPCR法により試験するとき，管理値以下となることが検証された方法により精製する．

［例］類縁物質
原薬を試料としてイオン交換クロマトグラフィーにより試験するとき，主なピーク以外のピークの面積が○％未満であり，主なピーク以外のピークの合計面積が○％未満となることが検証された方法により精製する．

［例］糖鎖非付加体
原薬中の糖鎖非付加体が○％以下になることが検証された方法により精製する．

3.14 性状

性状は，当該医薬品の物理的，化学的性質及び形態を，参考として記載するものである．

3.14.1 性状の記載

3.14.1.1 性状の記載事項

原薬の性状は，必要に応じて，色，形状，におい，味，溶解性，液性，物理的及び化学的特性（吸湿性，光による変化など），示性値（適否の判定基準としないもの）の順に記載する．融点が分解点で，規定する必要がある場合は，原則として性状の項へ記載する．結晶多形のあることが判明している原薬の融点については，特許の有無にかかわらず適否の判定基準となる示性値とはせず，性状の項に参照スペクトルを測定した原薬の融点を物性情報として載せる．

製剤の特性は製品ごとに異なるので，通例，性状は記載しない．ただし，例えば，注射剤，点眼剤では外観を，局方製剤では外観，におい，味（原則として内用剤に限る）の順に記載する．さらに，製剤化により原薬と異なる安定性，特性値が生じた場合は，これらを順に記載する．

なお，示性値の記載方法は，**3.17**に規定した方法による．

また，何らかの理由により，原薬の収載のない製剤については，原則として製剤に使用する原薬の性状（溶解性，液性等）を原薬の記載方法に準じて記載する．

（例：注射用アセチルコリン塩化物）

3.14.2　におい及び味の記載
におい及び味については，原則として記載する必要はないが，参考として試験者に情報提供する必要がある場合は記載する．ただし，毒劇薬，麻薬，向精神薬又は作用の激しいものなど試験者に健康上の影響を与える可能性があるもの又は飛散性のものについては，におい及び味を記載しない．

3.14.3　色
色の表現は，通例，JIS Z 8102-2001 "物体色の色名" による．

3.14.3.1　有彩色の基本名
有彩色の基本名は，赤色，黄赤色，黄色，黄緑色，緑色，青緑色，青色，青紫色，紫色，赤紫色とする．そのほか，褐色，橙色，紅色，黄白色などを用いてもよい．れんが色，さけ色，すみれ色などの色をものにより例示する表現は，原則として用いない．

3.14.3.2　無彩色の基本名
無彩色の基本名は，白色（ほとんど白色を含む），明るい灰色，灰色，暗い灰色，黒色とする．

3.14.3.3　有彩色の明度及び彩度
有彩色の明度及び彩度に関する形容詞は，ごく薄い，薄い，灰，暗い（又は暗），ごく暗い，さえた（鮮）などを用いる．濃（濃い），淡（薄い），微（僅か）を使ってもよい．濃淡の順序は濃，淡，微の順とする．

　［例］　ごく薄い赤色，暗赤色

　色相に関する形容詞は，帯赤（赤みの），帯黄（黄みの），帯緑（緑みの），帯青（青みの），帯紫（紫みの）を用いる．

　［例］　帯青紫色（青みの紫色）

3.14.3.4　無色に関する記載
無色は，ほとんど無色を含む．「無色の澄明の液」は「無色澄明の液」と記載する．

3.14.4　形状

3.14.4.1　結晶，結晶性の粉末及び粉末
結晶及び粉末については，次のような表現を用いる．

結晶…………肉眼又はルーペを用いて結晶と認められるもの．

粉末…………肉眼やルーペでは結晶と認められないものは「粉末」とする．

結晶性の粉末……粉末のうち，粉末X線回折測定法又は光学顕微鏡により結晶の存在が認められるものは，「結晶性の粉末」と記載してもよい．なお，「結晶性粉末」の語は用いない．

3.14.5　におい

3.14.5.1　においの記載
においは，次のような表現を用いて記載する．

　アミン臭，刺激臭，特異なにおい，不快なにおい，芳香，▲▲様のにおい

3.14.5.2　においの強弱の記載
においの強弱は，次のような表現を用いて記載する．

　強，強い，弱，弱い，僅か

3.14.6　味

3.14.6.1　味の記載
味は，次のような表現を用いて記載する．

　甘い，えぐい，塩味，辛い，酸味，塩辛い，舌をやくような，渋い，苦い，苦味，温感，冷感，金属味

3.14.6.2　味の強弱の記載
味の強弱は次のような表現を用いて記載する．

　強，強い，弱，弱い，僅か

3.14.7　溶解性

3.14.7.1　溶解性の記載順序
溶解性に関する各溶媒の記載順序は，溶けやすい順とする．また，溶解性が同じ場合は，通例，水，ギ酸，アセトニトリル，N,N-ジメチルホルムアミド，メタノール，エタノール(99.5)（又はエタノール(95)），無水酢酸，アセトン，2-プロパノール，1-ブタノール，ピリジン，テトラヒドロフラン，酢酸(100)，酢酸エチル，ジエチルエーテル，キシレン，シクロヘキサン，ヘキサン，石油エーテルの順とする．ただし，上記以外の溶媒については，その極性を考慮して記載する．

なお，溶媒の使用に当たっては1.2の規定に，また溶媒の名称などについては7.2.3の規定に留意すること．

3.14.7.2　溶解性を規定する溶媒
溶解性を規定する溶媒は，水及びエタノール(99.5)のほか，原則として試験に使用する全ての溶媒とする．なお，試験にエタノール(95)が溶媒として使用されている場合は，エタノール(99.5)に代えてエタノール(95)に対する溶解性を規定する．また，エタノール(95)及びエタノール(99.5)の両者を試験に使用している場合は，エタノール(99.5)の溶解性を規定する．試験に使用する溶媒とは，試料を直接溶液にする操作に用いる溶媒で，混合溶媒及び混合溶媒の構成成分となっている溶媒は，原則として含まない．

試験に使用しない溶媒でも，当該医薬品の特徴を示す溶解性がある場合はこれを記載する．また，試験に複数の酸性又はアルカリ性の試液が使用されている場合，代表的な一つずつの酸・アルカリの試液について，溶媒の溶解性の次に改行して，次のように記載する．

　［例］　「本品は希塩酸又はアンモニア試液に溶ける．」

薄層クロマトグラフィーなどの展開溶媒を構成する溶媒及び塩基又は酸として抽出するときの溶媒は溶解性を規定する溶媒の対象とはしない．

水分の規定などの場合のように，簡略記載のために溶媒について具体的な記載のない場合においても，その試験などにおいて試料を直接溶解するのに用いた溶媒（例えば，水分測定の際に，試料を溶解するのに用いたメタノールなどの溶媒）については，その溶解性の記載を行う．

3.14.7.3　「溶媒に溶ける」又は「混和する」の意味
医薬品が溶媒に溶けるとは澄明に溶けることを意味し，混和するとは，任意の割合で澄明に混ざり合うことを意味する．

3.14.7.4　溶解性の試験方法及び溶解性を示す用語の定義
溶解性を示す用語は次による．

溶解性は，別に規定するもののほか，医薬品を100号(150 μm)ふるいを通過する細末とした後，溶媒中に入れ，20±5℃で，5分ごとに強く30秒間振り混ぜるとき，30分以内に溶ける度合いをいう．試験で得られた溶媒の量が二段階にまたがるときは，溶媒量の多い方の用語を用いる．

なお，溶解性は，飽和溶液の濃度から算出しても差し支えない．

〔用　　語〕　　〔溶質1 g又は1 mLを溶かすに要する溶媒量〕

用語	溶媒量
極めて溶けやすい	1 mL未満
溶けやすい	1 mL以上　10 mL未満

やや溶けやすい	10 mL以上	30 mL未満
やや溶けにくい	30 mL以上	100 mL未満
溶けにくい	100 mL以上	1000 mL未満
極めて溶けにくい	1000 mL以上	10000 mL未満
ほとんど溶けない	10000 mL以上	

3.14.7.5 ガスの発生や塩の形成などを伴う場合の溶解性の表現

ガスの発生，塩の形成など医薬品が反応して溶解する場合，一般の溶解性を示す記載の次に別行とし，「○○は△△に溶ける」と記載する．

3.14.8 液性

液性はpHで記載する．通例，「本品＊＊gを水○ mLに溶かした液のpHは…」又は「本品の□□溶液（1→20）のpHは」のように記載する．

3.14.9 物理的及び化学的特性

その医薬品の吸湿性，潮解性，風解性，揮散性，蒸発性，固化性，凝固性，光による変化，色の変化，分解，又は不溶物の生成など，主として当該医薬品の物理又は化学的変化に関する特性を記載する．

光による変化の記載は，光により変化する内容をより適切に表すため，分解生成物が検出されるような変化は「分解する」とし，着色が起こるような変化は「●色となる」とし，「本品は光によって徐々に変化する」とは記載しない．

［例］　本品は光によって徐々に褐色となる．
　　　　本品は吸湿性である．
　　　　本品は湿気によって潮解する．

吸湿性について，通例の記載基準（25℃，75％RH，7日間，3％超の吸湿）に該当しない場合は，性状の項に記載しないが，試験の実施に影響がある場合には必要に応じて当該試験の欄に記載する．

3.14.10 性状の項の示性値

3.14.10.1 性状における示性値の扱い

性状の項に記載する示性値は，参考に供するためのもので，適否の判定基準を示すものではない．

また，数値については，概数で示しても差し支えない．

3.14.10.2 性状における示性値の記載

記載方法は，原則として3.17の規定による．ただし，融点は「約○℃」の表現を用いても差し支えない．

分解点は，「約△℃（分解）．」と記載し，「○ ～ △℃（分解）．」のような幅記載は行わない．また，融解又は分解に10℃以上の幅があるものは規定しないが，それらの現象が外観上で確認できる温度に関する情報を提出する．

3.14.10.3 光学活性を有する医薬品の塩の記載

光学活性を有する医薬品の塩において，「薬理作用を有するが光学活性のない酸又は塩基部分」と「薬理作用はないが光学活性を有する酸又は塩基部分」とでイオン対を構成して旋光性を示すような医薬品の場合は，旋光性を性状における示性値として記載する．

（例：イフェンプロジル酒石酸塩）

3.14.10.4 不斉炭素を有するが旋光性を示さない（ラセミ体など）場合の扱い

ラセミ体のように不斉炭素を有するが旋光性を示さない医薬品の場合には，性状の項に「本品の水溶液（1→○○）は旋光性を示さない」（固体の場合）又は「本品は旋光性を示さない」

（液体の場合）と記載する．

3.14.10.5 純度試験に鏡像異性体又はジアステレオマーの規定がある場合の旋光度の扱い

純度試験に鏡像異性体又はジアステレオマーの規定がある場合，旋光度については性状の項に記載する．

3.14.10.6 「結晶多形」に関する記載の例

結晶多形を有する場合は次のように記載する．
［例］本品は結晶多形が認められる．

3.15 生薬の性状

生薬の性状は，必要に応じて，生薬の外部形態，長さ，径，外面の色，外面の特徴的要素，部位ごとの特徴又はルーペ視，横切，折等で得られる特徴的要素，におい，味，鏡検で得られる特徴的要素，溶解性，液性等の順で記載する．

なお，試験者に健康上の影響を与える可能性があるものについては，におい及び味を規定しない．

色，におい，味，溶解性，液性は，3.14 性状の項を参考に記載する．なお，基原が複数あり，それぞれの基原により，生薬の性状が異なる場合は，基原に対応して片括弧で付番し，学名（命名者名含む）を記載し，それぞれに，性状を全文記載する．

3.16 確認試験

3.16.1 確認試験の設定

確認試験は，医薬品又は医薬品中に含有されている有効成分などを，その特性に基づいて確認するための試験である．

（化学薬品）原薬においては，一般的に赤外吸収スペクトル法，紫外可視吸収スペクトル法を記載し，塩の場合はその確認を行う．（化学薬品）製剤においては，配合剤や添加剤の影響に留意し，全ての製剤に一つ以上の確認試験を設定する．定量法などの液体クロマトグラフィーを準用し相対保持時間で規定する場合は，異なる条件の液体クロマトグラフィーを同時に設定するか，その他の方法も並列設定することが望ましい．

3.16.2 確認試験の合理化

確認試験以外の項目の試験によっても医薬品の確認が可能な場合には，それらを考慮に入れることができる．必要に応じてそれらの試験を確認試験として設定することも可能であるが，確認試験以外の試験によって確認を行う場合は，確認試験の項にその旨を記載する（3.16.9 クロマトグラフィーによる確認試験の項を参照）．

3.16.3 確認試験として設定する試験法

確認試験としては，通例，スペクトル分析，化学反応，クロマトグラフィー等による理化学的方法や，生化学的方法又は生物学的方法などが考えられる．

生物薬品については，分子構造上の特徴やその他の特有の性質に基づいて，構造解析・物理的化学的方法（ペプチドマップ法，SDSポリアクリルアミドゲル電気泳動法等），免疫化学的方法（ウエスタンブロット法等），生化学的方法（酵素活性測定法等），生物学的方法（細胞応答性試験法等）を用いて設定する．ペプチドマップを設定した場合，構成アミノ酸を設定する必要はない．

3.16.3.1 スペクトル分析

スペクトル分析としては，原則として赤外吸収スペクトル及び紫外可視吸収スペクトルを設定する．ただし，重合高分子化合物などについては赤外吸収スペクトル及び紫外可視吸収スペクトルの適用の意義を慎重に検討する．必要に応じ，核磁気共鳴スペクトルの設定を検討する．

3.16.3.2 化学反応

化学反応による方法については，化学構造の特徴を確認するのに適切なものがある場合に設定するが，ハロゲン，ニトロ等の官能基が赤外吸収スペクトルで明確に確認できる場合は設定する必要はない．

3.16.3.3 クロマトグラフィー

通例の定性反応，紫外可視吸収スペクトル，赤外吸収スペクトル又は核磁気共鳴スペクトルなどによる確認試験に加えて，薄層クロマトグラフィー，液体クロマトグラフィー等のクロマトグラフィーによるR_f値や保持時間の一致による確認試験を設定することができる．

クロマトグラフィーによる確認試験は標準物質との比較によって行う．ただし，生薬等においてはその限りではない．

3.16.3.4 免疫化学的方法，生化学的方法又は生物学的方法

生物薬品については，目的物質の構造や物理的化学的性質に加え，免疫学的性質，生化学的性質，あるいは，生物学的性質に基づいて，目的とする医薬品であることを確認する試験を設定することができる．

3.16.4 確認試験の記載の順序

確認試験の記載の順序は，呈色反応，沈殿反応，分解反応，誘導体，吸収スペクトル（紫外，可視，赤外），核磁気共鳴スペクトル，クロマトグラフィー，特殊反応，陽イオン，陰イオンの順とする．分解した後に次の反応を行うものは分解反応とする．

生物薬品では，目的物質の構造や物理的化学的性質（ペプチドマップ又は構成アミノ酸，HPLCの保持時間，SDSポリアクリルアミドゲル電気泳動・キャピラリー電気泳動の移動度等），免疫化学的性質（ELISAの反応性，ウエスタンブロットにおける反応性と移動度，中和活性等），生化学的性質（酵素活性，結合親和性等），生物学的性質（細胞応答性等）の順とする．

3.16.5 一般試験法の定性反応を用いる場合の記載

確認試験に一般試験法の定性反応を用いる場合は，次のように記載する．

一般試験法の塩化物の定性反応に規定されている全ての項目を満足する場合は，「本品は塩化物の定性反応〈1.09〉を呈する」と記載する．

規定されている項目のうち，特定の項目の試験のみを実施する場合には，「…の定性反応(1)〈1.09〉を呈する」のように記載する．

なお，定性反応を規定する場合，検液のイオン濃度は，通例，0.2～1％とし，明確な判定のために原則として「本品の水溶液(1→100)は…の定性反応〈1.09〉…を呈する」のように濃度を規定する．

また，対象とする塩が異なる場合には(1)ナトリウム塩，(2)リン酸塩のように分けて項立てする．

［例］
　　(1) 本品の水溶液(1→10)はナトリウム塩の定性反応〈1.09〉を呈する．
　　(2) 本品の水溶液(1→10)はリン酸塩の定性反応〈1.09〉の(1)及び(3)を呈する．

3.16.6 紫外及び可視吸収スペクトルによる確認試験

参照スペクトル又は標準品のスペクトルとの比較による方法の設定を検討する．参照スペクトルは原則として220 nm以上とするが，原案で測定する波長は，短波長での規定の必要性を判断（例えば，長波長側の極大吸収の吸光度にスケールを合わせたため230 nm付近で振り切れている場合など）するため，原則として210 nm以上とする．製剤の確認試験に本法を適用する場合，原則として参照スペクトル法は採用せず，吸収極大の波長により規定する．

参照スペクトル又は標準品のスペクトルと同じ測定条件で紫外可視吸光度測定法により試料のスペクトルを測定し，両者のスペクトルを比較するとき，同一波長のところに同様の強度の吸収を与える場合に，互いの同一性が確認される．

通例，「本品のエタノール(95)溶液(1→○○)につき，紫外可視吸光度測定法〈2.24〉により吸収スペクトルを測定し，本品のスペクトルと本品の参照スペクトル（又は＊＊標準品について同様に操作して得られたスペクトル）を比較するとき，両者のスペクトルは同一波長のところに同様の強度の吸収を認める．」と記載する．

参照スペクトルとの比較による方法の設定が困難な場合には，吸収極大の波長について規定する方法を採用する．規定する波長幅は通例，4 nmを基準とする．また，吸収スペクトルの肩が明確な場合には規定し，波長幅は10 nm程度で差し支えない．なお，原則として吸収の極小は規定しない．

3.16.7 赤外吸収スペクトルによる確認試験

赤外吸収スペクトル測定法〈2.25〉により，参照スペクトル又は標準品のスペクトルとの比較により適否を判定する．ただし，医薬品が塩である場合には，加える臭化カリウムや塩化カリウムとの間で塩交換を起こすことがあり注意が必要である．錠剤法や拡散反射法では，塩酸塩の場合には原則として塩化カリウムを使用する．その他の塩の場合にはペースト法を試みるなどの対応が必要である．なお，ATR法では参照スペクトルの設定が困難なため，原則として参照スペクトル法は用いない．

通例，「本品を乾燥し，赤外吸収スペクトル測定法〈2.25〉の●●法により試験を行い，本品のスペクトルと本品の参照スペクトル（又は乾燥した＊＊標準品のスペクトル）を比較するとき，両者のスペクトルは同一波数のところに同様の強度の吸収を認める．」と記載する．

結晶多形を有するものについては，原薬の結晶形が特定されている場合を除き，通例，上記のような判定記載の末尾に再測定の前処理法について記載する．具体的な規定が困難な場合に限って「別に規定する方法」とすることも可能だが，欧州薬局方などを参考に比較的簡単な規定ができる場合には，再処理方法を記載する必要がある．

［例］「もし，これらのスペクトルに差を認めるときは，本品（及び＊＊標準品）を（それぞれ）□□に溶かした後，□□を蒸発し，残留物を……で乾燥したものにつき，同様の試験を行う．」

製剤では，添加剤の影響により参照スペクトルとの比較が困難な場合は，有効成分に特徴的な吸収帯を選び波数で規定する．2000 cm^{-1}以上の波数は1位の数値を四捨五入して規定する．

［例］「…につき，赤外吸収スペクトル測定法〈2.25〉の液膜法により測定するとき，波数2940 cm^{-1}，2810 cm^{-1}，2770 cm^{-1}，1589 cm^{-1}，1491 cm^{-1}，1470 cm^{-1}，1434 cm^{-1}，1091 cm^{-1}及び1015 cm^{-1}付近に吸収を認める．」（クロルフェニラミンマレイン酸散）

なお，規定する吸収帯は，スペクトル中の主要な吸収帯及び有効成分の構造の確認に有用な吸収帯をできるだけ広い波数域

にわたるように選択する．なお構造上特徴的な官能基は原則として帰属される必要がある．

3.16.8 核磁気共鳴スペクトルによる確認試験

原則として内部基準物質に対するシグナルの化学シフト，分裂のパターン及び各シグナルの面積強度比を規定し，測定装置の磁場の大きさを参考として記載する．ただし，シグナルの多重度は，測定装置の磁場の大きさが異なるとき，機器の分析能の差及びスピン－スピン結合の大きさとスピン－スピン結合した核同士の共鳴周波数の差との相対的関係から異なって観測されることがある．したがって，みかけの多重度が磁場の大きさに依存しないように，十分に大きい磁場で測定することが望ましい．

［例］「本品の核磁気共鳴スペクトル測定用重水溶液につき，核磁気共鳴スペクトル測定用3－トリメチルシリルプロパンスルホン酸ナトリウムを内部基準物質として核磁気共鳴スペクトル測定法〈2.21〉により^{1}Hを測定するとき，δ 1.2 ppm付近に三重線のシグナルAを，δ 6.8 ppm付近に二重線のシグナルBを，δ 7.3 ppm付近に二重線のシグナルCを示し，各シグナルの面積強度比A：B：Cはほぼ3：2：2である（ただし，試料濃度は○○，周波数は△△MHzで測定したとき）．」

3.16.9 クロマトグラフィーによる確認試験

通例，薄層クロマトグラフィーの場合は，試料溶液及び標準物質を用いて調製した標準溶液から得た主スポットのR_f値，色又は形状などが等しいことを規定する．定量用標準物質が「医薬品各条」と同一規格で設定されている場合には，確認試験での標準物質として，定量用標準物質を使用する．ただし，定量用標準物質に含量規格を「医薬品各条」より厳しくするような上乗せ規格がある場合には，定量用標準物質は使用せず，「医薬品各条」を使用することを原則とする．

液体クロマトグラフィーの場合は試料溶液及び標準品又は標準物質を用いて調製した標準溶液から得た有効成分の保持時間が等しいこと，又は試料に標準被検成分を添加しても試料の試験成分のピークの形状が崩れないことを規定する．ただし，製剤の場合は原薬を用いて調製した標準溶液との比較でもよい．なお，被検成分の化学構造に関する知見が同時に得られる検出器が用いられる場合，保持時間の一致に加えて，化学構造に関する情報が一致することにより，より特異性の高い確認を行うことができる．

［例］「本品及びアミカシン硫酸塩標準品0.1 gずつを水4 mLに溶かし，試料溶液及び標準溶液とする．これらの液につき，薄層クロマトグラフィー〈2.03〉により試験を行う．試料溶液及び標準溶液2 μLずつを薄層クロマトグラフィー用シリカゲルを用いて調製した薄層板にスポットする．次に水／アンモニア水(28)／メタノール／テトラヒドロフラン混液(1：1：1：1)を展開溶媒として約10 cm展開した後，薄層板を風乾する．これにニンヒドリン・クエン酸・酢酸試液を均等に噴霧した後，100℃で10分間加熱するとき，試料溶液から得た主スポット及び標準溶液から得たスポットは赤紫色を呈し，それらのR_f値は等しい．」（アミカシン硫酸塩）

［例］試料溶液及び標準溶液20 μLにつき，定量法の条件で液体クロマトグラフフィー〈2.01〉により試験を行うとき，試料溶液及び標準溶液から得た主ピークの保持時間は等しい．

［例］試料溶液及び標準溶液25 μLにつき，次の条件で液体クロマトグラフフィー〈2.01〉により試験を行うとき，試料溶液及び標準溶液から得た主ピークの保持時間は等しい．また，それらのピークの吸収スペクトルは同一波長のところに同様の強度の吸収を認める．

試験条件
　カラム，カラム温度，移動相及び流量は定量法の試験条件を準用する．
　検出器：フォトダイオードアレイ検出器（測定波長：270 nm，スペクトル測定範囲：220 ～ 370 nm）

システム適合性
　システムの性能：標準溶液25 μLにつき，上記の条件（ただし，測定波長270 nm）で操作するとき，＊＊のピークの理論段数及びシンメトリー係数は，それぞれ5000段以上，1.5以下である．

3.16.10 塩の場合の対イオンの確認試験

対象となる医薬品が塩の場合は，薬理作用を持たない対イオンの確認試験も設定する．ただし，製剤には原則として設定する必要はない．

3.16.11 確認する物質の名称の記載

確認する物質の名称を末尾に（ ）で示すのは，確認する物質を特定する必要がある場合（例えば，ヨード・サリチル酸・フェノール精）などに限る．

3.17 示性値

3.17.1 示性値の設定

アルコール数，吸光度，凝固点，屈折率，浸透圧比，旋光度，構成アミノ酸，粘度，pH，成分含量比，比重，沸点，融点，酸価，けん化価，エステル価，水酸基価，ヨウ素価等のうち，適否の判定基準とする必要があるものを，旋光度，融点のような項目名を用い，設定する．記載順は上記のとおりとする．ただし，確認試験に紫外可視吸光度測定法による試験を設定した場合は，吸光度を規定する必要はない．原則として注射剤用原薬にはpHを設定するが，非イオン性化合物では設定は不要である．

生物薬品では示性値に該当する項目として分子量，等電点，構成アミノ酸，単糖（中性糖及びアミノ糖，シアル酸）の組成比／含量，糖鎖プロファイル（オリゴ糖の組成比），グリコフォームプロファイル，電荷プロファイル，目的物質関連物質の組成比／含量，比活性，pH等がある．

各項目は，3.17.2～3.17.15の規定のように記載するが，試験法が一般試験法と異なる場合は，操作法を記載する．

3.17.1.1 製剤の示性値

製剤の場合には，必要に応じて，製剤の安定性及び有効性・安全性等にかかわる品質評価に直接関与する項目を設定する．

原薬の収載がない製剤については，必要に応じて，その原薬の示性値を記載する．

製造販売承認書に規格として設定されている製剤の浸透圧比及びpHを日局に規定する場合は，「別に規定する．」とする．また，軟膏剤のうち水溶性軟膏剤，クリーム剤のうち水中油(O/W)型クリーム剤及び貼付剤のうちパップ剤にはpHの規定が必要である．ただし，加水分解のおそれのない原薬を含有するこれらの製剤の場合には，pHの規定は必要ない．抗生物質については局外規第四部で浸透圧比／pHが設定されている

場合にのみ設定する．浸透圧比は，通例，以下のように記載する．用時溶解して使用する注射剤の場合には，試料溶液調製法を記載する．ただし，筋肉内投与のない場合には原則として設定の必要はない．

　浸透圧比〈2.47〉　0.9 ～ 1.1
　浸透圧比〈2.47〉　「＊＊」1.0 gに対応する量を注射用水10 mLに溶かした液の浸透圧比は1.0 ～ 1.2である．

3.17.2　吸光度の記載

　吸光度は，通例，次のように記載するが，確認試験に紫外可視吸光度測定法による参照スペクトル法が規定されている場合には，吸光度を示性値として設定しなくてもよい．

　吸光度〈2.24〉　$E_{1cm}^{1\%}$(247 nm)：390 ～ 410 (乾燥後，10 mg，メタノール，1000 mL)．

　これは「本品を乾燥減量の項に規定する条件で乾燥し，その約10 mgをミクロ化学はかりを用いて精密に量り，メタノールに溶かし，正確に1000 mLとした場合と同じ比率の溶液とする．この液につき，一般試験法の紫外可視吸光度測定法〈2.24〉により試験を行うとき，波長247 nmにおける$E_{1cm}^{1\%}$は390 ～ 410である」を意味する．

　なお，吸光度の記号中の1％とは，1 g／100 mLを意味する．

3.17.3　凝固点の記載

　凝固点は，通例，次のように記載する．

　凝固点〈2.42〉　112℃以上．

　これは「本品は，凝固点測定法〈2.42〉により試験を行うとき，凝固点は112℃以上である」を意味する．

3.17.4　屈折率の記載

　屈折率は，通例，次のように記載する．

　屈折率〈2.45〉　n_D^{20}：1.481 ～ 1.486

　これは「本品は，屈折率測定法〈2.45〉により20℃で試験を行うとき，屈折率n_D^{20}は1.481 ～ 1.486である」を意味する．

3.17.5　旋光度の記載

　旋光度は，通例，次のように記載する．

　旋光度〈2.49〉〔α〕$_D^{20}$：+48 ～ +57°（乾燥後，0.25 g，水，25 mL，100 mm）．

　これは「本品を乾燥減量の項に規定する条件で乾燥し，その約0.25 gを精密に量り，水に溶かし，正確に25 mLとする．この液につき，旋光度測定法〈2.49〉により試験を行い，20℃，層長100 mmで測定するとき，比旋光度〔α〕$_D^{20}$は+48 ～ +57°である」を意味する．

3.17.6　粘度の記載

　粘度は，通例，次のように記載する．

　粘度〈2.53〉　345 ～ 445 mm²/s (第1法，25℃)．

　これは「本品は，粘度測定法〈2.53〉の第1法により25℃で試験を行うとき，動粘度は345 ～ 445 mm²/sである」を意味する．

　粘度〈2.53〉　123 ～ 456 mPa・s (第2法，20℃)．

　これは「本品は，粘度測定法〈2.53〉の第2法により20℃で試験を行うとき，粘度は123 ～ 456 mPa・sである」を意味する．

3.17.7　pHの記載

　pHは，通例，次のように記載する．

　液体の医薬品の場合：

　　pH〈2.54〉　7.1 ～ 7.5

　これは「本品は，pH測定法〈2.54〉により試験を行うとき，pHは7.1 ～ 7.5である」を意味する．

　固体の医薬品の場合：

　　pH〈2.54〉　本品1.0 gを＊＊○ mLに溶かした液のpHは△ ～ □である．

3.17.8　比重の記載

　比重は，通例，次のように記載する．

　比重〈2.56〉　d_{20}^{20}：0.718 ～ 0.721

　これは「本品は，比重及び密度測定法〈2.56〉により20℃で試験を行うとき，比重d_{20}^{20}は0.718 ～ 0.721である」を意味する．

3.17.9　沸点の記載

　沸点は，通例，次のように記載する．

　沸点〈2.57〉　118 ～ 122℃

　これは「本品は，沸点測定法及び蒸留試験法〈2.57〉により試験を行うとき，沸点は118 ～ 122℃である」を意味する．

3.17.10　融点の記載

　融点は，通例，次のように記載する．

　融点〈2.60〉　110 ～ 114℃

　これは「本品は，融点測定法〈2.60〉の第1法により試験を行うとき，融点は110 ～ 114℃である」を意味する．

　第2法又は第3法を用いるときは，その旨を融点の数値の次に記載する．

　［例］　融点〈2.60〉　56 ～ 72℃ (第2法)．

3.17.11　酸価の記載

　酸価は，通例，次のように記載する．

　酸価〈1.13〉　188 ～ 203

　これは「本品は，油脂試験法〈1.13〉により試験を行うとき，酸価は188 ～ 203である」を意味する．

3.17.12　エステル価（けん化価，水酸基価など）の記載

　エステル価は，通例，次のように記載する．

　エステル価〈1.13〉　72 ～ 94

　これは「本品は，油脂試験法〈1.13〉により試験を行うとき，エステル価は72 ～ 94である」を意味する．

　けん化価，水酸基価等は，エステル価に準じて記載する．

3.17.13　ヨウ素価の記載

　ヨウ素価は，通例，次のように記載する．

　ヨウ素価〈1.13〉　18 ～ 36

　これは「本品は，油脂試験法〈1.13〉により試験を行うとき，ヨウ素価は18 ～ 36である」を意味する．

3.17.14　構成アミノ酸の記載方法

　一般試験法のタンパク質のアミノ酸分析法を用いる場合は，加水分解の方法，アミノ酸分析の方法，規格値並びに操作法として加水分解（複数の方法を組み合わせる等，変法を用いている例があるため，詳細な方法を規定する）及びアミノ酸分析の方法の順に記載する．

　なお，発色液等は分析装置と一体となっている場合が多いので，詳細な組成比，調製法について必ずしも規定する必要はない．

　［例］　セルモロイキン（遺伝子組換え）構成アミノ酸

　　　タンパク質のアミノ酸分析法〈2.04〉「1.タンパク質及びペプチドの加水分解」の方法1及び方法4により加水分解し，「2.アミノ酸分析方法」の方法1により試験を行うとき，グルタミン酸(又はグルタミン)は17又は18，トレオニンは11 ～ 13，アスパラギン酸(又はアスパラギン)は11又は12，リシンは11，イソロイシンは7又は8，セリンは6 ～ 9，フェニルアラニンは6，アラニンは5，プロリンは5又は6，アルギニン及びメチオニンはそれぞれ4，システイン及びバリンはそれぞれ3又は4，チロシン及びヒスチジンはそれぞれ

3，グリシンは2及びトリプトファンは1である．
操作法
（ⅰ）加水分解　定量法(1)で得た結果に従い，総タンパク質として約50 μgに対応する量を2本の加水分解管にそれぞれとり，減圧で蒸発乾固する．一方に薄めた塩酸(59→125)／メルカプト酢酸／フェノール混液(100：10：1) 100 μLを加えて振り混ぜる．この加水分解管をバイアルに入れ，バイアル内を薄めた塩酸(59→125)／メルカプト酢酸／フェノール混液(100：10：1) 200 μLを加えて湿らせる．バイアル内部を不活性ガスで置換又は減圧して，約115℃で24時間加熱する．減圧乾燥した後，0.02 mol/L塩酸試液0.5 mLに溶かし，試料溶液(1)とする．もう一方の加水分解管に氷冷した過ギ酸100 μLを加え，1.5時間氷冷下で酸化した後，臭化水素酸50 μLを加えて減圧乾固する．水200 μLを加えて減圧乾固する操作を2回繰り返した後，この加水分解管をバイアルに入れ，バイアル内を薄めた塩酸(59→125) 200 μLを加えて湿らせる．バイアル内部を不活性ガスで置換又は減圧して，約115℃で24時間加熱する．減圧乾燥した後，0.02 mol/L塩酸試液0.5 mLに溶かし，試料溶液(2)とする．別にL-アスパラギン酸60 mg，L-グルタミン酸100 mg，L-アラニン17 mg，L-メチオニン23 mg，L-チロシン21 mg，L-ヒスチジン塩酸塩一水和物24 mg，L-トレオニン58 mg，L-プロリン22 mg，L-シスチン14 mg，L-イソロイシン45 mg，L-フェニルアラニン37 mg，L-アルギニン塩酸塩32 mg，L-セリン32 mg，グリシン6 mg，L-バリン18 mg，L-ロイシン109 mg，L-リシン塩酸塩76 mg及びL-トリプトファン8 mgを正確に量り，0.1 mol/L塩酸試液に溶かし，正確に500 mLとする．この液40 μLをそれぞれ2本の加水分解管にとり，減圧で蒸発乾固した後，試料溶液(1)及び試料溶液(2)と同様に操作し，標準溶液(1)及び標準溶液(2)とする．
（ⅱ）アミノ酸分析　試料溶液(1)，試料溶液(2)，標準溶液(1)及び標準溶液(2) 250 μLずつを正確にとり，次の条件で液体クロマトグラフィー〈2.01〉により試験を行い，試料溶液(1)，試料溶液(2)，標準溶液(1)及び標準溶液(2)から得た各アミノ酸のピーク面積から，それぞれの試料溶液1 mL中に含まれる構成アミノ酸のモル数を求め，更にセルモロイキン1 mol中に含まれるロイシンを22としたときの構成アミノ酸の個数を求める．
［例］
試験条件
　　検出器：可視吸光光度計［測定波長：440 nm（プロリン）及び570 nm（プロリン以外のアミノ酸）］
　　カラム：内径4 mm，長さ25 cmのステンレス管に5 μmのポリスチレンにスルホン酸基を結合した液体クロマトグラフィー用強酸性イオン交換樹脂（Na型）を充塡する．
　　カラム温度：試料注入時は57℃の一定温度．一定時間後に昇温し，62℃付近の一定温度
　　反応槽温度：98℃付近の一定温度
　　発色時間：約2分
　　移動相：移動相A，移動相B及び移動相Cを次の表に従って調製後，それぞれにカプリル酸0.1 mLを加える．
　　　　　　　　　（表省略）
　　移動相の送液：移動相A，移動相B及び移動相Cの混合比を次のように変えて濃度勾配制御する．
　　　　　　　　　（表省略）
　　移動相及びカラム温度の切り替え：標準溶液0.25 mLにつき，上記の条件で操作するとき，アスパラギン酸，トレオニン，セリン，・・・，アルギニンの順に溶出し，シスチンとバリンの分離度が2.0以上，アンモニアとヒスチジンの分離度が1.5以上になるように，移動相A，移動相B，移動相Cを順に切り替える．また，グルタミン酸とプロリンの分離度が2.0以上になるように，一定時間後に昇温する．
　　反応試薬：酢酸リチウム二水和物408 gを水に溶かし，酢酸(100) 100 mL及び水を加えて1000 mLとする．この液にジメチルスルホキシド1200 mL及び2-メトキシエタノール800 mLを加えて（Ⅰ）液とする．別にジメチルスルホキシド600 mL及び2-メトキシエタノール400 mLを混和した後，ニンヒドリン80 g及び水素化ホウ素ナトリウム0.15 gを加えて（Ⅱ）液とする．（Ⅰ）液3000 mLに，20分間窒素を通じた後，（Ⅱ）液1000 mLを速やかに加え，10分間窒素を通じ混和する．
　　移動相流量：毎分約0.275 mL
　　反応試薬流量：毎分約0.3 mL
システム適合性
　　システムの性能：標準溶液0.25 mLにつき，上記の条件で操作するとき，トレオニンとセリンの分離度は1.5以上である．

3.17.15　糖鎖試験の記載方法

一般試験法の糖鎖試験法を用いる場合は，糖鎖試験の方法，規格値及び操作法の順に記載する．

［例1］　単糖組成（中性糖及びアミノ糖）

　単糖組成（中性糖及びアミノ糖）　糖鎖試験法〈2.64〉の単糖分析（中性糖及びアミノ糖）により試験を行うとき，タンパク質△△当たりのガラクトサミン，グルコサミン，ガラクトース，フコース及びマンノースの含量はそれぞれ，○～○，○～○，○～○，○～○及び○～○である．
　本品の総タンパク質△△ μgに対応する量を正確に量り，●●の方法により脱塩を行い，水100 μLに溶かす．この液を加水分解管（約1.5 mLのガラス製又はポリプロピレン製）にとり，トリフルオロ酢酸62 μLを加え，100℃で4時間加熱した後，減圧で蒸発乾固する．残留物にメタノール200 μLを加えた後，更に減圧で蒸発乾固する．残留物に酢酸ナトリウム三水和物溶液（1→100） 10 μLを正確に加えて溶かし，2-アミノ安息香酸誘導体化試液50 μLを正確に加えて混和し，80℃で30分間加温する．移動相A液△△ μLを正確に加え，試料溶液とする．別にガラクトース，グルコース及びマンノースをそれぞれ36.0 mg，ガラクトサミン及びグルコサミン44.2 mg並びにフコース32.8 mgをそれぞれ水に溶かし，正確に100 mLとする．これらの液○ mL，○ mL，○ mL，○ mL，○ mL及び○ mLを正確に量り，混合し，水を加えて正確に10 mLとし，単糖混合標準原液とする．この液及び水100 μLにつき，試料溶液と同様の方法で操作し，単糖混合標準溶液及び空試験液とする．試料溶液，単糖混合標準溶液及び空試験液△△ μLずつを正確にとり，次の条件で液体クロマトグラフィー〈2.01〉により試験を行い，各単糖のピーク面積から，各単

糖の含量を求める．

[例2] 単糖組成（シアル酸）

単糖組成（シアル酸） 糖鎖試験法〈2.64〉の単糖分析（シアル酸）により試験を行うとき，タンパク質△△当たりのN－アセチルノイラミン酸及びN－グリコリルノイラミン酸の含量はそれぞれ○ ～ ○及び ～ ○である．

本品の総タンパク質△△ μgに対応する量を●●の方法により脱塩を行い，水50 mLに溶かす．この液に0.1 mol/L塩酸試液50 μLを正確に加えて混和し，80℃で1時間加温した後，氷水中で冷却し，試料溶液とする．別にN－アセチルノイラミン酸15.5 mg及びN－グリコリルノイラミン酸16.3 mgをそれぞれ水に溶かし，正確に5 mLとする．これらの溶液○○ μL及び△△ μLを正確に量り，混合し，水を加えて正確に10 mLとし，シアル酸標準原液（1）とする．この液○○ μLを正確に量り，水を加えて正確に10 mLとし，シアル酸標準原液（2）とする．シアル酸標準原液（1），シアル酸標準原液（2）及び水50 μLを正確にとり，それぞれに0.1 mol/L塩酸試液50 μLずつを正確に加えてシアル酸標準溶液（1），シアル酸標準溶液（2）及び空試験液とする．試料溶液，シアル酸標準溶液（1），シアル酸標準溶液（2）及び空試験液に1,2－ジアミノ－4,5－メチレンジオキシベンゼン誘導体化試液200 μLずつを正確に加え，混和する．遮光下，60℃で2時間加温後，氷水中で冷却し，反応を停止する．それぞれの液に水○○ μLを正確に加えて混和する．これらの液○○ μLずつを正確にとり，次の条件で液体クロマトグラフィー〈2.01〉により試験を行い，シアル酸含量を求める．

[例3] 糖鎖プロファイル

糖鎖プロファイル 糖鎖試験法〈2.64〉の糖鎖プロファイル法により試験を行うとき，試料溶液及び標準溶液から得られたクロマトグラムは同様であり，ピーク1，ピーク2，ピーク3及びピーク4の面積百分率は，それぞれ○ ～ ○％，○ ～ ○％，○ ～ ○％及び ～ ○％である．

本品の総タンパク質△△ μgに対応する量を●●の方法により脱塩を行い，水に溶かし，1 μLに総タンパク質約10 μgを含む液となるように調製する．この液10 μLをとり，水30 μL，pH 7.2の0.2 mol/Lリン酸緩衝液5 μL及びPNGase F試液5 μLを加え，37℃で16時間反応させる．カーボン固相抽出により，遊離糖鎖を精製し，減圧下で蒸発乾固する．残留物に2－アミノベンズアミド誘導体化試液10 μLを加えて混和し，65℃で3時間加温する．反応終了後，アセトン1 mLを加え，よく混和する．毎分15000回転で10分間遠心分離した後，上澄液を除く．この操作を2回繰り返す．水／アセトニトリル混液（1：1）50 μLに溶かし，試料溶液とする．別に＊＊（標準物質）を同様の方法で操作し，標準溶液とする．試料溶液及び標準溶液を○ μLずつをとり，次の条件で液体クロマトグラフィー〈2.01〉により試験を行う．

3.18 純度試験

3.18.1 純度試験の設定

純度試験は，医薬品各条のほかの試験項目と共に，医薬品の純度を規定するものであり，医薬品中の混在物の種類，その混在量の限度及び混在量を測定するための試験法を規定する．この試験の対象となる混在物は，その医薬品の製造工程（原料，溶媒などを含む）に混在し，又は保存の間に生じることが予想されるものである．原則として類縁物質を設定する．ただし，合理的理由がある場合は，試験の設定を省略することができる．

生物薬品の不純物は，その由来に基づき，目的物質由来不純物（例えば，脱アミド体，多量体等）及び製造工程由来不純物（宿主細胞由来タンパク質等）に分類される．管理すべき不純物については，純度試験を設定し，限度値で適否を判定する．純度試験を設定しないものについては，製造要件を記載する（感染性物質は除く）．

用量が微量な医薬品の場合にあっては，試料量の少ない試験方法の設定を検討する．また，品質評価の上で支障のない場合には，設定を省略しても差し支えない．

3.18.2 純度試験の記載の順序

純度試験の記載の順序は，原則として次による．

色，におい，溶状，液性，酸，アルカリ，塩化物，硫酸塩，亜硫酸塩，硝酸塩，亜硝酸塩，炭酸塩，臭化物，ヨウ化物，可溶性ハロゲン化物，シアン化物，セレン，陽イオンの塩，アンモニウム，重金属，鉄，マンガン，クロム，ビスマス，スズ，アルミニウム，亜鉛，カドミウム，水銀，銅，鉛，銀，アルカリ土類金属，ヒ素，遊離リン酸，異物，類縁物質（安全性に懸念のある類縁物質，その他の類縁物質），異性体，鏡像異性体，ジアステレオマー，多量体，残留溶媒，その他の混在物，蒸発残留物，硫酸呈色物．

3.18.3 溶状

溶状は，特に純度に関する情報が得られる場合に，必要に応じて設定する．注射剤に使用する原薬であっても，純度に関する情報が得られない場合には設定する必要はない．

溶媒は水を用いるが，難溶性で十分な試験濃度が確保できない場合，メタノールなど，有機溶媒を用いてもよい．

溶状を規定する場合は吸光度の数値比較又は色の比較液との比較（色の比較試験法）等により規定する．溶状における澄明について，通則28によって規定する場合には，一般試験法番号は記載せず，濁度試験法〈2.61〉の判定法に従って標準液と比較する場合に限り〈2.61〉を記載する．また，無色については，通則28によって規定する場合には一般試験法番号は記載せず，色の比較試験法〈2.65〉に従って判定する場合には，〈2.65〉を記載する．

[例1] 溶状 本品0.8 gを水10 mLに溶かすとき，液は無色澄明である．

[例2] 溶状 本品0.8 gを水10 mLに溶かすとき，液は無色であり，濁度試験法〈2.61〉により試験を行うとき，澄明である．

[例3] 溶状 本品0.8 gを水10 mLに溶かした液につき，濁度試験法〈2.61〉により試験を行うとき，澄明であり，色の比較試験法〈2.65〉の第1法により試験を行うとき，その色は無色である．

色の比較液との比較を行う場合，液の具体的な色調は記載しない．色の比較液A ～ Tと比較する場合には「色の比較液」，色の一連の比較液（Bシリーズ，BYシリーズ等）と比較する場合には「比較液」と記載する．

[例1] 溶状 本品1.0 gを水10 mLに溶かすとき，液は澄明で，その色は色の比較試験法〈2.65〉により試験を行うとき，色の比較液Mより濃くない．

[例2] 溶状 本品0.8 gを水10 mLに溶かすとき，液は澄明

で，その色は色の比較試験法〈2.65〉の第1法により試験を行うとき，比較液R4より濃くない．

［例3］ 溶状 本品0.8 gを水10 mLに溶かした液につき，濁度試験法〈2.61〉により試験を行うとき，液の濁度は濁りの比較液Ⅱ以下であり，色の比較試験法〈2.65〉の第1法により試験を行うとき，その色は比較液BY3より濃くない．

溶状の試験における溶液の濃度は，10 g／100 mL，すなわち(1→10)を基準とし，臨床投与での濃度がこれより高い場合は，その濃度を基準にして合理的な濃度を設定する．また，当該医薬品の溶解度から(1→10)の濃度では溶状を試験することが難しいと考えられる場合は，溶ける範囲でなるべく高い濃度とする．

3.18.4 無機塩，重金属，ヒ素など

塩化物，硫酸塩，重金属及びヒ素における％又はppmへの換算は，付表又はそれに準じた方法による．

試料の採取量などは，付表に合わせることとする．

3.18.4.1 無機塩，重金属，ヒ素などの設定

無機塩，重金属，ヒ素などは，製造工程（原料，溶媒などを含む）及び用法・用量などを考慮して設定する．

なお，生薬の場合には，基原の動植物及び鉱物中における天然含量なども考慮して設定する．

［例］ 重金属〈1.07〉 本品2.0 gをとり，第4法により操作し，試験を行う．比較液には鉛標準液2.0 mLを加える(10 ppm以下)．

［例］ ヒ素〈1.11〉 本品1.0 gをとり，第3法により検液を調製し，試験を行う(2 ppm以下)．

3.18.4.2 塩化物，硫酸塩

塩化物，硫酸塩の試験では，原則として適当な溶媒を加えて試料を溶解した後，検液を調製する．

［例］ 塩化物〈1.03〉 本品2.0 gをとり，試験を行う．比較液には0.01 mol/L塩酸0.40 mLを加える(0.007％以下)．

［例］ 硫酸塩〈1.14〉 本品2.0 gをとり，試験を行う．比較液には0.005 mol/L硫酸0.40 mLを加える(0.010％以下)．

3.18.4.3 可溶性ハロゲン化物

可溶性ハロゲン化物は，塩素以外のハロゲンを試験するときに設定する．

3.18.4.4 ヒ素の設定の原則

ヒ素については，原則として次のいずれかに該当する場合に設定する．ただし，生薬等を除き，製造販売承認書にヒ素が規格として設定されていない場合は，設定の必要はない．

① 製造工程からヒ素混入の可能性が考えられる場合
② リン酸を含む化合物（リン酸塩，リン酸エステル等）
③ 無機化合物

3.18.4.5 重金属，ヒ素の添加回収率の検討

重金属，ヒ素の設定に際して，あらかじめ添加回収率を検討する．

なお，重金属，ヒ素の添加回収率は，原則として規格値レベルの濃度で試験し，70％以上であることが必要である．

3.18.5 類縁物質

3.18.5.1 類縁物質試験の設定

安全性に懸念がある類縁物質については，それぞれの混在量を個別に測定しうる特異性の高い試験法を設定する．たとえ混在量が少ない場合においても，構造を特定しておくことが必要と考えられる類縁物質については，個別に測定しうる特異性の高い試験法を設定する．

医薬品各条（生薬等を除く）で個別のピークとして相対保持時間を示して設定するものについては，原則として各類縁物質の名称と構造式を医薬品各条"その他"の項に示す．類縁物質の名称は，IUPAC命名法に従い作成した化学名英名を用いるものとする．なお，個別ピークとして設定すべき類縁物質のうち，構造未知の類縁物質については，「相対保持時間約○の構造未知物質」と記載し，構造決定が不成功に終わった研究の要約を様式4に記載する．

製法の違いにより不純物プロファイルが異なることで，既存の試験法が適用できない場合に限り，試験法の別法（第二法）も設定することができる．なお，当面の間，別法（第二法）が設定できる条件として，①原薬であること，②製法が異なることで不純物プロファイルが異なり同一管理が難しいとみなされる純度試験（類縁物質）であること，③第十七改正日本薬局方原案作成要領（一部改正 その2）（平成27年10月5日）の通知発出以降に新規収載原案が提出されたものであること，④原則として類縁物質の標準品を用いた設定であることを満たす場合に限る．

製剤に対しては当面の間，別法（第二法）の設定は認めないものの，原薬と同じ類縁物質の標準品を用いる場合のみ，原薬同様，別法（第二法）の設定を可能とする．

［例1］ 標準的な記載例（類縁物質）
　　その他
　　　類縁物質A：名称
　　　　　　　　構造式
　　　類縁物質B：名称
　　　　　　　　構造式
　　　類縁物質C：名称
　　　　　　　　構造式

［例2］ 別法（第二法）を追加する場合の標準的な記載例
　　類縁物質 製法に応じて，次のいずれかの方法により試験を行う．
　　1) 第1法 本品○○ mgを・・・
　　2) 第2法 本品○○ mgを・・・

［例3］ 純度試験（類縁物質1）及び純度試験（類縁物質2）が設定されているものに，別法（第二法，第三法）を追加する場合の標準的な記載例
　　類縁物質 製法に応じて，次のいずれかの方法により試験を行う．
　　1) 第1法
　　　類縁物質1 本品○○mgを・・・
　　　類縁物質2 本品○○mgを・・・
　　2) 第2法
　　　類縁物質1 本品○○mgを・・・
　　　類縁物質2 本品○○mgを・・・
　　3) 第3法
　　　類縁物質 本品○○mgを・・・

3.18.5.2 分解生成物

製造工程や強制分解生成物に関する知見及び安定性試験の結果などを勘案し，必要に応じて，製造工程及び保存中の分解に由来する混在物について試験を規定する．

製剤の保存期間中に分解生成物が新たに出現又は有意に増加

する場合は，類縁物質の設定を考慮する．

3.18.5.3 類縁物質の試験方法

類縁物質の試験方法は，定量性及び検出感度を考慮して設定する．

液体クロマトグラフィーによる場合は，標準溶液として，試料溶液を希釈した液，有効成分の標準品あるいは類縁物質の標準品を用いて調製した液などを用いることができる．ただし，類縁物質の定量性が0.1％付近まで確認できていれば，面積百分率法も用いることができる．類縁物質の標準品をシステム適合性試験用標準品として，ピーク同定及び分離確認に用いることもできる．類縁物質の標準品以外に，類縁物質の標準物質を用いる場合には，一般に入手可能で，試験の目的に適した品質の標準物質を用いる．

薄層クロマトグラフィーによる場合は，標準溶液のスポットと比較する方法によるものとし，「単一スポットである」との判定は用いない．標準溶液には試料溶液を規格限度値まで希釈した溶液，又は類縁物質の標準物質の溶液を用いる．

3.18.5.4 類縁物質の限度値設定の考え方

安全性に懸念のある類縁物質の限度値は，試料量に対する％又は標準溶液との比較による方法で設定する．

類縁物質の限度値は，個々と総量の両方を規定する．個々の類縁物質の限度値及び類縁物質の総量は，面積百分率(％)又は標準溶液との比較による方法によって設定する．

ただし，個々の類縁物質の限度値を薄層クロマトグラフィーでは0.2％，液体クロマトグラフィーなどでは0.1％以下で規定する場合には，総量規定は設定しなくてもよい場合がある．また，個々の限度値を上記のように0.1％以下で設定した場合にあっても併せて総量規定を設定する場合には，検出の確認は原則として0.05％以下で規定する．

[例1] 標準的な記載例

本品○ mgを＊＊○ mLに溶かし，試料溶液とする．この液○ mLを正確に量り，移動相を加えて正確に○ mLとし，標準溶液とする．試料溶液及び標準溶液○ μLずつを正確にとり，次の条件で液体クロマトグラフィー〈2.01〉により試験を行う．それぞれの液の各々のピーク面積を自動積分法により測定するとき，試料溶液の＊＊に対する相対保持時間約△の類縁物質Aのピーク面積は，標準溶液の＊＊のピーク面積の▲倍より大きくなく，試料溶液の相対保持時間約△の類縁物質Bのピーク面積は，標準溶液の＊＊のピーク面積の▲倍より大きくなく，試料溶液の＊＊及び上記以外のピークの面積は，標準溶液の＊＊のピーク面積より大きくない．また，試料溶液の＊＊以外のピークの合計面積は，標準溶液の＊＊のピーク面積の▲倍より大きくない．ただし，類縁物質A及び類縁物質Bのピーク面積は自動積分法で求めた面積にそれぞれ感度係数○及び△を乗じた値とする(感度係数を記載する場合)．

[例2] 面積百分率法による記載例

本品○ mgを＊＊○ mLに溶かし，試料溶液とする．試料溶液○ μLにつき，次の条件で液体クロマトグラフィー〈2.01〉により試験を行う．各々のピーク面積を自動積分法により測定し，面積百分率法によりそれらの量を求めるとき，＊＊に対する相対保持時間約△の類縁物質A，約△の類縁物質B，約△の類縁物質C及び約△の類縁物質Dのピークの量はそれぞれ○％以下，相保持時間約の類縁物質Eのピークの量は○％以下，相保持時間約△の類縁物質Fのピークの量は○％以下であり，＊＊及び上記以外のピークの量は○％以下である．また，＊＊及び類縁物質E以外のピークの合計量は○％以下である．

[例3] 類縁物質の標準品を用いた記載例

本品約○ mgを精密に量り，移動相に溶かして正確に○ mLとし，試料溶液とする．別に＊＊類縁物質A標準品，＊＊類縁物質B標準品及び＊＊標準品約○ mgをそれぞれ精密に量り，移動相に溶かし，正確に○ mLとする．この液＊○ mLを正確に量り，移動相を加えて正確に○ mLとする．さらにこの液○ mLを正確に量り，移動相を加えて正確に○ mLとし，標準溶液とする．試料溶液及び標準溶液○ μLずつを正確にとり，次の条件で液体クロマトグラフィー〈2.01〉により試験を行う．試料溶液の＊＊に対する相対保持時間約△の類縁物質A及び約△の類縁物質Bのピーク面積A_{T1}及びA_{T2}，またその他の類縁物質のピークの合計面積A_{T3}，更に標準溶液の類縁物質A及び類縁物質B及び＊＊のピーク面積A_{S1}，A_{S2}及びA_{S3}を自動積分法により測定し，次式により計算するとき，本品中の類縁物質A，類縁物質B及びその他の類縁物質の合計量はそれぞれ○％以下，○％以下及び○％以下である．ただし，試料溶液の＊＊に対する相対保持時間約△の類縁物質C及び相対保持時間約△の類縁物質Dのピーク面積は自動積分法で求めた面積にそれぞれ感度係数▽及び□を乗じた値とする(感度係数を記載する場合)．

類縁物質Aの量(％) = $M_{S1}/M_T \times A_{T1}/A_{S1} \times$ ○

類縁物質Bの量(％) = $M_{S2}/M_T \times A_{T2}/A_{S2} \times$ ○

その他の類縁物質の合計量(％)
 = $M_{S3}/M_T \times A_{T3}/A_{S3} \times$ ○

M_{S1}：＊＊類縁物質A標準品の秤取量(mg)
M_{S2}：＊＊類縁物質B標準品の秤取量(mg)
M_{S3}：＊＊標準品の秤取量(mg)
M_T：本品の秤取量(mg)

[例4] 有効成分の標準品を用いた記載例

本品約○ mgを精密に量り，移動相に溶かして正確に○ mLとし，試料溶液とする．別に＊＊標準品約○ mgを精密に量り，移動相に溶かし，正確に○ mLとする．この液○ mLを正確に量り，移動相を加えて正確に○ mLとする．さらにこの液○ mLを正確に量り，移動相を加えて正確に○ mLとし，標準溶液とする．試料溶液及び標準溶液○ μLずつを正確にとり，次の条件で液体クロマトグラフィー〈2.01〉により試験を行う．試料溶液の＊＊に対する相対保持時間約△の類縁物質A及び相対保持時間約△の類縁物質Bのピーク面積A_{T1}及びA_{T2}，またその他の類縁物質のピークの合計面積A_{T3}，更に標準溶液のピーク面積A_Sを自動積分法により測定し，次式により計算するとき，本品中の類縁物質A，類縁物質B及びその他の類縁物質の合計量はそれぞれ○％以下，○％以下及び○％以下である．ただし，類縁物質A及び類縁物質Bのピーク面積は自動積分法で求めた面積にそれぞれ感度係数▽及び□を乗じた値とする(感度係数を記載する場合)．

類縁物質Aの量(％) = $M_S/M_T \times A_{T1}/A_S \times$ ○

類縁物質Bの量(%) ＝ $M_S/M_T \times A_{T2}/A_S \times ○$
その他の類縁物質の合計量（%）
　＝ $M_S/M_T \times A_{T3}/A_S \times ○$

M_S：＊＊標準品の秤取量（mg）
M_T：本品の秤取量（mg）

3.18.5.5　類縁物質での感度係数（応答係数）の使用

応答係数は，ある物質の標準物質に対する検出器からのレスポンスの比であり，この逆数である感度係数を類縁物質等のピーク面積に乗じて補正を行う．類縁物質試験では，医薬品各条に示された感度係数は常に適用される．応答係数が0.8～1.2の範囲を超える場合には補正する．なお，0.8～1.2の範囲を超えない場合であっても，望ましいと判断される場合には補正することができる．具体的には，自動積分法で求めたピーク面積に感度係数を乗じることを記載する．桁数については，原則小数第1位までとする．

3.18.5.6　類縁物質の表記順

類縁物質での規格表記の順序は，原則として相対保持時間の小さい順に記載する．

医薬品各条（生薬等を除く）で個別のピークとして相対保持時間を示して設定する類縁物質については，相対保持時間の小さい順にアルファベット番号（類縁物質A，類縁物質B‥‥）を付す．なお，アルファベット番号は，例外的に外国薬局方等の表記と対応した表記とすることもできる．

別法（第二法）の設定に伴い，新たに示す構造既知の類縁物質については，相対保持時間の小さい順に，既出のアルファベット番号に続く番号を付す．

製剤各条中の類縁物質のうち，原薬各条中の類縁物質と同じものについては，同じアルファベット番号を付し，対応する旨を医薬品各条"その他"の項に示す．それ以外の製剤各条中の類縁物質については，原則として剤形を示すアルファベット（錠剤は「T」，注射剤は「I」など）と相対保持時間の小さい順を示すアルファベットを組み合わせた2文字のアルファベット番号（類縁物質TA，類縁物質TB‥‥）を付す．

［例1］　原薬各条中での標準的なアルファベット番号の付し方
　　類縁物質A，B，C，D（相対保持時間の小さい順にアルファベット番号を付す）

［例2］　別法（第二法）が設定されている場合の標準的な記載例
　1）第1法　類縁物質A，B，C，D（相対保持時間の小さい順にアルファベット番号を付す）
　2）第2法　類縁物質E，B，C，F（第1法では設定されていない新たな類縁物質EとFを示す場合．相対保持時間の小さい順にアルファベット番号を付す）

［例3］　製剤各条中での標準的な記載例
　　その他
　　　類縁物質A及びBは「＊＊」のその他を準用する．
　　　類縁物質TA：名称
　　　　　　　　構造式
　　　類縁物質TB：名称
　　　　　　　　構造式

3.18.5.7　類縁物質の構造式及び化学名について

「3.6 構造式」，「3.8.1 化学名の記載」を参考に作成する．立体化学が確定していない場合には，当該部分の構造は波線を用いて表記し，当該炭素に結合している水素は記載せず（構造を示す上で必須である場合を除く）（例：イリノテカン塩酸塩の類縁物質A），化学名にはR体とS体，E体とZ体の別を記載しない．

［例］　イリノテカン塩酸塩の類縁物質A

(4S)-4,11-Diethyl-4,12-dihydroxy-3,14-dioxo-3,4,12,14-tetrahydro-1H-pyrano[3',4':6,7]indolizino[1,2-b]quinolin-9-yl [1,4'-bipiperidine]-1'-carboxylate

3.18.6　残留溶媒

製造工程で有機溶媒を使用している場合は，残留溶媒についての情報（試験方法，実測値など）を提供すること．なお，「2.46 残留溶媒」で規定された限度値とは別に限度値を設定する必要がある場合には，個別の混在物として医薬品各条中に規定する．

3.18.7　残留モノマー

重合高分子化合物については，原則として純度試験に残留モノマーを規定する．

3.18.8　試料の採取

3.18.8.1　試料の乾燥

純度試験においては，通例，試料を乾燥しないでそのまま用いる．

3.18.8.2　試料の採取量

純度試験の試料の採取量は，通例，次のようにする．

質量の場合は，0.10，0.20，0.30，0.40，0.5～3.0 gなどとする．

容量の場合は，1.0，2.0，3.0，4.0，5～10 mLなどとする．

なお，質量において，絶対量で最終判定を行う場合のように，精密に量る場合もあり，それぞれの場合で有効数字を考慮する．

3.18.9　純度試験において定量法を準用する場合の記載

純度試験と定量法に共通した試験条件の液体クロマトグラフィーを設定する場合は，試験条件は定量法の項に記載し，純度試験の項の試験条件は準用記載とする．

［例］　試験条件
　　検出器，カラム，カラム温度，移動相及び流量は定量法の試験条件を準用する．
　　面積測定範囲：溶媒のピークの後から＊＊の保持時間の約○倍の範囲
　システム適合性
　　システムの性能は定量法のシステム適合性を準用する．
　　検出の確認：標準溶液1 mLを正確に量り，移動相を加えて正確に10 mLとする．この液○ μLから得た＊＊のピーク面積が，標準溶液の＊＊のピーク面積の7～13%になることを確認する．
　　システムの再現性：標準溶液○ μLにつき，上記の条件で試験を6回繰り返すとき，＊＊のピーク面積の相対標準偏差は2.0%以下である．

3.18.10　製剤の純度試験

製剤の純度試験は，特に規定することが望ましいと考えられる混在物について設定する．

製剤化の過程や製剤の保存中に分解などの変化が起こる場合に，製剤の用法・用量と当該混在物の毒性や薬理作用等を考慮に入れて，安定性試験の結果などを基に安全性確保の上で規制すべき分解生成物の種類及びその混在量の限度又は混在量を規定するための試験法を設定する．分解物が生成する場合は，規格設定の根拠を示すデータを添付すること．

3.19　意図的混入有害物質

悪意をもって意図的に混入された有害物質の報告がある場合は，必要に応じて，その管理要件を記載する．意図的混入有害物質において，具体的な試験方法を記載する場合は，「3.18 純度試験」に準じて記載する．

［例］　本品には，＊＊の混入が限度内であるように管理する．出荷試験において評価する場合は，以下の試験によって行う．

■■　純度試験(1)を行うとき，試料溶液の◆◆に対する相対保持時間約○分のピーク面積は，標準溶液の＊＊のピーク面積の△より大きくない．

3.20　乾燥減量，水分又は強熱減量

3.20.1　乾燥減量又は水分の設定

乾燥減量を設定する場合は，乾燥条件下で試料が分解しないことを確認する（乾燥した試料をほかの試験に用いることができる乾燥条件を設定する）．また，乾燥したものの吸湿性が著しい場合は，各試験操作の中で吸湿を避けるなどの記載を行う．

乾燥条件で医薬品が分解する場合には，原則として水分を設定する．

水和物の場合は，原則として水分を設定し，規格値は幅で規定する．

用量が微量な医薬品の場合にあっては，試料量の少ない試験方法の設定を検討する．また，品質評価の上で支障のない場合には，設定を省略しても差し支えない．

3.20.2　乾燥減量

3.20.2.1　乾燥減量試験

乾燥減量試験は，乾燥することによって失われる医薬品中の水分，結晶水の全部又は一部及び揮発性物質などの量を測定するものであり，乾燥減量試験法又は熱分析法の熱重量測定法により試験を行う．ただし，生薬等については，生薬試験法の乾燥減量により試験を行う．

3.20.2.2　乾燥減量試験法による場合の記載

乾燥減量試験法により規定する場合は，次のように記載する．乾燥減量の規格値の記載は付表（乾燥減量及び強熱残分の％記載法）による．

［例］　乾燥減量〈2.41〉　0.5％以下（1 g，105℃，3時間）．

これは「本品約1 gを精密に量り，乾燥器に入れ，105℃で，3時間乾燥するとき，その減量は0.5％以下である」を意味する．

［例］　乾燥減量〈2.41〉　4.0％以下［0.5 g，減圧，酸化リン（V），110℃，4時間］．

これは「本品約0.5 gを精密に量り，酸化リン（V）を乾燥剤とした乾燥器に入れ，2.0 kPa以下の減圧で，110℃，4時間乾燥するとき，その減量は4.0％以下である」を意味する．

3.20.2.3　熱分析法の熱重量測定法による場合の記載

熱分析法の熱重量測定法により規定する場合は，次のように記載する．

［例］　乾燥減量　本品約○ mgにつき，次の操作条件で熱分析法〈2.52〉の熱重量測定法により試験を行うとき，△％以下である．

操作条件
　加熱速度：毎分5℃
　測定温度範囲：室温 ～ 200℃
　雰囲気ガス：乾燥窒素
　雰囲気ガスの流量：毎分40 mL

なお，規格値は小数第1位まで規定する．

3.20.3　水分

3.20.3.1　水分測定

水分測定は，医薬品中に含まれる水分の量を測定するものであり，水分測定法（カールフィッシャー法）により行う．容量滴定法に比較して，電量滴定法の定量限界がより小さいことから，試料の量に制約がある場合，電量滴定法の採用を検討する．

3.20.3.2　水分の記載

水分は，次のように記載し，容量滴定法（直接滴定，逆滴定）又は電量滴定法のいずれの測定法によるかを記載する．

［例］　水分〈2.48〉　4.0 ～ 5.5％（0.2 g，容量滴定法，直接滴定）．

これは「本品約0.2 gを精密に量り，容量滴定法の直接滴定により測定するとき，水分は4.0 ～ 5.5％である」を意味する．

なお，水分を簡略記載した場合には，試料を溶かすのに用いた溶媒に対する溶解性について，性状の項に記載する．

3.20.4　強熱減量

3.20.4.1　強熱減量試験

強熱減量試験は，強熱することによって，その構成成分の一部又は混在物を失う無機薬品において，強熱した場合の減量を測定するものであり，強熱減量試験法により行う．

3.20.4.2　強熱減量の記載

強熱減量は，次のように記載する．

［例］　強熱減量〈2.43〉　12.0％以下（1 g，850 ～ 900℃，恒量）．

これは「本品約1 gを精密に量り，850 ～ 900℃で恒量になるまで強熱するとき，その減量は12.0％以下である」を意味する．

3.20.5　製剤の乾燥減量，水分又は強熱減量の設定

製剤の乾燥減量，水分又は強熱減量は，特に必要のある場合，例えば，製剤の水分含量がその製剤の品質に影響を及ぼす場合に原薬に準じて設定する．

3.21　強熱残分，灰分又は酸不溶性灰分

3.21.1　強熱残分，灰分又は酸不溶性灰分の設定

強熱残分は，有機物中に不純物として含まれる無機物の量，有機物中に構成成分として含まれる無機物の量又は強熱時に揮散する無機物中に含まれる不純物の量を規定する必要がある場合に設定する．ただし，金属塩の場合は，原則として設定する必要はない．

用量が微量な医薬品の場合にあっては，試料量の少ない試験方法の設定を検討する．また，品質評価の上で支障のない場合には，設定を省略しても差し支えない．

灰分は，生薬をそのまま強熱して灰化したときの残分であり，酸不溶性灰分は，生薬を希塩酸と煮沸したときの不溶物を強熱して得た残分であり，必要に応じて，生薬に設定する．

製剤総則に規定された製剤特性（例示）

剤形名	製剤試験項目	
	一般試験法 （原則設定する項目）	「適切な○○性」とした製剤特性など 設定を検討すべき項目例
錠剤, カプセル剤	・製剤均一性 ・溶出性（有効成分を溶解させる発泡錠及び溶解錠は除く．溶出性の設定が困難な場合は崩壊性を規定する）	・崩壊性（口腔内崩壊錠）
顆粒剤, 散剤	・製剤均一性（分包品に規定する） ・溶出性（溶解して投与する製剤は除く．溶出性の設定が困難な場合は崩壊性を規定する．ただし, 30号ふるいに残留するものが10%以下の場合は崩壊性は規定しない）	
経口液剤	・製剤均一性（分包品に規定する） ・溶出性（懸濁剤に規定する）	
シロップ剤	・製剤均一性（分包品に規定する） ・溶出性（懸濁した製剤, シロップ用剤に規定する．用時溶解して用いることに限定されている製剤は除く．溶出性の設定が困難な場合は崩壊性を規定する．ただし, 30号ふるいに残留するものが10%以下の場合は崩壊性は規定しない）	
経口ゼリー剤	・製剤均一性 ・溶出性（溶出性の設定が困難な場合は適切な崩壊性を規定する）	・崩壊性
経口フィルム剤	・製剤均一性 ・溶出性（口腔内崩壊フィルム剤は除く）	・崩壊性
口腔用錠剤	・製剤均一性	・溶出性又は崩壊性
口腔用液剤	・製剤均一性（分包品に規定する）	
口腔用スプレー剤		・噴霧量の均一性（定量噴霧式製剤）
口腔用半固形剤		・粘性
注射剤	・エンドトキシン（皮内, 皮下及び筋肉内のみに用いるものは除く．エンドトキシン試験の適用が困難な場合は発熱性物質を規定する） ・無菌 ・不溶性異物（埋め込み注射剤は除く） ・不溶性微粒子（埋め込み注射剤を除く） ・採取容量（埋め込み注射剤は除く） ・製剤均一性（用時溶解又は用時懸濁して用いるもの及び埋め込み注射剤に規定する）	・放出特性（埋め込み注射剤, 持続性注射剤及びリポソーム注射剤） ・粒子径（懸濁, 乳濁した製剤及びリポソーム注射剤）
透析用剤	・エンドトキシン ・無菌（腹膜透析用剤に規定する） ・採取容量（腹膜透析用剤に規定する） ・不溶性異物（腹膜透析用剤に規定する） ・不溶性微粒子（腹膜透析用剤に規定する）	・製剤の均一性（用時溶解して用いるもの）
吸入剤	・送達量の均一性（吸入液剤は除く） ・空気力学的粒子径（吸入液剤は除く）	
点眼剤	・無菌 ・不溶性異物 ・不溶性微粒子	・粒子径（懸濁した製剤の最大粒子径）
眼軟膏剤	・無菌 ・金属性異物	・粒子径（製剤に分散した固体の最大粒子径） ・粘性
点耳剤	・無菌（無菌に製する場合に規定する）	
点鼻剤		・噴霧量の均一性（定量噴霧式製剤）
坐剤	・製剤均一性	・放出性 ・溶融性（融点測定法（第2法）による）
腟錠	・製剤均一性	・放出性
腟用坐剤	・製剤均一性	・放出性 ・溶融性（融点測定法（第2法）による）
外用固形剤	・製剤均一性（分包品に規定する）	
外用液剤	・製剤均一性（分包品に規定する）	
スプレー剤		・噴霧量の均一性（定量噴霧式製剤）

軟膏剤，クリーム剤，ゲル剤		・粘性
貼付剤	・製剤均一性（経皮吸収型製剤に規定する） ・粘着力 ・放出性	
丸剤	・崩壊性	

3.21.2 強熱残分，灰分又は酸不溶性灰分の記載

強熱残分，灰分，酸不溶性灰分は，それぞれ次のように記載する．強熱残分の％記載は付表（乾燥減量及び強熱残分の％記載法）による．強熱温度を記載する場合は，「△℃」ではなく「○ 〜 △℃」のように温度幅で記載する．

［例］　強熱残分〈2.44〉　0.1％以下（1 g）．

　　　これは「本品約1 gを精密に量り，強熱残分試験法〈2.44〉により試験を行うとき，強熱残分は0.1％以下である」を意味する．

［例］　灰分〈5.01〉　5.0％以下．

　　　これは「本品は，生薬試験法〈5.01〉により試験を行うとき，灰分は5.0％以下である」を意味する．

［例］　酸不溶性灰分〈5.01〉　3.0％以下．

　　　これは「本品は，生薬試験法〈5.01〉により試験を行うとき，酸不溶性灰分は3.0％以下である」を意味する．

3.22 製剤試験

3.22.1 製剤試験の設定

製剤総則において規定された試験及びその製剤の特性又は機能を特徴づける試験項目を設定する．以下に製剤試験設定の基本的な考え方を示す．

3.22.1.1 製剤総則に規定された試験の設定

製剤総則の各条に一般試験法に適合すると規定されている場合はその一般試験法を規定する．

製剤総則の各条に「適切な○○性を有する．」と規定されている場合は，「新医薬品の規格及び試験方法の設定について」（平成13年5月1日，医薬審査発第568号）や承認の規格・試験法などを参考に，「適切な○○性」の製剤特性に関する試験の設定を検討する．ただし，「適切な○○性」とした製剤特性においては，製造販売承認書に規定されていないものは設定する必要はない．

なお，注射剤の採取容量は，粉末注射剤及び凍結乾燥注射剤には設定しない．「適切な○○性」の製剤特性に関する試験として提示された試験法については，その内容を委員会で検討した上で，「別に規定する．」とする場合もある．また，エキス剤，流エキス剤については，原則として重金属を規定する．

3.22.1.2 エンドトキシン試験の設定

製剤総則の規定によりエンドトキシン試験法に適合することとされている製剤には，エンドトキシン試験を設定する．なお，ゲル化法，比濁法及び比色法についての反応干渉因子試験成績及び3法による実測値を添付資料に記載する．

エンドトキシン規格値は，日本薬局方参考情報「エンドトキシン規格値の設定」に基づいて設定する．ただし，生物薬品の原薬のうち，出発原料として大腸菌等を用いて製されるもの又は生体由来試料から製されるもので，エンドトキシン試験の設定が必要と思われるものについては，実測値や参考情報も考慮してエンドトキシン試験を設定する．

3.22.1.3 製剤均一性試験の設定

製剤総則の規定により製剤均一性試験法に適合することとされている製剤には，含量均一性試験又は質量偏差試験を設定する．含量均一性試験と質量偏差試験の設定については，6.02 製剤均一性試験法を参照する．

1錠，1カプセル等の1投与単位中の有効成分量が200 mg以上であり，かつ製剤中の有効成分の割合が質量比で70％以上である場合には，質量偏差試験を設定することができる．また，1錠，1カプセル等の1投与単位中の有効成分量が25 mg以上であり，かつ製剤中の有効成分の割合が質量比で25％以上である場合には，「製剤均一性〈6.02〉質量偏差試験又は次の方法による含量均一性試験のいずれかを行うとき，適合する．」とし，含量均一性試験を「次の方法」として設定する．

なお，質量偏差試験を設定する場合であっても，3ロットについて，個々の定量値，平均含量，標準偏差及び判定値を含む含量均一性試験の実測データを添付資料に記載する．

3.22.1.4 溶出試験の設定

製剤総則の規定により溶出試験法又は崩壊試験法に適合することとされている製剤には，溶出性又は崩壊性を設定する．溶出性の規格設定では，パドル法の回転数50 rpmを基本とし，試験液は，原則として提出を求める基本4液性でのプロファイルなどから判断して，できるだけpH 6.8又は水を選択する．試験液量は，通例900 mLとし，製造販売承認書で設定されている場合には，他の試験液量も用いることができる．また，難溶性薬物で十分な溶出が得られない場合には，界面活性剤を用いるが，ポリソルベート80を第一選択とし，添加濃度はできるだけ低くする．必要に応じて，その他のラウリル硫酸ナトリウムなどの界面活性剤を添加することができる．また，ベッセルの底部に製剤の崩壊物が堆積する現象が認められ，パドル法で十分な溶出が得られない場合には，回転バスケット法の100 rpm等によることができる．規格値は標準製剤の平均溶出率がプラトーに達した時点で，15％下位で設定する．なお，次の時点までの溶出率の変化がおおむね5％以下になる場合をプラトーに達したと見なせる．また，治療濃度域が狭い薬物などでは，必要に応じ上限値及び下限値を2時点以上で設定する．判定値としては，製造販売承認書でQ値が規定されている場合を除き，Q値での規定は行わない．

徐放性製剤において，作用持続時間などの製剤設計が異なる製剤がある場合は，別各条として規格を設定することができる．

なお，作用が緩和で水溶性が高く，15分／85％以上と速やかな溶出を示す水溶性ビタミンのような散剤については，溶出規格の設定は要しない．また，シロップ用剤のうち使用が用時溶解して用いることに限定されている製剤については溶出規格の設定は要しない．

3.22.2 その他の製剤試験

アルコール数は，エリキシル剤，酒精剤，チンキ剤，流エキス剤で設定を検討すべき項目である．また，特定の製剤機能を試験するなど特に規定することが望ましいと考えられるその他の試験があればその試験を設定する．

3.22.3 製剤試験の記載順

記載の順は，エンドトキシン（発熱性物質），金属性異物，採取容量，重金属，製剤均一性，微生物限度，不溶性異物，不溶性微粒子，崩壊性，無菌，溶出性，及びその他の製剤試験とする．

3.22.4 製剤試験の記載方法

製剤試験の各試験項目は，次のように記載する．

エンドトキシン　エンドトキシン規格値は，次のように記載する．

［例］ 1) 最大投与量が容量（mL）で規定されている場合
　　　　エンドトキシン〈4.01〉　×EU/mL未満．
2) 最大投与量が質量（mg）で規定されている場合
　　　　エンドトキシン〈4.01〉　×EU/mg未満．
3) 最大投与量が当量（mEq）で規定されている場合
　　　　エンドトキシン〈4.01〉　×EU/mEq未満．
4) 最大投与量が力価で規定されている場合
　　　　エンドトキシン〈4.01〉「ピペラシリン水和物」1 mg（力価）当たり 0.07 EU未満．
5) 投与経路（例えば脊髄腔内投与）に限定して規定が必要な場合
　　　　エンドトキシン〈4.01〉　×EU/mg未満．ただし，脊髄腔内に投与する製品に適用する．

金属性異物　眼軟膏の金属性異物試験法に従い試験を行う場合，次のように記載する．

［例］金属性異物〈6.01〉　試験を行うとき，適合する．

採取容量　注射剤の採取容量試験法に従い試験を行う場合，次のように記載する．

［例］採取容量〈6.05〉　試験を行うとき，適合する．

製剤均一性　製剤均一性試験法に従い試験を行う場合，次のように記載する．

［例］製剤均一性〈6.02〉　次の方法により含量均一性試験を行うとき，適合する．

　　本品1個をとり，＊＊○○ mLを加えて錠剤が完全に崩壊するまでよく振り混ぜる．次に，＊＊○○ mLを加えて○○分間激しく振り混ぜた後，□□を加えて正確に○○mLとし，ろ過する．初めのろ液○○mLを除き，次のろ液 V mLを正確に量り，1 mL中に＊＊（分子式）約○○ μgを含む液となるように□□を加えて正確に V' mLとし，試料溶液とする．（以下定量操作と同様．）

［例］製剤均一性〈6.02〉　分包品は，次の方法により含量均一性試験を行うとき，適合する．

　　本品1包をとり，内容物の全量を取り出し，＊＊○○ mLを加えて・・・試料溶液とする．（分包品の場合）

［例］製剤均一性〈6.02〉　質量偏差試験を行うとき，適合する．

［例］製剤均一性〈6.02〉　質量偏差試験又は次の方法による含量均一性試験のいずれかを行うとき，適合する．

　　本品1個をとり，＊＊○○ mLを加えて錠剤が完全に崩壊するまでよく振り混ぜる．次に，＊＊○○ mLを加えて○○分間激しく振り混ぜた後，□□を加えて正確に○○mLとし，ろ過する．初めのろ液○○mLを除き，次のろ液 V mLを正確に量り，1 mL中に＊＊（分子式）約○○ μgを含む液となるように□□を加えて正確に V' mLとし，試料溶液とする．（以下定量操作と同様．）

ただし，T値はやむを得ない場合には設定することができるが，設定した場合には，それぞれ次のように記載する．

［例］製剤均一性〈6.02〉　次の方法により含量均一性試験を行うとき，適合する（T：○○）．

［例］製剤均一性〈6.02〉　質量偏差試験を行うとき，適合する（T：○○）．

微生物限度　微生物限度試験法に従い試験を行う場合，次のように記載する．

［例］微生物限度〈4.05〉　本品1 mL当たり，総好気性微生物数の許容基準は10^2 CFU，総真菌数の許容基準は10^1 CFUである．また，大腸菌を認めない．

不溶性異物　注射剤について，注射剤の不溶性異物検査法に従い試験を行う場合，次のように記載する．

［例］不溶性異物〈6.06〉　第1法により試験を行うとき，適合する．

　　点眼剤について，水溶液のものにつき，点眼剤の不溶性異物検査法に従い試験を行う場合，次のように記載する．

［例］不溶性異物〈6.11〉　試験を行うとき，適合する．

　　懸濁製剤について不溶性異物検査法に従い試験を行う場合，次のように記載する．

［例］不溶性異物〈6.06〉　第2法により試験を行うとき，適合する．

［例］不溶性異物〈6.11〉試験を行うとき，たやすく検出される異物を認めない．

不溶性微粒子　注射剤について，注射剤の不溶性微粒子試験法に従い試験を行う場合，次のように記載する．

［例］不溶性微粒子〈6.07〉　試験を行うとき，適合する．

［例］不溶性微粒子〈6.07〉　第2法により試験を行うとき，適合する．

　　点眼剤について，点眼剤の不溶性微粒子試験法に従い試験を行う場合，次のように記載する．

［例］不溶性微粒子〈6.08〉　試験を行うとき，適合する．

崩壊性　崩壊試験法に従い試験を行う場合，次のように記載する．

［例］崩壊性〈6.09〉　試験を行うとき，適合する．

［例］崩壊性〈6.09〉　補助盤を使用して試験を行うとき，適合する．

無菌　無菌試験法に従い試験を行う場合，次のように記載する．

［例］無菌〈4.06〉　メンブランフィルター法により試験を行うとき，適合する．

溶出性　溶出試験法に従い試験を行う場合，通例，試験条件及び規格値，並びに試験操作法を記載する．

試験液は，試験条件に関する規定中に，試液名又は試験液組成を具体的に規定し，試験操作法においては「試験液」と記載する．ただし，試験液が「水」である場合は，「試験液」ではなく，「水」と記載する．

溶出液採取時間は，規格値に関する規定中に具体的な時間を規定し，試験操作法においては「規定時間」と記載する．

溶出試験法に従い試験を行う場合，次のように記載する．

［例］溶出性〈6.10〉　試験液に＊＊○ mLを用い，パドル法により，毎分△回転で試験を行うとき，本品の△分間の溶出率は△%以上である．

　　本品1個をとり，試験を開始し，規定された時間に溶出液○ mL以上をとり，孔径△ μm以下のメンブランフィル

ターでろ過する．初めのろ液○ mL以上を除き，次のろ液を試料溶液とする．別に……とし，標準溶液とする．試料溶液及び標準溶液につき，……を測定する．

［例］ 溶出性〈6.10〉 試験液に＊＊を用い，フロースルーセル法により，大型（又は小型）フロースルーセルを用い，脈流のある（又は無い）送液ポンプで毎分○○ mLで送液してオープン法（あるいは試験液量を○ mLとするクローズド法）で試験を行うとき，本品の△分間の溶出率は○○％以上である．

含量により試験条件及び規格値が異なる場合，及び判定値としてQ値を設定する場合の規格値は，それぞれ次のように記載する．

［例］ 溶出性〈6.10〉 試験液に＊＊○ mLを用い，■■法により，毎分△回転で試験を行うとき，○ mg錠の△分間の溶出率は△％以上であり，○ mg錠の△分間の溶出率は△％以上である．

［例］ 溶出性〈6.10〉 試験液に＊＊○ mLを用い，パドル法により，毎分△回転で試験を行うとき，本品の△分間のQ値は△％である．

なお，顆粒剤や散剤のように，試験に供する試料の量が表示量により異なる場合の試験操作法の冒頭は，次のように記載する．

［例］ 本品の＊＊（分子式）約○ mgに対応する量を精密に量り，試験を開始し，規定された時間に…

シンカーを使用する場合は次のように記載する．ただし，使用するシンカーが一般試験法に規定されていないものの場合にはその形状を規定する．

［例］ 溶出性〈6.10〉 試験液に溶出試験第×液○ mLを用い，シンカーを使用して，パドル法により，毎分△回転で試験を行うとき，本品の△分間の溶出率は△％以上である．

また，試料溶液の調製法で，更に希釈を要する場合，試料溶液の調製法部分は，次のように記載する．

［例］ 本品1個をとり，試験を開始し，規定された時間に溶出液 ○ mL以上をとり，孔径△ μm以下のメンブランフィルターでろ過する．初めのろ液 ○ mL以上を除き，次のろ液V mLを正確に量り，1 mL中に＊＊（分子式）約 ○ μgを含む液となるように試験液を加えて正確にV' mLとし，試料溶液とする．

また，計算式は次のように記載する．

［例］ 抗生物質

セフテラム（$C_{16}H_{17}N_9O_5S_2$）の表示量に対する溶出率（％）
　　　＝$M_S × A_T/A_S × V'/V × 1/C × 90$

M_S：セフテラムピボキシルメシチレンスルホン酸塩標準品の秤取量[mg（力価）]

C：1錠中のセフテラム（$C_{16}H_{17}N_9O_5S_2$）の表示量[mg（力価）]

腸溶性製剤の場合：

［例］ 溶出性〈6.10〉 試験液に溶出試験第1液及び溶出試験第2液900 mLずつを用い，パドル法により，毎分×回転で試験を行うとき，試験液に溶出試験第1液を用いた場合の△分間の溶出率は△％以下であり，試験液に溶出試験第2液を用いた場合の△分間の溶出率は△％以上である．

本品1個をとり，試験を開始し，規定された時間に溶出液○ mL以上をとり，孔径△ μm以下のメンブランフィルターでろ過する．初めのろ液○ mL以上を除き，……

徐放性製剤の場合：

［例］ 溶出性〈6.10〉 試験液に＊＊○ mLを用い，パドル法により，毎分×回転で試験を行うとき，本品の△時間，△時間及び△時間の溶出率はそれぞれ○ ～ ○％，○ ～ ○％及び○％以上であり，判定法1に従う．

溶融性 融点測定法〈2.60〉第2法に従い試験を行う場合，次のように記載する．

［例］ 溶融性 融点測定法〈2.60〉第2法で試験を行うとき，融解温度は○ ～ ○℃である．

3.23 その他の試験
3.23.1 その他の試験の設定

消化力，制酸力，チモール量，沈降試験，分子量，分子量分布，窒素含量，タンパク質量，異性体比，生化学的性能，生物学的性能等，品質評価や有効性及び安全性確保に直接関与する試験項目であって，ほかの項目の対象とならないものを規定するものであり，必要な場合に設定する．

3.23.2 その他の試験の記載順

記載の順は項目名の五十音順とする．

3.24 定量又は成分の含量
3.24.1 定量法

定量法は，成分の含量，力価などを物理的，化学的又は生物学的方法によって測定する試験法である．

3.24.2 定量法の設定

定量法は，真度，精度及び再現性を重視し，迅速性を考慮して，試験方法を設定することが必要である．特異性の高いクロマトグラフィー又は紫外可視吸光度測定法による相対試験法の採用が考えられる．

また，適切な純度試験により，混在物の限度が規制されている場合には，特異性の低い方法であっても，再現性のよい絶対量を測定しうる試験方法を設定することができる．

例えば，滴定法のような絶対定量法を採用する場合には，特異性に欠ける部分について，純度試験などに特異性の高い方法を用いることにより，相互に補完しあうことが望ましい．

3.24.2.1 製剤の定量法

製剤の定量法には，ほかの配合成分の影響を受けない，特異性の高い試験方法を設定する．

原則として試料の量は20個以上とする．

また，計算式の立て方は，粉末とする場合には，秤取した量中の定量成分の量を算出する式とし，粉砕せずに全量溶解させる場合には，本品1個中（1錠又は1カプセル）の定量成分の量を算出する式とする．

生物薬品の製剤において，凍結乾燥製剤の定量法で得られた含量を算出する際，1個（バイアルなど）当たりの含量を求めることを明確にするため，試験方法並びに計算式を検討する．

また，用法用量が物質量で設定されている場合には物質量（タンパク質含量）を，単位で設定されている場合（物理化学的方法により含量を測定し，力価との相関係数を用いて力価を表示する場合を含む）には力価（生物活性）を，製剤の定量法として設定する．

3.24.3 タンパク質医薬品の定量法

タンパク質医薬品において含量規格をタンパク質当たりの力

価で規定する場合，定量法は，通例，（1）タンパク質含量，（2）比活性として設定する．力価は単位で表示し，国際単位等とは表示しない．タンパク質定量法を設定する場合には，参考情報「タンパク質定量法」を参考にすること．

3.24.4 試験溶液の分割採取又は逆滴定の場合の記載
定量法において，試験溶液を分割して採取する場合又は逆滴定において初めに加える容量分析用標準液の場合は「正確に」という言葉を付ける．
［例］「10 mLを正確に量り，0.01 mol/L硝酸銀液10 mLを正確に加え…」

3.24.5 空試験に関する記載
滴定法の空試験については，次のように記載する．
　　直接滴定の場合　「同様の方法で空試験を行い，補正する」
　　逆滴定の場合　　「同様の方法で空試験を行う」

3.24.6 滴定における対応量の記載
滴定において，対応する量を示す数値はmg数で記載し，その桁数は4桁とする．
対応する量は，3.7.3に従って規定した分子量又は式量から求める．

3.24.7 滴定の終点に関する記載
滴定の終点が一般試験法の容量分析用標準液の標定時の終点と同じ場合には，単に「…滴定する」と記載する．
滴定の終点が容量分析用標準液の標定時の終点と異なる場合には，例えば，クリスタルバイオレット試液を用いる指示薬法の場合，「ただし，滴定の終点は液の紫色が青緑色を経て黄緑色に変わるときとする．」と記載する．

3.24.8 滴定において用いる無水酢酸／酢酸(100)混液の比率
滴定において用いる無水酢酸／酢酸(100)混液は，7：3の比率を基本とする．なお，非水滴定用酢酸を使用する場合には，事前に酢酸(100)の使用が可能か否か検討すること．

3.25 貯法
通例，容器を設定する．安定性に関して特記すべき事項がある場合は，あわせて保存条件を設定する．
通則5の改正により，生薬を主たる有効成分として含む製剤を除いて製剤の貯法の項の容器は適否の判定基準を示すものではないとされたが，情報提供のため，従来通り記載する．
　［例］　貯法
　　　　　保存条件　遮光して保存する．
　　　　　容器　密封容器．本品は着色容器を使用することができる．
　　　　　本品はプラスチック製水性注射剤容器を使用することができる．

3.26 有効期間
原則として設定しないが，有効期間が3年未満であるものについては設定することができる．
　［例］　有効期間　製造後24箇月．

3.27 その他
3.27.1 記載の準用における原則
医薬品各条間における準用は，原則として原薬の記載をその原薬を直接用いる製剤に準用する場合及び同一各条内で準用する場合以外は行わない．また準用記載の準用（二段準用）は行わない．

4. クロマトグラフィー等を用いる場合の表記
液体クロマトグラフィー〈2.01〉，ガスクロマトグラフィー〈2.02〉等を用いる場合，その試験条件などの記載は下記による．

4.1 記載事項
「試験条件」及び「システム適合性」の2項に分割して記載する．
「試験条件」の項には，液体クロマトグラフィー，ガスクロマトグラフィー等の設定条件などを記載する．
「システム適合性」の項には，試験に用いるシステムが満たすべき要件とその判定基準を記載する．

4.2 試験条件の記載事項及び表記例
「試験条件」の項には，以下の項目を記載する．一般試験法2.01 液体クロマトグラフィー及び2.02 ガスクロマトグラフィーに記載されているように，カラムの内径及び長さ等は，システム適合性の規定に適合する範囲内で一部変更できることから，試験実施時における参考としての数値を記載するものとし，試験方法の設定根拠の作成に用いたシステムから得た数値を記載する．
なお，カラムの名称（型番）については，様式4のカラム情報欄に記載する．記載されたカラム情報は原案の意見公募時に開示する．

4.2.1 液体クロマトグラフィーの表記例
1) 検出器
　［例1］　検出器：紫外吸光光度計（測定波長：226 nm）
　［例2］　検出器：可視吸光光度計（測定波長：440 nm及び570 nm）
　［例3］　検出器：蛍光光度計（励起波長：281 nm，蛍光波長：305 nm）
　［例4］　検出器：フォトダイオードアレイ検出器（測定波長：270 nm，スペクトル測定範囲：220 ～ 370 nm）
2) カラム：分析に使用したカラムの内径，長さ及びクロマトグラフィー管の材質，並びに充塡剤の粒子径及び種類を記載する．
　［例1］　カラム：内径8 mm，長さ15 cmのステンレス管に5 μmの液体クロマトグラフィー用オクタデシルシリル化シリカゲルを充塡する．
　［例2］　カラム：内径4.6 mm，長さ50 cmの樹脂製の管に11 μmの液体クロマトグラフィー用ゲル型強酸性イオン交換樹脂（架橋度6%）を充塡する．
　［例3］　カラム：マクロポア2 μmとメソポア13 nmの二重細孔構造を有する液体クロマトグラフィー用オクタデシルシリル化モノリス型シリカをポリエーテルエーテルケトンで被覆した，内径4.6 mm，長さ10 cmのカラム．
3) カラム温度
　［例］　カラム温度：40℃付近の一定温度
4) 反応コイル
　［例］　反応コイル：内径0.5 mm，長さ20 mのポリテトラフルオロエチレンチューブ
5) 冷却コイル
　［例］　冷却コイル：内径0.3 mm，長さ2 mのポリテトラフルオロエチレンチューブ
6) 移動相：混液の表記は2.7.4による．試薬・試液の項に収載されていない緩衝液・試液を使用する場合，その調製法は原則として本項に記載する．グラジエント法など複数の移動相を用いる場合はアルファベット番号（A，B，C・・・）を付す．

[例1]　移動相：薄めたリン酸(1→1000)／アセトニトリル混液(3：2)
[例2]　移動相：1－ペンタンスルホン酸ナトリウム8.70 g及び無水硫酸ナトリウム8.52 gを水980 mLに溶かし，酢酸(100)を加えてpH 4.0に調整した後，水を加えて1000 mLとする．この液230 mLにメタノール20 mLを加える．
[例3]　移動相A：リン酸二水素ナトリウム二水和物15.6 gを水1000 mLに溶かす．
　　　　移動相B：水／アセトニトリル混液(1：1)

7) 移動相の送液：グラジエント条件を表形式で記載する．再平衡化時間は，通例，記載しない．
[例]　移動相の送液：移動相A及び移動相Bの混合比を次のように変えて濃度勾配制御する．

注入後の時間 (分)	移動相A (vol%)	移動相B (vol%)
0 〜 5	70	30
5 〜 35	70 → 40	30 → 60
35 〜 65	40	60

8) 反応温度：カラム温度と同様，実際に分析した際の反応温度を記載する．
[例]　反応温度：100℃付近の一定温度

9) 冷却温度：カラム温度と同様，実際に分析した際の冷却温度を記載する．
[例]　冷却温度：15℃付近の一定温度

10) 流量：試験法設定根拠となるデータを得たときの流量を分析対象物質の保持時間又は流量で記載する．保持時間と流量を併記する場合には，保持時間は参考に示されるものである．
　　ポストラベル誘導体化を行う場合など，反応液も使用する場合の本項の名称は「移動相流量」とする．
　　グラジエント法においては原則として設定流量を記載する．
[例1]　流量：＊＊の保持時間が約○分になるように調整する．
[例2]　流量：毎分1.0 mL
[例3]　流量：毎分1.0 mL（＊＊の保持時間約○分）

11) 反応液流量：試験法設定根拠となるデータを得たときの流量を記載する．移動相流量と同じ場合は「移動相流量に同じ」と記載できる．
[例]　反応液流量：毎分1.0 mL

12) 面積測定範囲：分析対象物質の保持時間の倍数で記載する．グラジエント法においては時間を記載する．
[例1]　面積測定範囲：溶媒のピークの後から＊＊の保持時間の約○倍の範囲
[例2]　面積測定範囲：試料溶液注入後40分間
[例3]　面積測定範囲：溶媒のピークの後から注入後○分まで

4.2.2　ガスクロマトグラフィーの表記例

1) 検出器
[例1]　検出器：水素炎イオン化検出器
[例2]　検出器：熱伝導度検出器

2) カラム：分析に使用したカラムの内径，長さ及びクロマトグラフィー管の材質，充塡剤の名称及び粒子径，固定相液体の名称，固定相の厚さなどを記載する．
[例1]　カラム：内径3 mm，長さ1.5 mのガラス管に150 〜 180 µmのガスクロマトグラフィー用多孔性エチルビニルベンゼン－ジビニルベンゼン共重合体（平均孔径0.0075 µm，500 〜 600 m²/g）を充塡する．
[例2]　カラム：内径3 mm，長さ1.5 mのガラス管にガスクロマトグラフィー用50％フェニル－メチルシリコーンポリマーを180 〜 250 µmのガスクロマトグラフィー用ケイソウ土に1 〜 3％の割合で被覆したものを充塡する．
[例3]　カラム：内径0.53 mm，長さ30 mのフューズドシリカ管の内面にガスクロマトグラフィー用ポリエチレングリコール20Mを厚さ0.25 µmで被覆する．なお，必要ならば，ガードカラムを使用する．
[例4]　カラム：内径0.25 mm，長さ30 mのフューズドシリカ管の内面にガスクロマトグラフィー用5％ジフェニル・95％ジメチルポリシロキサンを厚さ0.25 µmで被覆する．

3) カラム温度
[例1]　カラム温度：210℃付近の一定温度
[例2]　カラム温度：40℃を20分間保持した後，毎分10℃で240℃まで昇温し，240℃を20分間保持する．
[例3]　カラム温度：100℃付近の一定温度で注入し，毎分7.5℃で220℃まで昇温し，220℃付近の一定温度で保持する．

4) 注入口温度：温度管理が重要な場合に記載する．
[例]　注入口温度：140℃

5) 検出器温度：温度管理が重要な場合に記載する．
[例]　検出器温度：250℃

6) キャリヤーガス
[例]　キャリヤーガス：ヘリウム

7) 流量：原則として線速度を記載する．線速度を求めることが難しい場合，分析対象物質の保持時間を記載しても良い．
[例1]　流量：35 cm／秒
[例2]　流量：＊＊の保持時間が約○分になるように調整する．

8) スプリット比
スプリット比はカラムに流れるキャリヤーガスの流量割合を通例1として表示する．
[例1]　スプリットレス
[例2]　スプリット比：1：5

9) 面積測定範囲：分析対象物質の保持時間の倍数で記載する．
[例]　面積測定範囲：空気のピークの後から＊＊の保持時間の約○倍の範囲

10) ヘッドスペース装置の操作条件
パラメーターの名称や注入条件の記載等は，機器メーカーごとに適切な記載方法とする．試料注入量については試験方法の基準を満たすように機器メーカーの推奨値を参考に適切に設定する．
[例]　次の条件でガスクロマトグラフィー〈2.02〉のヘッドスペース法により試験を行う．
　　　ヘッドスペース装置の操作条件
　　　バイアル内平衡温度：80℃
　　　バイアル内平衡時間：60分間
　　　注入ライン温度：85℃
　　　シリンジ温度：80 〜 90℃
　　　キャリヤーガス：適切な圧力下で窒素又はヘリウム

加圧時間：60秒以上
試料注入量：1 mL

4.3 システム適合性
4.3.1 目的
　システム適合性は，医薬品の試験に使用する分析システムが，当該医薬品の試験を行うのに適切な性能で稼動していることを一連の品質試験ごとに確かめることを目的としている．すなわち，被検成分に対する特異性が担保されていること，標準溶液又はシステム適合性試験用溶液を繰り返し注入したときの被検成分のレスポンスのばらつきの程度（精度）が試験の目的にかなうレベルにあること，さらに純度試験では，対象とする類縁物質等のピークがその規格限度値レベルの濃度で確実に検出されることを確認する．システム適合性の試験方法及び適合要件は，医薬品の品質規格に設定した試験法の中に規定されている必要がある．規定された適合要件を満たさない場合には，その分析システムを用いて行った品質試験の結果を採用してはならない．
　システム適合性は一連の分析ごとに実施されるルーチン試験としての性格をもつことから，多くの時間と労力を費やすことなく確認できる方法を設定することが望ましい．4.3.2は化学薬品を例にとって記載したものであり，製品の特性や試験の目的によって，品質試験を行うのに適切な状態を維持しているかどうかを評価するために必要な項目を設定する．

4.3.2 システム適合性の記載事項
　別に規定するもののほか，「システムの性能」及び「システムの再現性」を規定する．純度試験においてはこれらに加えて「検出の確認」が求められる場合がある．適切な場合には，クロマトグラフィー総論〈2.00〉に規定のシステム適合性の項目により評価することもでき，その際，項目単位の組み合わせができる．例えば，液体クロマトグラフィー〈2.01〉に記載の「検出の確認」に代わる項目は〈2.00〉の規定，「システムの性能」は〈2.01〉の規定により評価できる．しかし，液体クロマトグラフィー〈2.01〉に記載の「検出の確認」，「システムの性能」，「システムの再現性」のそれぞれの項目内で，クロマトグラフィー総論〈2.00〉に規定の内容と液体クロマトグラフィー〈2.01〉に規定の内容を組み合わせることはできない．

4.3.2.1 検出の確認
　「検出の確認」は，純度試験において，対象とする類縁物質等のピークがその規格限度値レベルの濃度で確実に検出されることを確認することにより，使用するシステムが試験の目的を達成するために必要な性能を備えていることを検証する．
　類縁物質の総量を求める場合などの定量的な試験では，規格限度値レベルの溶液を注入したときのレスポンスの幅を規定し，限度値付近でレスポンスが直線性をもつことを示す．レスポンスの許容範囲は「7～13％」等，原則として理論値の±30％の幅で規定する．値が小数になる場合は，±30％の内側に丸める．あるいは，分析対象物の性質を考慮して管理すべき最低濃度レベル（化学薬品の場合は，通例，報告の必要な閾値に相当する）の溶液を注入したときのSN比を規定する．このときのSN比は10以上であることが必要である．
　限度試験のように，規格限度値と同じ濃度の標準溶液を用いて，それとの比較で試験を行う場合や，限度値レベルでの精度が「システムの再現性」などで確認できる場合には「検出の確認」の項は設けなくてもよい．

4.3.2.2 システムの性能
　「システムの性能」は，被検成分に対する特異性が担保されていることを確認することによって，使用するシステムが試験の目的を達成するために必要な性能を備えていることを検証する．
　定量法では，原則として被検成分と分離確認用物質（隣接するピークが望ましいが，内標準法の場合は内標準物質）との分離度，及び必要な場合には溶出順（液体クロマトグラフィーの場合，ガスクロマトグラフィーの場合は流出順，以下同様）を規定する．純度試験では，原則として被検成分と分離確認用物質（基本的には，隣接するピークが望ましい）との分離度及び溶出順で規定する．また，必要な場合にはシンメトリー係数を併せて規定する．ただし，システム適合性試験用標準品又は適当な分離確認用物質がない場合には，被検成分の理論段数及びシンメトリー係数で規定しても差し支えない．液体クロマトグラフィーのグラジェント法や昇温ガスクロマトグラフィーの場合，理論段数の規定はできないため，分離確認用物質を使用して分離度を規定する必要がある．なお，分離度は3未満の場合は有効数字2桁で，3以上の場合は有効数字1桁で規定する．また，ピークにリーディングが認められる場合のピークのシンメトリー係数は，幅で規定する．
　「システムの性能」において，分離度に代わるピークバレー比の使用は個別に判断する．
　システム適合性試験用標準品を用いない設定では，「システムの性能」の項のために新たに標準品を秤取して溶液を調製するような方法とはせず，標準溶液を用いて設定することが望ましい．原薬を分解させて分解産物との分離度を規定する場合は，分解物の生成量が十分大きいこと，また分解条件をなるべく詳細に示すことが必要である．また，既収載試薬などを添加してシステム適合性試験用溶液を調製しても差し支えないが，この場合にあっても安全性に懸念のある類縁物質の標準物質など，市販されていない特殊な試薬は原則として使用しない．

4.3.2.3 システムの再現性
　「システムの再現性」は，標準溶液又はシステム適合性試験用溶液を繰り返し注入したときの被検成分のレスポンスのばらつきの程度（精度）が，試験の目的にかなうレベルにあることを確認することによって，使用するシステムが試験の目的を達成するために必要な性能を備えていることを検証する．
　通例，標準溶液又はシステム適合性試験用溶液を繰り返し注入して得られる被検成分のレスポンスの相対標準偏差（RSD）で規定する．純度試験に定量法のシステム適合性を準用する場合，システムの再現性は定量法のシステムの再現性を準用せず，原則として純度試験における標準溶液又はシステム適合性試験用溶液を用いて規定する．試料溶液の注入を始める前に標準溶液の注入を繰り返す形だけでなく，標準溶液の注入を試料溶液の注入の前後に分けて行う形や試料溶液の注入の間に組み込んだ形でシステムの再現性を確認しても良い．
　繰り返し注入の回数は6回を原則とするが，グラジェント法を用いる場合や試料中に溶出が遅い成分が混在する場合など，1回の分析に時間がかかる場合には，6回注入時とほぼ同等のシステムの再現性が担保されるように，達成すべきばらつきの許容限度値を厳しく規定することにより，繰り返し注入の回数を減らしてもよい．なお，面積百分率法において，マトリックスの影響が評価され，分析対象物の性質を考慮して管理すべき最

低濃度レベルの溶液を用いる等，適切な検出の確認が設定されている場合，システムの再現性の規定が不要な場合がある．

ばらつきの許容限度は，当該分析法の適用を検討した際のバリデーションデータに基づき，適切なレベルに設定する．

4.3.3 クロマトグラフィー総論〈2.00〉を適用したシステム適合性の記載事項

理論段数，保持係数（質量分布比），システムの再現性，SN比，シンメトリー係数，分離度／ピークバレー比が，クロマトグラフィーシステムの性能評価に用いられることがある．ただし，グラジエント法の場合，理論段数の規定はできない．クロマトグラフィー総論〈2.00〉を適用する場合は，4.3.4.1の［例3］［例4］［例12］［例13］に記載のように「ピークの対称性」「分離度」などクロマトグラフィー総論〈2.00〉で用いられている項目名で設定し，「システムの性能」の項目名を用いない．有効成分で目標含量が100％でないなど，〈2.00〉「システムの適合性」の規定を適用できない場合は，〈2.01〉に記載の規定を適用できる．

純度試験等や定量における被検成分に対する特異性が担保されていることを確認するため，「分離度」を設定するとともに，「ピークの対称性」を併せて設定する．別に規定するもののほか，純度試験等や定量に用いるピークのシンメトリー係数（テーリング係数）は原則として0.8〜1.8である．なお，「分離度」は3未満の場合は有効数字2桁で，3以上の場合は有効数字1桁で規定する．また，「分離度」での規定が難しい場合（例えば，「分離度」が1.5未満である場合など）は「ピークバレー比」を設定することができる．

「システムの再現性」で，有効成分又は添加剤の定量において，それらの純物質の目標含量が100％の場合には，標準溶液の繰り返し注入（n＝3〜6）により算出される最大許容相対標準偏差（％RSD_{max}）の限度値が定められている．すなわち，ピークレスポンスの最大許容相対標準偏差は，クロマトグラフィー総論〈2.00〉の表2.00-1に示す適切な値を超えてはならない．

純度試験等において，対象とする不純物等のピークがその規格限度値レベルの濃度で確実に検出されることを確認するために，「システムの感度」を設定する．システムの感度を表すためにシグナルノイズ比（SN比）が用いられる．定量限界（SN比10に相当）は報告の閾値以下である．試験法中に，報告の閾値も記載する．

4.3.4 システム適合性の表記例

液体クロマトグラフィーの場合の記載例を以下に示す．ガスクロマトグラフィーの場合は，「溶出」を「流出」とする．

4.3.4.1 一般的な表記例

［例1］ 定量法

　システムの性能：標準溶液○μLにつき，上記の条件で操作するとき，＊＊，内標準物質の順に溶出し，その分離度は○.○以上である．

　システムの再現性：標準溶液○μLにつき，試験を6回繰り返すとき，内標準物質のピーク面積に対する＊＊のピーク面積の比の相対標準偏差は1.0％以下である．

［例2］ 定量法

　システムの性能：＊＊○g及び□□○gを■■○mLに溶かす．この液○μLにつき，上記の条件で操作するとき，＊＊，□□の順に溶出し，その分離度は△以上である．

　システムの再現性：標準溶液○μLにつき，上記の条件で試験を6回繰り返すとき，＊＊のピーク面積の相対標準偏差は1.0％以下である．

［例3］ 定量法（クロマトグラフィー総論〈2.00〉を適用する場合で，有効成分又は添加剤の目標含量が100％でないとき）

　ピークの対称性：○溶液△μLにつき，上記の条件で操作するとき，▽のピークのシンメトリー係数は0.8〜1.8である．

　分離度：標準溶液○μLにつき，上記の条件で操作するとき，＊＊と内標準物質の分離度は○.○以上である．

　システムの再現性：標準溶液○μLにつき，上記の条件で試験を6回繰り返すとき，内標準物質のピーク面積に対する＊＊のピーク面積の比の相対標準偏差は1.0％以下である．

［例4］ 定量法（クロマトグラフィー総論〈2.00〉を適用する場合で，有効成分又は添加剤の目標含量が100％である場合（製剤を除く））

　ピークの対称性：○溶液△μLにつき，上記の条件で操作するとき，▽のピークのシンメトリー係数は0.8〜1.8である．

　分離度：標準溶液○μLにつき，上記の条件で操作するとき，＊＊と内標準物質の分離度は○.○以上である．

　システムの再現性：標準溶液○μLにつき，上記の条件で試験を5回繰り返すとき，＊＊のピーク面積の相対標準偏差は，クロマトグラフィー総論〈2.00〉表2.00-1に従い，△△％以下である．

［例5］ 純度試験

　検出の確認：標準溶液○mLを正確に量り，＊＊を加えて正確に○mLとする．この液○μLから得た□□のピーク面積が，標準溶液の□□のピーク面積の○〜○％になることを確認する．

　システムの性能：□□○g及び■■○gを▽▽○mLに溶かす．この液○μLにつき，上記の条件で操作するとき，□□，■■の順に溶出し，その分離度は△以上である．

　システムの再現性：標準溶液○μLにつき，上記の条件で試験を6回繰り返すとき，□□のピーク面積の相対標準偏差は2.0％以下である．

［例6］ 純度試験

　検出の確認：試料溶液○mLに＊＊を加えて○mLとし，システム適合性試験用溶液とする．システム適合性試験用溶液○mLを正確に量り，■■を加えて正確に○mLとする．この液○μLから得た▽▽のピーク面積が，システム適合性試験用溶液の▽▽のピーク面積の○〜○％になることを確認する．

　システムの性能：システム適合性試験用溶液○μLにつき，上記の条件で操作するとき，▽▽のピークの理論段数及びシンメトリー係数は，それぞれ○段以上，○.○以下である．

　システムの再現性：システム適合性試験用溶液○μLにつき，上記の条件で試験を6回繰り返すとき，▽▽のピーク面積の相対標準偏差は2.0％以下である．

[例7] 純度試験（システム適合性試験用標準品が，原薬＊＊を含まない類縁物質の混合物の場合）

検出の確認：標準溶液○ mLを正確に量り，□□を加えて正確に○ mLとする．この液○ μLから得た▽▽のピーク面積が，標準溶液の▽▽のピーク面積の○ 〜 ○%になることを確認する．

システムの性能：システム適合性試験用＊＊標準品○ mgを移動相に溶かし，○ mLとする．この液○ mLに標準溶液○ mLを加えた液○ μLにつき，上記の条件で操作し，▽▽に対する相対保持時間約△の類縁物質A，約△の類縁物質B及び約△の類縁物質Cのピークを確認する．また，類縁物質Aと類縁物質B，類縁物質Bと□□及び■■と類縁物質Cとの分離度はそれぞれ○以上，○以上及び○以上である（必要に応じて複数の分離度を設定する）．

システムの再現性：標準溶液○ μLにつき，上記の条件で試験を6回繰り返すとき，＊＊のピーク面積の相対標準偏差は○%以下である．

[例8] 純度試験（システム適合性試験用標準品が，原薬＊＊を含む類縁物質の混合物の場合）

検出の確認：試料溶液○ mLに□□を加えて○ mLとし，システム適合性試験用溶液とする．システム適合性試験用溶液○ mLを正確に量り，■■を加えて正確に○ mLとする．この液○ μLから得た▽▽のピーク面積が，システム適合性試験用溶液の▽▽のピーク面積の○ 〜 ○%になることを確認する．

システムの性能：システム適合性試験用＊＊標準品○ mgを□□に溶かし，○ mLとする．この液○ μLにつき，上記の条件で操作し，▽▽に対する相対保持時間約△の類縁物質A，約△の類縁物質B，約△の類縁物質C及び約△の類縁物質Dのピークを確認する．また，類縁物質Bと□□及び■■と類縁物質Cとの分離度はそれぞれ○以上及び○以上である（必要に応じて複数の分離度を設定する）．

システムの再現性：システム適合性試験用溶液○ μLにつき，上記の条件で試験を6回繰り返すとき，＊＊のピーク面積の相対標準偏差は○%以下である．

[例9] 純度試験（システム適合性試験用標準品が，類縁物質の単品の場合）

検出の確認：試料溶液○ mLに□□を加えて○ mLとし，システム適合性試験用溶液とする．システム適合性試験用溶液○ mLを正確に量り，■■を加えて正確に○ mLとする．この液○ μLから得た▽▽のピーク面積が，システム適合性試験用溶液の▽▽のピーク面積の○ 〜 ○%になることを確認する．

システムの性能：＊＊標準品○ mg，システム適合性試験用＊＊類縁物質B標準品○ mg及びシステム適合性試験用＊＊類縁物質C標準品○ mgを□□に溶かし，○ mLとする．この液○ μLにつき上記の条件で操作するとき，類縁物質B，▽▽，類縁物質Cの順に溶出し，類縁物質Bと▽▽及び▽▽と類縁物質Cとの分離度はそれぞれ○以上である．

システムの再現性：システム適合性試験用溶液▽▽ μLにつき，上記の条件で試験を6回繰り返すとき，＊＊のピーク面積の相対標準偏差は○%以下である．

[例10] 純度試験（定量的な試験に類縁物質の標準品を用いている場合）

検出の確認：標準溶液▽▽ mLを正確に量り，□□を加えて正確に○ mLとする．この液○ μLから得た▽▽のピーク面積が，標準溶液の▽▽のピーク面積の○ 〜 ○%になることを確認する．

システムの性能：標準溶液○ μLにつき，上記の条件で操作するとき，類縁物質A及び類縁物質Bのピークの▽▽に対する相対保持時間は約△及び△であり，類縁物質Aと類縁物質Bの分離度は○以上，類縁物質Bと▽▽の分離度は○以上である．

システムの再現性：標準溶液○ mLに移動相を加えて○ mLとする．この液○ μLにつき，上記の条件で試験を6回繰り返すとき，類縁物質A，類縁物質B及び▽▽のピーク面積の相対標準偏差はそれぞれ○%以下である．

[例11] 純度試験（面積百分率法において，マトリックスの影響が評価され，分析対象物の性質を考慮して管理すべき最低濃度レベルの溶液を用いる等の適切な検出の確認が設定されている場合）

検出の確認：試料溶液○ mLに□□を加えて○ mLとし，システム適合性試験用溶液とする．システム適合性試験用溶液○ mLを正確に量り，■■を加えて正確に○ mLとする．この液○ μLにつき，上記の条件で操作するとき，＊＊のピークのSN比は10以上である．

システムの性能：システム適合性試験用溶液○ μLにつき，上記の条件で操作するとき，▽▽のピークの理論段数及びシンメトリー係数は，それぞれ○段以上，○.○以下である．

[例12] 純度試験（クロマトグラフィー総論〈2.00〉を適用する場合）

システムの感度：試料溶液○ mLに□□を加えて○ mLとし，システム適合性試験用溶液とする．システム適合性試験用溶液○ mLを正確に量り，■■を加えて正確に○ mLとする．この液○ μLにつき，上記の条件で操作するとき，＊＊のピークのSN比は10以上である．

ピークの対称性：○溶液△ μLにつき，上記の条件で操作するとき，▽のピークのシンメトリー係数は0.8 〜 1.8である．

分離度：□□○ g及び■■○ gを▽▽○ mLに溶かす．この液○ μLにつき，上記の条件で操作するとき，□□と■■の分離度は△以上である．

システムの再現性：標準溶液○ μLにつき，上記の条件で試験を6回繰り返すとき，□□のピーク面積の相対標準偏差は2.0%以下である．

[例13] 純度試験（クロマトグラフィー総論〈2.00〉を適用する場合で，分離度が設定できない場合）

システムの感度：試料溶液○ mLに□□を加えて○ mLとし，システム適合性試験用溶液とする．システム適合性試験用溶液○ mLを正確に量り，■■を加えて正確に○ mLとする．この液○ μLにつき，上記の条件で操作するとき，＊＊のピークのSN比は10以上

である．
ピークの対称性：○溶液△μLにつき，上記の条件で操作するとき，▽のピークのシンメトリー係数は0.8〜1.8である．
ピークバレー比：標準溶液○μLにつき，上記の条件で操作するとき，類縁物質Aと類縁物質Bのピークバレー比は△△以上である．
システムの再現性：標準溶液○μLにつき，上記の条件で試験を6回繰り返すとき，□□のピーク面積の相対標準偏差は2.0%以下である．

4.3.4.2 「システムの性能」に関する他の表記例

1) 溶出順，分離度及びシンメトリー係数を規定する場合
［例］ ＊＊○g及び□□○gを■■○mLに溶かす．この液○μLにつき，上記の条件で操作するとき，＊＊，□□の順に溶出し，その分離度は○以上であり，＊＊のピークのシンメトリー係数は○.○以下である．

2) 溶出順，分離度，理論段数及びシンメトリー係数を規定する場合
［例］ ＊＊○g及び□□○gを■■○mLに溶かす．この液○μLにつき，上記の条件で操作するとき，＊＊，□□の順に溶出し，その分離度は○以上であり，＊＊のピークの理論段数及びシンメトリー係数は，それぞれ○段以上，○.○以下である．

3) 適当な分離対象物質がないため理論段数及びシンメトリー係数を規定する場合
［例］ ＊＊○gを□□○mLに溶かす．この液○μLにつき，上記の条件で操作するとき，＊＊のピークの理論段数及びシンメトリー係数は，それぞれ○段以上，○.○以下である．

4) 試料溶液を強制劣化させ，被検成分と分解物の溶出順及び分離度を規定する場合
［例］ 試料溶液を○℃の水浴中で○分間加熱後，冷却する．この液○mLに＊＊を加えて○mLとした液○μLにつき，上記の条件で操作するとき，□□に対する相対保持時間約○.○のピークと□□の分離度は△以上であり，□□のシンメトリー係数は○.○以下である．

4.3.4.3 生物薬品に特有の試験におけるシステム適合性の記載例

生物薬品に特有の試験のうち，液体クロマトグラフィーや電気泳動を使用する試験のシステム適合性の記載例を示す．分析試料の特性等により，システムの性能においては，ピークの分離度やピーク数を規定するなどの他，標準品の標準クロマトグラム*と比較する場合もある．また，面積百分率による試験において，システムの再現性を設定しないこともあるが，標準溶液を繰り返し又は試験の始めと終わりに分析し，同様の分離パターンが得られることを確認することで，システムの再現性を確認することも可能である．

*標準品の標準クロマトグラム：標準品添付文書に記載のクロマトグラム

4.3.4.3.1 確認試験
4.3.4.3.1.1 ペプチドマップ
規格が，「標準溶液と試料溶液から得られたクロマトグラムを比較するとき，同一の保持時間に同様のピークを認める．」などのような場合

［例1］ （標準品の標準クロマトグラムを用いる場合）
システムの性能：標準溶液×μLにつき，上記の条件で操作するとき，標準品の標準クロマトグラムと同様の保持時間に同様のピークを認める．

［例2］ （標準品の標準クロマトグラムを用いない場合）
システムの性能：標準溶液×μLにつき，上記の条件で操作するとき，主要な○本のピークが認められ，ピークAとピークBの分離度は○以上である．

4.3.4.3.2 示性値
4.3.4.3.2.1 糖鎖プロファイル
規格が，「試料溶液及び標準溶液から得られたクロマトグラムは同様であり，ピーク1，ピーク2，ピーク3及びピーク4の面積百分率は，それぞれ○〜○%，○〜○%，○〜○%及び○〜○%である．」などのような場合

［例1］ （標準品の標準クロマトグラムを用いる場合）
システムの性能：標準溶液×μLにつき，上記の条件で操作するとき，標準品の標準クロマトグラムと同様の保持時間に同様のピークを認める．

［例2］ （標準品の標準クロマトグラムを用いない場合）
システムの性能：標準溶液×μLにつき，上記の条件で操作するとき，ピーク1，ピーク2，ピーク3及びピーク4が認められ，ピーク2とピーク3の分離度は○以上である．

4.3.4.3.2.2 電荷プロファイル（イオン交換クロマトグラフィー）
規格が，「主ピーク，酸性領域ピーク群及び塩基性領域ピーク群の面積百分率がそれぞれ○〜○%，○〜○%及び○〜○%である．」などのような場合

［例1］ （標準品の標準クロマトグラムを用いる場合）
システムの性能：標準溶液×μLにつき，上記の条件で操作するとき，標準品の標準クロマトグラムと同様の保持時間に同様のピークを認める．

［例2］ （標準品の標準クロマトグラムを用いない場合）
システムの性能：標準溶液×μLにつき，上記の条件で操作するとき，主ピークとピークAの分離度は○以上である．

4.3.4.3.3. 純度試験
4.3.4.3.3.1 SDSキャピラリーゲル電気泳動
規格が，「主ピークの割合が○○%以上，○○の割合は○○%以下である．」などのような場合

［例］
検出の確認：標準溶液○mLに○液△mLを加える．この液を上記の条件で操作するとき，この液の主ピーク面積が，標準溶液の主ピーク面積の○〜○%になることを確認する．
システムの性能：標準溶液につき，上記の条件で操作するとき，主ピークとピークAの分離度は○以上である．

4.3.4.3.3.2 切断体 SDSポリアクリルアミドゲル電気泳動
規格が，「分子量約○○○○○の位置に認められる主バンドの割合が○○%以上，それ以外のバンドの合計の割合が○○%以下，各バンドの割合は○○%以下である．」などのような場合

［例］
検出の確認：標準溶液○mLに○液△mLを加える．この液×μLを上記の条件で操作するとき，主バンドを認める．

システムの性能：分子量マーカーのレーンに○本のバンドを認める．

4.4 その他の記載例
4.4.1 グラジエント法
［例］

試験条件

　検出器：紫外吸光光度計（測定波長：215 nm）

　カラム：内径4.6 mm，長さ15 cmのステンレス管に5 μmの液体クロマトグラフィー用オクタデシルシリル化シリカゲルを充塡する．

　カラム温度：×℃付近の一定温度

　移動相A：水／液体クロマトグラフィー用アセトニトリル混液（4：1）

　移動相B：液体クロマトグラフィー用アセトニトリル／水混液（3：2）

　移動相の送液：移動相A及び移動相Bの混合比を次のように変えて濃度勾配制御する．

注入後の時間 （分）	移動相A (vol%)	移動相B (vol%)
0 ～ ×	×	×
× ～ ×	× → ×	× → ×
× ～ ×	×	×

　流量：毎分1.0 mL

　面積測定範囲：溶媒のピークの後から＊＊の保持時間の約○倍の範囲

　　　　　　　：溶媒のピークの後から注入後×分まで

システム適合性

　検出の確認：標準溶液○ mLを正確に量り，□□を加えて正確に○ mLとする．この液○ μLから得た▽▽のピーク面積が，標準溶液の▽▽のピーク面積の○ ～ ○％になることを確認する．

　システムの性能：＊＊ g及び□□○ gを■■○ mLに溶かす．この液○ μLにつき，上記の条件で操作するとき，＊＊，□□の順に溶出し，その分離度は○以上である．

　システムの再現性：標準溶液○ μLにつき，上記の条件で試験を6回繰り返すとき，＊＊のピーク面積の相対標準偏差は2.0％以下である．

4.4.2 昇温ガスクロマトグラフィー
［例］

試験条件

　検出器：水素炎イオン化検出器

　カラム：内径0.32 mm（又は0.53 mm），長さ30 mのフューズドシリカ管の内面にガスクロマトグラフィー用ポリエチレングリコール20Mを厚さ0.25 μmで被覆する．なお，必要ならば，ガードカラムを使用する．

　カラム温度：50℃を20分間保持した後，毎分6℃で165℃まで昇温し，165℃を20分間保持する．

　注入口温度：140℃付近の一定温度

　検出器温度：250℃付近の一定温度

　キャリヤーガス：ヘリウム

　流量：35 cm／秒

　スプリット比：1：5

システム適合性

　システムの性能：標準溶液○ μLにつき，上記の条件で操作するとき，それぞれのピークの分離度は1.5以上である．（注：被検物質が複数の場合）

　システムの再現性：標準溶液○ μLにつき，上記の条件で試験を3回繰り返すとき，＊＊のピーク面積の相対標準偏差は15％以下である．

5. ICP発光分光分析法及びICP質量分析法を用いる場合の記載例
5.1 ICP発光分光分析法
［例］

1) 定量法　本品約○○ mgを精密に量り，＊＊酸○ mLを加え，加熱して溶かし，冷後，水を加えて正確に○ mLとする．この液○ mLを正確に量り，＊＊酸○ mL及び水を加えて正確に○ mLとし，試料溶液とする．＊＊酸△ mLに水を加えて正確に○ mLとし，ブランク溶液とする．元素＃標準液（△ ppm）○ mL，○ mL，○ mL及び○ mLずつを正確に量り，それぞれに水を加えて正確に○ mLとし，元素＃標準溶液（1），元素＃標準溶液（2），元素＃標準溶液（3）及び元素＃標準溶液（4）とする．試料溶液，ブランク溶液及び元素＃標準溶液（1），元素＃標準溶液（2），元素＃標準溶液（3）及び元素＃標準溶液（4）につき，次の条件で誘導結合プラズマ発光分光分析法〈2.63〉により試験を行い，ブランク溶液及び元素＃標準溶液の発光強度から得た検量線を用いて元素＃の含量を求める．

試験条件

　波長：元素＃　○○○.○○○ nm

システム適合性

　システムの再現性：元素＃標準溶液（1）につき，上記の条件で試験を6回繰り返すとき，元素＃の発光強度の相対標準偏差は○％以下である．

2) 純度試験　元素＃　本品○○ mgを精密に量り，＊＊酸○ mLを加え，マイクロ波分解装置により加熱，分解する．冷後，分解容器を水で数回洗い込み，更に水を加えて正確に○ mLとし，試料溶液とする．＊＊酸○ mLに水を加えて正確に○ mLとしブランク溶液とする．元素＃標準液（△ ppm）○ mLを正確に量り，＊＊酸○ mLを加えた後，水を加えて正確に○ mLとし，元素＃標準原液とする．元素＃標準原液○ mL，○ mL，○ mL及び○ mLずつを正確に量り，それぞれに＊＊酸○ mL及び水を加えて正確に○ mLとし，元素＃標準溶液（1），元素＃標準溶液（2），元素＃標準溶液（3）及び元素＃標準溶液（4）とする．試料溶液，ブランク溶液及び元素＃標準溶液（1），元素＃標準溶液（2），元素＃標準溶液（3）及び元素＃標準溶液（4）につき，次の条件で誘導結合プラズマ発光分光分析法〈2.63〉により試験を行い，元素＃標準溶液（1），元素＃標準溶液（2），元素＃標準溶液（3）及び元素＃標準溶液（4）の発光強度から得た検量線を用いて元素＃の含量を求めるとき，○.○ ppm以下である．

試験条件

　波長：元素＃　○○○.○○○ nm

システム適合性

　システムの再現性：元素＃標準溶液（1）につき，上記の条件で試験を6回繰り返すとき，元素＃の発光強度の相対標準偏差は○％以下である．

5.2 ICP質量分析法

[例]

1) 元素＃定量法　本品約○○ mgを精密に量り，＊＊酸○ mL及び＊＊酸○ mLを加え，ホットプレート上で徐々に加熱する．褐色ガスの発生がなくなり，反応液が淡黄色澄明になった後，放冷する．冷後，この液に内標準溶液○ mLを正確に加えた後，水を加えて○ mLとし，試料溶液とする．＊＊酸○ mLに，＊＊酸○ mL及び内標準溶液○ mLを正確に加えた後，水を加えて○ mLとし，ブランク溶液とする．元素＃標準液(△ppm)○ mL，○ mL，○ mL及び○ mLずつを正確に量り，＊＊酸○ mL，＊＊酸○ mL及び内標準溶液○ mLをそれぞれ正確に加えた後，水を加えて○ mLとし，元素＃標準溶液(1)，元素＃標準溶液(2)，元素＃標準溶液(3)及び元素＃標準溶液(4)とする．試料溶液，ブランク溶液及び元素＃標準溶液(1)，元素＃標準溶液(2)，元素＃標準溶液(3)及び元素＃標準溶液(4)につき，次の条件で誘導結合プラズマ質量分析法〈2.63〉により試験を行い，内標準物質のイオンカウント数に対するブランク溶液及び元素＃標準溶液(1)，元素＃標準溶液(2)，元素＃標準溶液(3)及び元素＃標準溶液(4)のイオンカウント数の比から元素＃の含量を求める．

内標準溶液　元素$標準液(△ ppm)○ mLを正確に量り，水を加えて正確に○ mLとする．

試験条件

測定 m/z：元素＃ m/z ●，元素$ m/z ▲

システム適合性

システムの再現性：元素＃標準溶液(1)につき，上記の条件で試験を6回繰り返すとき，内標準物質に対する元素＃のイオンカウント数比の相対標準偏差は○％以下である．

2) 純度試験　元素＃1，＃2及び＃3　本品○○ mgを精密に量り，＊＊酸○ mLを加え，マイクロ波分解装置により加熱，分解する．冷後，分解容器を水で数回洗い込み，内標準溶液○ mLを正確に加え，水を加えて○ mLとし，試料溶液とする．＊＊酸○ mLに内標準溶液○ mLを正確に加え，水を加えて○ mLとしブランク溶液とする．各元素＃1，＃2及び＃3の標準液(△ ppm)○ mLずつを正確に量り，＊＊酸○ mLを加えた後，水を加えて正確に○ mLとし，元素＃1，＃2及び＃3標準原液とする．各元素＃1，＃2，＃3標準原液○ mL，○ mL，○ mL及び○ mLをそれぞれ正確に量り，＊＊酸○ mL，内標準溶液○ mLを正確に加え，水を加えて○ mLとし，元素＃1，＃2及び＃3の標準溶液(1)，標準溶液(2)，標準溶液(3)及び標準溶液(4)とする．ただし，各元素標準液は，互いに干渉がない限り，混合して用いることができる．試料溶液，ブランク溶液及び各標準溶液(1)，標準溶液(2)，標準溶液(3)及び標準溶液(4)につき，次の条件で誘導結合プラズマ質量分析法〈2.63〉により試験を行い，内標準物質のイオンカウント数に対するブランク溶液及び元素＃1，＃2及び＃3の標準溶液(1)，標準溶液(2)，標準溶液(3)及び標準溶液(4)のイオンカウント数の比から各元素＃1，＃2及び＃3の含量を求めるとき，各々○.○ ppb以下である．

内標準溶液　元素$標準液(△ppm)○ μLを正確に量り，水を加えて正確に○ mLとする．

試験条件

測定 m/z：元素＃1 m/z ●，元素＃2 m/z ▲，及び元素＃3 m/z ×，元素$ m/z □

コリジョン・リアクションセル導入ガスを使用（必要に応じて，ガスの名前）

システム適合性

システムの再現性：元素＃1，＃2及び＃3各標準溶液(1)につき，上記の条件で試験を6回繰り返すとき，内標準物質に対する元素＃のイオンカウント数比の相対標準偏差は○％以下である．

6. 核磁気共鳴スペクトル測定法による定量NMR (qNMR)を用いる場合の記載例

核磁気共鳴スペクトル測定法は，化合物中の測定原子核の数の比がピーク面積比に対応する特性を持つため，定量性が確保できる条件で測定することで，化合物の純度を調べることができる．核磁気共鳴スペクトル測定法〈2.21〉において，qNMR用基準物質を用いた定量NMRについての記載があり，更に生薬試験法〈5.01〉10．核磁気共鳴(NMR)法を利用した生薬及び漢方処方エキスの定量指標成分の定量で具体的な試験法が示されている．さらに，参考情報核磁気共鳴(NMR)法を利用した定量技術の日本薬局方試薬への応用に，試験法設定の背景と試験法の解説等が記載されている．

6.1　定量 ^{1}H NMR法

^{1}H NMRによる定量では，測定対象の化合物とSIトレーサブルな純度既知のqNMR用基準物質をそれぞれ精密に量り，重水素化溶媒に溶解した溶液で ^{1}H NMR測定を行う．得られたスペクトル上に観測される測定対象の化合物とqNMR用基準物質に由来するピーク面積，プロトン数，調製質量及び分子量の関係から，定量値を算出する．

[例]　定量法　ウルトラミクロ化学はかりを用い，本品○ mg及びqNMR用基準物質＊＊○ mgをそれぞれ精密に量り，核磁気共鳴スペクトル測定用重水素化＊＊○ mLに溶かし，試料溶液とする．この液を外径5 mmのNMR試料管に入れ，核磁気共鳴スペクトル測定用＊＊を化学シフト基準物質として，次の試験条件で核磁気共鳴スペクトル測定法(〈2.21〉及び〈5.01〉)により，^{1}H NMRを測定する．化学シフト基準物質のシグナルをδ 0 ppmとし，δ ○.○○ ppm及びδ △.△△ ppm付近のそれぞれのシグナルの面積強度A_1（水素数●に相当）及びA_2（水素数■に相当）を算出する．

本品(分子式)の量(％)
$= M_S \times I \times P / (M \times N) \times [$(本品の分子量)/(qNMR用基準物質＊＊の分子量)$]$

M：本品の秤取量(mg)

M_S：qNMR用基準物質＊＊の秤取量(mg)

I：qNMR用基準物質＊＊のシグナルの面積強度を△.△△△としたときの各シグナルの面積強度A_1及びA_2の和

N：A_1及びA_2に由来する各シグナルの水素数の和

P：qNMR用基準物質＊＊の純度(％)

試験条件

装置：^{1}H共鳴周波数400 MHz以上の核磁気共鳴スペクトル測定装置

測定対象とする核：^{1}H
デジタル分解能：0.25 Hz 以下
観測スペクトル幅：-5 〜 15 ppm を含む 20 ppm 以上
スピニング：オフ
パルス角：90°
^{13}C 核デカップリング：あり
遅延時間：繰り返しパルス待ち時間 60 秒以上
積算回数：8 回以上
ダミースキャン：2 回以上
測定温度：20 〜 30℃の一定温度
システム適合性
　検出の確認：試料溶液につき，上記の条件で測定するとき，δ○.○○ ppm 付近のシグナルの SN 比は 100 以上である．
　システムの性能：試料溶液につき，上記の条件で測定するとき，δ○.○○ ppm 及びδ△.△△ ppm 付近のシグナルについて，明らかな混在物のシグナルが重なっていないことを確認する．また，試料溶液につき，上記の条件で測定するとき，各シグナル間のプロトン1個当たりの面積強度比 A_1/A_2 は，それぞれ 0.99 〜 1.01 である．
　システムの再現性：試料溶液につき，上記の条件で測定を6回繰り返すとき，面積強度 A_1 又は A_2 の qNMR 用基準物質の面積強度に対する比の相対標準偏差は 1.0% 以下である．

NMR 試料管は高品質で清浄なもの（例：Wilmad No.535，富士フイルム和光純薬 SHG-タイプ，シゲミ PS-1 等）を使用し，重水素化溶媒は，重水素化率 99.9% 以上のものを用いる．
qNMR 用基準物質 1,4-BTMSB-d_4，qNMR 用基準物質 DSS-d_6 等の SI トレーサブルな値付けに用いる標準物質としては，独立行政法人製品評価技術基盤機構認定センター（IA Japan）の認定プログラム（ASNITE）によって認定を取得した認証標準物質（CRM）が供給されている．

6.2　定量 ^{1}H NMR 法の一般試験法「9.41 試薬・試液」の項，又は標準品品質標準の「様式-標2」「様式-標類2」への記載に際しての留意点

6.2.1　qNMR 試料溶液の調製方法
6.2.1.1　試料
6.2.1.1.1　測定対象物質（分析種）に関する情報
必須情報：計算に用いた分子量，吸湿性と昇華性（水分吸脱着，熱測定等の実測データ・チャート等）に関する情報，qNMR 測定溶媒に対する溶解時の状況に関する情報（○ mg が○ mL の溶媒にゆっくり溶ける等）

6.2.1.1.2　qNMR 用基準物質の情報
必須情報：名称，構造式，組成式，計算に用いた分子量，純度，吸湿性と昇華性（水分吸脱着，熱測定等）に関する情報，qNMR 測定溶媒に対する溶解時の状況に関する情報（○ mg が○ mL の溶媒にゆっくり溶ける等）

6.2.1.1.3　化学シフト基準物質（必要な場合）の情報
名称

6.2.1.1.4　qNMR 測定溶媒の情報
名称，重水素化率

6.2.1.2　試料溶液の調製方法
具体的な試料溶液の調製方法（試料及び qNMR 用基準物質の採取量，qNMR 測定溶媒の添加量），NMR 試料管に関する情報，秤量時の実際の読取り値

6.2.1.3　使用天秤情報
最小計量値（最小計量値について，JIS K 0138: 2018 又は米国薬局方, "General Chapter 41 Balances" 及び "General Information 1251 Weighing on Analytical Balances", US Pharmacopeia USP39-NF34, 2016 を参考にすること）

6.2.1.4　秤量情報
実際の試料秤量時の温湿度情報，調湿した場合はその方法と温湿度

6.2.2　qNMR 測定
6.2.2.1　使用機器の適格性（qNMR 測定に関する適格性が確認されていること）
使用機器の適格性確認の際使用されている調製溶液名等を記載する（例えば，ビンクロゾリン（CRM）及び 1,4-BTMSB-d_4（CRM）を DMSO-d_6 に溶解した溶液）

6.2.2.1.1　システム適合性試験要件（システムの再現性，システムの性能，検出の確認）
試料溶液を用いて実施する．日局の試薬・試液を参考に記載．

6.2.2.2.　qNMR 測定条件
6.2.2.2.1　測定核
原則水素核とする．
水素核以外の核種を用いた場合は，^{1}H 定量 NMR の記載上の留意点を参考に調製方法，具体的な測定条件及び解析条件等，試料の定量結果を科学的に妥当な説明ができる情報を示す．

6.2.2.2.2　磁場の大きさ（実際の測定時の機器名）
^{1}H NMR：400 MHz 以上を推奨する．

6.2.2.2.3　デジタル分解能（実際の測定時の情報）
0.25 Hz 以下を推奨する．

6.2.2.2.4　観測範囲（実際の測定時のスペクトル中心とスペクトル幅）
試料のすべてのシグナルが観察される範囲を観測範囲として通常設定する．
スペクトル幅は -5 ppm 〜 15 ppm を含む 20 ppm 以上を推奨する．なお，スペクトル中心は定量に用いるシグナルどうしの中央に設定することが望ましい．

6.2.2.2.5　スピニング情報（実際の測定時の情報）
スピニングオフを推奨する．

6.2.2.2.6　パルス角（実際の測定時の情報）
90° を推奨する．

6.2.2.2.7　デカップリング情報（実際の測定時の情報，デカップリングパルスシークエンスとオフセット値も記載する）
デカップリングオンを推奨する．

6.2.2.2.8　遅延時間（実際の測定時の情報）
通常 60 秒以上を設定する．ただし，目標とする精度を考慮した遅延時間を設定しても良い．この場合，定量に用いるシグナルの T_1 を具体的に示し，その 5 〜 7 倍以上の遅延時間を通常設定する．

6.2.2.2.9　積算回数と SN 比（実際の測定時の情報）
定量に用いるシグナルのうち最も小さいシグナルの SN 比が 100 以上になるように積算回数を通常設定する．

6.2.2.2.10　ダミースキャン回数（実際の測定時の情報）
2 回以上を推奨する．

6.2.2.2.11　測定温度（実際の測定時の情報）
20 〜 30℃の一定温度を通常設定する．

6.2.2.3 qNMR解析条件
6.2.2.3.1 qNMRスペクトル
qNMR試料溶液のスペクトル（必要に応じた部分拡大を含む）を示す．

分析種の全シグナルの帰属と構造式へのナンバリングを示す．
6.2.2.3.2 定量測定対象シグナル情報
そのシグナルを選択した理由，定量に用いた各シグナルの積分範囲（ppm表示）を示す．
6.2.2.3.3 データ処理条件
データ処理に用いた窓関数，ゼロフィリング，ベースライン補正等の有無を示す．

窓関数は用いず，ゼロフィリング，ベースライン補正は行うことを推奨する．
6.2.2.3.4 計算式
分析種のシグナルとqNMR用基準物質のシグナルから求める含量の計算式を示す．なお，分析種の複数のシグナルを用いて含量計算を行う場合は，その旨記載する．

計算式中の係数の有効数字の桁数は目標とする精度を考慮して設定し，含量計算上の有効数字の桁数がわかる表記とする．
6.2.2.3.5 定量結果および精度情報
試料溶液の調製回数（原則秤量から3回）とqNMRの測定回数（各試料につき原則非連続に3回）を示し，得られた定量値とそのばらつきを記載して，定量精度を統計的に説明できる情報を示す．

7. その他
7.1 標準品及び標準物質
7.1.1 標準品及び標準物質の定義
標準物質とは，医薬品等の化学量，物理量又は生物活性量の定量的又は定性的計測，医薬品等の試験に用いる測定装置の校正や正確さの確認などにおいて基準として用いる物質をいう．標準品とは医薬品の品質評価における試験等に用いるために一定の品質に調製され，特定の用途に相応しい品質を有することが公的に保証され，供給される標準物質である．
7.1.2 標準品の名称
定量的試験に用いる標準品の名称は，「3.2.1 原薬の日本名」に準じた成分名に"標準品"の用語を付して「○○標準品」とする．ただし，標準品原料物質が水和物であっても原則として成分名に"水和物"の用語は付さない．

一般的名称において，スペースを入れて名称を付与した場合でも標準品の名称はスペースを入れない．

[例] エストラジオール安息香酸エステル標準品
　　　　アスポキシシリン標準品（各条名はアスポキシシリン水和物）
　　　　セフロキシムアキセチル標準品（各条名はセフロキシム　アキセチル）

定量的試験以外の用途のみを有する標準品は必要に応じその用途を付して命名する．複数の用途を有する場合には，原則として，より高い品質を要求，又は，より重要と考えられる用途を付す．

[例]　確認試験用モンテルカストナトリウム標準品
　　　　純度試験用○○○標準品
　　　　純度試験用○○類縁物質B標準品
　　　　システム適合性試験用モンテルカスト標準品

7.1.3 標準品の使用量
標準品の使用に当たっては，試験の目的を損なわない範囲でその使用量の低減を図る．なお，化学薬品の場合，定量法での使用量の目安は20 ～ 50 mgが一般的である．
7.1.4 標準品の設定に関する資料の作成
標準品を新たに設定する場合，有効成分等の定量用標準品（化学薬品，抗生物質及び添加剤等）では別添1に従って様式-標1 ～標6の資料を作成する．

類縁物質の定量用標準品を新たに設定する場合には，別添2に従って様式-標類1 ～標類5の資料を作成する．本様式は，定量NMR法を用いて純度を規定する指標成分の定量用標準品にも適用可能である．

また，システム適合性試験用○○標準品を新たに設定する場合，別添3に従って様式-標シ1 ～標シ5の資料を作成する．

生物薬品に関する標準品では別添4に従って様式-標生1 ～標生4の資料を作成する．
7.1.5 標準品の用途
日本薬局方標準品は医薬品各条及び一般試験法に規定された定量法，確認試験，純度試験，装置の校正，分析システムの適合性試験などで使用されるが，これら標準品には特定の用途のみを有するものと複数の用途に使用できるものとがある．
7.1.6 標準品以外の標準物質（定量用試薬等）
化学薬品については，製剤の定量法，溶出試験又は製剤均一性試験の含量均一性試験など，製剤の定量的試験にのみ使用する標準物質は，通常，標準品として設定する．やむを得ず定量用試薬として設定する場合，"○○，定量用"として一般試験法「9.41 試薬・試液」に規定し，医薬品各条においては"定量用○○"と記載する．また，生薬等の定量指標成分等で定量法に用いる標準物質についても定量用試薬として設定することができる．これらの場合，"○○，定量用"として一般試験法「9.41 試薬・試液」に規定し，医薬品各条においては"定量用○○"と記載する．

製剤及び生薬等のクロマトグラフィーによる確認試験で使用する標準物質は，試薬として設定することができる．これらの場合には，一般試験法「9.41 試薬・試液」に規定する．試薬の名称には必要に応じて"確認試験用"又は"薄層クロマトグラフィー用"などの語を冠することができる．
7.2 試薬・試液等
7.2.1 試薬
試薬は日本薬局方における試験に用いるものである．日本薬局方において，日本産業規格（JIS）に収載されている試薬を用いるときは，原則としてJIS名を用い，容量分析用標準試薬，特級，1級，水分測定用などと記載したもの，又は単に試薬名を記載したものは，それぞれJIS試薬の容量分析用標準物質，特級，1級，水分測定用など，又は級別のないものの規格及び試験方法に適合する．日本薬局方の試薬名がJISと相違する場合は，JIS名を併記する．

各条医薬品を定量用標準物質などの試薬に用いるときは，原則として医薬品各条名を試薬名とする．ただし，水和数の異なる物質が存在する場合は，水和数も記載する．医薬品各条と記載したものは，医薬品各条で定める規格に適合するものである．単に試験方法を記載してある試薬については，日本薬局方の試験方法を準用する．また，各条医薬品を標準品以外の一般的な試薬として用いるときは，JIS試薬などに各条医薬品に代えて

試薬として使用できるものがないことを確認して用いる．
7.2.2 試液
試液は日本薬局方における試験に用いるために試薬を用いて調製した液である．
7.2.3 試薬・試液の記載
試薬・試液及び容量分析用標準液の記載方法は「第十八改正日本薬局方」及び下記による．
7.2.3.1 試薬及び試液の名称の原則
1) 各条医薬品を定量用標準物質などの試薬に用いるときは，医薬品各条名を試薬名とする．
2) JIS規格に適合する試薬を用いるときは，JIS名を試薬名とする．
3) 上記1)，2) に該当しない試薬を用いるときには，原則としてIUPACの化合物命名法に準拠した名称を試薬名とする．その際，試薬名は，日本化学会制定の化合物命名法に準拠した日本語名とする．
4) 上記1)，2) に該当しない試薬を用いるときには，上記3)の規定にかかわらず，広く一般に用いられている慣用名や旧JIS試薬名を試薬名として用いることができる．ただし，(一財) 日本規格協会で閲覧及び入手することが可能なものに限る．
5) 試液の名称は，溶質名及び溶媒名から命名する．ただし，溶媒が水のときは，原則として名称に含めない．また，溶質の溶解後，その使用に影響がない「N水和物」，「無水」などの表記を除いて命名する．
6) エタノール(99.5)のように濃度を付して表記するものを溶媒とする試液の名称は，濃度を付さないことによる混乱が予測される場合を除き，「○○・エタノール試液」のように濃度を付さない名称とする．

7.2.3.2 試薬の名称の記載例
1) 試薬・試液名は，カタカナと漢字で表示する．(JIS試薬では，日本語はひらがな表示，例えば，りん酸，くえん酸，ひ素などと表記することに定められているが，日本薬局方には取り入れない)
2) 試薬名「○○」の後にカッコを付けて「○○(100)」のように示すとき，カッコの数字は分子式で示されている物質の含量(%) を示す．
　［例］ エタノール(95)，エタノール(99.5)，酢酸(31)，酢酸(100)，過酸化水素(30)，アンモニア水(28)
3) 定量用などの標準物質として医薬品各条の医薬品を用いる場合には，各条名を試薬名とする．標準物質以外の試薬として用いるときは，原則として試薬の命名による．ただし，広く一般に用いられている慣用名はこれを用いてもよい．
4) 特殊な用途の試薬は，「○○用××」とする．これらの試薬は医薬品各条においては"○○用××"と記載し，一般試験法「**9.41 試薬・試液**」には並び順が明らかになるよう"××，○○用"として記載する．
　［例］ 液体クロマトグラフィー用ヘキサン
　　　　ヘキサン，液体クロマトグラフィー用
5) 1，2，3級アミン類の塩酸塩は，「○○塩酸塩」とし，「塩化○○」とはしない．無機塩については陽イオンと陰イオンの数に誤解を生じない場合には数を記載しない．有機化合物においては塩の数をできるだけ記載する．
　［例］ <u>1,3－フェニレンジアミン塩酸塩</u>

6) D，L－符号などを用いる．
　［例］ L－アスコルビン酸
7) 水和物は「○○N水和物」とし，(Nは漢数字) 水の数が不明なときは「○○n水和物」とする．無水の試薬は単に「○○」とする．ただし，混乱を防止するため「無水○○」も必要に応じて用いる．各条品ではない試薬の水和物については，可能な範囲で水和水の数を特定する．
　［例］ リン酸水素二ナトリウム十二水和物，リンモリブデン酸n水和物
8) 無機の化合物は必要に応じてローマ数字で価数表示する．
　［例］ 酸化鉛(Ⅱ)，酸化鉛(Ⅳ)

7.2.4 試薬・試液の新規設定
日本薬局方に既収載の試薬・試液をなるべく使用する．単純な溶液及びある各条でのみ用いる溶液は，可能であればその調製方法を各条中に記載する．

試薬・試液を新規に設定する場合は，目的・用途に応じ適切な品質規格とする．既収載の試薬とは品質水準が異なる場合などは「○○用」などとし，名前と内容を区別する．

試薬・試液として規定する培地については組成を規定する．ただし，一般的に広く使用され培地構成成分が公知の場合には単に培地名のみを記載する．また，培地に用いられている成分の規格は，必ずしも設定する必要はない．

7.2.5 「定量用○○」の新規設定
製剤各条の試験(確認試験，定量的試験)に各条医薬品を定量用標準物質として使用する場合には，「定量用○○(医薬品各条名)」を試薬に設定する．

規格は原則として医薬品各条を準用するか，必要に応じて含量などの規定をより厳しく設定する．

「定量用○○」を液体クロマトグラフィーによる定量的試験に用いるとき，原薬各条での純度試験が薄層クロマトグラフィーにより規定されている場合には，定量的試験と同じ試験条件の液体クロマトグラフィーによる方法に変更するなど，用途に応じた試験方法を必要に応じて設定する．

7.2.6 容量分析用標準液，標準液の新規設定
容量分析用標準液，標準液を新規に設定する場合は，一次標準へのトレーサビリティーを確立する．

7.2.7 クロマトグラフィー用担体／充塡剤の新規設定
平均孔径，架橋度等について，新たに設定する場合，細かな設定は「**9.42 クロマトグラフィー用担体／充塡剤**」には記載せず，各条の試験条件，カラムの項に具体的に記載する．

第二部
医薬品各条原案の提出資料とその作成方法

日本薬局方医薬品各条の原案(以下，原案という)提出にあたっては，以下の**1.**から**7.**の資料を，それぞれの作成方法に留意し，所定の様式に従って作成し提出すること．ただし，既収載各条の改正の場合は，様式2，5，6の提出は必要ない．

1. 様式1：日本薬局方医薬品各条原案総括表
各項目について正確に記載する．

公定書名とは日本薬局方外医薬品規格(局外規)，米国薬局方，欧州薬局方，英国薬局方又は食品添加物公定書などをいう．これらに収載されていない場合は「収載なし」と記載する．

担当者連絡先には，本件に関する問い合わせなどへの対応を行う担当者の会社名，氏名，連絡先住所，電話番号，FAX番号，電子メールアドレスを必ず記入すること．なお，担当者連絡先に変更が生じた場合は，記載内容を更新し，備考欄に担当者連絡先を変更した旨を追記した様式1を作成して速やかに提出すること．

また，別紙1（提出資料チェックリスト【原薬】）又は別紙2（提出資料チェックリスト【製剤】）により資料の有無を記入の上，提出すること．

なお，希少疾病用医薬品（オーファンドラッグ）として承認された医薬品の場合は，備考欄に「オーファンドラッグ」と明記すること．

2. 様式2：原案と局外規等との項目ごとの比較表

原案について，局外規に収載の場合は原案と局外規における規格及び試験方法を，局外規に未収載の場合は原案と当該品目の製造販売承認における規格及び試験方法を，項目ごとに比較した表を様式2により作成する．

作成にあたっては，各項目の概要ではなく，局外規，又は製造販売承認書の規定どおりに全文を正確に記載すること．ただし，判読が可能な範囲で縮小したコピー等を貼付することで差し支えない．

3. 様式3：医薬品各条案

「第一部　第十九改正日本薬局方原案の作成に関する細則」に基づき，原案を様式3により作成する．既収載各条の改正の場合は，改正する項目以外も現行記載を全て様式3に示した上で，改正する箇所を見え消し記載すること．

4. 様式4：実測値

新医薬品の承認申請に際して添付すべき資料に関するガイドラインなどを参考に，様式4により作成する．

［記載するデータについて］

原案設定の根拠となった資料として，3ロット各3回以上のデータ及び試験方法の分析法バリデーションデータを提出すること．液体クロマトグラフィー及びガスクロマトグラフィーについては，頑健性データ（検討項目と変動範囲）の提出が望ましい．また，測定値に影響しやすい変動因子があれば記載する．なお，含量違いや容器違い（注射剤におけるプラスチック製水性注射剤容器など）がある製剤については，原則としてそれぞれの実測値の提出が必要である．なお，長期保存試験の成績及び貯法に保存条件の規定が必要な場合には苛酷試験の成績も提出すること．経口固形剤各条の貯法の容器について，気密容器を規定する場合は，温度及び湿度に対する苛酷試験結果等を示し，容器の妥当性を説明すること．注射製剤各条の貯法の容器について，意見公募・改正要望において，承認に基づき，密封容器の後にプラスチック製水性注射剤容器・着色容器の追記を希望する場合には，事務局が承認内容を確認し，必要であれば委員会にて追記の妥当性を検討することとする．純度試験の残留溶媒に関しては，項目として規定しない場合でも，製造工程で使用している溶媒名・試験方法・実測値（3ロット1回でも可）のデータを提出すること．溶出性に関しては，原則として基本4液性での溶出プロファイル及び溶解度，分析法バリデーション（品質再評価終了品目については不要）並びに6ベッセルの個々のデータを提出すること．基本4液性とは，溶出試験第1液，pH 4.0の0.05 mol/L酢酸・酢酸ナトリウム緩衝液，溶出試験第2液，水を用いた場合をいう．試験液量について900 mL以外とする場合は，必要に応じてデータを示し，液量の妥当性を説明すること．

ただし，局外規，又は製造販売承認内容と同一の試験方法を採用する場合は，あらためて実測値をとる必要はなく，過去に測定されたデータ及び分析法バリデーションデータを提出することで差し支えない．この場合にあっては，各ロットにつき必ずしも3回繰り返し測定したデータである必要はない．また，液体クロマトグラフィー及びガスクロマトグラフィーについては，頑健性データ（検討項目と変動範囲）の提出が望ましい．

5. 様式5：原案と外国薬局方等の他の公定書との比較表

米国薬局方，欧州薬局方，英国薬局方，又は食品添加物公定書などの公定書に当該医薬品が収載されている場合は，各項目ごとに比較した表を様式5により作成する．作成にあたっては，各項目の概要ではなく，他の公定書の規格及び試験方法の全文を記載する．ただし，縮小したコピー等を貼付することで差し支えない．なお，英語については翻訳する必要はないが，英語以外の言語については日本語訳で比較表を作成すること．

様式2において，局外規と比較した場合にあっては，局外規の欄の右側に欄を追加して記載することで様式5を省略できる．この場合は，様式1の備考欄に「様式5は様式2に包括」と記入すること．局外規以外の公定書に収載されていないため様式5を省略する場合は，様式1の備考欄に「様式5を省略」と記載すること．

6. 様式6：名称及び化学名等

原薬の原案については，JAN，INN及び他の公定書等の名称などを様式6に記載する．

化学名及び構造式に関しては，それらの選択理由及び簡単な解説を，またCAS登録番号に関しては，塩基，塩，無水物など関連のものを含めて，記載する．

なお，日本薬局方に製剤のみが収載される場合は，その原薬に関する様式6を作成すること．

7. 標準品に関する資料

新たに日本薬局方標準品を設定する必要がある場合は，別添1（有効成分等の定量用標準品（化学薬品，抗生物質及び添加剤等）の場合），別添2（類縁物質の定量用標準品の場合），別添3（システム適合性試験用標準品の場合）又は別添4（生物薬品に関する標準品の場合）に従って，「標準品品質標準」原案を作成する．

8. 資料の提出方法

資料は様式1（様式1の別紙1及び別紙2を含む）から様式6をその順に綴じ，標準品を設定する場合は別添1（様式-標1の別紙1を含む），別添2又は別添3又は別添4の様式を同様に綴じて，正本1部及び副本1部（正本の写しで差し支えない）を書面及び電子ファイルで提出すること．

なお，電子ファイルについては，様式3，様式6，様式-標2，様式-標類2，様式-標シ2及び様式-標生2はMS-Wordを品目毎に作成し，他の様式も含む一式を別途担当者宛メールに添付して送信するかCD/DVDの電子媒体に記録したものを添付すること．

様式（略）

別添1

「標準品品質標準」原案の提出資料とその作成方法

日本薬局方標準品品質標準の原案提出にあたっては，以下の1）から6）の資料を様式-標1～標6に従って作成して提出すること．

資料の提出にあたっては，様式-標1から様式-標6の紙媒体と電子媒体の両方の資料を医薬品各条原案と同様に提出すること．

1) 「日本薬局方標準品品質標準」原案の総括表
   作成方法：「様式-標1」を用いて作成する．
   作成上の留意事項
   ① 省略した様式がある場合は，備考欄にその理由を記載すること．
   ② 「適用医薬品各条名」欄には，当該標準品の使用が規定される全ての医薬品各条について網羅的に記載すること．
   ③ 「適用試験項目」欄には，当該標準品の使用が規定される全ての試験項目を記載すること．
   ④ 「試験方法」欄には，当該標準品の使用が規定される試験項目の試験方法を簡略記載すること．
   ⑤ 「使用量」欄には，医薬品各条の記載に従って試験を1回実施するのに必要な量を記載すること．使用量が各条に記載されていない場合は，大略の使用量を括弧書きで示すこと．乾燥後秤量の場合は，「乾燥後」と記載すること．また，別途水分を測定する場合などでは，別途測定に必要な量を付記すること．なお，別紙1（提出資料チェックリスト【標準品】）により資料の有無を記入の上，提出すること．

2) 「日本薬局方標準品品質標準」原案に関する資料
   作成方法：「様式-標2」を用いて作成する．
   作成上の留意事項
   ① 標準品原料候補の品質評価に必要なデータを得るために実施すべき品質試験項目とその試験方法を記載すること．
   ② 標準品の用途項目の試験方法は，用途の試験方法に一致させること．
   ③ 医薬品各条とは目的を異にするものであるので，試験方法等の記載は日局原案作成要領に従う必要はない．
   ④ 試験方法には，品質試験を支障なく実施するのに必要な事項を洩れなくできるだけ詳細に記載すること．
   ⑤ 試験方法の記載においては，日局の記載方法に拘束されることなく，特殊な試薬，カラム等を銘柄名で記載しても差し支えない．
   ⑥ 標準品原料候補を製造機関に供給する際は，様式-標2に従った試験成績を添付することが望ましい．

3) 標準品品質標準に基づいた実測値に関する資料
   作成方法：「様式-標3」を用いて作成する．
   作成上の留意事項
   ① 標準品相当品又は現在使用している自家標準物質の品質試験実測値を記載する．
   ② 数値結果で評価する試験については，適否の評価結果ではなく，各試験の測定値などを記載すること．
   ③ 代表的なスペクトルデータやクロマトグラム，液体クロマトグラフィーの試験条件やシステム適合性データなども記載すること．なお，赤外吸収スペクトル，核磁気共鳴スペクトル等のスペクトルでは帰属も記載し，液体クロマトグラフィーなどにおいては分析法バリデーションも提出すること．
   ④ 試験に用いた機器など（測定機器，カラム，薄層板，特殊試薬等を含む）の具体的名称（銘柄名等）も記載すること．特に，水分測定用試液（容量滴定法）又は水分測定用陽極液及び陰極液（電量滴定法）についてはその銘柄名を必ず記載すること．
   ⑤ 不純物の本質が特定されている場合には，不純物の化学名，構造式のほか，該当する場合にはクロマトグラフィーにおける感度係数等を記載すること．

4) 日本薬局方標準品の保存方法及び安定性に関する資料
   作成方法：「様式-標4」を用いて作成する．
   作成上の留意事項
   ① 標準品原料提供者における自家標準物質の実際の保存方法による保存条件及び保存容器を記載する．
   ② 安定性のデータは標準品原料提供者の実際の保存方法におけるデータを記載すること．
   ③ 安定性データには，試験方法（試験条件を含む）を明示し，クロマトグラムなどのデータも添付すること．
   ④ 密封容器を使用する場合や冷蔵又は冷凍保存である場合には，保存方法の設定理由を記載すること．なお，安定性試験に基づいて設定した場合はその根拠となったデータ（適切な時点におけるクロマトグラム等を含む）を別に添付すること．
   ⑤ 標準品の取扱いにおいて留意すべき性質を洩れなく記載すること．
   ⑥ その他の項には，「酸化を受けやすいので不活性ガス置換して保存する必要がある」などの標準品の取扱い及び保存上留意すべき性質について記載すること．

5) 日本薬局方標準品原料の精製法に関する資料
   作成方法：「様式-標5」を用いて作成する．
   作成上の留意事項
   ① 入手した原料の品質が標準品としての品質に相応しくないと判断された場合に，標準品製造機関は精製などを行うことがあるので，その参考としての精製法を記載すること．
   ② 当該標準品原料の精製法が極めて特殊な技術を要する場合，精製法が知的財産権の範疇にある場合，又は精製の必要がある場合に原料提供者が精製することを確約できる場合などにあっては，その旨を備考欄に記載することによって，「精製法」欄の記載を省略することができる．

6) 日本薬局方標準品原料の供給に関する資料
   作成方法：「様式-標6」を用いて作成する．
   作成上の留意事項
   ① 標準品に相応しい品質の原料を供給可能な提供者及び提供要件について記載すること．
   ② 供給可能量は，「○○～○○g」，「○○g以下」のような記載でも差し支えない．標準品品質標準の試験の実施と標準品製造に，通常，少なくとも100g程度は必要であることを考慮して記載すること．
   ③ 価格は，「○○円/g程度」などの概数でも差し支えない．無償の場合は「無償」と記載すること．
   ④ 納期の項には，受注から納品までに要する標準的期間を

記載すること．
⑤ その他の項には，供給予定の標準品原料に関するその他の情報（例：約○○ mgずつをアンプル充填して供給する）や，継続的な供給が見込めない場合にはその旨を記載すること．
⑥ 万が一供給不可となった場合，代替の提供者についての情報を提供する等，標準品供給に支障がないように協力すること．
（注）提出方法は，第二部 8．資料の提出方法を参照すること．

様式（略）

別添2

「標準品品質標準」原案の提出資料とその作成方法
［類縁物質の定量用標準品］

類縁物質の定量用標準品の品質標準の原案提出にあたっては，以下の1）から5）の資料を様式-標類1～様式-標類5に従って作成して提出すること．

資料の提出にあたっては，様式-標類1から様式-標類5の紙媒体と電子媒体の両方の資料を医薬品各条原案と同様に提出すること．なお，標準品は標準品原料を継続的に提供できる場合に設定すること．

1) 「日本薬局方標準品品質標準」原案の総括表
作成方法：「様式-標類1」を用いて作成する．
作成上の留意事項
① 省略した様式がある場合は，備考欄にその理由を記載すること．
② 「適用医薬品各条名」欄には，当該標準品の使用が規定される全ての医薬品各条について網羅的に記載すること．
③ 「適用試験項目」欄には，当該標準品の使用が規定される試験の全ての試験項目を記載すること．
④ 「試験方法」欄には，当該標準品の使用が規定される試験項目の試験方法を簡略記載すること．
⑤ 「使用量」欄には，医薬品各条の記載に従って試験を1回実施するのに必要な量を記載すること．使用量が各条に記載されていない場合は，大略の使用量を括弧書きで示すこと．

2) 「日本薬局方標準品品質標準」原案に関する資料
作成方法：「様式-標類2」を用いて作成する．
作成上の留意事項
① 標準品原料候補の品質評価に必要なデータを得るために実施すべき品質試験項目とその試験方法を記載すること．
② 標準品の試験方法は，用途の試験方法と一致させること．
③ 試験方法には，品質試験を支障なく実施するのに必要な事項を洩れなくできるだけ詳細に記載すること．特に核磁気共鳴スペクトル測定法については測定条件を記載すること．
④ 試験方法の記載においては，日局の記載方法に拘束されることなく，特殊試薬，カラム等を銘柄名で記載しても差し支えない．
⑤ 標準品原料候補を製造機関に供給する際は，様式-標類2に従った試験成績を添付すること．

3) 標準品品質標準に基づいた実測値に関する資料
作成方法：「様式-標類3」を用いて作成する．
作成上の留意事項
① 標準品相当品又は現在使用している自家標準物質の品質試験実測値を記載する．
② 数値結果で評価する試験については，適否の評価結果ではなく，各試験の測定値などを記載すること．
③ 代表的なスペクトルデータやクロマトグラム，液体クロマトグラフィーの試験条件なども記載すること．なお，赤外吸収スペクトル，核磁気共鳴スペクトル等のスペクトルでは吸収の帰属も記載し，液体クロマトグラフィーなどにおいては分析法バリデーションも提出すること．
④ 試験に用いた機器など（測定機器，カラム，薄層板，特殊試薬等を含む）の具体的名称（銘柄名等）も記載すること．特に，水分測定用試液（容量滴定法）又は水分測定用陽極液及び陰極液（電量滴定法）についてはその銘柄名を必ず記載すること．

4) 日本薬局方標準品の保存方法及び安定性に関する資料
作成方法：「様式-標類4」を用いて作成する．
作成上の留意事項
① 標準品原料提供者における自家標準物質の実際の保存方法による保存条件及び保存容器を記載する．
② 安定性のデータは，入手が可能な場合は，必ず記載すること．
③ 安定性のデータは標準品原料提供者の実際の保存方法におけるデータを記載すること．
④ 安定性データには，試験方法（試験条件を含む）を明示し，クロマトグラムなどのデータも添付すること．
⑤ 密封容器を使用する場合や冷蔵又は冷凍保存である場合には，保存方法の設定理由を記載すること．なお，安定性試験に基づいて設定した場合はその根拠となったデータ（適切な時点におけるクロマトグラム等を含む）を別に添付すること．
⑥ 標準品の取扱いにおいて留意すべき性質を洩れなく記載すること．
⑦ その他の項には，「酸化を受けやすいので不活性ガス置換して保存する必要がある」などの標準品の取扱い及び保存上留意すべき性質について記載すること．

5) 日本薬局方標準品原料の供給に関する資料
作成方法：「様式-標類5」を用いて作成する．
作成上の留意事項
① 標準品に相応しい品質の原料を供給可能な提供者及び提供要件について記載すること．
② 供給可能量は，「○○～○○ g」，「○○ g以下」のような記載でも差し支えない．
③ 価格は，「○○円/g程度」などの概数でも差し支えない．無償の場合は「無償」と記載すること．
④ 納期の項には，受注から納品までに要する標準的期間を記載すること．
⑤ その他の項には，供給予定の標準品原料に関するその他の情報（例：約○○ mgずつをアンプル充填して供給する）を記載すること．
⑥ 万が一供給不可となった場合，代替供給機関に関する情

報を提供すること．また，標準品製造機関が対応できるよう，当該標準品原料の製造法（単離，分解，合成等）を求める場合がある．

（注）提出方法は，第二部 8．資料の提出方法を参照すること．

様式（略）

別添3

「標準品品質標準」原案の提出資料とその作成方法
［システム適合性試験用標準品］

日本薬局方システム適合性試験用標準品品質標準の原案提出にあたっては，以下の1）から5）の資料を様式-標シ1～標シ5に従って作成して提出すること．

資料の提出にあたっては，様式-標シ1から様式-標シ5の紙媒体と電子媒体の両方の資料を医薬品各条原案と同様に提出すること．なお，標準品は標準品原料を継続的に供給できる場合に設定する．

1) 「日本薬局方標準品品質標準」原案の総括表
   作成方法：「様式-標シ1」を用いて作成する．
   作成上の留意事項
   ① 省略した様式がある場合は，備考欄にその理由を記載すること．
   ② 「適用医薬品各条名」欄には，当該標準品の使用が規定される全ての医薬品各条について網羅的に記載すること．
   ③ 「適用試験項目」欄には，当該標準品の使用が規定される全ての試験項目を記載すること．
   ④ 「試験方法」欄には，当該標準品の使用が規定される試験項目の試験方法を簡略記載すること．
   ⑤ 「使用量」欄には，医薬品各条の記載に従って試験を1回実施するのに必要な量を記載すること．使用量が各条に記載されていない場合は，大略の使用量を括弧書きで示すこと．

2) 「日本薬局方標準品品質標準」原案に関する資料
   作成方法：「様式-標シ2」を用いて作成する．
   作成上の留意事項
   ① 標準品原料候補の品質評価に必要なデータを得るために実施すべき品質試験項目とその試験方法を記載すること．
   ② 標準品の用途項目の試験方法は，用途の試験方法に一致させること．
   ③ 医薬品各条とは目的を異にするものであるので，試験方法等の記載は日局原案作成要領に従う必要はない．
   ④ 試験方法には，品質試験を支障なく実施するのに必要な事項を洩れなくできるだけ詳細に記載すること．特に核磁気共鳴スペクトル測定法については，測定条件を，LC/MSの試験方法については，イオン化法やMS測定パラメーターを記載すること．
   ⑤ 試験方法の記載においては，日局の記載方法に拘束されることなく，特殊な試薬，カラム等を銘柄名で記載しても差し支えない．
   ⑥ 標準品原料候補を製造機関に供給する際は，様式-標シ2に従った試験成績を添付することが望ましい．

3) 標準品品質標準に基づいた実測値に関する資料
   作成方法：「様式-標シ3」を用いて作成する．
   作成上の留意事項
   ① 標準品相当品又は現在使用している自家標準物質の品質試験実測値を記載する．
   ② 数値結果で評価する試験については，適否の評価結果ではなく，各試験の測定値などを記載すること．
   ③ 代表的なスペクトルデータやクロマトグラム，液体クロマトグラフィーの試験条件やシステム適合性データなども記載すること．なお，赤外吸収スペクトル，核磁気共鳴スペクトル等のスペクトルでは帰属も記載し，液体クロマトグラフィーなどにおいては分析法バリデーションも提出すること．
   ④ 試験に用いた機器など（測定機器，カラム，薄層板，特殊試薬等を含む）の具体的名称（銘柄名等）も記載すること．特に，水分測定用試液（容量滴定法）又は水分測定用陽極液及び陰極液（電量滴定法）についてはその銘柄名を必ず記載すること．

4) 日本薬局方標準品の保存方法及び安定性に関する資料
   作成方法：「様式-標シ4」を用いて作成する．
   作成上の留意事項
   ① 標準品原料提供者における自家標準物質の実際の保存方法による保存条件及び保存容器を記載する．
   ② 安定性のデータは，標準品の内容等を勘案して，必要に応じて記載すること．
   ③ 安定性のデータは標準品原料提供者の実際の保存方法におけるデータを記載すること．
   ④ 安定性データには，試験方法（試験条件を含む）を明示し，クロマトグラムなどのデータも添付すること．
   ⑤ 密封容器を使用する場合や冷蔵又は冷凍保存である場合には，保存方法の設定理由を記載すること．なお，安定性試験に基づいて設定した場合はその根拠となったデータ（適切な時点におけるクロマトグラム等を含む）を別に添付すること．
   ⑥ 標準品の取扱いにおいて留意すべき性質を洩れなく記載すること．
   ⑦ その他の項には，「酸化を受けやすいので不活性ガス置換して保存する必要がある」などの標準品の取扱い及び保存上留意すべき性質について記載すること．

5) 日本薬局方標準品原料の供給に関する資料
   作成方法：「様式-標シ5」を用いて作成する．
   作成上の留意事項
   ① 標準品に相応しい品質の原料を供給可能な提供者及び提供要件について記載すること．
   ② 供給可能量は，「○○～○○ g」，「○○ g以下」のような記載でも差し支えない．標準品品質標準の試験の実施及び標準品製造に，通常，少なくとも10 g程度は必要であることを考慮して記載すること．
   ③ 価格は，「○○ 円/g程度」などの概数でも差し支えない．無償の場合は「無償」と記載すること．
   ④ 納期の項には，受注から納品までに要する標準的期間を記載すること．
   ⑤ その他の項には，供給予定の標準品原料に関するその他の情報（例：約○○ mgずつをアンプル充填して供給す

る）を記載すること．
⑥ 万が一供給不可となった場合，代替の提供者についての情報を提供する等，標準品供給に支障がないように協力すること．
（注）提出方法は，第二部 8．資料の提出方法を参照すること．

様式（略）

別添4

「標準品品質標準」原案の提出資料とその作成方法
［生物薬品（バイオテクノロジー応用医薬品／生物起源由来医薬品）標準品］

日本薬局方（生物薬品（バイオテクノロジー応用医薬品／生物起源由来医薬品））標準品品質標準の原案提出にあたっては，以下の1）から4）の資料を様式-標生1～標生4に従って作成し提出すること．

資料の提出にあたっては，様式-標生1から様式-標生4の紙媒体と電子媒体の両方の資料を医薬品各条原案と同様に提出すること．

1) 「日本薬局方標準品品質標準」原案の総括表
作成方法：「様式-標生1」を用いて作成する．
作成上の留意事項
① 省略した様式がある場合は，備考欄にその理由を記載すること．
② 「適用医薬品各条名」欄には，当該標準品の使用が規定される全ての医薬品各条について網羅的に記載すること．
③ 「適用試験項目」欄には，当該標準品の使用が規定される全ての試験項目を記載すること．
④ 「試験方法」欄には，当該標準品の使用が規定される試験項目の試験方法を簡略記載すること．
⑤ 「使用量」欄には，医薬品各条の記載に従って試験を1回実施するのに必要な量を記載すること．使用量が医薬品各条に記載されていない場合は，大略の使用量を括弧書きで示すこと．乾燥後秤量の場合は，「乾燥後」と記載すること．また，別途水分を測定する場合などでは，別途測定に必要な量を付記すること．

2) 「日本薬局方標準品品質標準」原案に関する資料
作成方法：「様式-標生2」を用いて作成する．
作成上の留意事項
① 標準品確立時に標準品原料候補の品質評価に必要なデータを得るために実施すべき品質試験項目とその試験方法を記載すること．
② 標準品の単位の値付けの方法（単位の定義設定の経緯も含む）及び標準品の更新の方法について記載すること．
③ 貯法の保存条件及び保存期間に関する情報を記載すること．
④ 適切な国際標準品がある場合については，国際標準品を基準に品質標準の設定を行う．
⑤ 適切な国際標準品などがない場合については，承認書に規定されている標準物質の規格に基づき，品質標準を設定する．

⑥ 医薬品各条とは目的を異にするものであるので，試験方法などの記載は日局原案作成要領に従う必要はない．
⑦ 試験方法には，品質試験を支障なく実施するのに必要な事項を洩れなく記載すること．
⑧ 試験方法の記載においては，日局の記載方法に拘束されることなく，特殊な試薬，カラム等を銘柄名で記載しても差し支えない．
⑨ 必要に応じて，標準品の日局各条における用途試験への適合性を確認する試験項目と方法を記載すること．また，可能な場合，適否の判定基準も記載すること．

3) 標準品品質標準に基づいた実測値に関する資料
作成方法：「様式-標生3」を用いて作成する．
作成上の留意事項
① 標準品相当品又は現在使用している自家標準物質の品質試験実測値を記載すること．
② 数値結果で評価する試験については，適否の評価結果ではなく，各試験の測定値などを記載すること．
③ 液体クロマトグラフィーを用いた場合，代表的なクロマトグラム，試験条件やシステム適合性データなども記載すること．
④ 試験に用いた機器など（測定機器，カラム，特殊試薬などを含む）の具体的名称（銘柄名など）も記載すること．
⑤ 不純物が特定されている場合，関係データを記載すること．
⑥ 本資料のために新たに試験を実施することなく，自家標準物質確立時のデータを提出しても差し支えない．自家標準物質確立時と異なる新規の品質標準を設定する場合には新規の品質標準に基づくデータも提出すること．

4) 日本薬局方標準品原料の供給に関する資料
作成方法：「様式-標生4」を用いて作成する．
作成上の留意事項
① 標準品に相応しい品質の原料を供給可能な提供者及び提供要件について記載すること．
② 供給可能量は，「○○～○○ g」，「○○ g以下」のような記載でも差し支えない．
③ 価格は，「○○ 円/g程度」などの概数でも差し支えありません．無償の場合は「無償」と記載すること．
④ 納期の項には，受注から納品までに要する標準的期間を記載すること．
⑤ その他の項には，供給予定の標準品原料に関するその他の情報（例：約○○ mgずつをアンプル充填して供給する）や，継続的な供給が見込めない場合にはその旨を記載すること．

（注）提出方法は，第二部 8．資料の提出方法を参照すること．

様式（略）

付表及び用字例付表

塩化物の％換算表

0.01 mol/L塩酸　0.25～0.30～0.45 mL（88.6～106～160 μg/50 mL Cl）（上方）
0.01 mol/L塩酸　0.70～0.85～1.0 mL（248～302～355 μg/50 mL Cl）（側方）

0.01 mol/L塩酸(mL) \ 試料(g)	0.10	0.20	0.30	0.40	0.5	0.6	0.7	0.8	0.9	1.0	1.5	2.0	2.5	3.0	3.5	4.0	4.5	5.0
0.25	089	044	030	022	018	015	013	011	010	009	006	004	004	003	002	002	002	002
0.30	106	053	035	026	021	018	015	013	012	011	007	005	004	004	003	003	002	002
0.35	124	062	041	031	025	021	018	016	014	012	008	006	005	004	004	003	003	002
0.40	142	071	047	036	028	024	020	018	016	014	009	007	006	005	004	004	003	003
0.45	160	080	053	040	032	027	023	020	018	016	011	008	006	005	004	004	004	003
0.70	248	124	083	062	050	041	035	031	028	025	016	012	010	008	007	006	006	005
0.80	284	142	095	071	057	047	040	036	032	028	019	014	011	009	008	007	006	006
0.90	320	160	107	080	064	054	046	040	036	032	021	016	013	011	009	008	007	006
1.0	335	178	119	089	071	059	051	044	039	036	024	018	014	012	010	009	008	007

％の値は小数点以下の数値を示す．

硫酸塩の％換算表

0.005 mol/L硫酸　0.35～0.40～0.50 mL（168～192～240 μg/50 mL SO₄）（上方）
0.005 mol/L硫酸　1.0～1.25～1.5 mL（480～600～720 μg/50 mL SO₄）（側方）

0.005 mol/L硫酸(mL) \ 試料(g)	0.10	0.20	0.30	0.40	0.5	0.6	0.7	0.8	0.9	1.0	1.5	2.0	2.5	3.0	3.5	4.0	4.5	5.0
0.35	168	084	056	042	034	028	024	021	019	017	011	008	007	006	005	004	004	003
0.40	192	096	064	048	038	032	027	024	021	019	013	010	008	006	005	005	004	004
0.45	216	108	072	054	043	036	031	027	024	022	014	011	009	007	006	005	005	004
0.50	240	120	080	060	048	040	034	030	027	024	016	012	010	008	007	006	005	005
1.0	480	240	160	120	096	080	068	060	053	048	032	024	019	016	014	012	011	010
1.1	528	264	176	132	106	088	075	066	059	053	035	026	021	018	015	013	012	010
1.2	576	288	192	144	115	096	082	072	064	058	038	028	023	019	016	014	013	012
1.3	624	312	208	156	125	104	089	078	069	062	042	031	025	021	018	016	014	012
1.4	672	336	224	168	134	112	096	084	075	067	045	034	026	022	019	017	015	013
1.5	720	360	240	180	144	120	103	090	080	072	048	036	029	026	020	018	016	014

％の値は小数点以下の数値を示す．

重金属のppm及び％換算表

鉛標準液　1.0～3.0 mL（10～30 μg/50 mL Pb）（上方）
鉛標準液　3.0～4.5 mL（30～45 μg/50 mL Pb）（側方）

鉛標準液(mL) \ 試料(g)	0.10	0.20	0.30	0.40	0.5	0.6	0.7	0.8	0.9	1.0	1.5	2.0	2.5	3.0	3.5	4.0	4.5	5.0
1.0	0100	0050	0033	0025	0020	0017	0014	0012	0011	0010	0007	0005	0004	0003	0003	0002	0002	0002
2.0	0200	0100	0067	0050	0040	0033	0028	0025	0022	0020	0013	0010	0008	0007	0006	0005	0004	0004
2.5	0250	0125	0083	0062	0050	0042	0036	0031	0028	0025	0017	0012	0010	0008	0007	0006	0006	0005
3.0	0300	0150	0100	0075	0060	0050	0043	0038	0033	0030	0020	0015	0012	0010	0008	0008	0007	0006
3.5	0350	0175	0117	0088	0070	0058	0050	0044	0038	0035	0023	0018	0014	0012	0010	0009	0008	0007
4.0	0400	0200	0133	0100	0080	0067	0057	0050	0044	0040	0027	0020	0016	0013	0011	0010	0009	0008
4.5	0450	0225	0150	0112	0090	0075	0064	0056	0050	0045	0030	0022	0018	0015	0013	0011	0010	0009

〔例〕　0020とは20 ppm, 0.0020％を示す．

ヒ素のppm換算表

ヒ素標準液　2.0 mL（2 μg As$_2$O$_3$）

ヒ素標準液(mL) \ 試料(g)	0.10	0.15	0.20	0.25	0.30	0.35	0.40	0.45	0.5	0.55	0.6	0.65	0.7	0.75	0.8	0.85	0.9	1.0	1.2	1.5	2.0
2.0	20	13.3	10	8	6.6	5.7	5	4.4	4	3.6	3.3	3.1	2.8	2.6	2.5	2.4	2.2	2	1.6	1.3	1

乾燥減量及び強熱残分の％記載法

試料(g) \ ％	0.05	0.1	0.5	1	5	10	20
0.05				(1)	(5)	(10)	(20)
0.1		(0.1)	(0.5)	(1.0)	(5.0)	10	20
0.5		(0.1)	(0.5)	(1.0)	(5.0)	10	20
1	(0.05)	(0.1)	0.5	1.0	5.0	10.0	20.0
5	(0.05)	(0.10)	0.5	1.0	5.0	10.0	20.0
10	0.05	(0.10)	0.50	1.00	5.00	10.00	20.00

（　）を付したものはセミミクロ化学はかりを用いる．

「原子量表（2017）」について

日本化学会　原子量専門委員会

元素の原子量は1961年，「質量数12の炭素（^{12}C）の質量を12（端数無し）としたときの相対質量とする」と決められた．以来，質量分析法等の物理的手法による各元素の核種の質量と同位体組成の測定データは質，量ともに格段に向上した．国際純正・応用化学連合（IUPAC）の，原子量および同位体存在度委員会（CIAAW）では，新しく測定されたデータの収集と検討をもとに，2年ごと（奇数年）に原子量表の改定を行っている．これを受けて，日本化学会原子量専門委員会では，毎年4月にその年の原子量表を発表している．以下に示す2017年版の原子量表の数値はIUPACにおいて2015年に承認された原子量の改定[*1]に基づいている．さらに詳しいことはIUPACのCIAAWの報告書[*2]および総説[*3]を参照していただきたい．

原子量表に記載されている各元素の原子量の値は，単核種元素（一つの安定核種からなる元素）以外の元素では，その元素を含む物質の起源や処理の仕方などによって変わりうる．これは原子量がそれぞれの元素を構成している安定核種の相対存在度（元素の同位体比）に依存するからである．測定技術の進歩によって，各元素の同位体存在度はかならずしも一定ではなく，地球上で起こる様々な過程のために変動し，それが原子量に反映することがわかってきた．そうした背景から，2009年IUPACは10の元素については原子量を単一の数値ではなく，変動範囲で示すことを決定した[*4]．日本化学会原子量専門委員会ではこの変更について検討し，「原子量表（2011）」以降，IUPACの方針を反映し，このような元素の原子量を変動範囲で，それ以外の元素については従来通り不確かさを伴う単一の数値で示すことにした．

変動範囲による原子量の表記について

現在，水素，リチウム，ホウ素，炭素，窒素，酸素，マグネシウム，ケイ素，硫黄，塩素，臭素，タリウムの12元素の原子量が変動範囲で示されている．これらの元素は地球上で採取された試料や試薬中の同位体組成の変動が大きいことが知られている．以前は変動範囲が概ね含まれるように原子量の値とその不確かさが定められ，その範囲に含まれない地質学的試料がある場合には "g"，人為的な同位体分別を受けた試薬が一般的に利用されている可能性がある場合には "m" の注が記された．また，このように変動範囲が大きいため測定技術が進歩しても精度のよい原子量を与えることができない元素には "r" という注が記された．例えば水素について様々な試料の同位体組成とそれに対応する原子量を下図に示す．最上段に原子量の変動範囲1.00784～1.00811，次に「原子量表（2010）」の値1.00794±0.00007が示されており，その下に様々な試料で測定された値が示されている．黒丸で示された点は代表的な同位体標準物質の値で，水素の同位体組成の測定精度は "best measurement"[*5]で±0.000 000 05であり，「原子量表（2010）」までの値に付けられていた不確かさに比べて1/1000以下である．このような状況において不確かさを伴った単一の数値で表記すると，次のような問題点があった：

・原子量の不確かさを測定精度と誤解される恐れがある．
・原子量の値の分布は元素によって様々であり，ガウス分布をするとは限らない．
・新しい測定がそれまでの原子量の範囲を超えた場合，その値を含むように不確かさだけでなく原子量の値も変更しなければならない可能性がある．
・定められた原子量の値を持つ実際の物質を見つけることはしばしば難しく，場合によっては不可能である．

この改定でこのような元素の原子量は1つの値ではなく，知られているすべての試料の原子量が含まれるように変動範囲で表され，原子量は一定ではないことを明確に示した．また，この変動範囲の中での分布は原子量表には示されておらず，元素によって様々な分布を持っている[*4]．したがって，下記の点に注意してこの変動範囲を使用する必要がある：

・変動範囲の中間点を原子量の値，変動幅の半分を不確かさとして表記しないこと．
・上限，下限の値は地球上の通常の物質の測定値に測定誤差を加味して定められているが，それ自体の値は不確かさを持っていない．
・原子量の値として可能な限りの桁数を与えているので，場合によっては最後の桁がゼロである場合も表記する．

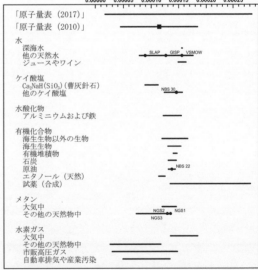

*1. IUPAC Inorganic Chemistry Division, CIAAW : Standard Atomic Weight of Ytterbium Revised, *Chem. Int.*, **37** (5-6), 26 (2015).

*2. J. Meija *et al.* : Atomic Weights of the Elements 2015 (IUPAC Technical Report), *Pure Appl. Chem.*, to be published. J. Meija *et al.* : Atomic Weights of the Elements 2013 (IUPAC Technical Report), *Pure Appl. Chem.*, **88**, 265 (2016).

*3. J. R. De Laeter *et al.* : Atomic Weights of the Elements : Review 2000 (IUPAC Technical Report), *Pure Appl. Chem.*, **75**, 683 (2003).

*4. M. E. Wieser and T. B. Coplen : Atomic Weights of the Elements 2009 (IUPAC Technical Report), *Pure Appl. Chem.*, **83**, 359 (2011).

＊5. M. Berglund and M. E. Wieser : Isotopic Compositions of the Elements 2009 (IUPAC Technical Report), *Pure Appl. Chem.*, **83**, 397 (2011).

Ⓒ2017 日本化学会　原子量専門委員会

原子量表（2017）

（元素の原子量は，質量数12の炭素(^{12}C)を12とし，これに対する相対値とする．但し，この^{12}Cは核および電子が基底状態にある結合していない中性原子を示す．）

多くの元素の原子量は通常の物質中の同位体存在度の変動によって変化する．そのような12の元素については，原子量の変動範囲を$[a, b]$で示す．この場合，元素Eの原子量Ar(E)は$a \leq Ar$(E)$\leq b$の範囲にある．ある特定の物質に対してより正確な原子量が知りたい場合には，別途求める必要がある．その他の72元素については，原子量Ar(E)とその不確かさ（括弧内の数値）を示す．不確かさは有効数字の最後の桁に対応する．

元素名	元素記号	原子番号	原子量	脚注
水素	H	1	[1.00784, 1.00811]	m
ヘリウム	He	2	4.002602(2)	g　r
リチウム	Li	3	[6.938, 6.997]	m
ベリリウム	Be	4	9.0121831(5)	
ホウ素	B	5	[10.806, 10.821]	m
炭素	C	6	[12.0096, 12.0116]	
窒素	N	7	[14.00643, 14.00728]	m
酸素	O	8	[15.99903, 15.99977]	m
フッ素	F	9	18.998403163(6)	
ネオン	Ne	10	20.1797(6)	g m
ナトリウム	Na	11	22.98976928(2)	
マグネシウム	Mg	12	[24.304, 24.307]	
アルミニウム	Al	13	26.9815385(7)	
ケイ素	Si	14	[28.084, 28.086]	
リン	P	15	30.973761998(5)	
硫黄	S	16	[32.059, 32.076]	
塩素	Cl	17	[35.446, 35.457]	m
アルゴン	Ar	18	39.948(1)	g　r
カリウム	K	19	39.0983(1)	
カルシウム	Ca	20	40.078(4)	g
スカンジウム	Sc	21	44.955908(5)	
チタン	Ti	22	47.867(1)	
バナジウム	V	23	50.9415(1)	
クロム	Cr	24	51.9961(6)	
マンガン	Mn	25	54.938044(3)	
鉄	Fe	26	55.845(2)	
コバルト	Co	27	58.933194(4)	
ニッケル	Ni	28	58.6934(4)	r
銅	Cu	29	63.546(3)	r
亜鉛	Zn	30	65.38(2)	r
ガリウム	Ga	31	69.723(1)	
ゲルマニウム	Ge	32	72.630(8)	
ヒ素	As	33	74.921595(6)	
セレン	Se	34	78.971(8)	r
臭素	Br	35	[79.901, 79.907]	
クリプトン	Kr	36	83.798(2)	g m
ルビジウム	Rb	37	85.4678(3)	g
ストロンチウム	Sr	38	87.62(1)	g　r
イットリウム	Y	39	88.90584(2)	
ジルコニウム	Zr	40	91.224(2)	g
ニオブ	Nb	41	92.90637(2)	
モリブデン	Mo	42	95.95(1)	g
テクネチウム＊	Tc	43		
ルテニウム	Ru	44	101.07(2)	g
ロジウム	Rh	45	102.90550(2)	
パラジウム	Pd	46	106.42(1)	g

元素名	元素記号	原子番号	原子量	脚注
銀	Ag	47	107.8682(2)	g
カドミウム	Cd	48	112.414(4)	g
インジウム	In	49	114.818(1)	
スズ	Sn	50	118.710(7)	g
アンチモン	Sb	51	121.760(1)	g
テルル	Te	52	127.60(3)	g
ヨウ素	I	53	126.90447(3)	
キセノン	Xe	54	131.293(6)	g m
セシウム	Cs	55	132.90545196(6)	
バリウム	Ba	56	137.327(7)	
ランタン	La	57	138.90547(7)	g
セリウム	Ce	58	140.116(1)	g
プラセオジム	Pr	59	140.90766(2)	
ネオジム	Nd	60	144.242(3)	g
プロメチウム*	Pm	61		
サマリウム	Sm	62	150.36(2)	g
ユウロピウム	Eu	63	151.964(1)	g
ガドリニウム	Gd	64	157.25(3)	g
テルビウム	Tb	65	158.92535(2)	
ジスプロシウム	Dy	66	162.500(1)	g
ホルミウム	Ho	67	164.93033(2)	
エルビウム	Er	68	167.259(3)	g
ツリウム	Tm	69	168.93422(2)	
イッテルビウム	Yb	70	173.045(10)	g
ルテチウム	Lu	71	174.9668(1)	g
ハフニウム	Hf	72	178.49(2)	
タンタル	Ta	73	180.94788(2)	
タングステン	W	74	183.84(1)	
レニウム	Re	75	186.207(1)	
オスミウム	Os	76	190.23(3)	g
イリジウム	Ir	77	192.217(3)	
白金	Pt	78	195.084(9)	
金	Au	79	196.966569(5)	
水銀	Hg	80	200.592(3)	
タリウム	Tl	81	[204.382, 204.385]	
鉛	Pb	82	207.2(1)	g r
ビスマス*	Bi	83	208.98040(1)	
ポロニウム*	Po	84		
アスタチン*	At	85		
ラドン*	Rn	86		
フランシウム*	Fr	87		
ラジウム*	Ra	88		
アクチニウム*	Ac	89		
トリウム*	Th	90	232.0377(4)	g
プロトアクチニウム*	Pa	91	231.03588(2)	
ウラン*	U	92	238.02891(3)	g m
ネプツニウム*	Np	93		
プルトニウム*	Pu	94		
アメリシウム*	Am	95		
キュリウム*	Cm	96		
バークリウム*	Bk	97		
カリホルニウム*	Cf	98		
アインスタイニウム*	Es	99		
フェルミウム*	Fm	100		
メンデレビウム*	Md	101		
ノーベリウム*	No	102		
ローレンシウム*	Lr	103		
ラザホージウム*	Rf	104		
ドブニウム*	Db	105		
シーボーギウム*	Sg	106		
ボーリウム*	Bh	107		
ハッシウム*	Hs	108		
マイトネリウム*	Mt	109		
ダームスタチウム*	Ds	110		
レントゲニウム*	Rg	111		
コペルニシウム*	Cn	112		
ニホニウム*	Nh	113		
フレロビウム*	Fl	114		
モスコビウム*	Mc	115		
リバモリウム*	Lv	116		
テネシン*	Ts	117		
オガネソン*	Og	118		

*：安定同位体のない元素．これらの元素については原子量が示されていないが，ビスマス，トリウム，プロトアクチニウム，ウランは例外で，これらの元素は地球上で固有の同位体組成を示すので原子量が与えられている．

g：当該元素の同位体組成が通常の物質が示す変動幅を越えるような地質学的試料が知られている．そのような試料中では当該元素の原子量とこの表の値との差が，表記の不確かさを越えることがある．

m：不詳な，あるいは不適切な同位体分別を受けたために同位体組成が変動した物質が市販品中に見いだされることがある．そのため，当該元素の原子量が表記の値とかなり異なることがある．

r：通常の地球上の物質の同位体組成に変動があるために表記の原子量より精度の良い値を与えることができない．表中の原子量および不確かさは通常の物質に適用されるものとする．

Ⓒ2017 日本化学会　原子量専門委員会

原子量表 (2010)

(元素の原子量は，質量数12の炭素（^{12}C）を12とし，これに対する相対値とする．ただし，^{12}Cは核及び電子が基底状態にある中性原子である．)

多くの元素の原子量は一定ではなく，物質の起源や処理の仕方に依存する．原子量とその不確かさ#は地球上に起源をもち，天然に存在する物質中の元素に適用される．この表の脚注には，個々の元素に起こりうるもので，原子量に付随する不確かさを越える可能性のある変動の様式が示されている．原子番号112から118までの元素名は暫定的なものである．

元素名	元素記号	原子番号	原子量	脚注
アインスタイニウム*	Es	99		
亜鉛	Zn	30	65.38(2)	r
アクチニウム*	Ac	89		
アスタチン*	At	85		
アメリシウム*	Am	95		
アルゴン	Ar	18	39.948(1)	g r
アルミニウム	Al	13	26.9815386(8)	
アンチモン	Sb	51	121.760(1)	g
硫黄	S	16	32.065(5)	g r
イッテルビウム	Yb	70	173.054(5)	g
イットリウム	Y	39	88.90585(2)	
イリジウム	Ir	77	192.217(3)	
インジウム	In	49	114.818(3)	
ウラン*	U	92	238.02891(3)	g m
ウンウンオクチウム*	Uuo	118		
ウンウンクアジウム*	Uuq	114		
ウンウントリウム*	Uut	113		
ウンウンヘキシウム*	Uuh	116		
ウンウンペンチウム*	Uup	115		
エルビウム	Er	68	167.259(3)	g
塩素	Cl	17	35.453(2)	g m r
オスミウム	Os	76	190.23(3)	g
カドミウム	Cd	48	112.411(8)	g
ガドリニウム	Gd	64	157.25(3)	g
カリウム	K	19	39.0983(1)	
ガリウム	Ga	31	69.723(1)	
カリホルニウム*	Cf	98		
カルシウム	Ca	20	40.078(4)	g
キセノン	Xe	54	131.293(6)	g m
キュリウム*	Cm	96		
金	Au	79	196.966569(4)	
銀	Ag	47	107.8682(2)	g
クリプトン	Kr	36	83.798(2)	g m
クロム	Cr	24	51.9961(6)	
ケイ素	Si	14	28.0855(3)	r
ゲルマニウム	Ge	32	72.64(1)	
コバルト	Co	27	58.933195(5)	
コペルニシウム*	Cn	112		
サマリウム	Sm	62	150.36(2)	g
酸素	O	8	15.9994(3)	g r
ジスプロシウム	Dy	66	162.500(1)	g
シーボーギウム*	Sg	106		
臭素	Br	35	79.904(1)	
ジルコニウム	Zr	40	91.224(2)	g
水銀	Hg	80	200.59(2)	

元素名	元素記号	原子番号	原子量	脚注
水素	H	1	1.00794(7)	g m r
スカンジウム	Sc	21	44.955912(6)	
スズ	Sn	50	118.710(7)	g
ストロンチウム	Sr	38	87.62(1)	g r
セシウム	Cs	55	132.9054519(2)	
セリウム	Ce	58	140.116(1)	g
セレン	Se	34	78.96(3)	r
ダームスタチウム*	Ds	110		
タリウム	Tl	81	204.3833(2)	
タングステン	W	74	183.84(1)	
炭素	C	6	12.0107(8)	g r
タンタル	Ta	73	180.94788(2)	
チタン	Ti	22	47.867(1)	
窒素	N	7	14.0067(2)	g r
ツリウム	Tm	69	168.93421(2)	
テクネチウム*	Tc	43		
鉄	Fe	26	55.845(2)	
テルビウム	Tb	65	158.92535(2)	
テルル	Te	52	127.60(3)	g
銅	Cu	29	63.546(3)	r
ドブニウム*	Db	105		
トリウム*	Th	90	232.03806(2)	g
ナトリウム	Na	11	22.98976928(2)	
鉛	Pb	82	207.2(1)	g r
ニオブ	Nb	41	92.90638(2)	
ニッケル	Ni	28	58.6934(4)	r
ネオジム	Nd	60	144.242(3)	g
ネオン	Ne	10	20.1797(6)	g m
ネプツニウム*	Np	93		
ノーベリウム*	No	102		
バークリウム*	Bk	97		
白金	Pt	78	195.084(9)	
ハッシウム*	Hs	108		
バナジウム	V	23	50.9415(1)	
ハフニウム	Hf	72	178.49(2)	
パラジウム	Pd	46	106.42(1)	g
バリウム	Ba	56	137.327(7)	
ビスマス*	Bi	83	208.98040(1)	
ヒ素	As	33	74.92160(2)	
フェルミウム*	Fm	100		
フッ素	F	9	18.9984032(5)	
プラセオジム	Pr	59	140.90765(2)	
フランシウム*	Fr	87		
プルトニウム*	Pu	94		
プロトアクチニウム*	Pa	91	231.03588(2)	
プロメチウム*	Pm	61		
ヘリウム	He	2	4.002602(2)	g r
ベリリウム	Be	4	9.012182(3)	
ホウ素	B	5	10.811(7)	g m r
ボーリウム*	Bh	107		
ホルミウム	Ho	67	164.93032(2)	
ポロニウム*	Po	84		
マイトネリウム*	Mt	109		
マグネシウム	Mg	12	24.3050(6)	
マンガン	Mn	25	54.938045(5)	
メンデレビウム*	Md	101		
モリブデン	Mo	42	95.96(2)	g r
ユウロピウム	Eu	63	151.964(1)	g
ヨウ素	I	53	126.90447(3)	

元素名	元素記号	原子番号	原子量	脚注
ラザホージウム*	Rf	104		
ラジウム*	Ra	88		
ラドン*	Rn	86		
ランタン	La	57	138.90547(7)	g
リチウム	Li	3	[6.941(2)]†	g m r
リン	P	15	30.973762(2)	
ルテチウム	Lu	71	174.9668(1)	g
ルテニウム	Ru	44	101.07(2)	g
ルビジウム	Rb	37	85.4678(3)	g
レニウム	Re	75	186.207(1)	
レントゲニウム*	Rg	111		
ロジウム	Rh	45	102.90550(2)	
ローレンシウム*	Lr	103		

\# ：不確かさは（　）内の数字で表され，有効数字の最後の桁に対応する．例えば，亜鉛の場合の65.38(2)は65.38±0.02を意味する．
* ：安定同位体のない元素．これらの元素については原子量が示されていないが，プロトアクチニウム，トリウム，ウランは例外で，これらの元素は地球上で固有の同位体組成を示すので原子量が与えられている．
† ：市販品中のリチウム化合物のリチウム原子量は6.939から6.996の幅をもつ（「元素の同位体組成表2010」の注bを参照）．より正確な原子量が必要な場合は，個々の物質について測定する必要がある．
g ：当該元素の同位体組成が正常な物質が示す変動幅を超えるような地質学的試料が知られている．そのような試料中では当該元素の原子量とこの表の値との差が，表記の不確かさを越えることがある．
m ：不詳な，あるいは不適切な同位体分別を受けたために同位体組成が変動した物質が市販品中に見いだされることがある．そのため，当該元素の原子量が表記の値とかなり異なることがある．
r ：通常の地球上の物質の同位体組成に変動があるために表記の原子量より精度の良い値を与えることができない．表中の原子量は通常の物質全てに適用されるものとする．

Ⓒ2010　日本化学会　原子量委員会

用字例

（注：送りがなについて−アンダーラインは，注意して送るもの，□印は送らないもの）

	よみ	使う字	使わない字　備考
ア	あかるい	明るい	明い
	あきらかに	明らかに	明かに
	あげる	上げる	上る
	あたためる	→加温する	
	あたらしい	新しい	新らしい
	あたる	当たる	当る
	あつかう	扱う	扱わう
	あつめる	集める	集る
	あてる	当てる	当る
	あらいこみ	洗込み（名）	
		洗い込み（動）	
	あらかじめ	あらかじめ（副）	予め
	あらたに	新たに	新らたに
	あらためる	改める	
	あらゆる	あらゆる	全る
	あらわす	表（現）す	表（現）わす
			あらわす
	ある	ある	在る，有る
	あるいは	あるいは	或は
	あわ	泡	
	あわす	合わす	合す
イ	いおう	硫黄（元素として），イオウ（各条「イオウ」の引用として）	いおう
	いう	いう	言う
	いくぶん	幾分	
	いずれ	いずれ（代）	何れ
	いちじるしい	著しい	著るしい
	いっそう	一層	
	いったん	一端	
	いって	いって	行って
	いる	いる	居る
	いれる	入れる	入る
	いわゆる	いわゆる	所謂
	いんてぐれーたー	インテグレーター	インテグレータ
ウ	うしなう	失う	
	うすい（物・色）	薄い	薄すい
	うすめる	薄める	うすめる
	うちに	うちに	内に，中に
	うながす	促す	促がす
	うるおす	潤す	潤おす
エ	えがく	描く	画く
	えらぶ	選ぶ	
	える	得る	
	えんすい	円錐（「きり」のように尖った形状の場合），円錐（紡錘や釣鐘のように尖った部分と胴体のある形状の場合）	円すい
オ	おうとつ	凹凸	
	おおう	覆う	被う
	おおきい	大きい	大い
	おおむね	おおむね	概ね
	おこなう	行う	行なう
	おこる	起こる	起る
	おそれ	おそれ	恐れ，虞れ
	おだやかに	穏やかに	おだやかに
	おとし	落とし	落し
	おのおの	各々	
	おのずから	おのずから	自ら
	おびる	帯びる	
	おもな	主な	
	およそ	およそ	凡そ
	および	及び	
	おわる	終わる	終る
カ	かいそう	海藻	
	かえす	返す	返えす
	かえって	かえって	却て
	かかわらず	関わらず	拘らず
	かくはん	攪拌（名）	撹拌
	かくはんする	→かき混ぜる	撹拌する
	かける	欠ける	欠る
	かさねる	重ねる	
	かじょう	過剰	
	かりょう	過量	
	かつ	かつ	且つ
	かっしょく	褐色	
	かなう	かなう	適う
	かならず	必ず（副）	必らず
	かねる	兼ねる	兼る
	かび	かび	黴
	から	○から作る	○より作る
		△から再結晶	△より再結晶
	がらす	ガラス	硝子
	かわる	代わる	代る（代理・代人など）
	かわる	変わる	変る（うつりかわる，変化）
	かんてん	カンテン	寒天（別名としてのみ使用可）
	かげつ	箇月	ヶ月
	10かしょ	10箇所	10ヶ所
キ	きしゃく	希釈	
	きめる	決める	決る
	きゃりやーがす	キャリヤーガス	キャリアーガス
	きょうざつ	→混在	夾雑
	きりあげ	切上げ	切りあげ
	きりひらく	切り開く	
	きわめて	極めて	
ク	くふう	工夫	
	くみあわせ	組合せ（名）	
		組み合わせる（動）	
	くみかえ	組換え（名）	
		組み換える（動）	
	くらい	くらい	位
	くらべる	比べる	比る
	くりかえす	繰り返す	繰返えす
ケ	けいこう	蛍光	
	けいれん	けいれん	痙攣
	けた	桁	

よみ	使う字	使わない字　備考
けんだく	懸濁	
コ こえる	超える	越える
こげる	焦げる	焦る
こころみる	試みる	試る
こたえ	答え	答（表中のみ使用可）
こたえる	こたえる	応える
こと	こと	事
ごと	ごと	毎
ことなる	異なる	異る
この	この	此の
こまかい	細かい	細い
（洗い）こむ	（洗い）込む	
これら	これら	此等，これ等
こんせき	痕跡	
サ ざいけい	剤形	剤型
さきに	先に	
さける	避ける	避る
さげる	下げる	下る
さしこむ	差し込む	挿し込む（挿入の意）
さしつかえない	差し支えない	差支えない
さまざま	様々	
さら	皿	
さらに	更に（読点（,）の後や文中）	
	さらに（句点（.）の後）	
ざんさ	→残留物	残渣
シ しがたい	し難い	
しげき	刺激	刺戟
したがう	従う	
したがって	したがって（接）	従て
	従って（動）	
したのち	した後,	
したのちに	した後に	
しばしば	しばしば	屡々
しぶい	渋い	
しまう	しまう	了う，終う
しめす	示す	
しめる	湿る	湿める
しめる	絞める	
しゃこう	遮光	
しやすい	しやすい	し易い，仕易い
しゃへい	遮蔽	
じゅうてん	充填	
じゅうぶん	十分に，十分な	じゅうぶん，充分
しゅうまつてん	→終点	終末点
しゅうれんせい	収れん性	収斂性
しょうじる	生じる	生ずる
じょうりゅう	蒸留	蒸溜
じょじょに	徐々に	
しらべる	調べる	調る
しんとう	→振り混ぜる	振盪
ス すくない	少ない	少い
ずつ	ずつ	宛
すでに	既に（副）	
すてる	捨てる	捨る
すべて	全て	総て，凡て
すみやかに	速やかに	
セ せん	栓	セン
せんじょう	洗浄	洗滌
ソ そう	沿う	
そうにゅう	挿入	
その	その	其の
そのほか	そのほか，その他	其の他
それぞれ	それぞれ	夫々
タ だいたい	大体	
たいてい	大抵	
たえず	絶えず	絶ず
だえん	楕円	だ円
たがいに	互いに	
たくわえる	→保存する	貯える
たしかめる	確かめる	確める
だす	出す	だす
ただ	ただ	唯，只
ただし	ただし（接）	但し
ただちに	直ちに	直に
たとえば	例えば（副）	
たの	他の	
ために	ために	為に
たんぱくしつ	タンパク質	蛋白質
チ ちいさい	小さい	小い
ちかづく	近づく	近付く，近ずく
ちょうど	ちょうど（副）	丁度
ちょうふ	貼付	
ツ について	について（範囲を限定して説明する用語）	に就いて，に付いて
ついで	次いで	
つぎに	次に	
つくる	作る	
つける	付ける	
づつ	ずつ	宛
つめる	詰める	
つねに	常に	
テ ていする	呈する	
てきか	滴加（液中に添加する場合），滴下（ろ紙などの固形物上に添加する場合）	
できる	できる	出来る
でしけーたー	デシケーター	デシケータ
でーた	データ	データー
ト とおり	とおり（同じ状態・方法である意で用いる場合）	通り
とき	とき	時
ときどき	時々	ときどき
とくに	特に（副）	
ところ	ところ（・・のところ）	所
ともせん	共栓	共セン
ともなう	伴う	伴なう
ともに	共に（副）	供に

	よみ	使う字	使わない字　備考
	とりあつかい	取扱い（名） 取り扱い（動）	
	とりだし	取出し（名） 取り出し（動）	
ナ	ないし	ないし	乃至
	なお	なお（副）	尚
	なかば	半ば	中ば
	ながら	ながら	乍ら
	なづける	名付ける	名づける
	など	など	等
	ならびに	並びに	
	なるべく	なるべく	成べく，成可く
ニ	にかわじょう	にかわ状	膠状
	にごる	濁る	
	にそう	二層	2層
	にゅうばち	乳鉢	
ヌ	ぬぐう	ぬぐう	拭う
	ぬらす	ぬらす	濡らす
ネ	ねんちゅう （ねんちょう）	粘稠	
ノ	のぞく	除く	
	のち	後	
	のちに	後に	
	のべる	述べる	述る
	のり	のり	糊
ハ	はかり	はかり	秤
	はがれる	剥がれる	剥がれる
	はじめて	初めて（副）	初て
	はじめの	初めの	
	はじめる	始める	
	はずす	外す	
	はんてん	斑点	
	ぱらめーたー	パラメーター	パラメータ
ヒ	ひとしい	等しい	
	ひとつ	一つ	
	ひとつずつ	一つずつ	
	びん	瓶	ビン
フ	ふきん	付近	附近
	ふく	拭く	
	ふくざつ	複雑	
	ふた	蓋	
	ふたたび	再び（副）	
	ふりまぜる	振り混ぜる	振混ぜる
	ふれる	触れる	触る
ホ	ほか	ほか，他	
	ほど	ほど（助）	程
	ほとんど	ほとんど（副）	殆ど
	ほぼ	ほぼ（副）	略々，略ぼ
マ	ますます	ますます（副）	益々
	まず	まず（副）	
	まぜあわせ	混合せ（名） 混ぜ合わせ（動)	
	まぜる	混ぜる	混る
	また	また	又，亦，復
	または	又は（接）	
	まだ	まだ	未だ
	まで	まで（助）	迄
	まま	まま	儘
	まひ	麻痺	麻ひ
ミ	みがく	磨く	
	みぞ	溝	
	みたす	満たす	満す，充たす
	みとめる	認める	認む
	みなす	みなす	見なす，見做す
	みられる	見られる	
ム	むしろ	むしろ	寧ろ
	むずかしい	難しい	
	むすぶ	結ぶ	結ぶ
メ	めずらしい	珍しい	珍い
	めんどう	面倒	
モ	もえる	燃える	燃る
	もし	もし（副）	若し
	もしくは	若しくは	
	もちいる	用いる	用る
	もちろん	もちろん	勿論
	もつ	持つ	
	もっとも	最も（副）	
	もっぱら	専ら（副）	
	もどす	戻す	
	もとづく	基づく	基く
	もとに	下に	許に
	もる	漏る	
ヤ	やすい	やすい	易い
	やはり	やはり（副）	矢張り
	やむをえず	やむを得ず	止むを得ず
	やや	やや（副）	稍々
	やわらかい	柔らかい（力を加えると形が変わってもすぐに戻る場合で，しなやかで弾力があること），軟らかい（力を加えると形が変わって容易に元に戻らない場合で，軟弱であること）	柔い
ユ	ゆえ	ゆえ	故
	ゆく	行く	
ヨ	よい	良い	好い
	よういに	容易に	
	ようす	様子	
	ように	ように	様に
	ようやく	ようやく	漸く
	よる	よる	依る，因る
	より	より	〔比較するときに用いる 例：○○より△△が大きい〕
リ	りゅうぶん	留分	溜分

	よみ	使う字	使わない字　備考
	りんぱ	リンパ	淋巴
ロ	ろう	ろう	蝋（正名はロウ）
	ろうと	漏斗	
	ろかする	ろ過する	濾過する，沪過する
ワ	わかる	わかる	分る，判る，解る
	わける	分ける	分る
	わずかに	わずかに（「後わずかに」等の場合のみ）僅かに	
	わたって	わたって	亘って，渡って

(注) 文中の（名）は名詞，（代）は代名詞，（連）は連体詞，（動）は動詞，（助）は助詞，（副）は副詞及び（接）は接続詞として用いる場合に使う字であることを意味する．

資料3

日本薬局方収載品目の変遷

I 日本薬局方の収載品目数の変遷
初版日本薬局方から第十八改正日本薬局方第二追補までの収載品目数の変遷をまとめたものである．医薬品医療機器総合機構ホームページの日本薬局方の歴史の中に示されている表に，第十八改正第二追補を，そのまえがき等を利用して追加した．

II 収載品目変遷一覧表
1. 初版日本薬局方から第十八改正日本薬局方第二追補までの医薬品各条に収載された品目の全てとその変遷をまとめ，一覧表としたものである．この一覧表は，日本薬局方百年史（日本薬局方百年史編集委員会）の資料3．収載品目の変遷一覧表及び第十三改正日本薬局方第二追補（財団法人日本公定書協会編集）の資料2．日本薬局方収載品目の変遷を元に改定したものである．
2. この表には，「収載医薬品名」，「収載」，「削除」及び「旧日本名・日本名別名・その他」の4欄を設けた．
3. 「収載医薬品名」欄
   (1) 第十八改正日本薬局方，同第一追補及び同第二追補の日本名を五十音順に記載した．なお，削除されたものは，その直前の日本薬局方の日本名を記載した．また，第十五改正日本薬局方より一部原薬の日本名の変更がなされたので，その製剤が削除された場合はその原薬の次に記載した．

【例】	収載医薬品名	収　載	削　除	旧日本名・日本名別名・その他
	アクリノール水和物	5＊		乳酸エタクリジン▼，アクリノール，乳酸エトオキシヂアミノアクリヂン
	アクリノール錠	1国／6	8	
	アクリノール注射液1，2號	1国	2国	

   (2) 生薬等は下線を付した．
4. 「収載」欄
   収載時の改正版数を記載した．各改正日本薬局方は算用数字で表し，第七改正日本薬局方から第十四改正日本薬局方までは，第一部，第二部に分かれたので，それぞれ7 I，7 II，～14 I，14 IIとした．追補による収載は，＊印を付し，第十八改正日本薬局方第一追補は18＊，その第二追補は18＊＊とした．また，国民医薬品集の初版，第二改正はそれぞれ1国及び2国とした．二度以上の収載・削除を繰り返したときは，二段に分けて記載した．
5. 「削除」欄
   削除の版数を記載した．ただし，I及びIIの表示はしていない．空白の場合は，現行薬局方に収載されていることを示す．
6. 「旧日本名・日本名別名・その他」欄
   (1) 「収載医薬品名」欄に掲げる日本名以外の名称で，日本薬局方に収載された名称をできるだけ新しい順に記載した．
   (2) 「▼」は第十八改正日本薬局方，同第一追補及び同第二追補に収載されている日本名別名を表す．

日本薬局方の収載品目数の変遷

版　名	発令年月日（西暦）	発令番号	発刊当初の収載品目数	追加品目数	削除品目数	最終品目数
初版日本薬局方	明治 19. 6. 25 (1886)	内務省令　第 10号	468			
	〃 21. 9. 29	〃　　　第 7号		+2		(470)
改正日本薬局方	明治 24. 5. 20 (1891)	内務省令　第 5号	445	+41	-66	
	〃 33. 11. 19	〃　　　第 48号		+33		
	〃 36. 6. 24	〃　　　第 3号		+3		
	〃 37. 5. 17	〃　　　第 8号		+2		(483)
第三改正日本薬局方	明治 39. 7. 2 (1906)	内務省令　第 21号	703	+242	-22	
	〃 40. 7. 16	〃　　　第 18号		+2	-1	(704)
第四改正日本薬局方	大正 9. 12. 15 (1920)	内務省令　第 44号	684	+75	-95	
	昭和 5. 10. 27	〃　　　第 31号		+4		
	〃 5. 12. 4	〃　　　第 35号		+7	-1	(694)
第五改正日本薬局方	昭和 7. 6. 25 (1932)	内務省令　第 21号	657	+48	-85	
	〃 13. 6. 11	厚生省令　第 9号		+6		
	〃 14. 8. 23	〃　　　第 27号		+64	-2	
	〃 16. 12. 10	〃　　　第 55号		+5	-1	
	〃 17. 11. 30	〃　　　第 57号		+3	-2	
	〃 19. 4. 4	〃　　　第 15号		+27	-4	
	〃 19. 9. 26	〃　　　第 32号		+3	-1	
	〃 20. 3. 16	〃　　　第 8号		+2		
	〃 21. 3. 30	〃　　　第 13号		+1		(758)
第六改正日本薬局方	昭和 26. 3. 1 (1951)	厚生省告示　第 32号	634	+143	-267	
	〃 30. 3. 15	〃　　　第 64号		+4	-11	
	〃 31. 12. 25	〃　　　第379号		+5		
	〃 33. 5. 20	〃　　　第143号		+1		(633)
第七改正日本薬局方	昭和 36. 4. 1 (1961)	厚生省告示　第 76号	1227	+192	-74	
	〃 37. 12. 1	〃　　　第416号	466（第2部）	+4	-2	
	〃 40. 10. 5	〃　　　第456号		+1	-1	
	〃 41. 4. 1	〃　　　第163号	373（第2部）	+103	-196	
	〃 44. 8. 11	〃　　　第276号		+4	-2	(1138)
第八改正日本薬局方	昭和 46. 4. 1 (1971)	厚生省告示　第 73号	1131	+122	-129	
	〃 50. 12. 1	〃　　　第338号			-1	(1130)
第九改正日本薬局方	昭和 51. 4. 1 (1976)	厚生省告示　第 44号	1046	+126	-210	
	〃 51. 11. 9	〃　　　第292号			-1	
	〃 52. 8. 1	〃　　　第198号			-1	
	〃 54. 3. 13	〃　　　第 26号			-6	(1038)
第十改正日本薬局方	昭和 56. 4. 1 (1981)	厚生省告示　第 49号	1016	+60	-82	
	〃 59. 6. 28	〃　　　第111号			-3	
	〃 60. 8. 22	〃　　　第131号			-4	(1009)

版　名	発令年月日(西暦)	発令番号	発刊当初の収載品目数	追加品目数	削除品目数	最終品目数
第十一改正日本薬局方	昭和 61. 3. 28 (1986)	厚生省告示　第 58号	1066	＋81	－24	
追　　補	〃　63. 10. 1 (1988)	〃　　　　第250号		0	－3	(1063)
第十二改正日本薬局方	平成　3. 3. 25 (1991)	厚生省告示　第 51号	1221	＋170	－12	
第一追補	〃　 5. 10. 1	〃　　　　第215号		＋32		
第二追補	〃　 6. 12. 15	〃　　　　第384号		＋26	－3	(1276)
第十三改正日本薬局方	平成　8. 3. 13 (1996)	厚生省告示　第 73号	1292	＋32	－13	
第一追補	〃　 9. 12. 26	〃　　　　第254号		＋3		
第二追補	〃　11. 12. 21	〃　　　　第248号		＋25	－13	(1307)
第十四改正日本薬局方	平成 13. 3. 30 (2001)	厚生労働省告示　第111号	1328	＋38	－17	
改　　正	〃　14. 3. 29	〃　　　　第151号			－1	
第一追補	〃　14. 12. 27	〃　　　　第395号		＋46	－11	
第二追補	〃　16. 12. 28	〃　　　　第461号		＋39	－10	(1391)
第十五改正日本薬局方	平成 18. 3. 31 (2006)	厚生労働省告示　第285号	1483	＋103	－11	
第一追補	〃　19. 9. 28	〃　　　　第316号		＋90	－6	(1567)
改　　正	〃　20. 3. 31	〃　　　　第190号		＋1		(1568)
第二追補	〃　21. 9. 30	〃　　　　第425号		＋106	－1	(1673)
第十六改正日本薬局方	平成 23. 3. 24 (2011)	厚生労働省告示　第 65号	1764	＋106	－15	
第一追補	〃　24. 9. 27	〃　　　　第519号		＋77	－4	(1837)
第二追補	〃　26. 2. 28	〃　　　　第 47号		＋60	－1	(1896)
第十七改正日本薬局方	平成 28. 3. 7 (2016)	厚生労働省告示　第 64号	1962	＋76	－10	
第一追補	〃　29. 12. 1	〃　　　　第348号		＋32	－17	(1977)
第二追補	令和　元. 6. 28	〃　　　　第 49号		＋34	－3	(2008)
第十八改正日本薬局方	令和　3. 6. 7 (2021)	厚生労働省告示　第220号	2033	＋33	－8	
第一追補	〃　 4. 12. 12	〃　　　　第355号		＋11	－2	(2042)
第二追補	〃　 6. 6. 28	〃　　　　第238号		＋13	－7	(2048)

注）改正については収載品目数に変更のあった改正のみ記載
（独立行政法人医薬品医療機器総合機構ホームページ「日本薬局方の歴史」参照：http://www.pmda.go.jp/files/000249603.pdf#page=6）

収載品目変遷表

収載医薬品名	収　載	削　除	旧日本名・日本名別名・その他
── ア ──			
亜鉛華サリチル酸軟膏	1国/2国	7*	酸化亜鉛サリチル酸軟膏, ラッサパスタ, ラッサ膏
亜鉛華デンプン	4		酸化亜鉛デンプン▼, 酸化亞鉛デンプン, 亞鉛華澱粉
亜鉛華軟膏	1		酸化亜鉛軟膏▼, 酸化亞鉛軟膏
亜鉛華・イクタモール軟膏	2国	12	酸化亜鉛イクタモール軟膏
亜鉛華・豚脂軟膏	4	6	強亞鉛華軟膏, ウイルソン軟膏
	7*II	9	
アカメガシワ	13 II		
アガリチン	3	6	
	1国*	2国	
アギ	1	6	阿魏
	1国*	2国	
アギチンキ	1	6	阿魏丁幾丒兒, 阿魏丁幾
	1国*	2国	
アクチノマイシンD	12 I		ダクチノマイシン▼
アクラルビシン塩酸塩	12 I		塩酸アクラルビシン
アクリナミン	1国/6	7*	
アクリナミン錠	2国	7*	
アクリノール水和物	5*		乳酸エタクリジン▼, アクリノール, 乳酸エトオキシヂアミノアクリヂン
アクリノール錠	1国/6	8	
アクリノール注射液1, 2號	1国	2国	
外用アクリノール錠	1国	2国	
アクリノール・亜鉛華軟膏	2国		アクリノール酸化亜鉛軟膏▼, アクリノール亜鉛華軟膏
アクリノール・チンク油	2国		アクリノールチンク油
複方アクリノール・チンク油	2国		複方アクリノールチンク油
アクリノール・ホウ酸液	2国	10	アクリノールホウ酸液
アクリフラビン	5*	7*	クロルヂアミノメチルアクリヂン
アクリフラビン注射液	1国	2国	
アコニット根	3	5	
アコニット越幾斯	3	4	
アコニット丁幾	3	5	
アザチオプリン	10 I		
アザチオプリン錠	11 I		
亜酸化窒素	7 I		
アシクロビル	15**		
アシクロビル錠	16**		
アシクロビル顆粒	16**		
アシクロビルシロップ	16		
シロップ用アシクロビル	16		
アシクロビル注射液	16		
注射用アシクロビル	16*		
アシクロビル眼軟膏	16**		
アシクロビル軟膏	16*		
アジスロマイシン水和物	14**I		アジスロマイシン
アジピオドン	9 I	13**	
アジピオドンメグルミン注射液	9 I	13**	
アジマリン	8 I		
アジマリン錠	8 I		
アジマリン注射液	8 I	10	
亜硝酸アミル	1		亞硝酸アミ(一)ル, 亜硝酸亞密爾

収載医薬品名	収載	削除	旧日本名・日本名別名・その他
亞硝酸ナトリウム	5	7	亞硝酸ソーダ
アスコルビン酸	5*		ビタミンC▼, エル・($l-$)アスコルビン酸
アスコルビン酸散	5*		ビタミンC散▼, ビタミンC末
アスコルビン酸錠	5*	9	ビタミンC錠
アスコルビン酸注射液	5*		ビタミンC注射液▼
アスコルビン酸・パントテン酸カルシウム錠	17		
アズトレオナム	13**I		
注射用アズトレオナム	15*		
アストロマイシン硫酸塩	13 I	16	硫酸アストロマイシン
L-アスパラギン酸	15		
アスピリン	3		アセチルサリチル酸▼, アセチールサリチール酸
アスピリン錠	4		アセチルサリチル酸錠▼, アセチールサリチール酸錠
アスピリンアルミニウム	8 I		アセチルサリチル酸アルミニウム▼
アスピリン・フェナセチン・カフェイン散	2国	11	感冒散
複方アスピリン・フェナセチン・カフェイン散	2国	11	複方感冒散
アスポキシシリン水和物	13**I		アスポキシシリン
アセグルタミドアルミニウム	14*I	17*	
アセタゾラミド	8 I		アセタゾールアミド
アセタルゾール	5*	7*	オキシアセチルアミノフェニルアルジン酸
アセタルゾール膣錠	1国	2国	
塩化アセチルコリン	2国	8	
注射用アセチルコリン塩化物	1国/2国		注射用塩化アセチルコリン, アセトコリン(注射用), 塩化アセチルコリン(注射用)
アセチルサリチル酸マグネシア散	2国	7*	
アセチルシステイン	16		$N-$アセチル$-L-$システイン
アセチルタンニン	2*	6	アセチ(一)ル單寧(タンニン), タンニゲン
	1国*	2国	
アセトアニリド	1*	8	アンチフェブリン, アセトアニリード, 亞設篤亞尼里度, 安知歇猊林
アセトアニリドカフェイン散	2国	7*	ヘブリンカフェイン散
アセトアミノフェン	7*II		パラセタモール▼, パラアセトアミノフェノール
アセトスルファミン	5*	7*	アミノフェニルスルファセトアミド
アセトスルファミン注射液	1国/6	7*	アセトスルファミン注射液1, 2號
アセトフタレイン	1国	2国	
アセトフタレイン錠	1国	2国	
アセトヘキサミド	9 I		
アセトン	4	6	
	1国*/2国	9	
アセブトロール塩酸塩	12*I		塩酸アセブトロール
アセメタシン	15*		
アセメタシン錠	15**		
アセメタシンカプセル	15**		
アゼラスチン塩酸塩	15*		塩酸アゼラスチン
アゼラスチン塩酸塩顆粒	15**		塩酸アゼラスチン顆粒
アゼルニジピン	16*		
アゼルニジピン錠	16**		
アセンヤク	1		阿仙薬▼, ガンビール▼
アセンヤク末	7*II		阿仙薬末▼, ガンビール末▼
アセンヤクチンキ	1	6	阿仙薬丁幾(丟兒)(チンキ)
	1国*	2国	
アゾセミド	17*		
アゾセミド錠	17*		
アテノロール	15		

収載医薬品名	収載	削除	旧日本名・日本名別名・その他
アトルバスタチンカルシウム水和物	16		
アトルバスタチンカルシウム錠	16		
アドレナリン	6		エピネフリン▼, エピレナミン
アドレナリン液	5		エピネフリン液▼, 塩酸アドレナリン液, 塩酸エピネフリン液, エピレナミン, 塩酸オルトヂオキシフェニルエタノールメチルアミン液, 塩酸エピレナミン液
アドレナリン注射液	6		エピネフリン注射液▼, 塩酸アドレナリン注射液, 塩酸エピネフリン注射液, 塩酸アドレナミン注射液, 塩酸エピレナミン注射液
アトロピン硫酸塩水和物	1		硫酸アトロピン, アトロピン硫酸塩, 硫酸亞篤魯(羅)必涅
硫酸アトロピン錠	7Ⅰ	9	
アトロピン硫酸塩注射液	1国／2国		硫酸アトロピン注射液, アトロピン注(射液)
アナストロゾール	18＊		
アナストロゾール錠	18＊		
アニス	3	6	アニ(ー)ス實
	1国＊	2国	
アニース水	3	4	
アニス油	2国	7＊	
アネトール	3	4	
亜ヒ酸カリウム液	1	9	三酸化ヒ素液, 亞砒酸カリ(ウム)液, ホーレル水, 法列(兒)氏水, 亞砒酸加僂謨液
亜ヒ酸丸	4	9	三酸化ヒ素丸, 亞砒酸丸
亞砒酸解毒剤	1	6	砒石解毒剤
	1国＊	2国	
亞砒酸ナトリウム注射液	1国	2国	
亜ヒ酸パスタ	1国／2国		三酸化ヒ素パスタ, 40％亞砒酸パスタ, 亞砒酸パスタ(歯科用)
アプリンジン塩酸塩	15＊＊		塩酸アプリンジン
アプリンジン塩酸塩カプセル	15＊＊		塩酸アプリンジンカプセル
アフロクアロン	14Ⅰ		アフロクァロン
アヘン末	1		阿片(末)(註 17局より生薬等に変更)
アヘンエキス	1	6	阿片エキス, 阿片越幾斯(篤拉屈篤, エキス)
	1国＊	2国	
阿片硬膏	1	2	
アヘン坐剤	3	6	阿片坐劑
	1国＊	2国	
アヘン散	1国／2国		阿片散(註 17局より生薬等に変更)
阿片舎利別	1	2	
芳香阿片酒	1	5	舍電華謨(氏)阿芙蓉液
アヘンチンキ	1		阿片丁幾(丟兒)(註 17局より生薬等に変更)
阿片吐根錠	3	6	ドーフル錠
	1国＊	2国	
アヘン・トコン散	1	6	ドーフル散▼, 阿片吐根散, 吐根阿片散, 挖沕兒(氏)散
	9		
アヘンアルカロイド塩酸塩	5		オピアル▼, 塩酸アヘンアルカロイド, パンオピン, 阿片アルカロイド塩酸塩
阿片アルカロイド塩酸塩散	1国	2国	オピアル散
アヘンアルカロイド塩酸塩注射液	1国／2国		オピアル注射液▼, 塩酸アヘンアルカロイド注射液, オピアル注, 阿片アルカロイド塩酸塩注射液
アヘンアルカロイドアトロピンパパベリン注射液	7Ⅰ	10	オピパパ注射液
アヘンアルカロイド・アトロピン注射液	1国／2国		オピアト注射液, 阿片アルカロイド塩酸塩硫酸アトロピン注射液
アヘンアルカロイド・スコポラミン注射液	1国／2国		オピスコ注射液, 阿片アルカロイド塩酸塩ブロム水素酸スコポラミン注射液
弱アヘンアルカロイド・スコポラミン注射液	7Ⅰ		弱オピスコ注射液

収載医薬品名	収載	削除	旧日本名・日本名別名・その他
アヘン安息香チンキ	1	6	阿片安息香チンキ，阿片樟腦丁幾，阿片安息香丁幾(丟兒)
	1国＊	2国	
アマチャ	2国		甘茶▼
アマチャ末	7＊Ⅱ		甘茶末▼
アマニ	1	7＊	亞麻仁
亞麻仁粉	1	3	
アマニ油	1	7＊	亞麻仁油
アマンタジン塩酸塩	12Ⅰ		塩酸アマンタジン
アミオダロン塩酸塩	15＊＊		塩酸アミオダロン
アミオダロン塩酸塩錠	15＊＊		塩酸アミオダロン錠
アミカシン硫酸塩	11Ⅰ		硫酸アミカシン
アミカシン硫酸塩注射液	15＊		硫酸アミカシン注射液
注射用アミカシン硫酸塩	16		注射用硫酸アミカシン
アミドトリゾ酸	9Ⅰ		
アミドトリゾ酸ナトリウムメグルミン注射液	9Ⅰ		
アミドトリゾ酸メグルミン注射液	9Ⅰ	15＊＊	
アミトリプチリン塩酸塩	8Ⅰ		塩酸アミトリプチリン
アミトリプチリン塩酸塩錠	9Ⅰ		塩酸アミトリプチリン錠
アミノ安息香酸エチル	5		アネスタミン▼，ベンゾカイン▼
アミノ安息香酸エチル坐剤	1国／2国	7＊	アネスタミン坐剤
アミノ安息香酸エチル軟膏	1国／2国	7＊	アネスタミン軟膏
アミノ塩化第二水銀	1	8	白降汞，含礦過格魯兒化汞
白降汞軟膏	2	8	白降汞眼軟膏，アミノ塩化第二水銀軟膏，アミノ塩化第二水銀眼軟膏
稀白降汞軟膏	1国	2国	
アミノピリン	3	11	アミノフェナゾン，ヂメチ(一)ルアミド(ノ)アンチピリン
アミノピリン錠	5	8	ヂメチルアミノアンチピリン錠
アミノフィリン水和物	2国		アミノフィリン
アミノフィリン錠	2国	8	
アミノフィリン注射液	2国		
アムホテリシンB	8Ⅰ		
アムホテリシンB錠	15		
アムホテリシンBシロップ	15		
注射用アムホテリシンB	15		
アムモニアクム	1	5	護謨安母尼亞幾，安母尼亞屈護
強安母亞水	1	2	(註) 強アムモニア水
アムロジピンベシル酸塩	15＊		ベシル酸アムロジピン
アムロジピンベシル酸塩錠	15＊＊		ベシル酸アムロジピン錠
アムロジピンベシル酸塩口腔内崩壊錠	16＊		
アモキサピン	12＊＊Ⅰ		
アモキシシリン水和物	10Ⅰ		アモキシシリン
アモキシシリンカプセル	15＊＊		
アモスラロール塩酸塩	15＊		塩酸アモスラロール
アモスラロール塩酸塩錠	15＊		塩酸アモスラロール錠
アモバルビタール	2国		
アモバルビタール錠	2国	8	
アモバルビタールナトリウム	2国	8	
注射用アモバルビタールナトリウム	2国	16＊	
アラセプリル	15		
アラセプリル錠	15		
L－アラニン	15＊＊		
アラビアゴム	1		亞拉毘亞護謨
アラビアゴム末	7Ⅰ		

収載医薬品名	収載	削除	旧日本名・日本名別名・その他
アラビアゴム漿	1	7	亞拉毘亞護謨漿
アリピプラゾール	18＊＊		
アリメマジン酒石酸塩	9 I		酒石酸アリメマジン
亞硫酸	1	2	
亜硫酸水素ナトリウム	2国		重亜硫酸ナトリウム，酸性亜硫酸ナトリウム
亞硫酸那篤僂謨	1	2	(註) 亜硫酸ナトリウム
乾燥亜硫酸ナトリウム	2国		無水亜硫酸ナトリウム
アルガトロバン水和物	15＊＊		アルガトロバン
L-アルギニン	15		
L-アルギニン塩酸塩	12 I		塩酸アルギニン，塩酸L-アルギニン
L-アルギニン塩酸塩注射液	12 I		塩酸アルギニン注射液，塩酸L-アルギニン注射液
アルギン酸ナトリウム	2国	9	
アルギン酸ナトリウム注射液	7 I	8	
70％アルコール	1 1国＊	6 2国	稀アルコール，稀酒精
アルジオキサ	12 I		ジヒドロキシアルミニウムアラントイナート
アルジオキサ錠	16＊		ジヒドロキシアルミニウムアラントイナート錠
アルジオキサ顆粒	16＊		ジヒドロキシアルミニウムアラントイナート顆粒
アルスフェナミンナトリウム	5	8	アルゼノベンゾールナトリウム
注射用アルスフェナミンナトリウム	6＊	9	注射用アルゼノベンゾールナトリウム
アルゼノベンゾール	5 1国＊	6 2国	
アルテア根	1	5	蜀葵根，亞爾答亞根
アルテア舎利別	1	5	蜀葵舎利別，亞爾答亞舎利別
アルテア葉	3	4	
アルニカ花	1	4	亞兒尼加花
亞兒尼加根	1	2	(註) アルニカ根
亞兒尼加丁幾	1	3	亞兒尼加丁幾丢兒，(註) アルニカチンキ
アルプラゾラム	14 I		
アルプレノロール塩酸塩	12 I		塩酸アルプレノロール
アルプロスタジル	14＊＊I		プロスタグランジンE_1
アルプロスタジル注射液	15＊		
アルプロスタジル　アルファデクス	13 I		アルプロスタジルアルファデクス，プロスタグランジン$E_1\alpha$-シクロデキストリン包接化合物
アルベカシン硫酸塩	13＊＊I		硫酸アルベカシン
アルベカシン硫酸塩注射液	15		硫酸アルベカシン注射液
アルミノプロフェン	15＊		
アルミノプロフェン錠	15＊		
アレンドロン酸ナトリウム水和物	16		
アレンドロン酸ナトリウム錠	16		
アレンドロン酸ナトリウム注射液	16		
アロエ	1		ロカイ▼，蘆薈
アロエ末	7＊II		ロカイ末▼
アロエエキス	1	7＊	ロカイエキス，蘆薈越幾斯(篤拉屈篤)
アロエ丸	1 1国＊	6 2国	ロカイ丸，蘆薈丸
複方アロエチンキ	1 3 1国＊	2 6 2国	複方ロカイチンキ，複方蘆薈丁幾(丢兒)
アロエ鉄丸	1	7	ロカイ鉄丸，蘆薈鐵丸
アロエヤラッパ丸	2	7	ロカイヤラッパ丸，蘆薈ヤラッパ丸，蘆薈葯刺巴丸
アロチノロール塩酸塩	12＊＊I		塩酸アロチノロール
アロバルビタール	6	10	

収載医薬品名	収載	削除	旧日本名・日本名別名・その他
アロバルビタール錠	6	8	
アロプリノール	9 I		
アロプリノール錠	15**		
アンソッコウ	1		安息香▼
アンソッコウチンキ	1 1国*/2国	6 7*	安息香丁幾(丟兒)(チンキ)
安息香豚脂	3	7	安息香酸脂
安息香酸	1		
安息香酸アムモニウム	3	5	
安息香酸ナトリウム	1		安息香酸ソーダ,安息香酸那篤溜謨
複方安息香酸ナトリウム散	2国	7*	
安息香酸ナトリウムカフェイン	3		アンナカ,安ナカ,安息香酸ソーダカフェイン
安息香酸ナトリウムカフェイン注射液	1国/6	10	安(アン)ナカ注射液,安息香酸ソーダカフェイン注射液(1,2號)
安息香酸ナトリウムカフェイン硫酸アトロピン注射液	1国	2国	アンナカアト注
アンナカエフェドリン散	2国	7*	
アンナカカンフル散	2国	7*	
アンナカテオブロミン散	2国	7*	
複方アンナカビタミン散	2国	7*	
安息香酸ベンジル	2国		
アンチピリン	2		フェナゾン▼,フェニルヂメチルピラツォロン,安知必林
アンチピリン錠	3 1国*	6 2国	
歯科用アンチホルミン	1国/2国		歯科用次亜塩素酸ナトリウム液▼,アンチホルミン(歯科用)
無水アンピシリン	8 I		無水アミノベンジルペニシリン
アンピシリン水和物	8 I		アミノベンジルペニシリン,アンピシリン
アンピシリンナトリウム	8 I		アミノベンジルペニシリンナトリウム
注射用アンピシリンナトリウム	15*		
注射用アンピシリンナトリウム・スルバクタムナトリウム	17		
アンピロキシカム	17		
アンピロキシカムカプセル	17		
アンベノニウム塩化物	12 I		塩化アンベノニウム
罨法塗布剤	1国	2国	
アンモニア擦剤	1 1国*	6 2国	アム(ン)モニア擦剤,揮發擦剤,安母尼亞擦剤
アンモニア水	1		アムモニア水,碯砂精,安母尼亞水
アンモニア・ウイキョウ精	1		アム(ン)モニア茴香精,安母尼亞茴香精
芳香アンモニア精	1	7	芳香アムモニア精,芳香安母尼亞精
アンモニウムミョウバン	5*	6	アンモニウム明礬
アンレキサノクス	15*	18**	
アンレキサノクス錠	15*	18**	
── イ ──			
イオウ	1 1国*/2国	6	精製イオウ,精製硫黄
昇華イオウ	1	8	イオウ華,硫黄華,昇華硫黄
沈降イオウ	1	8	沈降(製)硫黄
硫黄注射液	1国	2国	硫黄油注
硫黄軟膏	1	4	
硫黄石炭酸亜鉛華擦剤	2国	7*	
硫黄フェノールフタレイン散	2国	7*	
イオウ・カンフルローション	9 II		
イオウ・サリチル酸・チアントール軟膏	7*II		
イオタラム酸	9 I		

収載医薬品名	収 載	削 除	旧日本名・日本名別名・その他
イオタラム酸ナトリウム注射液	9 I		
イオタラム酸メグルミン注射液	9 I		
イオトロクス酸	13 I		
イオパノ酸	9 I	14*	
イオパノ酸錠	9 I	14*	
イオパミドール	14 I		
イオパミドール注射液	16**		
注射用イオフェンジラート	8 I	11	
イオヘキソール	16*		
イオヘキソール注射液	16*		
イオポダートナトリウム	9 I	14*	
イオポダートナトリウムカプセル	9 I	14*	
イクタモール	2*		イヒチオールスルホン酸アンモン，スルフォイヒチオール酸安母紐謨（アムモニウム），イヒチオール
イクタモール坐剤	5*	7	イヒチオール坐剤
イクタモール軟膏	5	7	イヒチオールスルホン酸アンモン軟膏
	7*II	9	
イコサペント酸エチル	15		
イコサペント酸エチルカプセル	17		
イズシュクシャ	2国	7*	伊豆縮砂
イスランド苔	1	5	乙斯蘭土苔
イセパマイシン硫酸塩	13**I		硫酸イセパマイシン
イセパマイシン硫酸塩注射液	15**		硫酸イセパマイシン注射液
イソアミルレゾルシン	1国	2国	
イソクスプリン塩酸塩	15*		塩酸イソクスプリン
イソクスプリン塩酸塩錠	15*		塩酸イソクスプリン錠
イソソルビド	12 I		
イソニアジド	2国		イソニコチン酸ヒドラジド
イソニアジド錠	7 I		イソニコチン酸ヒドラジド錠
イソニアジド注射液	7 I		イソニコチン酸ヒドラジド注射液
イソニアジドグルクロン酸ナトリウム	8 I	9	
イソニアジドメタンスルホン酸ナトリウム	8 I	9	
イソフルラン	15		
l-イソプレナリン塩酸塩	8 I	9	l-塩酸イソプレナリン，l-塩酸イソプロテレノール
	11 I		
イソプロパノール	2国		イソプロピルアルコール▼
イソプロピルアンチピリン	7*II		プロピフェナゾン▼
イソマル水和物	17		イソマル▼
L-イソロイシン	7*II		
イソロイシン・ロイシン・バリン顆粒	16		
イダルビシン塩酸塩	14 I		塩酸イダルビシン
注射用イダルビシン塩酸塩	15		注射用塩酸イダルビシン
イチゴシロップ	3	6	イチゴ舎利別，覆盆子舎利別
一酸化鉛	1	10	酸化鉛，密陀僧
70％一硝酸イソソルビド乳糖末	16*		70％イソソルビド一硝酸エステル乳糖末
一硝酸イソソルビド錠	16*		
イドクスウリジン	8 I		
イドクスウリジン点眼液	11 I		
イトラコナゾール	15*		
イノシトール	7 I	9	イノシット
イヒチオール銀球	1国	2国	
イフェンプロジル酒石酸塩	12**I		酒石酸イフェンプロジル

収載医薬品名	収載	削除	旧日本名・日本名別名・その他
イフェンプロジル酒石酸塩錠	16**		酒石酸イフェンプロジル錠
イフェンプロジル酒石酸塩細粒	16**		酒石酸イフェンプロジル細粒
イブジラスト	15*		
イブプロフェン	10 I		
イブプロフェンピコノール	16*		
イブプロフェンピコノール軟膏	16*		
イブプロフェンピコノールクリーム	16*		
イプラトロピウム臭化物水和物	12 I		臭化イプラトロピウム, イプラトロピウム臭化物
イプリフラボン	15**		
イプリフラボン錠	15**		
イミダプリル塩酸塩	15**		塩酸イミダプリル
イミダプリル塩酸塩錠	15**		塩酸イミダプリル錠
イミプラミン塩酸塩	9 I		塩酸イミプラミン
イミプラミン塩酸塩錠	11 I		塩酸イミプラミン錠
イミペネム水和物	13**I		イミペネム
注射用イミペネム・シラスタチンナトリウム	15		
イリス	3	6	イリス根
	1国*	2国	
イリノテカン塩酸塩水和物	17**		
イリノテカン塩酸塩注射液	18		
イルソグラジンマレイン酸塩	15**		マレイン酸イルソグラジン
イルソグラジンマレイン酸塩錠	15**		マレイン酸イルソグラジン錠
イルソグラジンマレイン酸塩細粒	15**		マレイン酸イルソグラジン細粒
イルベサルタン	17		
イルベサルタン錠	17*		
イルベサルタン・アムロジピンベシル酸塩錠	17*		
イレイセン	14*II		威霊仙▼
インジゴカルミン	6		
インジゴカルミン注射液	7 I		
インジゴカルミン(注射用)	1国	2国	
インスリン ヒト(遺伝子組換え)	14 I		ヒトインスリン(遺伝子組換え), インスリン(ヒト)(遺伝子組換え)(註 16**で日本名及び日本名別名変更)
インスリン ヒト(遺伝子組換え)注射液	16**		ヒトインスリン(遺伝子組換え)注射液, インスリン(ヒト)(遺伝子組換え)注射液
イソフェンインスリン水性懸濁注射液	7 I	16	イソフェンインシュリン水性懸濁注射液
イソフェンインスリン ヒト(遺伝子組換え)水性懸濁注射液	17*		
二相性イソフェンインスリン ヒト(遺伝子組換え)水性懸濁注射液	17*		
インスリン アスパルト(遺伝子組換え)	17*		
インスリン グラルギン(遺伝子組換え)	16**		
インスリン グラルギン(遺伝子組換え)注射液	16**		
インスリン	10 I	16	インシュリン
インスリン注射液	1国/6	16	インシュリン注射液(1〜3號)
中性インスリン注射液	11 I	13**	中性インシュリン注射液
インスリン亜鉛水性懸濁注射液	7 I	16	インシュリン亜鉛水性懸濁注射液
結晶性インスリン亜鉛水性懸濁注射液	7 I	16	結晶性インシュリン亜鉛水性懸濁注射液
無晶性インスリン亜鉛水性懸濁注射液	7 I	16	無晶性インシュリン亜鉛水性懸濁注射液
引赤紙	1	5	羯答利斯紙
インダパミド	15**		
インダパミド錠	15**		
インターフェロン アルファ(NAMALWA)	17		
インターフェロン アルファ(NAMALWA)注射液	17		
インチンコウ	13 II		茵蔯蒿▼, 茵陳蒿▼

収載医薬品名	収載	削除	旧日本名・日本名別名・その他
インデノロール塩酸塩	12 I		塩酸インデノロール
印度大麻草	1	6	印度大麻
印度大麻エキス	1	6	印度大麻越幾斯(篤拉屈篤)
印度大麻チンキ	3	6	印度大麻丁幾
インドメタシン	9 I		
インドメタシンカプセル	9 I		
インドメタシン坐剤	9 I		
インフルエンザワクチン	6	9	インフルエンザウイルス(・)ワクチン
インフルエンザHAワクチン	9 II		
インヨウカク	14＊＊II		淫羊藿▼
── ウ ──			
ウイキョウ	1		茴香▼
ウイキョウ末	13 II		茴香末▼
ウイキョウ油	1		フェンネル油▼, 茴香油
ウイキョウ水	1 1国＊	6 2国	茴香水
ウイキョウ精	1 1国＊	6 2国	茴香精
ウイルキンソン軟膏	4 1国＊	6 2国	
ウェラトリン	1	4	汿拉篤里(利)涅
ウェルバスクム花	3	4	
ウコン	2国 14＊＊II	7＊	鬱金▼
ウコン末	15＊		鬱金末▼
ウベニメクス	15＊		
ウベニメクスカプセル	15＊＊		
ウヤク	14＊＊II		烏薬▼, 天台烏薬▼
ウラピジル	15		
ウリナスタチン	13＊＊I		
ウルソデオキシコール酸	8 I		ウルソデスオキシコール酸
ウルソデオキシコール酸錠	15＊＊		ウルソデスオキシコール酸錠
ウルソデオキシコール酸顆粒	15＊＊		ウルソデスオキシコール酸顆粒
ウレタン	6	8	カルバミン酸エチル
ウロキナーゼ	13 II		
ウロボラミン	5＊	7＊	三メタ硼酸ヘキサメチレンテトラミン
ウワウルシ	1		ウワウルシ葉, 烏華烏爾(兒)矢(葉)
ウワウルシ流エキス	5＊		ウワウルシ流動エキス, ウワエキス
ウワウルシ・ヘキサミン水	2国	9	ウワ(・)ヘキサミン水
温清飲エキス	18		
ウンデシレン酸	2国	9	
ウンデシレン酸亜鉛	2国	9	
複方ウンデシレン酸軟膏	2国	7＊	
── エ ──			
エイジツ	2国		営実▼
エイジツ末	7＊II		営実末▼
衛生家庭綿	1国	2国	
エカベトナトリウム水和物	15＊＊		エカベトナトリウム
エカベトナトリウム顆粒	15＊＊		
腋臭剤1, 2號	1国	2国	
エキス剤	2	6	越幾斯剤(註 6局から製剤総則へ移行)
エコチオパートヨウ化物	12 I		ヨウ化エコチオパート, ヨウ化エコチオフェイト

収載医薬品名	収載	削除	旧日本名・日本名別名・その他
エスタゾラム	11 I		
エストラジオール	6	10	
エストラジオール水性懸濁注射液	2国	10	
エストラジオール安息香酸エステル	6		安息香酸エストラジオール
エストラジオール安息香酸エステル注射液	2国	17	安息香酸エストラジオール注射液
エストラジオール安息香酸エステル水性懸濁注射液	2国		安息香酸エストラジオール水性懸濁注射液
エストリオール	12 I		
エストリオール錠	12 I		
エストリオール水性懸濁注射液	12 I		
エストロン	6	8	
エタクリン酸	12 I		
エタクリン酸錠	12 I		
エタノール	1		アルコール▼, 酒精
無水エタノール	3/1国* 2国*	6/2国	無水アルコール▼, 純アルコホ(ー)ル
消毒用エタノール	5* 1国*/2国	6	消毒用アルコール▼
エダラボン	16*		
エダラボン注射液	16*		
エタンブトール塩酸塩	9 I		塩酸エタンブトール
エチオナミド	8 I		
エチステロン	2国	9	
エチステロン錠	2国	9	
エチゾラム	14*I		
エチゾラム錠	15*		
エチゾラム細粒	15*		
エチドロン酸二ナトリウム	15		
エチドロン酸二ナトリウム錠	15		
エチニルエストラジオール	2国		
エチニルエストラジオール錠	2国		
L-エチルシステイン塩酸塩	12*I		塩酸エチルシステイン, 塩酸L-エチルシステイン
エチルセルロース	17**		
エチルモルヒネ塩酸塩水和物	4		ジオニン, 塩酸エチルモルヒネ, エチルモルヒネ塩酸塩, 鹽酸エチールモルヒネ
エチレフリン塩酸塩	9 I		塩酸エチレフリン
エチレフリン塩酸塩錠	9 I		塩酸エチレフリン錠
エチレンジアミン	8 II		
エデト酸カルシウムナトリウム水和物	16**		エデト酸カルシウム二ナトリウム, エデト酸カルシウム二ナトリウム水和物
エデト酸ナトリウム水和物	8 II		エチレンジアミン四酢酸二ナトリウム, エデト酸ナトリウム, EDTAナトリウム
エーテル	1		依的兒
麻酔用エーテル	3		
エーテル精	1 1国*	6 2国	ホフマン液, 忽布満(氏鎮痛)液, 依的兒精
エーテル性鐵丁幾	1	5	依的兒性鐵丁幾(丟兒)
エテンザミド	7 I		エトキシベンズアミド
エトスクシミド	10 I		
エトドラク	15		
エトポシド	14**I		
エドロホニウム塩化物	12 I		塩化エドロホニウム
エドロホニウム塩化物注射液	12 I		塩化エドロホニウム注射液
エナラプリルマレイン酸塩	15*		マレイン酸エナラプリル

収載医薬品名	収 載	削 除	旧日本名・日本名別名・その他
エナラプリルマレイン酸塩錠	15*		マレイン酸エナラプリル錠
エノキサシン水和物	12 *I		エノキサシン
エバスチン	16		
エバスチン錠	16		
エバスチン口腔内崩壊錠	16		
エパルレスタット	16*		
エパルレスタット錠	16*		
エバンスブルー	7 I	10	
エバンスブルー注射液	7 I	10	
エピリゾール	10 I		メピリゾール
エピルビシン塩酸塩	14 *I		塩酸エピルビシン
エピレナミン点鼻液	2国	7*	複方エピレナミン点鼻液
エフェドリン塩酸塩	5		塩酸エフェドリン
エフェドリン塩酸塩錠	1国/6		塩酸エフェドリン錠，エフェドリン錠
エフェドリン塩酸塩散10%	1国/2国		塩酸エフェドリン散，塩酸エフェドリン散10%，塩酸エフェドリン10倍散，エフェドリン散
エフェドリン塩酸塩注射液	1国/6		塩酸エフェドリン注射液，エフェドリン注(射液)
エプレレノン	17		
エプレレノン錠	17		
エペリゾン塩酸塩	14 **I		塩酸エペリゾン
エポエチン アルファ(遺伝子組換え)	16*		
エポエチン ベータ(遺伝子組換え)	16*		
エメダスチンフマル酸塩	16*		フマル酸エメダスチン
エメダスチンフマル酸塩徐放カプセル	16*		
エモルファゾン	15*		
エモルファゾン錠	15**		
エリスロマイシン	7 I		
エリスロマイシン腸溶錠	15*		
エリスロマイシンエチルコハク酸エステル	8 I		エチルコハク酸エリスロマイシン，コハク酸エリスロマイシンエチル
エリスロマイシンステアリン酸塩	10 I		ステアリン酸エリスロマイシン
エリスロマイシンラクトビオン酸塩	14 *I		ラクトビオン酸エリスロマイシン
エリブリンメシル酸塩	18		
エルカトニン	13 **I		
エルゴカルシフェロール	2国		ビタミンD_2▼，カルシフェロール
エルゴタミン酒石酸塩	2国		酒石酸エルゴタミン
酒石酸エルゴタミン錠	2国	9	
酒石酸エルゴタミン注射液	2国	9	
エルゴメトリンマレイン酸塩	2国		マレイン酸エルゴメトリン
エルゴメトリンマレイン酸塩錠	2国		マレイン酸エルゴメトリン錠
エルゴメトリンマレイン酸塩注射液	2国		マレイン酸エルゴメトリン注射液
塩化亜鉛	1		クロール亜鉛，格魯兒(化)亞鉛
塩化アンモニウム	1	9	塩化アンモン，クロールアムモニウム，硇(硇)砂，格魯兒(化)安母紐謨
塩化アンモニウム錠	1国/2国	8	糖衣塩化アンモン錠
塩化インジウム(^{111}In)注射液	12 I		
塩化カリウム	3		塩化カリ，クロールカリウム
塩化カルシウム水和物	4		塩化カルシウム，クロームカルチウム
塩化カルシウム液	5	5*	
塩化カルシウム注射液	1国/6		塩化カルシウム注射液1，2號
塩化コタルニン	5	7	
塩化第一水銀	1	8	甘汞，(亞)格魯兒(化)汞，亞クロール汞
甘汞錠	3	6	
	1国*	2国	

収載医薬品名	収載	削除	旧日本名・日本名別名・その他
蒸氣製甘汞	3	6	蒸汽製甘汞
	1国*	2国	
塩化第二水銀	1	10	昇汞, 過格魯兒(化)汞, 過クロール汞
消毒用塩化第二水銀	5*	6	消毒用昇汞
	1国*/2国	10	
塩化第二水銀錠	3	10	昇汞錠
昇汞ガーゼ	3	6	
	1国*	2国	
昇汞綿	3	6	
	1国*	2国	
塩化第二鉄	1	6	過クロ(ー)ル鐵, 過格魯兒(化)鐵
	1国*	2国	
	7*II	9	
塩化第二鉄液	1	6	過クロ(ー)ル鐵液, 過格魯兒(化)鐵液
	1国*/2国	9	
塩化タリウム(^{201}Tl)注射液	11 I		
塩化ナトリウム	1		食塩▼, 食鹽, クロールナトリウム, 格魯兒(化)那篤留謨
10%塩化ナトリウム注射液	1国/2国		10%食塩注射液
塩化ナトリウム塩化カルシウム注射液	1国/2国	7*	食塩カルシウム注(射液)
塩化バリウム	5*	6	
	1国*	2国	
エンゴサク	2国		延胡索▼
エンゴサク末	15*		延胡索末▼
塩酸	1		鹽酸
希塩酸	1		稀鹽酸
粗製鹽酸	1	3	
塩酸アポモルヒネ	1	6	鹽酸亞剝莫兒比涅
	1国*/2国	7*	
dl-塩酸イソプロテレノール	7 I	9	塩酸イソプロテレノール, dl-塩酸イソプレナリン
dl-塩酸イソプロテレノール錠	7 I	9	塩酸イソプロテレノール錠, dl-塩酸イソプレナリン錠
塩酸エメチン	4	9	鹽酸エメチン
塩酸エメチン注射液	1国/6	9	エメチン注射(液)
塩酸オキソフェナルシン	1国/6	9	(純)マファルゾール
注射用塩酸オキソフェナルシン	1国/6	9	注射用マファルゾール, マファルゾール(1号, 2号, 集団用)
塩酸クロルテトラサイクリン	6*	8	
塩酸ジアセチルモルヒネ	2*	6	鹽酸ヘロイン, 鹽酸ヂアチ(ー)ルモルヒネ
塩酸ジクロルフェナルシン	2国	8	塩酸ジクロロフェナルシン
鹽酸聖古尼涅	1	3	(註) 塩酸シンコニーネ
塩酸ストレプトマイシン	6	6*	
塩酸ストレプトマイシン塩化カルシウム	6	6*	
塩酸セフェタメト ピボキシル	14 I	15	
塩酸トロパコカイン	4	7*	(鹽酸)トロパコカイン
注射用塩酸トロパコカイン	1国/2国	7*	(鹽酸)トロパコカイン(注射用)
塩酸トンジルアミン	7 I	8	
塩酸トンジルアミン錠	7 I	8	
塩酸フラジオマイシン	7*I	8	
塩酸プロマジン	7 I	9	
塩酸プロマジン錠	7 I	9	
塩酸プロマジン注射液	7 I	8	
塩酸メトキサミン	10 I	11	
塩酸モキシシリト	12**I	14	
塩酸モキシジン	8 I	9*	
塩酸リモナーデ	4		鹽酸リモナーデ, 塩リモ

収載医薬品名	収載	削除	旧日本名・日本名別名・その他
エンタカポン	17*		
エンタカポン錠	17*		
塩酸ロベリン	5	9	
塩酸ロベリン注射液	1国	9	ロベリン注
臙脂蟲	3	5	コセニル
塩素酸カリウム	1	8	塩素酸カリ，クロール酸カリウム，格魯児(鹽素)酸加僂謨
塩素酸カリウム液	5* 1国*	6 2国	塩剝水
鉛白	1 1国*	6 2国	炭酸鉛，次炭酸鉛
エンビオマイシン硫酸塩	14*I		硫酸エンビオマイシン
エンフルラン	13 I		
── オ ──			
オウギ	2国		黄耆▼，黄芪
オウギ末	7*II	9	黄耆末
黄降汞	1	8	黄色酸化水銀，黄色酸化汞
黄降汞軟膏	1	8	黄色酸化水銀軟膏，黄色酸化汞軟膏
稀黄降汞軟膏	1国	2国	
オウゴン	2国		黄芩▼
オウゴン末	7*II		黄芩末▼
黄色軟膏	6	7*	
黄色ヨウ化水銀	1 1国*	6 2国	亞沃度(ヨード)汞，(黄色)沃度(化)(ヨード)汞
オウセイ	15		黄精▼
黄疸剤	1国	2国	
オウバク	6		黄柏▼
オウバク末	7 I		黄柏末▼
オウバクエキス	6	9	
黄柏エキス散	1国	2国	
黄柏エキス錠	1国	2国	
パップ用複方オウバク散	2国		
オウバクケイ酸アルミ散	2国	7*	
オウバク・タンナルビン・ビスマス散	7*II		
複方オウバク・ビスマス散	2国	9	複方オウバクビスマス散
オウヒ	16*		桜皮▼
黄燐	1 1国*	6 2国	燐(素)
オウレン	2		黄連▼
オウレン末	7 I		黄連末▼
オウレンエキス	2 1国*	6 2国	黄連越幾斯(エキス)
黄連解毒湯エキス	16		
オキサゾラム	11 I		
オキサピウムヨウ化物	12**I		ヨウ化オキサピウム
オキサプロジン	12**I		
オキサリプラチン	18**		
オキサリプラチン注射液	18**		
オキシエトフィリン	8 I	9	
オキシクロール鐵液	3	4	
オキシコドン塩酸塩水和物	2国		塩酸オキシコドン，オキシコドン塩酸塩，塩酸ヒドロオキシコデイノン
複方オキシコドン注射液	2国		複方ヒコデノン注射液，複方ヒドロオキシコデイノン注射液
複方オキシコドン・アトロピン注射液	2国		ヒコアト注射液，複方(ヒドロ)オキシコデイノ(ド)ンアトロピン注射液
オキシシアン化水銀	5	9	オキシシアン水銀

収載医薬品名	収　載	削　除	旧日本名・日本名別名・その他
オキシシアン水銀錠	5	7	
オキシシアン水銀注射液	1国	2国	オキシシアン水銀注
オキシテトラサイクリン塩酸塩	6＊		塩酸オキシテトラサイクリン
オキシトシン	14＊＊I		
オキシトシン注射液	2国		
オキシドール	4		過酸化水素液(水)
強オキシドール	5＊	6	強過酸化水素水
	1国＊	2国	
オキシパラ(歯科用)	1国	2国	
オキシフェンブタゾン	9 I	11	
オキシブチニン塩酸塩	18＊		
オキシブプロカイン塩酸塩	10 I		塩酸ベノキシネート▼，塩酸オキシブプロカイン
オキシメトロン	11 I		
オキセサゼイン	11 I		オキセタカイン▼
オクスプレノロール塩酸塩	12 I		塩酸オクスプレノロール
オザグレルナトリウム	15＊		
オザグレルナトリウム注射液	17		
注射用オザグレルナトリウム	15＊		
乾燥弱毒生おたふくかぜワクチン	10 II		
乙字湯エキス	16＊＊		
オフロキサシン	14＊I		
オメプラゾール	15＊		
オメプラゾール腸溶錠	16＊		
重湯末	1国／2国	9	粉末重湯
オーラノフィン	16＊		
オーラノフィン錠	16＊		
オリブ油	1		オレ(ー)フ油，阿列布油(註 17局より生薬等に変更)
オルシプレナリン硫酸塩	12 I		硫酸オルシプレナリン
オルメサルタン メドキソミル	16＊＊		
オルメサルタン メドキソミル錠	16＊＊		
オレイン酸	3	7	油酸
	7＊II	9	
オレイン酸エチル	2国	7＊	
オレイン酸水銀	3	7	油酸汞
オレンジ油	1		橙皮油(註 16＊＊より生薬等に変更)
オロパタジン塩酸塩	16＊＊		塩酸オロパタジン
オロパタジン塩酸塩錠	16＊＊		塩酸オロパタジン錠
オンジ	4		遠志▼
オンジ末	7＊II		遠志末▼
オンジシロップ	4	7	遠志シロップ，遠志舎利別
── カ ──			
カイカ	2国	9	槐花
ガイシ	1	9	芥子，カラシ
芥子紙	1	2	
海葱	1	6	
	1国＊	2国	
海葱醋	1	2	
	3	4	
海葱醋蜜	3	4	
海葱丁幾	2	4	
カイニン酸水和物	7 I		カイニン酸
カイニン酸・サントニン散	7＊II		

収載医薬品名	収 載	削 除	旧日本名・日本名別名・その他
海綿	1	2	
壓搾海綿	1	2	
ガイヨウ	16*		艾葉▼
カオリン	1		白陶土，白堊土
カオリンパップ	5*	10	白陶土パップ
カカオ脂	1		カ、オ脂，加(柯)々阿脂(註 17局より生薬等に変更)
カゴソウ	2国		夏枯草▼
過酸化マグネシウム	5*	6	過酸化マグネシア
	1国*	2国	
過酸化滿俺	1	3	黒酸化滿俺，褐石
カシュウ	14 *Ⅱ		何首烏▼
ガジュツ	3		莪迷▼，莪朮▼，莪迷(述)
ガジュツ末	7 *Ⅱ	9	莪迷(述)末
ガスえそウマ抗毒素	9 Ⅱ	18	ガスえそ抗毒素
乾燥ガスえそウマ抗毒素	9 Ⅱ	12	乾燥ガスえそ抗毒素
カスカラサグラダ	2*	9	ラムヌスプルシアナ皮，カスカラ・サグラダ
カスカラサグラダ流エキス	2*	9	カスカラエキス，カスカラサグラダ流動エキス，カスカラ(・)サグラダ流動越幾斯
カスカリラ皮	1	5	葛(加)斯加利剌(皮)
カスカリラ越幾斯	1	4	葛(加)斯加利剌越幾斯篤拉屈篤
カスカリラ丁幾	1	5	葛(加)斯加利剌丁幾(丢児)
ガーゼ	3	14**	精製ガーゼ
滅菌ガーゼ	11 Ⅱ	14**	
カゼイン	5	8	
カゼインカルク	1国	9	
ガチフロキサシン水和物	17**		
ガチフロキサシン点眼液	17**		
脚氣剤	1国	2国	
カッコウ	15**		藿香▼，広藿香▼
カッコン	6		葛根▼
カッコン湯	2国	10	葛根湯
葛根湯エキス	15		
葛根湯加川芎辛夷エキス	16**		
カッセキ	16		滑石▼，軟滑石▼
過テクネチウム酸ナトリウム(⁹⁹ᵐTc)注射液	10 Ⅰ		
果糖	5*		
果糖注射液	1国／2国		
果糖燐酸石灰(注射用)	1国	2国	
カドララジン	15**		
カドララジン錠	15**		
カナマイシン一硫酸塩	14 *Ⅰ		一硫酸カナマイシン
カナマイシン硫酸塩	7 Ⅰ		硫酸カナマイシン
化膿症剤	1国	2国	
カノコソウ	1		吉草根▼，纈(吉)草(根)
カノコソウ末	7 *Ⅱ		吉草根末▼
カノコソウチンキ	1	12	吉草チンキ，纈草丁幾(丢児)
エーテル製カノコソウチンキ	3	6	エーテル製纈(吉)草丁幾
	1国*	2国	
樺木タール	3	5	
無水カフェイン	7 Ⅰ		
カフェイン水和物	1		カフェイン，咖啡涅
カフェイン・カンフル散	2国	10	アンナカ(・)カンフル散

収載医薬品名	収　載	削　除	旧日本名・日本名別名・その他
カフェイン・テオブロミン散	2国	9	アンナカ(・)テオブロミン散
カプセル	4		膠嚢
ヒプロメロースカプセル	17		
プルランカプセル	17		
カプトプリル	14 I		
ガベキサートメシル酸塩	12＊＊I		メシル酸ガベキサート
カベルゴリン	18		
過ホウ酸ナトリウム	2国	7＊	
カマラ	1	9	加麻刺
過マンガン酸カリウム	1		過マンガン酸カリ，過満俺酸加留謨
加味帰脾湯エキス	17		
加味逍遙散エキス	15		
カミツレ	1	7＊	カミル(ツ)レ花，加密爾列(花)
カモスタットメシル酸塩	12＊＊I		メシル酸カモスタット
カヤプテ油	1 1国＊	6 2国	加耶布的油
β-ガラクトシダーゼ(アスペルギルス)	13 II		アスペルギルス産生ガラクトシダーゼ
β-ガラクトシダーゼ(ペニシリウム)	14 II		ペニシリウム産生ガラクトシダーゼ
カラゲーン	1 3	2 4	加兒拉健
脱脂カラシ	5	7＊	脱脂芥子
カラシ精	3 1国＊	6 2国	芥子精
揮発カラシ油	1 1国＊	6 2国	揮發芥子油
カラバル豆	1	5	加剌抜兒豆
カラバル豆越幾斯	1	4	加剌抜兒豆越幾斯(篤拉屈篤)
カラミン	2国	9	
カラミンローション	2国	7＊	
カリジノゲナーゼ	13＊I		
カリ石ケン	1		加里(カリ)石鹸
カルウォン	3	4	
カルシウム健胃散	2国	7＊	
カルシトニン　サケ	15＊＊		カルシトニン(サケ)，サケカルシトニン(合成)(註 16＊＊で日本名及び日本名別名を変更)
カルテオロール塩酸塩	12 I		塩酸カルテオロール
カルドベネヂクト草	3	4	
カルドベネヂクト越幾斯	3	4	
カルナウバロウ	7＊II		(註 17局より生薬等に変更)
カルバゾクロム	7 I	9	
カルバゾクロムスルホン酸ナトリウム水和物	12 I		カルバゾクロムスルホン酸ナトリウム
ガルバヌム	1 3	2 5	瓦爾抜奴謨
カルバマゼピン	9 I		
カルバルゾン	6	8	
カルバルゾン錠	2国	8	
カルビドパ水和物	13 I		カルビドパ
カルベジロール	16		
カルベジロール錠	16		
カルベニシリンナトリウム	9 I	13＊＊	カルボキシベンジルペニシリンナトリウム
L-カルボシステイン	12＊＊I		
L-カルボシステイン錠	17		
カルボプラチン	16＊		

収載医薬品名	収　載	削　除	旧日本名・日本名別名・その他
カルボプラチン注射液	16＊		
カールム實	3	4	
カールム水	3	4	
カルメロース	11Ⅱ		カルボキシメチルセルロース▼，CMC
カルメロースカルシウム	7＊Ⅱ		カルボキシメチルセルロースカルシウム▼，CMCカルシウム，カルボキシメチルセルローズカルシウム
カルメロースナトリウム	7Ⅰ		カルボキシメチルセルロースナトリウム▼，CMCナトリウム，カルボキシメチルセルローズナトリウム
クロスカルメロースナトリウム	15		
カルモナムナトリウム	13＊＊Ⅰ		
カルモフール	12＊＊Ⅰ		
カロコン	2国		栝楼根▼，栝樓(楼)根
カンキョウ	14＊＊Ⅱ		乾姜▼
緩下茶劑	3	4	
緩下沸騰散	2	4	
還元鉄	1	9	還元鐵
丸劑	2	6	(註 6局から製剤総則へ移行)
甘硝石精	1	7	亞硝酸エチ(ー)ル精，亞硝酸依知爾精
カンショデンプン	5＊	8	甘藷(カンショ)澱粉
カンシル酸トリメタファン	11Ⅰ	14	
カンゾウ	1		甘草▼
カンゾウ末	7Ⅰ		甘草末▼
カンゾウエキス	1		甘草エキス▼，甘草越幾斯(篤拉屈篤)
カンゾウ粗エキス	1		甘草羔▼，尋常甘草エキス，尋常甘草越幾斯篤拉屈篤
複方甘草散	3	7＊	複方カンゾウ散
含嗽罨法洗眼劑	1国	2国	
含嗽吸入劑	1国	2国	
含嗽劑1，2號	1国	2国	
カンタリス	1	9	豆斑猫，羯答利斯
カンタリス硬膏	1	2	羯答利斯硬膏
	3	5	
カンタリスコロジオン	1	6	カンタリスコロヂウム(オン)，發泡コロヂウム，羯答利斯格魯胃謨
	1国＊	2国	
カンタリスチンキ	1	9	羯答利斯丁幾(丟児)
カンタリス軟膏	1	2	羯答利斯軟膏，発泡膏
	3	5	
	7＊Ⅱ	9	
カンタリス油	3	5	
カンデサルタン　シレキセチル	16		
カンデサルタン　シレキセチル錠	16		
カンデサルタン シレキセチル・アムロジピンベシル酸塩錠	16＊＊		
カンデサルタン シレキセチル・ヒドロクロロチアジド錠	17		
カンテン	4		寒天▼
カンテン末	7Ⅰ		寒天末▼
含糖ペプシン	1		含糖百弗聖
カン皮末	5＊	7＊	カンピ末，柑皮末
d-カンフル	1		樟脳▼，カンフル，カンフラ，(精製)樟脳
dl-カンフル	8Ⅰ		合成樟脳
カンフル精	1	7	カンフルチンキ，カムフル丁幾，羯布羅丁幾，樟脳精
カンフル注射液	3	7	カンフル油，カンフルオレフ油，樟脳オレーフ油，樟脳油
カンフル軟膏	4	6	樟脳軟膏
	1国＊/2国	7＊	

収載医薬品名	収載	削除	旧日本名・日本名別名・その他
カンフル酸	3	6	樟腦酸
	1国*	2国	
甘扁桃	1	6	
	1国*	2国	
肝油	1		
強肝油	5*	8	
肝油カプセル	1国／6	9	肝油球
強肝油カプセル	1国／6	8	強肝油球
肝油糖衣球	1国	2国	
肝油ドロップ	1国	2国	
甘油乳剤	4	6	肝油乳劑
	1国*	2国	
カンレノ酸カリウム	12 I		
── キ ──			
キキョウ	4*		桔梗根▼
キキョウ末	7 * II		桔梗根末▼
複方キキョウ散	2国	7*	
複方キキョウエフェドリン散	2国	7*	
キキョウ流エキス	6	7	
	8 II		
キクカ	14 * II		菊花▼, キッカ▼
キササゲ	5		キササゲ實
キジツ	3	5	枳實▼, 枳殼, 未熟橙實
	2国		
キシリトール	9 I		キシリット▼
キシリトール注射液	9 I		キシリット注射液▼
キシレノール	5	5*	
キシレノール石鹸液	5	5*	
キシロイルスルファミン	7 I	8	
キセノン(^{133}Xe)注射液	11 I	13**	
キセロホルム	3	6	トリブロ(ー)ム石炭酸蒼鉛
	1国*	2国	
キタサマイシン	8 I		ロイコマイシン, ロイコマイシン塩基
キタサマイシン酢酸エステル	8 I		アセチルキタサマイシン, アセチルロイコマイシン, ロイコマイシン酢酸エステル
キタサマイシン酒石酸塩	14 * I		酒石酸キタサマイシン, 酒石酸ロイコマイシン, ロイコマイシン酒石酸塩
キッソウ酸亞鉛	3	6	纈(吉)草酸亞鉛
	1国*	2国	
キナ	1	10	キナ皮, 規那皮, 規那
キナ末	7 * II	10	
キナエキス	1	6	キナ越幾斯, 規那越幾斯(篤拉屈篤)
	1国*	2国	
キナ酒	1	2	規那酒
	3	5*	
キナチンキ	1	6	キナ丁幾, 規那丁幾(丟児)
	1国*	2国	
複方キナチンキ	3	6	複方キナ丁幾
	1国*	2国	
キナ流エキス	3	7	キナ流動エキス, キナ流動越幾斯
キナプリル塩酸塩	16		塩酸キナプリル
キナプリル塩酸塩錠	16		塩酸キナプリル錠
キニジン硫酸塩水和物	1	2	硫酸キニジン, キニジン硫酸塩
	2国		

収載医薬品名	収載	削除	旧日本名・日本名別名・その他
硫酸キニジン錠	2国	8	
規尼涅	1	2	(註) キニーネ
キニーネアンチピリン注射液	1国	2国	キニーネアンチピリン注
キニーネカフェイン注射液	1国／6	7	キニーネカフェイン注
キニーネ・アミノピリン散	2国	9	キニーネアミノピリン散
キニーネ・還元鉄丸	4	9	規鐵(鉄)丸
キニーネエチル炭酸エステル	3		エチル炭酸キニーネ, エチルキニン, エチール炭酸キニーネ
複方エチル炭酸キニーネ散	7＊Ⅱ	9	
キニーネ塩酸塩水和物	1		塩酸キニーネ, キニーネ塩酸塩, 鹽酸規尼涅
塩酸キニーネ丸	4	5＊	
塩酸キニーネ錠	4	5＊	鹽酸キニーネ錠
キニーネ硫酸塩水和物	1		硫酸キニーネ, キニーネ硫酸塩, 硫酸規尼實涅
硫酸キニーネ丸	3	4	
	5＊	7	
硫酸キニーネ錠	5＊	7	
キノ	1	4	吉納
規納乙實涅	1	3	(註) キノイヂーネ
キノフェン	5	8	フェニルヒノリンカルボン酸
キノフェン錠	1国	2国	
キノフェン注射液(静脈用, 筋注用)	1国	2国	
キノフェン重曹散	2国	7＊	
キノホルム	5＊	9	クリオキノール, ヨードクロルオキシキノリン
複方キノホルム散	2国	7＊	
キノホルムガーゼ	5＊	6	
	1国＊	2国	
キノホルミン	1国	2国	(註 キノホルムの製剤原料　キノホルム：賦形薬＝64.1：35.9)
キノホルミン錠	1国	2国	(註 キノホルミンより製する)
キノヨヂン	5＊	7	キノヨヂン
キノヨヂン注射液	1国	2国	キノヨヂン注
牛脂	2		(註 17局より生薬等に変更)
稠厚牛膽	3	5	
吸入剤	1国	2国	
牛酪乳末	1国／2国	7＊	粉末牛酪乳
複方牛酪乳末	1国／2国	9	調整粉末牛酪乳
キョウカツ	14＊Ⅱ		羌活▼
不活化狂犬病ワクチン	9Ⅱ	12	
乾燥組織培養不活化狂犬病ワクチン	10Ⅱ		
強心剤	1国	2国	
キョウニン	2		杏仁▼
キョウニン水	2		杏仁水▼
キョウニン油	4	7＊	杏仁油
複方キョウニン・キキョウ水	2国	10	複方キョウニンキキョウ水
魚膠	1	5	
キラヤ皮	3	5	
金硫黄	1	5	五硫化安知母紐謨, 硫化安知母紐謨
錦葵花	3	4	
金コロイド(^{198}Au)注射液	8Ⅰ	12	
金チオリンゴ酸ナトリウム	11Ⅰ		

— ク —

収載医薬品名	収載	削除	旧日本名・日本名別名・その他
グアイフェネシン	11Ⅰ		グアヤコールグリセリンエーテル
グアナベンズ酢酸塩	12＊＊Ⅰ		酢酸グアナベンズ
グアネチジン硫酸塩	8Ⅰ		硫酸グアネチジン

収載医薬品名	収載	削除	旧日本名・日本名別名・その他
グアヤク木	1 1国*	6 2国	癒瘡木
グアヤク脂	1 1国*/2国	6 9	癒瘡木脂
グアヤクチンキ	1 1国*	6 2国	癒瘡木丁幾(丟兒)(チンキ)
グアヤコール	2*	7	
グアヤコールスルホン酸カリウム	4 11 I	7	グアヤコールスルホン酸カリ，スルコール，スルフォグアヤコールカリウム
クエチアピンフマル酸塩	16*		
クエチアピンフマル酸塩錠	16*		
クエチアピンフマル酸塩細粒	16*		
無水クエン酸	8 I		
クエン酸水和物	1		クエン酸，枸櫞酸
クエン酸ガリウム(^{67}Ga)注射液	10 I		
クエン酸鉄	1 1国*	6 2国	枸櫞酸鐵
クエン酸鉄液	1 1国*	6 2国	枸櫞酸鐵液
クエン酸鉄アンモニウム	1	7	クエン酸鉄アンモン，枸櫞酸鐵安母紐謨(アムモニウム)
クエン酸鉄キニーネ	1 1国*	6 2国	枸櫞酸鐵規尼涅
クエン酸銅	5	7	
クエン酸ナトリウム水和物	5*		クエン酸ナトリウム，クエン酸ソーダ
診断用クエン酸ナトリウム液	1国／2国		血沈用クエン酸ナトリウム液，血沈用チトラート，血沈用クエン酸ソーダ液
輸血用クエン酸ナトリウム注射液	1国／6		輸血用チトラート注，輸血用クエン酸ソーダ注射液
沸騰クエン酸マグネシウム	1 1国*	6 2国	沸騰枸櫞酸マグネシア，沸騰枸櫞酸麻倔涅叟謨
クエン酸リモナーデ	4	7	枸櫞酸リモナーデ
枸櫞皮	3	5	
苦艾	3	5	
クコシ	14＊＊II		枸杞子▼
クジン	2国		苦参▼
クジン末	7＊II		苦参末▼
クズデンプン	5	9	葛(クズ)澱粉
驅虫剤1～3號	1国	2国	
グッタペルカ	1	5	佋答百兒加
精製グッタペルカ	3 1国*	6 2国	
グッタペルカ液	1 1国*/2国	6 7*	トラウマチチン，佋答百兒加液
クベバ	1 1国*	6 2国	クベバ實，蓽澄加
苦扁桃	1 3	2 5	
苦扁桃水	1 3	2 4	
揮發苦扁桃油	1	2	
クマリン	7 I	8	
苦味酒	1	2	
苦味チンキ	1		苦味丁幾(丟兒)
クラブラン酸カリウム	12 I		

収載医薬品名	収載	削除	旧日本名・日本名別名・その他
グラミシジン	14＊I	17＊	
クラリスロマイシン	14 I		
クラリスロマイシン錠	15		
シロップ用クラリスロマイシン	17＊＊		
グリクラジド	15＊＊		
クリサロビン	1	7	精製ゴア末，苦利沙羅並
グリシン	7 I		アミノ酢酸
グリセオフルビン	10 I	17	
グリセオフルビン錠	15＊	17	
グリセリン	1		グリセロール▼，倔里設林
濃グリセリン	6		濃グリセロール▼
グリセリンカリ液	5		
グリセリン坐剤	3	9	グリセリン坐剤
グリセリン軟膏	1	7	倔里設林軟膏
グリセロリン酸カルシウム	5	9	グリセロ燐酸石灰
クリノフィブラート	13 I		
グリベンクラミド	12 I		
吸水クリーム	7 I		吸水軟膏▼(註 16局より名称変更)
親水クリーム	6		親水軟膏▼(註 16局より名称変更)
グリメピリド	16		
グリメピリド錠	16		
クリンダマイシン塩酸塩	14＊I		塩酸クリンダマイシン
クリンダマイシン塩酸塩カプセル	15		塩酸クリンダマイシンカプセル
クリンダマイシンリン酸エステル	12 I		リン酸クリンダマイシン
クリンダマイシンリン酸エステル注射液	15＊		リン酸クリンダマイシン注射液
グルカゴン(遺伝子組換え)	18		
グルコン酸カルシウム水和物	5＊		グルコン酸カルシウム，グルコン酸石灰
グルコン酸カルシウム注射液	1国／6	9	
グルタチオン	14＊＊I		グルタチオン(還元型)
L－グルタミン	15＊		
L－グルタミン酸	16		
グルタミン酸ナトリウム	7 I	9	
クレオソート丸	3	7＊	
複方クレオソート液	2国	9	歯科用複方クレオソート液
クレゾール	3		粗製クレゾール，トリクレゾール，クレゾール油，リゾール油
クレゾール水	3		リゾール水
クレゾール石ケン液	3		クレゾール石鹸液，リゾール
クレボプリドリンゴ酸塩	15＊＊		リンゴ酸クレボプリド
クレマスチンフマル酸塩	10 I		フマル酸クレマスチン
クレンピ	2国	7＊	苦棟皮
クロカプラミン塩酸塩水和物	12＊I		塩酸クロカプラミン，クロカプラミン塩酸塩
クロキサシリンナトリウム水和物	8 I		クロキサシリンナトリウム，メチルクロルフェニルイソキサゾリルペニシリンナトリウム
クロキサゾラム	11 I		
クロコナゾール塩酸塩	12＊＊I		塩酸クロコナゾール
クロスポビドン	16＊		
クロチアゼパム	11 I		
クロチアゼパム錠	17＊		
クロトリマゾール	11 I		
クロナゼパム	12 I		
クロナゼパム錠	16＊＊		
クロナゼパム細粒	16＊＊		

収載医薬品名	収載	削除	旧日本名・日本名別名・その他
クロニジン塩酸塩	12 I		塩酸クロニジン
クロピドグレル硫酸塩	16**		
クロピドグレル硫酸塩錠	16**		
グロビン亜鉛インシュリン注射液	2国	7*	グロビンインシュリン亜鉛注射液
クロフィブラート	9 I		
クロフィブラートカプセル	9 I		
クロフェダノール塩酸塩	12**I		塩酸クロフェダノール
クロベタゾールプロピオン酸エステル	15*		プロピオン酸クロベタゾール
クロペラスチン塩酸塩	13**I		塩酸クロペラスチン
クロペラスチンフェンジゾ酸塩	18		
クロペラスチンフェンジゾ酸塩錠	18		
クロミフェンクエン酸塩	9 I		クエン酸クロミフェン
クロミフェンクエン酸塩錠	11 I		クエン酸クロミフェン錠
クロミプラミン塩酸塩	11 I		塩酸クロミプラミン
クロミプラミン塩酸塩錠	17*		
無水クロム酸	1 1国*	6 2国	クローム酸，格羅謨酸
クロム酸ナトリウム(^{51}Cr)注射液	9 I		
クロモグリク酸ナトリウム	10 I		
クロラゼプ酸二カリウム	15*		
クロラゼプ酸二カリウムカプセル	15*		
クロラミン	5	7*	クロラミンT
クロラミン錠	1国／2国	7*	クロラミンT錠
クロラミンB	5* 1国*	6 2国	
クロラミンB錠	1国	2国	
クロラミンX	5* 1国*	6 2国	
クロラミンX錠	1国	2国	
クロラムフェニコール	6		
クロラムフェニコールカプセル	6	6*	
クロラムフェニコールコハク酸エステルナトリウム	8 I 14*I	10	コハク酸クロラムフェニコールナトリウム
クロラムフェニコール・コリスチンメタンスルホン酸ナトリウム点眼液	17*		
クロラムフェニコールパルミチン酸エステル	7 I 14*I	10	パルミチン酸クロラムフェニコール，クロラムフェニコールパルミテート
クロラール・サリチル酸精	2国	13	複方クロラール(・)サリチル酸精
クロルエチル	4	8	クロールエチール
クロール酸カリウム錠	1	4	格魯児酸加溜謨錠
クロルジアゼポキシド	8 I		
クロルジアゼポキシド錠	11 I		
クロルジアゼポキシド散	11 I		
格魯児水	1	3	(註) クロール水
クロルゾキサゾン	8 I	11	
クロルゾキサゾン錠	9 I	11	
格魯児那篤倫液	1	2	(註) クロールナトロン液(次亜塩素酸ソーダ)
クロルフェニラミンマレイン酸塩	7 I		マレイン酸クロルフェニラミン
クロルフェニラミンマレイン酸塩錠	7 I		マレイン酸クロルフェニラミン錠
クロルフェニラミンマレイン酸塩散	7 I		マレイン酸クロルフェニラミン散
クロルフェニラミンマレイン酸塩注射液	7 I		マレイン酸クロルフェニラミン注射液
d-クロルフェニラミンマレイン酸塩	11 I		d-マレイン酸クロルフェニラミン
クロルフェニラミン・カルシウム散	7*II	17	
クロルフェネシンカルバミン酸エステル	12 I		カルバミン酸クロルフェネシン

収載医薬品名	収 載	削 除	旧日本名・日本名別名・その他
クロルフェネシンカルバミン酸エステル錠	15*		カルバミン酸クロルフェネシン錠
クロルフェノタン	2国	8	クロロフェノタン
クロルプロパミド	8 I		
クロルプロパミド錠	9 I		
クロルプロマジン塩酸塩	7 I		塩酸クロルプロマジン
クロルプロマジン塩酸塩錠	7 I		塩酸クロルプロマジン錠
クロルプロマジン塩酸塩注射液	7 I		塩酸クロルプロマジン注射液
クロルヘキシジン塩酸塩	9 I		塩酸クロルヘキシジン
クロルヘキシジングルコン酸塩液	10 I		グルコン酸クロルヘキシジン液
クロルマジノン酢酸エステル	12 I		酢酸クロルマジノン
クロルメザノン	9 I	11	
クロルメザノン錠	9 I	11	
クロロフォルム水	3	5	クロヽフォルム水
複方クロロフォルムモルヒネ丁幾	3	5	複方クロヽフォルムモルヒネ丁幾
クロロブタノール	2国		
クロロホルム	1	9	哥囉仿謨，クロヽ(ロ)フォルム
麻酔用クロロホルム	4	6	麻酔クロロホルム
クロロホルム擦剤	3	6	クロヽ(ロ)フォ(ホ)ルム擦剤
	1国*	2国	
クロロホルム精	1	6	哥囉仿謨精，クロヽ(ロ)フォルム精
	1国*	2国	
クロロホルム油	3	6	クロヽ(ロ)フォルム油
	1国*	2国	
― ケ ―			
ケイガイ	9 II		荊芥穂▼, 荊芥
軽質無水ケイ酸	7 * II		
珪酸アルミ錠	1国	2国	
合成ケイ酸アルミニウム	6		
天然ケイ酸アルミニウム	1国／6		珪酸アルミ
ケイ酸アルミン酸マグネシウム	17*		
メタケイ酸アルミン酸マグネシウム	17*		
複方ケイ酸アルミビスマス散	2国	7*	
ケイ酸マグネシウム	2国		
桂枝茯苓丸エキス	15*		
ケイヒ	1		桂皮▼
ケイヒ末	7 I		桂皮末▼
ケイ皮シロップ	3	6	ケイヒシロップ, 桂皮シロップ, 桂皮舎利別
	1国*／2国	7*	
桂皮水	1	6	ケイ皮水
	1国*	2国	
桂皮精	1	6	ケイ皮精
	1国*	2国	
ケイ皮チンキ	1	6	桂皮丁幾(丟児)
	1国*／2国	7*	
ケイヒ油	1		桂皮油▼
鯨ロウ	1	5	鯨蠟
	6	8	
下剤1～4號	1国	2国	
ケタミン塩酸塩	11 I		塩酸ケタミン
血壓降下劑1, 2號	1国	2国	
ケツメイシ	2国		決明子▼
決明葉	5*	6	
	1国*	2国	

収載医薬品名	収載	削除	旧日本名・日本名別名・その他
ケトコナゾール	15**		
ケトコナゾール液	15**		ケトコナゾール外用液
ケトコナゾールローション	15**		
ケトコナゾールクリーム	15**		
ケトチフェンフマル酸塩	14 *I		フマル酸ケトチフェン
ケトプロフェン	12 I		
解熱剤1〜11號	1国	2国	
解熱鎮痛剤1, 2號	1国	2国	
ケノデオキシコール酸	15		
ゲファルナート	15**		
ゲフィチニブ	18		
ゲフィチニブ錠	18**		
ゲルゼミウム根	3	4	
ゲルゼミウム丁幾	3	4	
健胃剤1〜4號	1国	2国	
健胃散	4	7*	
健胃錠	4	6	
	1国*/2国	7*	
健胃消化剤1〜3號	1国	2国	
健胃水	2国	7*	
健胃整腸剤1〜7號	1国	2国	
健胃鎮痛剤1〜4號	1国	2国	
健康人血清	6	6*	
ケンゴシ	4*		牽牛子▼, ケンゴ子
ケンゴ子脂	4*	7*	ケンゴシ脂, 牽牛子脂
ゲンタマイシン硫酸塩	12 *I		硫酸ゲンタマイシン
ゲンタマイシン硫酸塩点眼液	15**		硫酸ゲンタマイシン点眼液
ゲンタマイシン硫酸塩注射液	17**		
ゲンタマイシン硫酸塩軟膏	17**		
ゲンチアナ	3		ゲンチアナ根
ゲンチアナ末	7 I		
ゲンチアナエキス	3	5*	ゲンチアナ越幾斯, 龍胆エキス
	6	7*	
ゲンチアナチンキ	1	6	龍膽丁幾(丟兒)
	1国*	2国	
複方ゲンチアナ丁幾	3	5	
ゲンチアナ・重曹散	7 *II		
ゲンノショウコ	5*		
ゲンノショウコ末	7 *II		

—— コ ——

収載医薬品名	収載	削除	旧日本名・日本名別名・その他
コウイ	16		膠飴▼, 粉末飴▼
コウカ	2国		紅花▼, ベニバナ▼
硬化油	6		
硬膏剤	2	6	(註 6局から製剤総則へ移行)
膠質硬膏	3	4	
乾燥甲状腺	5		(乾燥)甲状腺
コウジン	2国		紅参▼
口内塗布剤1〜4號	1国	2国	
コウブシ	2国		香附子▼
コウブシ末	7 *II		香附子▼
コウベイ	16		粳米▼
乾燥酵母	5		薬用酵母

収載医薬品名	収 載	削 除	旧日本名・日本名別名・その他
酵母エキス	5	5*	
乾燥酵母錠	5* 1国*	6 2国	薬用酵母錠
コウボク	2国		厚朴▼, 和厚朴
コウボク末	7*Ⅱ		厚朴末▼, 和厚朴末
ゴオウ	2国		牛黄▼
コカイン塩酸塩	1*		塩酸コカイン, 鹽酸古加乙涅
塩酸コカイン錠	3 1国*	6 2国	鹽酸コカイン錠
コカ葉	3	4	
コケモモ	5*	7*	コケモモ葉
ゴシツ	2国		牛膝▼, 牛膝
牛車腎気丸エキス	15**		
ゴシュユ	2国		呉茱萸▼
呉茱萸湯エキス	17**		
コショウ	3	7*	胡椒
ゴセレリン酢酸塩	18**		
コソ花	1	5	苦蘇(花)
骨炭	1	2	
骨炭末	1	5	精製骨炭
古垤乙涅	1	3	(註) コデイン
コデインリン酸塩水和物	2*		リン酸コデイン, コデインリン酸塩, 燐酸コデイン, 塩燐酸古垤乙涅
コデインリン酸塩錠	8Ⅰ		リン酸コデイン錠
コデインリン酸塩散1%	7Ⅰ		リン酸コデイン散1%, コデインリン酸1%, リン酸コデイン100倍散
コデインリン酸塩散10%	5*		リン酸コデイン散10%, コデインリン酸10%, リン酸コデイン10倍散, 溶性コデイン散, コデイン散
ゴナドレリン酢酸塩	15		酢酸ゴナドレリン
コニアク	3	7	コニアク, ブランデー
五倍子	1	7*	ゴバイシ
五倍子チンキ	1 1国*	6 2国	五倍子丁幾(丟兒)
コパイバ膠囊	1	5	骨沛波膠囊
コパイババルサム	1 1国*	6 2国	骨沛波抜爾撒謨
ゴボウシ	14*Ⅱ		牛蒡子▼
コポビドン	18		
ゴマ	16		胡麻▼
ゴマ油	1		胡麻油(註 17局より生薬等に変更)
ゴミシ	2国		五味子▼
護謨硬膏	1	2	(註) ゴム硬膏
ゴム散	1 1国*	6 2国	護謨散
ゴム絆創膏	4*	6	
コリスチン	7Ⅰ	7*	(註 塩酸コリスチンと硫酸コリスチンに分かれる)
塩酸コリスチン	7*	8	
コリスチンメタンスルホン酸ナトリウム	8Ⅰ		
コリスチン硫酸塩	7*Ⅰ 14*Ⅰ	10	硫酸コリスチン
注射用コルチコトロピン	7Ⅰ	10*	
持続性コルチコトロピン注射液	7Ⅰ	10*	
コルチゾン酢酸エステル	2国		酢酸コルチゾン
酢酸コルチゾン錠	2国	9	
酢酸コルチゾン水性懸濁注射液	2国	13**	酢酸コルチゾン水性懸濁注射液

収載医薬品名	収載	削除	旧日本名・日本名別名・その他
コルヒクム子	1	5	古爾矢屈謨子
コルヒクム酒	1	5	古爾矢屈謨酒
コルヒクム丁幾	1	5	古爾矢屈謨丁幾(丢兒)
コルヒチン	8 I		
五苓散エキス	17*		
コレカルシフェロール	2国		ビタミンD_3▼
コレスチミド	16*		コレスチラン
コレスチミド錠	16*		
コレスチミド顆粒	16**		
コレステロール	2国		コレステリン
コレラワクチン	6	18	
コロイド銀	4 1国*/2国	6 7*	
コロイド銀軟膏	4 1国*/2国	6 7*	クレーデ軟膏
コロジオン	1	10	コロヂウム(オン), 格(古)魯胃謨
弾性コロジオン	1	10	弾力コロヂウム(オン), 弾力(性)格(古)魯胃謨
コロシント實	1	5	古魯聖篤(實)
コロシント越幾斯	1	5	古魯聖篤越幾斯(篤拉屈篤)
コロシント丁幾	1	5	古魯聖篤丁幾(丢兒)
コロシントヒヨス丸	1	4	古魯聖篤菲沃斯(矢亞謨斯)丸
コロンボ	1		古倫僕(根), コロム(ン)ボ根
コロンボ末	7*II		
コロンボ越幾斯	1	5	古倫僕越幾斯(篤拉屈篤)
コロンボチンキ	3 1国*	6 2国	コロムボ丁幾
コンズランゴ	2*		コンヂュ(ヅ)ランゴ皮
コンズランゴ酒	3 1国*	6 2国	コンヂュランゴ酒
コンズランゴ流エキス	2* 1国*/2国	6	コンヂュ(ヅ)ランゴ流動越幾斯
── サ ──			
サイカク	2国	10	水犀角, 烏犀角, 犀角
サイカチ	2国	7*	皂莢
サイクロセリン	8 I		
サイコ	2国		柴胡▼
柴胡桂枝湯エキス	16		
柴胡桂枝乾姜湯エキス	18*		
サイシン	2国		細辛▼
柴朴湯エキス	16		
催眠剤	1国	2国	
柴苓湯エキス	15		
酢酸	1		醋酸
氷酢酸	1		氷醋酸
稀酢酸	1 1国*	6 2国	純醋
酢酸アルミニウム液	4	8	醋酸アルミニウム液
酢酸アンモニウム液	1 1国*	6 2国	醋酸アンモン液, ミンデレル精, 醋酸アンモニウム液, 民埕列里精, 醋酸安母紐謨液
酢酸エチル	3 1国*	6 2国	醋酸エーテル
醋酸カリウム	1	3	醋酸加㗏謨
醋酸カリウム液	3	10	醋酸カリ(ウム)液

収載医薬品名	収載	削除	旧日本名・日本名別名・その他
酢酸カリウム水	2国	10	複方醋酸カリウム水
酢酸デスオキシコルトン	2国	8	
酢酸デスオキシコルトン注射液	7Ⅰ	8	
酢酸ナトリウム水和物	1	6	酢酸ナトリウム
	1国＊	2国	
	8Ⅱ		
酢酸鉛	1	9	醋酸鉛，鉛糖
酢酸鉛液	5＊	9	鉛糖水
酢酸フェニル水銀	2国	8	
酢酸リナロール	5＊	6	醋酸リナロール
	1国＊	2国	
醋蜜	3	4	
ザクロヒ	1	9	ザクロ皮，石榴(根)皮
坐剤	3	6	(註 6局から製剤総則へ移行)
サザピリン	5＊	6	サリチロサリチル酸
	1国＊/2国	7＊	
サッカリン	3	5	
	15		
サッカリン錠	1国	2国	
サッカリンナトリウム水和物	3		サッカリンナトリウム，溶性サッカリン
擦剤	4	6	(註 6局から製剤総則へ移行)
サッサフラス木	1	5	薩撒(沙)富拉斯(木)
サビナ油	3	4	
サフラン	1		泊芙蘭
サフラン舎利別(シロップ)	3	4	
サフランチンキ	1	6	泊芙蘭(サフラン)丁幾(丟兒)
	1国＊	2国	
サラシ粉	1		晒粉，クロ(一)ル石灰(カルチウム)，格魯兒石灰
サラゾスルファピリジン	11Ⅰ		スルファサラジン▼
撒里聖	1	2	(註) サリシン
サリチルアミド	7Ⅰ	9	
サリチル酸	1		サリチール酸，撒里矢爾酸
サリチル酸ガーゼ	3	6	サリチール酸ガーゼ
	1国＊	2国	
サリチル酸精	5＊		
複方サリチル酸精	2国		
サリチル酸絆創膏	1国／2国		スピル膏
サリチル酸綿	3	6	サリチール酸綿
	1国＊	2国	
サリチル酸・カーボン軟膏	2国	12	サリチル酸カーボン軟膏
サリチル酸・コロジオン	2国	10	サリチル酸コロジオン
サリチル酸・石ケン硬膏	4	10	ピック硬膏，サリチール酸石鹸硬膏
サリチル酸・フェノール軟膏	2国	13	サリチル酸フェノール軟膏，サリチル酸石炭酸軟膏
サリチル酸アンチピリン	3	7	サリチール酸アンチピリン
サリチル酸カルシウム	6	7	
サリチル酸カルシウム注射液	1国／6	7	サリカ注射液，ザルカ注，サリチル酸石灰注射液
サリチル酸カルシウムブドウ糖注射液	1国／6	7	サリカ糖注射液，ザルカ糖注，サリチル酸石灰葡萄糖注射液
サリチル酸水銀	2＊	7	サリチール酸汞，撒里矢爾酸汞
サリチル酸ナトリウム	1		サリチ(一)ル酸ソーダ，ザル曹，撒里矢爾酸那篤溜謨
サリチル酸ナトリウム錠	3	6	サリチ(一)ル酸ソーダ錠
	1国＊	2国	
複方サリチル酸ナトリウム水	2国	7＊	
苦味サリチル酸ナトリウム水	7＊Ⅱ	10	

収載医薬品名	収　載	削　除	旧日本名・日本名別名・その他
サリチル酸ナトリウム注射液	1国	9	サリソ(ウ)注射液
サリチル酸ナトリウムカフェイン	3	7＊	サリソーカフェイン，サリチ(ー)ル酸ソーダカフェイン
サリチル酸ナトリウム臭化カルシウムブドウ糖注射液	1国／6	9	サリソブロカ糖注(射液)，サリチル酸ソーダブロムカルシウム葡萄糖注射液
サリチル酸ナトリウムテオブロミン	2＊	9	サリチル酸テオブロミンソーダ，サリチール酸ナトリウムテオブロミン，撒里矢爾酸テオブロミン那篤留謨，ヂ(ジ)ウレチン
サリチル酸ナトリウムブドウ糖注射液	1国	7＊	ザリ曹糖注，サリチル酸ナトリウムブドウ糖注射液，サリチル酸ソーダ葡萄糖注射液，サリソ糖注射液
サリチル酸フィゾスチグミン	1	13＊＊	サリチ(ー)ル酸エゼリン，撒里矢爾酸比蘇斯知倔密涅(越摂利涅)
サリチル酸フェニル	2＊	9	ザロフェン，撒里矢爾(サリチ(ー)ル)酸フェノニ(ー)ル，サロール
サリチル酸メチル	5＊		冬緑油
複方サリチル酸メチル精	2国		
サリチルタルク散	3	7＊	サリチ(ー)ル滑石(タルク)散
複方サリチルタルク散	2国	7＊	複方サリチルタルク散
サリチル・ミョウバン散	2国		サリチルミョウバン散
サルサ	1 1国＊	6 2国	サルサ根，撒児沙根，撒児沙巴利刺
複方撒児沙巴利舎利別	1	2	(註) 複方サルサパリラ舎利別
ザルトプロフェン	15		
ザルトプロフェン錠	15		
サルフィア葉	1	5	撒爾比(維)亞(葉)
サルブタモール硫酸塩	11 I		硫酸サルブタモール
サルポグレラート塩酸塩	16		塩酸サルポグレラート
サルポグレラート塩酸塩錠	16		塩酸サルポグレラート錠
サルポグレラート塩酸塩細粒	16		塩酸サルポグレラート細粒
サレップ	1 1国＊	6 2国	サレップ根，沙利布(根)
サレップ漿	3 1国＊	6 2国	
三黄散	2国	10	
酸化亜鉛	1		亜鉛華▼，亞塩華
酸化安知母紐謨	1	2	(註) 酸化アンチモニウム
酸化カルシウム	1		生石灰，煆製石灰
酸化セルローズ	2国	8	
酸化チタン	2国		
酸化マグネシウム	1		マグネシア，煆製マグネシア，煆製麻倔涅矢亞，煆製苦土，酸化麻倔涅叟謨
重質酸化マグネシウム	3 6	4 11	重質マグネシア，重質煆製マグネシア(註 11局で酸化マグネシウムと統合)
サンキライ	7 ＊II		山帰来▼
サンキライ末	7 ＊II		山帰来末▼
散剤	4	6	(註 6局から製剤総則へ移行)
サンザシ	2国 15＊	7＊	山査子▼
三酸化二ヒ素	1		三酸化ヒ素，亜ヒ酸，亞砒(ヒ)酸
杉脂	4＊ 1国＊	6 2国	
杉脂硬膏	4＊ 1国＊	6 2国	
サンシシ	2国		山梔子▼
サンシシ末	7 ＊II		山梔子末▼
サンシュユ	9 II		山茱萸▼
サンショウ	5＊		山椒▼

収載医薬品名	収載	削除	旧日本名・日本名別名・その他
サンショウ末	7 I		山椒末▼
酸素	5		壓縮酸素
サンソウニン	2国 14＊II	7＊	酸棗仁▼
サンダラック	3 1国＊	6 2国	
サントニン	1		珊篤寧
サントニン散	2国	9	
サントニン錠	1	14＊＊	珊篤寧錠
サントニン注射液	2国	9	
複方サントニン散	2国	7＊	
粉末加酸乳	1国	2国	
サンヤク	9 II		山薬▼
サンヤク末	13 II		山薬末▼
― シ ―			
ジアスターゼ	3		ヂアスターゼ
ジアスターゼ錠	1国／2国	8	ヂアスターゼ錠
複方ジアスターゼ散	2国	7＊	
ジアスターゼ・重曹散	7＊II		
複方ジアスターゼ・重曹散	7＊II		
ジアゼパム	8 I		
ジアゼパム錠	16		
シアナミド	12 I		
シアノコバラミン	2国		ビタミンB_{12}▼
シアノコバラミン注射液	2国		ビタミンB_{12}注射液▼
次亜リン酸カルシウム	1 1国＊／2国	6 7＊	次亞燐酸加爾叟謨（カルチウム）（石灰）
ジエチルカルバマジンクエン酸塩	7 I		クエン酸ジエチルカルバマジン
ジエチルカルバマジンクエン酸塩錠	7 I		クエン酸ジエチルカルバマジン錠
ジエチルスチルベストロール	2国	9	スチルベストロール
ジエチルスチルベストロール錠	2国	8	スチルベストロール錠
ジエチルスチルベストロール注射液	2国	8	スチルベストロール注射液
四塩化炭素	5 1国＊／2国	6 7＊	
四塩化炭素カプセル	1国／2国	7＊	四塩化炭素球
ジオウ	2国		地黄▼
ジキタリス	1	14＊＊	ジキタリス葉，實菱答利(里)斯(葉)
ジキタリス末	6＊	14＊＊	
ジキタリスチンキ	1	7	ジキタリス丁幾，實菱答利(里)斯丁幾(丟兒)
ジギトキシン	7 I	17＊	
ジギトキシン錠	7 I	17＊	
ジギトキシン注射液	7 I	8	
ジクマロール	2国	9	
シクラシリン	10 I		
シクラミン酸ナトリウム	7 I	8	シクロヘキシルスルファミン酸ナトリウム
シクランデラート	12 I	14	シクランデレート
ジクロキサシリンナトリウム水和物	8 I		ジクロキサシリンナトリウム，メチルジクロロフェニルイソキサゾリルペニシリンナトリウム，メチルジクロルフェニルイソキゾリルペニシリンナトリウム
シクロスポリン	13 I		サイクロスポリンA
シクロバルビタール	6	10	エチルヘキサビタール
シクロバルビタールカルシウム	6	9	エチルヘキサビタールカルシウム
シクロバルビタールカルシウム錠	6	9	エチルヘキサビタールカルシウム錠

収載医薬品名	収載	削除	旧日本名・日本名別名・その他
ジクロフェナクナトリウム	12 I		
ジクロフェナクナトリウム坐剤	17＊＊		
ジクロフェナミド	12 I	17＊	ジクロルフェナミド
ジクロフェナミド錠	12 I	17＊	ジクロルフェナミド錠
シクロプロパン	7 I	8	
シクロペントラート塩酸塩	12 I		塩酸シクロペントラート
シクロホスファミド水和物	8 I		シクロホスファミド
シクロホスファミド錠	16＊＊		
止血綿	1	6	
	1国＊	2国	
止血ロウ	1国／2国	10	止血蠟
シゴカ	15		刺五加▼
ジゴキシン	7 I		
ジゴキシン錠	7 I		
ジゴキシン注射液	7 I		
ジコッピ	14＊＊II		地骨皮▼
シコン	2国		紫根▼
舐剤	4	6	
次醋酸鉛液	1	6	次醋酸鉛液，鉛醋
	1国＊	2国	
稀次醋酸鉛液	1	6	稀次醋酸鉛液，ゴーラルド水，稀鉛醋，虞刺兒度(氏)水，稀鉛液
	1国＊	2国	
次醋酸鉛軟膏	1	2	鉛醋軟膏
次サリチル酸ビスマス	2＊	9	次サリチ(一)ル酸蒼鉛，次撒里矢爾酸蒼鉛
次サリチル酸ビスマス注射液	1国／6	9	次サリチル酸蒼鉛注射液
四三酸化鉛	3	6	鉛丹
	1国＊/2国	9	
痔疾剤1〜4號	1国	2国	
次硝酸ビスマス	1		次硝酸蒼鉛，硝蒼
次硝酸ビスマス錠	3	7	次硝酸蒼鉛錠，硝蒼錠
次硝酸ビスマス・アミノ塩化第二水銀軟膏	2国	8	ビスマス(・)白降汞軟膏
ジスチグミン臭化物	10 I		臭化ジスチグミン
ジスチグミン臭化物錠	11 I		臭化ジスチグミン錠
L-シスチン	16＊		
L-システイン	15＊		
L-システイン塩酸塩水和物	15＊		
シスプラチン	14＊＊I		
ジスルファミン	5＊	6	ヂスルファミン，アミノフェニルスルファミノフェニルスルフヂメチルアミド
	1国＊	2国	
ヂスルファミン錠	1国	2国	
ジスルフィラム	12 I		
次炭酸鐵	1	5	
次炭酸ビスマス	3	7＊	次炭酸蒼鉛
歯痛剤	1国	2国	
ジソピラミド	12 I		
シソマイシン硫酸塩	12 I	16	硫酸シソマイシン
シタグリプチンリン酸塩水和物	17＊＊		
シタグリプチンリン酸塩錠	17＊＊		
シタラビン	12 I		
紫檀	1	4	
シチコリン	17		
シッカニン	14＊I	17	
シツリシ	14＊＊II		蒺藜子▼

収載医薬品名	収載	削除	旧日本名・日本名別名・その他
ジドブジン	15*		
ジドロゲステロン	12 I		
ジドロゲステロン錠	12 I		
シトロネラ油	5 1国*	6 2国	
シナ花	1 1国*	6 2国	(攝綿)支奈(花)
シノキサシン	15**		
シノキサシンカプセル	15**		
ジノスタチン スチマラマー	14 I	17*	ジノスタチンスチマラマー
ジノプロスト	12 I		プロスタグランジンF_{2a}
耳鼻剤	1国	2国	
ジヒドロエルゴタミンメシル酸塩	12 I		メシル酸ジヒドロエルゴタミン
ジヒドロエルゴトキシンメシル酸塩	13 *I		メシル酸ジヒドロエルゴトキシン
ジヒドロコデインリン酸塩	5*		リン酸ジヒドロコデイン，リン酸ヒドロコデイン，燐酸ヒドロコデイン
ジヒドロコデインリン酸塩散1%	7 I		リン酸ジヒドロコデイン散1%，リン酸ジヒドロコデイン100倍散，リン酸ヒドロコデイン100倍散，燐酸ヒドロコデイン100倍散
ジヒドロコデインリン酸塩散10%	1国／2国		リン酸ジヒドロコデイン散10%，リン酸ジヒドロコデイン10倍散，リン酸ヒドロコデイン(10倍)散，燐酸ヒドロコデイン10倍散
ジピリダモール	12 I		
ジフェナン	2国	7*	
ジフェニドール塩酸塩	12 I		塩酸ジフェニドール
ジフェニルヒダントイン	2国	7*	
ジフェニルヒダントイン錠	7	7*	
ジフェンヒドラミン	7 I		
ジフェンヒドラミン塩酸塩	2国		塩酸ジフェンヒドラミン
塩酸ジフェンヒドラミン錠	2国	11	
塩酸ジフェンヒドラミン注射液	2国	10	
複方ジフェンヒドラミンエフェドリン散	2国	7*	
ジフェンヒドラミンカンフル擦剤	2国	7*	
ジフェンヒドラミン・カルシウム散	2国	13	カルシウムジフェンヒドラミン散
ジフェンヒドラミン・バレリル尿素散	2国		ジフェンヒドラミン・ワレリル尿素散，ジフェンヒドラミンワレリル尿素散
複方ジフェンヒドラミン・ワレリル尿素散	7 *II	10	
ジフェンヒドラミン・フェノール・亜鉛華リニメント	7 *II		
ジブカイン塩酸塩	6		塩酸シンコカイン▼，塩酸ジブカイン
ジブカイン・アネスタミン液	9 II	10	
ジフテリアウマ抗毒素	2*	10	ヂフテリア血清
乾燥ジフテリアウマ抗毒素	9 II		乾燥ジフテリア抗毒素▼，乾燥ヂフテリア抗毒素
ジフテリアトキソイド	6		
沈降ジフテリアトキソイド	7 I	8	
成人用沈降ジフテリアトキソイド	9 II		
診断用ジフテリア毒素	6	8	
ジフテリア破傷風混合トキソイド	9 II	18	
沈降ジフテリア破傷風混合トキソイド	9 II		
ジフテリアミョウバントキソイド	6	6*	
ジフルコルトロン吉草酸エステル	15**		吉草酸ジフルコルトロン
ジプロフィリン	7 *II	9	ジヒドロキシプロピルテオフィリン
シプロフロキサシン	17		
シプロフロキサシン塩酸塩水和物	17		塩酸シプロフロキサシン
シプロヘプタジン塩酸塩水和物	9 I		塩酸シプロヘプタジン，シプロヘプタジン塩酸塩
ジフロラゾン酢酸エステル	17		酢酸ジフロラゾン
ジベカシン硫酸塩	11 I		硫酸ジベカシン

収載医薬品名	収載	削除	旧日本名・日本名別名・その他
ジベカシン硫酸塩点眼液	15**		硫酸ジベカシン点眼液
シベレスタットナトリウム水和物	16**		
注射用シベレスタットナトリウム	16**		
シベンゾリンコハク酸塩	15*		コハク酸シベンゾリン
シベンゾリンコハク酸塩錠	15*		コハク酸シベンゾリン錠
シメチジン	12**Ⅰ		
ジメモルファンリン酸塩	12*Ⅰ		リン酸ジメモルファン
ジメルカプロール	2国		
ジメルカプロール注射液	2国		
ジメンヒドリナート	2国		
ジメンヒドリナート錠	7Ⅰ		
次没食子酸ビスマス	2*		デルマトール，次没食子酸蒼鉛
次没食子酸ヨウ素ビスマス	4	7	次没食子酸ヨード蒼鉛
ジモルホラミン	7Ⅰ		
ジモルホラミン注射液	8Ⅰ		
シャカンゾウ	16**		炙甘草▼
シャクヤク	6		芍薬▼
シャクヤク末	7*Ⅱ		芍薬末▼
芍薬甘草湯エキス	16		
ジャコウ	1	5	麝香
	2国	12	
ジャショウシ	14**Ⅱ		蛇床子▼
シャゼンシ	2国		車前子▼
シャゼンソウ	7*Ⅱ		車前草▼
朱	1	3	赤色硫化水銀，赤色硫化汞
	4	6	
	1国*/2国	8	
臭化アンモニウム	2	8	ブロムアンモン，ブロームアンモニウム，貌羅謨安母紐謨
臭化エチル	3	6	ブロ(ー)ムエチ(ー)ル
	1国*	2国	
臭化カリウム	1		ブロ(ー)ムカリ(ウム)，貌羅謨(化)加倫謨
臭化カリウム・ナトリウム水	2国	10	臭化カリウムナトリウム水
臭化カルシウム	6	10	
臭化テトラエチルアンモニウム	2国	8	
臭化テトラエチルアンモニウム注射液	2国	8	
臭化ナトリウム	2		ブロ(ー)ムナトリウム，貌羅謨那篤倫謨
臭化ネオスチグミン	2国	8	
臭化ネオスチグミン錠	2国	8	
臭化メチルスコポラミン	7Ⅰ	8	
シュウ酸セリウム	1	9	蓚酸セリウム，蓚酸攝偆謨
複方蓚酸セリウム散	2国	7*	
十全大補湯エキス	16		
臭素	1	6	ブロ(ー)ム，貌羅謨
	1国*	2国	
重曹食塩錠	1国	2国	
苦味重曹水	2国		健胃水
複方重曹水酸化アルミ散	2国	7*	
重硫酸キニーネ	3	4	
ジュウヤク	2国		十薬▼
シュクシャ	1	2	縮砂▼
	2国		
シュクシャ末	7*Ⅱ		縮砂末▼
酒剤	2	6	

収載医薬品名	収載	削除	旧日本名・日本名別名・その他
酒精剤	4	6	(註 6局から製剤総則へ移行)
酒石酸	1		
酒石酸カリウム	1 1国*	6 2国	酒石酸カリ，酒石酸加留謨
酒石酸カリウムナトリウム	1	9	酒石酸加留謨那篤留謨，攝尼越篤鹽，酒石酸カリソーダ，セニエット鹽(塩)
酒石酸水素エピネフリン	2国	9	酒石酸水素エピレナミン，重酒石酸エピレミン
酒石酸水素カリウム	1 1国*/2国	6 9	重酒石酸加留謨，純精酒石，重酒石酸カリ(ウム)，精製酒石，ケレモル
酒石酸水素ノルエピネフリン	7 I	9	酒石酸水素ノルエピレナミン，重酒石酸ノルエピレナミン
酒石酸水素ノルエピネフリン注射液	7 I	9	酒石酸水素ノルエピレナミン注射液，重酒石酸ノルエピレナミン注射液
酒石酸鉄カリウム	1 1国*	6 2国	酒石酸鐵(鉄)カリ(ウム)，酒石酸鐵加留謨
消炎パップ剤	1国	2国	
ショウキョウ	1		生姜▼，乾生姜▼，生薑，乾生薑，薑根
ショウキョウ末	7 *II		生姜末▼，乾生姜末▼，生薑末，乾生薑末
ショウキョウシロップ	1 1国*/2国	6 7*	生薑シロップ，(生)薑(根)舎利別
ショウキョウチンキ	1	7	(生)薑(根)丁幾(丢兒)
錠剤	2	6	(註 6局から製剤総則へ移行)
小柴胡湯エキス	16		
硝酸	1 1国*	6 2国	
稀硝酸	1	5	
粗製硝酸	3	5	
発煙硝酸	1 1国*	6 2国	發烟硝酸
硝酸イソソルビド	9 I		イソソルビド硝酸エステル，硝酸イソソルビット，硝酸イソソルビトール
硝酸イソソルビド錠	9 I		イソソルビド硝酸エステル錠，硝酸イソソルビット錠，硝酸イソソルビトール錠
硝酸カリウム	1	10	硝酸カリ，硝石，硝酸加留謨
硝酸銀	1		結晶硝酸銀
熔製硝酸銀	1 1国*	6 2国	
硝酸銀点眼液	1国／2国		硝酸銀点眼液(新生児用)
硝酸銀棒	1	10	硝酸銀加硝石，硝酸銀桿
硝酸ストリキニーネ	1	9	硝酸斯篤里幾尼涅
硝酸ストリキニーネ注射液	1国／2国	9	硝スト注
硝酸ナトリウム	3 1国*	6 2国	硝酸ソーダ
硝酸ロリテトラサイクリン	8 I	11	硝酸ピロリジノメチルテトラサイクリン
松脂	1	7*	
松脂硬膏	1	7	粘着硬膏
焦臭樹脂油	3	4	
ショウズク	2		小豆蔲▼，小豆蔲▼，小豆蔲，小豆蔲
ショウズク末	7 *I	9	小豆蔲末
小青龍湯	2国	10	青龍湯
小青竜湯エキス	16		
硝石紙	1	3	
滋養糖	1国／2国	9	
小児散	1	7*	苦土大黄散
小ハンゲ加ブクリョウ湯	2国	10	小半夏加伏苓湯
薔薇蜜	3	4	

収載医薬品名	収 載	削 除	旧日本名・日本名別名・その他
菖蒲	1	2	
ショウマ	2国		升麻▼
商陸	2*	4	
商陸越幾斯	2*	4	
注射用食塩水	1国	2国	滅菌食塩水
ジョサマイシン	9 I		
ジョサマイシン錠	15*		
ジョサマイシンプロピオン酸エステル	11 I		プロピオン酸ジョサマイシン
ジョチュウギク	2国	7*	除虫菊
シラザプリル水和物	15*		シラザプリル
シラザプリル錠	15*		
シラスタチンナトリウム	15		
ジラゼプ塩酸塩水和物	12 I		塩酸ジラゼプ,ジラゼプ塩酸塩
ジルチアゼム塩酸塩	11 I		塩酸ジルチアゼム
ジルチアゼム塩酸塩徐放カプセル	17		
シルニジピン	17		
シルニジピン錠	17		
シロスタゾール	15		
シロスタゾール錠	15		
シロップ剤	2	6	舎利別剤(註 6局から製剤総則へ移行)
シロドシン	17		
シロドシン錠	17		
シロドシン口腔内崩壊錠	18		
シンイ	14 *II		辛夷▼
辛夷清肺湯エキス	18 **		
シンギ	17		晋耆▼,紅耆▼
人工カルルス塩	1	10	人工加児爾斯泉鹽,人工カル、(ル)ス泉鹽
浸剤	2	6	(註 6局から製剤総則へ移行)
シンナピリン	5*	7	シンナモイルオキシフェニル尿酸
シンナリジン	12 I	14	
シンバスタチン	15**		
シンバスタチン錠	16*		
シンフィブラート	12 I	14*	
真武湯エキス	15**		
── ス ──			
常水	1	3	
	4		
精製水	1		蒸餾(溜,留)水
精製水(容器入り)	16		
滅菌精製水	6	16	滅菌蒸留水
滅菌精製水(容器入り)	16		滅菌精製水▼
注射用蒸留水	1国/6	11*	注射用(滅菌)蒸溜水
注射用水	11*		
注射用水(容器入り)	16		
水銀	1	8	
水銀丸	1	4	
水銀硬膏	1	2	
	3	6	
	1国*	2国	
水銀軟膏	1	8	
水銀白堊	3	4	
水酸化アルミニウム	1国	2国	

収載医薬品名	収載	削除	旧日本名・日本名別名・その他
水酸化アルミニウム錠	1国	2国	
乾燥水酸化アルミニウム・ゲル	6	9	
乾燥水酸化アルミニウム・ゲル顆粒	7Ⅰ	9	
乾燥水酸化アルミニウムゲル	6		乾燥水酸化アルミニウム・ゲル
乾燥水酸化アルミニウムゲル細粒	9Ⅰ		
水酸化カリウム	1		苛性カリ，腐蝕剥篤亜斯，苛性加里
水酸化カリウム液	4 1国*	6 2国	カリ溜液
水酸化カルシウム	2国		消石灰
水酸化ナトリウム	2		苛性ソーダ，苛性ナトロン，腐蝕曹達，苛性那篤倫
水酸化マグネシウム	2国	7*	
吸出膏	1国	2国	
水蛭	1	5	(註) スイテツ
薬用スカレット	5 1国*/2国	6 8	純スカレット，シャルラハロート
スキサメトニウム塩化物水和物	8Ⅰ		塩化スキサメトニウム，スキサメトニウム塩化物
スキサメトニウム塩化物注射液	9Ⅰ		塩化スキサメトニウム注射液
注射用スキサメトニウム塩化物	9Ⅰ		注射用塩化スキサメトニウム
スクラルファート水和物	12Ⅰ		ショ糖硫酸エステルアルミニウム塩，スクラルファート
スコポラミン臭化水素酸塩水和物	3		臭化水素酸スコポラミン，スコポラミン臭化水素酸塩，ブロ(ー)ム水素酸スコポラミン
スチボフェン	2国	7*	
スチボフェン注射液	2国	7*	
スチルベストロール・サリチル酸軟膏	7*Ⅱ	9	
ステアリルアルコール	6		
ステアリン酸	3		
複方ステアリン酸・グリセリン	9Ⅱ	10	
ステアリン酸カルシウム	7*Ⅱ		
ステアリン酸ポリオキシル40	7Ⅰ		ポリオキシル40モノステアリン酸エステル
ステアリン酸マグネシウム	7*Ⅱ		
ステアロイルグリコール酸クロラムフェニコール	7Ⅰ	8	クロラムフェニコールステアロイルグリコレート
複合ストレプトマイシン	7Ⅰ	9	
ストレプトマイシン硫酸塩	6		硫酸ストレプトマイシン
注射用ストレプトマイシン硫酸塩	15**		注射用硫酸ストレプトマイシン
G-ストロファンチン	6	14	Gストロファンチン
G-ストロファンチン注射液	1国/6	14	Gストロファンチン注(射液)(1, 2號)
Kストロファンチン注射液	1国	2国	Kストロファンチン注
ストロファンツス	2*	7*	ストロファンツス子
ストロファンツスチンキ	2*	7	ストロファンツス丁幾
スピラマイシン酢酸エステル	8Ⅰ		アセチルスピラマイシン
スピロノラクトン	8Ⅰ		
スピロノラクトン錠	16		
スペアミント油	2国	7*	
スペクチノマイシン塩酸塩水和物	14*Ⅰ		塩酸スペクチノマイシン
注射用スペクチノマイシン塩酸塩	17		
スリンダク	15**		
スルタミシリントシル酸塩水和物	13**Ⅰ		トシル酸スルタミシリン，スルタミシリントシル酸塩
スルタミシリントシル酸塩錠	17		トシル酸スルタミシリン錠
スルチアム	12Ⅰ		
ズルチン	5*	7	ヅルチン，パラフェネチルカルバミド
スルバクタムナトリウム	13**Ⅰ		
スルピリド	11Ⅰ		

収載医薬品名	収　　載	削　除	旧日本名・日本名別名・その他
スルピリド錠	15		
スルピリドカプセル	15		
スルピリン水和物	5＊		スルピリン，メチルアミノアンチピリンメタンスルホン酸ソーダ
スルピリン注射液	7Ⅰ		
スルピリン・ピラビタール散	2国	9＊	スルピリンピラビタール散
スルファグアニジン	1国／6	8	スルファグアニヂン
スルファグアニジン錠	1国／2国	8	スルファグアニヂン錠
スルファジアジン	1国／6	9	サ(ス)ルファダイ(ヂ)アジン
スルファジアジン錠	1国／6	8	サ(ス)ルファダイ(ヂ)アジン錠
スルファジアジン注射液	2国	8	サルファダイアジン注射液
スルファジアジン銀	12＊Ⅰ		
スルファジメトキシン	8Ⅰ	9	
スルファチアゾール	1国／6	8	
スルファチアゾール錠	1国／6	8	
スルファチアゾール注射液	1国／2国	8	スルファチアゾール注射液1，2號
スルファピリジン	1国	2国	
スルファフェナゾール	8Ⅰ	9	
スルファミン	5＊	9	アミノフェニルスルファミド
スルファミン錠	1国／6	7＊	
スルファメチゾール	8Ⅰ		
スルファメチルチアゾール	1国	2国	
スルファメチルチアゾール錠	1国	2国	
スルファメチルチアゾール注射液	1国	2国	スルファメチルチアゾール注
スルファメトキサゾール	9Ⅰ		スルフイソメゾール
スルファメトキシピリダジン	8Ⅰ	9	
スルファメラジン	1国／6	8	サルファメラジ(ヂ)ン
スルファメラジン錠	1国／6	8	サルファメラジ(ヂ)ン錠
スルファメラジン注射液	2国	8	サルファメラジン注射液
スルファモノメトキシン水和物	8Ⅰ		スルファモノメトキシン
スルフイソキサゾール	2国		スルファフラゾール▼
スルフイソキサゾール錠	7Ⅰ	9	
スルフイソキサゾール注射液	7Ⅰ	9	
スルフイソミジン	2国	10	
スルフイソミジン錠	7Ⅰ	9	
スルフイソミジンナトリウム	7Ⅰ	9	
スルフイソミジンナトリウム注射液	7Ⅰ	9	スルフイソミジン注射液
スルフィンピラゾン	12Ⅰ	15＊	
スルフィンピラゾン錠	12Ⅰ	15＊	
スルフォ石炭酸亞鉛	3	5	
スルベニシリンナトリウム	10Ⅰ		
スルホキソンナトリウム	7Ⅰ	8	
スルホキソンナトリウム錠	7Ⅰ	8	
スルホナール	2＊	9	スルフォナール，ヂメチールヂエチールスルフォンメタン
スルホブロモフタレインナトリウム	8Ⅰ		
スルホブロモフタレインナトリウム注射液	8Ⅰ		
── セ ──			
稀青酸	3	5	
制酸散	1	2	
血清性性腺刺激ホルモン	2国	17	
注射用血清性性腺刺激ホルモン	2国＊	17	
ヒト下垂体性性腺刺激ホルモン	15		
ヒト絨毛性性腺刺激ホルモン	2国		胎盤性性腺刺戟ホルモン▼

収載医薬品名	収載	削除	旧日本名・日本名別名・その他
注射用ヒト絨毛性性腺刺激ホルモン	2国*		注射用胎盤性性腺刺戟ホルモン▼
整腸剤1～3號	1国	2国	
整腸止瀉剤1～3號	1国	2国	
生理食塩液	4		0.9%塩化ナトリウム注射液▼, 等張塩化ナトリウム注射液, 等張食塩液, 生理食鹽水, 生理クロールナトリウム液
赤降汞	1 1国*	6 2国	赤色酸化汞, 赤色酸化水銀
赤降汞軟膏	1 1国*	6 2国	赤色酸化汞軟膏, 赤色酸化水銀軟膏
石松子	1	7*	
赤色ヨウ化水銀	1 1国*	6 2国	過ヨード汞, 赤色ヨード汞, 過沃度(化)汞, 赤色沃度(化)汞
粗製石炭酸	1	4	
石炭酸綿	3	4	
石油ベンジン	1		石油ベンチン, 石油偏陣
石榴根皮越幾斯篤拉屈篤	1	2	(註) ザクロ根皮エキス
セクレチン	13**I	15	
セタノール	5*		
セタノール軟膏	5*	7	
セチリジン塩酸塩	15*		塩酸セチリジン
セチリジン塩酸塩錠	15*		塩酸セチリジン錠
石灰擦剤	1	7	
石灰水	1	7*	石灰液
石鹸硬膏	3 1国*	6 2国	
石ケンカンフルリニメント	1 7*II	7 8	石鹸(流動)擦剤, オポテルドック, 石鹸樟脳(カンフル)擦剤
石鹸精	3 1国*	6 2国	
セッコウ	2国		石膏▼
焼セッコウ	1		焼石膏▼, 煆製硫酸カルチ(シ)ウム, 煆製硫酸加爾叟謨
接骨木花	1 3	2 4	
セトチアミン塩酸塩水和物	16*		塩酸セトチアミン, ジセチアミン塩酸塩水和物, 塩酸ジセチアミン
セトラキサート塩酸塩	12**I		塩酸セトラキサート
セネガ	1		セネガ根, 攝涅瓦(根)
セネガ末	7I		
セネガシロップ	1		セネガ舎利別, 攝涅瓦舎利別
セネガ・キキョウ水	2国	12	複方セネガキキョウ水
セファクロル	12I		
セファクロルカプセル	15		
セファクロル複合顆粒	15		
セファクロル細粒	15		
セファゾリンナトリウム	10I		
セファゾリンナトリウム水和物	14I		
注射用セファゾリンナトリウム	15*		
セファトリジンプロピレングリコール	11I		
シロップ用セファトリジンプロピレングリコール	15**		セファトリジンプロピレングリコールドライシロップ, シロップ用セファトリジン
セファドロキシル	12I	18**	
セファドロキシルカプセル	15*	18**	
シロップ用セファドロキシル	15*	18**	セファドロキシルドライシロップ
セファピリンナトリウム	12**I	16	

収載医薬品名	収載	削除	旧日本名・日本名別名・その他
セファマンドールナトリウム	12 I	15	
セファレキシン	9 I		
セファレキシンカプセル	15＊＊		
セファレキシン複合顆粒	17		
シロップ用セファレキシン	15＊＊		セファレキシンドライシロップ
セファロチンナトリウム	8 I		セファロシンナトリウム
注射用セファロチンナトリウム	17＊＊		
セファロリジン	8 I	15	
セフィキシム水和物	13＊＊I		セフィキシム
セフィキシムカプセル	15＊＊		
セフィキシム細粒	17＊＊		
セフェピム塩酸塩水和物	14 I		塩酸セフェピム
注射用セフェピム塩酸塩	14＊＊I		注射用塩酸セフェピム
セフォキシチンナトリウム	11 I	15	
セフォジジムナトリウム	14＊I		
セフォゾプラン塩酸塩	14 I		塩酸セフォゾプラン
注射用セフォゾプラン塩酸塩	15		注射用塩酸セフォゾプラン
セフォタキシムナトリウム	12 I		
セフォチアム塩酸塩	12 I		塩酸セフォチアム
注射用セフォチアム塩酸塩	15		注射用塩酸セフォチアム
セフォチアム ヘキセチル塩酸塩	13＊＊I		塩酸セフォチアムヘキセチル，セフォチアムヘキセチル塩酸塩
セフォテタン	12 I		
セフォペラゾンナトリウム	12 I		
注射用セフォペラゾンナトリウム	17＊		
注射用セフォペラゾンナトリウム・スルバクタムナトリウム	17		
セフカペン ピボキシル塩酸塩水和物	14 I		塩酸セフカペン ピボキシル，セフカペンピボキシル塩酸塩水和物
セフカペン ピボキシル塩酸塩錠	15		塩酸セフカペン ピボキシル錠，セフカペンピボキシル塩酸塩錠
セフカペン ピボキシル塩酸塩細粒	15		塩酸セフカペン ピボキシル細粒，セフカペンピボキシル塩酸塩細粒
セフジトレン ピボキシル	14 I		セフジトレンピボキシル
セフジトレン ピボキシル錠	15		セフジトレンピボキシル錠
セフジトレン ピボキシル細粒	15		セフジトレンピボキシル細粒
セフジニル	14 I		
セフジニルカプセル	15		
セフジニル細粒	15		
セフスロジンナトリウム	12 I		
セフタジジム水和物	13＊＊I		セフタジジム
注射用セフタジジム	15＊		
セフチゾキシムナトリウム	12 I		
セフチブテン水和物	14 I		セフチブテン
セフテラム ピボキシル	13＊＊I		セフテラムピボキシル
セフテラム ピボキシル錠	15＊＊		セフテラムピボキシル錠
セフテラム ピボキシル細粒	15		セフテラムピボキシル細粒
セフトリアキソンナトリウム水和物	13＊＊I		セフトリアキソンナトリウム
セフピラミドナトリウム	12＊I		
セフピロム硫酸塩	14 I		硫酸セフピロム
セフブペラゾンナトリウム	12＊I		
セフポドキシム プロキセチル	14＊I		セフポドキシムプロキセチル
セフポドキシム プロキセチル錠	16＊		
シロップ用セフポドキシム プロキセチル	17		セフポドキシムプロキセチルドライシロップ
セフミノクスナトリウム水和物	13＊＊I		セフミノクスナトリウム
セフメタゾールナトリウム	11 I		
注射用セフメタゾールナトリウム	15＊		

収載医薬品名	収載	削除	旧日本名・日本名別名・その他
セフメノキシム塩酸塩	12 I		塩酸セフメノキシム
セフラジン	11 I	15	
セフロキサジン水和物	12 I		セフロキサジン
シロップ用セフロキサジン	15＊＊		セフロキサジンドライシロップ
セフロキシム アキセチル	13＊＊I		セフロキシムアキセチル
セフロキシムナトリウム	12 I	16	
セボフルラン	15＊＊		
セラセフェート	7＊II		酢酸フタル酸セルロース▼
ゼラチン	3		白阿膠
精製ゼラチン	8 I		
ゼラチン注射液	4	8	滅菌ゼラチン液
精製セラック	7＊II		
白色セラック	7＊II		
セラペプターゼ	14＊＊I	17＊	
設利酒	2	3	(註) セリ酒
L－セリン	15＊		
セルペンタリア根	3	4	
セルペンタリア丁幾	3	4	
セルモロイキン(遺伝子組換え)	15		
結晶セルロース	8 II		
粉末セルロース	13 II		
セレコキシブ	18		
セレノメチオニン(^{75}Se)注射液	10 I	13	
洗眼剤	1国	2国	
センキュウ	2国		川芎▼
センキュウ末	7＊II		川芎末▼
ゼンコ	15＊		前胡▼
センコツ	2国		川骨▼
煎剤	2	6	(註 6局から製剤総則へ移行)
センソ	2国		蟾酥▼
センナ	1		センナ葉，旃那(葉)
センナ末	7 I		
旃那舐剤	1	2	
複方センナ舐剤	2	5	複方旃那舐剤
センナシロップ	1	6	旃那(センナ)舎利別
	1国＊	2国	
複方センナ浸	1	5	複方旃那浸
センナマンナ舎利別	3	4	
センブリ	4		当薬▼，當薬
センブリ末	7 I		当薬末▼
センブリ散	5＊	7＊	當薬散，当薬散
センブリ・重曹散	7＊II		
── ソ ──			
桑實	1	2	
桑實舎利別	1	2	
ソウジュツ	7＊II		蒼朮▼，オケラ
ソウジュツ末	7＊II		蒼朮末▼
ソウハクヒ	2国		桑白皮▼
流動ソゴウコウ	1	6	流動蘇合香
	1国＊	2国	
精製流動ソゴウコウ	3	6	精製流動蘇合香
	1国＊	2国	

収載医薬品名	収載	削除	旧日本名・日本名別名・その他
ゾニサミド	17*		
ゾニサミド錠	17*		
ゾピクロン	18		
ゾピクロン錠	18		
ソボク	14＊＊Ⅱ		蘇木▼
ソヨウ	9Ⅱ		紫蘇葉▼，蘇葉▼
ソリシ	2国	7*	鼠李子
ソルビタンセスキオレイン酸エステル	8Ⅱ		セスキオレイン酸ソルビタン
ゾルピデム酒石酸塩	15＊＊		酒石酸ゾルピデム
ゾルピデム酒石酸塩錠	16		酒石酸ゾルピデム錠
D-ソルビトール	7＊Ⅱ		D-ソルビット
D-ソルビトール液	7＊Ⅱ		D-ソルビット液
― タ ―			
ダイオウ	1		大黄▼
ダイオウ末	7Ⅰ		大黄末▼
ダイオウエキス	1 1国*	6 2国	大黄越幾斯(篤拉屈篤)
大黄丸	1	2	
複方ダイオウ丸	2 1国*	6 2国	複方大黄丸
複方ダイオウ散	3 1国*	6 2国	複方大黄散
ダイオウシロップ	1 1国*	6 2国	大黄舎利別，大黄シロップ
ダイオウチンキ	1 1国*	6 2国	大黄丁幾(丟兒)
水製ダイオウチンキ	1 1国*	6 2国	大黄浸，水製(性)大黄丁幾(丟兒)，複方大黄浸
複方ダイオウ・センナ散	2国		複方ダイオウセンナ散
大黄甘草湯エキス	15		
無コウイ大建中湯エキス	16		
大柴胡湯エキス	16＊＊		
ダイズ油	4*		大豆油(註 17局より生薬等に変更)
タイソウ	2国		大棗▼
大麦	1	2	
ダイフウシ油	3	7*	大風子油
ダウノルビシン塩酸塩	14＊Ⅰ		塩酸ダウノルビシン
タウリン	7＊Ⅱ 15	9	アミノエチルスルホン酸▼
タカルシトール水和物	16*		タカルシトール
タカルシトールローション	16*		
タカルシトール軟膏	16＊＊		
タクシャ	2国		沢瀉▼，澤瀉
タクシャ末	7＊Ⅱ		沢瀉末▼，澤瀉末
タクロリムス水和物	15＊＊		
タクロリムスカプセル	17		
タゾバクタム	15＊＊		
注射用タゾバクタム・ピペラシリン	16＊＊		
脱脂綿	1 6	5* 14＊＊	精製綿，精製脱脂綿
滅菌脱脂綿	11Ⅱ	14＊＊	
精製脱脂綿	7Ⅰ	14＊＊	
滅菌精製脱脂綿	11Ⅱ	14＊＊	

収載医薬品名	収載	削除	旧日本名・日本名別名・その他
ダツラ	3	7＊	曼陀羅葉, マンダラ葉
ダツラエキス	6	7	
ダツラ散	6	7	
ダナゾール	15＊＊		
タマリンド	1 1国＊	6 2国	答満林度
精製タマリンド	3 1国＊	6 2国	
タムスロシン塩酸塩	15		塩酸タムスロシン
タムスロシン塩酸塩徐放錠	16		塩酸タムスロシン徐放錠
タムマル脂	3	4	
タモキシフェンクエン酸塩	16		クエン酸タモキシフェン
タランピシリン塩酸塩	11Ⅰ		塩酸アンピシリンフタリジル, 塩酸タランピシリン
タルク	3		滑石
精製タルク	4	6	精製滑石(註 6局でタルクと合併)
タール水	3	4	
タルチレリン水和物	16＊		タルチレリン
タルチレリン錠	16＊		
タルチレリン口腔内崩壊錠	16＊		
単鉛硬膏	1	10	單鉛硬膏
炭酸アンモニウム	1	7	炭酸アンモン, 炭酸安母紐謨
炭酸カリウム	1		炭酸カリ, 炭酸加偹謨
粗製炭酸カリウム	1	5	粗製炭酸加偹謨
炭酸カルシウム	5＊ 1国＊	6 2国	炭酸石灰
沈降炭酸カルシウム	1		沈降炭酸カルチウム(石灰), 沈降(製)炭酸加爾叟謨
沈降炭酸カルシウム錠	16		カルシウム炭酸塩錠
沈降炭酸カルシウム細粒	16		カルシウム炭酸塩細粒
炭酸グアヤコール	2＊	7	
炭酸グアヤコール丸	4 1国＊	6 2国	
炭酸クレオソート	2＊ 1国＊/2国	6 7＊	炭酸結麗阿曹篤
炭酸クレオソート丸	4 1国＊	6 2国	
炭酸水素カリウム	1 7＊Ⅱ	7 7＊	重炭酸加偹謨〔カリ(ウム)〕
炭酸水素ナトリウム	1		重曹▼, 重炭酸ナトリウム▼, 重炭酸ソーダ, 重炭酸那篤偹謨
炭酸水素ナトリウム錠	1 1国/2国	4 7	重曹錠, 重炭酸ソーダ(ナトリウム)錠, 重炭酸那篤偹謨錠
炭酸水素ナトリウム注射液	1国/2国		重炭酸ナトリウム注射液▼, 重炭酸ソーダ注射液, 重曹注(射液)
炭酸鐵丸	1	3	華列氏鐵丸
含糖炭酸鉄	3 1国＊	6 2国	含糖炭酸鐵
乾燥炭酸ナトリウム	1 3	2	乾燥炭酸ソーダ, 乾燥炭酸那篤偹謨
炭酸ナトリウム水和物	1		炭酸ナトリウム, 炭酸ソーダ, 炭酸那篤偹謨
粗製炭酸ナトリウム	1	5	粗製炭酸那篤偹謨
炭酸マグネシウム	1		炭酸マグネシア, 炭酸麻葫涅叟謨
重質炭酸マグネシウム	3 6	4 11	(註 11局で炭酸マグネシウムと結合)
炭酸リチウム	1 11Ⅰ	7	炭酸利(里)丢謨

収載医薬品名	収　載	削　除	旧日本名・日本名別名・その他
炭酸リチウム錠	18＊＊		
単シロップ	1		單舎利別
タンジン	17		丹参▼
ダントロレンナトリウム水和物	12 I		ダントロレンナトリウム
複方タンナルビスマス散	2国	7＊	
単軟膏	1		單軟膏(註 17局より生薬等に変更)
タンニン酸	1		單寧酸，鞣酸
タンニン酸錠	1	5	單寧酸錠，鞣酸錠
複方タンニンカンフル軟膏	2国	7＊	
タンニン酸アルブミン	3		タンナルビン▼
タンニン酸キニーネ	3 1国＊	6 2国	
タンニン酸ジフェンヒドラミン	7 I		
タンニン酸フェナリゾン	3 1国＊	6 2国	タンニン酸フェニ(ー)ルヂヒドロ(キ)ナツォ(ゾ)リン
タンニン酸ベルベリン	7＊II		
蛋白鐵液	3	4	
── チ ──			
チアプリド塩酸塩	15＊＊		塩酸チアプリド
チアプリド塩酸塩錠	15＊＊		塩酸チアプリド錠
チアマゾール	9 I		
チアマゾール錠	9 I		
チアミラールナトリウム	10 I		
注射用チアミラールナトリウム	10 I		
チアミン塩化物塩酸塩	5＊		ビタミンB_1塩酸塩▼，塩酸チアミン，チアミン塩酸塩，(純)ビタミンB_1(塩酸塩)
チアミン塩化物塩酸塩散	5＊		ビタミンB_1塩酸塩散▼，塩酸チアミン散，チアミン塩酸塩散，ビタミンB_1(塩酸塩)散，強ビタミンB_1末，ビタミンB_1末
塩酸チアミン錠	5＊	9	ビタミンB_1(塩酸塩)錠，強ビタミンB_1錠
チアミン塩化物塩酸塩注射液	5＊		ビタミンB_1塩酸塩注射液▼，塩酸チアミン注射液，チアミン塩酸塩注射液，ビタミンB_1(塩酸塩)注射液
チアミン硝化物	7 I		ビタミンB_1硝酸塩▼，硝酸チアミン
硝酸チアミン散	7 I	9	ビタミンB_1硝酸塩散
硝酸チアミン錠	7 I	9	ビタミンB_1硝酸塩錠
チアラミド塩酸塩	12 I		塩酸チアラミド
チアラミド塩酸塩錠	14＊＊I		塩酸チアラミド錠
チアントール	5＊		ヂメチルチアントレン
複方チアントール液	2国	7＊	
複方チアントールイオウ軟膏	2国	7＊	
複方チアントール・サリチル酸液	7＊II		
チオアセタゾン	2国	7＊	
チオグリコル酸アンチモンナトリウム	2国	7＊	
チオテパ	8 I	16＊＊	
チオペンタールナトリウム	2国		
注射用チオペンタールナトリウム	2国＊		
チオリダジン塩酸塩	10 I		塩酸チオリダジン
チオ硫酸ナトリウム水和物	4		チオ硫酸ナトリウム，チオ硫酸ソーダ，次亞硫酸ナトリウム
チオ硫酸ナトリウム注射液	1国／2国		チオ硫酸ソーダ注射液
チカルシリンナトリウム	11 I	15	
チクセツニンジン	2国		竹節人参▼
チクセツニンジン末	7＊II		竹節人参末▼
チクロピジン塩酸塩	12＊＊I		塩酸チクロピジン

収載医薬品名	収 載	削 除	旧日本名・日本名別名・その他
チクロピジン塩酸塩錠	17		
チザニジン塩酸塩	14＊＊I		塩酸チザニジン
窒素	2国		
チニダゾール	12 I		
チペピジンヒベンズ酸塩	12 I		ヒベンズ酸チペピジン
チペピジンヒベンズ酸塩錠	12 I		ヒベンズ酸チペピジン錠
チミアン油	3	9	タイム油
チメピジウム臭化物水和物	12 ＊I		臭化チメピジウム，チメピジウム臭化物
チメロサール	2国	9	エチル水銀チオサリチル酸ナトリウム，チオメルサール
チモ	2国		知母▼
チモール	1		知母爾
チモロールマレイン酸塩	15		マレイン酸チモロール
茶剤	3	6	
注射剤	5＊	6	(註 6局から製剤総則へ移行)
チョウジ	1		丁香▼，丁子▼
チョウジ末	7 ＊II		丁香末▼，丁子末▼
チョウジ油	1		丁子油▼
腸チフスパラチフス混合ワクチン	6	10	腸チフスパラチフスワクチン
チョウトウコウ	14 ＊II		釣藤鈎▼，釣藤鉤▼
釣藤散エキス	16		
チョレイ	2国		猪苓▼
チョレイ末	13 II		猪苓末▼
チロキシン(^{125}I)液	9 I	10	
L－チロシン	15＊		L－チロジン
鎮咳剤1～3號	1国	2国	
鎮咳祛痰剤1～6號	1国	2国	
チンキ剤	2	6	丁幾剤(註 6局から製剤総則へ移行)
チンク油	5		亞鉛華オレフ油
鎮痛剤1～3號	1国	2国	
鎮痛鎮静剤1～3號	1国	2国	
鎮痛鎮痒剤1～3號	1国	2国	
チンピ	9 II		陳皮▼
── ツ ──			
ツバキ油	4		椿油▼，山茶油(註 17局より生薬等に変更)
ツベルクリン	2＊	7	診断用ツベルクリン稀釈液
ツボクラリン塩化物塩酸塩水和物	2国	15＊	塩化ツボクラリン，ツボクラリン塩化物，塩酸ツボクラリン
ツボクラリン塩化物塩酸塩注射液	9 I	15＊	塩化ツボクラリン注射液，ツボクラリン塩化物注射液，塩酸ツボクラリン注射液
ツロブテロール	17		
ツロブテロール経皮吸収型テープ	17		
ツロブテロール塩酸塩	12 ＊I		塩酸ツロブテロール
── テ ──			
テイコプラニン	14 I		
テオサリシン	5＊	9	サリチル酸テオブロミンカルシウム，ジウカルチン，ヂウレチンカルシウム
テオサリシン錠	1国／2国	9	サリチル酸テオブロミンカルシウム錠，ジウカルチン錠，ヂウレチンカルシウム錠
テオフィリン	4 11 I	9	テオフィルリン
テオフィロール	5＊	7	醋酸テオフィリンソーダ
テオフィロール注射液	1国	2国	テオフィロール注
テガフール	12 I		

収載医薬品名	収載	削除	旧日本名・日本名別名・その他
デキサメタゾン	8 I		デキサメサゾン▼
デキストラン40	8 I		
デキストラン40注射液	8 I		
デキストラン70	7 I		デキストラン
デキストラン70注射液	7 I	14	デキストラン注射液
デキストラン硫酸エステルナトリウム イオウ5	12＊＊I		デキストラン硫酸ナトリウム イオウ5
デキストラン硫酸エステルナトリウム イオウ18	12＊＊I		デキストラン硫酸ナトリウム イオウ18
デキストリン	5		
デキストロメトルファン臭化水素酸塩水和物	9 I		臭化水素酸デキストロメトルファン, デキストロメトルファン臭化水素酸塩
テストステロン	2国	9	
テストステロン水性懸濁注射液	2国	8＊	テストステロン水性懸濁注射液
テストステロンエナント酸エステル	7 I		エナント酸テストステロン
テストステロンエナント酸エステル注射液	8 I		エナント酸テストステロン注射液
テストステロンプロピオン酸エステル	2国		プロピオン酸テストステロン
テストステロンプロピオン酸エステル注射液	2国		プロピオン酸テストステロン注射液
プロピオン酸テストステロン水性懸濁注射液	2国	13＊＊	プロピオン酸テストステロン水性懸濁注射液
デスラノシド	7 I		
デスラノシド注射液	7 I		
テセロイキン(遺伝子組換え)	15		
注射用テセロイキン(遺伝子組換え)	15		
鉄酒	1	5＊	鐵酒
鉄粉	1	6	鐵粉
	1国＊	2国	
テトラカイン塩酸塩	2国		塩酸テトラカイン
塩酸テトラカイン注射液	2国	8	
注射用塩酸テトラカイン	8 I	9	
テトラガストリン	11 I	14	
テトラクロルエチレン	6	9	四塩化エチレン
テトラクロルエチレンカプセル	6	9	四塩化エチレンカプセル
テトラサイクリン	7 I	14	テトラサイクリン塩基
テトラサイクリン塩酸塩	7 I		塩酸テトラサイクリン
テトラヨヂン	1国	2国	
デヒドロコール酸	7 I		
精製デヒドロコール酸	7 I		
デヒドロコール酸錠	7 I	8	
デヒドロコール酸注射液	7 I		デヒドロコール酸ナトリウム注射液
デフェロキサミンメシル酸塩	12 I		メシル酸デフェロキサミン
テプレノン	15＊＊		
テプレノンカプセル	17		
デメチルクロルテトラサイクリン塩酸塩	14＊I		塩酸デメチルクロルテトラサイクリン
テモカプリル塩酸塩	16		塩酸テモカプリル
テモカプリル塩酸塩錠	16		塩酸テモカプリル錠
テモゾロミド	18＊		
テモゾロミドカプセル	18＊		
注射用テモゾロミド	18＊		
テルビナフィン塩酸塩	16		塩酸テルビナフィン
テルビナフィン塩酸塩錠	17		塩酸テルビナフィン錠
テルビナフィン塩酸塩液	16		塩酸テルビナフィン液
テルビナフィン塩酸塩スプレー	16		塩酸テルビナフィンスプレー
テルビナフィン塩酸塩クリーム	16		塩酸テルビナフィンクリーム
テルブタリン硫酸塩	11 I		硫酸テルブタリン

収載医薬品名	収　載	削　除	旧日本名・日本名別名・その他
テルミサルタン	16**		
テルミサルタン錠	16**		
テルミサルタン・アムロジピンベシル酸塩錠	18		
テルミサルタン・ヒドロクロロチアジド錠	17**		
テレビンチナ	1	9	テレビンチーナ，的列並底
テレビン油	1		的列並底油(註 17局より生薬等に変更)
精製テレビン油	1	6	精製的列並底油(註 6局からテレビン油に合併)
轉化糖注射液1〜4號	1国	2国	
點眼剤1〜4號	1国	2国	
點鼻剤	1国	2国	
澱粉	1	5	(註 5局から各種澱粉に分かれる)
コムギデンプン	5		小麦澱粉，小麥澱粉(註 16局からデンプンとして配列した)
コメデンプン	5		米澱粉(註 16局からデンプンとして配列した)
トウモロコシデンプン	5*		トウモロコシ澱粉，玉蜀黍澱粉(註 16局からデンプンとして配列した)
バレイショデンプン	5		バレイショ澱粉，馬鈴薯澱粉(註 16局からデンプンとして配列した)
デンプングリコール酸ナトリウム	15*		カルボキシメチルスターチナトリウム
テンマ	14*II		天麻▼
テンモンドウ	14*II		天門冬▼
── ト ──			
藤黄	3	4	
橙花	1	2	
桃核承気湯エキス	17		
トウガシ	15		冬瓜子▼
橙花舎利別	1	3	
橙花水	1 1国*	6 2国	
橙花油	1 1国*	6 2国	
トウガラシ	3		蕃椒▼，番椒
トウガラシ末	7*II		蕃椒末▼
トウガラシチンキ	3		番(蕃)椒丁幾(チンキ)
トウガラシ・サリチル酸精	2国		トウガラシサリチル酸精
トウキ	2国		当帰▼
トウキ末	7*II		当帰末▼
当帰芍薬散エキス	16*		
トウジン	17		党参▼
痘そうワクチン	6	12	痘苗
乾燥痘そうワクチン	9II		乾燥痘苗
乾燥細胞培養痘そうワクチン	10II		
唐大黄	4	6	(註 6局で大黄と合併)
トウニン	2国		桃仁▼
トウニン末	13II		桃仁末▼
銅バン	1 1国*	6 2国	銅礬，神効石
トウヒ	1		橙皮▼
トウヒ末	7I	9	橙皮末
トウヒシロップ	1		橙皮シロップ▼，橙皮舎利別
トウヒチンキ	1		橙皮チンキ▼，橙皮丁幾(丢兒)(チンキ)
トウモロコシ油	5*		玉蜀黍油(註 17局より生薬等に変更)
ドキサゾシンメシル酸塩	15**		メシル酸ドキサゾシン
ドキサゾシンメシル酸塩錠	16		メシル酸ドキサゾシン錠
ドキサプラム塩酸塩水和物	12I		塩酸ドキサプラム，ドキサプラム塩酸塩

収載医薬品名	収載	削除	旧日本名・日本名別名・その他
ドキシサイクリン塩酸塩水和物	10 I		塩酸ドキシサイクリン，ドキシサイクリン塩酸塩
ドキシサイクリン塩酸塩錠	17		塩酸ドキシサイクリン錠
ドキシフルリジン	15		
ドキシフルリジンカプセル	15		
ドキソルビシン塩酸塩	12 I		塩酸ドキソルビシン
注射用ドキソルビシン塩酸塩	15＊		注射用塩酸ドキソルビシン
ドクカツ	15＊		独活▼，ドッカツ▼
トコフェロール	1国	2国	ビタミンE▼，dl-α-トコフェロール
	7 I		
複方トコフェロール・ジフェンヒドラミン軟膏	7＊II	9	
トコフェロールコハク酸エステルカルシウム	8 I		ビタミンEコハク酸エステルカルシウム▼，コハク酸トコフェロールカルシウム
トコフェロール酢酸エステル	7 I		ビタミンE酢酸エステル▼，酢酸トコフェロール，酢酸dl-α-トコフェロール
トコフェロールニコチン酸エステル	13＊＊I		ビタミンEニコチン酸エステル▼，ニコチン酸トコフェロール，ニコチン酸dl-α-トコフェロール
トコン	1		吐根▼
トコン末	7 I		吐根末▼
吐根酒	1	5	
トコン錠	1	6	吐根錠
	1国＊	2国	
トコンシロップ	1	7	吐根シロップ▼，吐根舎利別
	13 II		
トコンチンキ	1	7	吐根丁幾(丟兒)
吐酒石	1	7	酒石酸安知母紐加偭謨
吐酒石酒	1	4	安知母尼酒
吐酒石軟膏	1	4	
杜松實	1	2	
	3	5	
杜松實精	1	4	
杜松實油	1	4	
杜松木タール	3	5	
トスフロキサシントシル酸塩水和物	15＊＊		トシル酸トスフロキサシン
トスフロキサシントシル酸塩錠	15＊＊		トシル酸トスフロキサシン錠
ドセタキセル水和物	16＊＊		
ドセタキセル注射液	16＊＊		
注射用ドセタキセル	16＊＊		
トタキナ	5＊	6	
	1国＊	2国	
トタキナ錠	5＊	6	
	1国＊	2国	
トチュウ	14＊II		杜仲▼
トドララジン塩酸塩水和物	12 I		塩酸エカラジン，塩酸トドララジン，トドララジン塩酸塩
ドネペジル塩酸塩	16		塩酸ドネペジル
ドネペジル塩酸塩錠	16		塩酸ドネペジル錠
ドネペジル塩酸塩細粒	16		塩酸ドネペジル細粒
ドパミン塩酸塩	12 I		塩酸ドパミン
ドパミン塩酸塩注射液	14 I		塩酸ドパミン注射液
トフィソパム	12＊I		
ドブタミン塩酸塩	12＊I		塩酸ドブタミン
トブラマイシン	12＊I		
トブラマイシン注射液	15＊		
トラガント	1		トラガカンタ，達剌(拉)倪篤護謨

収載医薬品名	収　載	削　除	旧日本名・日本名別名・その他
トラガント末	7＊II		
トラガント漿	3	6	トラガカンタ漿
	1国＊/2国	7＊	
トラザミド	12 I	17＊	
トラニラスト	16＊		
トラニラストカプセル	16＊		
トラニラスト細粒	16＊		
シロップ用トラニラスト	16＊		
トラニラスト点眼液	16＊		
トラネキサム酸	10 I		
トラネキサム酸錠	14＊＊I		
トラネキサム酸カプセル	14＊＊I		
トラネキサム酸注射液	14＊＊I		
トラピジル	12 I		
トラマドール塩酸塩	17＊		
トリアセチルオレアンドマイシン	8 I	9	
トリアゾラム	18		
トリアムシノロン	8 I		
トリアムシノロンアセトニド	8 I		
トリアムテレン	8 I		
トリエタノールアミン	2国	10	
トリエンチン塩酸塩	17		
トリエンチン塩酸塩カプセル	17		
歯科用トリオジンクパスタ	1国／2国		トリオジンクパスタ(歯科用)
トリクロホスナトリウム	12 I		リン酸トリクロルエチルナトリウム
トリクロホスナトリウムシロップ	12 I		リン酸トリクロルエチルナトリウムシロップ
トリクロルエチレン	7 I	9	
トリクロル酢酸	3	11	トリクロ(一)ル醋酸
トリクロルメチアジド	9 I		
トリクロルメチアジド錠	14＊＊I		
トリコマイシン	7 I		ハチマイシン
トリサチン	1国／2国	7＊	
トリサチン散	1国／2国	7＊	
トリサチン錠	1国／2国	7＊	
L-トリプトファン	7＊II		
トリヘキシフェニジル塩酸塩	8 I		塩酸トリヘキシフェニジル
トリヘキシフェニジル塩酸塩錠	9 I		塩酸トリヘキシフェニジル錠
ドリペネム水和物	17＊＊		
注射用ドリペネム	17＊＊		
トリメタジオン	2国		
トリメタジオン錠	7 I	16＊	
トリメタジジン塩酸塩	12 I		塩酸トリメタジジン
トリメタジジン塩酸塩錠	15		塩酸トリメタジジン錠
トリメトキノール塩酸塩水和物	11 I		塩酸トリメトキノール, 塩酸トレトキノール, トリメトキノール塩酸塩
トリメブチンマレイン酸塩	14＊I		マレイン酸トリメブチン
ドルゾラミド塩酸塩	16＊		
ドルゾラミド塩酸塩点眼液	16＊		
ドルゾラミド塩酸塩・チモロールマレイン酸塩点眼液	18		
トリヨードチロリン(^{125}I)液	9 I	10	
トルナフタート	12 I		トルナフテート
トルナフタート液	12 I		トルナフテート液
トルバプタン	18＊＊		

収載医薬品名	収　載	削　除	旧日本名・日本名別名・その他
トルバプタン錠	18＊＊		
トルーバルサム	1	7＊	篤留抜爾撒謨
篤留抜爾撒謨舎利別	1	3	(註) トルーバルサム舎利別
トルブタミド	8 I	18＊＊	
トルブタミド錠	9 I	18＊＊	
トルペリゾン塩酸塩	11 I		塩酸トルペリゾン
L-トレオニン	7＊II		L-スレオニン
トレハロース水和物	16		トレハロース
トレピブトン	12＊I		
ドロキシドパ	15＊＊		
ドロキシドパカプセル	15＊＊		
ドロキシドパ細粒	15＊＊		
トロキシピド	15＊＊		
トロキシピド錠	15＊＊		
トロキシピド細粒	15＊＊		
トロピカミド	8 I		
ドロペリドール	12 I		
トロロアオイ	3	7＊	黄蜀葵根
トロロアオイシロップ	4	6	黄蜀葵シロップ，黄蜀葵舎利別
	1国＊	2国	
トロンビン	7 I		
トンコ豆	3	4	
豚脂	1		(註 17局より生薬等に変更)
ドンペリドン	15＊		
― ナ ―			
ナイスタチン	8 I		
ナタネ油	6		菜種油▼(註 17局より生薬等に変更)
ナットミン末	1国	2国	
ナットミン錠	1国	2国	
ナテグリニド	16		
ナテグリニド錠	16		
ナドロール	13＊＊I		
ナファゾリン塩酸塩	7 I		塩酸ナファゾリン
ナファゾリン硝酸塩	7 I		硝酸ナファゾリン
ナファゾリン・クロルフェニラミン液	7＊II		
ナファモスタットメシル酸塩	15＊		メシル酸ナファモスタット
ナフタリン	3	9	
ナフトエ酸パマキン	1国／6	7	ヒノラミン
ナフトピジル	16＊＊		
ナフトピジル錠	16＊＊		
ナフトピジル口腔内崩壊錠	16＊＊		
ナブメトン	15＊		
ナブメトン錠	15＊		
ナプロキセン	12 I		
ナリジクス酸	8 I		
ナルトグラスチム(遺伝子組換え)	16＊	18＊	
注射用ナルトグラスチム(遺伝子組換え)	16＊	18＊	
ナロキソン塩酸塩	14 I		塩酸ナロキソン
軟膏剤	2	6	(註 6局から製剤総則へ移行)
白色軟膏	6		
― ニ ―			
ニアラミド	8 I	9	ナイアラマイド

収載医薬品名	収　載	削　除	旧日本名・日本名別名・その他
ニガキ	1		苦木▼，カシア木，クワッシア木，括矢亞(木)
ニガキ末	7＊Ⅱ		苦木末▼
ニガキエキス	3 1国＊	6 2国	カシアエキス，苦木越幾斯(エキス)，クワッシア越幾斯
ニガキチンキ	1 1国＊	6 2国	カシアチンキ，苦木丁幾(チンキ)，クワシァ丁幾，括矢亞丁幾(丢兒)
ニカルジピン塩酸塩	12＊Ⅰ		塩酸ニカルジピン
ニカルジピン塩酸塩注射液	14Ⅰ		塩酸ニカルジピン注射液
ニクジュヨウ	16＊＊		肉蓯蓉▼，肉従蓉▼，ニクジュウヨウ▼
ニクズク	1 15＊＊	7＊	肉豆蔲▼，肉豆蔲▼，肉豆蔲，肉豆蔲
揮發肉豆蔲油	3	4	
ニケタミド	5＊	9	アミノコルヂ(ジ)ン，ピリヂンカルボン酸ヂエチルアミド液
ニケタミド注射液	6	9	アミノコルジン注射液
ニコチン酸	6		
ニコチン酸錠	6	8	
ニコチン酸注射液	7Ⅰ		
ニコチン酸アミド	6		
ニコチン酸アミド錠	6	8	
ニコチン酸アミド注射液	2国	13＊＊	
ニコモール	12Ⅰ		
ニコモール錠	12Ⅰ		
ニコランジル	14＊＊Ⅰ		
ニザチジン	15＊		
ニザチジンカプセル	15＊		
二酸化炭素	2国		炭酸ガス
ニセリトロール	12＊Ⅰ		
ニセルゴリン	15		
ニセルゴリン錠	15		
ニセルゴリン散	15		
ニッケイ脂	5＊ 1国＊	6 2国	肉桂脂
ニトラゼパム	10Ⅰ		
ニトレンジピン	15		
ニトレンジピン錠	15		
ニトログリセリン	3	4	
ニトログリセリン液	3	4	
ニトログリセリン錠	8Ⅰ		
ニトロフラゾン	2国	9	
ニフェジピン	11Ⅰ		
ニフェジピン細粒	16＊		
ニフェジピン徐放カプセル	16＊		
ニフェジピン腸溶細粒	16＊		
日本ケイ皮	4	7＊	日本桂皮，肉桂
日本脳炎ワクチン	9Ⅱ	18	
乾燥日本脳炎ワクチン	10Ⅱ	18	
乳剤	4	6	(註 6局から製剤総則へ移行)
乳酸	2＊		
L-乳酸	16		
乳酸カルシウム水和物	4		乳酸カルシウム▼，乳酸カルチウム(石灰)
乳酸カルシウム錠	2国	7＊	
乳酸鉄	1	7＊	乳酸鐵

収載医薬品名	収載	削除	旧日本名・日本名別名・その他
乳酸鐵錠	1	4	
L-乳酸ナトリウム液	16		
L-乳酸ナトリウムリンゲル液	17		
乳酸プレニラミン	8 I	12	
乳酸プレニラミン錠	8 I	12	
無水乳糖	12＊II		
乳糖水和物	1		乳糖▼
尿素	6		
尿路消毒剤	1国	2国	
二硫化炭素	2国	7＊	
ニルバジピン	14＊＊I		
ニルバジピン錠	14＊＊I		
ニンジン	6		人参▼, 人参
ニンジン末	13＊II		人参末▼
ニンドウ	14＊＊II		忍冬▼
── ヌ ──			
ヌカ油	5＊	7＊	糠油
── ネ ──			
ネオアルスフェナミン	5	8	ネオアルゼノベンゾール
注射用ネオアルスフェナミンナトリウム	6＊	10	注射用ネオアルスフェナミン, 注射用ネオアルゼノベンゾールナトリウム
強ネオアルゼノベンゾール	5 1国＊	6 2国	
ネオスチグミンメチル硫酸塩	2国		メチル硫酸ネオスチグミン
ネオスチグミンメチル硫酸塩注射液	2国		メチル硫酸ネオスチグミン注射液
ネチルマイシン硫酸塩	12＊I	16	硫酸ネチルマイシン
── ノ ──			
ノイホルム	5＊ 1国＊	6 2国	アミノオキシ安息香酸メチル
脳下垂体後葉注射液	6	9	
ノスカピン	7 I		ナルコチン
ノスカピン塩酸塩水和物	7 I		塩酸ナルコチン, 塩酸ノスカピン, ノスカピン塩酸塩
ノボビオシンナトリウム	8 I	9	
ノルアドレナリン	9 I		ノルエピネフリン▼, ノルエピレナミン
ノルアドレナリン注射液	9 I		ノルエピネフリン注射液▼, 塩酸ノルアドレナリン注射液, 塩酸ノルエピネフリン注射液, 塩酸ノルエピレナミン注射液
ノルエチステロン	8 I		
ノルゲストレル	12 I		
ノルゲストレル・エチニルエストラジオール錠	12 I		
ノルトリプチリン塩酸塩	12 I		塩酸ノルトリプチリン
ノルトリプチリン塩酸塩錠	17＊＊		
ノルフロキサシン	14 I		
ノルマルアミルレゾルシン	1国	2国	
── ハ ──			
バイモ	14＊II		貝母▼
バカンピシリン塩酸塩	12 I		塩酸アンピシリンエトキシカルボニルオキシエチル, 塩酸バカンピシリン
精製白堊	3	5	調整白堊
バクガ	16＊		麦芽▼
白端香皮	3	4	
バクチ葉	3 1国＊	6 2国	
バクチ水	3	4＊	
白糖	1		

収載医薬品名	収 載	削 除	旧日本名・日本名別名・その他
精製白糖	6		
バクモンドウ	2国		麦門冬▼
麦門冬湯エキス	16		
バクロフェン	12 I		
バクロフェン錠	12 I		
バシトラシン	7 I 14＊I	8	
破傷風抗毒素	2＊	10	
乾燥破傷風ウマ抗毒素	9 II	17＊＊	乾燥破傷風抗毒素
破傷風トキソイド	6	9	
沈降破傷風トキソイド	7 I		
パズフロキサシンメシル酸塩	17＊		
パズフロキサシンメシル酸塩注射液	17＊		
バジリ軟膏	4	7＊	
ハズ	2国	7＊	巴豆
ハズ油	1 1国＊	6 2国	巴豆油
パスタ剤	4	6	(註 7局から製剤総則へ移行)
バソプレシン注射液	2国		
八味地黄丸エキス	15＊＊		
ハチミツ	1		蜂蜜▼
精製ハチミツ	1	7＊	精製蜂蜜
ハッカ	1 9 II	7＊	薄荷▼(葉)
ハッカ水	1		薄荷水
ハッカシロップ	3 1国＊	6 2国	薄荷舎利別(シロップ)
薄荷錠	3	4	
ハッカ精	1	7＊	薄荷精
ハッカ油	1		薄荷油▼
バッカク	1	9	麥角, 麦角
脱脂バッカク	7 I	9	脱脂麦角
バッカクエキス	1 1国＊	6 2国	麥角越幾斯(篤拉屈篤)
バッカク流エキス	3	9	麦角(バクカク)流エキス, 麥角流動越幾斯
發汗解熱劑	1国	2国	
発疹チフスワクチン	6	9	
発泡膏	6	7＊	
強發泡膏	3	6	
弱発泡膏	2 1国＊	6 2国	弱發泡膏
パニペネム	14 I		
注射用パニペネム・ベタミプロン	17		
バニリン	7 I	8	
パパベリン塩酸塩	5＊		塩酸パパベリン
パパベリン塩酸塩注射液	2国		塩酸パパベリン注射液
パパベリン・クロルフェニラミン・アクリノール散	9 II	10	
乾燥はぶウマ抗毒素	9 II		乾燥はぶ抗毒素
沈降はぶトキソイド	10 II	17＊＊	
ハマボウフウ	2国		浜防風▼
ハマメリス葉	3	5	
ハマメリス流動越幾斯	3	5	
バメタン硫酸塩	12 I		硫酸バメタン

収載医薬品名	収 載	削 除	旧日本名・日本名別名・その他
パラアミノ安息香酸	2国	8	
パラアミノサリチル酸カルシウム水和物	2国		パスカルシウム水和物▼，パスカルシウム，パラアミノサリチル酸カルシウム
パラアミノサリチル酸カルシウム顆粒	2国＊		パスカルシウム顆粒▼
パラアミノサリチル酸カルシウム錠	7Ⅰ	9	パスカルシウム錠
パラアミノサリチル酸ナトリウム	2国	9	パスナトリウム
パラアミノサリチル酸ナトリウム錠	2国	8	パスナトリウム錠
注射用パラアミノサリチル酸ナトリウム	2国	9	注射用パスナトリウム
パラアルデヒード	3	4	
パラオキシ安息香酸エチル	5＊		パラエチル
パラオキシ安息香酸ブチル	5＊		パラブチル
パラオキシ安息香酸プロピル	5＊	6	パラプロピル
	1国＊／2国		
パラオキシ安息香酸メチル	7＊Ⅱ		
パラクロルフェノール	2国	9	パラクロロフェノール
精製パラゴム	3	6	弾力ゴム
	1国＊	2国	
バラシクロビル塩酸塩	17		
バラシクロビル塩酸塩錠	17		塩酸バラシクロビル錠
パラ軟膏	1国	2国	
パラフィン	1		固形パラフィン，巴拉賓
流動パラフィン	3		
軽質流動パラフィン	7Ⅰ		
パラフィン軟膏	3	4	
	5＊	6	
	1国＊	2国	
パラホルムアルデヒド	2国		
歯科用パラホルムセメント	1国／2国	7＊	パラホルムセメント（歯科用）
歯科用パラホルムパスタ	1国／2国		パラホルムパスタ（歯科用）
内用バリウム	1国	2国	
L-バリン	7＊Ⅱ		
バルサルタン	16＊		
バルサルタン錠	16＊		
バルサルタン・ヒドロクロロチアジド錠	17＊＊		
パルナパリンナトリウム	15		
バルビタール	4		ヂエチールバルビタール酸，ヂエチールマロニール尿素
バルビタール錠	1国／6	7＊	
バルビタールナトリウム	5	7＊	溶性バルビタール，ヂエチルバルビツール酸ソーダ
バルプロ酸ナトリウム	12Ⅰ		
バルプロ酸ナトリウム錠	15＊＊		
バルプロ酸ナトリウム徐放錠A	17＊＊		
バルプロ酸ナトリウム徐放錠B	17＊＊		
バルプロ酸ナトリウムシロップ	15＊＊		
ハロキサゾラム	12Ⅰ		
パロキセチン塩酸塩水和物	16＊＊		塩酸パロキセチン水和物
パロキセチン塩酸塩錠	16＊＊		
ハロタン	9Ⅰ		
ハロペリドール	9Ⅰ		
ハロペリドール錠	15		
ハロペリドール細粒	16		
ハロペリドール注射液	17		
パンクレアチン	3		

収載医薬品名	収 載	削 除	旧日本名・日本名別名・その他
複方パンクレアチン散	2国	7*	
パンクロニウム臭化物	14 I		臭化パンクロニウム
ハンゲ	5		半夏▼
半夏厚朴湯エキス	15*		
半夏瀉心湯エキス	16*		
バンコマイシン塩酸塩	12 I		塩酸バンコマイシン
注射用バンコマイシン塩酸塩	15		注射用塩酸バンコマイシン
絆創膏	4*	14**	チンク絆，亞鉛華ゴム絆創膏
英法絆創膏	1	5	英法粘著硬膏
パンテチン	13 I		
パントテン酸カルシウム	7 I		d-パントテン酸カルシウム

―― ヒ ――

収載医薬品名	収 載	削 除	旧日本名・日本名別名・その他
注射用ヒアルロニダーゼ	7 I	9	
精製ヒアルロン酸ナトリウム	15**		
精製ヒアルロン酸ナトリウム注射液	17		
精製ヒアルロン酸ナトリウム点眼液	17		
ピオグリタゾン塩酸塩	15**		塩酸ピオグリタゾン
ピオグリタゾン塩酸塩錠	16		塩酸ピオグリタゾン錠
ピオグリタゾン塩酸塩・グリメピリド錠	17		
ピオグリタゾン塩酸塩・メトホルミン塩酸塩錠	16**		
ビオチン	15*		ビタミンH▼
沈降B型肝炎ワクチン	11 II		
ビカルタミド	18		
ビカルタミド錠	18*		
ヒキオコシ	5*	6	延命草
	1国*	2国	
ピクリン酸	3	7*	トリニトロフェノール
ピコスルファートナトリウム水和物	12 I		ピコスルファートナトリウム
ビサコジル	12 I		
ビサコジル坐剤	12 I		
ビサチン	5*	9	ヂアセチールヂフェノールイサチン
ビサチン散	1国／2国	9	
ビサチン錠	1国／6	9	
ビサチン・フェノバリン散	2国	9	ビサチンフェノバリン散
乾燥BCGワクチン	6	7	
	9 II		
L-ヒスチジン	16		
L-ヒスチジン塩酸塩水和物	16		塩酸L-ヒスチジン，L-塩酸ヒスチジン
ビソプロロールフマル酸塩	15*		フマル酸ビソプロロール
ビソプロロールフマル酸塩錠	15*		フマル酸ビソプロロール錠
ピタバスタチンカルシウム水和物	16**		ピタバスタチンカルシウム
ピタバスタチンカルシウム錠	16**		
ピタバスタチンカルシウム口腔内崩壊錠	18		
ビタミンA油	5*		
ビタミンA油カプセル	5*	17	ビタミンAカプセル
強ビタミンA油	7 I	8	
ビタミンB_1液	5*	6	
ビタミンB_1B_2注射液1, 2號	1国	2国	
複方ビタミンB散	7*II	17**	
ビタミンD錠	1国	1国*	
ビタミンD注射液	1国	1国*	ビタミンD注
ビタミンD油	1国	1国*	

収載医薬品名	収載	削除	旧日本名・日本名別名・その他
ビタミンE球	1国	2国	
ビタミンE油	1国	2国	
ビタミンK末	1国	2国	
ビタミンP	1国	2国	
ビタミンP末	1国	2国	
ビタミンP錠	1国	2国	
華澄茄越幾斯	3	5	
ヒ鉄丸	1国／2国	7*	砒鐵(鉄)丸
人血漿	6	7	健康人血漿
人全血液	8 I		保存血液
人免疫グロブリン	8 I		人免疫血清グロブリン
ヒドラスチス	2*	6	ヒドラスチス根
	1国*	2国	
ヒドラスチス流エキス	2*	6	ヒドラスチス流動越幾斯
	1国*	2国	
ヒドララジン塩酸塩	8 I		塩酸ヒドララジン
ヒドララジン塩酸塩錠	11 I		塩酸ヒドララジン錠
ヒドララジン塩酸塩散	11 I		塩酸ヒドララジン散
注射用ヒドララジン塩酸塩	11 I		注射用塩酸ヒドララジン
ヒドロキシエチルセルロース	17**		
ヒドロキシジン塩酸塩	8 I	10	塩酸ヒドロキシジン
	12		
ヒドロキシジンパモ酸塩	10 I		パモ酸ヒドロキシジン
ヒドロキシプロピルセルロース	8 II		
低置換度ヒドロキシプロピルセルロース	11 II		
ヒドロキシプロピルメチルセルロース2208	10 II	15	(註 15局でヒプロメロースに包括された)
ヒドロキシプロピルメチルセルロース2906	10 II	15	(註 15局でヒプロメロースに包括された)
ヒドロキシプロピルメチルセルロース2910	10 II	15	(註 15局でヒプロメロースに包括された)
ヒドロキシプロピルメチルセルロースフタレート	13 II	15	(註 15局でヒプロメロースフタル酸エステルに変更された)
ヒドロキシプロピルメチルセルロースフタレート200731	10 II	13	(註 ヒドロキシプロピルメチルセルロースフタレートに包括後，15局でヒプロメロースフタル酸エステルに日本名変更)
ヒドロキシプロピルメチルセルロースフタレート220824	10 II	13	(註 ヒドロキシプロピルメチルセルロースフタレートに包括後，15局でヒプロメロースフタル酸エステルに日本名変更)
ヒドロキソコバラミン酢酸塩	8 I		酢酸ヒドロキソコバラミン
ヒドロクロロチアジド	8 I		
ヒドロコタルニン塩酸塩水和物	2国	7*	塩酸ヒドロコタルニン，ヒドロコタルニン塩酸塩
	8 II		
ヒドロコルチゾン	7 I		
ヒドロコルチゾン錠	7 I	8	
ヒドロコルチゾンコハク酸エステル	10 I		コハク酸ヒドロコルチゾン
ヒドロコルチゾンコハク酸エステルナトリウム	10 I		コハク酸ヒドロコルチゾンナトリウム
ヒドロコルチゾン酢酸エステル	2国		酢酸ヒドロコルチゾン
酢酸ヒドロコルチゾン錠	2国	7*	
酢酸ヒドロコルチゾン水性懸濁注射液	2国	13**	酢酸ヒドロコルチゾン水性懸浊注射液
ヒドロコルチゾン・ジフェンヒドラミン軟膏	7*II		
ヒドロコルチゾン酪酸エステル	11 I		酪酸ヒドロコルチゾン
ヒドロコルチゾンリン酸エステルナトリウム	12 I		リン酸ヒドロコルチゾンナトリウム
ヒドロフルメチアヂド	8 I	9	
ヒドロリコリン注射液	1国	2国	
皮膚剤1〜22號	1国	2国	
ピブメシリナム塩酸塩	12*I		塩酸ピブメシリナム
ピブメシリナム塩酸塩錠	15**		塩酸ピブメシリナム錠

収載医薬品名	収載	削除	旧日本名・日本名別名・その他
ヒプロメロース	15		ヒドロキシプロピルメチルセルロース（註 15局でヒドロキシプロピルメチルセルロース2208及びヒドロキシプロピルメチルセルロース2906及びヒドロキシプロピルメチルセルロース2910がヒプロメロースに包括された）
ヒプロメロース酢酸エステルコハク酸エステル	16＊		ヒドロキシプロピルメチルセルロースアセテートサクシネート
ヒプロメロースフタル酸エステル	13 II		ヒドロキシプロピルメチルセルロースフタル酸エステル，ヒドロキシプロピルメチルセルロースフタレート（註 15局でヒドロキシプロピルメチルセルロースフタレートからヒプロメロースフタル酸エステルに日本名変更）
ピペミド酸水和物	12 I		ピペミド酸三水和物
ピペラシリン水和物	15＊		
ピペラシリンナトリウム	11 I		
注射用ピペラシリンナトリウム	15		
ピペラジンアジピン酸塩	8 I		アジピン酸ピペラジン
ピペラジンリン酸塩水和物	12 I		リン酸ピペラジン，ピペラジンリン酸塩
ピペラジンリン酸塩錠	12 I		リン酸ピペラジン錠
ビペリデン塩酸塩	12 I		塩酸ビペリデン
ビホナゾール	12＊＊I		ビフォナゾール
ヒマシ油	1		萆(蓖)麻子油（註 17局より生薬等に変更）
加香ヒマシ油	5＊		（註 17局より生薬等に変更）
ピマリシン	14＊I		ナタマイシン▼
ヒメクロモン	12 I		
ピモジド	15＊＊		
ビャクゴウ	15＊		百合▼
ビャクシ	9 II		白芷▼
ビャクジュツ	6 II		白朮▼，蒼朮，オケラ
ビャクジュツ末	7＊II		白朮末▼
ビャクダン	4	6	白檀
	1国＊	2国	
ビャクダン油	3	6	白檀油，サンタル油
	1国＊	2国	
百日せきワクチン	6	8	百日咳ワクチン
沈降精製百日せきワクチン	11 II		
百日せきジフテリア混合ワクチン	9 II	12	
百日せきジフテリア破傷風混合ワクチン	9 II	12	
沈降精製百日せきジフテリア破傷風混合ワクチン	11 II		
白虎加人参湯エキス	18		
ヒヨス	1	2	ヒヨス葉，菲沃斯矢亞謨斯
	3	7＊II	
ヒヨス草	2	3	菲沃斯草
ヒヨスエキス	1	6	菲沃斯(矢亞謨斯)越幾斯(篤拉屈篤)
	1国＊	2国	
ヒヨス油	3	4	
ピラジナミド	8 I		
ピラビタール	5＊	10	
ピラビタール錠	1国／6	9＊	
ピラビタール注射液	2国	9	
ピラビタール・カフェイン散	7＊II	9＊	
ピラビタール・ワレリル尿素散	2国	9＊	ピラビタールワレリル尿素散
ピラルビシン	14＊I		
ピランテルパモ酸塩	11 I		パモ酸ピランテル
ピリドキサールリン酸エステル水和物	17＊		リン酸ピリドキサール
ピリドキシン塩酸塩	2国		ビタミンB$_6$▼，塩酸ピリドキシン
ピリドキシン塩酸塩注射液	2国		ビタミンB$_6$注射液▼，塩酸ピリドキシン注射液
ピリドスチグミン臭化物	11 I		臭化ピリドスチグミン

収載医薬品名	収載	削除	旧日本名・日本名別名・その他
ピルシカイニド塩酸塩水和物	16**		
ピルシカイニド塩酸塩カプセル	16**		
ピレノキシン	12*I		
ピレンゼピン塩酸塩水和物	14**I		塩酸ピレンゼピン,塩酸ピレンゼピン水和物
ピロ亜硫酸ナトリウム	7*II		メタ重亜硫酸ナトリウム▼
ピロカルピン塩酸塩	1		塩酸ピロカルピン,鹽酸必魯加兒必涅
ピロカルピン塩酸塩錠	16*		塩酸ピロカルピン錠
ピロガロール	3	7	焦性没食子酸
ピロキシカム	14**I		
ピロキシリン	6		
ピロールニトリン	14*I		
ビワニン	5*	6	枇杷仁
	1国*	2国	
ビワヨウ	14*II		枇杷葉▼
ビンクリスチン硫酸塩	12 I		硫酸ビンクリスチン
ピンドロール	11 I		
ビンブラスチン硫酸塩	12 I		硫酸ビンブラスチン
注射用ビンブラスチン硫酸塩	12 I		注射用硫酸ビンブラスチン
ビンロウジ	2国		檳榔子▼
ビンロウジ末	7*II	9	檳榔子末

――― フ ―――

収載医薬品名	収載	削除	旧日本名・日本名別名・その他
ファモチジン	12*I		
ファモチジン錠			
ファモチジン散	14 I		
ファモチジン注射液	16		
注射用ファモチジン	14 I		
ファルファラ葉	3	4	
ファロペネムナトリウム水和物	14 I		ファロペネムナトリウム
ファロペネムナトリウム錠	15		
シロップ用ファロペネムナトリウム	15		
フィトナジオン	8 I		ビタミンK_1▼,フィトメナジオン
フィルグラスチム(遺伝子組換え)	16*		
フィルグラスチム(遺伝子組換え)注射液	16*		
乾燥弱毒生風しんワクチン	10 II		
フェキソフェナジン塩酸塩	16		塩酸フェキソフェナジン
フェキソフェナジン塩酸塩錠	16*		
フェナセチン	2*	14*(注)	(注)厚生労働省告示第151号(平成14年3月29日)により削除
フェナセチン錠	2国	7*	
フェナエチル炭酸キニーネ散	2国	7*	
フェナピラビタール散	2国	7*	
フェナセチン・アミノピリン・カフェイン散	2国	9*	フェナアミノピリンカフェイン散
フェナセチン・アミノピリン・ジフェンヒドラミン散	7*II	9*	
フェナセチン・ワレリル尿素散	2国	11	フェナワレリル尿素散
複方フェナワレリル尿素散	2国	7*	
フェニトイン	2国		ジフェニルヒダントイン
フェニトイン錠	7 I		ジフェニルヒダントイン錠
フェニトイン散	11 I		ジフェニルヒダントイン散
注射用フェニトインナトリウム	9 I		注射用ジフェニルヒダントインナトリウム
L-フェニルアラニン	7*II		
フェニルブタゾン	9 I		
フェニレフリン塩酸塩	8 I		塩酸フェニレフリン

収載医薬品名	収載	削除	旧日本名・日本名別名・その他
フェネチシリンカリウム	8Ⅰ 14＊Ⅰ	12	フェノキシエチルペニシリンカリウム
フェノキシメチルペニシリン	7Ⅰ	10	ペニシリンV
フェノキシメチルペニシリンカリウム	8Ⅰ	14	ペニシリンVカリウム
フェノチアジン	2国	7＊	
フェノバリン	5＊	13＊＊	
フェノバリン錠	1国／6	11	
フェノバリン・マグネシア散	9Ⅱ	14＊	
フェノバルビタール	5		
フェノバルビタール錠	2国 18	9	
フェノバルビタール散10%	7Ⅰ		フェノバルビタール散，フェノバルビタール10倍散
フェノバルビタールナトリウム	5	11	フェニルエチルバルビツール酸ソーダ，溶性フェノバルビタール
注射用フェノバルビタールナトリウム	1国 6＊	2国 10	フェノバルビタール（注射用）
フェノフィブラート	18		
フェノフィブラート錠	18		
フェノール	1		石炭酸
液状フェノール	3		液状石炭酸，流動（液狀）石炭酸
消毒用フェノール	3＊		消毒用石炭酸，防疫用石炭酸
フェノール水	1		石炭酸水
塩酸加フェノール水	5 1国＊／2国	6 13	塩酸加石炭酸水（註 7局までは正名）
消毒用フェノール水	2＊		消毒用石炭酸水，防疫用石炭酸水
歯科用フェノールチモール	1国／2国	7＊	フェノールチモール（歯科用）
フェノール・亜鉛華リニメント	5＊		カチリ，石炭酸亞鉛華擦劑
歯科用フェノール・カンフル	1国／2国		フェノールカンフル（歯科用）
フェノールスルホン酸ナトリウム	3 1国＊	6 2国	スルフォ石灰酸ナトリウム，フェノールスルホン酸ソーダ，スルホ石灰酸ソーダ
フェノールスルホンフタレイン	6		フェノールレッド，フェノールスルホフタレイン
フェノールスルホンフタレイン注射液	6		フェノールスルホフタレイン注射液
フェノールフタレイン	4	8	
フェノールフタレイン錠	1国／2国	7＊	
フェブキソスタット	18＊＊		
フェブキソスタット錠	18＊＊		
フェルビナク	15＊		
フェルビナクテープ	17		
フェルビナクパップ	17		
フェロジピン	17＊＊		
フェロジピン錠	17＊＊		
フェンタニルクエン酸塩	12Ⅰ		クエン酸フェンタニル，クエン酸フェンタニール
フェンブフェン	13Ⅰ		
複鉛硬膏	3	5	
腹痛剤	1国	2国	
ブクモロール塩酸塩	12Ⅰ		塩酸ブクモロール
ブクリョウ	2国		茯苓▼
ブクリョウ末	7＊Ⅱ		茯苓末▼
ブシ	2国 14＊＊Ⅱ	7＊	加工ブシ▼，附子
ブシ末	14＊＊Ⅱ		加工ブシ末▼
フシジン酸ナトリウム	14＊Ⅰ		
ブシラミン	15		
ブシラミン錠	15＊		

収載医薬品名	収載	削除	旧日本名・日本名別名・その他
ブスルファン	8 I		
浮石	3	4	
フタリルスルファチアゾール	2国	8	
フタリルスルファチアゾール錠	2国	8	
フタル酸ジブチル	7＊II	9	ジブチルフタレート
フタル酸ジメチル	2国	7＊	
ブチルスコポラミン臭化物	12 I		臭化ブチルスコポラミン
ブッコ葉	3	4	
ブデソニド	18＊		
ブテナフィン塩酸塩	16		塩酸ブテナフィン
ブテナフィン塩酸塩液	16		塩酸ブテナフィン液
ブテナフィン塩酸塩スプレー	16		塩酸ブテナフィンスプレー
ブテナフィン塩酸塩クリーム	16		塩酸ブテナフィンクリーム
沸騰散	1	7＊	英法沸騰散
ブドウ酒	3		葡萄酒
白葡萄酒	2	3	
ブドウ糖	4＊		葡萄糖
精製ブドウ糖	17＊		
ブドウ糖水和物	17＊		
含水ブドウ糖	6	7＊	
ブドウ糖注射液	1国／6		葡萄糖注（射液）1～4號
フドステイン	16＊＊		
フドステイン錠	16＊＊		
ブトロピウム臭化物	12＊I		臭化ブトロピウム
ブナゾシン塩酸塩	13 I		塩酸ブナゾシン
ブピバカイン塩酸塩水和物	16＊		塩酸ブピバカイン
ブフェキサマク	12 I	16	ブフェキサマック
ブフェキサマククリーム	12 I	16	ブフェキサマッククリーム，ブフェキサマク乳剤性軟膏
ブフェキサマク軟膏	12 I	16	ブフェキサマック軟膏
ブフェトロール塩酸塩	12 I		塩酸ブフェトロール
ブプラノロール塩酸塩	12 I		塩酸ブプラノロール
ブプレノルフィン塩酸塩	15＊		塩酸ブプレノルフィン
ブホルミン塩酸塩	15＊		塩酸ブホルミン
ブホルミン塩酸塩錠	15＊		塩酸ブホルミン錠
ブホルミン塩酸塩腸溶錠	15＊		塩酸ブホルミン腸溶錠
フマル酸ブロビンカミン	12＊＊I	14	
フマル酸ベンシクラン	12 I	14	
フマル酸ベンシクラン錠	12 I	14	
ブメタニド	12 I		
フラジオマイシン	7 I	7＊	(註 7＊Iで硫酸～と塩酸～に分かれる)
フラジオマイシン硫酸塩	7＊I		ネオマイシン硫酸塩▼，硫酸ネオマイシン，硫酸フラジオマイシン
プラステロン硫酸エステルナトリウム水和物	12 I		プラステロン硫酸ナトリウム，プラステロン硫酸エステルナトリウム
プラゼパム	12 I		
プラゼパム錠	12 I		
プラゾシン塩酸塩	15＊＊		塩酸プラゾシン
プラノプロフェン	13 I		
プラバスタチンナトリウム	15		
プラバスタチンナトリウム錠	16		
プラバスタチンナトリウム細粒	16		
プラバスタチンナトリウム液	16		
フラビンアデニンジヌクレオチドナトリウム	12＊I		
フラボキサート塩酸塩	13 I		塩酸フラボキサート

収載医薬品名	収載	削除	旧日本名・日本名別名・その他
フラングラ皮	1 3	2 5	拉謨奴斯（註）ラムヌス
プランルカスト水和物	16**		
プリミドン	7I		
フルオキシメステロン	12I	17*	
フルオシノニド	12I		
フルオシノロンアセトニド	8I		
フルオレセインナトリウム	7I		
フルオロウラシル	10I		
フルオロメトロン	13I		
フルコナゾール	16		
フルコナゾールカプセル	16**		
フルコナゾール注射液	17		
フルジアゼパム	12*I		
フルジアゼパム錠	18		
フルシトシン	11I		
フルスルチアミン塩酸塩	12**I		塩酸フルスルチアミン
フルタミド	15**		
フルトプラゼパム	15**		
フルトプラゼパム錠	15**		
フルドロコルチゾン酢酸エステル	15**		酢酸フルドロコルチゾン
フルニトラゼパム	13I		
フルフェナジンエナント酸エステル	13I		エナント酸フルフェナジン
フルボキサミンマレイン酸塩	16		マレイン酸フルボキサミン
フルボキサミンマレイン酸塩錠	16		マレイン酸フルボキサミン錠
フルラゼパム	12I	16*	
フルラゼパムカプセル	12I	16*	
フルラゼパム塩酸塩	12I		塩酸フルラゼパム
プルラン	15		
フルルビプロフェン	12*I		
ブレオマイシン塩酸塩	9I		塩酸ブレオマイシン
ブレオマイシン硫酸塩	12I		硫酸ブレオマイシン
フレカイニド酢酸塩	16		酢酸フレカイニド
フレカイニド酢酸塩錠	16		酢酸フレカイニド錠
プレドニゾロン	7I		
プレドニゾロン錠	7I		
プレドニゾロンコハク酸エステル	10I		コハク酸プレドニゾロン
注射用プレドニゾロンコハク酸エステルナトリウム	10I		注射用コハク酸プレドニゾロンナトリウム
プレドニゾロン酢酸エステル	7I		酢酸プレドニゾロン
プレドニゾロンリン酸エステルナトリウム	15**		リン酸プレドニゾロンナトリウム
プレドニゾン	7I	8	
プレドニゾン錠	7I	8	
プロカイン塩酸塩	4		塩酸プロカイン，鹽酸パラアミノベンツォ（ゾ）イルヂエチ（一）ルアミノエタノール
プロカイン塩酸塩注射液	1国／6		塩酸プロカイン注射液，（塩酸)プロカイン注(射液)1〜3號
歯科用2%塩酸プロカイン注射液	1国／2国	13**	(塩酸)プロカイン注(射液)(歯科用)
塩酸プロカイン・塩酸エピレナミン注射液1〜3號	1国	2国	プロカイナミン注1〜3號
プロカインアミド塩酸塩	7I		塩酸プロカインアミド
プロカインアミド塩酸塩錠	7I		塩酸プロカインアミド錠
プロカインアミド塩酸塩注射液	7I		塩酸プロカインアミド注射液
油性プロカインペニシリン注射液	6	6*	
プロカテロール塩酸塩水和物	12I		塩酸プロカテロール，プロカテロール塩酸塩

収載医薬品名	収 載	削 除	旧日本名・日本名別名・その他
プロカルバジン塩酸塩	12 I		塩酸プロカルバジン
プロキシフィリン	8 I	9	
フロクタフェニン	13 I	14*	
プログルミド	13 I		
プロクロルペラジンマレイン酸塩	8 I		マレイン酸プロクロルペラジン
プロクロルペラジンマレイン酸塩錠	9 I		マレイン酸プロクロルペラジン錠
プロゲステロン	2国		
プロゲステロン水性懸濁注射液	2国	10	プロゲステロン水性懸油注射液
プロゲステロン注射液	2国		
フロセミド	9 I		
フロセミド錠	14**I		
フロセミド注射液	15**		
プロタミンインスリン亜鉛水性懸濁注射液	1国/2国	16	プロタミンインシュリン亜鉛水性懸濁注射液，インシュリンレタード注射液，プロアミン亜鉛インシュリン注射液
プロタミン硫酸塩	7 I		硫酸プロタミン
プロタミン硫酸塩注射液	7 I		硫酸プロタミン注射液
プロチオナミド	8 I		
プロチゾラム	16*		
プロチゾラム錠	16**		
プロチレリン	11 I		
プロチレリン酒石酸塩水和物	11 I		酒石酸プロチレリン，プロチレリン酒石酸塩
プロテイン銀	3		
プロテイン銀液	2国		複方プロテイン銀液
ブロード丸	3	4	
プロパフェノン塩酸塩	15**		塩酸プロパフェノン
プロパフェノン塩酸塩錠	15**		塩酸プロパフェノン錠
プロパンテリン臭化物	7 I		臭化プロパンテリン
臭化プロパンテリン錠	7 I	9	
プロピオン酸ドロスタノロン	12 I	14*	プロピオン酸ドロモスタノロン
プロピオン酸ドロスタノロン注射液	12 I	14*	プロピオン酸ドロモスタノロン注射液
プロピベリン塩酸塩	16		塩酸プロピベリン
プロピベリン塩酸塩錠	16		塩酸プロピベリン錠
プロピルチオウラシル	2国		
プロピルチオウラシル錠	9 I		
プロピレングリコール	2国		
プロブコール	15**		
プロブコール錠	16		
プロブコール細粒	16		
プロプラノロール塩酸塩	9 I		塩酸プロプラノロール
プロプラノロール塩酸塩錠	15		塩酸プロプラノロール錠
フロプロピオン	12 I		
フロプロピオンカプセル	14**I		
プロベネシド	8 I		
プロベネシド錠	9 I		
ブロマゼパム	12 I		
ブロムフェナクナトリウム水和物	17**		
ブロムフェナクナトリウム点眼液	17**		
ブロムヘキシン塩酸塩	10 I		塩酸ブロムヘキシン
ブロムカルシウム注射液	1国	2国	ブロカル注
ブロムカルシウム葡萄糖注射液	1国	2国	ブロカ糖注
ブロムカンフル	1	6	ブロ(ー)ム樟脳(腦)，貎羅謨(化)樟脳
	1国*/2国	7*	

収載医薬品名	収載	削除	旧日本名・日本名別名・その他
ブロムジエチルアセチル尿素	5	8	ブロムヂエチルアセチル尿素，アドルミン
ブロムジエチルアセチル尿素錠	1国/2国	8	ブロムヂエチルアセチル尿素1，2號，アドルミン錠(1，2號)
貌羅謨水素酸規尼涅	1	2	(註) ブロム水素酸キニーネ
プロメタジン塩酸塩	2国		塩酸プロメタジン
フロモキセフナトリウム	13**I		
注射用フロモキセフナトリウム	14**I		
ブロモクリプチンメシル酸塩	12 I		メシル酸ブロモクリプチン
ブロモバレリル尿素	5		ブロムワレリル尿素
ブロモワレリル尿素錠	1国/6	10	ブロムワレリル尿素錠1，2號，ブロバリン錠1，2號
L－プロリン	16		
粉末薬	5	6	(註 6局から製剤総則へ移行)
—— へ ——			
ベカナマイシン硫酸塩	9 I		硫酸ベカナマイシン，硫酸アミノデオキシカナマイシン
ヘキサクロロフェン	7 I	9	
ヘキサミン	3	9	メテナミン，ヘキサメチ(一)レンテトラミン
ヘキサミン注射液	1国/2国	9	メテナミン注射液，ヘキサメチレンテトラミン注射液
ヘキシルレゾルシン	1国/6	7*	
ヘキシルレゾルシン丸	6	7*	
ヘキソバルビタール	6	9	メチルヘキサビタール
ヘキソバルビタール錠	2国	9	メチルヘキサビタール錠
ヘキソバルビタールナトリウム	6	9	メチルヘキサビタールナトリウム，溶性メチルヘキサビタール
注射用ヘキソバルビタールナトリウム	6*	9	注射用メチルヘキサビタールナトリウム
ベクロメタゾンプロピオン酸エステル	12 I		プロピオン酸ベクロメタゾン
ベザフィブラート	15		
ベザフィブラート徐放錠	15		
ベタキソロール塩酸塩	15**		塩酸ベタキソロール
ヘタシリンカリウム	9 I	13	イソプロピリデンアミノベンジルペニシリンカリウム
ベタナフトール	2*	7	ナフトール
ベタネコール塩化物	8 I		塩化ベタネコール
ベタヒスチンメシル酸塩	12 I		メシル酸ベタヒスチン
ベタヒスチンメシル酸塩錠	15		メシル酸ベタヒスチン錠
ベタミプロン	16		
ベタメタゾン	8 I		ベタメサゾン
ベタメタゾン錠	15		ベタメサゾン錠
ベタメタゾン吉草酸エステル	10 I		吉草酸ベタメタゾン
ベタメタゾン吉草酸エステル・ゲンタマイシン硫酸塩軟膏	15		吉草酸ベタメタゾン・硫酸ゲンタマイシン軟膏
ベタメタゾン吉草酸エステル・ゲンタマイシン硫酸塩クリーム	15		吉草酸ベタメタゾン・硫酸ゲンタマイシンクリーム
ベタメタゾンジプロピオン酸エステル	11 I		ジプロピオン酸ベタメタゾン
ベタメタゾンリン酸エステルナトリウム	12 I		リン酸ベタメタゾンナトリウム
ペチジン塩酸塩	1国/2国		塩酸ペチジン，オペリジン，オペリデン
オペリヂン散	1国	2国	
オペリヂン錠	1国	2国	
ペチジン塩酸塩注射液	1国 7 I	2国	塩酸ペチジン注射液，オペリジン注射液
ベニジピン塩酸塩	14**I		塩酸ベニジピン
ベニジピン塩酸塩錠	14**I		塩酸ベニジピン錠
ペニシリンカリウム	6 7*I	6* 8	結晶ペニシリンカリウム
結晶ペニシリンカリウム	6	7*	
ペニシリンカルシウム	6	6*	
ペニシリン錠	6	6*	

収載医薬品名	収載	削除	旧日本名・日本名別名・その他
ペニシリンナトリウム	6	6*	結晶ペニシリンナトリウム
	7*I	8	
結晶ペニシリンナトリウム	6	7*	
ペニシリン軟膏	6	6*	
ペニシリンプロカイン	6	8	プロカインペニシリン
ヘノポジ油	4*	9	ヘノポヂ油
ヘパリンカルシウム	15**		
ヘパリンナトリウム	2国		ヘパリン
ヘパリンナトリウム注射液	2国		ヘパリン注射液
透析用ヘパリンナトリウム液	18		
ロック用ヘパリンナトリウム液	18		
ペプシン酒	1	6	百弗聖酒
	1国*	2国	
ペプシンリモナーゼ	2国	13	
ペプトン	1国	2国	
ヘブラ軟膏	1	6	歇貌拉(氏)軟膏
	1国*	2国	
ペプロマイシン硫酸塩	12 I		硫酸ペプロマイシン
注射用ペプロマイシン硫酸塩	15*		注射用硫酸ペプロマイシン
ベポタスチンベシル酸塩	16**		
ベポタスチンベシル酸塩錠	16**		
ペミロラストカリウム	16		
ペミロラストカリウム錠	16		
シロップ用ペミロラストカリウム	16		
ペミロラストカリウム点眼液	16*		
ベメグリド	8 I	9	
ベラドンナコン	2国		ベラドンナ根▼
ベラドンナエキス	1	2	別剌郭那越幾斯篤拉屈篤
	2国		
ベラドンナ総アルカロイド	16**		
ベラドンナヨウ	1	2	ベラドンナ葉, 別剌郭那葉
	3	4	
	2国	9	
別剌郭那硬膏	1	2	(註) ベラドンナ硬膏
別剌郭那擦剤	1	2	(註) ベラドンナ擦剤
別剌郭那丁幾丟兒	1	2	(註) ベラドンナチンキ
別剌郭那軟膏	1	2	(註) ベラドンナ軟膏
ベラパミル塩酸塩	11 I		塩酸イプロベラトリル, 塩酸ベラパミル
ベラパミル塩酸塩錠	15		塩酸ベラパミル錠
ベラパミル塩酸塩注射液	17**		
ベラプロストナトリウム	16		
ベラプロストナトリウム錠	16		
ペリフェルミン	5*	7	ヂアセチルアミノアゾトルオール
ベルガモット油	3	9	
ペルーバルサム	1	7*	百露抜爾撒謨
ペルフェナジン	8 I		
ペルフェナジン錠	9 I		
ペルフェナジンマレイン酸塩	9 I		マレイン酸ペルフェナジン
ペルフェナジンマレイン酸塩錠	9 I		マレイン酸ペルフェナジン錠
ベルベリン塩化物水和物	7*II		塩化ベルベリン, ベルベリン塩化物, 塩酸ベルベリン
ベンザルコニウム塩化物	2国		塩化ベンザルコニウム
ベンザルコニウム塩化物液	7 I		塩化ベンザルコニウム液
濃ベンザルコニウム塩化物液50	12 I		濃塩化ベンザルコニウム液50

収載医薬品名	収載	削除	旧日本名・日本名別名・その他
ベンジルアルコール	2国		
ベンジルペニシリンアミノメトミジン	7 I	8	(註 ピリミジンペニシリンGは7*Iでベンジルペニシリンアミノメトミジンに変更された)
ベンジルペニシリンカリウム	6		ペニシリンGカリウム▼, 結晶ペニシリンGカリウム
注射用ベンジルペニシリンカリウム	15*		注射用ペニシリンGカリウム▼
ベンジルペニシリンナトリウム	6	10	(結晶)ペニシリンGナトリウム
ベンジルペニシリンプロカイン	6	12	(結晶)プロカインペニシリンG
ベンジルペニシリンベンザチン水和物	7 I 14 *I	11	ベンジルペニシリンベンザチン, ベンザチンペニシリンG, ジベンジルエチレンジアミンジペニシリンG
ヘンズ	15		扁豆▼
ベンズアルデヒド	4 1国*/2国	6 7*	ベンツアルデヒード
ベンズブロマロン	12 I		
ベンゼトニウム塩化物	2国		塩化ベンゼトニウム
ベンゼトニウム塩化物液	7 I		塩化ベンゼトニウム液
複方ベンゼトニウム・タルク散	7 *II	13	
ベンセラジド塩酸塩	13 I		塩酸ベンセラジド
ベンゾール	4 1国*	6 2国	ベンツォール
ペンタクロルフェノール	7 I	8	五塩化石炭酸
ペンタゾシン	11 I		
ペンテトラゾール	2国	8	ペンタメチレンテトラゾール
ペンテトラゾール注射液	1国/2国	8	ペンタメチレンテトラゾール注射液, ペンタゾール注
扁桃油	1	5	
ペントキシフィリン	12 I	14	
ペントキシベリンクエン酸塩	12 I		クエン酸カルベタペンタン, クエン酸カルベタペンテン, クエン酸ペントキシベリン
ベントナイト	6		
ペントバルビタール	2国	7*	
ペントバルビタール錠	2国	7*	
ペントバルビタールカルシウム	2国 14 I	10	
ペントバルビタールカルシウム錠	2国 17*	10	
ペントバルビタールナトリウム	2国	9	
ペントバルビタールナトリウム錠	2国	7*	
ペントバルビタールナトリウム注射液	2国	7*	
注射用ペントバルビタールナトリウム	2国	9	
ペンブトロール硫酸塩	12 **I		硫酸ペンブトロール
— ホ —			
ボウイ	2国		防已▼, カンボウイ, 漢防已
防已黄耆湯エキス	17		
芳香醋	3	4	
芳香散	1	7	
芳香精	1 1国*	6 2国	
芳香チンキ	1 1国*	6 2国	芳香丁幾(丢兒)
酸性芳香丁幾	1	5	酸性芳香丁幾(丢兒)芳香硫酸
ボウコン	2国		茅根▼
ホウ酸	1		硼酸
ホウ酸ガーゼ	3 1国*	6 2国	硼酸ガーゼ

収載医薬品名	収載	削除	旧日本名・日本名別名・その他
硼酸錠	3	4	
ホウ酸軟膏	3	10*	硼酸軟膏
ホウ酸綿	3 1国*	6 2国	硼酸綿
ホウ酸・亜鉛華軟膏	6	10*	ホウ酸亞鉛華軟膏
ホウ砂	1		硼酸那篤僞謨，硼砂，ホウ酸ナトリウム
ホウ砂・グリセリン	2国	10*	ホウ砂グリセリン液
ホウ砂・グリセリンカリ液	2国	10*	ホウ砂グリセリンカリ液
ボウショウ	17		芒硝▼，硫酸ナトリウム▼，硫酸ナトリウム十水塩▼
無水ボウショウ	17		乾燥ボウショウ▼，乾燥硫酸ナトリウム▼，無水芒硝▼，無水硫酸ナトリウム▼
抱水クロラール	1		抱水格魯剌(拉)爾
抱水テレピン	3	7*	
ボウフウ	2国 9Ⅱ	7*	防風▼
飽和剤	4	6	
防風通聖散エキス	17		
ボクソク	15**		樸樕▼
ボグリボース	15		
ボグリボース錠	15		
ボグリボース口腔内崩壊錠	18*		
蒲公英	1	5	
蒲公英越幾斯	1	5	蒲公英越幾斯篤拉屈篤
ホスフェストロール	12Ⅰ	15*	リン酸ジエチルスチルベストロール
ホスフェストロール錠	12Ⅰ	15*	リン酸ジエチルスチルベストロール錠
ホスホマイシンカルシウム水和物	12*Ⅰ		ホスホマイシンカルシウム
シロップ用ホスホマイシンカルシウム	17		
ホスホマイシンナトリウム	12Ⅰ		
注射用ホスホマイシンナトリウム	15		
菩提樹花	3	4	
ボタンピ	2国		牡丹皮▼
ボタンピ末	7*Ⅱ		牡丹皮末▼
補中益気湯エキス	15		
ホップ	1 2国	3 7*	律彪林，忽布腺
乾燥ボツリヌスウマ抗毒素	9Ⅱ		乾燥ボツリヌス抗毒素
ポドフィルム脂	1	5	剝度比爾林，剝度比爾謨脂
ポビドン	12**Ⅱ		ポリビドン，ポリビニルピロリドン，ポリビニルピロリドンK25，ポリビニルピロリドンK30，ポリビニルピロリドンK90（註 13局でポリビニルピロリドンK25，ポリビニルピロリドンK30及びポリビニルピロリドンK90はポビドンに包括された）
ポビドンヨード	12Ⅰ		
ホマトロピン臭化水素酸塩	3		臭化水素酸ホマトロピン，ブロ(一)ム水素酸ホマトロピン
ホミカ	1		番木鼈(子)，馬錢子
ホミカエキス	1		番木鼈越幾斯(篤拉屈篤)
ホミカエキス散	1国／6		
ホミカチンキ	1		番木鼈丁幾(丟兒)
ホミカヂアスターゼ散	1国	2国	ホミカヂアスターゼ散
ホミカヂアスターゼ錠	1国	2国	ホミカヂアスターゼ錠
複方ホミカエキス・ジアスターゼ散	7*Ⅱ	13	
ホモクロルシクリジン塩酸塩	11Ⅰ		塩酸ホモクロルシクリジン
ホモスルファミン	1国／6	10	塩酸マフェニド

収載医薬品名	収載	削除	旧日本名・日本名別名・その他
ホモスルファミン錠	1国/2国	7*	
ホモスルファミン注射液	6	7*	
複方ホモスルローション	2国	9	複方ホモスルファミンローション
ホモスル重曹散	2国	7*	
ホモスルファミン・ケイ酸アルミ散	7*Ⅱ	9*	
ホモスルファミン・尿素軟膏	2国	10	ホモスルファミン尿素軟膏
ポラプレジンク	17**		
ポラプレジンク顆粒	17**		
ポリエチレングリコール300	7Ⅰ	8	
経口生ポリオワクチン	9Ⅱ	18	
ボリコナゾール	17		
ボリコナゾール錠	17		
注射用ボリコナゾール	17*		
ポリスチレンスルホン酸カルシウム	11Ⅰ		
ポリスチレンスルホン酸ナトリウム	12Ⅰ		
ポリソルベート80	2国		
ホリナートカルシウム水和物	12Ⅰ		ホリナートカルシウム，ロイコボリンカルシウム，ホリン酸カルシウム
ポリビニルピロリドンK25	11Ⅱ	12**	ポビドンK25，ポリビドンK25（註 ポビドンに包括される）
ポリビニルピロリドンK30	11Ⅱ	12**	ポビドンK30，ポリビドンK30（註 ポビドンに包括される）
ポリビニルピロリドンK90	11Ⅱ	12**	ポビドンK90，ポリビドンK90（註 ポビドンに包括される）
ポリミキシンB硫酸塩	7Ⅰ		硫酸ポリミキシンB，ポリミキシンB
ホルマリン	2*		フォルマリン，フォ(ホ)ルムアルデヒ(ッ)ド液
ホルマリン水	2*		フォルマリン水
ホルマリン石鹸液	5* / 1国*	6 / 2国	
ホルマリンクレゾール(歯科用)	1国	2国	
ホルマリン・サリチル酸精	2国	10	ホルマリンサリチル酸精
ホルモテロールフマル酸塩水和物	12*Ⅰ		フマル酸フォルモテロール，フマル酸ホルモテロール，ホルモテロールフマル酸塩
ボレイ	2国		牡蛎▼，牡蠣
ボレイ末	7*Ⅱ		牡蛎末▼，牡蠣末

―― マ ――

収載医薬品名	収載	削除	旧日本名・日本名別名・その他
玫瑰花	3	4	
マイトマイシンC	8Ⅰ		
注射用マイトマイシンC	15*		
マオウ	6		麻黄▼
麻黄湯エキス	16**		
マーキュロクロム	5*	17*	メルブロミン，ヂブロムヒドロオキシメルクリフルオレスセインナトリウム
マーキュロクロム液	1国/2国	17*	メルブロミン液，マーキュロ液
マーキュログリセリン液	2国	7*	
マグネシアビサチン散	2国	7*	
マクリ	4*		海人草▼
マクロゴール400	2国		ポリエチレングリコール400▼
マクロゴール1500	7Ⅰ		ポリエチレングリコール1500▼
マクロゴール4000	2国		ポリエチレングリコール4000▼
マクロゴール6000	7Ⅰ		ポリエチレングリコール6000▼
マクロゴール20000	11Ⅱ		ポリエチレングリコール20000▼
マクロゴール軟膏	2国		ポリエチレングリコール軟膏▼
マーサリル	2国	8	
マーサリルテオフィリン注射液	2国	8	
マシニン	14*Ⅱ		火麻仁▼，麻子仁▼

収載医薬品名	収載	削除	旧日本名・日本名別名・その他
乾燥弱毒性麻しんワクチン	9 II		
マニジピン塩酸塩	15*		塩酸マニジピン
マニジピン塩酸塩錠	15*		塩酸マニジピン錠
マプロチリン塩酸塩	14 I		塩酸マプロチリン
まむし抗毒素	9 II	10	
乾燥まむしウマ抗毒素	9 II		乾燥まむし抗毒素
マルツエキス	1国/2国	9	
マルトース水和物	13 I		麦芽糖, マルトース
マレイン酸アセチルプロマジン	7 I	8	
マレイン酸アセチルプロマジン錠	7 I	8	
マレイン酸アセチルプロマジン注射液	7 I	8	
マンデル酸ヘキサミン	7 I	8	
マンナ	1	5	満那
マンナ舎利別	3	5	
D-マンニトール	9 I		D-マンニット
D-マンニトール注射液	9 I		D-マンニット注射液
── ミ ──			
ミオアルスフェナミン	6	8	ミオアルゼノベンゾール
注射用ミオアルスフェナミン	1国/6*	8	注射用ミオアルゼノベンゾール, ミオアルゼノベンゾール(大人用)(小人用)
ミグリトール	17		
ミグリトール錠	18		
ミグレニン	4		クエン酸カフェインアンチピリン
ミグレニン錠	5*	10	
ミグレニン・ワレリル尿素散	2国	10	
ミクロノマイシン硫酸塩	12 I		硫酸ミクロノマイシン
ミコナゾール	12 *I		
ミコナゾール硝酸塩	12 I		硝酸ミコナゾール
ミゾリビン	15*		
ミゾリビン錠	15*		
ミチグリニドカルシウム水和物	17		
ミチグリニドカルシウム錠	17		
ミツガシワ	3	4	睡菜葉
	5*	6	
	1国*	2国	
ミツロウ	1		黄蝋▼, 蜜蝋(註 17局より生薬等に変更)
サラシミツロウ	3		白蝋▼, 晒蜜蝋(註 17局より生薬等に変更)
ミデカマイシン	10 I		
ミデカマイシン酢酸エステル	12 *I		酢酸ミデカマイシン
ミノサイクリン塩酸塩	10 I		塩酸ミノサイクリン
ミノサイクリン塩酸塩錠	15**		塩酸ミノサイクリン錠
ミノサイクリン塩酸塩顆粒	17**		
注射用ミノサイクリン塩酸塩	15*		注射用塩酸ミノサイクリン
ミョウバン水	2国		ミョウバン含嗽液, 硫酸アルミニウムカリウムウガイ液
ミルラ	1	6	密児拉
	1国*/2国	7*	
ミルラチンキ	1	6	密児拉丁幾(丢児)
	1国*/2国	7*	
── ム ──			
ムピロシンカルシウム水和物	14 I		ムピロシンカルシウム　水和物
ムピロシンカルシウム軟膏	16		

収載医薬品名	収載	削除	旧日本名・日本名別名・その他
—— メ ——			
メキシレチン塩酸塩	12＊I		塩酸メキシレチン
メキタジン	14 I		
メキタジン錠	16＊＊		
メグルミン	9 II		
メクロフェノキサート塩酸塩	12 I		塩酸メクロフェノキサート
メコバラミン	14 I		
メコバラミン錠	16＊＊		
メサラジン	17＊		
メサラジン徐放錠	17＊		
メストラノール	12 I		
メダゼパム	10 I		
メタリン酸テトラサイクリン	7 I	14	テトラサイクリンメタリン酸塩
メタンスルホン酸アクリナミン	2国	7＊	
メタンフェタミン塩酸塩	1国 2国	1国＊	塩酸メタンフェタミン，塩酸メチルプロパミン
メチルプロパミン散	1国	1国＊	
メチルプロパミン錠	1国	1国＊	
DL－メチオニン	2国	9	
DL－メチオニン注射液	2国	9	
L－メチオニン	2国		
L－メチオニン注射液	2国	9	
メチクラン	13＊＊I		
メチシリンナトリウム	8 I	10	ジメトキシフェニルペニシリンナトリウム
メチラポン	11 I		
メチルアルコール	5＊ 1国＊	6 2国	メタノール
消毒用メチルアルコール	5＊ 1国＊	6 2国	消毒用メタノール
dl－メチルエフェドリン塩酸塩	2国		dl－塩酸メチルエフェドリン
dl－メチルエフェドリン塩酸塩散10%	9 I		dl－塩酸メチルエフェドリン散，dl－塩酸メチルエフェドリン散10%，dl－塩酸メチルエフェドリン10倍散
dl－塩酸メチルエフェドリン錠	2国	8	
dl－メチルエフェドリン・カフェイン散	7＊II	10＊	
l－塩酸メチルエフェドリン	7 I	11	
メチルエルゴメトリンマレイン酸塩	7 I 9 I	8	マレイン酸メチルエルゴメトリン
メチルエルゴメトリンマレイン酸塩錠	9 I		マレイン酸メチルエルゴメトリン錠
メチルジゴキシン	12 I		
メチルスルホナール	2＊ 1国＊	6 2国	メチールスルフォナール，メチールエチールヂエチールスルフォンメタン，トリオナール
メチルセルロース	2国		メチルセルローズ
メチルチオウラシル	2国	10	
メチルチオウラシル錠	7 I	10	
メチルテストステロン	2国		
メチルテストステロン錠	2国		
メチルドパ水和物	8 I		メチルドパ
メチルドパ錠	9 I		
メチルプレドニゾロン	8 I		
メチルプレドニゾロンコハク酸エステル	14＊＊I		コハク酸メチルプレドニゾロン
メチルベナクチジウム臭化物	8 I		臭化メチルベナクチジウム
メチルロザニリン塩化物	4 1国＊/2国	6 18	塩化メチルロザニリン，クリスタルバイオレット，ピオクタニン青

収載医薬品名	収載	削除	旧日本名・日本名別名・その他
メチレンブルー	4	10	メチレンブルウ，メチ(ー)レン青
メテノロンエナント酸エステル	10 I		エナント酸メテノロン
メテノロンエナント酸エステル注射液	10 I		エナント酸メテノロン注射液
メテノロン酢酸エステル	11 I		酢酸メテノロン
メトキサレン	12 I		
メトクロプラミド	11 I		
メトクロプラミド錠	14＊＊I		
メトトレキサート	9 I		
メトトレキサート錠	17＊		
メトトレキサートカプセル	16		
注射用メトトレキサート	18		
メトプロロール酒石酸塩	15		酒石酸メトプロロール
メトプロロール酒石酸塩錠	15		酒石酸メトプロロール錠
メトホルミン塩酸塩	15		塩酸メトホルミン
メトホルミン塩酸塩錠	15		塩酸メトホルミン錠
メドロキシプロゲステロン酢酸エステル	17		
メトロニダゾール	11 I		
メトロニダゾール錠	15		
メナジオン	1国／2国	8	ビタミンK$_3$，ビタミンK
メナジオン錠	1国／2国	7＊II	ビタミンK$_3$錠，ビタミンK錠
メナジオン亜硫酸水素ナトリウム	2国	8	ビタミンK$_3$重亜硫酸ナトリウム，メナジオン重亜硫酸ナトリウム
メナジオン亜硫酸水素ナトリウム注射液	1国／2国	8	ビタミンK$_3$重亜硫酸ナトリウム注射液，メナジオン重亜硫酸ナトリウム注射液，ビタミンK注(射液)
メナテトレノン	14 I		
メピチオスタン	12 I		
メピバカイン塩酸塩	10 I		塩酸メピバカイン
メピバカイン塩酸塩注射液	10 I		塩酸メピバカイン注射液
メフェナム酸	10 I		
メフェネシン	2国	9	
メフェネシンエリキシル	2国	7＊	
メフェネシン錠	2国	9	
メフェネシン注射液	2国	9	
メフルシド	12 I		
メフルシド錠	14 I		
メフロキン塩酸塩	15		塩酸メフロキン
メプロバメート	7 I	9	
メプロバメート錠	7 I	9	
メペンゾラート臭化物	11 I		臭化メペンゾラート
メリッサ葉	3	4	
メルカプトプリン水和物	8 I		メルカプトプリン
注射用メルカプトメリンナトリウム	7 I	10	
メルファラン	12 I		
メロペネム水和物	14 I		メロペネム　三水和物
注射用メロペネム	15＊＊		
dl-メントール	7 I		
l-メントール	2		薄荷脳，ハッカ脳
メンマ	1	7＊	綿馬(根)
メンマエキス	1	7	綿馬越幾斯(篤拉屈篤)
── モ ──			
木クレオソート	1		クレオソート▼(註 15＊より日本名変更，16＊＊より生薬等に変更)，結麗阿曹篤
粗製木醋	3	5	

収載医薬品名	収載	削除	旧日本名・日本名別名・その他
モクタール	1	9	木タール，木爹児
木タール軟膏	3	6	
モクタール軟膏	4	7*	木タール軟膏，爹硫膏，タールパスタ
木炭	1	2	
モクツウ	2国		木通▼
木蠟	5*	7*	
木蠟軟膏	5*	6	
	1国*	2国	
モサプリドクエン酸塩水和物	15**		クエン酸モサプリド
モサプリドクエン酸塩錠	15**		クエン酸モサプリド錠
モサプリドクエン酸塩散	16		クエン酸モサプリド散
モッコウ	7*II		木香▼
モッコウ末	7*II	9	木香末
没食子酸(モッショクシサン)	2*	7*	没食子酸(ボッショクシサン)
モノステアリン酸アルミニウム	7*II		
モノステアリン酸グリセリン	7*II		グリセリンモノステアリン酸エステル
モルヒネ塩酸塩水和物	1		塩酸モルヒネ，モルヒネ塩酸塩，鹽酸莫兒比涅
モルヒネ塩酸塩錠	3	6	塩酸モルヒネ錠，鹽酸モルヒネ錠
	1国*/2国		
モルヒネ塩酸塩注射液	1国/2国		塩酸モルヒネ注射液，モルヒネ注
モルヒネ・アトロピン注射液	1国/2国		モヒアト注射液，モルヒネアトロピン注射液，アトモヒ注，（硫酸）アトロピン(塩酸)モルヒネ注射液
モルヒネ硫酸塩水和物	1	5	硫酸モルヒネ▼，硫酸莫兒比涅
	16*		
モンテルカストナトリウム	17		
モンテルカストナトリウム錠	17		
モンテルカストナトリウムチュアブル錠	17		
モンテルカストナトリウム顆粒	17*		
── ヤ ──			
ヤクチ	2国		益智▼
ヤクモソウ	15*		益母草▼
薬用石ケン	1		薬用石鹸
薬用炭	5		薬用炭
薬用炭錠	1国/2国	9	薬用炭錠，炭錠
糖衣薬用炭錠	1国	2国	糖衣炭錠
粒状薬用炭	1国	2国	
ヤシ油	5*		椰子油▼(註 17局より生薬等に変更)
ヤボランチ葉	1	5	耶僕蘭日(葉)
ヤマジソ油	5*	7*	山紫蘇油
ヤラッパ	1	7*	ヤラッパ根，菊剌巴根
ヤラッパ脂	1	7*	菊剌巴脂
ヤラッパ石鹸	1	7	菊剌巴石鹸
菊剌巴丁幾丢児	1	2	（註）ヤラッパチンキ
── ユ ──			
ユウタン	7*II		熊胆▼
ユーカリ	1	2	ユーカリ葉，オイカリプッス葉，有加利布丢斯
	3	6	
	1国*	2国	
有加利布丢斯丁幾丢児	1	2	（註）ユーカリチンキ
ユーカリ油	1		有加利布丢斯油，有加利油，オイカリプッス油(註 17局より生薬等に変更)
油糖剤	1	6	油糖(註 6局から製剤総則へ移行)
ユビデカレノン	13 I		

収載医薬品名	収載	削除	旧日本名・日本名別名・その他
― ヨ ―			
ヨウ化カリウム	1		ヨードカリ(ウム),沃度(化)加留謨
ヨウ化カリウム丸	5*	9	ヨードカリ丸
ヨウ化カリウム錠	4	7	ヨードカリ(ウム)錠
ヨウ化カリウム水	2国	10	複方ヨウ化カリウム水
ヨウ化カリウム軟膏	1	2	ヨードカリ(ウム)軟膏,沃度化加留謨軟膏
	3	6	
	1国*	2国	
ヨウ化水素酸ペニシリンGジエチルアミノエチル	7 I	8	ヨード水素酸ペニシリンGジエチルアミノエチルエステル,ヨウ化水素酸ベンジルペニシリンジエチルアミノエチル
ヨウ化スルホブロモフタレイン(^{131}I)注射液	9 I	11	
ヨウ化ナトリウム	2		ヨードナトリウム,沃度那篤留謨
ヨウ化ナトリウム(^{123}I)カプセル	12 I		
ヨウ化ナトリウム(^{131}I)カプセル	7 I		放射性ヨウ化ナトリウムカプセル
ヨウ化ナトリウム(^{131}I)液	7 I	9	放射性ヨウ化ナトリウム液
	10 I		
ヨウ化ナトリウム(^{131}I)注射液	7 I	9	放射性ヨウ化ナトリウム注射液
ヨウ化人血清アルブミン(^{131}I)注射液	8 I		
ヨウ化ヒプル酸ナトリウム(^{131}I)注射液	9 I		
葉酸	2国		
葉酸錠	2国		
葉酸注射液	2国		
ヨウ素	1		(精製)ヨード,沃度
ヨウ素・ヨウ化カリウム液	4	5*	複方ヨード液(内服用),ルゴール液
	7*II	10	
ヨクイニン	2国		薏苡仁▼
ヨクイニン末	7*II		薏苡仁末▼
抑肝散エキス	17		
抑肝散加陳皮半夏エキス	18*		
ヨーダミド	9 I	17	
ヨーダミドナトリウムメグルミン注射液	9 I	17	
ヨーダミドメグルミン注射液	9 I	13**	
ヨード	5*	6	(註) I 含量90%以上
ヨードチンキ	1		沃度丁幾(沃兒),ヨード丁幾(精)
希ヨードチンキ	4		稀ヨード丁幾(精)
歯科用ヨード・グリセリン	1国／2国		ヨードグリセリン(歯科用)
複方ヨード・グリセリン	5*		ルゴール液
複方ヨードサリチル酸精	2国	7*	
ヨード・サリチル酸・フェノール精	7*II		
複方ヨード・トウガラシ精	2国	13	
ヨードアルフィオン酸	2国	8	
ヨード化油	5*	10	
強ヨード化油	5*	10	
ヨードチモール錠	1国	2国	
ヨードチロジン	1国	2国	
ヨードチロジン錠	1国	2国	
沃度化鐵丸	1	2	
ヨウ化鉄シロップ	1	6	ヨード鐵舎利別,沃度(化)鐵舎利別
	1国*	2国	
含糖ヨウ化鉄	1	2	含糖ヨード鉄,含糖沃度化鐵
	3	6	
	1国*	2国	

収載医薬品名	収載	削除	旧日本名・日本名別名・その他
ヨード砒素	1 3	2 4	沃度化砒素
ヨード砒素汞液	1 3	2 4	沃度化砒素液，度納般氏液，ドノウアン液
溶性ヨードフタレイン	6	7	
ヨードホルム	1 11 I	9	ヨードフォルム，沃度仿謨
ヨードホルムガーゼ	3	9	ヨードフォルムガーゼ
ヨードホルムコロジオン	3 1国*	6 2国	ヨードフォルムコロヂウム(オン)
ヨードホルム綿	3 1国*	6 2国	ヨードフォルム綿
ヨードマーキュロ	1国	2国	
── ラ ──			
ラウオルフィア	7 I	8	
ラウリル脂	3	4	
ラウリル硫酸ナトリウム	6		
ラウリル硫酸プロピオン酸エリスロマイシン	8 I	9	エリスロマイシンエストレート
ラウリン脂	5*	7*	
ラウロマクロゴール	8 II		ポリオキシエチレンラウリルアルコールエーテル
刺苦丟葛榴謨	1	3	(註) ラクチュカリウム
ラクツロース	12**I		
ラクチルフェネチジン	3	7	ラクチ(ー)ルフェネチジン
ラクトミン末	1国	2国	
ラクトミン錠	1国	2国	
ラタニア根	3	4	
ラタニア越幾斯	3	4	
ラタニア丁幾	3	4	
ラタモキセフナトリウム	12 I		
ラッカセイ油	4		落花生油▼(註 17局より生薬等に変更)
半硬化落花生油	5* 1国*	6 2国	
ラナトシドC	8 I	17*	
ラナトシドC錠	9 I	17*	
ラニチジン塩酸塩	14*I		塩酸ラニチジン
ラノコナゾール	17**		
ラノコナゾール外用液	17**		
ラノコナゾール軟膏	17**		
ラノコナゾールクリーム	17**		
加水ラノリン	2*		[抱(含)水]ラノリン(註 17局より生薬等に変更)
精製ラノリン	3		無水ラノリン，脱水ラノリン，羊毛脂(註 17局より生薬等に変更)
ラフチジン	16*		
ラフチジン錠	16*		
ラベタロール塩酸塩	15*		塩酸ラベタロール
ラベタロール塩酸塩錠	15*		塩酸ラベタロール錠
ラベプラゾールナトリウム	16		
ラベンダー油	1	9	ラベンダ油，ラヘ(ベ)ンデル油，刺賢垤爾油
ラヘンデル花	3	5	
ラベンデル精	1 1国*	6 2国	ラヘンデル精，刺賢垤爾精
複方ラヘンデル	1	4	複方刺賢垤爾丁幾(丟兒)
ランソプラゾール	17		
ランソプラゾール腸溶性口腔内崩壊錠	17		

収載医薬品名	収載	削除	旧日本名・日本名別名・その他
ランソプラゾール腸溶カプセル	17		
乾燥卵白	3	4	
── リ ──			
リオチロニンナトリウム	10 I		
リオチロニンナトリウム錠	10 I		
リシノプリル水和物	15		リシノプリル
リシノプリル錠	15		
L-リシン塩酸塩	7 I		L-リジン塩酸塩,塩酸リジン(註13＊＊で別名と置き換わる),塩酸L-リジン
L-リシン酢酸塩	15＊＊		L-リジン酢酸塩,酢酸L-リジン
リスペリドン	16		
リスペリドン錠	16		
リスペリドン細粒	16		
リスペリドン内服液	16		
リセドロン酸ナトリウム水和物	16		
リセドロン酸ナトリウム錠	16		
リゾチーム塩酸塩	14＊I		塩化リゾチーム,塩酸リゾチーム
六君子湯エキス	16		
リドカイン	7 I		
リドカイン注射液	7 I		塩酸リドカイン注射液
リトドリン塩酸塩	15		塩酸リトドリン
リトドリン塩酸塩錠	15		塩酸リトドリン錠
リトドリン塩酸塩注射液	17＊＊		
利尿剤	1国	2国	
リバビリン	17		
リバビリンカプセル	17		
リファンピシン	10 I		
リファンピシンカプセル	15		
リベラック(歯科用)	1国	2国	
リボスタマイシン硫酸塩	10 I		硫酸リボスタマイシン
リボフラビン	1国/6		ビタミンB_2▼
リボフラビン錠	1国/2国	9	ビタミンB_2錠,強ビタミンB_2錠
リボフラビン散	1国/6		ビタミンB_2散▼,ビタミンB_2末,強ビタミンB_2末
リボフラビン注射液	1国/6	7＊	ビタミンB_2注射液
リボフラビン酪酸エステル	12＊I		ビタミンB_2酪酸エステル▼,酪酸リボフラビン
リボフラビンリン酸エステルナトリウム	7 I		ビタミンB_2リン酸エステル▼,リン酸リボフラビン,リン酸リボフラビンナトリウム,ビタミンB_2リン酸塩
リボフラビンリン酸エステルナトリウム注射液	7 I		ビタミンB_2リン酸エステル注射液▼,リン酸リボフラビン注射液,リン酸リボフラビンナトリウム注射液
リマプロスト アルファデクス	15		リマプロストアルファデクス
硫化カリウム	1 1国＊	6 2国	硫化カリ,硫肝,硫化加偭謨
硫化カルシウム	3 1国＊	6 2国	硫化石灰
リュウガンニク	15＊＊		竜眼肉▼
リュウコツ	9 II		竜骨▼,龍骨
リュウコツ末	※		竜骨末▼ ※ 厚生労働省告示190号(平成21年3月31日)により追加
硫酸	1 1国＊	6 2国	
稀硫酸	1 1国＊	6 2国	
粗製硫酸	1	5	

収載医薬品名	収　載	削　除	旧日本名・日本名別名・その他
硫酸亜鉛水和物	1		硫酸亜鉛，硫酸亞鉛，晧礬
硫酸亜鉛点眼液	2国		
硫酸アルミニウム	3	9	
乾燥硫酸アルミニウムカリウム	1		焼ミョウバン▼，燒明礬，乾燥硫酸亞爾密紐謨加榴謨，枯礬
硫酸アルミニウムカリウム水和物	1		ミョウバン▼，硫酸アルミニウムカリウム，硫酸亞爾密紐謨加榴謨，明礬
硫酸アンフェタミン	1国／2国	1国＊／8	硫酸プロパミン
プロパミン散	1国	1国＊	
プロパミン錠	1国	1国＊	
硫酸オキシキノリン	2国	8	
硫酸カリウム	1		硫酸加榴謨，覇王鹽，硫酸カリ
硫酸コデイン	5＊	7	
硫酸ジヒドロストレプトマイシン	6＊	9	
結晶硫酸ジヒドロストレプトマイシン	8 I	9	
硫酸ジヒドロデスオキシストレプトマイシン	7 I	9	
硫酸聖古尼涅	1	2	(註) 硫酸シンコニーネ
硫酸聖古尼實涅	1	2	(註) 硫酸シンコニヂーネ
硫酸スパルテイン	3	4	
	7 I	9	
硫酸スパルテイン注射液	7 I	9	
硫酸セフォセリス	14 I	15	
乾燥硫酸鉄	4	9	乾燥硫酸亞酸化鐵(鉄)
硫酸鉄水和物	1		硫酸鉄，硫酸(亞酸化)鐵
粗製硫酸鐵	1	5	緑礬，粗製硫酸亞酸化鐵
硫酸第二鉄液	1	6	過硫酸鐵液，硫酸酸化鐵(鉄)液
	1国＊	2国	
硫酸銅	1	10	膽礬
硫酸銅桿	1国	2国	
乾燥硫酸ナトリウム	3	10	乾燥硫酸ソーダ，乾燥芒硝
硫酸ナトリウム	1	9	硫酸ソーダ，芒硝，硫酸那篤榴謨
硫酸バイオマイシン	7 I	10	バイオマイシン
硫酸バリウム	5		
硫酸フィゾスチグミン	2＊	6	硫酸比蘇斯知偃密涅，硫酸越擂利涅，硫酸エゼリン
	1国＊／2国	11	
硫酸ベタニジン	12 I	14	
硫酸ベタニジン錠	12 I	14	
硫酸マグネシウム水和物	1		硫酸マグネシウム，硫酸マグネシア，瀉利鹽，硫酸麻偃涅叟謨
硫酸マグネシウム水	2国		複方硫酸マグネシウム水
硫酸マグネシウム注射液	1国／2国		硫苦注(射液)，硫酸マグネシア注射液
硫酸マグネシウムブドウ糖注射液	1国／2国	7＊	硫苦糖注(射液)，硫酸マグネシア葡萄糖注射液
リュウタン	1		竜胆▼，リンドウ，龍膽(胆)，健質亞那(根)
リュウタン末	7 I		竜胆末▼，リンドウ末，龍胆末
龍膽エキス	1	6	龍膽越幾斯拉屈篤(註 5＊ではゲンチアナエキスが別名となる)
流動エキス剤	2＊	6	流動越幾斯剤(註 6局から製剤総則に移り，流エキス剤となる)
リュープロレリン酢酸塩	16＊＊		
リョウキョウ	14＊II		良姜▼
苓桂朮甘湯エキス	15		
緑石鹸	3	6	
	1国＊	2国	
リルマザホン塩酸塩水和物	18		
リルマザホン塩酸塩錠	18		
リンゲル液	4		
リンゴ鉄エキス	1	6	林檎鐵越幾斯(篤拉屈篤)
	1国＊	2国	

収載医薬品名	収載	削除	旧日本名・日本名別名・その他
リンゴ鉄チンキ	1 1国＊	6 2国	林檎鐵丁幾(丟兒)
リンコマイシン塩酸塩水和物	8 I		塩酸リンコマイシン，リンコマイシン塩酸塩
リンコマイシン塩酸塩注射液	15＊＊		塩酸リンコマイシン注射液
リン酸	1 1国＊/2国	6 8	燐酸
稀燐酸	2	5	
リン酸クロロキン	2国	9	燐酸クロロキン
リン酸クロロキン錠	2国	9	燐酸クロロキン錠
無水リン酸水素カルシウム	11 II		無水第二リン酸カルシウム
リン酸水素カルシウム水和物	1		第二リン酸カルシウム，リン酸水素カルシウム，第二燐酸カルシウム，沈降(製)燐酸加爾叟謨(カルチ(シ)ウム)(石灰)
リン酸水素ナトリウム水和物	1		リン酸水素ナトリウム，リン酸ナトリウム，燐酸ナトリウム，燐酸ナトリウム(ソーダ)，燐酸那篤僂謨
リン酸二水素カルシウム水和物	2国		リン酸二水素カルシウム，第一リン酸カルシウム
微粉燐酸石灰	1国	2国	微粉燐カル
リン酸ナトリウム(^{32}P)液	7 I	9	放射性リン酸ナトリウム液
リン酸ナトリウム(^{32}P)注射液	7 I	10	放射性リン酸ナトリウム注射液
燐酸ヒスタミン	2国	7＊	
リン酸ペンタキン	2国	8	燐酸ペンタキン
── ル ──			
ルチン	2国	9	
ルチン錠	2国	9	
ルチン注射液	2国	9	
ルチンワレリル尿素散	2国	7＊	
── レ ──			
レセルピン	7 I		
レセルピン錠	7 I		
レセルピン散0.1％	7 I		レセルピン散，レセルピン1000倍散
レセルピン注射液	7 I		
レゾルシン	2＊	9	レソ(ゾ)ルチン，レゾルシノール
レチノール酢酸エステル	8 I		ビタミンA酢酸エステル▼，酢酸レチノール
レチノールパルミチン酸エステル	8 I		ビタミンAパルミチン酸エステル▼，パルミチン酸レチノール
レナンピシリン塩酸塩	14 ＊I		塩酸レナンピシリン
レノグラスチム(遺伝子組換え)	16＊		
レバミピド	15＊＊		
レバミピド錠	15＊＊		
レバロルファン酒石酸塩	12 I		酒石酸レバロルファン
レバロルファン酒石酸塩注射液	12 I		酒石酸レバロルファン注射液
レボチロキシンナトリウム水和物	10 I		レボチロキシンナトリウム
レボチロキシンナトリウム錠	10 I		
レボドパ	9 I		
レボフロキサシン水和物	15＊＊		レボフロキサシン
レボフロキサシン錠	16＊		
レボフロキサシン細粒	16＊		
レボフロキサシン注射液	17		
レボフロキサシン点眼液	16＊		
レボホリナートカルシウム水和物	17＊		レボホリナートカルシウム
レボメプロマジンマレイン酸塩	8 I		マレイン酸レボメプロマジン
レモン精	1 1国＊	6 2国	枸櫞精
レモン油	1	7＊	枸櫞油，枸櫞油
レンギョウ	9 II		連翹▼

収載医薬品名	収載	削除	旧日本名・日本名別名・その他
レンニク	15		蓮肉▼
── ロ ──			
L-ロイシン	9 I		
廬會阿魏丸	3	4	
廬會丁幾	1	4	廬薈丁幾丟兒
ロキサチジン酢酸エステル塩酸塩	15		塩酸ロキサチジンアセタート
ロキサチジン酢酸エステル塩酸塩徐放錠	16		塩酸ロキサチジンアセタート徐放錠
ロキサチジン酢酸エステル塩酸塩徐放カプセル	15		塩酸ロキサチジンアセタート徐放カプセル
注射用ロキサチジン酢酸エステル塩酸塩	16		注射用塩酸ロキサチジンアセタート
ロキシスロマイシン	13＊＊I		
ロキシスロマイシン錠	17＊		
ロキソプロフェンナトリウム水和物	12＊＊I		ロキソプロフェンナトリウム
ロキソプロフェンナトリウム錠	16＊＊		
ロキタマイシン	13＊＊I	17＊	
ロキタマイシン錠	15＊	17＊	
六塩化ベンゼン	2国	8	リンデン
六硝酸マンニット	2国	7	
六硝酸マンニット錠	2国	7＊	
ロサルタンカリウム	15＊＊		
ロサルタンカリウム錠	16＊		
ロサルタンカリウム・ヒドロクロロチアジド錠	16＊＊		
ロジン	3		コロホニウム▼，コロホ(フォ)ニウム
ローズ水	3	7	薔薇水
ローズ水ワセリン軟膏	2国	7＊	
ローズ油	1	9	薔薇油
ロスバスタチンカルシウム	18		
ロスバスタチンカルシウム錠	18		
ロスマリン精	3	6	迷迭香精
	1国＊	2国	
ロスマリン油	1	6	迷迭香油
	1国＊	2国	
ロック液	5	8	
ロートコン	2		莨菪根，ロート根
莨菪草	2	3	
ロート葉	4	7＊	莨菪葉
ロート硬膏	2	7	莨菪硬膏
ロート坐剤	3	7＊	莨菪坐剤
莨菪擦剤	2	3	
ロート軟膏	2	7	莨菪軟膏
ロートエキス	2		莨菪越幾斯
ロートエキス散	1国／6		
ロートチンキ	2	7	莨菪丁幾
ロートアネスタミン散	2国	7＊	
ロートイクタモール坐剤	1国／2国	7＊	ロートイヒチオール坐剤
ロートケイ酸アルミ散	2国	7＊	
複方ロートホミカエキス散	2国	7＊	
ロートヨウ化カリウム坐剤	1国／2国	7＊	ロートヨードカリ球
ロートエキス・アネスタミン散	7＊II		(註) 7＊IIから酸化マグネシウム配合
ロートエキス・カーボン散	2国		ロート(・)カーボン散
複方ロートエキス・キノホルム散	7＊II	9	
複方ロートエキス・ジアスターゼ散	2国		複方ロートジアスターゼ散
ロートエキス・重曹・ケイ酸アルミ散	7＊II	13	

収載医薬品名	収　載	削　除	旧日本名・日本名別名・その他
複方ロートエキス・重曹・水酸化アルミ散	7＊Ⅱ	13	
複方ロートエキス・水酸化アルミ散	2国	13	複方ロート(・)水酸化アルミ散
ロートエキス・タンニン坐剤	5＊		ロートタンニン坐剤
複方ロートエキス・タンニン坐剤	2国	14＊	複方ロートタンニン坐剤
複方ロートエキス・タンニン軟膏	2国	14＊	複方ロートタンニン軟膏
ロートエキス・パパベリン・アネスタミン散	7＊Ⅱ	17＊	
複方ロートエキス・ビスマス散	7＊Ⅱ	9	
ロフラゼプ酸エチル	18		
ロフラゼプ酸エチル錠	18		
ロベリア	1	5	魯別利(里)亞(草)，ロベリア草
	2国	7＊	
ロベリア丁幾	1	5	魯別利(里)亞丁幾(丟兒)
ロベンザリットナトリウム	16＊		ロベンザリットニナトリウム
ローマカミルレ花	3	4	
ローヤルゼリー	15＊＊		
ロラゼパム	12Ⅰ		
ロリテトラサイクリン	8Ⅰ	11	ピロリジノメチルテトラサイクリン
ロルノキシカム	18＊＊		
ロルノキシカム錠	18＊＊		
── ワ ──			
ワイル病ワクチン	6	8	
ワイル病秋やみ混合ワクチン	9Ⅱ	18	
ワイル病治療血清	9Ⅱ	11	
和胸茶剤	3	4	
ワセリン	1	4	華播林
黄色ワセリン	4		
白色ワセリン	4		
親水ワセリン	2国		
ワダイオウ	6	7＊	和大黄
ワニルラ	3	5	
ワルファリンカリウム	9Ⅰ		
ワルファリンカリウム錠	9Ⅰ		

資料4

オリジナル索引

医薬品各条日本名索引

＊医薬品各条日本名を太字で示す．なお，下線のついていないものは「第十八改正日本薬局方」（じほう刊），1本下線のついているものは「第十八改正日本薬局方第一追補」（じほう刊），2本下線のついているものは本書「第十八改正日本薬局方第二追補」（じほう刊）における頁を示す．〔※：医薬品各条の部において，純度試験の項中の重金属試験あるいは個別金属不純物試験が削除されたものを示す．〕

ア

亜鉛，塩化‥‥‥‥‥‥‥‥‥‥‥‥‥‥ 650，35※
亜鉛，酸化‥‥‥‥‥‥‥‥‥‥‥‥‥‥ 872，38※
亜鉛華‥‥‥‥‥‥‥‥‥‥‥‥‥‥‥‥‥‥ 872
亜鉛華デンプン‥‥‥‥‥‥‥‥‥‥‥‥‥‥ 389
亜鉛華軟膏‥‥‥‥‥‥‥‥‥‥‥‥‥‥‥‥ 389
亜鉛華軟膏，アクリノール・‥‥‥‥‥‥‥‥ 392
亜鉛華リニメント，ジフェンヒドラミン・フェノール・‥‥ 917
亜鉛華リニメント，フェノール・‥‥‥‥‥‥ 1458
亜鉛水和物，硫酸‥‥‥‥‥‥‥‥‥‥ 1802，50※
亜鉛点眼液，硫酸‥‥‥‥‥‥‥‥‥‥‥‥ 1803
亜鉛デンプン，酸化‥‥‥‥‥‥‥‥‥‥‥‥ 389
亜鉛軟膏，アクリノール酸化‥‥‥‥‥‥‥‥ 392
亜鉛軟膏，酸化‥‥‥‥‥‥‥‥‥‥‥‥‥‥ 389
アカメガシワ‥‥‥‥‥‥‥‥‥‥‥‥‥‥ 1861
アキセチル，セフロキシム‥‥‥‥‥‥ 1066，41※
アクチノマイシンD‥‥‥‥‥‥‥‥‥‥‥‥ 389
アクラルビシン塩酸塩‥‥‥‥‥‥‥‥ 390，33※
アクリノール・亜鉛華軟膏‥‥‥‥‥‥‥‥‥ 392
アクリノール・チンク油‥‥‥‥‥‥‥‥‥‥ 392
アクリノール・チンク油，複方‥‥‥‥‥‥‥ 393
アクリノール酸化亜鉛軟膏‥‥‥‥‥‥‥‥‥ 392
アクリノール水和物‥‥‥‥‥‥‥‥‥‥ 391，33※
アザチオプリン‥‥‥‥‥‥‥‥‥‥‥ 393，33※
アザチオプリン錠‥‥‥‥‥‥‥‥‥‥‥‥‥ 394
亜酸化窒素‥‥‥‥‥‥‥‥‥‥‥‥‥‥‥‥ 395
アシクロビル‥‥‥‥‥‥‥‥‥‥‥‥‥ 396，33※
アシクロビル，シロップ用‥‥‥‥‥‥‥‥‥ 399
アシクロビル，注射用‥‥‥‥‥‥‥‥‥‥‥ 401
アシクロビル顆粒‥‥‥‥‥‥‥‥‥‥‥‥‥ 398
アシクロビル眼軟膏‥‥‥‥‥‥‥‥‥‥‥‥ 401
アシクロビル錠‥‥‥‥‥‥‥‥‥‥‥‥‥‥ 397
アシクロビルシロップ‥‥‥‥‥‥‥‥‥‥‥ 399
アシクロビル注射液‥‥‥‥‥‥‥‥‥‥‥‥ 400
アシクロビル軟膏‥‥‥‥‥‥‥‥‥‥‥‥‥ 401
アジスロマイシン水和物‥‥‥‥‥‥‥ 402，33※
アジピン酸塩，ピペラジン‥‥‥‥‥‥ 1410，45※
アジマリン‥‥‥‥‥‥‥‥‥‥‥‥‥‥‥‥ 403
アジマリン錠‥‥‥‥‥‥‥‥‥‥‥‥‥‥‥ 403

亜硝酸アミル‥‥‥‥‥‥‥‥‥‥‥‥‥‥‥ 404
アスコルビン酸‥‥‥‥‥‥‥‥‥‥‥ 404，33※
アスコルビン酸・パントテン酸カルシウム錠‥ 406
アスコルビン酸散‥‥‥‥‥‥‥‥‥‥‥‥‥ 405
アスコルビン酸注射液‥‥‥‥‥‥‥‥‥‥‥ 405
アズトレオナム‥‥‥‥‥‥‥‥‥‥‥ 407，33※
アズトレオナム，注射用‥‥‥‥‥‥‥‥‥‥ 408
L－アスパラギン酸‥‥‥‥‥‥‥‥‥‥ 409，33※
アスピリン‥‥‥‥‥‥‥‥‥‥‥‥‥ 410，33※
アスピリンアルミニウム‥‥‥‥‥‥‥‥‥‥ 411
アスピリン錠‥‥‥‥‥‥‥‥‥‥‥‥‥‥‥ 410
（アスペルギルス），β－ガラクトシダーゼ‥ 699，36※
アスポキシシリン水和物‥‥‥‥‥‥‥ 412，33※
アセタゾラミド‥‥‥‥‥‥‥‥‥‥‥ 413，33※
アセチルコリン塩化物，注射用‥‥‥‥ 413，33※
アセチルサリチル酸‥‥‥‥‥‥‥‥‥‥‥‥ 410
アセチルサリチル酸アルミニウム‥‥‥‥‥‥ 411
アセチルサリチル酸錠‥‥‥‥‥‥‥‥‥‥‥ 410
アセチルシステイン‥‥‥‥‥‥‥‥‥ 414，33※
アセトアミノフェン‥‥‥‥‥‥‥‥‥ 415，33※
アセトニド，トリアムシノロン‥‥‥‥ 1223，43※
アセトニド，フルオシノロン‥‥‥‥‥‥‥ 1504
アセトヘキサミド‥‥‥‥‥‥‥‥‥‥ 416，33※
アセブトロール塩酸塩‥‥‥‥‥‥‥‥ 417，33※
アセメタシン‥‥‥‥‥‥‥‥‥‥‥‥ 418，33※
アセメタシンカプセル‥‥‥‥‥‥‥‥‥‥‥ 419
アセメタシン錠‥‥‥‥‥‥‥‥‥‥‥‥‥‥ 418
アゼラスチン塩酸塩‥‥‥‥‥‥‥‥‥ 420，33※
アゼラスチン塩酸塩顆粒‥‥‥‥‥‥‥‥‥‥ 421
アゼルニジピン‥‥‥‥‥‥‥‥‥‥‥ 422，33※
アゼルニジピン錠‥‥‥‥‥‥‥‥‥‥‥‥‥ 423
アセンヤク‥‥‥‥‥‥‥‥‥‥‥‥‥‥‥ 1861
阿仙薬‥‥‥‥‥‥‥‥‥‥‥‥‥‥‥‥‥ 1861
アセンヤク末‥‥‥‥‥‥‥‥‥‥‥‥‥‥ 1861
阿仙薬末‥‥‥‥‥‥‥‥‥‥‥‥‥‥‥‥ 1861
アゾセミド‥‥‥‥‥‥‥‥‥‥‥‥‥ 424，33※
アゾセミド錠‥‥‥‥‥‥‥‥‥‥‥‥‥‥‥ 425
アテノロール‥‥‥‥‥‥‥‥‥‥‥‥ 426，33※
アトルバスタチンカルシウム錠‥‥‥‥‥‥‥ 428
アトルバスタチンカルシウム水和物‥‥ 426，33※
アドレナリン‥‥‥‥‥‥‥‥‥‥‥‥ 429，33※

アドレナリン液	430	アムロジピンベシル酸塩錠，テルミサルタン・	1176
アドレナリン注射液	430	アモキサピン	455, *33**
アトロピン注射液，アヘンアルカロイド・	437	アモキシシリンカプセル	457
アトロピン注射液，複方オキシコドン・	662	アモキシシリン水和物	456, *33**
アトロピン注射液，モルヒネ・	1738	アモスラロール塩酸塩	458, *33**
アトロピン硫酸塩水和物	431	アモスラロール塩酸塩錠	459
アトロピン硫酸塩注射液	431	アモバルビタール	460, *33**
アナストロゾール	*51*	アラセプリル	461, *33**
アナストロゾール錠	*52*	アラセプリル錠	462
アネスタミン	448	L-アラニン	463, *33**
アネスタミン散，ロートエキス・	2083, *67*	アラビアゴム	1864
亜ヒ酸パスタ	432	アラビアゴム末	1864
アプリンジン塩酸塩	*433*, *33**	アリピプラゾール	*27*
アプリンジン塩酸塩カプセル	433	アリメマジン酒石酸塩	464, *33**
アフロクアロン	*434*, *33**	亜硫酸水素ナトリウム	464, *33**, *28*
アヘン・トコン散	1863	亜硫酸ナトリウム，乾燥	465, *33**, *28*
アヘンアルカロイド・アトロピン注射液	437	亜硫酸ナトリウム，ピロ	1424, *46**, *43*
アヘンアルカロイド・スコポラミン注射液	438	アルガトロバン水和物	465, *34**
アヘンアルカロイド・スコポラミン注射液，弱	439	L-アルギニン	467, *34**
アヘンアルカロイド塩酸塩	435	L-アルギニン塩酸塩	467, *34**
アヘンアルカロイド塩酸塩注射液	436	L-アルギニン塩酸塩注射液	468
アヘン散	1862	アルコール	589
アヘンチンキ	1862	アルコール，消毒用	591
アヘン末	1861	アルコール，無水	590
アマチャ	1863, *53*	アルジオキサ	468, *34**
甘茶	1863	アルジオキサ顆粒	469
アマチャ末	1863	アルジオキサ錠	469
甘茶末	1863	アルファデクス，アルプロスタジル	474
アマンタジン塩酸塩	440, *33**	アルファデクス，リマプロスト	1801
アミオダロン塩酸塩	441, *33**	アルブミン，タンニン酸	1116
アミオダロン塩酸塩錠	442	アルプラゾラム	470, *34**
アミカシン硫酸塩	443, *33**	アルプレノロール塩酸塩	471, *34**
アミカシン硫酸塩，注射用	445	アルプロスタジル	471
アミカシン硫酸塩注射液	444	アルプロスタジル　アルファデクス	474
アミド，ニコチン酸	1277, *44**	アルプロスタジル注射液	472, *34**
アミドトリゾ酸	445, *33**	アルベカシン硫酸塩	476, *34**
アミドトリゾ酸ナトリウムメグルミン注射液	446	アルベカシン硫酸塩注射液	477
アミトリプチリン塩酸塩	447, *33**	アルミニウム，アスピリン	411
アミトリプチリン塩酸塩錠	447	アルミニウム，アセチルサリチル酸	411
アミノ安息香酸エチル	448, *33**	アルミニウム，合成ケイ酸	824, *38**
アミノエチルスルホン酸	1091	アルミニウム，天然ケイ酸	824, *38**
アミノフィリン水和物	449, *33**	アルミニウム，モノステアリン酸	1735, *49**, *49*
アミノフィリン注射液	449	アルミニウムカリウム，乾燥硫酸	1803
アミル，亜硝酸	404	アルミニウムカリウム水和物，硫酸	1803, *50**
アムホテリシンB	450	アルミニウムゲル，乾燥水酸化	960, *40**
アムホテリシンB，注射用	452, *53*	アルミニウムゲル細粒，乾燥水酸化	961
アムホテリシンB錠	451, *53*	アルミノプロフェン	477
アムホテリシンBシロップ	451	アルミノプロフェン錠	478
アムロジピンベシル酸塩	452, *33**	アレンドロン酸ナトリウム錠	480
アムロジピンベシル酸塩口腔内崩壊錠	454	アレンドロン酸ナトリウム水和物	479, *34**
アムロジピンベシル酸塩錠	453	アレンドロン酸ナトリウム注射液	482
アムロジピンベシル酸塩錠，イルベサルタン・	550	アロエ	1865
アムロジピンベシル酸塩錠， 　　カンデサルタン　シレキセチル・	724	アロエ末	1866
		アロチノロール塩酸塩	482, *34**

アロプリノール	483, 34*		イソソルビド錠，一硝酸	526
アロプリノール錠	483		イソソルビド錠，硝酸	936
安息香酸	484, 34*		イソソルビド乳糖末，70％一硝酸	524, 34*
安息香酸エステル，エストラジオール	584		イソニアジド	514, 34*
安息香酸エステル水性懸濁注射液，エストラジオール	585		イソニアジド錠	514
安息香酸エチル，パラオキシ	1325, 44*, 65		イソニアジド注射液	515
安息香酸ナトリウム	485, 34*		イソフェンインスリン　ヒト（遺伝子組換え）	
安息香酸ナトリウムカフェイン	486, 34*		水性懸濁注射液	556, 55
安息香酸ブチル，パラオキシ	1326, 44*, 66		イソフェンインスリン　ヒト（遺伝子組換え）	
安息香酸プロピル，パラオキシ	1327, 44*, 68		水性懸濁注射液，二相性	558, 55
安息香酸ベンジル	487		イソフルラン	516
安息香酸メチル，パラオキシ	1329, 44*, 69		l-イソプレナリン塩酸塩	517, 34*
アンソッコウ	1866		イソプロパノール	518
安息香	1866		イソプロピルアルコール	518
アンチピリン	487, 34*		イソプロピルアンチピリン	518, 34*
アンチホルミン，歯科用	488		イソマル	519
アンピシリン，無水	488, 34*		イソマル水和物	519, 34*
アンピシリン水和物	489, 34*		l-イソロイシン	520, 34*
アンピシリンナトリウム	490, 34*		イソロイシン・ロイシン・バリン顆粒	521
アンピシリンナトリウム，注射用	491		イダルビシン塩酸塩	523, 34*
アンピシリンナトリウム・スルバクタムナトリウム，			イダルビシン塩酸塩，注射用	524
注射用	492, 53		一硝酸イソソルビド錠	526
アンピロキシカム	493, 34*		70％一硝酸イソソルビド乳糖末	524, 34*
アンピロキシカムカプセル	494		（遺伝子組換え），インスリン　アスパルト	559
アンベノニウム塩化物	495, 34*		（遺伝子組換え），インスリン　グラルギン	561
アンモニア・ウイキョウ精	1867		（遺伝子組換え），インスリン　ヒト	554, 54
アンモニア水	495, 34*		（遺伝子組換え），エポエチン　アルファ	628
アンレキサノクス	496, 34*, 28		（遺伝子組換え），エポエチン　ベータ	631, 56
アンレキサノクス錠	497, 28		（遺伝子組換え），グルカゴン	772
			（遺伝子組換え），セルモロイキン	1075
イ			（遺伝子組換え），注射用テセロイキン	1160
			（遺伝子組換え），注射用ナルトグラスチム	1272, 65
イオウ	498, 34*		（遺伝子組換え），テセロイキン	1155, 38
イオウ・カンフルローション	498		（遺伝子組換え），ナルトグラスチム	1270, 65
イオウ・サリチル酸・チアントール軟膏	499		（遺伝子組換え），フィルグラスチム	1441
イオウ5，デキストラン硫酸エステルナトリウム	1149, 42*		（遺伝子組換え），レノグラスチム	1821
イオウ18，デキストラン硫酸エステルナトリウム	1149, 42*		（遺伝子組換え）水性懸濁注射液，	
イオタラム酸	499, 34*		イソフェンインスリン　ヒト	556, 55
イオタラム酸ナトリウム注射液	500		（遺伝子組換え）水性懸濁注射液，	
イオタラム酸メグルミン注射液	501		二相性イソフェンインスリン　ヒト	558, 55
イオトロクス酸	502, 34*		（遺伝子組換え）注射液，インスリン　グラルギン	562
イオパミドール	502, 34*		（遺伝子組換え）注射液，インスリン　ヒト	555, 55
イオパミドール注射液	503		（遺伝子組換え）注射液，フィルグラスチム	1443
イオヘキソール	505, 34*		イドクスウリジン	527, 34*
イオヘキソール注射液	506		イドクスウリジン点眼液	528
イクタモール	507		イトラコナゾール	529, 34*
イコサペント酸エチル	508, 34*		イフェンプロジル酒石酸塩	530, 34*
イコサペント酸エチルカプセル	509		イフェンプロジル酒石酸塩細粒	531
イセパマイシン硫酸塩	510, 34*		イフェンプロジル酒石酸塩錠	530
イセパマイシン硫酸塩注射液	511		イブジラスト	532, 34*
イソクスプリン塩酸塩	511, 34*		イブプロフェン	533, 34*
イソクスプリン塩酸塩錠	512		イブプロフェンピコノール	533, 34*
イソソルビド	513, 34*		イブプロフェンピコノールクリーム	534
イソソルビド，硝酸	936, 39*		イブプロフェンピコノール軟膏	534

イプラトロピウム臭化物水和物	535, 34*
イプリフラボン	536, 34*
イプリフラボン錠	537
イミダプリル塩酸塩	537, 34*
イミダプリル塩酸塩錠	538
イミプラミン塩酸塩	540
イミプラミン塩酸塩錠	540
イミペネム・シラスタチンナトリウム，注射用	542, 54
イミペネム水和物	541, 34*
イリノテカン塩酸塩水和物	543, 35*
イリノテカン塩酸塩注射液	544
イルソグラジンマレイン酸塩	546, 35*
イルソグラジンマレイン酸塩細粒	548
イルソグラジンマレイン酸塩錠	547
イルベサルタン	549, 35*
イルベサルタン・アムロジピンベシル酸塩錠	550
イルベサルタン錠	550
イレイセン	1867
威霊仙	1867
インジウム(¹¹¹In)注射液，塩化	650
インジゴカルミン	553, 35*
インジゴカルミン注射液	553
インスリン　アスパルト(遺伝子組換え)	559
インスリン　グラルギン(遺伝子組換え)	561
インスリン　グラルギン(遺伝子組換え)注射液	562
インスリン　ヒト(遺伝子組換え)	554, 54
インスリン　ヒト(遺伝子組換え)注射液	555, 55
インダパミド	563, 35*
インダパミド錠	564
インターフェロン　アルファ(NAMALWA)	565
インターフェロン　アルファ(NAMALWA)注射液	568
インチンコウ	1867, 83, 53
茵蔯蒿	1867
茵陳蒿	1867
インデノロール塩酸塩	569, 35*
インドメタシン	570, 35*
インドメタシンカプセル	571
インドメタシン坐剤	572
インフルエンザHAワクチン	573
インヨウカク	1868, 53
淫羊藿	1868

ウ

ウイキョウ	1868
茴香	1868
ウイキョウ精，アンモニア・	1867
ウイキョウ末	1868
茴香末	1868
ウイキョウ油	1869
ウコン	1869, 83
鬱金	1869
ウコン末	1870
鬱金末	1870
ウベニメクス	573, 35*
ウベニメクスカプセル	573
ウマ抗毒素，乾燥ジフテリア	918
ウマ抗毒素，乾燥はぶ	1323
ウマ抗毒素，乾燥ボツリヌス	1637
ウマ抗毒素，乾燥まむし	1662
ウヤク	1871, 53
烏薬	1871
ウラピジル	575, 35*
ウリナスタチン	575, 35*
ウルソデオキシコール酸	577, 35*
ウルソデオキシコール酸顆粒	579
ウルソデオキシコール酸錠	578
ウロキナーゼ	580, 35*
ウワウルシ	1871, 83, 53
ウワウルシ流エキス	1872
温清飲エキス	1872

エ

エイジツ	1874
営実	1874
エイジツ末	1874
営実末	1874
エカベトナトリウム顆粒	582
エカベトナトリウム水和物	581, 35*
液状フェノール	1457
エキス，ウワウルシ流	1872
エキス，温清飲	1872
エキス，黄連解毒湯	1884
エキス，乙字湯	1886
エキス，葛根湯	1893
エキス，葛根湯加川芎辛夷	1896
エキス，加味帰脾湯	1901
エキス，加味逍遙散	1904
エキス，カンゾウ	1909
エキス，甘草	1909
エキス，カンゾウ粗	1910
エキス，キキョウ流	1912
エキス，桂枝茯苓丸	1918, 85
エキス，牛車腎気丸	1928, 86, 55
エキス，呉茱萸湯	1931, 86
エキス，五苓散	1934
エキス，コンズランゴ流	1937
エキス，柴胡桂枝乾姜湯	87
エキス，柴胡桂枝湯	1938
エキス，柴朴湯	1942
エキス，柴苓湯	1944
エキス，芍薬甘草湯	1957
エキス，十全大補湯	1960
エキス，小柴胡湯	1965
エキス，小青竜湯	1968
エキス，辛夷清肺湯	56
エキス，真武湯	1972, 91, 59

エキス，大黄甘草湯	1987
エキス，大柴胡湯	1989
エキス，釣藤散	1997
エキス，桃核承気湯	2002, 93
エキス，当帰芍薬散	2008, 61
エキス，麦門冬湯	2022
エキス，八味地黄丸	2024, 94, 63
エキス，半夏厚朴湯	2029, 95
エキス，半夏瀉心湯	2030
エキス，白虎加人参湯	2035
エキス，ベラドンナ	2042, 64
エキス，防已黄耆湯	2044, 64
エキス，防風通聖散	2048
エキス，補中益気湯	2054
エキス，ホミカ	2058, 65
エキス，麻黄湯	2061, 95
エキス，無コウイ大建中湯	1988, 92
エキス，抑肝散	2069
エキス，抑肝散加陳皮半夏	96, 66
エキス，六君子湯	2073
エキス，苓桂朮甘湯	2078
エキス，ロート	2081, 67
エキス・アネスタミン散，ロート	2083, 67
エキス・カーボン散，ロート	2084, 67
エキス・ジアスターゼ散，複方ロート	2084, 67
エキス・タンニン坐剤，ロート	2084
エキス散，ホミカ	2058, 65
エキス散，ロート	2082, 67
エコチオパートヨウ化物	583, 35*
エスタゾラム	584, 35*
エストラジオール安息香酸エステル	584
エストラジオール安息香酸エステル水性懸濁注射液	585
エストリオール	586, 35*
エストリオール錠	586
エストリオール水性懸濁注射液	587
エタクリン酸	588, 35*
エタクリン酸錠	588
エタノール	589, 55
エタノール，消毒用	591
エタノール，無水	590, 56
エダラボン	591, 35*
エダラボン注射液	592
エタンブトール塩酸塩	594, 35*
エチオナミド	594, 35*
エチゾラム	595, 35*
エチゾラム細粒	597
エチゾラム錠	596
エチドロン酸二ナトリウム	598, 35*
エチドロン酸二ナトリウム錠	599
エチニルエストラジオール	600
エチニルエストラジオール錠	600
エチニルエストラジオール錠，ノルゲストレル	1307
エチル，アミノ安息香酸	448, 33*
エチル，イコサペント酸	508, 34*
エチル，パラオキシ安息香酸	1325, 44*, 65
エチル，ロフラゼプ酸	1853, 50*
エチルカプセル，イコサペント酸	509
エチルコハク酸エステル，エリスロマイシン	638
L-エチルシステイン塩酸塩	601, 35*
エチル錠，ロフラゼプ酸	1854
エチルセルロース	602, 35*
エチル炭酸エステル，キニーネ	742, 37*
エチルモルヒネ塩酸塩水和物	603
エチレフリン塩酸塩	604, 35*
エチレフリン塩酸塩錠	604
エチレンジアミン	605, 35*
エデト酸カルシウムナトリウム水和物	606, 35*
エデト酸ナトリウム水和物	607, 35*, 28
エーテル	607
エーテル，麻酔用	608
エテンザミド	608, 35*
エトスクシミド	609, 35*
エトドラク	610, 35*
エトポシド	610, 35*
エドロホニウム塩化物	611, 35*
エドロホニウム塩化物注射液	612
エナラプリルマレイン酸塩	612, 35*
エナラプリルマレイン酸塩錠	613
エナント酸エステル，テストステロン	1151
エナント酸エステル，フルフェナジン	1517, 47*
エナント酸エステル，メテノロン	1708, 49*
エナント酸エステル注射液，テストステロン	1152
エナント酸エステル注射液，メテノロン	1708
エノキサシン水和物	615, 35*
エバスチン	616, 35*
エバスチン口腔内崩壊錠	618
エバスチン錠	616
エパルレスタット	619, 35*
エパルレスタット錠	620
エピネフリン	429
エピネフリン液	430
エピネフリン注射液	430
エピリゾール	621, 35*
エピルビシン塩酸塩	621, 35*
エフェドリン塩酸塩	622, 35*
エフェドリン塩酸塩散10%	624
エフェドリン塩酸塩錠	623
エフェドリン塩酸塩注射液	625
エプレレノン	625, 35*
エプレレノン錠	626
エペリゾン塩酸塩	627, 35*
エポエチン アルファ（遺伝子組換え）	628
エポエチン ベータ（遺伝子組換え）	631, 56
エメダスチンフマル酸塩	633, 35*
エメダスチンフマル酸塩徐放カプセル	634
エモルファゾン	635, 35*
エモルファゾン錠	636
エリスロマイシン	637, 35*

エリスロマイシンエチルコハク酸エステル		638
エリスロマイシンステアリン酸塩		639
エリスロマイシン腸溶錠		638
エリスロマイシンラクトビオン酸塩		639
エリブリンメシル酸塩	640,	*35*
エルカトニン		644
エルゴカルシフェロール		646
エルゴタミン酒石酸塩		647
エルゴメトリンマレイン酸塩		648
エルゴメトリンマレイン酸塩錠		648
エルゴメトリンマレイン酸塩注射液		649
塩化亜鉛	650,	*35*
塩化インジウム(^{111}In)注射液		650
塩化カリウム	650,	*35*
塩化カルシウム水和物	651,	*36*
塩化カルシウム注射液		651
塩化タリウム(^{201}Tl)注射液		651
塩化ナトリウム	652, *36**,	*56*
0.9％塩化ナトリウム注射液		991
10％塩化ナトリウム注射液		653
塩化物，アンベノニウム	495,	*34*
塩化物，エドロホニウム	611,	*35*
塩化物，注射用アセチルコリン	413,	*33*
塩化物，注射用スキサメトニウム		964
塩化物，ベタネコール	1578,	*48*
塩化物，ベンザルコニウム		1617
塩化物，ベンゼトニウム		1624
塩化物液，ベンザルコニウム		1618
塩化物液，ベンゼトニウム		1625
塩化物液50，濃ベンザルコニウム		1618
塩化物塩酸塩，チアミン	1121,	*42*
塩化物塩酸塩散，チアミン		1122
塩化物塩酸塩注射液，チアミン		1123
塩化物水和物，スキサメトニウム		963
塩化物水和物，ベルベリン	1616,	*48*
塩化物注射液，エドロホニウム		612
塩化物注射液，スキサメトニウム		963
エンゴサク	**1875,**	*83*
延胡索		1875
エンゴサク末	**1875,**	*84*
延胡索末		1875
塩酸	653,	*36**
塩酸，希	653,	*36**
塩酸塩，アクラルビシン	390,	*33**
塩酸塩，アセブトロール	417,	*33**
塩酸塩，アゼラスチン	420,	*33**
塩酸塩，アプリンジン	433,	*33**
塩酸塩，アヘンアルカロイド		435
塩酸塩，アマンタジン	440,	*33**
塩酸塩，アミオダロン	441,	*33**
塩酸塩，アミトリプチリン	447,	*33**
塩酸塩，アモスラロール	458,	*33**
塩酸塩，L-アルギニン	467,	*34**
塩酸塩，アルプレノロール	471,	*34**

塩酸塩，アロチノロール	482,	*34**
塩酸塩，イソクスプリン	511,	*34**
塩酸塩，l-イソプレナリン	517,	*34**
塩酸塩，イダルビシン	523,	*34**
塩酸塩，イミダプリル	537,	*34**
塩酸塩，イミプラミン		540
塩酸塩，インデノロール	569,	*35**
塩酸塩，エタンブトール	594,	*35**
塩酸塩，L-エチルシステイン	601,	*35**
塩酸塩，エチレフリン	604,	*35**
塩酸塩，エピルビシン	621,	*35**
塩酸塩，エフェドリン	622,	*35**
塩酸塩，エペリゾン	627,	*35**
塩酸塩，オキシテトラサイクリン	664,	*36**
塩酸塩，オキシブチニン		*57*
塩酸塩，オキシブプロカイン	668,	*36**
塩酸塩，オクスプレノロール	670,	*36**
塩酸塩，オロパタジン	681,	*36**
塩酸塩，カルテオロール	706,	*36**
塩酸塩，キナプリル	738,	*37**
塩酸塩，クリンダマイシン	768,	*37**
塩酸塩，クロコナゾール	782,	*37**
塩酸塩，クロニジン	788, *37**,	*32*
塩酸塩，クロフェダノール	794,	*37**
塩酸塩，クロペラスチン	795,	*37**
塩酸塩，クロミプラミン	800,	*38**
塩酸塩，クロルプロマジン	818,	*38**
塩酸塩，クロルヘキシジン	820,	*38**
塩酸塩，ケタミン	829,	*38**
塩酸塩，コカイン		841
塩酸塩，サルポグレラート	869,	*38**
塩酸塩，シクロペントラート	887,	*39**
塩酸塩，ジフェニドール	915,	*39**
塩酸塩，ジフェンヒドラミン	916,	*39**
塩酸塩，ジブカイン	918,	*39**
塩酸塩，ジルチアゼム	944,	*40**
塩酸塩，セチリジン	992,	*40**
塩酸塩，セトラキサート	995,	*40**
塩酸塩，セフォゾプラン	1022,	*40**
塩酸塩，セフォチアム	1024,	*40**
塩酸塩，セフォチアム ヘキセチル	1026,	*40**
塩酸塩，セフメノキシム	1062,	*41**
塩酸塩，ダウノルビシン	1090,	*41**
塩酸塩，タムスロシン	1100,	*41**
塩酸塩，タランピシリン	1103,	*41**
塩酸塩，チアプリド	1117,	*42**
塩酸塩，チアミン塩化物	1121,	*42**
塩酸塩，チアラミド	1124,	*42**
塩酸塩，チオリダジン	1128,	*42**
塩酸塩，チクロピジン	1130,	*42**
塩酸塩，チザニジン	1131,	*42**
塩酸塩，注射用イダルビシン		524
塩酸塩，注射用スペクチノマイシン	974,	*60*
塩酸塩，注射用セフェピム		1019

塩酸塩, 注射用セフォゾプラン	1023		塩酸塩, プロカインアミド	1535, 47*
塩酸塩, 注射用セフォチアム	1025		塩酸塩, プロカルバジン	1537, 47*
塩酸塩, 注射用ドキソルビシン	1194		塩酸塩, プロパフェノン	1551, 47*
塩酸塩, 注射用バンコマイシン	1357		塩酸塩, プロピベリン	1553, 47*
塩酸塩, 注射用ヒドララジン	1385		塩酸塩, プロプラノロール	1560, 47*
塩酸塩, 注射用ミノサイクリン	1680		塩酸塩, ブロムヘキシン	1567, 47*, 73
塩酸塩, 注射用ロキサチジン酢酸エステル	1839		塩酸塩, プロメタジン	1568, 47*
塩酸塩, ツロブテロール	1140, 42*		塩酸塩, ベタキソロール	1577, 48*
塩酸塩, テトラカイン	1160, 42*		塩酸塩, ペチジン	1588
塩酸塩, テトラサイクリン	1161, 42*		塩酸塩, ベニジピン	1590, 48*
塩酸塩, デメチルクロルテトラサイクリン	1167, 42*		塩酸塩, ベラパミル	1609, 48*
塩酸塩, テモカプリル	1168, 42*		塩酸塩, ベンセラジド	1625, 48*
塩酸塩, テルビナフィン	1170, 42*		塩酸塩, ホモクロルシクリジン	1641, 48*
塩酸塩, ドキソルビシン	1193		塩酸塩, マニジピン	1660, 48*
塩酸塩, ドネペジル	1204, 43*		塩酸塩, マプロチリン	1662, 48*
塩酸塩, ドパミン	1208, 43*		塩酸塩, ミノサイクリン	1677, 49*
塩酸塩, ドブタミン	1209, 43*		塩酸塩, メキシレチン	1683, 49*
塩酸塩, トラマドール	1220, 43*		塩酸塩, メクロフェノキサート	1686, 49*
塩酸塩, トリエンチン	1224, 43*		塩酸塩, メタンフェタミン	1693
塩酸塩, トリヘキシフェニジル	1232, 43*		塩酸塩, dl-メチルエフェドリン	1696, 49*
塩酸塩, トリメタジジン	1238, 43*		塩酸塩, メトホルミン	1717, 49*
塩酸塩, ドルゾラミド	1241, 43*		塩酸塩, メピバカイン	1723, 49*
塩酸塩, トルペリゾン	1248, 43*		塩酸塩, メフロキン	1726, 49*
塩酸塩, ナファゾリン	1262		塩酸塩, ラニチジン	1762, 50*
塩酸塩, ナロキソン	1273		塩酸塩, ラベタロール	1768, 50*
塩酸塩, ニカルジピン	1274, 44*		塩酸塩, L-リシン	1778, 50*
塩酸塩, ノルトリプチリン	1308, 44*		塩酸塩, リゾチーム	1787, 50*
塩酸塩, バカンピシリン	1310, 44*		塩酸塩, リトドリン	1789, 50*
塩酸塩, パパベリン	1322		塩酸塩, レナンピシリン	1819, 50*
塩酸塩, バラシクロビル	1330, 44*		塩酸塩, ロキサチジン酢酸エステル	1837, 50*
塩酸塩, バンコマイシン	1356, 45*		塩酸塩・グリメピリド錠, ピオグリタゾン	1365
塩酸塩, ピオグリタゾン	1363, 45*		塩酸塩・チモロールマレイン酸塩点眼液, ドルゾラミド	1244
塩酸塩, ビタミンB₁	1121		塩酸塩・メトホルミン塩酸塩錠, ピオグリタゾン	1367
塩酸塩, ヒドララジン	1384, 45*		塩酸塩液, テルビナフィン	1172
塩酸塩, ヒドロキシジン	1387, 45*		塩酸塩液, ブテナフィン	1472
塩酸塩, ピブメシリナム	1400, 45*		塩酸塩カプセル, アプリンジン	433
塩酸塩, ビペリデン	1411, 45*		塩酸塩カプセル, クリンダマイシン	769
塩酸塩, ピリドキシン	1419, 45*		塩酸塩カプセル, トリエンチン	1225
塩酸塩, ピロカルピン	1425		塩酸塩カプセル, ピルシカイニド	1421
塩酸塩, フェキソフェナジン	1444, 46*		塩酸塩顆粒, アゼラスチン	421
塩酸塩, フェニレフリン	1450		塩酸塩顆粒, ミノサイクリン	1679
塩酸塩, ブクモロール	1465, 46*		塩酸塩クリーム, テルビナフィン	1173
塩酸塩, ブテナフィン	1471, 46*		塩酸塩クリーム, ブテナフィン	1473
塩酸塩, ブナゾシン	1482, 46*		塩酸塩細粒, サルポグレラート	871, 58
塩酸塩, ブフェトロール	1483, 46*		塩酸塩細粒, セフカペン ピボキシル	1035
塩酸塩, ブプラノロール	1484, 46*		塩酸塩細粒, ドネペジル	1206
塩酸塩, ブプレノルフィン	1485, 46*		塩酸塩散, チアミン塩化物	1122
塩酸塩, ブホルミン	1485, 46*		塩酸塩散, ビタミンB₁	1122
塩酸塩, プラゾシン	1492, 46*		塩酸塩散, ヒドララジン	1385
塩酸塩, フラボキサート	1500, 46*		塩酸塩散10%, エフェドリン	624
塩酸塩, フルスルチアミン	1512, 47*		塩酸塩散10%, dl-メチルエフェドリン	1697
塩酸塩, フルラゼパム	1520, 47*		塩酸塩錠, アミオダロン	442
塩酸塩, ブレオマイシン	1522, 47*		塩酸塩錠, アミトリプチリン	447
塩酸塩, プロカイン	1533, 47*		塩酸塩錠, アモスラロール	459

塩酸塩錠, イソクスプリン	512	塩酸塩水和物, シプロヘプタジン	922, *39**
塩酸塩錠, イミダプリル	538	塩酸塩水和物, ジラゼプ	943, *39**
塩酸塩錠, イミプラミン	540	塩酸塩水和物, スペクチノマイシン	974
塩酸塩錠, エチレフリン	604	塩酸塩水和物, セトチアミン	994, *40**
塩酸塩錠, エフェドリン	623	塩酸塩水和物, セフェピム	1018, *40**
塩酸塩錠, オロパタジン	682	塩酸塩水和物, セフカペン ピボキシル	1033, *40**
塩酸塩錠, キナプリル	739	塩酸塩水和物, ドキサプラム	1188, *42**
塩酸塩錠, クロミプラミン	800	塩酸塩水和物, ドキシサイクリン	1188, *42**
塩酸塩錠, クロルプロマジン	819	塩酸塩水和物, トドララジン	1204, *43**
塩酸塩錠, サルポグレラート	870	塩酸塩水和物, トリメトキノール	1240, *43**
塩酸塩錠, セチリジン	993	塩酸塩水和物, ノスカピン	1304
塩酸塩錠, セフカペン ピボキシル	1034	塩酸塩水和物, パロキセチン	1348, *45**
塩酸塩錠, チアプリド	1118	塩酸塩水和物, L-ヒスチジン	1375, *45**
塩酸塩錠, チアラミド	1125	塩酸塩水和物, ヒドロコタルニン	1393, *45**
塩酸塩錠, チクロピジン	1130	塩酸塩水和物, ピルシカイニド	1421, *45**
塩酸塩錠, テモカプリル	1169	塩酸塩水和物, ピレンゼピン	1423, *45**
塩酸塩錠, テルビナフィン	1171	塩酸塩水和物, ブピバカイン	1482, *46**
塩酸塩錠, ドキシサイクリン	1190	塩酸塩水和物, プロカテロール	1537, *47**
塩酸塩錠, ドネペジル	1205	塩酸塩水和物, モルヒネ	1736
塩酸塩錠, トリヘキシフェニジル	1232	塩酸塩水和物, リルマザホン	1808, *50**
塩酸塩錠, トリメタジジン	1238	塩酸塩水和物, リンコマイシン	1811, *50**
塩酸塩錠, ノルトリプチリン	1309	塩酸塩スプレー, テルビナフィン	1172
塩酸塩錠, バラシクロビル	1331	塩酸塩スプレー, ブテナフィン	1472
塩酸塩錠, パロキセチン	1350	塩酸塩注射液, アヘンアルカロイド	436
塩酸塩錠, ピオグリタゾン	1364	塩酸塩注射液, L-アルギニン	468
塩酸塩錠, ヒドララジン	1384	塩酸塩注射液, イリノテカン	544
塩酸塩錠, ピブメシリナム	1400	塩酸塩注射液, エフェドリン	625
塩酸塩錠, ピロカルピン	1425	塩酸塩注射液, クロルプロマジン	820
塩酸塩錠, フェキソフェナジン	1445	塩酸塩注射液, チアミン塩化物	1123
塩酸塩錠, ブホルミン	1486	塩酸塩注射液, ドパミン	1208
塩酸塩錠, プロカインアミド	1535	塩酸塩注射液, ニカルジピン	1274
塩酸塩錠, プロパフェノン	1551	塩酸塩注射液, パパベリン	1322
塩酸塩錠, プロピベリン	1554	塩酸塩注射液, ビタミンB$_1$	1123
塩酸塩錠, プロプラノロール	1561	塩酸塩注射液, ピリドキシン	1419
塩酸塩錠, ベニジピン	1591	塩酸塩注射液, プロカイン	1534
塩酸塩錠, ベラパミル	1609	塩酸塩注射液, プロカインアミド	1536
塩酸塩錠, マニジピン	1661	塩酸塩注射液, ペチジン	1589
塩酸塩錠, ミノサイクリン	1678	塩酸塩注射液, ベラパミル	1610
塩酸塩錠, メトホルミン	1717	塩酸塩注射液, メピバカイン	1723
塩酸塩錠, モルヒネ	1737	塩酸塩注射液, モルヒネ	1738
塩酸塩錠, ラベタロール	1769	塩酸塩注射液, リトドリン	1791
塩酸塩錠, リトドリン	1790	塩酸塩注射液, リンコマイシン	1812
塩酸塩錠, リルマザホン	1810	塩酸塩腸溶錠, ブホルミン	1487
塩酸塩徐放カプセル, ジルチアゼム	945	塩酸塩点眼液, ドルゾラミド	1243
塩酸塩徐放カプセル, ロキサチジン酢酸エステル	1838	塩酸シンコカイン	*918*
塩酸塩徐放錠, タムスロシン	1101	塩酸ベノキシネート	*668*
塩酸塩徐放錠, ロキサチジン酢酸エステル	1837	塩酸リモナーデ	*654*
塩酸塩水和物, イリノテカン	543, *35**	エンタカポン	*654*, *36**
塩酸塩水和物, エチルモルヒネ	603	エンタカポン錠	*656*
塩酸塩水和物, オキシコドン	661	エンビオマイシン硫酸塩	*657*, *36**, *56*
塩酸塩水和物, キニーネ	742	エンフルラン	*658*
塩酸塩水和物, クロカプラミン	779, *37**		
塩酸塩水和物, L-システイン	896, *39**		
塩酸塩水和物, シプロフロキサシン	921, *39**		

オ

オウギ	1876
黄耆	1876
オウゴン	1877
黄芩	1877
オウゴン末	1878
黄芩末	1878
黄色ワセリン	1857, 51*, 81
オウセイ	1878, 54
黄精	1878
オウバク	1879
黄柏	1879
オウバク・タンナルビン・ビスマス散	1881
オウバク散，パップ用複方	1881
オウバク末	1880
黄柏末	1880
オウヒ	1881
桜皮	1881
オウレン	1882
黄連	1882
黄連解毒湯エキス	1884
オウレン末	1883
黄連末	1883
黄蝋	2064
オキサゾラム	659, 36*
オキサピウムヨウ化物	660, 36*
オキサプロジン	660, 36*
オキサリプラチン	28
オキサリプラチン注射液	30
オキシコドン・アトロピン注射液，複方	662
オキシコドン塩酸塩水和物	661
オキシコドン注射液，複方	662
オキシテトラサイクリン塩酸塩	664, 36*
オキシトシン	665
オキシトシン注射液	667
オキシドール	668, 36*
オキシブプロカイン塩酸塩	668, 36*
オキシメトロン	669
オキセサゼイン	670, 36*
オキセタカイン	670
オキシブチニン塩酸塩	57
オクスプレノロール塩酸塩	670, 36*
オザグレルナトリウム	671, 36*
オザグレルナトリウム，注射用	673
オザグレルナトリウム注射液	672
おたふくかぜワクチン，乾燥弱毒生	673
乙字湯エキス	1886
オピアル	435
オピアル注射液	436
オフロキサシン	673, 36*
オメプラゾール	674, 36*
オメプラゾール腸溶錠	675
オーラノフィン	676, 36*
オーラノフィン錠	677
オリブ油	1889
オルシプレナリン硫酸塩	678, 36*
オルメサルタン メドキソミル	679, 36*
オルメサルタン メドキソミル錠	680
オレンジ油	1889
オロパタジン塩酸塩	681, 36*
オロパタジン塩酸塩錠	682
オンジ	1889
遠志	1889
オンジ末	1890
遠志末	1890

カ

カイニン酸・サントニン散	684
カイニン酸水和物	683, 36*
海人草	2063
ガイヨウ	1890, 84, 54
艾葉	1890
カオリン	684
カカオ脂	1891
加香ヒマシ油	2033
加エブシ	2039
加エブシ末	2040
カゴソウ	1891
夏枯草	1891
カシュウ	1891
何首烏	1891
ガジュツ	1892
莪朮	1892
莪蒁	1892
加水ラノリン	2072
ガチフロキサシン水和物	685, 36*
ガチフロキサシン点眼液	686
カッコウ	1892, 54
藿香	1892
カッコン	1893, 54
葛根	1893
葛根湯エキス	1893
葛根湯加川芎辛夷エキス	1896
カッセキ	1900
滑石	1900
過テクネチウム酸ナトリウム(^{99m}Tc)注射液	688
果糖	688, 36*
果糖注射液	688, 36*
カドララジン	689, 36*
カドララジン錠	690
カナマイシン一硫酸塩	691, 36*
カナマイシン硫酸塩	692, 36*
カノコソウ	1900
カノコソウ末	1900
カフェイン，安息香酸ナトリウム	486, 34*

カフェイン，無水	692, 36*	カルシウム，ビタミンEコハク酸エステル	1195
カフェイン水和物	693, 36*	カルシウム，ヘパリン	1592, 48*
カプセル	694	カルシウム，ペントバルビタール	1628, 48*
カプトプリル	695, 36*	カルシウム，ポリスチレンスルホン酸	1647, 48*
ガベキサートメシル酸塩	695, 36*	カルシウム，ホリナート	1652
カベルゴリン	697, 36*	カルシウム，無水リン酸水素	1812, 50*
カーボン散，ロートエキス・	2084, 67	カルシウム，ロイコボリン	1652
火麻仁	2064	カルシウム，ロスバスタチン	1849, 50*
過マンガン酸カリウム	698, 36*	カルシウム顆粒，パス	1324
加味帰脾湯エキス	1901	カルシウム顆粒，パラアミノサリチル酸	1324
加味逍遙散エキス	1904	カルシウム口腔内崩壊錠，ピタバスタチン	1381
カモスタットメシル酸塩	698, 36*	カルシウム細粒，沈降炭酸	1110
β-ガラクトシダーゼ(アスペルギルス)	699, 36*	カルシウム錠，アスコルビン酸・パントテン酸	406
β-ガラクトシダーゼ(ペニシリウム)	700, 36*	カルシウム錠，アトルバスタチン	428
カリウム，塩化	650, 35*	カルシウム錠，沈降炭酸	1109
カリウム，過マンガン酸	698, 36*	カルシウム錠，ピタバスタチン	1380
カリウム，乾燥硫酸アルミニウム	1803	カルシウム錠，ペントバルビタール	1629
カリウム，カンレノ酸	732, 37*	カルシウム錠，ミチグリニド	1674
カリウム，グアヤコールスルホン酸	747	カルシウム錠，ロスバスタチン	1851
カリウム，クラブラン酸	755, 37*	カルシウム水和物，アトルバスタチン	426, 33*
カリウム，クロラゼプ酸二	802, 38*	カルシウム水和物，塩化	651, 36*
カリウム，臭化	934, 39*	カルシウム水和物，グルコン酸	773, 37*
カリウム，シロップ用ペミロラスト	1607	カルシウム水和物，乳酸	1294, 44*
カリウム，水酸化	961, 40*	カルシウム水和物，パス	1324
カリウム，炭酸	1108, 41*	カルシウム水和物，パラアミノサリチル酸	1324, 44*
カリウム，注射用ペニシリンG	1621	カルシウム水和物，ピタバスタチン	1378, 45*
カリウム，注射用ベンジルペニシリン	1621	カルシウム水和物，ホスホマイシン	1634, 48*
カリウム，フェネチシリン	1451, 46*	カルシウム水和物，ホリナート	1652, 48*
カリウム，ペニシリンG	1620	カルシウム水和物，ミチグリニド	1673, 49*
カリウム，ペミロラスト	1606, 48*	カルシウム水和物，ムピロシン	1681, 49*
カリウム，ベンジルペニシリン	1620, 48*	カルシウム水和物，リン酸水素	1813, 50*
カリウム，ヨウ化	1750, 49*	カルシウム水和物，リン酸二水素	1814, 50*
カリウム，硫酸	1804, 50*	カルシウム水和物，レボホリナート	1834, 50*
カリウム，ロサルタン	1844, 50*	カルシウム注射液，塩化	651
カリウム，ワルファリン	1858, 51*	カルシウムナトリウム水和物，エデト酸	606, 35*
カリウム・ヒドロクロロチアジド錠，ロサルタン	1846	カルシウム軟膏，ムピロシン	1682
カリウムカプセル，クロラゼプ酸二	803	カルシトニン　サケ	703
カリウム錠，ペミロラスト	1607	カルテオロール塩酸塩	706, 36*
カリウム錠，ロサルタン	1845	カルナウバロウ	1906
カリウム錠，ワルファリン	1859	カルバゾクロムスルホン酸ナトリウム水和物	706, 36*
カリウム水和物，硫酸アルミニウム	1803, 50*	カルバマゼピン	707, 36*
ガリウム(^{67}Ga)注射液，クエン酸	753	カルバミン酸エステル，クロルフェネシン	815, 38*
カリウム点眼液，ペミロラスト	1608	カルバミン酸エステル錠，クロルフェネシン	816
カリジノゲナーゼ	701	カルビドパ水和物	708, 36*
カリ石ケン	703	カルベジロール	709, 36*
カルシウム，カルボキシメチルセルロース	716	カルベジロール錠	710
カルシウム，カルメロース	716, 36*, 32	カルボキシメチルセルロース	715
カルシウム，酸化	873	カルボキシメチルセルロースカルシウム	716
カルシウム，シロップ用ホスホマイシン	1635	カルボキシメチルセルロースナトリウム	717
カルシウム，水酸化	961, 40*	L-カルボシステイン	711, 36*
カルシウム，ステアリン酸	968, 40*, 36	L-カルボシステイン錠	712
カルシウム，沈降炭酸	1109, 41*	カルボプラチン	713
カルシウム，トコフェロールコハク酸エステル	1195	カルボプラチン注射液	714
カルシウム，パントテン酸	1359, 45*	カルメロース	715, 36*

カルメロースカルシウム	716,	36*, 32	カンフルローション，イオウ	498
カルメロースナトリウム	717,	36*	肝油	732
カルモナムナトリウム	719,	36*	カンレノ酸カリウム	732, 37*

キ

カルモフール	720,	37*	希塩酸	653, 36*
カロコン		1907	キキョウ	1912
栝楼根		1907	桔梗根	1912
カンキョウ	1907,	85	桔梗根末	1912
乾姜		1907	キキョウ末	1912
乾生姜		1964	キキョウ流エキス	1912
乾生姜末		1965	キクカ	1913, 54
カンゾウ		1908	菊花	1913
甘草		1908	キササゲ	1913
乾燥亜硫酸ナトリウム	465,	33*, 28	キジツ	1914
カンゾウエキス		1909	枳実	1914
甘草エキス		1909	キシリット	733
甘草羔		1910	キシリット注射液	734
乾燥甲状腺		840	キシリトール	733, 37*
乾燥酵母		841	キシリトール注射液	734
乾燥細胞培養痘そうワクチン		1186	キタサマイシン	734
乾燥ジフテリアウマ抗毒素		918	キタサマイシン酢酸エステル	735
乾燥弱毒生おたふくかぜワクチン		673	キタサマイシン酒石酸塩	737, 37*
乾燥弱毒生風しんワクチン		1444	キッカ	1913
乾燥弱毒生麻しんワクチン		1660	吉草根	1900
乾燥水酸化アルミニウムゲル	960,	40*	吉草根末	1900
乾燥水酸化アルミニウムゲル細粒		961	吉草酸エステル，ジフルコルトロン	919, 39*
カンゾウ粗エキス		1910	吉草酸エステル，ベタメタゾン	1583
乾燥組織培養不活化狂犬病ワクチン		744	吉草酸エステル・ゲンタマイシン硫酸塩クリーム，	
乾燥炭酸ナトリウム	1111,	41*, 37	ベタメタゾン	1585
乾燥痘そうワクチン		1186	吉草酸エステル・ゲンタマイシン硫酸塩軟膏，	
乾燥はぶウマ抗毒素		1323	ベタメタゾン	1584
乾燥BCGワクチン		1374	キナプリル塩酸塩	738, 37*
乾燥ボウショウ		2047	キナプリル塩酸塩錠	739
乾燥ボツリヌスウマ抗毒素		1637	キニジン硫酸塩水和物	741
カンゾウ末		1909	キニーネエチル炭酸エステル	742, 37*
甘草末		1909	キニーネ塩酸塩水和物	742
乾燥まむしウマ抗毒素		1662	キニーネ硫酸塩水和物	743, 37*
乾燥硫酸アルミニウムカリウム		1803	牛脂	1914
乾燥硫酸ナトリウム		2047	吸水クリーム	765
カンデサルタン　シレキセチル	721,	37*	吸水軟膏	765
カンデサルタン　シレキセチル・			キョウカツ	1914
アムロジピンベシル酸塩錠		724	羌活	1914
カンデサルタン　シレキセチル・			狂犬病ワクチン，乾燥組織培養不活化	744
ヒドロクロロチアジド錠		726	キョウニン	1915, 85
カンデサルタン　シレキセチル錠		722	杏仁	1915
カンテン		1911	キョウニン水	1915
寒天		1911	杏仁水	1915
カンテン末		1911	希ヨードチンキ	1754
寒天末		1911	銀，硝酸	935, 39*
含糖ペプシン		730	銀，スルファジアジン	983
ガンビール		1861	銀，プロテイン	1550
ガンビール末		1861	銀液，プロテイン	1550
d-カンフル		731		
dl-カンフル		731		
カンフル，歯科用フェノール		1459		

金チオリンゴ酸ナトリウム……………………… **744**, *37**
銀点眼液，硝酸……………………………………… *935*

ク

グアイフェネシン…………………………………… **745**, *37**
グアナベンズ酢酸塩………………………………… **746**, *37**
グアネチジン硫酸塩………………………………… **747**, *37**
グアヤコールスルホン酸カリウム………………… **747**
クエチアピンフマル酸塩…………………………… **748**, *37**
クエチアピンフマル酸塩細粒……………………… **751**
クエチアピンフマル酸塩錠………………………… **750**
クエン酸，無水……………………………………… **752**, *37**
クエン酸塩，クロミフェン………………………… **798**, *38**
クエン酸塩，ジエチルカルバマジン……………… **881**, *39**
クエン酸塩，タモキシフェン……………………… **1102**, *41**
クエン酸塩，フェンタニル………………………… **1464**, *46**
クエン酸塩，ペントキシベリン…………………… **1626**, *48**
クエン酸塩散，モサプリド………………………… **1734**
クエン酸塩錠，クロミフェン……………………… **799**
クエン酸塩錠，ジエチルカルバマジン…………… **882**
クエン酸塩錠，モサプリド………………………… **1733**
クエン酸塩水和物，モサプリド…………………… **1732**, *49**
クエン酸ガリウム(⁶⁷Ga)注射液…………………… **753**
クエン酸水和物……………………………………… **753**, *37**
クエン酸ナトリウム液，診断用…………………… **754**
クエン酸ナトリウム水和物………………………… **754**, *37**
クエン酸ナトリウム注射液，輸血用……………… **754**
ククシ………………………………………………… **1916**, *55*
枸杞子………………………………………………… **1916**
クジン………………………………………………… **1916**
苦参…………………………………………………… **1916**
クジン末……………………………………………… **1917**
苦参末………………………………………………… **1917**
苦味重曹水…………………………………………… **1963**
苦味チンキ…………………………………………… **1917**
クラブラン酸カリウム……………………………… **755**, *37**
クラリスロマイシン………………………………… **756**, *37**
クラリスロマイシン，シロップ用………………… **758**
クラリスロマイシン錠……………………………… **757**
グラルギン(遺伝子組換え)，インスリン………… **561**
グラルギン(遺伝子組換え)注射液，インスリン… **562**
グリクラジド………………………………………… **759**, *37**
グリコール酸ナトリウム，デンプン……………… **1185**, *42**
グリシン……………………………………………… **760**, *37**
グリセリン…………………………………………… **761**, *37**, *32*
グリセリン，歯科用ヨード………………………… **1755**
グリセリン，濃……………………………………… **762**, *37**, *32*
グリセリン，複方ヨード…………………………… **1756**
グリセリン，モノステアリン酸…………………… **1736**, *81*
グリセリンカリ液…………………………………… **763**
グリセリン錠，ニトロ……………………………… **1288**
グリセロール………………………………………… **761**
グリセロール，濃…………………………………… **762**

クリノフィブラート………………………………… **763**, *37**
グリベンクラミド…………………………………… **764**, *37**
グリメピリド………………………………………… **765**, *37**
グリメピリド錠……………………………………… **767**
グリメピリド錠，ピオグリタゾン塩酸塩・……… **1365**
クリンダマイシン塩酸塩…………………………… **768**, *37**
クリンダマイシン塩酸塩カプセル………………… **769**
クリンダマイシンリン酸エステル………………… **770**, *37**, *32*
クリンダマイシンリン酸エステル注射液………… **771**
グルカゴン(遺伝子組換え)………………………… **772**
グルコン酸カルシウム水和物……………………… **773**, *37**
グルタチオン………………………………………… **774**, *37**
L-グルタミン………………………………………… **774**, *37**
L-グルタミン酸……………………………………… **775**, *37**
クレオソート………………………………………… **2065**
クレゾール…………………………………………… **776**
クレゾール水………………………………………… **777**
クレゾール石ケン液………………………………… **777**
クレボプリドリンゴ酸塩…………………………… **778**, *37**
クレマスチンフマル酸塩…………………………… **778**, *37**
クロカプラミン塩酸塩水和物……………………… **779**, *37**
クロキサシリンナトリウム水和物………………… **780**, *37**
クロキサゾラム……………………………………… **781**, *37**
クロコナゾール塩酸塩……………………………… **782**, *37**
クロスカルメロースナトリウム…………………… **718**, *36**, *58*
クロスポビドン……………………………………… **783**, *37**
クロチアゼパム……………………………………… **784**, *37**
クロチアゼパム錠…………………………………… **785**
クロトリマゾール…………………………………… **785**, *37**
クロナゼパム………………………………………… **786**, *37**
クロナゼパム細粒…………………………………… **788**
クロナゼパム錠……………………………………… **787**
クロニジン塩酸塩…………………………………… **788**, *37**, *32*
クロピドグレル硫酸塩……………………………… **789**, *37**
クロピドグレル硫酸塩錠…………………………… **791**
クロフィブラート…………………………………… **792**, *37**
クロフィブラートカプセル………………………… **793**
クロフェダノール塩酸塩…………………………… **794**, *37**
クロベタゾールプロピオン酸エステル…………… **794**, *37**
クロペラスチン塩酸塩……………………………… **795**, *37**
クロペラスチンフェンジゾ酸塩…………………… **796**, *37**
クロペラスチンフェンジゾ酸塩錠………………… **797**
クロミフェンクエン酸塩…………………………… **798**, *38**
クロミフェンクエン酸塩錠………………………… **799**
クロミプラミン塩酸塩……………………………… **800**, *38**
クロミプラミン塩酸塩錠…………………………… **800**
クロム酸ナトリウム(⁵¹Cr)注射液………………… **801**
クロモグリク酸ナトリウム………………………… **801**, *38**
クロラゼプ酸二カリウム…………………………… **802**, *38**
クロラゼプ酸二カリウムカプセル………………… **803**
クロラムフェニコール……………………………… **804**, *38**
クロラムフェニコール・
　コリスチンメタンスルホン酸ナトリウム点眼液……… **805**
クロラムフェニコールコハク酸エステルナトリウム… **805**, *38**

クロラムフェニコールパルミチン酸エステル	806, 38*
クロルジアゼポキシド	807, 38*
クロルジアゼポキシド散	809
クロルジアゼポキシド錠	808
クロルフェニラミン液，ナファゾリン・	1263
クロルフェニラミンマレイン酸塩	810, 38*
d-クロルフェニラミンマレイン酸塩	814, 38*
クロルフェニラミンマレイン酸散	812
クロルフェニラミンマレイン酸塩錠	811
クロルフェニラミンマレイン酸塩注射液	813
クロルフェネシンカルバミン酸エステル	815, 38*
クロルフェネシンカルバミン酸エステル錠	816
クロルプロパミド	817, 38*
クロルプロパミド錠	817
クロルプロマジン塩酸塩	818, 38*
クロルプロマジン塩酸塩錠	819
クロルプロマジン塩酸塩注射液	820
クロルヘキシジン塩酸塩	820, 38*
クロルヘキシジングルコン酸塩液	821
クロルマジノン酢酸エステル	822, 38*
クロロブタノール	823

ケ

ケイガイ	1917
荊芥穂	1917
ケイ酸，軽質無水	823, 38*, 33
ケイ酸アルミニウム，合成	824, 38*
ケイ酸アルミニウム，天然	824, 38*
ケイ酸アルミン酸マグネシウム	826, 38*
ケイ酸マグネシウム	828, 33
軽質無水ケイ酸	823, 38*, 33
軽質流動パラフィン	1333, 44*, 42
桂枝茯苓丸エキス	1918, 85
ケイヒ	1919
桂皮	1919
ケイヒ末	1920
桂皮末	1920
ケイヒ油	1920
桂皮油	1920
ケタミン塩酸塩	829, 38*
結晶セルロース	1078, 41*
血清アルブミン(^{131}I)注射液，ヨウ化人	1751
ケツメイシ	1920
決明子	1920
ケトコナゾール	829, 38*
ケトコナゾール液	830
ケトコナゾールクリーム	831
ケトコナゾールローション	831
ケトチフェンフマル酸塩	832, 38*
ケトプロフェン	833, 38*
ケノデオキシコール酸	834, 38*
ゲファルナート	834, 38*
ゲフィチニブ	836, 38*
ゲフィチニブ錠	33
ゲル，乾燥水酸化アルミニウム	960, 40*
ゲル細粒，乾燥水酸化アルミニウム	961
ケンゴシ	1921
牽牛子	1921
ゲンタマイシン硫酸塩	837, 38*
ゲンタマイシン硫酸塩クリーム，ベタメタゾン吉草酸エステル・	1585
ゲンタマイシン硫酸塩注射液	838
ゲンタマイシン硫酸塩点眼液	839
ゲンタマイシン硫酸塩軟膏	839
ゲンタマイシン硫酸塩軟膏，ベタメタゾン吉草酸エステル・	1584
ゲンチアナ	1921, 55
ゲンチアナ・重曹散	1922
ゲンチアナ末	1921, 55
ゲンノショウコ	1922
ゲンノショウコ末	1922

コ

コウイ	1923
膠飴	1923
コウカ	1923
紅花	1923
広藿香	1892
硬化油	840, 38*
紅耆	1972
甲状腺，乾燥	840
コウジン	1923
紅参	1923
合成ケイ酸アルミニウム	824, 38*
抗毒素，乾燥ジフテリアウマ	918
抗毒素，乾燥はぶウマ	1323
抗毒素，乾燥ボツリヌスウマ	1637
抗毒素，乾燥まむしウマ	1662
コウブシ	1925
香附子	1925
コウブシ末	1925
香附子末	1925
コウベイ	1925
粳米	1925
酵母，乾燥	841
コウボク	1926, 86
厚朴	1926
コウボク末	1926
厚朴末	1926
ゴオウ	1927
牛黄	1927
コカイン塩酸塩	841
ゴシツ	1928, 86
牛膝	1928
牛車腎気丸エキス	1928, 86, 55
ゴシュユ	1931

呉茱萸	………………………………………	*1931*
呉茱萸湯エキス	…………………………… *1931*,	86
ゴセレリン酢酸塩	……………………………………	<u>*34*</u>
コデインリン酸塩，ジヒドロ	………………………	*912*
コデインリン酸塩散1%	……………………………	*844*
コデインリン酸塩散1%，ジヒドロ	………………	*912*
コデインリン酸塩散10%	…………………………	*845*
コデインリン酸塩散10%，ジヒドロ	……………	*913*
コデインリン酸塩錠	………………………………	*843*
コデインリン酸塩水和物	……………………………	*842*
ゴナドレリン酢酸塩	………………………………	*845*
コハク酸エステル，エリスロマイシンエチル	……	*638*
コハク酸エステル，ヒドロコルチゾン	…………	*1394*
コハク酸エステル，ヒプロメロース酢酸エステル	…*1403*,	45*
コハク酸エステル，プレドニゾロン	………………	*1529*
コハク酸エステル，メチルプレドニゾロン	…… *1706*,	49*
コハク酸エステルカルシウム，トコフェロール	…	*1195*
コハク酸エステルカルシウム，ビタミンE	……	*1195*
コハク酸エステルナトリウム，		
クロラムフェニコール	………………… *805*,	38*
コハク酸エステルナトリウム，注射用プレドニゾロン	…	*1530*
コハク酸エステルナトリウム，ヒドロコルチゾン	…	*1395*
コハク酸塩，シベンゾリン	……………………… *927*,	39*
コハク酸塩錠，シベンゾリン	………………………	*928*
ゴボウシ	……………………………………… *1933*,	87
牛蒡子	………………………………………………	*1933*
コポビドン	………………………………………… *847*,	38*
ゴマ	…………………………………………………	*1934*
胡麻	…………………………………………………	*1934*
ゴマ油	………………………………………………	*1934*
ゴミシ	…………………………………………… *1934*,	<u>56</u>
五味子	………………………………………………	*1934*
コムギデンプン	…………………………………… *1180*,	65
コメデンプン	………………………………………	*1182*
コリスチンメタンスルホン酸ナトリウム	……… *849*,	38*
コリスチンメタンスルホン酸ナトリウム点眼液，		
クロラムフェニコール・	…………………	*805*
コリスチン硫酸塩	…………………………………	*850*
コルチゾン酢酸エステル	……………………………	*851*
コルヒチン	…………………………………………	*852*
五苓散エキス	………………………………………	*1934*
コレカルシフェロール	……………………………	*854*
コレスチミド	……………………………………… *854*,	38*
コレスチミド顆粒	…………………………………	*856*
コレスチミド錠	……………………………………	*855*
コレステロール	……………………………………	*856*
コロホニウム	………………………………………	*2080*
コロンボ	……………………………………………	*1936*
コロンボ末	…………………………………………	*1936*
混合トキソイド，沈降ジフテリア破傷風	………	*919*
混合ワクチン，沈降精製百日せきジフテリア破傷風	…	*1415*
コンズランゴ	………………………………………	*1936*
コンズランゴ流エキス	……………………………	*1937*

サ

サイクロセリン	…………………………………… *857*,	38*
サイコ	………………………………………………	*1937*
柴胡	…………………………………………………	*1937*
柴胡桂枝乾姜湯エキス	……………………………	87
柴胡桂枝湯エキス	…………………………………	*1938*
サイシン	……………………………………………	*1941*
細辛	…………………………………………………	*1941*
細胞培養痘そうワクチン，乾燥	……………………	*1186*
柴朴湯エキス	………………………………………	*1942*
柴苓湯エキス	………………………………………	*1944*
酢酸	………………………………………………… *857*,	38*
酢酸，氷	…………………………………………… *857*,	38*
酢酸エステル，キタサマイシン	……………………	*735*
酢酸エステル，クロルマジノン	………………… *822*,	38*
酢酸エステル，コルチゾン	………………………	*851*
酢酸エステル，ジフロラゾン	…………………… *923*,	39*
酢酸エステル，スピラマイシン	………………… *971*,	40*
酢酸エステル，トコフェロール	……………… *1196*,	43*
酢酸エステル，ビタミンA	………………………	*1818*
酢酸エステル，ビタミンE	………………………	*1196*
酢酸エステル，ヒドロコルチゾン	………………	*1396*
酢酸エステル，フルドロコルチゾン	………… *1515*,	47*
酢酸エステル，プレドニゾロン	…………………	*1531*
酢酸エステル，ミデカマイシン	……………… *1676*,	49*
酢酸エステル，メテノロン	…………………… *1709*,	49*
酢酸エステル，メドロキシプロゲステロン	…… *1718*,	49*
酢酸エステル，レチノール	………………………	*1818*
酢酸エステル塩酸塩，注射用ロキサチジン	……	*1839*
酢酸エステル塩酸塩，ロキサチジン	………… *1837*,	50*
酢酸エステル塩酸塩徐放カプセル，ロキサチジン	…	*1838*
酢酸エステル塩酸塩徐放錠，ロキサチジン	……	*1837*
酢酸エステルコハク酸エステル，ヒプロメロース	…*1403*,	45*
酢酸塩，グアナベンズ	…………………………… *746*,	37*
酢酸塩，ゴセレリン	………………………………	<u>*34*</u>
酢酸塩，ゴナドレリン	……………………………	*845*
酢酸塩，ヒドロキソコバラミン	…………………	*1391*
酢酸塩，フレカイニド	………………………… *1526*,	47*
酢酸塩，L－リシン	…………………………… *1779*,	50*
酢酸塩，リュープロレリン	………………………	*1806*
酢酸塩錠，フレカイニド	…………………………	*1527*
酢酸ナトリウム水和物	…………………………… *858*,	38*
酢酸フタル酸セルロース	…………………………	*1068*
サケ，カルシトニン	………………………………	*703*
サッカリン	………………………………………… *858*,	38*
サッカリンナトリウム水和物	…………………… *860*,	38*
サフラン	……………………………………………	*1947*
サラシ粉	……………………………………………	*861*
サラシミツロウ	……………………………………	*2064*
サラゾスルファピリジン	………………………… *861*,	38*
サリチル・ミョウバン散	…………………………	*865*
サリチル酸	………………………………………… *862*,	38*

サリチル酸，アセチル	410
サリチル酸・チアントール軟膏，イオウ・	499
サリチル酸・フェノール精，ヨード・	1757
サリチル酸アルミニウム，アセチル	411
サリチル酸液，複方チアントール・	1126
サリチル酸カルシウム顆粒，パラアミノ	1324
サリチル酸カルシウム水和物，パラアミノ	1324, *44**
サリチル酸錠，アセチル	410
サリチル酸精	863
サリチル酸精，トウガラシ・	2007
サリチル酸精，複方	864
サリチル酸ナトリウム	865, *38**
サリチル酸絆創膏	864
サリチル酸メチル	866, *38**
サリチル酸メチル精，複方	866
ザルトプロフェン	866, *38**
ザルトプロフェン錠	867
サルブタモール硫酸塩	868, *38**
サルポグレラート塩酸塩	869, *38**
サルポグレラート塩酸塩細粒	871, 58
サルポグレラート塩酸塩錠	870
酸化亜鉛	872, *38**
酸化亜鉛デンプン	389
酸化亜鉛軟膏	389
酸化カルシウム	873
酸化チタン	874
酸化マグネシウム	874, *38**
サンキライ	1947
山帰来	1947
サンキライ末	1948
山帰来末	1948
サンザシ	1948
山査子	1948
三酸化二ヒ素	876
サンシシ	1949, 89
山梔子	1949
サンシシ末	1949
山梔子末	1949
サンシュユ	1950, 89, 56
山茱萸	1950
サンショウ	1951
山椒	1951
サンショウ末	1951
山椒末	1951
酸素	876
サンソウニン	1951
酸棗仁	1951
サントニン	877
サントニン散，カイニン酸・	684
サンヤク	1952
山薬	1952
サンヤク末	1952
山薬末	1952

シ

脂，カカオ	1891
脂，牛	1914
脂，豚	2016
次亜塩素酸ナトリウム液，歯科用	488
ジアスターゼ	877
ジアスターゼ・重曹散	877
ジアスターゼ・重曹散，複方	878
ジアスターゼ散，複方ロートエキス・	2084, 67
ジアゼパム	878, *38**
ジアゼパム錠	878
シアナミド	879, *39**
シアノコバラミン	880
シアノコバラミン注射液	881
ジエチルカルバマジンクエン酸塩	881, *39**
ジエチルカルバマジンクエン酸塩錠	882
ジオウ	1953, 56
地黄	1953
歯科用アンチホルミン	488
歯科用次亜塩素酸ナトリウム液	488
歯科用トリオジンクパスタ	1226
歯科用パラホルムパスタ	1335
歯科用フェノール・カンフル	1459
歯科用ヨード・グリセリン	1755
シクラシリン	883, *39**
ジクロキサシリンナトリウム水和物	883
シクロスポリン	884, *39**
ジクロフェナクナトリウム	885, *39**
ジクロフェナクナトリウム坐剤	886
シクロペントラート塩酸塩	887, *39**
シクロホスファミド錠	888
シクロホスファミド水和物	887, *39**, 35
シゴカ	1953
刺五加	1953
ジゴキシン	889
ジゴキシン錠	890
ジゴキシン注射液	892
ジコッピ	1954
地骨皮	1954
シコン	1954
紫根	1954
次硝酸ビスマス	893
ジスチグミン臭化物	893, *39**
ジスチグミン臭化物錠	894
L-シスチン	894, *39**
L-システイン	895, *39**
L-システイン塩酸塩水和物	896, *39**
シスプラチン	897
ジスルフィラム	898, *39**
ジソピラミド	898, *39**
紫蘇葉	1984
シタグリプチンリン酸塩錠	901

シタグリプチンリン酸塩水和物	**899**, *39**	弱毒生風しんワクチン，乾燥	*1444*	
シタラビン	**902**, *39**	弱毒生麻しんワクチン，乾燥	*1660*	
シチコリン	**903**, *39**, *36*	シャクヤク	*1956*	
シツリシ	*1955*	芍薬	*1956*	
蒺藜子	*1955*	芍薬甘草湯エキス	*1957*	
ジドブジン	**904**, *39**	シャクヤク末	*1957*	
ジドロゲステロン	**905**, *39**	芍薬末	*1957*	
ジドロゲステロン錠	**906**	ジャショウシ	*1959*, *90*	
シノキサシン	**907**, *39**	蛇床子	*1959*	
シノキサシンカプセル	**907**	シャゼンシ	*1959*	
ジノプロスト	**908**	車前子	*1959*	
ジヒドロエルゴタミンメシル酸塩	**909**	シャゼンソウ	*1959*, *90*	
ジヒドロエルゴトキシンメシル酸塩	**910**, *39**	車前草	*1959*	
ジヒドロコデインリン酸塩	**912**	臭化カリウム	**934**, *39**	
ジヒドロコデインリン酸塩散1％	**912**	臭化水素酸塩，ホマトロピン	*1640*	
ジヒドロコデインリン酸塩散10％	**913**	臭化水素酸塩水和物，スコポラミン	*965*	
ジピリダモール	**914**, *39**	臭化水素酸塩水和物，デキストロメトルファン	*1150*, *42**	
ジフェニドール塩酸塩	**915**, *39**	臭化ナトリウム	**934**, *39**	
ジフェンヒドラミン	**916**, *39**	臭化物，ジスチグミン	**893**, *39**	
ジフェンヒドラミン，タンニン酸	*1116*, *42**	臭化物，パンクロニウム	*1355*	
ジフェンヒドラミン・バレリル尿素散	**917**	臭化物，ピリドスチグミン	*1420*, *45**	
ジフェンヒドラミン・フェノール・亜鉛華リニメント	**917**	臭化物，ブチルスコポラミン	*1470*, *46**	
ジフェンヒドラミン塩酸塩	**916**, *39**	臭化物，イプラトロピウム	*1481*, *46**, *73*	
ジフェンヒドラミン軟膏，ヒドロコルチゾン・	*1397*	臭化物，プロパンテリン	*1552*	
ジブカイン塩酸塩	**918**, *39**	臭化物，メチルベナクチジウム	*1707*	
ジフテリアウマ抗毒素，乾燥	*918*	臭化物，メペンゾラート	*1727*, *49**	
ジフテリアトキソイド	*918*	臭化物錠，ジスチグミン	*894*	
ジフテリアトキソイド，成人用沈降	*918*	臭化物水和物，イプラトロピウム	*535*, *34**	
ジフテリア破傷風混合トキソイド，沈降	*919*	臭化物水和物，チメピジウム	*1136*, *42**	
ジフルコルトロン吉草酸エステル	**919**, *39**	十全大補湯エキス	*1960*	
ジプロピオン酸エステル，ベタメタゾン	*1586*, *48**	重曹	*1111*	
シプロフロキサシン	**920**, *39**	重曹散，ゲンチアナ・	*1922*	
シプロフロキサシン塩酸塩水和物	**921**, *39**	重曹散，ジアスターゼ・	*877*	
シプロヘプタジン塩酸塩水和物	**922**, *39**	重曹散，センブリ・	*1982*	
ジフロラゾン酢酸エステル	**923**, *39**	重曹散，複方ジアスターゼ・	*878*	
ジベカシン硫酸塩	**924**, *39**	重曹水，苦味	*1963*	
ジベカシン硫酸塩点眼液	**925**	重炭酸ナトリウム	*1111*	
シベレスタットナトリウム，注射用	*926*	重炭酸ナトリウム注射液	*1111*	
シベレスタットナトリウム水和物	**925**, *39**	ジュウヤク	*1963*	
シベンゾリンコハク酸塩	**927**, *39**	十薬	*1963*	
シベンゾリンコハク酸塩錠	**928**	シュクシャ	*1963*	
シメチジン	**929**, *39**	縮砂	*1963*	
ジメモルファンリン酸塩	**929**, *39**	シュクシャ末	*1964*	
ジメルカプロール	**930**, *39**	縮砂末	*1964*	
ジメルカプロール注射液	*930*	酒石酸	**935**, *39**	
ジメンヒドリナート	*931*	酒石酸塩，アリメマジン	*464*, *33**	
ジメンヒドリナート錠	*931*	酒石酸塩，イフェンプロジル	*530*, *34**	
次没食子酸ビスマス	**932**, *39**	酒石酸塩，エルゴタミン	*647*	
ジモルホラミン	**933**, *39**	酒石酸塩，キタサマイシン	*737*, *37**	
ジモルホラミン注射液	*933*	酒石酸塩，ゾルピデム	*1086*, *41**	
シャカンゾウ	*1955*, *90*	酒石酸塩，メトプロロール	*1715*, *49**	
炙甘草	*1955*	酒石酸塩，レバロルファン	*1826*, *50**	
弱アヘンアルカロイド・スコポラミン注射液	*439*	酒石酸塩細粒，イフェンプロジル	*531*	
弱毒生おたふくかぜワクチン，乾燥	*673*	酒石酸塩錠，イフェンプロジル	*530*	

酒石酸塩錠，ゾルピデム	1087
酒石酸塩錠，メトプロロール	1716
酒石酸塩水和物，プロチレリン	1549, 47*
酒石酸塩注射液，レバロルファン	1826
硝化物，チアミン	1123, 42*
ショウキョウ	1964, 90
生姜	1964
ショウキョウ末	1965, 90
生姜末	1965
小柴胡湯エキス	1965
硝酸アミル，亜	404
硝酸イソソルビド	936, 39*
硝酸イソソルビド錠	936
硝酸イソソルビド錠，一	526
硝酸イソソルビド乳糖末，70％一	524, 34*
硝酸塩，ナファゾリン	1262, 43*
硝酸塩，ビタミンB₁	1123
硝酸塩，ミコナゾール	1670, 49*
硝酸銀	935, 39*
硝酸銀点眼液	935
硝酸ビスマス，次	893
常水	959
ショウズク	1968, 91, 56
小豆蔲	1968, 91, 56
小豆蔲	91, 56
小豆蔲	91
小豆蔲	1968, 91
小青竜湯エキス	1968
焼セッコウ	1975
焼石膏	1975
消毒用アルコール	591
消毒用エタノール	591
消毒用フェノール	1457
消毒用フェノール水	1458
樟脳	731
ショウマ	1971, 91
升麻	1971
焼ミョウバン	1803
食塩	652
食塩液，生理	991, 40*
ジョサマイシン	937, 39*
ジョサマイシン錠	938
ジョサマイシンプロピオン酸エステル	939, 39*
シラザプリル錠	940
シラザプリル水和物	940, 39*
シラスタチンナトリウム	942, 39*
シラスタチンナトリウム，注射用イミペネム・	542, 54
ジラゼプ塩酸塩水和物	943, 39*
ジルチアゼム塩酸塩	944, 40*
ジルチアゼム塩酸塩徐放カプセル	945
シルニジピン	946, 40*
シルニジピン錠	947
シレキセチル，カンデサルタン	721, 37*
シレキセチル・アムロジピンベシル酸塩錠, カンデサルタン	724
シレキセチル・ヒドロクロロチアジド錠, カンデサルタン	726
シレキセチル錠，カンデサルタン	722
シロスタゾール	949, 40*
シロスタゾール錠	950
シロップ用アシクロビル	399
シロップ用クラリスロマイシン	758
シロップ用セファトリジンプロピレングリコール	1005
シロップ用セファドロキシル	1008, 37
シロップ用セファレキシン	1012
シロップ用セフポドキシム プロキセチル	1059
シロップ用セフロキサジン	1065
シロップ用トラニラスト	1214
シロップ用ファロペネムナトリウム	1439
シロップ用ペミロラストカリウム	1607
シロップ用ホスホマイシンカルシウム	1635
シロドシン	951, 40*
シロドシン口腔内崩壊錠	954
シロドシン錠	952
シンイ	1971
辛夷	1971
辛夷清肺湯エキス	56
シンギ	1972, 58
晋耆	1972
親水クリーム	765
親水軟膏	765
親水ワセリン	1858
診断用クエン酸ナトリウム液	754
シンバスタチン	956, 40*
シンバスタチン錠	957
真武湯エキス	1972, 91, 59

ス

水，アンモニア	495, 34*
水，キョウニン	1915
水，杏仁	1915
水，苦味重曹	1963
水，クレゾール	777
水，常	959
水，消毒用フェノール	1458
水，精製	959
水，注射用	960
水，ハッカ	2028
水，フェノール	1458
水，ホルマリン	1654
水，ミョウバン	1681
水，滅菌精製	959
水，硫酸マグネシウム	1806
水(容器入り)，精製	959
水(容器入り)，注射用	960
水(容器入り)，滅菌精製	959

水酸化アルミニウムゲル，乾燥	960,	*40*	水和物，シプロヘプタジン塩酸塩	922, *39*
水酸化アルミニウムゲル細粒，乾燥	961		水和物，シベレスタットナトリウム	925, *39*
水酸化カリウム	**961**,	**_40_**	水和物，シラザプリル	940, *39*
水酸化カルシウム	**961**,	**_40_**	水和物，ジラゼプ塩酸塩	943, *39*
水酸化ナトリウム	**962**,	**_40_**	水和物，スキサメトニウム塩化物	963
水素カルシウム，無水リン酸	1812,	*50*	水和物，スクラルファート	964, *40*
水素カルシウム水和物，リン酸	1813,	*50*	水和物，スコポラミン臭化水素酸塩	965
水素カルシウム水和物，リン酸二	1814,	*50*	水和物，スペクチノマイシン塩酸塩	974
水素ナトリウム，亜硫酸	464,	*33**, *28*	水和物，スルタミシリントシル酸塩	976, *40*
水素ナトリウム，炭酸	1111,	*41*	水和物，スルピリン	982, *40*
水素ナトリウム水和物，リン酸	1814,	*50*	水和物，スルファモノメトキシン	985, *40*
水素ナトリウム注射液，炭酸	1111		水和物，セトチアミン塩酸塩	994, *40*
水和物，アクリノール	391,	*33*	水和物，セファゾリンナトリウム	1003, *40*
水和物，アジスロマイシン	402,	*33*	水和物，セフィキシム	1015
水和物，アスポキシシリン	412,	*33*	水和物，セフェピム塩酸塩	1018, *40*
水和物，アトルバスタチンカルシウム	426,	*33*	水和物，セフカペン ピボキシル塩酸塩	1033, *40*
水和物，アトロピン硫酸塩	431		水和物，セフタジジム	1043, *41*
水和物，アミノフィリン	449,	*33*	水和物，セフチブテン	1046, *41*
水和物，アモキシシリン	456,	*33*	水和物，セフトリアキソンナトリウム	1051, *41*
水和物，アルガトロバン	465,	*34*	水和物，セフミノクスナトリウム	1060, *41*
水和物，アレンドロン酸ナトリウム	479,	*34*	水和物，セフロキサジン	1064, *41*
水和物，アンピシリン	489,	*34*	水和物，タカルシトール	1092
水和物，イソマル	519,	*34*	水和物，タクロリムス	1095, *41*
水和物，イプラトロピウム臭化物	535,	*34*	水和物，タルチレリン	1105, *41*
水和物，イミペネム	541,	*34*	水和物，炭酸ナトリウム	1112, *41**, *37*
水和物，イリノテカン塩酸塩	543,	*35*	水和物，ダントロレンナトリウム	1115, *42*
水和物，エカベトナトリウム	581,	*35*	水和物，チオ硫酸ナトリウム	1129, *42*
水和物，エチルモルヒネ塩酸塩	603		水和物，チメピジウム臭化物	1136, *42*
水和物，エデト酸カルシウムナトリウム	606,	*35*	水和物，デキストロメトルファン臭化水素酸塩	1150, *42*
水和物，エデト酸ナトリウム	607,	*35**, *28*	水和物，ドキサプラム塩酸塩	1188, *42*
水和物，エノキサシン	615,	*35*	水和物，ドキシサイクリン塩酸塩	1188, *42*
水和物，塩化カルシウム	651,	*36*	水和物，トスフロキサシントシル酸塩	1198, *43*
水和物，オキシコドン塩酸塩	661		水和物，ドセタキセル	1201, *43*
水和物，カイニン酸	683,	*36*	水和物，トドララジン塩酸塩	1204, *43*
水和物，ガチフロキサシン	685,	*36*	水和物，ドリペネム	1234, *43*
水和物，カフェイン	693,	*36*	水和物，トリメトキノール塩酸塩	1240, *43*
水和物，カルバゾクロムスルホン酸ナトリウム	706,	*36*	水和物，トレハロース	1249, *43*
水和物，カルビドパ	708,	*36*	水和物，乳酸カルシウム	1294, *44*
水和物，キニジン硫酸塩	741		水和物，乳糖	1299, *44*
水和物，キニーネ塩酸塩	742		水和物，ノスカピン塩酸塩	1304
水和物，キニーネ硫酸塩	743,	*37*	水和物，パスカルシウム	1324
水和物，クエン酸	753,	*37*	水和物，パラアミノサリチル酸カルシウム	1324, *44*
水和物，クエン酸ナトリウム	754,	*37*	水和物，パロキセチン塩酸塩	1348, *45*
水和物，グルコン酸カルシウム	773,	*37*	水和物，ピコスルファートナトリウム	1372, *45*
水和物，クロカプラミン塩酸塩	779,	*37*	水和物，L－ヒスチジン塩酸塩	1375, *45*
水和物，クロキサシリンナトリウム	780,	*37*	水和物，ピタバスタチンカルシウム	1378, *45*
水和物，コデインリン酸塩	842		水和物，ヒドロコタルニン塩酸塩	1393, *45*
水和物，酢酸ナトリウム	858,	*38*	水和物，ピペミド酸	1406, *45*
水和物，サッカリンナトリウム	860,	*38*	水和物，ピペラシリン	1406, *45*
水和物，ジクロキサシリンナトリウム	883		水和物，ピペラジンリン酸塩	1410, *45*
水和物，シクロホスファミド	887,	*39**, *35*	水和物，ピリドキサールリン酸エステル	1418, *45*
水和物，L－システイン塩酸塩	896,	*39*	水和物，ピルシカイニド塩酸塩	1421, *45*
水和物，シタグリプチンリン酸塩	899,	*39*	水和物，ピレンゼピン塩酸塩	1423, *45*
水和物，シプロフロキサシン塩酸塩	921,	*39*	水和物，ファロペネムナトリウム	1437, *46*

水和物，ブドウ糖	1477, 46*	スペクチノマイシン塩酸塩，注射用	974, 60	
水和物，ブピバカイン塩酸塩	1482, 46*	スペクチノマイシン塩酸塩水和物	974	
水和物，プラステロン硫酸エステルナトリウム	1490, 46*	スリンダク	975, 40*	
水和物，プランルカスト	1501, 46*	スルタミシリントシル酸塩錠	977	
水和物，プロカテロール塩酸塩	1537, 47*	スルタミシリントシル酸塩水和物	976, 40*	
水和物，プロチレリン酒石酸塩	1549, 47*	スルチアム	978, 40*	
水和物，ブロムフェナクナトリウム	1565, 47*	スルバクタムナトリウム	979, 40*	
水和物，ベルベリン塩化物	1616, 48*	スルバクタムナトリウム，		
水和物，ベンジルペニシリンベンザチン	1622, 48*	注射用アンピシリンナトリウム	492, 53	
水和物，ホスホマイシンカルシウム	1634, 48*	スルバクタムナトリウム，		
水和物，ホリナートカルシウム	1652, 48*	注射用セフォペラゾンナトリウム	1031, 61	
水和物，ホルモテロールフマル酸塩	1654, 48*, 77	スルピリド	980, 40*	
水和物，マルトース	1663, 48*	スルピリドカプセル	981	
水和物，ミチグリニドカルシウム	1673, 49*	スルピリド錠	981	
水和物，ムピロシンカルシウム	1681, 49*	スルピリン水和物	982, 40*	
水和物，メチルドパ	1704, 49*	スルピリン注射液	982	
水和物，メルカプトプリン	1727, 49*	スルファサラジン	861	
水和物，メロペネム	1729, 49*	スルファジアジン銀	983	
水和物，モサプリドクエン酸塩	1732, 49*	スルファフラゾール	986	
水和物，モルヒネ塩酸塩	1736	スルファメチゾール	984, 40*	
水和物，モルヒネ硫酸塩	1740	スルファメトキサゾール	984, 40*	
水和物，リシノプリル	1776, 50*	スルファモノメトキシン水和物	985, 40*	
水和物，リセドロン酸ナトリウム	1784, 50*	スルフイソキサゾール	986, 40*	
水和物，硫酸亜鉛	1802, 50*	スルベニシリンナトリウム	986, 40*	
水和物，硫酸アルミニウムカリウム	1803, 50*	スルホブロモフタレインナトリウム	987, 40*	
水和物，硫酸鉄	1804, 50*	スルホブロモフタレインナトリウム注射液	988	
水和物，硫酸マグネシウム	1805, 50*	スルホン酸，アミノエチル	1091	
水和物，リルマザホン塩酸塩	1808, 50*	スルホン酸カリウム，グアヤコール	747	
水和物，リンコマイシン塩酸塩	1811, 50*	スルホン酸カルシウム，ポリスチレン	1647, 48*	
水和物，リン酸水素カルシウム	1813, 50*	スルホン酸ナトリウム，ポリスチレン	1649, 48*, 47	
水和物，リン酸水素ナトリウム	1814, 50*	スルホン酸ナトリウム水和物，カルバゾクロム	706, 36*	
水和物，リン酸二水素カルシウム	1814, 50*	スルホンフタレイン，フェノール	1459	
水和物，レボチロキシンナトリウム	1827	スルホンフタレイン注射液，フェノール	1460	
水和物，レボフロキサシン	1829, 50*			
水和物，レボホリナートカルシウム	1834, 50*	**セ**		
水和物，ロキソプロフェンナトリウム	1842, 50*, 49			
スキサメトニウム塩化物，注射用	964	成人用沈降ジフテリアトキソイド	918	
スキサメトニウム塩化物水和物	963	精製水	959	
スキサメトニウム塩化物注射液	963	精製水，滅菌	959	
スクラルファート水和物	964, 40*	精製水(容器入り)	959	
スコポラミン臭化水素酸塩水和物	965	精製水(容器入り)，滅菌	959	
スコポラミン注射液，アヘンアルカロイド	438	精製ゼラチン	1071, 41*	
スコポラミン注射液，弱アヘンアルカロイド	439	精製セラック	1073, 41*	
ステアリルアルコール	966	精製デヒドロコール酸	1162, 42*	
ステアリン酸	966, 40*, 59	精製白糖	1312	
ステアリン酸塩，エリスロマイシン	639	精製ヒアルロン酸ナトリウム	1360, 45*	
ステアリン酸カルシウム	968, 40*, 36	精製ヒアルロン酸ナトリウム注射液	1361	
ステアリン酸ポリオキシル40	968, 40*, 36	精製ヒアルロン酸ナトリウム点眼液	1362	
ステアリン酸マグネシウム	968, 40*, 59, 37	精製百日せきジフテリア破傷風混合ワクチン，沈降	1415	
ストレプトマイシン硫酸塩	970, 40*	精製百日せきワクチン，沈降	1415	
ストレプトマイシン硫酸塩，注射用	971	精製ブドウ糖	1476, 46*	
スピラマイシン酢酸エステル	971, 40*	精製ラノリン	2072	
スピロノラクトン	972	性腺刺激ホルモン，胎盤性	989	
スピロノラクトン錠	973	性腺刺激ホルモン，注射用胎盤性	991	

性腺刺激ホルモン，注射用ヒト絨毛性・・・・・・・・・・・・・・・・・・・ *991*
性腺刺激ホルモン，ヒト下垂体性・・・・・・・・・・・・・・・・・・・・・・ *988*
性腺刺激ホルモン，ヒト絨毛性・・・・・・・・・・・・・・・・・・・・・・・・ *989*
生理食塩液・・・・・・・・・・・・・・・・・・・・・・・・・・・・・・・・・・・ ***991***, ***40****
石油ベンジン・・・・・・・・・・・・・・・・・・・・・・・・・・・・・・・・・・・・・・ *991*
セスキオレイン酸エステル，ソルビタン・・・・・・・・ *1086*, *41**, *37*
セタノール・・・・・・・・・・・・・・・・・・・・・・・・・・・・・・・・・・・・・・・ *992*
セチリジン塩酸塩・・・・・・・・・・・・・・・・・・・・・・・・・・ ***992***, ***40****
セチリジン塩酸塩錠・・・・・・・・・・・・・・・・・・・・・・・・・・・・・・ *993*
石ケン，カリ・・・・・・・・・・・・・・・・・・・・・・・・・・・・・・・・・・・・ *703*
石ケン，薬用・・・・・・・・・・・・・・・・・・・・・・・・・・・・・・ *1748*, *49**
石ケン液，クレゾール・・・・・・・・・・・・・・・・・・・・・・・・・・・ *777*
セッコウ・・・・・・・・・・・・・・・・・・・・・・・・・・・・・・・・・・・・・・・ ***1975***
石膏・・ ***1975***
セッコウ，焼・・・・・・・・・・・・・・・・・・・・・・・・・・・・・・・・・・・ ***1975***
セトチアミン塩酸塩水和物・・・・・・・・・・・・・・・・・・ ***994***, ***40****
セトラキサート塩酸塩・・・・・・・・・・・・・・・・・・・・・・ ***995***, ***40****
セネガ・・ ***1975***
セネガシロップ・・・・・・・・・・・・・・・・・・・・・・・・・・・・・・・・ ***1976***
セネガ末・・・・・・・・・・・・・・・・・・・・・・・・・・・・・・・・・・・・・・ ***1976***
セファクロル・・・・・・・・・・・・・・・・・・・・・・・・・・・・・・・ ***996***, ***40****
セファクロルカプセル・・・・・・・・・・・・・・・・・・・・・・・・・・・ *997*
セファクロル細粒・・・・・・・・・・・・・・・・・・・・・・・・・・・・・ *1000*
セファクロル複合顆粒・・・・・・・・・・・・・・・・・・・・・・・・・・ *998*
セファゾリンナトリウム・・・・・・・・・・・・・・・・・・・・ ***1001***, ***40****
セファゾリンナトリウム，注射用・・・・・・・・・・・・・・・・・ *1004*
セファゾリンナトリウム水和物・・・・・・・・・・・・・ ***1003***, ***40****
セファトリジンプロピレングリコール・・・・・・・・・ ***1005***, ***40****
セファトリジンプロピレングリコール，シロップ用・・・・・・・ *1005*
セファドロキシル・・・・・・・・・・・・・・・・・・・・・ ***1006***, ***40****, *37*
セファドロキシル，シロップ用・・・・・・・・・・・・・・ *1008*, *37*
セファドロキシルカプセル・・・・・・・・・・・・・・・・・・ ***1007***, *37*
セファレキシン・・・・・・・・・・・・・・・・・・・・・・・・・・・ ***1008***, ***40****
セファレキシン，シロップ用・・・・・・・・・・・・・・・・・・・・ *1012*
セファレキシンカプセル・・・・・・・・・・・・・・・・・・・・・・・ *1009*
セファレキシン複合顆粒・・・・・・・・・・・・・・・・・・・・・・・ *1010*
セファロチンナトリウム・・・・・・・・・・・・・・・・・・・ ***1013***, ***40****
セファロチンナトリウム，注射用・・・・・・・・・・・・・・・・ *1014*
セフィキシムカプセル・・・・・・・・・・・・・・・・・・・・・・・・・ *1016*
セフィキシム細粒・・・・・・・・・・・・・・・・・・・・・・・・・・・・・ *1017*
セフィキシム水和物・・・・・・・・・・・・・・・・・・・・・・・・・・・ *1015*
セフェピム塩酸塩，注射用・・・・・・・・・・・・・・・・・・・・・ *1019*
セフェピム塩酸塩水和物・・・・・・・・・・・・・・・・・・・ ***1018***, ***40****
セフォジジムナトリウム・・・・・・・・・・・・・・・・・・・ ***1020***, ***40****
セフォゾプラン塩酸塩・・・・・・・・・・・・・・・・・・・・・ ***1022***, ***40****
セフォゾプラン塩酸塩，注射用・・・・・・・・・・・・・・・・・ *1023*
セフォタキシムナトリウム・・・・・・・・・・・・・・・・・ ***1023***, ***40****
セフォチアム塩酸塩・・・・・・・・・・・・・・・・・・・・・・ ***1024***, ***40****
セフォチアム塩酸塩，注射用・・・・・・・・・・・・・・・・・・・ *1025*
セフォチアム ヘキセチル塩酸塩・・・・・・・・・・・・ ***1026***, ***40****
セフォテタン・・・・・・・・・・・・・・・・・・・・・・・・・・・・・ ***1028***, ***40****
セフォペラゾンナトリウム・・・・・・・・・・・・・・・・・ ***1030***, ***40****
セフォペラゾンナトリウム，注射用・・・・・・・・・・・・・・ *1031*

セフォペラゾンナトリウム・スルバクタムナトリウム，
　注射用・・・・・・・・・・・・・・・・・・・・・・・・・・・・・・・・ ***1031***, *61*
セフカペン ピボキシル塩酸塩細粒・・・・・・・・・・・・・ ***1035***
セフカペン ピボキシル塩酸塩錠・・・・・・・・・・・・・・・ ***1034***
セフカペン ピボキシル塩酸塩水和物・・・・・・・・ ***1033***, ***40****
セフジトレン ピボキシル・・・・・・・・・・・・・・・・・・ ***1036***, ***41****
セフジトレン ピボキシル細粒・・・・・・・・・・・・・・・・・ ***1038***
セフジトレン ピボキシル錠・・・・・・・・・・・・・・・・・・・ ***1037***
セフジニル・・・・・・・・・・・・・・・・・・・・・・・・・・・・・・ ***1039***, ***41****
セフジニルカプセル・・・・・・・・・・・・・・・・・・・・・・・・・・ ***1040***
セフジニル細粒・・・・・・・・・・・・・・・・・・・・・・・・・・・・・・ ***1041***
セフスロジンナトリウム・・・・・・・・・・・・・・・・・・・ ***1041***, ***41****
セフタジジム，注射用・・・・・・・・・・・・・・・・・・・・・・・・・ ***1044***
セフタジジム水和物・・・・・・・・・・・・・・・・・・・・・・ ***1043***, ***41****
セフチゾキシムナトリウム・・・・・・・・・・・・・・・・・ ***1045***, ***41****
セフチブテン水和物・・・・・・・・・・・・・・・・・・・・・・ ***1046***, ***41****
セフテラム ピボキシル・・・・・・・・・・・・・・・・・・・・ ***1048***, ***41****
セフテラム ピボキシル細粒・・・・・・・・・・・・・・・・・・・ ***1050***
セフテラム ピボキシル錠・・・・・・・・・・・・・・・・・・・・・ ***1049***
セフトリアキソンナトリウム水和物・・・・・・・・・・ ***1051***, ***41****
セフピラミドナトリウム・・・・・・・・・・・・・・・・・・・ ***1053***, ***41****
セフピロム硫酸塩・・・・・・・・・・・・・・・・・・・・・・・・ ***1054***, ***41****
セフブペラゾンナトリウム・・・・・・・・・・・・・・・・・ ***1055***, ***41****
セフポドキシム プロキセチル・・・・・・・・・・・・・・ ***1056***, ***41****
セフポドキシム プロキセチル，シロップ用・・・・・・・・ ***1059***
セフポドキシム プロキセチル錠・・・・・・・・・・・・・・・ ***1058***
セフミノクスナトリウム水和物・・・・・・・・・・・・・ ***1060***, ***41****
セフメタゾールナトリウム・・・・・・・・・・・・・・・・・ ***1061***, ***41****
セフメタゾールナトリウム，注射用・・・・・・・・・・・・・ ***1062***
セフメノキシム塩酸塩・・・・・・・・・・・・・・・・・・・・ ***1062***, ***41****
セフロキサジン，シロップ用・・・・・・・・・・・・・・・・・・・ ***1065***
セフロキサジン水和物・・・・・・・・・・・・・・・・・・・・ ***1064***, ***41****
セフロキシム アキセチル・・・・・・・・・・・・・・・・・・ ***1066***, ***41****
セボフルラン・・・・・・・・・・・・・・・・・・・・・・・・・・・・・・・・ ***1067***
セラセフェート・・・・・・・・・・・・・・・・・・・・・・・・・・ ***1068***, ***41****
ゼラチン・・・・・・・・・・・・・・・・・・・・・・・・・・・・・・・・ ***1069***, ***41****
ゼラチン，精製・・・・・・・・・・・・・・・・・・・・・・・・・・ ***1071***, ***41****
セラック，精製・・・・・・・・・・・・・・・・・・・・・・・・・・ ***1073***, ***41****
セラック，白色・・・・・・・・・・・・・・・・・・・・・・・・・・ ***1074***, ***41****
L-セリン・・・・・・・・・・・・・・・・・・・・・・・・・・・・・・・・ ***1074***, ***41****
セルモロイキン(遺伝子組換え)・・・・・・・・・・・・・・・・・ ***1075***
セルロース，エチル・・・・・・・・・・・・・・・・・・・・・・・・ *602*, *35**
セルロース，カルボキシメチル・・・・・・・・・・・・・・・・・・ *715*
セルロース，結晶・・・・・・・・・・・・・・・・・・・・・・・・ ***1078***, ***41****
セルロース，酢酸フタル酸・・・・・・・・・・・・・・・・・・・・ ***1068***
セルロース，低置換度ヒドロキシプロピル・・・・・・ *1390*, *45**, *42*
セルロース，ヒドロキシエチル・・・・・・・・・・・・・・ *1386*, *45**
セルロース，ヒドロキシプロピル・・・・・・・・・・・・ *1389*, *45**
セルロース，粉末・・・・・・・・・・・・・・・・・・・・・・ ***1080***, ***41****, *61*
セルロース，メチル・・・・・・・・・・・・・・・・・・・・・・ *1701*, *49**, *48*
セルロースカルシウム，カルボキシメチル・・・・・・・・・ *716*
セルロースナトリウム，カルボキシメチル・・・・・・・・ *717*
セレコキシブ・・・・・・・・・・・・・・・・・・・・・・・・・・・・ ***1081***, ***41****
センキュウ・・・・・・・・・・・・・・・・・・・・・・・・・・・・・・・・・・ ***1976***

川芎	*1976*	タウリン	*1091*, <u>*41*</u>*
センキュウ末	*1977*	タカルシトール水和物	*1092*
川芎末	*1977*	タカルシトール軟膏	*1093*
ゼンコ	*1977*	タカルシトールローション	*1093*
前胡	*1977*	タクシャ	*1992*
センコツ	*1978*	沢瀉	*1992*
川骨	*1978*	タクシャ末	*1992*
センソ	*1978*	沢瀉末	*1992*
蟾酥	*1978*	ダクチノマイシン	*389*
センナ	*1979*, <u>*91*</u>, <u>*59*</u>	タクロリムスカプセル	*1095*
センナ散,複方ダイオウ・	*1987*	タクロリムス水和物	*1095*, <u>*41*</u>*
センナ末	*1980*, <u>*92*</u>	タゾバクタム	*1096*, <u>*41*</u>*
センブリ	*1981*	タゾバクタム・ピペラシリン,注射用	*1097*
センブリ・重曹散	*1982*	ダナゾール	*1099*, <u>*41*</u>*
センブリ末	*1982*	タムスロシン塩酸塩	*1100*, <u>*41*</u>*
		タムスロシン塩酸塩徐放錠	*1101*
ソ		タモキシフェンクエン酸塩	*1102*, <u>*41*</u>*
		タランピシリン塩酸塩	*1103*, <u>*41*</u>*
ソウジュツ	*1983*	タリウム(^{201}Tl)注射液,塩化	*651*
蒼朮	*1983*	タルク	*1104*, <u>*37*</u>
ソウジュツ末	*1983*	タルチレリン口腔内崩壊錠	*1107*
蒼朮末	*1983*	タルチレリン錠	*1106*
ソウハクヒ	*1983*	タルチレリン水和物	*1105*, <u>*41*</u>*
桑白皮	*1983*	炭,薬用	*1748*, <u>*49*</u>*
組織培養不活化狂犬病ワクチン,乾燥	*744*	炭酸エステル,キニーネエチル	*742*, <u>*37*</u>*
ゾニサミド	*1082*, <u>*41*</u>*	炭酸カリウム	*1108*, <u>*41*</u>*
ゾニサミド錠	*1083*	炭酸カルシウム,沈降	*1109*, <u>*41*</u>*
ゾピクロン	*1084*, <u>*41*</u>*	炭酸カルシウム細粒,沈降	*1110*
ゾピクロン錠	*1085*	炭酸カルシウム錠,沈降	*1109*
ソボク	*1984*, <u>*59*</u>	炭酸水素ナトリウム	*1111*, <u>*41*</u>*
蘇木	*1984*	炭酸水素ナトリウム注射液	*1111*
ソヨウ	*1984*, <u>*60*</u>	炭酸ナトリウム,乾燥	*1111*, <u>*41*</u>*, <u>*37*</u>
蘇葉	*1984*	炭酸ナトリウム水和物	*1112*, <u>*41*</u>*, <u>*37*</u>
ソルビタンセスキオレイン酸エステル	*1086*, <u>*41*</u>*, <u>*37*</u>	炭酸マグネシウム	*1112*, <u>*41*</u>*
ゾルピデム酒石酸塩	*1086*, <u>*41*</u>*	炭酸リチウム	*1113*, <u>*41*</u>*
ゾルピデム酒石酸塩錠	*1087*	炭酸リチウム錠	<u>*37*</u>
D－ソルビトール	*1088*, <u>*41*</u>*	単シロップ	*1114*
D－ソルビトール液	*1089*, <u>*41*</u>*	タンジン	*1993*, <u>*60*</u>
		丹参	*1993*
タ		炭素,二酸化	*1281*
		ダントロレンナトリウム水和物	*1115*, <u>*42*</u>*
ダイオウ	*1985*, <u>*60*</u>	タンナルビン	*1116*
大黄	*1985*	タンナルビン・ビスマス散,オウバク・	*1881*
ダイオウ・センナ散,複方	*1987*	単軟膏	*1993*
大黄甘草湯エキス	*1987*	タンニン坐剤,ロートエキス・	*2084*
ダイオウ末	*1986*, <u>*60*</u>	タンニン酸	*1115*
大黄末	*1986*	タンニン酸アルブミン	*1116*
大柴胡湯エキス	*1989*	タンニン酸ジフェンヒドラミン	*1116*, <u>*42*</u>*
ダイズ油	*1992*	タンニン酸ベルベリン	*1116*
タイソウ	*1992*, <u>*60*</u>		
大棗	*1992*	**チ**	
胎盤性性腺刺激ホルモン	*989*		
胎盤性性腺刺激ホルモン,注射用	*991*	チアプリド塩酸塩	*1117*, <u>*42*</u>*
ダウノルビシン塩酸塩	*1090*, <u>*41*</u>*	チアプリド塩酸塩錠	*1118*

チアマゾール	1119, 42*	注射用スペクチノマイシン塩酸塩	974, 60
チアマゾール錠	1119	注射用セファゾリンナトリウム	1004
チアミラールナトリウム	1120, 42*	注射用セファロチンナトリウム	1014
チアミラールナトリウム，注射用	1121	注射用セフェピム塩酸塩	1019
チアミン塩化物塩酸塩	1121, 42*	注射用セフォゾプラン塩酸塩	1023
チアミン塩化物塩酸塩散	1122	注射用セフォチアム塩酸塩	1025
チアミン塩化物塩酸塩注射液	1123	注射用セフォペラゾンナトリウム	1031
チアミン硝化物	1123, 42*	注射用セフォペラゾンナトリウム・	
チアラミド塩酸塩	1124, 42*	スルバクタムナトリウム	1031, 61
チアラミド塩酸塩錠	1125	注射用セフタジジム	1044
チアントール	1125	注射用セフメタゾールナトリウム	1062
チアントール・サリチル酸液，複方	1126	注射用胎盤性性腺刺激ホルモン	991
チアントール軟膏，イオウ・サリチル酸・	499	注射用タゾバクタム・ピペラシリン	1097
チオペンタールナトリウム	1127, 42*	注射用チアミラールナトリウム	1121
チオペンタールナトリウム，注射用	1128, 42*	注射用チオペンタールナトリウム	1128, 42*
チオリダジン塩酸塩	1128, 42*	注射用テセロイキン（遺伝子組換え）	1160
チオ硫酸ナトリウム水和物	1129, 42*	注射用テモゾロミド	64
チオ硫酸ナトリウム注射液	1129	注射用ドキソルビシン塩酸塩	1194
チオリンゴ酸ナトリウム，金	744, 37*	注射用ドセタキセル	1203
チクセツニンジン	1993	注射用ドリペネム	1236
竹節人参	1993	注射用ナルトグラスチム（遺伝子組換え）	1272, 65
チクセツニンジン末	1994	注射用パニペネム・ベタミプロン	1320
竹節人参末	1994	注射用バンコマイシン塩酸塩	1357
チクロピジン塩酸塩	1130, 42*	注射用ヒト絨毛性性腺刺激ホルモン	991
チクロピジン塩酸塩錠	1130	注射用ヒドララジン塩酸塩	1385
チザニジン塩酸塩	1131, 42*	注射用ピペラシリンナトリウム	1409
チタン，酸化	874	注射用ビンブラスチン硫酸塩	1432
窒素	1132	注射用ファモチジン	1436
窒素，亜酸化	395	注射用フェニトインナトリウム	1448, 46*
チニダゾール	1133, 42*	注射用プレドニゾロンコハク酸エステルナトリウム	1530
チペピジンヒベンズ酸塩	1133, 42*	注射用フロモキセフナトリウム	1570
チペピジンヒベンズ酸塩錠	1134	注射用ペニシリンGカリウム	1621
チメピジウム臭化物水和物	1136, 42*	注射用ペプロマイシン硫酸塩	1603
チモ	1994	注射用ベンジルペニシリンカリウム	1621
知母	1994	注射用ホスホマイシンナトリウム	1637
チモール	1136	注射用ボリコナゾール	1646
チモロールマレイン酸塩	1137, 42*	注射用マイトマイシンC	1656
チモロールマレイン酸塩点眼液，ドルゾラミド塩酸塩・	1244	注射用ミノサイクリン塩酸塩	1680
注射用アシクロビル	401	注射用メトトレキサート	1714
注射用アズトレオナム	408	注射用メロペネム	1730
注射用アセチルコリン塩化物	413, 33*	注射用ロキサチジン酢酸エステル塩酸塩	1839
注射用アミカシン硫酸塩	445	丁香	1995
注射用アムホテリシンB	452, 53	丁香末	1995
注射用アンピシリンナトリウム	491	チョウジ	1995, 92
注射用アンピシリンナトリウム・		丁子	1995
スルバクタムナトリウム	492, 53	チョウジ末	1995
注射用イダルビシン塩酸塩	524	丁子末	1995
注射用イミペネム・シラスタチンナトリウム	542, 54	チョウジ油	1995, 92
注射用オザグレルナトリウム	673	丁子油	1995
注射用シベレスタットナトリウム	926	チョウトウコウ	1996, 92, 60
注射用水	960	釣藤鈎	1996
注射用水（容器入り）	960	釣藤鉤	1996
注射用スキサメトニウム塩化物	964	釣藤散エキス	1997
注射用ストレプトマイシン硫酸塩	971	チョレイ	1999

猪苓	1999
チョレイ末	1999
猪苓末	1999
L-チロシン	1138, 42*
チンキ，希ヨード	1754
チンキ，ヨード	1754
チンク油	1138
チンク油，アクリノール・	392
チンク油，複方アクリノール・	393
沈降B型肝炎ワクチン	1370
沈降ジフテリアトキソイド，成人用	918
沈降ジフテリア破傷風混合トキソイド	919
沈降精製百日せきジフテリア破傷風混合ワクチン	1415
沈降精製百日せきワクチン	1415
沈降炭酸カルシウム	1109, 41*
沈降炭酸カルシウム細粒	1110
沈降炭酸カルシウム錠	1109
沈降破傷風トキソイド	1316
チンピ	2000, 61
陳皮	2000

ツ

ツバキ油	2000
椿油	2000
ツロブテロール	1139, 42*
ツロブテロール塩酸塩	1140, 42*
ツロブテロール経皮吸収型テープ	1139

テ

テイコプラニン	1141, 42*
低置換度ヒドロキシプロピルセルロース	1390, 45*, 42
テオフィリン	1144, 42*
テガフール	1145, 42*
デキサメサゾン	1145
デキサメタゾン	1145, 42*
デキストラン40	1146, 42*
デキストラン40注射液	1147
デキストラン70	1148, 42*, 38
デキストラン硫酸エステルナトリウム イオウ5	1149, 42*
デキストラン硫酸エステルナトリウム イオウ18	1149, 42*
デキストリン	1150, 42*
デキストロメトルファン臭化水素酸塩水和物	1150, 42*
テクネチウム酸ナトリウム(^{99m}Tc)注射液，過	688
テストステロンエナント酸エステル	1151
テストステロンエナント酸エステル注射液	1152
テストステロンプロピオン酸エステル	1152
テストステロンプロピオン酸エステル注射液	1153
デスラノシド	1154
デスラノシド注射液	1154
テセロイキン(遺伝子組換え)	1155, 38
テセロイキン(遺伝子組換え)，注射用	1160
鉄水和物，硫酸	1804, 50*

テトラカイン塩酸塩	1160, 42*
テトラサイクリン塩酸塩	1161, 42*
デヒドロコール酸	1162, 42*
デヒドロコール酸，精製	1162, 42*
デヒドロコール酸注射液	1163, 42*
デフェロキサミンメシル酸塩	1163, 42*
テプレノン	1164, 42*
テプレノンカプセル	1166
デメチルクロルテトラサイクリン塩酸塩	1167, 42*
テモカプリル塩酸塩	1168, 42*
テモカプリル塩酸塩錠	1169
テモゾロミド	61
テモゾロミド，注射用	64
テモゾロミドカプセル	62
テルビナフィン塩酸塩	1170, 42*
テルビナフィン塩酸塩液	1172
テルビナフィン塩酸塩クリーム	1173
テルビナフィン塩酸塩錠	1171
テルビナフィン塩酸塩スプレー	1172
テルブタリン硫酸塩	1173, 42*
テルミサルタン	1174, 42*
テルミサルタン・アムロジピンベシル酸塩錠	1176
テルミサルタン・ヒドロクロロチアジド錠	1178
テルミサルタン錠	1175
テレビン油	2001
天台烏薬	1871
天然ケイ酸アルミニウム	824, 38*
デンプン，亜鉛華	389
デンプン，コムギ	1180, 65
デンプン，コメ	1182
デンプン，酸化亜鉛	389
デンプン，トウモロコシ	1183
デンプン，バレイショ	1184
デンプングリコール酸ナトリウム	1185, 42*
テンマ	2001
天麻	2001
テンモンドウ	2001, 61
天門冬	2001

ト

桃核承気湯エキス	2002, 93
トウガシ	2004
冬瓜子	2004
トウガラシ	2005
トウガラシ・サリチル酸精	2007
トウガラシチンキ	2006
トウガラシ末	2005
トウキ	2007
当帰	2007
当帰芍薬散エキス	2008, 61
トウキ末	2008
当帰末	2008
トウジン	2010, 62

党参	2010
透析用ヘパリンナトリウム液	1600
痘そうワクチン，乾燥	1186
痘そうワクチン，乾燥細胞培養	1186
トウニン	**2011**, *93*
桃仁	**2011**
トウニン末	**2011**, *94*
桃仁末	**2011**
トウヒ	**2012**
橙皮	**2012**
トウヒシロップ	**2012**
橙皮シロップ	**2012**
トウヒチンキ	**2013**
橙皮チンキ	**2013**
トウモロコシデンプン	1183
トウモロコシ油	**2013**
当薬	**1981**
当薬末	**1982**
ドキサゾシンメシル酸塩	1186, *42**
ドキサゾシンメシル酸塩錠	1187
ドキサプラム塩酸塩水和物	1188, *42**
ドキシサイクリン塩酸塩錠	1190
ドキシサイクリン塩酸塩水和物	1188, *42**
ドキシフルリジン	1191, *42**
ドキシフルリジンカプセル	1192
トキソイド，ジフテリア	918
トキソイド，成人用沈降ジフテリア	918
トキソイド，沈降ジフテリア破傷風混合	919
トキソイド，沈降破傷風	1316
ドキソルビシン塩酸塩	1193
ドキソルビシン塩酸塩，注射用	1194
ドクカツ	**2013**
独活	**2013**
トコフェロール	1194, *43**
トコフェロールコハク酸エステルカルシウム	1195
トコフェロール酢酸エステル	1196, *43**
トコフェロールニコチン酸エステル	1197, *43**
トコン	**2014**
吐根	**2014**
トコン散，アヘン	1863
トコンシロップ	**2015**
吐根シロップ	**2015**
トコン末	**2014**
吐根末	**2014**
トシル酸塩錠，スルタミシリン	977
トシル酸塩錠，トスフロキサシン	1200
トシル酸塩水和物，スルタミシリン	976, *40**
トシル酸塩水和物，トスフロキサシン	1198, *43**
トスフロキサシントシル酸塩錠	1200
トスフロキサシントシル酸塩水和物	1198, *43**
ドセタキセル，注射用	1203
ドセタキセル水和物	1201, *43**
ドセタキセル注射液	1202
トチュウ	**2016**
杜仲	**2016**
ドッカツ	**2013**
トドララジン塩酸塩水和物	1204, *43**
ドネペジル塩酸塩	1204, *43**
ドネペジル塩酸塩細粒	1206
ドネペジル塩酸塩錠	1205
ドパミン塩酸塩	1208, *43**
ドパミン塩酸塩注射液	1208
トフィソパム	1209, *43**
ドブタミン塩酸塩	1209, *43**
トブラマイシン	1210, *43**
トブラマイシン注射液	1211
ドーフル散	1863
トラガント	**2016**
トラガント末	**2016**
トラニラスト	1211, *43**
トラニラスト，シロップ用	*1214*
トラニラストカプセル	1212
トラニラスト細粒	1213
トラニラスト点眼液	1215
トラネキサム酸	1216, *43**
トラネキサム酸カプセル	1218
トラネキサム酸錠	1217
トラネキサム酸注射液	1218
トラピジル	1219, *43**
トラマドール塩酸塩	1220, *43**
トリアゾラム	1221, *43**
トリアムシノロン	1222, *43**
トリアムシノロンアセトニド	1223, *43**
トリアムテレン	1224, *43**
トリエンチン塩酸塩	1224, *43**
トリエンチン塩酸塩カプセル	1225
トリオジンクパスタ，歯科用	*1226*
トリクロホスナトリウム	1226, *43**
トリクロホスナトリウムシロップ	1227
トリクロルメチアジド	1227, *43**
トリクロルメチアジド錠	1228
トリコマイシン	1230
L-トリプトファン	1231, *43**
トリヘキシフェニジル塩酸塩	1232, *43**
トリヘキシフェニジル塩酸塩錠	1232
ドリペネム，注射用	*1236*
ドリペネム水和物	1234, *43**
トリメタジオン	1237, *43**
トリメタジジン塩酸塩	1238, *43**
トリメタジジン塩酸塩錠	1238
トリメトキノール塩酸塩水和物	1240, *43**
トリメブチンマレイン酸塩	1241, *43**
ドルゾラミド塩酸塩	1241, *43**
ドルゾラミド塩酸塩・チモロールマレイン酸塩点眼液	1244
ドルゾラミド塩酸塩点眼液	1243
トルナフタート	1246, *43**
トルナフタート液	1246
トルバプタン	***40***

トルバプタン錠		**<u>41</u>**
トルブタミド	1247, *43**,	**42**
トルブタミド錠	1247,	**42**
トルペリゾン塩酸塩	1248,	*43**
L-トレオニン	1248,	*43**
トレハロース水和物	1249,	*43**
トレピブトン	1250,	*43**
ドロキシドパ	1251,	*43**
ドロキシドパカプセル		1251
ドロキシドパ細粒		1252
トロキシピド	1253,	*43**
トロキシピド細粒		1254
トロキシピド錠		1254
トロピカミド	1255,	*43**
ドロペリドール	1256,	*43**
トロンビン		1257
豚脂		2016
ドンペリドン	1257,	*43**

ナ

ナイスタチン	1258,	*43**
ナタネ油		2017
菜種油		2017
ナタマイシン		1413
ナテグリニド	1259,	*43**
ナテグリニド錠		1260
ナトリウム　イオウ5, デキストラン硫酸エステル	1149,	*42**
ナトリウム　イオウ18, デキストラン硫酸エステル	1149,	*42**
ナトリウム，亜硫酸水素	464, *33**,	**28**
ナトリウム，安息香酸	485,	*34**
ナトリウム，アンピシリン	490,	*34**
ナトリウム，エチドロン酸二	598,	*35**
ナトリウム，塩化	652, *36**,	**56**
ナトリウム，オザグレル	671,	*36**
ナトリウム，カルボキシメチルセルロース		717
ナトリウム，カルメロース	717,	*36**
ナトリウム，カルモナム	719,	*36**
ナトリウム，乾燥亜硫酸	465, *33**,	**28**
ナトリウム，乾燥炭酸	1111, *41**,	**37**
ナトリウム，乾燥硫酸		2047
ナトリウム，金チオリンゴ酸	744,	*37**
ナトリウム，クロスカルメロース	718, *36**,	**58**
ナトリウム，クロモグリク酸	801,	*38**
ナトリウム，クロラムフェニコールコハク酸エステル	805,	*38**
ナトリウム，コリスチンメタンスルホン酸	849,	*38**
ナトリウム，サリチル酸	865,	*38**
ナトリウム，ジクロフェナク	885,	*39**
ナトリウム，臭化	934,	*39**
ナトリウム，重炭酸		1111
ナトリウム，シラスタチン	942,	*39**
ナトリウム，シロップ用ファロペネム		1439
ナトリウム，水酸化	962,	*40**
ナトリウム，スルバクタム	979,	*40**
ナトリウム，スルベニシリン	986,	*40**
ナトリウム，スルホブロモフタレイン	987,	*40**
ナトリウム，精製ヒアルロン酸	1360,	*45**
ナトリウム，セファゾリン	1001,	*40**
ナトリウム，セファロチン	1013,	*40**
ナトリウム，セフォジジム	1020,	*40**
ナトリウム，セフォタキシム	1023,	*40**
ナトリウム，セフォペラゾン	1030,	*40**
ナトリウム，セフスロジン	1041,	*41**
ナトリウム，セフチゾキシム	1045,	*41**
ナトリウム，セフピラミド	1053,	*41**
ナトリウム，セフブペラゾン	1055,	*41**
ナトリウム，セフメタゾール	1061,	*41**
ナトリウム，炭酸水素	1111,	*41**
ナトリウム，チアミラール	1120,	*42**
ナトリウム，チオペンタール	1127,	*42**
ナトリウム，注射用アンピシリン		491
ナトリウム，注射用アンピシリンナトリウム・スルバクタム	492,	**53**
ナトリウム，注射用イミペネム・シラスタチン	542,	**54**
ナトリウム，注射用オザグレル		673
ナトリウム，注射用シベレスタット		926
ナトリウム，注射用セファゾリン		1004
ナトリウム，注射用セファロチン		1014
ナトリウム，注射用セフォペラゾン		1031
ナトリウム，注射用セフォペラゾンナトリウム・スルバクタム	1031,	**61**
ナトリウム，注射用セフメタゾール		1062
ナトリウム，注射用チアミラール		1121
ナトリウム，注射用チオペンタール	1128,	*42**
ナトリウム，注射用ピペラシリン		1409
ナトリウム，注射用フェニトイン	1448,	*46**
ナトリウム，注射用プレドニゾロンコハク酸エステル		1530
ナトリウム，注射用フロモキセフ		1570
ナトリウム，注射用ホスホマイシン		1637
ナトリウム，デンプングリコール酸	1185,	*42**
ナトリウム，トリクロホス	1226,	*43**
ナトリウム，パルナパリン	1340,	*44**
ナトリウム，バルプロ酸	1343,	*44**
ナトリウム，ヒドロコルチゾンコハク酸エステル		1395
ナトリウム，ヒドロコルチゾンリン酸エステル	1398,	*45**
ナトリウム，ピペラシリン	1408,	*45**
ナトリウム，ピロ亜硫酸	1424, *46**,	**43**
ナトリウム，フシジン酸	1466,	*46**
ナトリウム，プラバスタチン	1494,	*46**
ナトリウム，フラビンアデニンジヌクレオチド	1499,	*46**
ナトリウム，フルオレセイン		1505
ナトリウム，プレドニゾロンリン酸エステル	1532,	*47**
ナトリウム，フロモキセフ	1568,	*47**
ナトリウム，ベタメタゾンリン酸エステル		1587
ナトリウム，ヘパリン	1596,	*48**

ナトリウム，ベラプロスト	1611	ナトリウム水和物，酢酸	858, *38**
ナトリウム，ホスホマイシン	1636, *48**	ナトリウム水和物，サッカリン	860, *38**
ナトリウム，ポリスチレンスルホン酸	1649, *48**, *47*	ナトリウム水和物，ジクロキサシリン	883
ナトリウム，無水硫酸	2047	ナトリウム水和物，シベレスタット	925, *39**
ナトリウム，メタ重亜硫酸	1424	ナトリウム水和物，セファゾリン	1003, *40**
ナトリウム，モンテルカスト	1740, *49**	ナトリウム水和物，セフトリアキソン	1051, *41**
ナトリウム，ヨウ化	1750, *50**, *49*	ナトリウム水和物，セフミノクス	1060, *41**
ナトリウム，ラウリル硫酸	1759	ナトリウム水和物，炭酸	1112, *41**, *37*
ナトリウム，ラタモキセフ	1761, *50**	ナトリウム水和物，ダントロレン	1115, *42**
ナトリウム，ラベプラゾール	1770, *50**	ナトリウム水和物，チオ硫酸	1129, *42**
ナトリウム，リオチロニン	1774	ナトリウム水和物，ピコスルファート	1372, *45**
ナトリウム，リボフラビンリン酸エステル	1800	ナトリウム水和物，ファロペネム	1437, *46**
ナトリウム，硫酸	2047	ナトリウム水和物，プラステロン硫酸エステル	1490, *46**
ナトリウム，ロベンザリット	1856, *51**	ナトリウム水和物，ブロムフェナク	1565, *47**
ナトリウム(^{51}Cr)注射液，クロム酸	801	ナトリウム水和物，リセドロン酸	1784, *50**
ナトリウム(^{99m}Tc)注射液，過テクネチウム酸	688	ナトリウム水和物，リン酸水素	1814, *50**
ナトリウム(^{123}I)カプセル，ヨウ化	1751	ナトリウム水和物，レボチロキシン	1827
ナトリウム(^{131}I)液，ヨウ化	1751	ナトリウム水和物，ロキソプロフェン	1842, *50**, *49*
ナトリウム(^{131}I)カプセル，ヨウ化	1751	ナトリウムチュアブル錠，モンテルカスト	1744
ナトリウム(^{131}I)注射液，ヨウ化ヒプル酸	1751	ナトリウム注射液，0.9%塩化	991
ナトリウム液，歯科用次亜塩素酸	488	ナトリウム注射液，10%塩化	653
ナトリウム液，診断用クエン酸	754	ナトリウム注射液，アレンドロン酸	482
ナトリウム液，透析用ヘパリン	1600	ナトリウム注射液，イオタラム酸	500
ナトリウム液，L-乳酸	1295, *44**	ナトリウム注射液，オザグレル	672
ナトリウム液，プラバスタチン	1498	ナトリウム注射液，重炭酸	1111
ナトリウム液，ロック用ヘパリン	1600	ナトリウム注射液，スルホブロモフタレイン	988
ナトリウムカフェイン，安息香酸	486, *34**	ナトリウム注射液，精製ヒアルロン酸	1361
ナトリウム顆粒，エカベト	582	ナトリウム注射液，炭酸水素	1111
ナトリウム顆粒，モンテルカスト	1746	ナトリウム注射液，チオ硫酸	1129
ナトリウム細粒，プラバスタチン	1496	ナトリウム注射液，ヘパリン	1599, *48**
ナトリウム坐剤，ジクロフェナク	886	ナトリウム注射液，輸血用クエン酸	754
ナトリウム十水塩，硫酸	2047	ナトリウム注射液，リボフラビンリン酸エステル	1801
ナトリウム錠，アレンドロン酸	480	ナトリウム点眼液，クロラムフェニコール・コリスチンメタンスルホン酸	805
ナトリウム錠，エチドロン酸二	599	ナトリウム点眼液，精製ヒアルロン酸	1362
ナトリウム錠，バルプロ酸	1343	ナトリウム点眼液，ブロムフェナク	1566
ナトリウム錠，ファロペネム	1438	ナトリウムリンゲル液，L-乳酸	1296, *44**
ナトリウム錠，プラバスタチン	1495	ナドロール	**1261**, *43**
ナトリウム錠，ベラプロスト	1612	ナファゾリン・クロルフェニラミン液	**1263**
ナトリウム錠，モンテルカスト	1743	ナファゾリン塩酸塩	**1262**
ナトリウム錠，リオチロニン	1775	ナファゾリン硝酸塩	**1262**, *43**
ナトリウム錠，リセドロン酸	1785	ナファモスタットメシル酸塩	**1263**, *43**
ナトリウム錠，レボチロキシン	1828	ナフトピジル	**1264**, *43**
ナトリウム錠，ロキソプロフェン	1843	ナフトピジル口腔内崩壊錠	**1266**
ナトリウム徐放錠A，バルプロ酸	1344	ナフトピジル錠	**1265**
ナトリウム徐放錠B，バルプロ酸	1345	ナブメトン	**1267**, *43**
ナトリウムシロップ，トリクロホス	1227	ナブメトン錠	**1268**
ナトリウムシロップ，バルプロ酸	1346	ナプロキセン	**1269**, *44**
ナトリウム水和物，アレンドロン酸	479, *34**	生おたふくかぜワクチン，乾燥弱毒	673
ナトリウム水和物，エカベト	581, *35**	生風しんワクチン，乾燥弱毒	1444
ナトリウム水和物，エデト酸	607, *35**, *28*	生麻しんワクチン，乾燥弱毒	1660
ナトリウム水和物，エデト酸カルシウム	606, *35**	(NAMALWA)，インターフェロン アルファ	565
ナトリウム水和物，カルバゾクロムスルホン酸	706, *36**	(NAMALWA)注射液，インターフェロン アルファ	568
ナトリウム水和物，クエン酸	754, *37**	ナリジクス酸	**1269**, *44**
ナトリウム水和物，クロキサシリン	780, *37**		

ナ

ナルトグラスチム(遺伝子組換え)	1270,	65
ナルトグラスチム(遺伝子組換え),注射用	1272,	65
ナロキソン塩酸塩		1273
軟滑石		1900

ニ

ニガキ		2017,	94
苦木			2017
ニガキ末		2017,	94
苦木末			2017
ニカルジピン塩酸塩		1274,	44*
ニカルジピン塩酸塩注射液			1274
ニクジュウヨウ			2017
ニクジュヨウ			2017
肉蓯蓉			2017
肉蓯蓉			2017
ニクズク	2018,	94,	62
肉豆蔲	2018,	94,	62
肉豆蔲		94,	62
肉豆蔲			94
肉豆蔲		2018,	94
ニコチン酸		1275,	44*
ニコチン酸アミド		1277,	44*
ニコチン酸エステル,トコフェロール	1197,	43*
ニコチン酸エステル,ビタミンE		1197
ニコチン酸注射液			1276
ニコモール		1277,	44*
ニコモール錠			1278
ニコランジル		1279,	44*
ニザチジン		1279,	44*
ニザチジンカプセル			1280
二酸化炭素			1281
ニセリトロール		1282,	44*
ニセルゴリン		1283,	44*
ニセルゴリン散			1285
ニセルゴリン錠			1284
二相性イソフェンインスリン ヒト(遺伝子組換え)			
水性懸濁注射液	558,	55
ニトラゼパム		1286,	44*
ニトレンジピン		1286,	44*
ニトレンジピン錠			1287
ニトログリセリン錠			1288
二ヒ素,三酸化			876
ニフェジピン		1289,	44*
ニフェジピン細粒			1291
ニフェジピン徐放カプセル			1290
ニフェジピン腸溶細粒			1292
乳酸		1293,	44*
L-乳酸		1293,	44*
L-乳酸ナトリウム液		1295,	44*
L-乳酸ナトリウムリンゲル液		1296,	44*
乳酸エタクリジン			391
乳酸カルシウム水和物		1294,	44*
乳糖,無水		1298,	44*
乳糖水和物		1299,	44*
乳糖末,70%一硝酸イソソルビド	524,	34*
尿素		1299,	44*
ニルバジピン		1300,	44*
ニルバジピン錠			1301
ニンジン			2018
人参			2018
ニンジン末			2020
人参末			2020
ニンドウ		2021,	62
忍冬			2021

ネ

ネオスチグミンメチル硫酸塩		1302
ネオスチグミンメチル硫酸塩注射液		1303
ネオマイシン硫酸塩		1489

ノ

濃グリセリン	762,	37*,	32
濃グリセロール			762
濃ベンザルコニウム塩化物液50			1618
ノスカピン		1303,	44*
ノスカピン塩酸塩水和物			1304
ノルアドレナリン			1305
ノルアドレナリン注射液			1305
ノルエチステロン			1306
ノルエピネフリン			1305
ノルエピネフリン注射液			1305
ノルゲストレル		1306,	44*
ノルゲストレル・エチニルエストラジオール錠			1307
ノルトリプチリン塩酸塩		1308,	44*
ノルトリプチリン塩酸塩錠			1309
ノルフロキサシン		1310,	44*

ハ

バイモ			2021
貝母			2021
バカンピシリン塩酸塩		1310,	44*
バクガ			2022
麦芽			2022
白色セラック		1074,	41*
白色軟膏			1274
白色ワセリン	1857,	51*,	82
白糖	1312,	44*,	42
白糖,精製			1312
バクモンドウ		2022,	63
麦門冬			2022
麦門冬湯エキス			2022
白蝋			2064
バクロフェン		1313,	44*

バクロフェン錠	*1314*
バシトラシン	*1315*, 44*
バシトラシンA	*1315*
破傷風混合トキソイド，沈降ジフテリア	*919*
破傷風混合ワクチン，沈降精製百日せきジフテリア	*1415*
破傷風トキソイド，沈降	*1316*
パスカルシウム顆粒	*1324*
パスカルシウム水和物	*1324*
パズフロキサシンメシル酸塩	*1316*, 44*
パズフロキサシンメシル酸塩注射液	*1317*
バソプレシン注射液	*1318*
八味地黄丸エキス	*2024*, *94*, *63*
ハチミツ	*2027*
蜂蜜	*2027*
ハッカ	*2027*, *63*
薄荷	*2027*
ハッカ水	*2028*
ハッカ油	*2028*
薄荷油	*2028*
パップ用複方オウバク散	*1881*
パニペネム	*1319*, 44*
パニペネム・ベタミプロン，注射用	*1320*
パパベリン塩酸塩	*1322*
パパベリン塩酸塩注射液	*1322*
はぶウマ抗毒素，乾燥	*1323*
ハマボウフウ	*2028*, *95*
浜防風	*2028*
バメタン硫酸塩	*1323*, 44*
パモ酸塩，ヒドロキシジン	*1388*, 45*
パモ酸塩，ピランテル	*1417*, 45*
パラアミノサリチル酸カルシウム顆粒	*1324*
パラアミノサリチル酸カルシウム水和物	*1324*, 44*
パラオキシ安息香酸エチル	*1325*, 44*, *65*
パラオキシ安息香酸ブチル	*1326*, 44*, *66*
パラオキシ安息香酸プロピル	*1327*, 44*, *68*
パラオキシ安息香酸メチル	*1329*, 44*, *69*
バラシクロビル塩酸塩	*1330*, 44*
バラシクロビル塩酸塩錠	*1331*
パラセタモール	*415*
パラフィン	*1332*, 44*, *42*
パラフィン，軽質流動	*1333*, 44*, *42*
パラフィン，流動	*1333*, 44*, *42*
パラホルムアルデヒド	*1334*
パラホルムパスタ，歯科用	*1335*
バリウム，硫酸	*1805*, *50**
L-バリン	*1335*, 44*
バリン顆粒，イソロイシン・ロイシン	*521*
バルサルタン	*1336*, 44*
バルサルタン・ヒドロクロロチアジド錠	*1338*
バルサルタン錠	*1337*
パルナパリンナトリウム	*1340*, 44*
バルビタール	*1342*, 44*
バルプロ酸ナトリウム	*1343*, 44*
バルプロ酸ナトリウム錠	*1343*
バルプロ酸ナトリウム徐放錠A	*1344*
バルプロ酸ナトリウム徐放錠B	*1345*
バルプロ酸ナトリウムシロップ	*1346*
パルミチン酸エステル，クロラムフェニコール	*806*, *38**
パルミチン酸エステル，ビタミンA	*1818*
パルミチン酸エステル，レチノール	*1818*
バレイショデンプン	*1184*
バレリル尿素散，ジフェンヒドラミン	*917*
ハロキサゾラム	*1347*, 44*
パロキセチン塩酸塩錠	*1350*
パロキセチン塩酸塩水和物	*1348*, 45*
ハロタン	*1351*
ハロペリドール	*1352*, 45*
ハロペリドール細粒	*1353*
ハロペリドール錠	*1352*
ハロペリドール注射液	*1354*
パンクレアチン	*1355*
パンクロニウム臭化物	*1355*
ハンゲ	*2029*
半夏	*2029*
半夏厚朴湯エキス	*2029*, *95*
半夏瀉心湯エキス	*2030*
バンコマイシン塩酸塩	*1356*, 45*
バンコマイシン塩酸塩，注射用	*1357*
蕃椒	*2005*
蕃椒末	*2005*
パンテチン	*1358*, 45*
パントテン酸カルシウム	*1359*, 45*
パントテン酸カルシウム錠，アスコルビン酸	*406*

ヒ

ヒアルロン酸ナトリウム，精製	*1360*, 45*
ヒアルロン酸ナトリウム注射液，精製	*1361*
ヒアルロン酸ナトリウム点眼液，精製	*1362*
ピオグリタゾン塩酸塩	*1363*, 45*
ピオグリタゾン塩酸塩・グリメピリド錠	*1365*
ピオグリタゾン塩酸塩・メトホルミン塩酸塩錠	*1367*
ピオグリタゾン塩酸塩錠	*1364*
ビオチン	*1370*, 45*
B型肝炎ワクチン，沈降	*1370*
ビカルタミド	*1370*, 45*
ビカルタミド錠	*70*
ピコスルファートナトリウム水和物	*1372*, 45*
ビサコジル	*1373*, 45*
ビサコジル坐剤	*1374*
BCGワクチン，乾燥	*1374*
L-ヒスチジン	*1375*, 45*
L-ヒスチジン塩酸塩水和物	*1375*, 45*
ビスマス，次硝酸	*893*
ビスマス，次没食子酸	*932*, *39**
ビスマス散，オウバク・タンナルビン	*1881*
ビソプロロールフマル酸塩	*1376*, 45*
ビソプロロールフマル酸塩錠	*1377*

ピタバスタチンカルシウム口腔内崩壊錠	1381
ピタバスタチンカルシウム錠	1380
ピタバスタチンカルシウム水和物	1378, *45*＊
ビタミンA酢酸エステル	1818
ビタミンAパルミチン酸エステル	1818
ビタミンA油	1383
ビタミンB$_1$塩酸塩	1121
ビタミンB$_1$塩酸塩散	1122
ビタミンB$_1$塩酸塩注射液	1123
ビタミンB$_1$硝酸塩	1123
ビタミンB$_2$	1798
ビタミンB$_2$散	1798
ビタミンB$_2$酪酸エステル	1799
ビタミンB$_2$リン酸エステル	1800
ビタミンB$_2$リン酸エステル注射液	1801
ビタミンB$_6$	1419
ビタミンB$_6$注射液	1419
ビタミンB$_{12}$	880
ビタミンB$_{12}$注射液	881
ビタミンC	404
ビタミンC散	405
ビタミンC注射液	405
ビタミンD$_2$	646
ビタミンD$_3$	854
ビタミンE	1194
ビタミンEコハク酸エステルカルシウム	1195
ビタミンE酢酸エステル	1196
ビタミンEニコチン酸エステル	1197
ビタミンH	1370
ビタミンK$_1$	1440
ヒト(遺伝子組換え),インスリン	554, 54
ヒト(遺伝子組換え)水性懸濁注射液, イソフェンインスリン	556, 55
ヒト(遺伝子組換え)水性懸濁注射液, 二相性イソフェンインスリン	558, 55
ヒト(遺伝子組換え)注射液,インスリン	555, 55
ヒト下垂体性性腺刺激ホルモン	988
ヒト絨毛性性腺刺激ホルモン	989
ヒト絨毛性性腺刺激ホルモン,注射用	991
人全血液	1383
人免疫グロブリン	1384
ヒドララジン塩酸塩	1384, *45*＊
ヒドララジン塩酸塩,注射用	1385
ヒドララジン塩酸塩散	1385
ヒドララジン塩酸塩錠	1384
ヒドロキシエチルセルロース	1386, *45*＊
ヒドロキシジン塩酸塩	1387, *45*＊
ヒドロキシジンパモ酸塩	1388, *45*＊
ヒドロキシプロピルセルロース	1389, *45*＊
ヒドロキシプロピルセルロース,低置換度	1390, *45*＊, *42*
ヒドロキソコバラミン酢酸塩	1391
ヒドロクロロチアジド	1392, *45*＊
ヒドロクロロチアジド錠, カンデサルタン シレキセチル・	726
ヒドロクロロチアジド錠,テルミサルタン・	1178
ヒドロクロロチアジド錠,バルサルタン・	1338
ヒドロクロロチアジド錠,ロサルタンカリウム・	1846
ヒドロコタルニン塩酸塩水和物	1393, *45*＊
ヒドロコルチゾン	1393
ヒドロコルチゾン・ジフェンヒドラミン軟膏	1397
ヒドロコルチゾンコハク酸エステル	1394
ヒドロコルチゾンコハク酸エステルナトリウム	1395
ヒドロコルチゾン酢酸エステル	1396
ヒドロコルチゾン酪酸エステル	1397, *45*＊
ヒドロコルチゾンリン酸エステルナトリウム	1398, *45*＊
ピブメシリナム塩酸塩	1400, *45*＊
ピブメシリナム塩酸塩錠	1400
ヒプロメロース	1401, *45*＊, *43*
ヒプロメロースカプセル	694
ヒプロメロース酢酸エステルコハク酸エステル	1403, *45*＊
ヒプロメロースフタル酸エステル	1405, *45*＊, *71*
ピペミド酸水和物	1406, *45*＊
ピペラシリン,注射用タゾバクタム・	1097
ピペラシリン水和物	1406, *45*＊
ピペラシリンナトリウム	1408, *45*＊
ピペラシリンナトリウム,注射用	1409
ピペラジンアジピン酸塩	1410, *45*＊
ピペラジンリン酸塩錠	1411
ピペラジンリン酸塩水和物	1410, *45*＊
ビペリデン塩酸塩	1411, *45*＊
ヒベンズ酸塩,チペピジン	1133, *42*＊
ヒベンズ酸塩錠,チペピジン	1134
ピボキシル,セフジトレン	1036, *41*＊
ピボキシル,セフテラム	1048, *41*＊
ピボキシル塩酸塩細粒,セフカペン	1035
ピボキシル塩酸塩錠,セフカペン	1034
ピボキシル塩酸塩水和物,セフカペン	1033, *40*＊
ピボキシル細粒,セフジトレン	1038
ピボキシル細粒,セフテラム	1050
ピボキシル錠,セフジトレン	1037
ピボキシル錠,セフテラム	1049
ビホナゾール	1412, *45*＊
ヒマシ油	2033
ヒマシ油,加香	2033
ピマリシン	1413, *45*＊
ヒメクロモン	1414, *45*＊
ピモジド	1414, *45*＊
ビャクゴウ	2033
百合	2033
ビャクシ	2034
白芷	2034
ビャクジュツ	2034
白朮	2034
ビャクジュツ末	2035
白朮末	2035
百日せきジフテリア破傷風混合ワクチン,沈降精製	1415
百日せきワクチン,沈降精製	1415
白虎加人参湯エキス	2035

氷酢酸	*857*, **38***	フェノバルビタール錠	*1452*
ピラジナミド	*1415*, **45***	フェノフィブラート	*1454*, **46***
ピラルビシン	*1416*, **45***	フェノフィブラート錠	*1455*
ピランテルパモ酸塩	*1417*, **45***	フェノール	*1457*
ピリドキサールリン酸エステル水和物	*1418*, **45***	フェノール，液状	*1457*
ピリドキシン塩酸塩	*1419*, **45***	フェノール，消毒用	*1457*
ピリドキシン塩酸塩注射液	*1419*	フェノール・亜鉛華リニメント	*1458*
ピリドスチグミン臭化物	*1420*, **45***	フェノール・亜鉛華リニメント，ジフェンヒドラミン・	*917*
ピルシカイニド塩酸塩カプセル	*1421*	フェノール・カンフル，歯科用	*1459*
ピルシカイニド塩酸塩水和物	*1421*, **45***	フェノール水	*1458*
ピレノキシン	*1423*, **45***	フェノール水，消毒用	*1458*
ピレンゼピン塩酸塩水和物	*1423*, **45***	フェノールスルホンフタレイン	*1459*
ピロ亜硫酸ナトリウム	*1424*, **46***, **43**	フェノールスルホンフタレイン注射液	*1460*
ピロカルピン塩酸塩	*1425*	フェノール精，ヨード・サリチル酸・	*1757*
ピロカルピン塩酸塩錠	*1425*	フェブキソスタット	**44**
ピロキシカム	*1427*, **46***	フェブキソスタット錠	**45**
ピロキシリン	*1428*	フェルビナク	*1460*, **46***
ピロールニトリン	*1428*	フェルビナクテープ	*1461*
ビワヨウ	*2037*, **64**	フェルビナクパップ	*1461*
枇杷葉	*2037*	フェロジピン	*1462*, **46***
ビンクリスチン硫酸塩	*1429*	フェロジピン錠	*1463*
ピンドロール	*1430*, **46***	フェンタニルクエン酸塩	*1464*, **46***
ビンブラスチン硫酸塩	*1431*	フェンネル油	*1869*
ビンブラスチン硫酸塩，注射用	*1432*	フェンブフェン	*1464*, **46***
ビンロウジ	*2038*	不活化狂犬病ワクチン，乾燥組織培養	*744*
檳榔子	*2038*	複方アクリノール・チンク油	*393*
		複方オウバク散，パップ用	*1881*
フ		複方オキシコドン・アトロピン注射液	*662*
		複方オキシコドン注射液	*662*
ファモチジン	*1433*, **46***	複方サリチル酸精	*864*
ファモチジン，注射用	*1436*	複方サリチル酸メチル精	*866*
ファモチジン散	*1434*	複方ジアスターゼ・重曹散	*878*
ファモチジン錠	*1433*	複方ダイオウ・センナ散	*1987*
ファモチジン注射液	*1435*	複方チアントール・サリチル酸液	*1126*
ファロペネムナトリウム，シロップ用	*1439*	複方ヨード・グリセリン	*1756*
ファロペネムナトリウム錠	*1438*	複方ロートエキス・ジアスターゼ散	*2084*, **67**
ファロペネムナトリウム水和物	*1437*, **46***	ブクモロール塩酸塩	*1465*, **46***
フィトナジオン	*1440*, **46***	ブクリョウ	*2038*
フィルグラスチム（遺伝子組換え）	*1441*	茯苓	*2038*
フィルグラスチム（遺伝子組換え）注射液	*1443*	ブクリョウ末	*2038*
風しんワクチン，乾燥弱毒生	*1444*	茯苓末	*2038*
フェキソフェナジン塩酸塩	*1444*, **46***	ブシ	*2039*, **64**
フェキソフェナジン塩酸塩錠	*1445*	フシジン酸ナトリウム	*1466*, **46***
フェナゾン	*487*	ブシ末	*2040*
フェニトイン	*1446*, **46***	ブシラミン	*1468*, **46***
フェニトイン散	*1448*	ブシラミン錠	*1469*
フェニトイン錠	*1447*	ブスルファン	*1470*, **46***
フェニトインナトリウム，注射用	*1448*, **46***	フタル酸エステル，ヒプロメロース	*1405*, **45***, **71**
L-フェニルアラニン	*1449*, **46***	ブチル，パラオキシ安息香酸	*1326*, **44***, **66**
フェニルブタゾン	*1449*, **46***	ブチルスコポラミン臭化物	*1470*, **46***
フェニレフリン塩酸塩	*1450*	ブデソニド	**72**
フェネチシリンカリウム	*1451*, **46***	ブテナフィン塩酸塩	*1471*, **46***
フェノバルビタール	*1452*, **46***	ブテナフィン塩酸塩液	*1472*
フェノバルビタール散10%	*1453*	ブテナフィン塩酸塩クリーム	*1473*

ブテナフィン塩酸塩スプレー	1472		フルタミド	1513, 47*
ブドウ酒	1474, 46*		フルトプラゼパム	1514, 47*
ブドウ糖	1475, 46*, 47		フルトプラゼパム錠	1514
ブドウ糖，精製	1476, 46*		フルドロコルチゾン酢酸エステル	1515, 47*
ブドウ糖水和物	1477, 46*		フルニトラゼパム	1516, 47*
ブドウ糖注射液	1479		フルフェナジンエナント酸エステル	1517, 47*
フドステイン	1479, 46*		フルボキサミンマレイン酸塩	1517, 47*
フドステイン錠	1480		フルボキサミンマレイン酸塩錠	1519
ブトロピウム臭化物	1481, 46*, 73		フルラゼパム塩酸塩	1520, 47*
ブナゾシン塩酸塩	1482, 46*		プルラン	1520, 47*
ブピバカイン塩酸塩水和物	1482, 46*		プルランカプセル	694
ブフェトロール塩酸塩	1483, 46*		フルルビプロフェン	1521, 47*
ブプラノロール塩酸塩	1484, 46*		ブレオマイシン塩酸塩	1522, 47*
ブプレノルフィン塩酸塩	1485, 46*		ブレオマイシン硫酸塩	1524, 47*
ブホルミン塩酸塩	1485, 46*		フレカイニド酢酸塩	1526, 47*
ブホルミン塩酸塩錠	1486		フレカイニド酢酸塩錠	1527
ブホルミン塩酸塩腸溶錠	1487		プレドニゾロン	1528, 47*
フマル酸塩，エメダスチン	633, 35*		プレドニゾロンコハク酸エステル	1529
フマル酸塩，クエチアピン	748, 37*		プレドニゾロンコハク酸エステルナトリウム，注射用	1530
フマル酸塩，クレマスチン	778, 37*		プレドニゾロン酢酸エステル	1531
フマル酸塩，ケトチフェン	832, 38*		プレドニゾロン錠	1529
フマル酸塩，ビソプロロール	1376, 45*		プレドニゾロンリン酸エステルナトリウム	1532, 47*
フマル酸塩細粒，クエチアピン	751		プロカインアミド塩酸塩	1535, 47*
フマル酸塩錠，クエチアピン	750		プロカインアミド塩酸塩錠	1535
フマル酸塩，ビソプロロール	1377		プロカインアミド塩酸塩注射液	1536
フマル酸塩徐放カプセル，エメダスチン	634		プロカイン塩酸塩	1533, 47*
フマル酸塩水和物，ホルモテロール	1654, 48*, 77		プロカイン塩酸塩注射液	1534
ブメタニド	1488, 46*		プロカテロール塩酸塩水和物	1537, 47*
フラジオマイシン硫酸塩	1489, 46*		プロカルバジン塩酸塩	1537, 47*
プラステロン硫酸エステルナトリウム水和物	1490, 46*		プロキセチル，シロップ用セフポドキシム	1059
プラゼパム	1491, 46*		プロキセチル，セフポドキシム	1056, 41*
プラゼパム錠	1491		プロキセチル錠，セフポドキシム	1058
プラゾシン塩酸塩	1492, 46*		プログルミド	1538, 47*
プラノプロフェン	1493, 46*		プロクロルペラジンマレイン酸塩	1539, 47*
プラバスタチンナトリウム	1494, 46*		プロクロルペラジンマレイン酸塩錠	1539
プラバスタチンナトリウム液	1498		プロゲステロン	1541
プラバスタチンナトリウム細粒	1496		プロゲステロン注射液	1541
プラバスタチンナトリウム錠	1495		フロセミド	1542, 47*
フラビンアデニンジヌクレオチドナトリウム	1499, 46*		フロセミド錠	1543
フラボキサート塩酸塩	1500, 46*		フロセミド注射液	1544
プランルカスト水和物	1501, 46*		プロタミン硫酸塩	1544
プリミドン	1502, 46*		プロタミン硫酸塩注射液	1545
フルオシノニド	1503		プロチオナミド	1545, 47*
フルオシノロンアセトニド	1504		ブロチゾラム	1546, 47*
フルオレセインナトリウム	1505		ブロチゾラム錠	1547
フルオロウラシル	1505, 46*		プロチレリン	1548, 47*
フルオロメトロン	1506, 47*		プロチレリン酒石酸塩水和物	1549, 47*
フルコナゾール	1507, 47*		プロテイン銀	1550
フルコナゾールカプセル	1508		プロテイン銀液	1550
フルコナゾール注射液	1509		プロパフェノン塩酸塩	1551, 47*
フルジアゼパム	1509, 47*		プロパフェノン塩酸塩錠	1551
フルジアゼパム錠	1510		プロパンテリン臭化物	1552
フルシトシン	1511, 47*		プロピオン酸エステル，クロベタゾール	794, 37*
フルスルチアミン塩酸塩	1512, 47*		プロピオン酸エステル，ジョサマイシン	939, 39*

プロピオン酸エステル，テストステロン……………1152
プロピオン酸エステル，ベクロメタゾン………1574, *47**, 47
プロピオン酸エステル注射液，テストステロン………1153
プロピフェナゾン………………………………………518
プロピベリン塩酸塩……………………*1553*, *47**
プロピベリン塩酸塩錠…………………………1554
プロピル，パラオキシ安息香酸………1327, *44**, 68
プロピルチオウラシル…………………………1555
プロピルチオウラシル錠………………………1556
プロピレングリコール…………………*1557*, *47**, 47
プロピレングリコール，シロップ用セファトリジン……1005
プロピレングリコール，セファトリジン………1005, *40**
プロブコール……………………………*1558*, *47**
プロブコール細粒………………………………1559
プロブコール錠…………………………………1559
プロプラノロール塩酸塩………………*1560*, *47**
プロプラノロール塩酸塩錠……………………1561
フロプロピオン…………………………*1562*, *47**
フロプロピオンカプセル………………………1562
プロベネシド……………………………*1563*, *47**
プロベネシド錠…………………………………1564
ブロマゼパム……………………………*1565*, *47**
ブロムフェナクナトリウム水和物……*1565*, *47**
ブロムフェナクナトリウム点眼液……………1566
ブロムヘキシン塩酸塩…………*1567*, *47**, 73
ブロムワレリル尿素……………………………1571
プロメタジン塩酸塩……………………*1568*, *47**
フロモキセフナトリウム………………*1568*, *47**
フロモキセフナトリウム，注射用……………1570
ブロモクリプチンメシル酸塩…………*1571*, *47**
ブロモバレリル尿素……………………*1571*, *47**
L-プロリン………………………………*1572*, *47**
粉末飴……………………………………………1923
粉末セルロース…………………………*1080*, *41**, 61

へ

ベカナマイシン硫酸塩…………………*1573*, *47**
ヘキセチル塩酸塩，セフォチアム……*1026*, *40**
ベクロメタゾンプロピオン酸エステル…*1574*, *47**, 47
ベザフィブラート………………………*1575*, *47**
ベザフィブラート徐放錠………………………1576
ベシル酸塩，アムロジピン……………*452*, *33**
ベシル酸塩，ベポタスチン……………*1603*, *48**
ベシル酸塩口腔内崩壊錠，アムロジピン………454
ベシル酸塩錠，アムロジピン…………………453
ベシル酸塩錠，イルベサルタン・アムロジピン……550
ベシル酸塩錠，カンデサルタン シレキセチル・
　アムロジピン…………………………………724
ベシル酸塩錠，テルミサルタン・アムロジピン……1176
ベシル酸塩錠，ベポタスチン…………………1604
ベタキソロール塩酸塩…………………*1577*, *48**
ベタネコール塩化物……………………*1578*, *48**
ベタヒスチンメシル酸塩………………*1578*, *48**

ベタヒスチンメシル酸塩錠……………………1579
ベタミプロン……………………………*1580*, *48**
ベタミプロン，注射用パニペネム・……………1320
ベタメタゾン……………………………*1581*, *48**
ベタメタゾン吉草酸エステル…………………1583
ベタメタゾン吉草酸エステル・
　ゲンタマイシン硫酸塩クリーム……………1585
ベタメタゾン吉草酸エステル・
　ゲンタマイシン硫酸塩軟膏…………………1584
ベタメタゾンジプロピオン酸エステル…*1586*, *48**
ベタメタゾン錠…………………………………1582
ベタメタゾンリン酸エステルナトリウム………1587
ペチジン塩酸塩…………………………………1588
ペチジン塩酸塩注射液…………………………1589
ベニジピン塩酸塩………………………*1590*, *48**
ベニジピン塩酸塩錠……………………………1591
（ペニシリウム），β－ガラクトシダーゼ……700, *36**
ペニシリンGカリウム…………………………1620
ペニシリンGカリウム，注射用………………1621
ベニバナ…………………………………………1923
ヘパリンカルシウム……………………*1592*, *48**
ヘパリンナトリウム……………………*1596*, *48**
ヘパリンナトリウム液，透析用………………1600
ヘパリンナトリウム液，ロック用……………1600
ヘパリンナトリウム注射液……………*1599*, *48**
ペプシン，含糖……………………………………730
ペプロマイシン硫酸塩…………………*1601*, *48**
ペプロマイシン硫酸塩，注射用………………1603
ベポタスチンベシル酸塩………………*1603*, *48**
ベポタスチンベシル酸塩錠……………………1604
ペミロラストカリウム…………………*1606*, *48**
ペミロラストカリウム，シロップ用…………1607
ペミロラストカリウム錠………………………1607
ペミロラストカリウム点眼液…………………1608
ベラドンナエキス………………………*2042*, *64*
ベラドンナコン…………………………………2041
ベラドンナ根……………………………………2041
ベラドンナ総アルカロイド……………………2043
ベラパミル塩酸塩………………………*1609*, *48**
ベラパミル塩酸塩錠……………………………1609
ベラパミル塩酸塩注射液………………………1610
ベラプロストナトリウム………………………1611
ベラプロストナトリウム錠……………………1612
ペルフェナジン…………………………*1613*, *48**
ペルフェナジン錠………………………………1614
ペルフェナジンマレイン酸塩…………*1615*, *48**
ペルフェナジンマレイン酸塩錠………………1615
ベルベリン，タンニン酸………………………1116
ベルベリン塩化物水和物………………*1616*, *48**
ベンザチン水和物，ベンジルペニシリン…*1622*, *48**
ベンザルコニウム塩化物………………………1617
ベンザルコニウム塩化物液……………………1618
ベンザルコニウム塩化物液50，濃……………1618
ベンジル，安息香酸………………………………487

ベンジルアルコール	1619, 74	ホマトロピン臭化水素酸塩	1640
ベンジルペニシリンカリウム	1620, 48*	ホミカ	2057
ベンジルペニシリンカリウム，注射用	1621	ホミカエキス	2058, 65
ベンジルペニシリンベンザチン水和物	1622, 48*	ホミカエキス散	2058, 65
ベンジン，石油	991	ホミカチンキ	2059, 65
ヘンズ	2043	ホモクロルシクリジン塩酸塩	1641, 48*
扁豆	2043	ポラプレジンク	1642, 48*
ベンズブロマロン	1623, 48*	ポラプレジンク顆粒	1643
ベンゼトニウム塩化物	1624	ポリエチレングリコール400	1657
ベンゼトニウム塩化物液	1625	ポリエチレングリコール1500	1657
ベンセラジド塩酸塩	1625, 48*	ポリエチレングリコール4000	1658
ベンゾカイン	448	ポリエチレングリコール6000	1658
ペンタゾシン	1626, 48*	ポリエチレングリコール20000	1659
ペントキシベリンクエン酸塩	1626, 48*	ポリエチレングリコール軟膏	1659
ベントナイト	1627	ポリオキシル40，ステアリン酸	968, 40*, 36
ペントバルビタールカルシウム	1628, 48*	ボリコナゾール	1644, 48*
ペントバルビタールカルシウム錠	1629	ボリコナゾール，注射用	1646
ペンブトロール硫酸塩	1630, 48*	ボリコナゾール錠	1645
		ポリスチレンスルホン酸カルシウム	1647, 48*
ホ		ポリスチレンスルホン酸ナトリウム	1649, 48*, 47
		ポリソルベート80	1650, 48*, 75
ボウイ	2044, 95	ホリナートカルシウム	1652
防已	2044	ホリナートカルシウム水和物	1652, 48*
防已黄耆湯エキス	2044, 64	ポリミキシンB硫酸塩	1653, 48*
ボウコン	2046	ホルマリン	1654
茅根	2046	ホルマリン水	1654
ホウ酸	1630, 48*	ホルム，ヨード	1758
ホウ砂	1631, 48*	ホルモテロールフマル酸塩水和物	1654, 48*, 77
ボウショウ	2047	ボレイ	2059
芒硝	2047	牡蛎	2059
ボウショウ，乾燥	2047	ボレイ末	2060
ボウショウ，無水	2047	牡蛎末	2060
芒硝，無水	2047		
抱水クロラール	1631	マ	
ボウフウ	2048		
防風	2048	マイトマイシンC	1655
防風通聖散エキス	2048	マイトマイシンC，注射用	1656
ボクソク	2052, 65	マオウ	2060
樸樕	2052	麻黄	2060
ボグリボース	1631, 48*	麻黄湯エキス	2061, 95
ボグリボース口腔内崩壊錠	74	マグネシウム，ケイ酸	828, 33
ボグリボース錠	1632, 74	マグネシウム，ケイ酸アルミン酸	826, 38*
ホスホマイシンカルシウム，シロップ用	1635	マグネシウム，酸化	874, 38*
ホスホマイシンカルシウム水和物	1634, 48*	マグネシウム，ステアリン酸	968, 40*, 59, 37
ホスホマイシンナトリウム	1636, 48*	マグネシウム，炭酸	1112, 41*
ホスホマイシンナトリウム，注射用	1637	マグネシウム，メタケイ酸アルミン酸	827, 38*
ボタンピ	2053	マグネシウム水，硫酸	1806
牡丹皮	2053	マグネシウム水和物，硫酸	1805, 50*
ボタンピ末	2053	マグネシウム注射液，硫酸	1806
牡丹皮末	2053	マクリ	2063, 65
補中益気湯エキス	2054	マクロゴール400	1657
ボツリヌスウマ抗毒素，乾燥	1637	マクロゴール1500	1657
ポビドン	1637, 48*	マクロゴール4000	1658
ポビドンヨード	1640, 48*	マクロゴール6000	1658

マクロゴール20000	1659	ミデカマイシン酢酸エステル	1676, *49**
マクロゴール軟膏	1659	ミノサイクリン塩酸塩	1677, *49**
マシニン	2064	ミノサイクリン塩酸塩，注射用	1680
麻子仁	2064	ミノサイクリン塩酸塩顆粒	1679
麻しんワクチン，乾燥弱毒生	1660	ミノサイクリン塩酸塩錠	1678
麻酔用エーテル	608	ミョウバン	1803
マニジピン塩酸塩	1660, *48**	ミョウバン散，サリチル・	865
マニジピン塩酸塩錠	1661	ミョウバン水	1681

ム

マプロチリン塩酸塩	1662, *48**	無コウイ大建中湯エキス	1988, *92*
まむしウマ抗毒素，乾燥	1662	無水アルコール	590
マルトース水和物	1663, *48**	無水アンピシリン	488, *34**
マレイン酸塩，イルソグラジン	546, *35**	無水エタノール	590, *56*
マレイン酸塩，エナラプリル	612, *35**	無水カフェイン	692, *36**
マレイン酸塩，エルゴメトリン	648	無水クエン酸	752, *37**
マレイン酸塩，クロルフェニラミン	810, *38**	無水ケイ酸，軽質	823, *38**, *33*
マレイン酸塩，d-クロルフェニラミン	814, *38**	無水乳糖	1298, *44**
マレイン酸塩，チモロール	1137, *42**	無水ボウショウ	2047
マレイン酸塩，トリメブチン	1241, *43**	無水芒硝	2047
マレイン酸塩，フルボキサミン	1517, *47**	無水硫酸ナトリウム	2047
マレイン酸塩，プロクロルペラジン	1539, *47**	無水リン酸水素カルシウム	1812, *50**
マレイン酸塩，ペルフェナジン	1615, *48**	ムピロシンカルシウム水和物	1681, *49**
マレイン酸塩，メチルエルゴメトリン	1698	ムピロシンカルシウム軟膏	1682
マレイン酸塩，レボメプロマジン	1835, *50**		

メ

マレイン酸塩細粒，イルソグラジン	548		
マレイン酸塩散，クロルフェニラミン	812		
マレイン酸塩錠，イルソグラジン	547	メキシレチン塩酸塩	1683, *49**
マレイン酸塩錠，エナラプリル	613	メキタジン	1684, *49**
マレイン酸塩錠，エルゴメトリン	648	メキタジン錠	1685
マレイン酸塩錠，クロルフェニラミン	811	メグルミン	1685, *49**, *48*
マレイン酸塩錠，フルボキサミン	1519	メグルミン注射液，アミドトリゾ酸ナトリウム	446
マレイン酸塩錠，プロクロルペラジン	1539	メグルミン注射液，イオタラム酸	501
マレイン酸塩錠，ペルフェナジン	1615	メクロフェノキサート塩酸塩	1686, *49**
マレイン酸塩錠，メチルエルゴメトリン	1698	メコバラミン	1687
マレイン酸塩注射液，エルゴメトリン	649	メコバラミン錠	1688
マレイン酸塩注射液，クロルフェニラミン	813	メサラジン	1689, *49**
マレイン酸塩点眼液，ドルゾラミド塩酸塩・チモロール	1244	メサラジン徐放錠	1691
D-マンニトール	1664, *48**, *79*	メシル酸塩，エリブリン	640, *35**
D-マンニトール注射液	1665	メシル酸塩，ガベキサート	695, *36**

ミ

		メシル酸塩，カモスタット	698, *36**
ミグリトール	1666, *48**	メシル酸塩，ジヒドロエルゴタミン	909
ミグリトール錠	1667	メシル酸塩，ジヒドロエルゴトキシン	910, *39**
ミグレニン	1668, *48**	メシル酸塩，デフェロキサミン	1163, *42**
ミクロノマイシン硫酸塩	1669, *48**	メシル酸塩，ドキサゾシン	1186, *42**
ミコナゾール	1670, *49**	メシル酸塩，ナファモスタット	1263, *43**
ミコナゾール硝酸塩	1670, *49**	メシル酸塩，パズフロキサシン	1316, *44**
ミゾリビン	1671, *49**	メシル酸塩，ブロモクリプチン	1571, *47**
ミゾリビン錠	1672	メシル酸塩，ベタヒスチン	1578, *48**
ミチグリニドカルシウム錠	1674	メシル酸塩錠，ドキサゾシン	1187
ミチグリニドカルシウム水和物	1673, *49**	メシル酸塩錠，ベタヒスチン	1579
ミツロウ	2064	メシル酸塩注射液，パズフロキサシン	1317
ミツロウ，サラシ	2064		
ミデカマイシン	1676, *49**	メストラノール	1692, *49**

メタケイ酸アルミン酸マグネシウム……………827, *38**	メフルシド錠…………………………………*1725*
メタ重亜硫酸ナトリウム…………………………*1424*	メフロキン塩酸塩…………………*1726*, *49**
メダゼパム………………………………*1693*, *49**	メペンゾラート臭化物……………*1727*, *49**
メタンスルホン酸ナトリウム，コリスチン…………849, *38**	メルカプトプリン水和物……………*1727*, *49**
メタンスルホン酸ナトリウム点眼液，	メルファラン………………………*1728*, *49**
クロラムフェニコール・コリスチン……………*805*	メロペネム，注射用………………………*1730*
メタンフェタミン塩酸塩………………………*1693*	メロペネム水和物…………………*1729*, *49**
L-メチオニン………………………*1694*, *49**	dl-メントール………………………*1731*, *81*
メチクラン…………………………*1695*, *49**	l-メントール…………………………*1731*, *81*
メチラポン…………………………*1696*, *49**	
メチル，サリチル酸………………………866, *38**	モ
メチル，パラオキシ安息香酸…………*1329*, *44**, *69*	
dl-メチルエフェドリン塩酸塩…………*1696*, *49**	木クレオソート……………………………*2065*
dl-メチルエフェドリン塩酸塩散10%………………*1697*	モクツウ………………………*2066*, *96*, *65*
メチルエルゴメトリンマレイン酸塩………………*1698*	木通………………………………………*2066*
メチルエルゴメトリンマレイン酸塩錠……………*1698*	モサプリドクエン酸塩散……………………*1734*
メチルジゴキシン…………………*1700*, *49**	モサプリドクエン酸塩錠……………………*1733*
メチル精，複方サリチル酸…………………*866*	モサプリドクエン酸塩水和物………*1732*, *49**
メチルセルロース…………………*1701*, *49**, *48*	モッコウ…………………………………*2066*
メチルテストステロン………………………*1702*	木香………………………………………*2066*
メチルテストステロン錠……………………*1703*	モノステアリン酸アルミニウム………*1735*, *49**, *49*
メチルドパ錠………………………………*1705*	モノステアリン酸グリセリン……………*1736*, *81*
メチルドパ水和物…………………*1704*, *49**	モルヒネ・アトロピン注射液………………*1738*
メチルプレドニゾロン………………………*1706*	モルヒネ塩酸塩錠…………………………*1737*
メチルプレドニゾロンコハク酸エステル……*1706*, *49**	モルヒネ塩酸塩水和物……………………*1736*
メチルベナクチジウム臭化物………………*1707*	モルヒネ塩酸塩注射液……………………*1738*
メチル硫酸塩，ネオスチグミン………………*1302*	モルヒネ硫酸塩水和物……………………*1740*
メチル硫酸塩注射液，ネオスチグミン………*1303*	モンテルカストナトリウム……………*1740*, *49**
滅菌精製水…………………………………*959*	モンテルカストナトリウム顆粒………………*1746*
滅菌精製水(容器入り)………………………*959*	モンテルカストナトリウム錠…………………*1743*
メテノロンエナント酸エステル………*1708*, *49**	モンテルカストナトリウムチュアブル錠………*1744*
メテノロンエナント酸エステル注射液………*1708*	
メテノロン酢酸エステル……………*1709*, *49**	ヤ
メトキサレン………………………*1710*, *49**	
メトクロプラミド……………………*1710*, *49**	ヤクチ………………………………*2067*, *96*
メトクロプラミド錠…………………………*1711*	益智………………………………………*2067*
メトトレキサート……………………………*1712*	ヤクモソウ…………………………*2067*, *96*, *66*
メトトレキサート，注射用……………………*1714*	益母草……………………………………*2067*
メトトレキサートカプセル……………………*1713*	薬用石ケン…………………………*1748*, *49**
メトトレキサート錠…………………………*1712*	薬用炭………………………………*1748*, *49**
メトプロロール酒石酸塩……………*1715*, *49**	ヤシ油……………………………………*2067*
メトプロロール酒石酸塩錠…………………*1716*	椰子油……………………………………*2067*
メトホルミン塩酸塩…………………*1717*, *49**	
メトホルミン塩酸塩錠………………………*1717*	ユ
メトホルミン塩酸塩錠，ピオグリタゾン塩酸塩…*1367*	
メドロキシプロゲステロン酢酸エステル……*1718*, *49**	油，アクリノール・チンク……………………*392*
メトロニダゾール……………………*1719*, *49**	油，ウイキョウ……………………………*1869*
メトロニダゾール錠…………………………*1719*	油，オリブ…………………………………*1889*
メナテトレノン………………………*1720*, *49**	油，オレンジ………………………………*1889*
メピチオスタン………………………*1722*, *49**	油，加香ヒマシ……………………………*2033*
メピバカイン塩酸塩…………………*1723*, *49**	油，肝………………………………………*732*
メピバカイン塩酸塩注射液…………………*1723*	油，ケイヒ…………………………………*1920*
メフェナム酸………………………*1724*, *49**	油，桂皮……………………………………*1920*
メフルシド…………………………*1725*, *49**	油，硬化……………………………*840*, *38**

油，ゴマ	1934	ヨード・グリセリン，複方	1756
油，ダイズ	1992	ヨード・サリチル酸・フェノール精	1757
油，チョウジ	1995, 92	ヨードチンキ	1754
油，丁子	1995	ヨードチンキ，希	1754
油，チンク	1138	ヨードホルム	1758
油，ツバキ	2000		
油，椿	2000	**ラ**	
油，テレビン	2001		
油，トウモロコシ	2013	ラウリル硫酸ナトリウム	1759
油，ナタネ	2017	ラウロマクロゴール	1759
油，菜種	2017	酪酸エステル，ビタミンB_2	1799
油，ハッカ	2028	酪酸エステル，ヒドロコルチゾン	1397, **45***
油，薄荷	2028	酪酸エステル，リボフラビン	1799, **50***
油，ビタミンA	1383	ラクツロース	**1760**, **50***
油，ヒマシ	2033	ラクトビオン酸塩，エリスロマイシン	639
油，フェンネル	1869	ラタモキセフナトリウム	**1761**, **50***
油，複方アクリノール・チンク	393	ラッカセイ油	2071
油，ヤシ	2067	落花生油	2071
油，椰子	2067	ラニチジン塩酸塩	**1762**, **50***
油，ユーカリ	2068	ラノコナゾール	**1763**, **50***
油，ラッカセイ	2071	ラノコナゾール外用液	1764
油，落花生	2071	ラノコナゾールクリーム	1765
ユウタン	2067	ラノコナゾール軟膏	1765
熊胆	2067	ラノリン，加水	2072
ユーカリ油	2068	ラノリン，精製	2072
輸血用クエン酸ナトリウム注射液	754	ラフチジン	**1766**, **50***
ユビデカレノン	**1749**, **49***	ラフチジン錠	1766
		ラベタロール塩酸塩	**1768**, **50***
ヨ		ラベタロール塩酸塩錠	1769
		ラベプラゾールナトリウム	**1770**, **50***
ヨウ化カリウム	**1750**, **49***	ランソプラゾール	**1771**, **50***
ヨウ化ナトリウム	**1750**, **50***, **49***	ランソプラゾール腸溶カプセル	1773
ヨウ化ナトリウム(^{123}I)カプセル	1751	ランソプラゾール腸溶性口腔内崩壊錠	1772
ヨウ化ナトリウム(^{131}I)液	1751		
ヨウ化ナトリウム(^{131}I)カプセル	1751	**リ**	
ヨウ化人血清アルブミン(^{131}I)注射液	1751		
ヨウ化ヒプル酸ナトリウム(^{131}I)注射液	1751	リオチロニンナトリウム	1774
ヨウ化物，エコチオパート	583, **35***	リオチロニンナトリウム錠	1775
ヨウ化物，オキサピウム	660, **36***	リシノプリル錠	1777
(容器入り)，精製水	959	リシノプリル水和物	**1776**, **50***
(容器入り)，注射用水	960	L-リシン塩酸塩	**1778**, **50***
(容器入り)，滅菌精製水	959	L-リシン酢酸塩	**1779**, **50***
葉酸	1751	リスペリドン	**1780**, **50***
葉酸錠	1752	リスペリドン細粒	1782
葉酸注射液	1753	リスペリドン錠	1780
ヨウ素	1753	リスペリドン内服液	1783
ヨクイニン	**2068**, **66**	リセドロン酸ナトリウム錠	1785
薏苡仁	2068	リセドロン酸ナトリウム水和物	**1784**, **50***
ヨクイニン末	**2069**, **66**	リゾチーム塩酸塩	**1787**, **50***
薏苡仁末	2069	リチウム錠，炭酸	**37**
抑肝散エキス	2069	六君子湯エキス	2073
抑肝散加陳皮半夏エキス	**96**, **66**	リドカイン	**1787**, **50***
ヨード，ポビドン	1640, **48***	リドカイン注射液	1788
ヨード・グリセリン，歯科用	1755	リトドリン塩酸塩	**1789**, **50***

リトドリン塩酸塩錠	*1790*
リトドリン塩酸塩注射液	*1791*
リニメント，ジフェンヒドラミン・フェノール・亜鉛華	917
リニメント，フェノール・亜鉛華	1458
リバビリン	*1792*, **50**[*]
リバビリンカプセル	*1793*
リファンピシン	*1794*, **50**[*]
リファンピシンカプセル	*1795*
リボスタマイシン硫酸塩	*1797*, **50**[*]
リボフラビン	*1798*
リボフラビン散	*1798*
リボフラビン酪酸エステル	*1799*, **50**[*]
リボフラビンリン酸エステルナトリウム	*1800*
リボフラビンリン酸エステルナトリウム注射液	*1801*
リマプロスト アルファデクス	*1801*
リモナーデ，塩酸	654
リュウガンニク	2075
竜眼肉	2075
リュウコツ	2076
竜骨	2076
リュウコツ末	2076
竜骨末	2076
硫酸亜鉛水和物	*1802*, **50**[*]
硫酸亜鉛点眼液	*1803*
硫酸アルミニウムカリウム，乾燥	*1803*
硫酸アルミニウムカリウム水和物	*1803*, **50**[*]
硫酸エステルナトリウム　イオウ5，デキストラン	*1149*, **42**[*]
硫酸エステルナトリウム　イオウ18，デキストラン	*1149*, **42**[*]
硫酸塩，アミカシン	443, **33**[*]
硫酸塩，アルベカシン	476, **34**[*]
硫酸塩，イセパマイシン	510, **34**[*]
硫酸塩，エンビオマイシン	657, **36**[*], 56
硫酸塩，オルシプレナリン	678, **36**[*]
硫酸塩，カナマイシン	692, **36**[*]
硫酸塩，カナマイシン一	691, **36**[*]
硫酸塩，グアネチジン	747, **37**[*]
硫酸塩，クロピドグレル	789, **37**[*]
硫酸塩，ゲンタマイシン	837, **38**[*]
硫酸塩，コリスチン	850
硫酸塩，サルブタモール	868, **38**[*]
硫酸塩，ジベカシン	924, **39**[*]
硫酸塩，ストレプトマイシン	970, **40**[*]
硫酸塩，セフピロム	1054, **41**[*]
硫酸塩，注射用アミカシン	445
硫酸塩，注射用ストレプトマイシン	971
硫酸塩，注射用ビンブラスチン	1432
硫酸塩，注射用ペプロマイシン	1603
硫酸塩，テルブタリン	1173, **42**[*]
硫酸塩，ネオスチグミンメチル	1302
硫酸塩，ネオマイシン	1489
硫酸塩，バメタン	1323, **44**[*]
硫酸塩，ビンクリスチン	1429
硫酸塩，ビンブラスチン	1431
硫酸塩，フラジオマイシン	1489, **46**[*]
硫酸塩，ブレオマイシン	1524, **47**[*]
硫酸塩，プロタミン	1544
硫酸塩，ベカナマイシン	1573, **47**[*]
硫酸塩，ペプロマイシン	1601, **48**[*]
硫酸塩，ペンブトロール	1630, **48**[*]
硫酸塩，ポリミキシンB	1653, **48**[*]
硫酸塩，ミクロノマイシン	1669, **48**[*]
硫酸塩，リボスタマイシン	1797, **50**[*]
硫酸塩クリーム，ベタメタゾン吉草酸エステル・ゲンタマイシン	1585
硫酸塩錠，クロピドグレル	791
硫酸塩水和物，アトロピン	431
硫酸塩水和物，キニジン	741
硫酸塩水和物，キニーネ	743, **37**[*]
硫酸塩水和物，モルヒネ	1740
硫酸塩注射液，アトロピン	431
硫酸塩注射液，アミカシン	444
硫酸塩注射液，アルベカシン	477
硫酸塩注射液，イセパマイシン	511
硫酸塩注射液，ゲンタマイシン	838
硫酸塩注射液，ネオスチグミンメチル	1303
硫酸塩注射液，プロタミン	1545
硫酸塩点眼液，ゲンタマイシン	839
硫酸塩点眼液，ジベカシン	925
硫酸塩軟膏，ゲンタマイシン	839
硫酸塩軟膏，ベタメタゾン吉草酸エステル・ゲンタマイシン	1584
硫酸カリウム	*1804*, **50**[*]
硫酸鉄水和物	*1804*, **50**[*]
硫酸ナトリウム	*2047*
硫酸ナトリウム，乾燥	*2047*
硫酸ナトリウム，無水	*2047*
硫酸ナトリウム，ラウリル	*1759*
硫酸ナトリウム十水塩	*2047*
硫酸バリウム	*1805*, **50**[*]
硫酸マグネシウム水	*1806*
硫酸マグネシウム水和物	*1805*, **50**[*]
硫酸マグネシウム注射液	*1806*
リュウタン	2076
竜胆	2076
リュウタン末	2077
竜胆末	2077
流動パラフィン	*1333*, **44**[*], **42**
流動パラフィン，軽質	*1333*, **44**[*], **42**
リュープロレリン酢酸塩	*1806*
リョウキョウ	2077
良姜	2077
苓桂朮甘湯エキス	2078
リルマザホン塩酸塩錠	*1810*
リルマザホン塩酸塩水和物	*1808*, **50**[*]
リンゲル液	*1811*, **50**[*]
リンゴ酸塩，クレボプリド	778, **37**[*]

リンコマイシン塩酸塩水和物	*1811*, <u>50</u>*
リンコマイシン塩酸塩注射液	*1812*
リン酸エステル，クリンダマイシン	770, <u>37</u>*, <u>32</u>
リン酸エステル，ビタミンB₂	*1800*
リン酸エステル水和物，ピリドキサール	1418, <u>45</u>*
リン酸エステル注射液，クリンダマイシン	771
リン酸エステル注射液，ビタミンB₂	1801
リン酸エステルナトリウム，ヒドロコルチゾン	1398, <u>45</u>*
リン酸エステルナトリウム，プレドニゾロン	1532, <u>47</u>*
リン酸エステルナトリウム，ベタメタゾン	1587
リン酸エステルナトリウム，リボフラビン	1800
リン酸エステルナトリウム注射液，リボフラビン	1801
リン酸塩，ジヒドロコデイン	912
リン酸塩，ジメモルファン	929, <u>39</u>*
リン酸塩散1％，コデイン	844
リン酸塩散1％，ジヒドロコデイン	912
リン酸塩散10％，コデイン	845
リン酸塩散10％，ジヒドロコデイン	913
リン酸塩錠，コデイン	843
リン酸塩錠，シタグリプチン	901
リン酸塩錠，ピペラジン	1411
リン酸塩水和物，コデイン	842
リン酸塩水和物，シタグリプチン	899, <u>39</u>*
リン酸塩水和物，ピペラジン	1410, <u>45</u>*
リン酸水素カルシウム，無水	*1812*, <u>50</u>*
リン酸水素カルシウム水和物	*1813*, <u>50</u>*
リン酸水素ナトリウム水和物	*1814*, <u>50</u>*
リン酸二水素カルシウム水和物	*1814*, <u>50</u>*

レ

レセルピン	*1815*
レセルピン散0.1％	*1817*
レセルピン錠	*1816*
レセルピン注射液	*1817*
レチノール酢酸エステル	*1818*
レチノールパルミチン酸エステル	*1818*
レナンピシリン塩酸塩	*1819*, <u>50</u>*
レノグラスチム（遺伝子組換え）	*1821*
レバミピド	*1823*, <u>50</u>*
レバミピド錠	*1824*
レバロルファン酒石酸塩	*1826*, <u>50</u>*
レバロルファン酒石酸塩注射液	*1826*
レボチロキシンナトリウム錠	*1828*
レボチロキシンナトリウム水和物	*1827*
レボドパ	*1829*, <u>50</u>*
レボフロキサシン細粒	*1831*
レボフロキサシン錠	*1830*
レボフロキサシン水和物	*1829*, <u>50</u>*
レボフロキサシン注射液	*1832*
レボフロキサシン点眼液	*1833*
レボホリナートカルシウム水和物	*1834*, <u>50</u>*
レボメプロマジンマレイン酸塩	*1835*, <u>50</u>*
レンギョウ	*2079*
連翹	*2079*
レンニク	*2080*, <u>67</u>
蓮肉	*2080*

ロ

ロイコボリンカルシウム	1652
L-ロイシン	*1836*, <u>50</u>*
ロイシン・バリン顆粒，イソロイシン・	521
ロカイ	*1865*
ロカイ末	*1866*
ロキサチジン酢酸エステル塩酸塩	*1837*, <u>50</u>*
ロキサチジン酢酸エステル塩酸塩，注射用	*1839*
ロキサチジン酢酸エステル塩酸塩徐放カプセル	*1838*
ロキサチジン酢酸エステル塩酸塩徐放錠	*1837*
ロキシスロマイシン	*1840*, <u>50</u>*
ロキシスロマイシン錠	*1841*
ロキソプロフェンナトリウム錠	*1843*
ロキソプロフェンナトリウム水和物	*1842*, <u>50</u>*, <u>49</u>
ロサルタンカリウム	*1844*, <u>50</u>*
ロサルタンカリウム・ヒドロクロロチアジド錠	*1846*
ロサルタンカリウム錠	*1845*
ロジン	*2080*
ロスバスタチンカルシウム	*1849*, <u>50</u>*
ロスバスタチンカルシウム錠	*1851*
ロック用ヘパリンナトリウム液	1600
ロートエキス	*2081*, <u>67</u>
ロートエキス・アネスタミン散	*2083*, <u>67</u>
ロートエキス・カーボン散	*2084*, <u>67</u>
ロートエキス・ジアスターゼ散，複方	*2084*, <u>67</u>
ロートエキス・タンニン坐剤	*2084*
ロートエキス散	*2082*, <u>67</u>
ロートコン	*2080*
ロフラゼプ酸エチル	*1853*, <u>50</u>*
ロフラゼプ酸エチル錠	*1854*
ロベンザリットナトリウム	*1856*, <u>51</u>*
ローヤルゼリー	*2084*, <u>67</u>
ロラゼパム	*1856*, <u>51</u>*
ロルノキシカム	<u>49</u>
ロルノキシカム錠	<u>51</u>

ワ

ワクチン，インフルエンザHA	573
ワクチン，乾燥細胞培養痘そう	1186
ワクチン，乾燥弱毒生おたふくかぜ	673
ワクチン，乾燥弱毒生風しん	1444
ワクチン，乾燥弱毒生麻しん	1660
ワクチン，乾燥組織培養不活化狂犬病	744
ワクチン，乾燥痘そう	1186
ワクチン，乾燥BCG	1374
ワクチン，沈降B型肝炎	1370
ワクチン，沈降精製百日せき	1415
ワクチン，沈降精製百日せきジフテリア破傷風混合	1415

ワセリン，黄色 ················1857, <u>51</u>*, <u>81</u>
ワセリン，親水 ································1858
ワセリン，白色 ················1857, <u>51</u>*, <u>82</u>

ワルファリンカリウム ························1858, <u>51</u>*
ワルファリンカリウム錠 ··························**1859**

MEMO

試薬・試液名称索引

＊矢印（→）以降は参照先の名称を示す。なお，下線のついていないものは「第十八改正日本薬局方」
（じほう刊），1本下線のついているものは「第十八改正日本薬局方第一追補」（じほう刊），2本下線の
ついているものは本書「第十八改正日本薬局方第二追補」（じほう刊）における頁を示す。

ア

ICP分析用水 → 一般試験法 誘導結合プラズマ発光
　　分光分析法及び誘導結合プラズマ質量分析法〈2.63〉… 85
アウリントリカルボン酸アンモニウム → アルミノン…… 216
亜鉛……………………………………………………… 204
亜鉛（標準試薬）………………………………………… 204
亜鉛，ヒ素分析用……………………………………… 204
亜鉛，無ヒ素 → 亜鉛，ヒ素分析用…………………… 204
亜鉛粉末………………………………………………… 204
亜鉛末 → 亜鉛粉末……………………………………… 204
アクテオシド，薄層クロマトグラフィー用
　　→ ベルバスコシド，薄層クロマトグラフィー用…… 349
アクリノール → アクリノール水和物………………… 204
アクリノール水和物…………………………………… 204
アクリルアミド………………………………………… 204
アコニチン，純度試験用……………………………… 204
アサリニン，薄層クロマトグラフィー用…………… 205
（E）-アサロン……………………………………………… 205
亜酸化窒素……………………………………………… 205
アジ化ナトリウム……………………………………… 205
アジ化ナトリウム・リン酸塩緩衝塩化ナトリウム試液… 205
亜ジチオン酸ナトリウム……………………………… 205
2,2′-アジノビス（3-エチルベンゾチアゾリン-6-
　　スルホン酸）二アンモニウム…………………………… 205
2,2′-アジノビス（3-エチルベンゾチアゾリン-6-
　　スルホン酸）二アンモニウム試液…………………… 205
アジピン酸……………………………………………… 205
アジマリン，定量用…………………………………… 205
亜硝酸カリウム………………………………………… 205
亜硝酸ナトリウム……………………………………… 205
亜硝酸ナトリウム試液………………………………… 205
アスコルビン酸 → L-アスコルビン酸………………… 205
L-アスコルビン酸……………………………………… 205
アスコルビン酸，鉄試験用 → L-アスコルビン酸…… 205
アスコルビン酸・塩酸試液，0.012 g/dL
　　→ L-アスコルビン酸・塩酸試液，0.012 g/dL……… 206
L-アスコルビン酸・塩酸試液，0.012 g/dL…………… 206
アスコルビン酸・塩酸試液，0.02 g/dL
　　→ L-アスコルビン酸・塩酸試液，0.02 g/dL………… 206
L-アスコルビン酸・塩酸試液，0.02 g/dL……………… 206
アスコルビン酸・塩酸試液，0.05 g/dL
　　→ L-アスコルビン酸・塩酸試液，0.05 g/dL………… 206
L-アスコルビン酸・塩酸試液，0.05 g/dL……………… 206

アストラガロシドIV，薄層クロマトグラフィー用…… 206
L-アスパラギン一水和物……………………………… 206
アスパラギン酸 → L-アスパラギン酸………………… 206
DL-アスパラギン酸……………………………………… 206
L-アスパラギン酸……………………………………… 206
アスピリン……………………………………………… 206
アセタール……………………………………………… 206
アセチルアセトン……………………………………… 206
アセチルアセトン試液………………………………… 206
N-アセチルガラクトサミン……………………………… 206
N-アセチルノイラミン酸……………………………… 206
N-アセチルノイラミン酸，エポエチンアルファ用…… 206
N-アセチルノイラミン酸試液，0.4 mmol/L………… 206
アセチレン → 溶解アセチレン………………………… 366
o-アセトアニシジド……………………………………… 206
p-アセトアニシジド……………………………………… 206
アセトアニリド………………………………………… 206
アセトアミノフェン…………………………………… 207
アセトアルデヒド……………………………………… 207
アセトアルデヒド，ガスクロマトグラフィー用…… 207
アセトアルデヒド，定量用…………………………… 207
アセトアルデヒドアンモニアトリマー三水和物…… 207
アセトニトリル………………………………………… 207
アセトニトリル，液体クロマトグラフィー用……… 207
アセトリゾン酸………………………………………… 207
アセトン………………………………………………… 207
アセトン，生薬純度試験用…………………………… 207
アセトン，非水滴定用………………………………… 207
アセナフテン…………………………………………… 207
アセメタシン…………………………………………… 207
アセメタシン，定量用………………………………… 207
アゼラスチン塩酸塩，定量用………………………… 208
アゼルニジピン，定量用……………………………… 208
亜セレン酸……………………………………………… 208
亜セレン酸・硫酸試液………………………………… 208
亜セレン酸ナトリウム………………………………… 208
アゾセミド，定量用…………………………………… 208
亜テルル酸カリウム…………………………………… 208
アトラクチレノリドIII，定量用………………… 208, 19
アトラクチレノリドIII，薄層クロマトグラフィー用… 208
アトラクチロジン，定量用……………………… 209, 20
アトラクチロジン試液，定量用………………… 209, 21
アトロピン硫酸塩水和物……………………………… 209
アトロピン硫酸塩水和物，定量用…………………… 209
アトロピン硫酸塩水和物，薄層クロマトグラフィー用… 209

p-アニスアルデヒド → 4-メトキシベンズアルデヒド …… 363
p-アニスアルデヒド・酢酸試液
　　　→ 4-メトキシベンズアルデヒド・酢酸試液 ………… 363
p-アニスアルデヒド・硫酸試液
　　　→ 4-メトキシベンズアルデヒド・硫酸試液 ………… 363
14-アニソイルアコニン塩酸塩 ………………………………… 23
14-アニソイルアコニン塩酸塩，定量用 …………………… 209
アニソール …………………………………………………… 210
アニリン ……………………………………………………… 210
アニリン硫酸塩 ……………………………………………… 210
アビジン・ビオチン試液 …………………………………… 210
アブリンジン塩酸塩，定量用 ……………………………… 210
アプロチニン ………………………………………………… 210
アプロチニン試液 …………………………………………… 210
α-アポオキシテトラサイクリン …………………………… 210
β-アポオキシテトラサイクリン …………………………… 210
アマチャジヒドロイソクマリン，
　　　薄層クロマトグラフィー用 ………………………… 211
アミオダロン塩酸塩，定量用 ……………………………… 211
アミグダリン，成分含量測定用
　　　→ アミグダリン，定量用 …………………………… 211
アミグダリン，定量用 ……………………………… 211, 23
アミグダリン，薄層クロマトグラフィー用 ……………… 211
6-アミジノ-2-ナフトールメタンスルホン酸塩 …………… 211
アミドトリゾ酸，定量用 …………………………………… 211
アミド硫酸(標準試薬) ……………………………………… 211
アミド硫酸アンモニウム …………………………………… 211
アミド硫酸アンモニウム試液 ……………………………… 211
4-アミノアセトフェノン …………………………………… 211
p-アミノアセトフェノン → 4-アミノアセトフェノン … 211
4-アミノアセトフェノン試液 ……………………………… 211
p-アミノアセトフェノン試液
　　　→ 4-アミノアセトフェノン試液 …………………… 211
3-アミノ安息香酸 …………………………………………… 211
4-アミノ安息香酸 …………………………………………… 211
p-アミノ安息香酸 → 4-アミノ安息香酸 ………………… 211
4-アミノ安息香酸イソプロピル …………………………… 211
p-アミノ安息香酸イソプロピル
　　　→ 4-アミノ安息香酸イソプロピル ………………… 211
アミノ安息香酸エチル ……………………………………… 211
4-アミノ安息香酸メチル …………………………………… 211
アミノ安息香酸誘導体化試液 ……………………………… 211
4-アミノアンチピリン ……………………………………… 211
4-アミノアンチピリン塩酸塩 ……………………………… 212
4-アミノアンチピリン塩酸塩試液 ………………………… 212
4-アミノアンチピリン試液 ………………………………… 211
2-アミノエタノール ………………………………………… 212
2-アミノエタンチオール塩酸塩 …………………………… 212
3-(2-アミノエチル)インドール …………………………… 212
ε-アミノカプロン酸
　　　→ イプシロン-アミノカプロン酸 …………………… 221
6-アミノキノリル-N-ヒドロキシスクシンイミジル
　　　カルバメート ………………………………………… 212

4-アミノ-6-クロロベンゼン-1,3-
　　　ジスルホンアミド …………………………………… 212
2-アミノ-5-クロロベンゾフェノン，
　　　薄層クロマトグラフィー用 ………………………… 212
アミノ酸自動分析用6 mol/L塩酸試液
　　　→ 塩酸試液，アミノ酸自動分析用6 mol/L ……… 232
アミノ酸分析用無水ヒドラジン
　　　→ 無水ヒドラジン，アミノ酸分析用 ……………… 359
4-アミノ-N,N-ジエチルアニリン硫酸塩一水和物 ……… 212
4-アミノ-N,N-ジエチルアニリン硫酸塩試液 …………… 212
L-2-アミノスベリン酸 ……………………………………… 212
1-アミノ-2-ナフトール-4-スルホン酸 …………………… 212
1-アミノ-2-ナフトール-4-スルホン酸試液 ……………… 212
2-アミノ-2-ヒドロキシメチル-1,3-
　　　プロパンジオール …………………………………… 212
2-アミノ-2-ヒドロキシメチル-1,3-
　　　プロパンジオール塩酸塩 …………………………… 212
2-アミノピリジン …………………………………………… 23
アミノピリン ………………………………………………… 212
2-アミノフェノール ………………………………………… 212
3-アミノフェノール ………………………………………… 212
4-アミノフェノール ………………………………………… 212
m-アミノフェノール → 3-アミノフェノール …………… 212
4-アミノフェノール塩酸塩 ………………………………… 212
2-アミノ-1-ブタノール …………………………………… 212
アミノプロピルシリル化シリカゲル，前処理用 ………… 213
N-アミノヘキサメチレンイミン …………………………… 213
2-アミノベンズイミダゾール ……………………………… 213
4-アミノメチル安息香酸 …………………………………… 213
1-アミノ-2-メチルナフタレン …………………………… 213
2-アミノメチルピペリジン ………………………………… 213
4-アミノ酪酸 ………………………………………………… 213
n-アミルアルコール ………………………………………… 213
t-アミルアルコール ………………………………………… 213
アミルアルコール，イソ → 3-メチル-1-ブタノール …… 362
アミルアルコール，第三 → t-アミルアルコール ………… 213
アモキシシリン → アモキシシリン水和物 ……………… 213
アモキシシリン水和物 ……………………………………… 213
アモスラロール塩酸塩，定量用 …………………………… 213
アラキジン酸メチル，ガスクロマトグラフィー用 ……… 213
アラセプリル ………………………………………………… 213
アラセプリル，定量用 ……………………………………… 213
β-アラニン …………………………………………………… 213
L-アラニン …………………………………………………… 213
L-アラビノース ……………………………………………… 213
アラントイン，薄層クロマトグラフィー用 ……………… 213
アリザリンS → アリザリンレッドS ……………………… 214
アリザリンS試液 → アリザリンレッドS試液 …………… 214
アリザリンエローGG ………………………………………… 214
アリザリンエローGG・チモールフタレイン試液 ………… 214
アリザリンエローGG試液 …………………………………… 214
アリザリンコンプレキソン ………………………………… 214
アリザリンコンプレキソン試液 …………………………… 214
アリザリンレッドS …………………………………………… 214

アリザリンレッドS試液	214
アリストロキア酸Ⅰ，生薬純度試験用	214
アリソールA，薄層クロマトグラフィー用	214
アリソールB	214
アリソールBモノアセテート	214
亜硫酸オキシダーゼ	214
亜硫酸オキシダーゼ試液	215
亜硫酸水	215
亜硫酸水素ナトリウム	215
亜硫酸水素ナトリウム試液	215
亜硫酸ナトリウム → 亜硫酸ナトリウム七水和物	215
亜硫酸ナトリウム，無水	215
亜硫酸ナトリウム・リン酸二水素ナトリウム試液	215
亜硫酸ナトリウム試液，1 mol/L	215
亜硫酸ナトリウム七水和物	215
亜硫酸ビスマス・インジケーター	215
アルカリ性1.6％過ヨウ素酸カリウム・0.2％過マンガン酸カリウム試液 → 1.6％過ヨウ素酸カリウム・0.2％過マンガン酸カリウム試液，アルカリ性	238
アルカリ性1,3-ジニトロベンゼン試液 → 1,3-ジニトロベンゼン試液，アルカリ性	268
アルカリ性m-ジニトロベンゼン試液 → 1,3-ジニトロベンゼン試液，アルカリ性	268
アルカリ性銅試液 → 銅試液，アルカリ性	304
アルカリ性銅試液(2) → 銅試液(2)，アルカリ性	304
アルカリ性銅溶液 → 銅試液，タンパク質含量試験用アルカリ性	304
アルカリ性2,4,6-トリニトロフェノール試液 → 2,4,6-トリニトロフェノール試液，アルカリ	307
アルカリ性ピクリン酸試液 → 2,4,6-トリニトロフェノール試液，アルカリ	307
アルカリ性ヒドロキシルアミン試液 → ヒドロキシルアミン試液，アルカリ性	328
アルカリ性フェノールフタレイン試液 → 一般試験法 アルコール数測定法〈1.01〉	23
アルカリ性フェリシアン化カリウム試液 → ヘキサシアノ鉄(Ⅲ)酸カリウム試液，アルカリ性	345
アルカリ性ブルーテトラゾリウム試液 → ブルーテトラゾリウム試液，アルカリ性	341
アルカリ性ヘキサシアノ鉄(Ⅲ)酸カリウム試液 → ヘキサシアノ鉄(Ⅲ)酸カリウム試液，アルカリ性	345
アルカリ性ホスファターゼ → ホスファターゼ，アルカリ性	352
アルカリ性ホスファターゼ試液 → ホスファターゼ試液，アルカリ性	352
アルカリ性硫酸銅試液 → 硫酸銅(Ⅱ)試液，アルカリ性	371
アルカリ銅試液	215
L-アルギニン	215
L-アルギニン塩酸塩	215
アルキレングリコールフタル酸エステル，ガスクロマトグラフィー用	215
アルコール数測定用エタノール → 一般試験法 アルコール数測定法〈1.01〉	23
アルゴン	215
アルシアンブルー8GX	215
アルシアンブルー染色液	215
アルジオキサ，定量用	215
アルセナゾⅢ	215
アルセナゾⅢ試液	215
アルデヒドデヒドロゲナーゼ	215
アルデヒドデヒドロゲナーゼ試液	216
アルテミシア・アルギイ，純度試験用	216
RPMI-1640粉末培地	216
アルビフロリン	216
アルブチン，成分含量測定用 → アルブチン，定量用	216
アルブチン，定量用	216, 24
アルブチン，薄層クロマトグラフィー用	216
アルブミン試液	216
アルミニウム	216
アルミノプロフェン，定量用	216
アルミノン	216
アルミノン試液	216
アレコリン臭化水素酸塩，薄層クロマトグラフィー用	216
アレンドロン酸ナトリウム水和物	217
アロプリノール	217
アロプリノール，定量用	217
安息香酸	217
安息香酸，定量用	23
安息香酸イソアミル	217
安息香酸イソプロピル	217
安息香酸エチル	217
安息香酸コレステロール	217
安息香酸ナトリウム	217
安息香酸フェニル	217
安息香酸ブチル	217
安息香酸プロピル	217
安息香酸ベンジル	217
安息香酸メチル	217
安息香酸メチル，エストリオール試験用	217
アンチトロンビンⅢ	217
アンチトロンビンⅢ試液	217
アンチピリン	217
アントロン	217
アントロン試液	217
アンピロキシカム，定量用	217
アンミントリクロロ白金酸アンモニウム，液体クロマトグラフィー用	217
アンモニア・エタノール試液	218
アンモニア・塩化アンモニウム緩衝液，pH 8.0	218
アンモニア・塩化アンモニウム緩衝液，pH 10.0	218
アンモニア・塩化アンモニウム緩衝液，pH 10.7	218
アンモニア・塩化アンモニウム緩衝液，pH 11.0	218
アンモニア・酢酸アンモニウム緩衝液，pH 8.0	218
アンモニア・酢酸アンモニウム緩衝液，pH 8.5	218
アンモニアガス	218
アンモニア試液	218
アンモニア試液，1 mol/L	218

アンモニア試液, 13.5 mol/L……………………218
アンモニア水 → アンモニア試液………………218
アンモニア水(25)……………………………………24
アンモニア水(28)……………………………………218
アンモニア水, 1 mol/L → アンモニア試液, 1 mol/L……218
アンモニア水, 13.5 mol/L
　　→ アンモニア試液, 13.5 mol/L……………218
アンモニア水, 強 → アンモニア水(28)…………218
アンモニア銅試液……………………………………218
アンモニア飽和1-ブタノール試液
　　→ 1-ブタノール試液, アンモニア飽和………336
アンモニウム試験用次亜塩素酸ナトリウム試液
　　→ 次亜塩素酸ナトリウム試液, アンモニウム試験用…262
アンモニウム試験用水………………………………218
アンモニウム試験用精製水 → アンモニウム試験用水……218

イ

EMB平板培地…………………………………………218
イオウ → 硫黄…………………………………………218
硫黄……………………………………………………218
イオタラム酸, 定量用…………………………………218
イオパミドール, 定量用………………………………218
イカリイン, 薄層クロマトグラフィー用………………218
イーグル最少必須培地………………………………218
イーグル最小必須培地, ウシ血清加…………………218
イサチン → 2,3-インドリンジオン………………222
イスコフ改変ダルベッコ液体培地, フィルグラスチム用…219
イスコフ改変ダルベッコ粉末培地……………………218
イソアミルアルコール → 3-メチル-1-ブタノール……362
イソオクタン → オクタン, イソ………………………234
イソクスプリン塩酸塩, 定量用………………………219
(S)-イソシアン酸1-フェニルエチルエステル………219
イソニアジド……………………………………………219
イソニアジド, 定量用…………………………………219
イソニアジド試液………………………………………219
イソニコチン酸…………………………………………219
イソニコチン酸アミド…………………………………219
(E)-イソフェルラ酸……………………………………219
(E)-イソフェルラ酸・(E)-フェルラ酸混合試液,
　　薄層クロマトグラフィー用………………………219
イソブタノール → 2-メチル-1-プロパノール………362
イソプロパノール → 2-プロパノール………………342
イソプロパノール, 液体クロマトグラフィー用
　　→ 2-プロパノール, 液体クロマトグラフィー用……342
イソプロピルアミン → プロピルアミン, イソ………342
イソプロピルアミン・エタノール試液…………………219
イソプロピルエーテル → プロピルエーテル, イソ……342
4-イソプロピルフェノール……………………………219
イソプロメタジン塩酸塩, 薄層クロマトグラフィー用……219
イソマルト………………………………………………219
L-イソロイシン…………………………………………219
L-イソロイシン, 定量用………………………………219
一次抗体試液…………………………………………219

一硝酸イソソルビド, 定量用…………………………220
一酸化炭素……………………………………………220
一酸化窒素……………………………………………220
一酸化鉛 → 酸化鉛(Ⅱ)………………………………261
一臭化ヨウ素 → 臭化ヨウ素(Ⅱ)……………………276
イフェンプロジル酒石酸塩, 定量用…………………220
イプシロン-アミノカプロン酸…………………………221
イブプロフェン…………………………………………221
イブプロフェンピコノール……………………………221
イブプロフェンピコノール, 定量用…………………221
イミダゾール……………………………………………221
イミダゾール, 水分測定用……………………………221
イミダゾール, 薄層クロマトグラフィー用……………221
イミダゾール試液………………………………………221
イミダゾール臭化水素酸塩……………………………221
イミダプリル塩酸塩……………………………………221
イミダプリル塩酸塩, 定量用…………………………221
2,2′-イミノジエタノール塩酸塩………………………221
イミノジベンジル………………………………………221
イミプラミン塩酸塩……………………………………221
イリノテカン塩酸塩水和物, 定量用…………………221
イルソグラジンマレイン酸塩…………………………221
イルソグラジンマレイン酸塩, 定量用………………221
イルベサルタン, 定量用………………………………221
インジゴカルミン………………………………………221
インジゴカルミン試液…………………………………221
インスリングラルギン用V8プロテアーゼ
　　→ V8プロテアーゼ, インスリングラルギン用……341
インターフェロンアルファ(NAMALWA)用DNA標準原
　　液 → DNA標準原液, インターフェロンアルファ
　　(NAMALWA)用………………………………294
インターフェロンアルファ確認用基質試液
　　→ 基質試液, インターフェロンアルファ確認用……241
インターフェロンアルファ用クーマシーブリリアントブル
　　ー試液 → クーマシーブリリアントブルー試液, イン
　　ターフェロンアルファ用……………………………245
インターフェロンアルファ用分子量マーカー
　　→ 分子量マーカー, インターフェロンアルファ用……344
インターロイキン-2依存性マウスナチュラルキラー細胞
　　NKC3……………………………………………222
インドメタシン…………………………………………222
2,3-インドリンジオン…………………………………222

ウ

ウイス試液………………………………………………222
ウサギ抗ナルトグラスチム抗体…………………222, 32
ウサギ抗ナルトグラスチム抗体試液……………222, 32
ウサギ脱繊維血…………………………………………222
ウシ血清…………………………………………………222
ウシ血清アルブミン……………………………………222
ウシ血清アルブミン, ウリナスタチン試験用…………222
ウシ血清アルブミン, ゲルろ過分子量マーカー用……222
ウシ血清アルブミン, 定量用…………………………222

ウシ血清アルブミン・塩化ナトリウム・
　リン酸塩緩衝液, 0.1 w/v%················222
ウシ血清アルブミン・塩化ナトリウム・
　リン酸塩緩衝液, pH 7.2··················222
ウシ血清アルブミン・生理食塩液············222
1 w/v%ウシ血清アルブミン・リン酸塩緩衝液・
　塩化ナトリウム試液······················222
0.1%ウシ血清アルブミン含有酢酸緩衝液·····222
ウシ血清アルブミン試液, セクレチン標準品用···222
ウシ血清アルブミン試液, セクレチン用······222
ウシ血清アルブミン試液, ナルトグラスチム試験用···222, *32*
ウシ血清加イーグル最小必須培地
　→ イーグル最小必須培地, ウシ血清加······218
ウシ胎児血清······························222
ウシ由来活性化血液凝固X因子··············222
薄めたエタノール → エタノール, 薄めた·····224
ウベニメクス, 定量用·······················223
ウラシル···································223
ウリナスタチン試験用ウシ血清アルブミン
　→ ウシ血清アルブミン, ウリナスタチン試験用···222
ウリナスタチン試験用トリプシン試液
　→ トリプシン試液, ウリナスタチン試験用···308
ウリナスタチン定量用結晶トリプシン
　→ 結晶トリプシン, ウリナスタチン定量用···251
ウルソデオキシコール酸····················223
ウルソデオキシコール酸, 定量用············223
ウレタン → カルバミン酸エチル············239
ウンベリフェロン, 薄層クロマトグラフィー用···223

エ

エイコセン酸メチル, ガスクロマトグラフィー用···223
エオシン → エオシンY·····················223
エオシンY·································223
エオシンメチレンブルーカンテン培地·······223
A型赤血球浮遊液···························223
エカベトナトリウム水和物, 定量用·········223
液状チオグリコール酸培地 → 一般試験法
　無菌試験法〈4.06〉　液状チオグリコール酸培地···131
液体クロマトグラフィー用アセトニトリル
　→ アセトニトリル, 液体クロマトグラフィー用···207
液体クロマトグラフィー用アンミントリクロロ白金酸アン
　モニウム → アンミントリクロロ白金酸アンモニウム,
　液体クロマトグラフィー用················217
液体クロマトグラフィー用イソプロパノール
　→ 2-プロパノール, 液体クロマトグラフィー用···342
液体クロマトグラフィー用エタノール(99.5)
　→ エタノール(99.5), 液体クロマトグラフィー用···224
液体クロマトグラフィー用エレウテロシドB
　→ エレウテロシドB, 液体クロマトグラフィー用···228
液体クロマトグラフィー用オクタデシルシリル基及びオク
　チルシリル基を結合した多孔質シリカゲル
　→ オクタデシルシリル基及びオクチルシリル基を結
　合した多孔質シリカゲル, 液体クロマトグラフィー用···*32*
液体クロマトグラフィー用3′-クロロ-3′-デオキシチミ
　ジン → 3′-クロロ-3′-デオキシチミジン, 液体ク
　ロマトグラフィー用······················248
液体クロマトグラフィー用N,N-ジメチルホルムアミド
　→ N,N-ジメチルホルムアミド, 液体クロマトグラ
　フィー用·································275
液体クロマトグラフィー用セルモロイキン
　→ セルモロイキン, 液体クロマトグラフィー用···289
液体クロマトグラフィー用チミン
　→ チミン, 液体クロマトグラフィー用······293
液体クロマトグラフィー用2′-デオキシウリジン → 2′-
　デオキシウリジン, 液体クロマトグラフィー用···298
液体クロマトグラフィー用テトラヒドロフラン
　→ テトラヒドロフラン, 液体クロマトグラフィー用···301
液体クロマトグラフィー用トリプシン
　→ トリプシン, 液体クロマトグラフィー用···308
液体クロマトグラフィー用フェニルカルバモイル化
　セルロースで被覆したシリカゲル
　→ フェニルカルバモイル化セルロースで被覆した
　シリカゲル, 液体クロマトグラフィー用·····*25*
液体クロマトグラフィー用2-プロパノール
　→ 2-プロパノール, 液体クロマトグラフィー用···342
液体クロマトグラフィー用ヘキサン
　→ ヘキサン, 液体クロマトグラフィー用····346
液体クロマトグラフィー用n-ヘキサン
　→ ヘキサン, 液体クロマトグラフィー用····346
液体クロマトグラフィー用ヘプタン
　→ ヘプタン, 液体クロマトグラフィー用····347
液体クロマトグラフィー用ポリアミンシリカゲル
　→ ポリアミンシリカゲル, 液体クロマトグラフィー
　用·······································*32*
液体クロマトグラフィー用メタノール
　→ メタノール, 液体クロマトグラフィー用···360
液体クロマトグラフィー用1-メチル-1H-テトラゾール
　-5-チオール → 1-メチル-1H-テトラゾール
　-5-チオール, 液体クロマトグラフィー用···362
液体クロマトグラフィー用5-ヨードウラシル
　→ 5-ヨードウラシル, 液体クロマトグラフィー用···366
SDSポリアクリルアミドゲル電気泳動用緩衝液
　→ 緩衝液, SDSポリアクリルアミドゲル電気泳動用···239
エストリオール試験用安息香酸メチル
　→ 安息香酸メチル, エストリオール試験用···217
エタクリン酸, 定量用·······················224
エタノール → エタノール(95)··············224
エタノール(95)·····························224
エタノール(95), メタノール不含············224
エタノール(99.5)···························224
エタノール(99.5), 液体クロマトグラフィー用···224
エタノール, 薄めた·························224
エタノール, ガスクロマトグラフィー用······224
エタノール, 希·····························224
エタノール, 消毒用·························224
エタノール, 中和···························224
エタノール, 無アルデヒド··················224

エタノール，無水 → エタノール(99.5)……………………… 224
エタノール，メタノール不含
　　　→ エタノール(95)，メタノール不含……………… 224
エタノール・生理食塩液…………………………………… 224
エタノール不含クロロホルム
　　　→ クロロホルム，エタノール不含………………… 249
エダラボン，定量用………………………………………… 224
エチゾラム，定量用………………………………………… 224
エチドロン酸二ナトリウム，定量用……………………… 224
エチニルエストラジオール………………………………… 224
エチルアミン塩酸塩………………………………………… 224
2-エチル-2-フェニルマロンジアミド…………………… 224
エチルベンゼン……………………………………………… 225
N-エチルマレイミド……………………………………… 225
N-エチルモルホリン……………………………………… 225
エチレフリン塩酸塩………………………………………… 225
エチレフリン塩酸塩，定量用……………………………… 225
エチレンオキシド…………………………………………… 225
エチレングリコール………………………………………… 225
エチレングリコール，水分測定用………………………… 225
エチレンジアミン…………………………………………… 225
エチレンジアミン試液……………………………………… 225
エチレンジアミン四酢酸二水素二ナトリウム試液，
　　　0.04 mol/L…………………………………………… 225
エチレンジアミン四酢酸二水素二ナトリウム試液，
　　　0.1 mol/L……………………………………………… 225
エチレンジアミン四酢酸二水素二ナトリウム試液，
　　　0.4 mol/L，pH 8.5…………………………………… 225
エチレンジアミン四酢酸二水素二ナトリウム二水和物…… 225
エチレンジアミン四酢酸二ナトリウム → エチレン
　　　ジアミン四酢酸二水素二ナトリウム二水和物…… 225
エチレンジアミン四酢酸二ナトリウム亜鉛 → エチレン
　　　ジアミン四酢酸二ナトリウム亜鉛四水和物……… 225
エチレンジアミン四酢酸二ナトリウム亜鉛四水和物…… 225
エチレンジアミン四酢酸二ナトリウム試液，0.1 mol/L
　　　→ エチレンジアミン四酢酸二水素二ナトリウム試液，
　　　0.1 mol/L……………………………………………… 225
エチレンジアミン四酢酸二ナトリウム銅 → エチレン
　　　ジアミン四酢酸二ナトリウム銅四水和物………… 225
エチレンジアミン四酢酸二ナトリウム銅四水和物……… 225
エーテル → ジエチルエーテル…………………………… 264
エーテル，生薬純度試験用
　　　→ ジエチルエーテル，生薬純度試験用…………… 264
エーテル，麻酔用…………………………………………… 225
エーテル，無水 → ジエチルエーテル，無水…………… 265
エテンザミド………………………………………………… 225
4′-エトキシアセトフェノン……………………………… 225
3-エトキシ-4-ヒドロキシベンズアルデヒド…………… 225
4-エトキシフェノール……………………………………… 226
p-エトキシフェノール → 4-エトキシフェノール…… 226
エナラプリルマレイン酸塩………………………………… 226
エナント酸メテノロン
　　　→ メテノロンエナント酸エステル………………… 363

エナント酸メテノロン，定量用
　　　→ メテノロンエナント酸エステル，定量用……… 363
NADHペルオキシダーゼ…………………………………… 226
NADHペルオキシダーゼ試液……………………………… 226
NN指示薬…………………………………………………… 226
NFS-60細胞………………………………………………… 226
NK-7細胞…………………………………………………… 226
エバスチン，定量用………………………………………… 226
4-エピオキシテトラサイクリン…………………………… 226
6-エピドキシサイクリン塩酸塩…………………………… 226
エフェドリン塩酸塩………………………………………… 226
エフェドリン塩酸塩，生薬定量用………………………… 226
エフェドリン塩酸塩，定量用 → エフェドリン塩酸塩… 226
FL細胞……………………………………………………… 226
FBS・IMDM………………………………………………… 226
エポエチンアルファ液体クロマトグラフィー用トリプシン
　　　→ トリプシン，エポエチンアルファ液体クロマトグ
　　　ラフィー用…………………………………………… 308
エポエチンアルファ用N-アセチルノイラミン酸 → N-
　　　アセチルノイラミン酸，エポエチンアルファ用… 206
エポエチンアルファ用基質試液
　　　→ 基質試液，エポエチンアルファ用……………… 241
エポエチンアルファ用試料緩衝液
　　　→ 試料緩衝液，エポエチンアルファ用…………… 282
エポエチンアルファ用トリプシン試液
　　　→ トリプシン試液，エポエチンアルファ用……… 308
エポエチンアルファ用ブロッキング試液
　　　→ ブロッキング試液，エポエチンアルファ用…… 341
エポエチンアルファ用分子量マーカー
　　　→ 分子量マーカー，エポエチンアルファ用……… 344
エポエチンアルファ用ポリアクリルアミドゲル
　　　→ ポリアクリルアミドゲル，エポエチンアルファ用… 353
エポエチンアルファ用リン酸塩緩衝液
　　　→ リン酸塩緩衝液，エポエチンアルファ用……… 372
エポエチンベータ用トリエチルアミン
　　　→ トリエチルアミン，エポエチンベータ用……… 305
エポエチンベータ用トリフルオロ酢酸
　　　→ トリフルオロ酢酸，エポエチンベータ用……… 308
エポエチンベータ用ポリソルベート20
　　　→ ポリソルベート20，エポエチンベータ用……… 354
エポエチンベータ用2-メルカプトエタノール
　　　→ 2-メルカプトエタノール，エポエチンベータ用…… 364
エボジアミン，定量用……………………………………… 227
MTT試液……………………………………………………… 228
エメダスチンフマル酸塩，定量用………………………… 228
エメチン塩酸塩，定量用…………………………………… 228
エモルファゾン，定量用…………………………………… 228
エリオクロムブラックT…………………………………… 228
エリオクロムブラックT・塩化ナトリウム指示薬……… 228
エリオクロムブラックT試液……………………………… 228
エリスロマイシンB………………………………………… 228
エリスロマイシンC………………………………………… 228
エルカトニン試験用トリプシン試液
　　　→ トリプシン試液，エルカトニン試験用………… 308

エレウテロシドB，液体クロマトグラフィー用 228	塩化第一スズ → 塩化スズ(Ⅱ)二水和物 229
塩化亜鉛 228	塩化第一スズ・硫酸試液 → 塩化スズ(Ⅱ)・硫酸試液 229
塩化亜鉛試液 228	塩化第一スズ試液 → 塩化スズ(Ⅱ)試液 229
塩化亜鉛試液，0.04 mol/L 229	塩化第一スズ試液，酸性 → 塩化スズ(Ⅱ)試液，酸性 229
塩化アセチル 229	塩化第二水銀 → 塩化水銀(Ⅱ) 229
塩化アルミニウム → 塩化アルミニウム(Ⅲ)六水和物 229	塩化第二鉄 → 塩化鉄(Ⅲ)六水和物 230
塩化アルミニウム(Ⅲ)試液 229	塩化第二鉄・酢酸試液 → 塩化鉄(Ⅲ)・酢酸試液 230
塩化アルミニウム(Ⅲ)六水和物 229	塩化第二鉄・ピリジン試液，無水
塩化アルミニウム試液 → 塩化アルミニウム(Ⅲ)試液 229	→ 塩化鉄(Ⅲ)・ピリジン試液，無水 230
塩化アンチモン(Ⅲ) 229	塩化第二鉄・メタノール試液
塩化アンチモン(Ⅲ)試液 229	→ 塩化鉄(Ⅲ)・メタノール試液 230
塩化アンモニウム 229	塩化第二鉄・ヨウ素試液 → 塩化鉄(Ⅲ)・ヨウ素試液 230
塩化アンモニウム・アンモニア試液 229	塩化第二鉄試液 → 塩化鉄(Ⅲ)試液 230
塩化アンモニウム緩衝液，pH 10 229	塩化第二鉄試液，希 → 塩化鉄(Ⅲ)試液，希 230
塩化アンモニウム試液 229	塩化第二鉄試液，酸性 → 塩化鉄(Ⅲ)試液，酸性 230
塩化カリウム 229	塩化第二銅 → 塩化銅(Ⅱ)二水和物 230
塩化カリウム，赤外吸収スペクトル用 229	塩化第二銅・アセトン試液
塩化カリウム，定量用 229	→ 塩化銅(Ⅱ)・アセトン試液 230
塩化カリウム，導電率測定用 229	塩化チオニル 230
塩化カリウム・硫酸緩衝液 229	塩化チタン(Ⅲ)(20) 230
塩化カリウム試液，0.2 mol/L 229	塩化チタン(Ⅲ)・硫酸試液 230
塩化カリウム試液，酸性 229	塩化チタン(Ⅲ)試液 230
塩化カルシウム → 塩化カルシウム二水和物 229	塩化鉄(Ⅲ)・アミド硫酸試液 230
塩化カルシウム，乾燥用 229	塩化鉄(Ⅲ)・酢酸試液 230
塩化カルシウム，水分測定用 229	塩化鉄(Ⅲ)・ピリジン試液，無水 230
塩化カルシウム試液 229	塩化鉄(Ⅲ)・ヘキサシアノ鉄(Ⅲ)酸カリウム試液 230
塩化カルシウム水和物，定量用 229	塩化鉄(Ⅲ)・メタノール試液 230
塩化カルシウム二水和物 229	塩化鉄(Ⅲ)・ヨウ素試液 230
塩化カルシウム二水和物，定量用	塩化鉄(Ⅲ)試液 230
→ 塩化カルシウム水和物，定量用 229	塩化鉄(Ⅲ)試液，希 230
塩化金酸 → テトラクロロ金(Ⅲ)酸四水和物 300	塩化鉄(Ⅲ)試液，酸性 230
塩化金酸試液 → テトラクロロ金(Ⅲ)酸試液 300	塩化鉄(Ⅲ)六水和物 230
塩化コバルト → 塩化コバルト(Ⅱ)六水和物 229	塩化テトラn-ブチルアンモニウム
塩化コバルト・エタノール試液	→ テトラ-n-ブチルアンモニウム塩化物 301
→ 塩化コバルト(Ⅱ)・エタノール試液 229	塩化銅(Ⅱ)・アセトン試液 230
塩化コバルト(Ⅱ)・エタノール試液 229	塩化銅(Ⅱ)二水和物 230
塩化コバルト試液 → 塩化コバルト(Ⅱ)試液 229	塩化トリフェニルテトラゾリウム
塩化コバルト(Ⅱ)試液 229	→ 塩化2, 3, 5-トリフェニル-2H-テトラゾリウム 230
塩化コバルト(Ⅱ)六水和物 229	塩化2, 3, 5-トリフェニル-2H-テトラゾリウム 230
塩化コリン → コリン塩化物 254	塩化2, 3, 5-トリフェニル-2H-テトラゾリウム・
塩化水銀(Ⅱ) 229	メタノール試液，噴霧用 230
塩化水素・エタノール試液 229	塩化トリフェニルテトラゾリウム試液 → 塩化2, 3, 5-
塩化スキサメトニウム，薄層クロマトグラフィー用	トリフェニル-2H-テトラゾリウム試液 230
→ スキサメトニウム塩化物水和物，薄層クロマトグ	塩化2, 3, 5-トリフェニル-2H-テトラゾリウム試液 230
ラフィー用 284	塩化ナトリウム 230
塩化スズ(Ⅱ)・塩酸試液 229	塩化ナトリウム(標準試薬) 230
塩化スズ(Ⅱ)・硫酸試液 229	塩化ナトリウム，定量用 230
塩化スズ(Ⅱ)試液 229	塩化ナトリウム試液 230
塩化スズ(Ⅱ)試液，酸性 229	塩化ナトリウム試液，0.1 mol/L 230
塩化スズ(Ⅱ)二水和物 229	塩化ナトリウム試液，0.2 mol/L 230
塩化ストロンチウム → 塩化ストロンチウム六水和物 229	塩化ナトリウム試液，1 mol/L 230
塩化ストロンチウム六水和物 229	塩化p-ニトロベンゼンジアゾニウム試液
塩化セシウム 229	→ 4-ニトロベンゼンジアゾニウム塩酸塩試液 313
塩化セシウム試液 229	

塩化p-ニトロベンゼンジアゾニウム試液，噴霧用 → 4-
　　ニトロベンゼンジアゾニウム塩酸塩試液，噴霧用……… 313
塩化白金酸 → ヘキサクロロ白金(Ⅳ)酸六水和物…………… 345
塩化白金酸・ヨウ化カリウム試液
　　→ ヘキサクロロ白金(Ⅳ)酸・ヨウ化カリウム試液…… 345
塩化白金酸試液 → ヘキサクロロ白金(Ⅳ)酸試液………… 345
塩化パラジウム → 塩化パラジウム(Ⅱ)………………………… 231
塩化パラジウム(Ⅱ)……………………………………………… 231
塩化パラジウム試液 → 塩化パラジウム(Ⅱ)試液…………… 231
塩化パラジウム(Ⅱ)試液………………………………………… 231
塩化バリウム → 塩化バリウム二水和物……………………… 231
塩化バリウム試液………………………………………………… 231
塩化バリウム二水和物…………………………………………… 231
塩化パルマチン → パルマチン塩化物………………………… 322
塩化ヒドロキシルアンモニウム………………………………… 231
塩化ヒドロキシルアンモニウム・エタノール試液…………… 231
塩化ヒドロキシルアンモニウム・塩化鉄(Ⅲ)試液…………… 231
塩化ヒドロキシルアンモニウム試液…………………………… 231
塩化ヒドロキシルアンモニウム試液，pH 3.1………………… 231
塩化ビニル………………………………………………………… 231
塩化1,10-フェナントロリニウム一水和物…………………… 231
塩化フェニルヒドラジニウム…………………………………… 231
塩化フェニルヒドラジニウム試液……………………………… 231
塩化n-ブチル → 1-クロロブタン……………………………… 248
塩化ベルベリン → ベルベリン塩化物水和物………………… 349
塩化ベルベリン，薄層クロマトグラフィー用 → ベルベリ
　　ン塩化物水和物，薄層クロマトグラフィー用………… 349
塩化ベンザルコニウム → ベンザルコニウム塩化物………… 349
塩化ベンゼトニウム，定量用
　　→ ベンゼトニウム塩化物，定量用……………………… 349
塩化ベンゾイル…………………………………………………… 231
塩化マグネシウム → 塩化マグネシウム六水和物…………… 231
塩化マグネシウム六水和物……………………………………… 231
塩化メチルロザニリン → クリスタルバイオレット………… 245
塩化メチルロザニリン試液
　　→ クリスタルバイオレット試液………………………… 245
塩化ランタン試液………………………………………………… 231
塩化リゾチーム用基質試液
　　→ 基質試液，リゾチーム塩酸塩用……………………… 241
塩化リチウム……………………………………………………… 231
塩化ルビジウム…………………………………………………… 231
塩酸………………………………………………………………… 231
塩酸，希…………………………………………………………… 231
塩酸，精製………………………………………………………… 231
塩酸・エタノール試液…………………………………………… 232
塩酸・塩化カリウム緩衝液，pH 2.0…………………………… 232
塩酸・酢酸アンモニウム緩衝液，pH 3.5……………………… 232
塩酸・2-プロパノール試液……………………………………… 232
塩酸・メタノール試液，0.01 mol/L…………………………… 232
塩酸・メタノール試液，0.05 mol/L…………………………… 232
塩酸アゼラスチン，定量用
　　→ アゼラスチン塩酸塩，定量用………………………… 208
塩酸14-アニソイルアコニン，成分含量測定用
　　→ 14-アニソイルアコニン塩酸塩，定量用…………… 209

塩酸アプリンジン，定量用
　　→ アプリンジン塩酸塩，定量用………………………… 210
塩酸アミオダロン，定量用
　　→ アミオダロン塩酸塩，定量用………………………… 211
塩酸4-アミノアンチピリン
　　→ 4-アミノアンチピリン塩酸塩………………………… 212
塩酸4-アミノアンチピリン試液
　　→ 4-アミノアンチピリン塩酸塩試液…………………… 212
塩酸4-アミノフェノール
　　→ 4-アミノフェノール塩酸塩…………………………… 212
塩酸p-アミノフェノール
　　→ 4-アミノフェノール塩酸塩…………………………… 212
塩酸アモスラロール，定量用
　　→ アモスラロール塩酸塩，定量用……………………… 213
塩酸L-アルギニン → L-アルギニン塩酸塩…………………… 215
塩酸イソクスプリン，定量用
　　→ イソクスプリン塩酸塩，定量用……………………… 219
塩酸イソプロメタジン，薄層クロマトグラフィー用 → イ
　　ソプロメタジン塩酸塩，薄層クロマトグラフィー用… 219
塩酸イミダプリル → イミダプリル塩酸塩…………………… 221
塩酸イミダプリル，定量用
　　→ イミダプリル塩酸塩，定量用………………………… 221
塩酸イミプラミン → イミプラミン塩酸塩…………………… 221
塩酸エチレフリン → エチレフリン塩酸塩…………………… 225
塩酸エチレフリン，定量用
　　→ エチレフリン塩酸塩，定量用………………………… 225
塩酸6-エピドキシサイクリン
　　→ 6-エピドキシサイクリン塩酸塩……………………… 226
塩酸エフェドリン → エフェドリン塩酸塩…………………… 226
塩酸エフェドリン，定量用 → エフェドリン塩酸塩………… 226
塩酸エメチン，成分含量測定用
　　→ エメチン塩酸塩，定量用……………………………… 228
塩酸オキシコドン，定量用
　　→ オキシコドン塩酸塩水和物，定量用………………… 234
塩酸クロルプロマジン，定量用
　　→ クロルプロマジン塩酸塩，定量用…………………… 248
塩酸クロルヘキシジン → クロルヘキシジン塩酸塩………… 248
塩酸(2-クロロエチル)ジエチルアミン
　　→ 2-クロロエチルジエチルアミン塩酸塩……………… 248
塩酸2,4-ジアミノフェノール
　　→ 2,4-ジアミノフェノール二塩酸塩…………………… 263
塩酸2,4-ジアミノフェノール試液
　　→ 2,4-ジアミノフェノール二塩酸塩試液……………… 264
塩酸試液，0.001 mol/L…………………………………………… 231
塩酸試液，0.01 mol/L…………………………………………… 231
塩酸試液，0.02 mol/L…………………………………………… 231
塩酸試液，0.05 mol/L…………………………………………… 231
塩酸試液，0.1 mol/L……………………………………………… 231
塩酸試液，0.2 mol/L……………………………………………… 231
塩酸試液，0.5 mol/L……………………………………………… 231
塩酸試液，1 mol/L………………………………………………… 231
塩酸試液，2 mol/L………………………………………………… 231
塩酸試液，3 mol/L………………………………………………… 231
塩酸試液，5 mol/L………………………………………………… 231

塩酸試液, 6 mol/L	231
塩酸試液, 7.5 mol/L	231
塩酸試液, 10 mol/L	232
塩酸試液, アミノ酸自動分析用6 mol/L	232
塩酸ジエタノールアミン	
→2,2′－イミノジエタノール塩酸塩	221
L－塩酸システイン → L－システイン塩酸塩一水和物	267
塩酸ジフェニドール → ジフェニドール塩酸塩	270
塩酸1,1－ジフェニル－4－ピペリジノ－1－ブテン, 薄層クロマトグラフィー用 → 1,1－ジフェニル－4－ピペリジノ－1－ブテン塩酸塩, 薄層クロマトグラフィー用	272
塩酸ジブカイン → ジブカイン塩酸塩	272
塩酸N,N－ジメチル－p－フェニレンジアミン → N,N－ジメチル－p－フェニレンジアンモニウム二塩酸塩	275
塩酸ジルチアゼム → ジルチアゼム塩酸塩	282
塩酸スレオプロカテロール	
→ スレオプロカテロール塩酸塩	286
塩酸セチリジン, 定量用 → セチリジン塩酸塩, 定量用	288
塩酸セフカペンピボキシル	
→ セフカペンピボキシル塩酸塩水和物	288
塩酸セミカルバジド → セミカルバジド塩酸塩	288
塩酸タムスロシン → タムスロシン塩酸塩	290
塩酸チアプリド, 定量用 → チアプリド塩酸塩, 定量用	291
塩酸チアラミド, 定量用 → チアラミド塩酸塩, 定量用	291
塩酸テトラサイクリン → テトラサイクリン塩酸塩	300
塩酸ドパミン, 定量用 → ドパミン塩酸塩, 定量用	305
塩酸トリメタジジン, 定量用	
→ トリメタジジン塩酸塩, 定量用	309
塩酸ニカルジピン, 定量用	
→ ニカルジピン塩酸塩, 定量用	311
塩酸パパベリン → パパベリン塩酸塩	319
塩酸パパベリン, 定量用 → パパベリン塩酸塩, 定量用	319
塩酸パラアミノフェノール	
→ 4－アミノフェノール塩酸塩	212
L－塩酸ヒスチジン → L－ヒスチジン塩酸塩一水和物	324
塩酸ヒドララジン → ヒドララジン塩酸塩	325
塩酸ヒドララジン, 定量用	
→ ヒドララジン塩酸塩, 定量用	325
塩酸ヒドロキシアンモニウム	
→ 塩化ヒドロキシルアンモニウム	231
塩酸ヒドロキシアンモニウム・エタノール試液 → 塩化ヒドロキシルアンモニウム・エタノール試液	231
塩酸ヒドロキシアンモニウム・塩化鉄(Ⅲ)試液 → 塩化ヒドロキシルアンモニウム・塩化鉄(Ⅲ)試液	231
塩酸ヒドロキシアンモニウム試液	
→ 塩化ヒドロキシルアンモニウム試液	231
塩酸ヒドロキシアンモニウム試液, pH 3.1	
→ 塩化ヒドロキシルアンモニウム試液, pH 3.1	231
塩酸ヒドロキシルアミン	
→ 塩化ヒドロキシルアンモニウム	231
塩酸ヒドロキシルアミン・塩化第二鉄試液	
→ 塩化ヒドロシルアンモニウム・塩化鉄(Ⅲ)試液	231
塩酸ヒドロキシルアミン試液	
→ 塩化ヒドロキシルアンモニウム試液	231
塩酸ヒドロキシルアミン試液, pH 3.1	
→ 塩化ヒドロキシルアンモニウム試液, pH 3.1	231
塩酸ヒドロコタルニン, 定量用	
→ ヒドロコタルニン塩酸塩水和物, 定量用	328
塩酸ピペリジン → ピペリジン塩酸塩	329
塩酸1－(4－ピリジル)ピリジニウムクロリド	
→ 1－(4－ピリジル)ピリジニウム塩化物塩酸塩	330
塩酸ピリドキシン → ピリドキシン塩酸塩	330
塩酸1,10－フェナントロリニウム一水和物	
→ 塩化1,10－フェナントロリニウム一水和物	231
塩酸o－フェナントロリン	
→ 塩化1,10－フェナントロリニウム一水和物	231
塩酸フェニルヒドラジニウム	
→ 塩化フェニルヒドラジニウム	231
塩酸フェニルヒドラジニウム試液	
→ 塩化フェニルヒドラジニウム試液	231
塩酸フェニルヒドラジン	
→ 塩化フェニルヒドラジニウム	231
塩酸フェニルヒドラジン試液	
→ 塩化フェニルヒドラジニウム試液	231
塩酸フェニルピペラジン	
→ 1－フェニルピペラジン一塩酸塩	333
塩酸フェネチルアミン → フェネチルアミン塩酸塩	333
塩酸プソイドエフェドリン	
→ プソイドエフェドリン塩酸塩	336
塩酸ブホルミン, 定量用 → ブホルミン塩酸塩, 定量用	339
塩酸プロカイン → プロカイン塩酸塩	341
塩酸プロカイン, 定量用 → プロカイン塩酸塩	341
塩酸プロカインアミド → プロカインアミド塩酸塩	341
塩酸プロカインアミド, 定量用	
→ プロカインアミド塩酸塩, 定量用	341
塩酸プロカテロール → プロカテロール塩酸塩水和物	341
塩酸プロパフェノン, 定量用	
→ プロパフェノン塩酸塩, 定量用	342
塩酸プロプラノロール, 定量用	
→ プロプラノロール塩酸塩, 定量用	342
塩酸ペチジン, 定量用 → ペチジン塩酸塩, 定量用	347
塩酸ベニジピン → ベニジピン塩酸塩	347
塩酸ベニジピン, 定量用 → ベニジピン塩酸塩, 定量用	347
塩酸ベラパミル, 定量用 → ベラパミル塩酸塩, 定量用	348
塩酸ベンゾイルヒパコニン, 成分含量測定用	
→ ベンゾイルヒパコニン塩酸塩, 定量用	350
塩酸ベンゾイルメサコニン, 成分含量測定用	
→ ベンゾイルメサコニン塩酸塩, 定量用	350
塩酸ベンゾイルメサコニン, 薄層クロマトグラフィー用	
→ ベンゾイルメサコニン塩酸塩, 薄層クロマトグラフィー用	351
塩酸ミノサイクリン → ミノサイクリン塩酸塩	358
塩酸メタサイクリン → メタサイクリン塩酸塩	360
dl－塩酸メチルエフェドリン	
→ dl－メチルエフェドリン塩酸塩	361

dl－塩酸メチルエフェドリン，定量用
　　→ dl－メチルエフェドリン塩酸塩……………… 361
塩酸メトホルミン，定量用
　　→ メトホルミン塩酸塩，定量用 ……………… 364
塩酸メピバカイン，定量用
　　→ メピバカイン塩酸塩，定量用 ……………… 364
塩酸メフロキン → メフロキン塩酸塩 ……………… 364
塩酸モルヒネ → モルヒネ塩酸塩水和物 …………… 365
塩酸モルヒネ，定量用 ……………………………… 233
塩酸ラベタロール → ラベタロール塩酸塩 ………… 368
塩酸ラベタロール，定量用
　　→ ラベタロール塩酸塩，定量用 ……………… 368
塩酸L－リジン → L－リシン塩酸塩 ……………… 369
塩酸リトドリン → リトドリン塩酸塩 ……………… 369
塩酸ロキサチジンアセタート
　　→ ロキサチジン酢酸エステル塩酸塩 ………… 378
塩素 …………………………………………………… 233
塩素酸カリウム ……………………………………… 233
塩素試液 ……………………………………………… 233
遠藤培地 ……………………………………………… 233
遠藤平板培地 ………………………………………… 233
エンドトキシン試験用水 …………………………… 233
エンドトキシン試験用トリス緩衝液
　　→ トリス緩衝液，エンドトキシン試験用 …… 306
エンフルラン ………………………………………… 233

オ

オイゲノール，薄層クロマトグラフィー用 ……… 233
オウゴニン，薄層クロマトグラフィー用 ………… 234
王水 …………………………………………………… 234
オキサリプラチン …………………………………… <u>24</u>
p－オキシ安息香酸 → パラオキシ安息香酸 ……… 320
p－オキシ安息香酸イソプロピル
　　→ パラオキシ安息香酸イソプロピル ………… 320
p－オキシ安息香酸ベンジル
　　→ パラオキシ安息香酸ベンジル ……………… 321
2－オキシ－1－(2'－オキシ－4'－スルホ－1'－ナフチルアゾ)－3－ナフト工酸 → 2－ヒドロキシ－1－(2－ヒドロキシ－4－スルホ－1－ナフチルアゾ)－3－ナフト工酸 ………………………………………………… 328
8－オキシキノリン → 8－キノリノール …………… 242
オキシコドン塩酸塩水和物，定量用 ……………… 234
オキシトシン ………………………………………… 234
n－オクタデカン ……………………………………… 234
オクタデシルシリル化シリカゲル，前処理用 …… 234
オクタデシルシリル基及びオクチルシリル基を結合した多孔質シリカゲル，液体クロマトグラフィー用 ……… <u>32</u>
1－オクタノール ……………………………………… 234
n－オクタン …………………………………………… 234
オクタン，イソ ……………………………………… 234
1－オクタンスルホン酸ナトリウム ………………… 234
オクチルアルコール → 1－オクタノール ………… 234
n－オクチルベンゼン ………………………………… 234
オストール，薄層クロマトグラフィー用 ………… 234
オフロキサシン ……………………………………… 234
オフロキサシン脱メチル体 ………………………… 234
オメプラゾール，定量用 …………………………… 234
オリブ油 ……………………………………………… 234
オルシン ……………………………………………… 234
オルシン・塩化第二鉄試液
　　→ オルシン・塩化鉄(III)試液 ………………… 234
オルシン・塩化鉄(III)試液 ………………………… 234
オルトキシレン → o－キシレン …………………… 241
オルトトルエンスルホンアミド
　　→ o－トルエンスルホンアミド ……………… 309
オレイン酸 …………………………………………… 234
オレイン酸メチル，ガスクロマトグラフィー用 … 235
オロパタジン塩酸塩，定量用 ……………………… 235
オンジ ………………………………………………… 235

カ

海砂 …………………………………………………… 235
カイニン酸 → カイニン酸水和物 ………………… 235
カイニン酸，定量用 → カイニン酸水和物 ……… 235
カイニン酸水和物 …………………………………… 235
カイニン酸水和物，定量用 → カイニン酸水和物 … 235
過塩素酸 ……………………………………………… 235
過塩素酸・エタノール試液 ………………………… 235
過塩素酸・無水エタノール試液
　　→ 過塩素酸・エタノール試液 ………………… 235
過塩素酸第二鉄・無水エタノール試液
　　→ 過塩素酸鉄(III)・エタノール試液 ………… 235
過塩素酸第二鉄 → 過塩素酸鉄(III)六水和物 …… 235
過塩素酸鉄(III)・エタノール試液 ………………… 235
過塩素酸鉄(III)六水和物 …………………………… 235
過塩素酸ナトリウム → 過塩素酸ナトリウム一水和物 … 235
過塩素酸ナトリウム一水和物 ……………………… 235
過塩素酸バリウム …………………………………… 235
過塩素酸ヒドロキシルアミン
　　→ ヒドロキシルアミン過塩素酸塩 …………… 328
過塩素酸ヒドロキシルアミン・エタノール試液
　　→ ヒドロキシルアミン過塩素酸塩・エタノール試液 … 328
過塩素酸ヒドロキシルアミン・無水エタノール試液
　　→ ヒドロキシルアミン過塩素酸塩・エタノール試液 … 328
過塩素酸ヒドロキシルアミン試液
　　→ ヒドロキシルアミン過塩素酸塩試液 ……… 328
過塩素酸リチウム …………………………………… 235
過ギ酸 ………………………………………………… 235
核酸分解酵素不含水 → 水，核酸分解酵素不含 … 282
核磁気共鳴スペクトル測定用DSS－d_6
　　→ DSS－d_6，核磁気共鳴スペクトル測定用 …… 294
核磁気共鳴スペクトル測定用重塩酸
　　→ 重塩酸，核磁気共鳴スペクトル測定用 …… 276
核磁気共鳴スペクトル測定用重水
　　→ 重水，核磁気共鳴スペクトル測定用 ……… 277

核磁気共鳴スペクトル測定用重水素化アセトン
　→ 重水素化アセトン，核磁気共鳴スペクトル測定用… 277
核磁気共鳴スペクトル測定用重水素化ギ酸
　→ 重水素化ギ酸，核磁気共鳴スペクトル測定用……… 277
核磁気共鳴スペクトル測定用重水素化クロロホルム → 重
　水素化クロロホルム，核磁気共鳴スペクトル測定用… 277
核磁気共鳴スペクトル測定用重水素化酢酸
　→ 重水素化酢酸，核磁気共鳴スペクトル測定用……… 24
核磁気共鳴スペクトル測定用重水素化ジメチルスルホキシ
　ド → 重水素化ジメチルスルホキシド，核磁気共鳴ス
　ペクトル測定用………………………………………… 277
核磁気共鳴スペクトル測定用重水素化ピリジン
　→ 重水素化ピリジン，核磁気共鳴スペクトル測定用… 277
核磁気共鳴スペクトル測定用重水素化メタノール → 重水
　素化メタノール，核磁気共鳴スペクトル測定用……… 277
核磁気共鳴スペクトル測定用重水素化溶媒
　→ 重水素化溶媒，核磁気共鳴スペクトル測定用……… 277
核磁気共鳴スペクトル測定用テトラメチルシラン → テト
　ラメチルシラン，核磁気共鳴スペクトル測定用……… 302
核磁気共鳴スペクトル測定用トリフルオロ酢酸
　→ トリフルオロ酢酸，核磁気共鳴スペクトル測定用… 309
核磁気共鳴スペクトル測定用3－トリメチルシリルプロパ
　ンスルホン酸ナトリウム → 3－トリメチルシリルプ
　ロパンスルホン酸ナトリウム，核磁気共鳴スペクトル
　測定用…………………………………………………… 309
核磁気共鳴スペクトル測定用3－トリメチルシリルプロピ
　オン酸ナトリウム－d_4 → 3－トリメチルシリルプロピ
　オン酸ナトリウム－d_4，核磁気共鳴スペクトル測定
　用………………………………………………………… 309
核磁気共鳴スペクトル測定用1,4－ビス(トリメチルシリル)
　ベンゼン－d_4 → 1,4－BTMSB－d_4，核磁気共鳴スペ
　クトル測定用…………………………………………… 325
核磁気共鳴スペクトル測定用1,4－BTMSB－d_4
　→ 1,4－BTMSB－d_4，核磁気共鳴スペクトル測定用… 325
確認試験用タクシャトリテルペン混合試液
　→ タクシャトリテルペン混合試液，確認試験用……… 290
確認試験用テセロイキン → テセロイキン，確認試験用… 24
過酸化水素(30)……………………………………………… 236
過酸化水素・水酸化ナトリウム試液……………………… 236
過酸化水素試液……………………………………………… 236
過酸化水素試液，希………………………………………… 236
過酸化水素水，強 → 過酸化水素(30)……………………… 236
過酸化ナトリウム…………………………………………… 236
過酸化ベンゾイル，25％含水……………………………… 236
ガスクロマトグラフィー用アセトアルデヒド
　→ アセトアルデヒド，ガスクロマトグラフィー用…… 207
ガスクロマトグラフィー用アラキジン酸メチル
　→ アラキジン酸メチル，ガスクロマトグラフィー用… 213
ガスクロマトグラフィー用アルキレングリコールフタル酸
　エステル → アルキレングリコールフタル酸エステル，
　ガスクロマトグラフィー用…………………………… 215
ガスクロマトグラフィー用エイコセン酸メチル
　→ エイコセン酸メチル，ガスクロマトグラフィー用… 223

ガスクロマトグラフィー用エタノール → エタノール，
　ガスクロマトグラフィー用…………………………… 224
ガスクロマトグラフィー用オレイン酸メチル
　→ オレイン酸メチル，ガスクロマトグラフィー用…… 235
ガスクロマトグラフィー用グリセリン
　→ グリセリン，ガスクロマトグラフィー用…………… 245
ガスクロマトグラフィー用コハク酸ジエチレングリコール
　ポリエステル → コハク酸ジエチレングリコールポリ
　エステル，ガスクロマトグラフィー用………………… 254
ガスクロマトグラフィー用6％シアノプロピルフェニル－
　94％ジメチルシリコーンポリマー → 6％シアノプロ
　ピルフェニル－94％ジメチルシリコーンポリマー，
　ガスクロマトグラフィー用…………………………… 263
ガスクロマトグラフィー用6％シアノプロピル－6％フェニ
　ル－メチルシリコーンポリマー → 6％シアノプロピ
　ル－6％フェニル－メチルシリコーンポリマー，ガス
　クロマトグラフィー用………………………………… 263
ガスクロマトグラフィー用7％シアノプロピル－7％フェニ
　ル－メチルシリコーンポリマー → 7％シアノプロピ
　ル－7％フェニル－メチルシリコーンポリマー，ガス
　クロマトグラフィー用………………………………… 263
ガスクロマトグラフィー用シアノプロピルメチルフェニル
　シリコーン → シアノプロピルメチルフェニルシリコ
　ーン，ガスクロマトグラフィー用…………………… 263
ガスクロマトグラフィー用ジエチレングリコールアジピン
　酸エステル → ジエチレングリコールアジピン酸エス
　テル，ガスクロマトグラフィー用…………………… 265
ガスクロマトグラフィー用ジエチレングリコールコハク酸
　エステル → ジエチレングリコールコハク酸エステル，
　ガスクロマトグラフィー用…………………………… 265
ガスクロマトグラフィー用5％ジフェニル・95％ジメチル
　ポリシロキサン → 5％ジフェニル・95％ジメチルポ
　リシロキサン，ガスクロマトグラフィー用…………… 271
ガスクロマトグラフィー用ジメチルポリシロキサン → ジ
　メチルポリシロキサン，ガスクロマトグラフィー用… 275
ガスクロマトグラフィー用ステアリン酸
　→ ステアリン酸，ガスクロマトグラフィー用………… 285
ガスクロマトグラフィー用ステアリン酸メチル
　→ ステアリン酸メチル，ガスクロマトグラフィー用… 285
ガスクロマトグラフィー用石油系ヘキサメチルテトラコサ
　ン類分枝炭化水素混合物(L) → 石油系ヘキサメチル
　テトラコサン類分枝炭化水素混合物(L)，ガスクロマ
　トグラフィー用………………………………………… 287
ガスクロマトグラフィー用D－ソルビトール
　→ D－ソルビトール，ガスクロマトグラフィー用…… 289
ガスクロマトグラフィー用テトラキスヒドロキシプロピル
　エチレンジアミン → テトラキスヒドロキシプロピル
　エチレンジアミン，ガスクロマトグラフィー用……… 300
ガスクロマトグラフィー用テトラヒドロフラン
　→ テトラヒドロフラン，ガスクロマトグラフィー用… 301
ガスクロマトグラフィー用ノニルフェノキシポリ(エチレ
　ンオキシ)エタノール → ノニルフェノキシポリ(エチ
　レンオキシ)エタノール，ガスクロマトグラフィー用… 316

ガスクロマトグラフィー用パルミチン酸
　→ パルミチン酸，ガスクロマトグラフィー用………… 322
ガスクロマトグラフィー用パルミチン酸メチル
　→ パルミチン酸メチル，ガスクロマトグラフィー用… 322
ガスクロマトグラフィー用パルミトレイン酸メチル → パルミトレイン酸メチル，ガスクロマトグラフィー用…… 322
ガスクロマトグラフィー用25％フェニル−25％シアノプロピル−メチルシリコーンポリマー → 25％フェニル−25％シアノプロピル−メチルシリコーンポリマー，ガスクロマトグラフィー用……………………………… 333
ガスクロマトグラフィー用5％フェニル−メチルシリコーンポリマー → 5％フェニル−メチルシリコーンポリマー，ガスクロマトグラフィー用…………………… 333
ガスクロマトグラフィー用35％フェニル−メチルシリコーンポリマー → 35％フェニル−メチルシリコーンポリマー，ガスクロマトグラフィー用……………… 333
ガスクロマトグラフィー用50％フェニル−メチルシリコーンポリマー → 50％フェニル−メチルシリコーンポリマー，ガスクロマトグラフィー用……………… 333
ガスクロマトグラフィー用65％フェニル−メチルシリコーンポリマー → 65％フェニル−メチルシリコーンポリマー，ガスクロマトグラフィー用……………… 333
ガスクロマトグラフィー用50％フェニル−50％メチルポリシロキサン → 50％フェニル−50％メチルポリシロキサン，ガスクロマトグラフィー用……………………… 333
ガスクロマトグラフィー用プロピレングリコール → プロピレングリコール，ガスクロマトグラフィー用………… 342
ガスクロマトグラフィー用ポリアクリル酸メチル → ポリアクリル酸メチル，ガスクロマトグラフィー用………… 353
ガスクロマトグラフィー用ポリアルキレングリコール
　→ ポリアルキレングリコール，ガスクロマトグラフィー用………………………………………………… 353
ガスクロマトグラフィー用ポリアルキレングリコールモノエーテル → ポリアルキレングリコールモノエーテル，ガスクロマトグラフィー用…………………………… 353
ガスクロマトグラフィー用ポリエチレングリコール20 M
　→ ポリエチレングリコール20 M，ガスクロマトグラフィー用………………………………………………… 353
ガスクロマトグラフィー用ポリエチレングリコール400
　→ ポリエチレングリコール400，ガスクロマトグラフィー用………………………………………………… 353
ガスクロマトグラフィー用ポリエチレングリコール600
　→ ポリエチレングリコール600，ガスクロマトグラフィー用………………………………………………… 353
ガスクロマトグラフィー用ポリエチレングリコール1500
　→ ポリエチレングリコール1500，ガスクロマトグラフィー用………………………………………………… 353
ガスクロマトグラフィー用ポリエチレングリコール6000
　→ ポリエチレングリコール6000，ガスクロマトグラフィー用………………………………………………… 353
ガスクロマトグラフィー用ポリエチレングリコール15000−ジエポキシド → ポリエチレングリコール15000−ジエポキシド，ガスクロマトグラフィー用…… 353

ガスクロマトグラフィー用ポリエチレングリコールエステル化物 → ポリエチレングリコールエステル化物，ガスクロマトグラフィー用………………………………… 353
ガスクロマトグラフィー用ポリエチレングリコール2−ニトロテレフタレート → ポリエチレングリコール2−ニトロテレフタレート，ガスクロマトグラフィー用… 353
ガスクロマトグラフィー用ポリメチルシロキサン → ポリメチルシロキサン，ガスクロマトグラフィー用………… 354
ガスクロマトグラフィー用ミリスチン酸メチル
　→ ミリスチン酸メチル，ガスクロマトグラフィー用… 359
ガスクロマトグラフィー用無水トリフルオロ酢酸 → 無水トリフルオロ酢酸，ガスクロマトグラフィー用……… 359
ガスクロマトグラフィー用メチルシリコーンポリマー
　→ メチルシリコーンポリマー，ガスクロマトグラフィー用………………………………………………… 361
ガスクロマトグラフィー用ラウリン酸メチル
　→ ラウリン酸メチル，ガスクロマトグラフィー用…… 367
ガスクロマトグラフィー用リグノセリン酸メチル → リグノセリン酸メチル，ガスクロマトグラフィー用………… 368
ガスクロマトグラフィー用リノール酸メチル
　→ リノール酸メチル，ガスクロマトグラフィー用…… 369
ガスクロマトグラフィー用リノレン酸メチル
　→ リノレン酸メチル，ガスクロマトグラフィー用…… 369
カゼイン（乳製）→ カゼイン，乳製…………………… 237
カゼイン，乳製……………………………………………… 237
カゼイン製ペプトン → ペプトン，カゼイン製………… 347
活性アルミナ……………………………………………… 237
活性炭……………………………………………………… 237
活性部分トロンボプラスチン時間測定用試液………… 237
活性部分トロンボプラスチン時間測定用試薬………… 237
カテコール………………………………………………… 237
果糖………………………………………………………… 237
果糖，薄層クロマトグラフィー用……………………… 237
カドミウム・ニンヒドリン試液………………………… 237
カドミウム地金…………………………………………… 237
カドララジン，定量用…………………………………… 237
カナマイシン硫酸塩……………………………………… 237
カフェイン → カフェイン水和物……………………… 237
カフェイン，無水………………………………………… 237
カフェイン水和物………………………………………… 237
カプサイシン，成分含量測定用
　→ (E)−カプサイシン，定量用……………………… 237
(E)−カプサイシン，成分含量測定用
　→ (E)−カプサイシン，定量用……………………… 237
(E)−カプサイシン，定量用…………………………… 237
カプサイシン，薄層クロマトグラフィー用
　→ (E)−カプサイシン，薄層クロマトグラフィー用… 238
(E)−カプサイシン，薄層クロマトグラフィー用……… 238
カプリル酸………………………………………………… 238
n−カプリル酸エチル……………………………………… 238
過マンガン酸カリウム…………………………………… 238
過マンガン酸カリウム試液……………………………… 238
過マンガン酸カリウム試液，0.3 mol/L………………… <u>24</u>
過マンガン酸カリウム試液，酸性……………………… 238

過ヨウ素酸カリウム………………………………… 238
1.6％過ヨウ素酸カリウム・0.2％過マンガン酸カリウム
　　試液，アルカリ性…………………………………… 238
過ヨウ素酸カリウム試液…………………………… 238
過ヨウ素酸ナトリウム……………………………… 238
過ヨウ素酸ナトリウム試液………………………… 238
D-ガラクトサミン塩酸塩…………………………… 238
ガラクトース → D-ガラクトース………………… 238
D-ガラクトース……………………………………… 238
カリジノゲナーゼ測定用基質試液(1)
　　→ 基質試液(1)，カリジノゲナーゼ測定用……… 241
カリジノゲナーゼ測定用基質試液(2)
　　→ 基質試液(2)，カリジノゲナーゼ測定用……… 241
カリジノゲナーゼ測定用基質試液(3)
　　→ 基質試液(3)，カリジノゲナーゼ測定用……… 241
カリジノゲナーゼ測定用基質試液(4)
　　→ 基質試液(4)，カリジノゲナーゼ測定用……… 241
過硫酸アンモニウム → ペルオキソ二硫酸アンモニウム…… 348
過硫酸カリウム → ペルオキソ二硫酸カリウム……………… 348
カルバゾクロム……………………………………… 239
カルバゾクロムスルホン酸ナトリウム，成分含量測定用
　　→ カルバゾクロムスルホン酸ナトリウム三水和物…… 239
カルバゾクロムスルホン酸ナトリウム三水和物……… 239
カルバゾール………………………………………… 239
カルバゾール試液…………………………………… 239
カルバミン酸エチル………………………………… 239
カルバミン酸クロルフェネシン，定量用
　　→ クロルフェネシンカルバミン酸エステル，定量用… 248
カルベジロール，定量用…………………………… 239
L-カルボシステイン，定量用……………………… 239
カルボプラチン……………………………………… 239
還元液，分子量試験用……………………………… 239
還元緩衝液，ナルトグラスチム試料用……… 239, 32
還元試液……………………………………………… 24
還元鉄 → 鉄粉……………………………………… 300
緩衝液，SDSポリアクリルアミドゲル電気泳動用…… 239
緩衝液，酵素消化用………………………………… 239
緩衝液，セルモロイキン用………………………… 239
緩衝液，テセロイキンSDSポリアクリルアミドゲル
　　電気泳動用……………………………………… 24
緩衝液，テセロイキン試料用……………………… 24
緩衝液，ナルトグラスチム試料用………… 239, 32
緩衝液，フィルグラスチム試料用………………… 239
緩衝液用1 mol/Lクエン酸試液
　　→ クエン酸試液，1 mol/L，緩衝液用………… 244
緩衝液用0.2 mol/Lフタル酸水素カリウム試液
　　→ フタル酸水素カリウム試液，0.2 mol/L，緩衝液用… 337
緩衝液用0.2 mol/Lホウ酸・0.2 mol/L塩化カリウム試液
　　→ 0.2 mol/Lホウ酸・0.2 mol/L塩化カリウム試液，
　　　緩衝液用……………………………………… 352
緩衝液用1 mol/Lリン酸一水素カリウム試液
　　→ リン酸水素二カリウム試液，1 mol/L，緩衝液用… 374
緩衝液用1 mol/Lリン酸水素二カリウム試液
　　→ リン酸二水素カリウム試液，1 mol/L，緩衝液用… 374

緩衝液用0.2 mol/Lリン酸二水素カリウム試液
　　→ リン酸二水素カリウム試液，0.2 mol/L，緩衝液用… 375
25％含水過酸化ベンゾイル
　　→ 過酸化ベンゾイル，25％含水……………… 236
4％含水中性アルミナ → 中性アルミナ，4％含水…… 293
乾燥炭酸ナトリウム………………………………… 239
乾燥用塩化カルシウム → 塩化カルシウム，乾燥用…… 229
乾燥用合成ゼオライト → 合成ゼオライト，乾燥用…… 253
カンデサルタンシレキセチル……………………… 239
カンデサルタンシレキセチル，定量用…………… 239
カンテン……………………………………………… 240
カンテン斜面培地…………………………………… 240
カンテン培地，普通 → 普通カンテン培地……… 338
含糖ペプシン………………………………………… 240
d-カンファスルホン酸……………………………… 240
カンフル……………………………………………… 240

キ

希エタノール → エタノール，希………………… 224
希塩化第二鉄試液 → 塩化鉄(III)試液，希……… 230
希塩化鉄(III)試液 → 塩化鉄(III)試液，希……… 230
希塩酸 → 塩酸，希………………………………… 231
希過酸化水素試液 → 過酸化水素試液，希……… 236
希ギムザ試液 → ギムザ試液，希………………… 242
キキョウ……………………………………………… 240
希五酸化バナジウム試液
　　→ 酸化バナジウム(V)試液，希………………… 261
希酢酸 → 酢酸，希………………………………… 258
ギ酸…………………………………………………… 240
ギ酸アンモニウム…………………………………… 240
ギ酸アンモニウム緩衝液，0.05 mol/L，pH 4.0…… 240
ギ酸エチル…………………………………………… 240
希酸化バナジウム(V)試液
　　→ 酸化バナジウム(V)試液，希………………… 261
キサンテン…………………………………………… 240
キサンテン-9-カルボン酸………………………… 240
キサントヒドロール………………………………… 240
キサントン…………………………………………… 240
ギ酸n-ブチル………………………………………… 240
希次酢酸鉛試液 → 次酢酸鉛試液，希…………… 266
希次硝酸ビスマス・ヨウ化カリウム試液，噴霧用… 240
キジツ………………………………………………… 240
基質緩衝液，セルモロイキン用…………………… 240
基質試液，インターフェロンアルファ確認用…… 241
基質試液，エポエチンアルファ用………………… 241
基質試液，塩化リゾチーム用
　　→ 基質試液，リゾチーム塩酸塩用…………… 241
基質試液，リゾチーム塩酸塩用…………………… 241
基質試液(1)，カリジノゲナーゼ測定用…………… 241
基質試液(2)，カリジノゲナーゼ測定用…………… 241
基質試液(3)，カリジノゲナーゼ測定用…………… 241
基質試液(4)，カリジノゲナーゼ測定用…………… 241

希2,6-ジブロモ-N-クロロ-1,4-ベンゾキノンモノイ
　　ミン試液 → 2,6-ジブロモ-N-クロロ-1,4-ベン
　　ゾキノンモノイミン試液，希·················· 272
希p-ジメチルアミノベンズアルデヒド・塩化第二鉄試液
　　→ 4-ジメチルアミノベンズアルデヒド・塩化鉄(Ⅲ)
　　試液，希·· 275
希4-ジメチルアミノベンズアルデヒド・塩化鉄(Ⅲ)試液
　　→ 4-ジメチルアミノベンズアルデヒド・塩化鉄(Ⅲ)
　　試液，希·· 275
希釈液，粒子計数装置用·································· 241
希硝酸 → 硝酸，希·· 278
キシリトール·· 241
キシレノールオレンジ·· 241
キシレノールオレンジ試液································ 241
キシレン·· 241
o-キシレン··· 241
キシレンシアノールFF····································· 241
キシロース → D-キシロース··························· 241
D-キシロース··· 241
希水酸化カリウム・エタノール試液
　　→ 水酸化カリウム・エタノール試液，希········ 283
希水酸化ナトリウム試液 → 水酸化ナトリウム試液，希····· 283
希チモールブルー試液 → チモールブルー試液，希····· 293
n-吉草酸··· 241
希鉄・フェノール試液 → 鉄・フェノール試液，希····· 300
キナプリル塩酸塩，定量用································ 241
キニジン硫酸塩水和物····································· 241
キニーネ硫酸塩水和物····································· 241
キニノーゲン··· 241
キニノーゲン試液··· 242
8-キノリノール··· 242
キノリン·· 242
キノリン試液·· 242
希フェノールフタレイン試液
　　→ フェノールフタレイン試液，希···················· 334
希フェノールレッド試液 → フェノールレッド試液，希····· 334
希フォリン試液 → フォリン試液，希···················· 336
希ブロモフェノールブルー試液
　　→ ブロモフェノールブルー試液，希·············· 343
希ペンタシアノニトロシル鉄(Ⅲ)酸ナトリウム・ヘキサシ
　　アノ鉄(Ⅲ)酸カリウム試液 → ペンタシアノニトロシ
　　ル鉄(Ⅲ)酸ナトリウム・ヘキサシアノ鉄(Ⅲ)酸カリウ
　　ム試液，希·· 351
希ホルムアルデヒド試液 → ホルムアルデヒド試液，希····· 355
ギムザ試液··· 242
ギムザ試液，希··· 242
希メチルレッド試液 → メチルレッド試液，希······· 362
キモトリプシノーゲン，ゲルろ過分子量マーカー用······· 242
α-キモトリプシン·· 242
吸収スペクトル用ジメチルスルホキシド
　　→ ジメチルスルホキシド，吸収スペクトル用···· 275
吸収スペクトル用ヘキサン
　　→ ヘキサン，吸収スペクトル用····················· 346

吸収スペクトル用n-ヘキサン
　　→ ヘキサン，吸収スペクトル用····················· 346
強アンモニア水 → アンモニア水(28)················ 218
強塩基性イオン交換樹脂·································· 242
強過酸化水素水 → 過酸化水素(30)················ 236
強酢酸第二銅試液 → 酢酸銅(Ⅱ)試液，強······ 259
強酢酸銅(Ⅱ)試液 → 酢酸銅(Ⅱ)試液，強······ 259
強酸性イオン交換樹脂····································· 242
希ヨウ素試液 → ヨウ素試液，希······················ 366
希硫酸 → 硫酸，希·· 369
希硫酸アンモニウム鉄(Ⅲ)試液
　　→ 硫酸アンモニウム鉄(Ⅲ)試液，希············ 370
希硫酸第二鉄アンモニウム試液
　　→ 硫酸アンモニウム鉄(Ⅲ)試液，希············ 370
[6]-ギンゲロール，成分含量測定用
　　→ [6]-ギンゲロール，定量用······················· 242
[6]-ギンゲロール，定量用······················· 242, 25
[6]-ギンゲロール，薄層クロマトグラフィー用······· 243
ギンセノシドRb$_1$，薄層クロマトグラフィー用····· 243
ギンセノシドRc··· 243
ギンセノシドRe··· 243
ギンセノシドRg$_1$，薄層クロマトグラフィー用····· 243
金属ナトリウム → ナトリウム····························· 309
キンヒドロン·· 244

ク

グアイフェネシン··· 244
グアニン·· 244
グアヤコール··· 244
グアヤコール，定量用······································· 244
グアヤコールスルホン酸カリウム······················ 244
クエン酸 → クエン酸一水和物························· 244
クエン酸・酢酸試液··· 244
クエン酸・無水酢酸試液··································· 244
クエン酸・リン酸塩・アセトニトリル試液············ 244
クエン酸アンモニウム → クエン酸水素二アンモニウム····· 245
クエン酸アンモニウム鉄(Ⅲ)····························· 244
クエン酸一水和物··· 244
クエン酸緩衝液，0.05 mol/L，pH 6.6············· 244
クエン酸三カリウム一水和物···························· 244
クエン酸三ナトリウム試液，0.1 mol/L·············· 245
クエン酸三ナトリウム二水和物
　　→ クエン酸ナトリウム水和物························ 245
クエン酸試液，0.01 mol/L································ 244
クエン酸試液，0.1 mol/L·································· 244
クエン酸試液，1 mol/L，緩衝液用···················· 244
クエン酸水素二アンモニウム···························· 245
クエン酸第二鉄アンモニウム
　　→ クエン酸アンモニウム鉄(Ⅲ)···················· 244
クエン酸銅(Ⅱ)試液··· 245
クエン酸ナトリウム → クエン酸ナトリウム水和物········· 245
クエン酸ナトリウム試液，0.1 mol/L·················· 245
クエン酸ナトリウム水和物································· 245

クエン酸モサプリド，定量用
　　→ モサプリドクエン酸塩水和物，定量用 …………… 365
クペロン ……………………………………………………… 245
クペロン試液 ………………………………………………… 245
クーマシー染色試液 ………………………………………… 245
クーマシーブリリアントブルー G-250 …………………… 245
クーマシーブリリアントブルー R-250 …………………… 245
クーマシーブリリアントブルー試液，
　　インターフェロンアルファ用 ………………………… 245
40％グリオキサール試液 …………………………………… 245
グリコール酸ナトリウム，薄層クロマトグラフィー用 … 245
N-グリコリルノイラミン酸 ………………………………… 245
N-グリコリルノイラミン酸試液，0.1 mmol/L …………… 245
グリコール酸 ………………………………………………… 245
グリシン ……………………………………………………… 245
グリース・ロメン亜硝酸試薬 ……………………………… 245
グリース・ロメン硝酸試薬 ………………………………… 245
クリスタルバイオレット …………………………………… 245
クリスタルバイオレット試液 ……………………………… 245
グリセリン …………………………………………………… 245
85％グリセリン ……………………………………………… 245
グリセリン，ガスクロマトグラフィー用 ………………… 245
グリセリン塩基性試液 ……………………………………… 245
グリチルリチン酸，薄層クロマトグラフィー用 ………… 245
グリチルリチン酸一アンモニウム，分離確認用 ………… 246
グルカゴン用酵素試液 → 酵素試液，グルカゴン用 …… 253
クルクミン …………………………………………………… 246
クルクミン，成分含量測定用 → クルクミン，定量用 … 246
クルクミン，定量用 ………………………………………… 246
クルクミン試液 ……………………………………………… 246
D-グルコサミン塩酸塩 ……………………………………… 246
4′-O-グルコシル-5-O-メチルビサミノール，
　　薄層クロマトグラフィー用 …………………………… 246
グルコースオキシダーゼ …………………………………… 246
グルコース検出用試液 ……………………………………… 246
グルコース検出用試液，ペニシリウム由来
　　β-ガラクトシダーゼ用 ………………………………… 246
グルコン酸カルシウム，薄層クロマトグラフィー用
　　→ グルコン酸カルシウム水和物，薄層クロマトグラ
　　フィー用 ………………………………………………… 247
グルコン酸カルシウム水和物，
　　薄層クロマトグラフィー用 …………………………… 247
グルコン酸ナトリウム ……………………………………… 247
グルタチオン ………………………………………………… 247
L-グルタミン ………………………………………………… 247
L-グルタミン酸 ……………………………………………… 247
グルタミン試液 ……………………………………………… 247
7-(グルタリルグリシル-L-アルギニルアミノ)-4-
　　メチルクマリン ………………………………………… 247
7-(グルタリルグリシル-L-アルギニルアミノ)-4-
　　メチルクマリン試液 …………………………………… 247
クレゾール …………………………………………………… 247
m-クレゾール ………………………………………………… 247
p-クレゾール ………………………………………………… 247
クレゾールレッド …………………………………………… 247
クレゾールレッド試液 ……………………………………… 247
クロキサゾラム ……………………………………………… 247
クロチアゼパム，定量用 …………………………………… 247
クロトリマゾール …………………………………………… 247
クロナゼパム，定量用 ……………………………………… 247
クロフィブラート …………………………………………… 247
γ-グロブリン ………………………………………………… 247
クロペラスチンフェンジゾ酸塩，定量用 ………………… 247
クロミプラミン塩酸塩，定量用 …………………………… 247
クロム酸・硫酸試液 ………………………………………… 247
クロム酸カリウム …………………………………………… 247
クロム酸カリウム試液 ……………………………………… 247
クロム酸銀飽和クロム酸カリウム試液 …………………… 247
クロモトロプ酸
　　→ クロモトロプ酸二ナトリウム二水和物 …………… 247
クロモトロプ酸試液 → クロモトロープ酸試液 ………… 247
クロモトロープ酸試液 ……………………………………… 247
クロモトロプ酸試液，濃 → クロモトロープ酸試液，濃 … 247
クロモトロープ酸試液，濃 ………………………………… 247
クロモトロープ酸二ナトリウム二水和物 ………………… 247
クロラゼプ酸二カリウム，定量用 ………………………… 247
クロラミン → トルエンスルホンクロロアミドナトリウム
　　三水和物 ………………………………………………… 309
クロラミン試液
　　→ トルエンスルホンクロロアミドナトリウム試液 … 309
クロラムフェニコール ……………………………………… 247
p-クロルアニリン → 4-クロロアニリン ………………… 248
p-クロル安息香酸 → 4-クロロ安息香酸 ………………… 248
クロルジアゼポキシド ……………………………………… 247
クロルジアゼポキシド，定量用 …………………………… 247
クロルフェニラミンマレイン酸塩 ………………………… 247
クロルフェネシンカルバミン酸エステル，定量用 ……… 248
p-クロルフェノール → 4-クロロフェノール …………… 248
クロルプロパミド，定量用 ………………………………… 248
クロルプロマジン塩酸塩，定量用 ………………………… 248
クロルヘキシジン塩酸塩 …………………………………… 248
p-クロルベンゼンスルホンアミド
　　→ 4-クロロベンゼンスルホンアミド ………………… 249
4-クロロアニリン …………………………………………… 248
4-クロロ安息香酸 …………………………………………… 248
2-クロロエチルジエチルアミン塩酸塩 …………………… 248
クロロギ9-フルオレニルメチル …………………………… 248
クロロゲン酸，薄層クロマトグラフィー用
　　→ (E)-クロロゲン酸，薄層クロマトグラフィー用 … 248
(E)-クロロゲン酸，薄層クロマトグラフィー用 ………… 248
クロロ酢酸 …………………………………………………… 248
1-クロロ-2,4-ジニトロベンゼン …………………………… 248
3′-クロロ-3′-デオキシチミジン，
　　液体クロマトグラフィー用 …………………………… 248
クロロトリメチルシラン …………………………………… 248
(2-クロロフェニル)-ジフェニルメタノール，
　　薄層クロマトグラフィー用 …………………………… 248
4-クロロフェノール ………………………………………… 248

クロロブタノール⋯⋯⋯⋯⋯⋯⋯⋯⋯⋯⋯⋯⋯⋯⋯ 248
1-クロロブタン⋯⋯⋯⋯⋯⋯⋯⋯⋯⋯⋯⋯⋯⋯⋯⋯ 248
3-クロロ-1,2-プロパンジオール⋯⋯⋯⋯⋯⋯⋯ 249
4-クロロベンゼンジアゾニウム塩試液⋯⋯⋯⋯ 249
4-クロロベンゼンスルホンアミド⋯⋯⋯⋯⋯⋯ 249
4-クロロベンゾフェノン⋯⋯⋯⋯⋯⋯⋯⋯⋯⋯⋯ 249
クロロホルム⋯⋯⋯⋯⋯⋯⋯⋯⋯⋯⋯⋯⋯⋯⋯⋯ 249
クロロホルム,エタノール不含⋯⋯⋯⋯⋯⋯⋯⋯ 249
クロロホルム,水分測定用⋯⋯⋯⋯⋯⋯⋯⋯⋯⋯ 249

ケ

蛍光基質試液⋯⋯⋯⋯⋯⋯⋯⋯⋯⋯⋯⋯⋯⋯⋯⋯ 249
蛍光試液⋯⋯⋯⋯⋯⋯⋯⋯⋯⋯⋯⋯⋯⋯⋯⋯⋯⋯ 249
ケイソウ土⋯⋯⋯⋯⋯⋯⋯⋯⋯⋯⋯⋯⋯⋯⋯⋯⋯ 249
継代培地,ナルトグラスチム試験用⋯⋯⋯ 249, 32
ケイタングステン酸二六水和物⋯⋯⋯⋯⋯⋯⋯ 249
ケイ皮酸⋯⋯⋯⋯⋯⋯⋯⋯⋯⋯⋯⋯⋯⋯⋯⋯⋯⋯ 249
(E)-ケイ皮酸,成分含量測定用
　→ (E)-ケイ皮酸,定量用⋯⋯⋯⋯⋯⋯⋯⋯ 249
(E)-ケイ皮酸,定量用⋯⋯⋯⋯⋯⋯⋯⋯⋯⋯⋯ 249
(E)-ケイ皮酸,薄層クロマトグラフィー用⋯⋯ 250
血液カンテン培地⋯⋯⋯⋯⋯⋯⋯⋯⋯⋯⋯⋯⋯⋯ 250
1％血液浮遊液⋯⋯⋯⋯⋯⋯⋯⋯⋯⋯⋯⋯⋯⋯⋯ 250
結晶トリプシン⋯⋯⋯⋯⋯⋯⋯⋯⋯⋯⋯⋯⋯⋯⋯ 250
結晶トリプシン,ウリナスタチン定量用⋯⋯⋯ 251
ケトコナゾール⋯⋯⋯⋯⋯⋯⋯⋯⋯⋯⋯⋯⋯⋯⋯ 251
ケトコナゾール,定量用⋯⋯⋯⋯⋯⋯⋯⋯⋯⋯⋯ 251
ゲニポシド,成分含量測定用 → ゲニポシド,定量用⋯⋯⋯ 251
ゲニポシド,定量用⋯⋯⋯⋯⋯⋯⋯⋯⋯⋯⋯⋯⋯ 251
ゲニポシド,薄層クロマトグラフィー用⋯⋯⋯ 252
ケノデオキシコール酸,薄層クロマトグラフィー用⋯⋯⋯⋯ 252
ゲルろ過分子量マーカー用ウシ血清アルブミン
　→ ウシ血清アルブミン,ゲルろ過分子量マーカー用⋯ 222
ゲルろ過分子量マーカー用キモトリプシノーゲン
　→ キモトリプシノーゲン,ゲルろ過分子量マーカー
　　用⋯⋯⋯⋯⋯⋯⋯⋯⋯⋯⋯⋯⋯⋯⋯⋯⋯⋯⋯ 242
ゲルろ過分子量マーカー用卵白アルブミン
　→ 卵白アルブミン,ゲルろ過分子量マーカー用⋯⋯⋯ 368
ゲルろ過分子量マーカー用リボヌクレアーゼA
　→ リボヌクレアーゼA,ゲルろ過分子量マーカー用⋯ 369
ケロシン⋯⋯⋯⋯⋯⋯⋯⋯⋯⋯⋯⋯⋯⋯⋯⋯⋯⋯ 252
ゲンタマイシンB⋯⋯⋯⋯⋯⋯⋯⋯⋯⋯⋯⋯⋯⋯ 252
ゲンチオピクロシド,薄層クロマトグラフィー用⋯⋯ 252
ゲンチジン酸⋯⋯⋯⋯⋯⋯⋯⋯⋯⋯⋯⋯⋯⋯⋯⋯ 253

コ

抗インターフェロンアルファ抗血清⋯⋯⋯⋯⋯ 253
抗ウリナスタチンウサギ血清⋯⋯⋯⋯⋯⋯⋯⋯ 253
抗ウロキナーゼ血清⋯⋯⋯⋯⋯⋯⋯⋯⋯ 253, 26
抗A血液型判定用抗体⋯⋯⋯⋯⋯⋯⋯⋯⋯⋯⋯ 253
合成ゼオライト,乾燥用⋯⋯⋯⋯⋯⋯⋯⋯⋯⋯⋯ 253

抗生物質用リン酸塩緩衝液,0.1 mol/L,pH 8.0
　→ リン酸塩緩衝液,0.1 mol/L,pH 8.0,抗生物質用⋯ 373
抗生物質用リン酸塩緩衝液,pH 6.5
　→ リン酸塩緩衝液,pH 6.5,抗生物質用⋯⋯⋯⋯⋯ 373
酵素試液⋯⋯⋯⋯⋯⋯⋯⋯⋯⋯⋯⋯⋯⋯⋯⋯⋯⋯ 253
酵素試液,グルカゴン用⋯⋯⋯⋯⋯⋯⋯⋯⋯⋯⋯ 253
酵素消化用緩衝液 → 緩衝液,酵素消化用⋯⋯⋯ 239
抗B血液型判定用抗体⋯⋯⋯⋯⋯⋯⋯⋯⋯⋯⋯ 253
抗ブラジキニン抗体⋯⋯⋯⋯⋯⋯⋯⋯⋯⋯⋯⋯ 253
抗ブラジキニン抗体試液⋯⋯⋯⋯⋯⋯⋯⋯⋯⋯ 253
酵母エキス⋯⋯⋯⋯⋯⋯⋯⋯⋯⋯⋯⋯⋯⋯⋯⋯⋯ 253
高密度ポリエチレンフィルム⋯⋯⋯⋯⋯⋯⋯⋯ 253
五酸化バナジウム → 酸化バナジウム(V)⋯⋯⋯ 261
五酸化バナジウム試液 → 酸化バナジウム(V)試液⋯ 261
五酸化バナジウム試液,希
　→ 酸化バナジウム(V)試液,希⋯⋯⋯⋯⋯⋯⋯⋯ 261
五酸化リン → 酸化リン(V)⋯⋯⋯⋯⋯⋯⋯⋯⋯ 261
ゴシツ,薄層クロマトグラフィー用⋯⋯⋯⋯⋯ 253
ゴシュユ⋯⋯⋯⋯⋯⋯⋯⋯⋯⋯⋯⋯⋯⋯⋯⋯⋯⋯ 254
コデインリン酸塩水和物,定量用⋯⋯⋯⋯⋯⋯ 254
コハク酸⋯⋯⋯⋯⋯⋯⋯⋯⋯⋯⋯⋯⋯⋯⋯⋯⋯⋯ 254
コハク酸ジエチレングリコールポリエステル,
　　ガスクロマトグラフィー用⋯⋯⋯⋯⋯⋯⋯ 254
コハク酸シベンゾリン,定量用
　→ シベンゾリンコハク酸塩,定量用⋯⋯⋯⋯⋯ 273
コハク酸トコフェロール
　→ トコフェロールコハク酸エステル⋯⋯⋯⋯ 305
コハク酸トコフェロールカルシウム
　→ トコフェロールコハク酸エステルカルシウム⋯ 305
コバルチ亜硝酸ナトリウム
　→ ヘキサニトロコバルト(Ⅲ)酸ナトリウム⋯⋯⋯ 345
コバルチ亜硝酸ナトリウム試液
　→ ヘキサニトロコバルト(Ⅲ)酸ナトリウム試液⋯ 345
コプチシン塩化物,薄層クロマトグラフィー用⋯ 254
ゴマ油⋯⋯⋯⋯⋯⋯⋯⋯⋯⋯⋯⋯⋯⋯⋯⋯⋯⋯⋯ 254
コリン塩化物⋯⋯⋯⋯⋯⋯⋯⋯⋯⋯⋯⋯⋯⋯⋯⋯ 254
コール酸,薄層クロマトグラフィー用⋯⋯⋯⋯ 254
コール酸ナトリウム水和物⋯⋯⋯⋯⋯⋯⋯⋯⋯ 254
コルチゾン酢酸エステル⋯⋯⋯⋯⋯⋯⋯⋯⋯⋯ 255
コレステロール⋯⋯⋯⋯⋯⋯⋯⋯⋯⋯⋯⋯⋯⋯⋯ 255
コロジオン⋯⋯⋯⋯⋯⋯⋯⋯⋯⋯⋯⋯⋯⋯⋯⋯⋯ 255
コンゴーレッド⋯⋯⋯⋯⋯⋯⋯⋯⋯⋯⋯⋯⋯⋯⋯ 255
コンゴーレッド試液⋯⋯⋯⋯⋯⋯⋯⋯⋯⋯⋯⋯ 255

サ

サイコサポニンa,d混合標準試液,定量用⋯⋯⋯ 256
サイコサポニンa,成分含量測定用
　→ サイコサポニンa,定量用⋯⋯⋯⋯⋯⋯⋯⋯ 255
サイコサポニンa,定量用⋯⋯⋯⋯⋯⋯⋯⋯⋯⋯ 255
サイコサポニンa,薄層クロマトグラフィー用⋯ 256
サイコサポニンb_2,成分含量測定用
　→ サイコサポニンb_2,定量用⋯⋯⋯⋯⋯⋯⋯ 256
サイコサポニンb_2,定量用⋯⋯⋯⋯⋯⋯⋯⋯ 256

サイコサポニンb_2, 薄層クロマトグラフィー用················ 257
サイコサポニンb_2標準試液, 定量用················ 257
サイコサポニンd, 成分含量測定用
　　→ サイコサポニンd, 定量用················ 257
サイコサポニンd, 定量用················ 257
サイコ成分含量測定用リン酸塩緩衝液
　　→ リン酸塩緩衝液, サイコ定量用················ 372
サイコ定量用リン酸塩緩衝液
　　→ リン酸塩緩衝液, サイコ定量用················ 372
SYBR Green含有PCR 2倍反応液
　　→ PCR 2倍反応液, SYBR Green含有················ 324
細胞懸濁液, テセロイキン用················ 258
細胞毒性試験用リン酸塩緩衝液
　　→ リン酸塩緩衝液, 細胞毒性試験用················ 372
酢酸 → 酢酸(31)················ 258
酢酸(31)················ 258
酢酸(100)················ 258
酢酸, 希················ 258
酢酸, 非水滴定用················ 258
酢酸, 氷 → 酢酸(100)················ 258
酢酸・酢酸アンモニウム緩衝液, pH 3.0················ 258
酢酸・酢酸アンモニウム緩衝液, pH 4.5················ 258
酢酸・酢酸アンモニウム緩衝液, pH 4.8················ 258
酢酸・酢酸カリウム緩衝液, pH 4.3················ 258
酢酸・酢酸ナトリウム緩衝液, 0.05 mol/L, pH 4.0············ 258
酢酸・酢酸ナトリウム緩衝液, 0.05 mol/L, pH 4.6············ 258
酢酸・酢酸ナトリウム緩衝液, 0.1 mol/L, pH 4.0············ 258
酢酸・酢酸ナトリウム緩衝液, 1 mol/L, pH 5.0············ 258
酢酸・酢酸ナトリウム緩衝液, 1 mol/L, pH 6.0············ 258
酢酸・酢酸ナトリウム緩衝液, pH 4.0················ 258
酢酸・酢酸ナトリウム緩衝液, pH 4.5················ 259
酢酸・酢酸ナトリウム緩衝液, pH 4.5, 鉄試験用············ 259
酢酸・酢酸ナトリウム緩衝液, pH 4.7················ 259
酢酸・酢酸ナトリウム緩衝液, pH 5.0················ 259
酢酸・酢酸ナトリウム緩衝液, pH 5.5················ 259
酢酸・酢酸ナトリウム緩衝液, pH 5.6················ 259
酢酸・酢酸ナトリウム試液················ 259
酢酸・酢酸ナトリウム試液, 0.02 mol/L················ 259
酢酸・酢酸ナトリウム試液, pH 7.0················ 259
酢酸・硫酸試液················ 259
酢酸亜鉛 → 酢酸亜鉛二水和物················ 259
酢酸亜鉛緩衝液, 0.25 mol/L, pH 6.4················ 259
酢酸亜鉛二水和物················ 259
酢酸アンモニウム················ 259
酢酸アンモニウム試液················ 259
酢酸アンモニウム試液, 40 mmol/L················ <u>24</u>
酢酸アンモニウム試液, 0.5 mol/L················ 259
酢酸イソアミル → 酢酸3-メチルブチル················ 260
酢酸エチル················ 259
酢酸塩緩衝液, 0.01 mol/L, pH 5.0················ 259
酢酸塩緩衝液, 0.02 mol/L, pH 6.0················ 259
酢酸塩緩衝液, pH 3.5················ 259
酢酸塩緩衝液, pH 4.0, 0.05 mol/L················ 259
酢酸塩緩衝液, pH 4.5················ 259
酢酸塩緩衝液, pH 5.4················ 259
酢酸塩緩衝液, pH 5.5················ 259
酢酸カドミウム → 酢酸カドミウム二水和物················ 259
酢酸カドミウム二水和物················ 259
酢酸カリウム················ 259
酢酸カリウム試液················ 259
酢酸カルシウム一水和物················ 259
酢酸コルチゾン → コルチゾン酢酸エステル················ 255
酢酸試液, 0.25 mol/L················ 258
酢酸試液, 2 mol/L················ 258
酢酸試液, 6 mol/L················ 258
酢酸水銀(Ⅱ)················ 259
酢酸水銀(Ⅱ)試液, 非水滴定用················ 259
酢酸セミカルバジド試液················ 259
酢酸第二水銀 → 酢酸水銀(Ⅱ)················ 259
酢酸第二水銀試液, 非水滴定用
　　→ 酢酸水銀(Ⅱ)試液, 非水滴定用················ 259
酢酸第二銅 → 酢酸銅(Ⅱ)一水和物················ 259
酢酸第二銅試液, 強 → 酢酸銅(Ⅱ)試液, 強········ 259
酢酸銅(Ⅱ)一水和物················ 259
酢酸銅(Ⅱ)試液, 強················ 259
酢酸トコフェロール → トコフェロール酢酸エステル········ 305
酢酸ナトリウム → 酢酸ナトリウム三水和物················ 260
酢酸ナトリウム, 無水················ 260
酢酸ナトリウム・アセトン試液················ 260
酢酸ナトリウム三水和物················ 260
酢酸ナトリウム試液················ 260
酢酸鉛 → 酢酸鉛(Ⅱ)三水和物················ 260
酢酸鉛(Ⅱ)三水和物················ 260
酢酸鉛試液 → 酢酸鉛(Ⅱ)試液················ 260
酢酸鉛(Ⅱ)試液················ 260
酢酸ヒドロキソコバラミン
　　→ ヒドロキソコバラミン酢酸塩················ 328
酢酸ヒドロコルチゾン
　　→ ヒドロコルチゾン酢酸エステル················ 328
酢酸ビニル················ 260
酢酸ブチル················ 260
酢酸n-ブチル → 酢酸ブチル················ 260
酢酸プレドニゾロン → プレドニゾロン酢酸エステル········ 341
酢酸メチル················ 260
酢酸3-メチルブチル················ 260
酢酸リチウム二水和物················ 260
サケ精子DNA················ 260
サーモリシン················ 260
サラシ粉················ 260
サラシ粉試液················ 260
サリチルアミド················ 260
サリチルアルダジン················ 260
サリチルアルデヒド················ 260
サリチル酸················ 260
サリチル酸, 定量用················ 260
サリチル酸イソブチル················ 260
サリチル酸試液················ 260
サリチル酸鉄試液················ 261

サリチル酸ナトリウム	261
サリチル酸ナトリウム・水酸化ナトリウム試液	261
サリチル酸メチル	261
サルササポゲニン，薄層クロマトグラフィー用	261
ザルトプロフェン	261
ザルトプロフェン，定量用	261
サルポグレラート塩酸塩	261
三塩化アンチモン → 塩化アンチモン(Ⅲ)	229
三塩化アンチモン試液 → 塩化アンチモン(Ⅲ)試液	229
三塩化チタン → 塩化チタン(Ⅲ) (20)	230
三塩化チタン・硫酸試液 → 塩化チタン(Ⅲ)・硫酸試液	230
三塩化チタン試液 → 塩化チタン(Ⅲ)試液	230
三塩化ヨウ素	261
酸化アルミニウム	261
酸化カルシウム	261
酸化クロム(Ⅵ)	261
酸化クロム(Ⅵ)試液	261
酸化チタン(Ⅳ)	261
酸化チタン(Ⅳ)試液	261
酸化鉛(Ⅱ)	261
酸化鉛(Ⅳ)	261
酸化バナジウム(Ⅴ)	261
酸化バナジウム(Ⅴ)試液	261
酸化バナジウム(Ⅴ)試液，希	261
酸化バリウム	261
酸化マグネシウム	261
酸化メシチル	261
酸化モリブデン(Ⅵ)	261
酸化モリブデン(Ⅵ)・クエン酸試液	261
酸化ランタン(Ⅲ)	261
酸化リン(Ⅴ)	261
三酸化クロム → 酸化クロム(Ⅵ)	261
三酸化クロム試液 → 酸化クロム(Ⅵ)試液	261
三酸化ナトリウムビスマス	262
三酸化二ヒ素	262
三酸化二ヒ素試液	262
三酸化ヒ素 → 三酸化二ヒ素	262
三酸化ヒ素試液 → 三酸化二ヒ素試液	262
三酸化モリブデン → 酸化モリブデン(Ⅵ)	261
三酸化モリブデン・クエン酸試液 → 酸化モリブデン(Ⅵ)・クエン酸試液	261
32D clone3細胞	262
サンショウ	262
参照抗インターロイキン-2抗血清試液	262
参照抗インターロイキン-2抗体，テセロイキン用	262
酸処理ゼラチン → ゼラチン，酸処理	288
酸性塩化カリウム試液 → 塩化カリウム試液，酸性	229
酸性塩化スズ(Ⅱ)試液 → 塩化スズ(Ⅱ)試液，酸性	229
酸性塩化第一スズ試液 → 塩化スズ(Ⅱ)試液，酸性	229
酸性塩化第二鉄試液 → 塩化鉄(Ⅲ)試液，酸性	230
酸性塩化鉄(Ⅲ)試液 → 塩化鉄(Ⅲ)試液，酸性	230
酸性過マンガン酸カリウム試液 → 過マンガン酸カリウム試液，酸性	238
酸性白土	262
酸性硫酸アンモニウム鉄(Ⅲ)試液 → 硫酸アンモニウム鉄(Ⅲ)試液，酸性	370
酸素	262
酸素スパンガス，定量用	262
酸素ゼロガス，定量用	262
酸素比較ガス，定量用	262
サントニン	262
サントニン，定量用	262
三ナトリウム五シアノアミン第一鉄試液 → 三ナトリウム五シアノアミン鉄(Ⅱ)試液	262
三ナトリウム五シアノアミン鉄(Ⅱ)試液	262
3倍濃厚乳糖ブイヨン → 乳糖ブイヨン，3倍濃厚	314
三フッ化ホウ素	262
三フッ化ホウ素・メタノール試液	262
酸又はアルカリ試験用メチルレッド試液 → メチルレッド試液，酸又はアルカリ試験用	362

シ

次亜塩素酸ナトリウム・水酸化ナトリウム試液	262
次亜塩素酸ナトリウム試液	262
次亜塩素酸ナトリウム試液，10％	262
次亜塩素酸ナトリウム試液，アンモニウム試験用	262
次亜臭素酸ナトリウム試液	262
ジアセチル	262
ジアセチル試液	263
ジアゼパム，定量用	263
ジアゾ化滴定用スルファニルアミド → スルファニルアミド，ジアゾ化滴定用	286
ジアゾ試液	263
ジアゾベンゼンスルホン酸試液	263
ジアゾベンゼンスルホン酸試液，濃	263
1-シアノグアニジン	263
シアノコバラミン	263
6％シアノプロピルフェニル-94％ジメチルシリコーンポリマー，ガスクロマトグラフィー用	263
6％シアノプロピル-6％フェニル-メチルシリコーンポリマー，ガスクロマトグラフィー用	263
7％シアノプロピル-7％フェニル-メチルシリコーンポリマー，ガスクロマトグラフィー用	263
シアノプロピルメチルフェニルシリコーン，ガスクロマトグラフィー用	263
2,3-ジアミノナフタリン	263
2,4-ジアミノフェノール二塩酸塩	263
2,4-ジアミノフェノール二塩酸塩試液	264
1,4-ジアミノブタン	<u>32</u>
3,3′-ジアミノベンジジン四塩酸塩	264
次亜リン酸 → ホスフィン酸	352
シアン化カリウム	264
シアン化カリウム試液	264
シアン酢酸	264
シアン酢酸エチル	264
ジイソプロピルアミン	264
ジェサコニチン，純度試験用	264

ジエタノールアミン	264
ジエチルアミン	264
ジエチルエーテル	264
ジエチルエーテル，生薬純度試験用	264
ジエチルエーテル，無水	265
N,N-ジエチルジチオカルバミド酸銀	265
N,N-ジエチルジチオカルバミド酸ナトリウム三水和物	265
ジエチルジチオカルバミン酸亜鉛	265
ジエチルジチオカルバミン酸銀 → N,N-ジエチルジチオカルバミド酸銀	265
ジエチルジチオカルバミン酸ナトリウム → N,N-ジエチルジチオカルバミド酸ナトリウム三水和物	265
N,N-ジエチルジチオカルバミン酸ナトリウム三水和物 → N,N-ジエチルジチオカルバミド酸ナトリウム三水和物	265
N,N-ジエチル-N'-1-ナフチルエチレンジアミンシュウ酸塩	265
N,N-ジエチル-N'-1-ナフチルエチレンジアミンシュウ酸塩・アセトン試液	265
N,N-ジエチル-N'-1-ナフチルエチレンジアミンシュウ酸塩試液	265
ジエチレングリコール	265
ジエチレングリコールアジピン酸エステル，ガスクロマトグラフィー用	265
ジエチレングリコールコハク酸エステル，ガスクロマトグラフィー用	265
ジエチレングリコールジメチルエーテル	265
ジエチレングリコールモノエチルエーテル	265
ジエチレングリコールモノエチルエーテル，水分測定用	265
ジオキサン → 1,4-ジオキサン	265
1,4-ジオキサン	265
ジギトニン	265
シクロスポリンU	265
ジクロフェナクナトリウム	265
ジクロフェナクナトリウム，定量用	265
シクロブタンカルボン酸	265
1,1-シクロブタンジカルボン酸	266
シクロヘキサン	266
シクロヘキシルアミン	266
シクロヘキシルメタノール	266
シクロホスファミド水和物，定量用	266
1,2-ジクロルエタン → 1,2-ジクロロエタン	266
2,6-ジクロルフェノールインドフェノールナトリウム → 2,6-ジクロロインドフェノールナトリウム二水和物	266
2,6-ジクロルフェノールインドフェノールナトリウム試液 → 2,6-ジクロロインドフェノールナトリウム試液	266
2,6-ジクロルフェノールインドフェノールナトリウム試液，滴定用 → 2,6-ジクロロインドフェノールナトリウム試液，滴定用	266
ジクロルフルオレセイン → ジクロロフルオレセイン	266
ジクロルフルオレセイン試液 → ジクロロフルオレセイン試液	266
ジクロルメタン → ジクロロメタン	266
3,4-ジクロロアニリン	266
2,6-ジクロロインドフェノールナトリウム・酢酸ナトリウム試液	266
2,6-ジクロロインドフェノールナトリウム試液	266
2,6-ジクロロインドフェノールナトリウム試液，滴定用 → 医薬品各条 アスコルビン酸散	405
2,6-ジクロロインドフェノールナトリウム二水和物	266
1,2-ジクロロエタン	266
2,6-ジクロロフェノール	266
ジクロロフルオレセイン	266
ジクロロフルオレセイン試液	266
1,2-ジクロロベンゼン	266
ジクロロメタン	266
試験菌移植培地，テセロイキン用	266
試験菌移植培地斜面，テセロイキン用	266
ジゴキシン	266
次酢酸鉛試液	266
次酢酸鉛試液，希	266
シザンドリン，薄層クロマトグラフィー用	266
ジシクロヘキシル	266
ジシクロヘキシルウレア	267
N,N'-ジシクロヘキシルカルボジイミド	267
N,N'-ジシクロヘキシルカルボジイミド・エタノール試液	267
N,N'-ジシクロヘキシルカルボジイミド・無水エタノール試液 → N,N'-ジシクロヘキシルカルボジイミド・エタノール試液	267
次硝酸ビスマス	267
次硝酸ビスマス試液	267
ジスチグミン臭化物，定量用	267
L-シスチン	267
L-システイン塩酸塩一水和物	267
L-システイン酸	267
システム適合性試験用試液，フィルグラスチム用	267
シスプラチン	267
2,6-ジ-第三ブチル-p-クレゾール → 2,6-ジ-t-ブチルクレゾール	272
2,6-ジ-第三ブチル-p-クレゾール試液 → 2,6-ジ-t-ブチルクレゾール試液	272
ジチオジグリコール酸	267
ジチオジプロピオン酸	267
ジチオスレイトール	267
1,1'-[3,3'-ジチオビス(2-メチル-1-オキソプロピル)]-L-ジプロリン	267
1,3-ジチオラン-2-イリデンマロン酸ジイソプロピル	267
ジチゾン	267
ジチゾン液，抽出用	267
ジチゾン試液	267
シトシン	267
ジドロゲステロン，定量用	267
2,2'-ジナフチルエーテル	268

2,4-ジニトロクロルベンゼン
　　→ 1-クロロ-2,4-ジニトロベンゼン……………… 248
2,4-ジニトロフェニルヒドラジン……………………… 268
2,4-ジニトロフェニルヒドラジン・エタノール試液……… 268
2,4-ジニトロフェニルヒドラジン・
　　ジエチレングリコールジメチルエーテル試液……… 268
2,4-ジニトロフェニルヒドラジン試液………………… 268
2,4-ジニトロフェノール………………………………… 268
2,4-ジニトロフェノール試液…………………………… 268
2,4-ジニトロフルオルベンゼン
　　→ 1-フルオロ-2,4-ジニトロベンゼン…………… 340
1,2-ジニトロベンゼン…………………………………… 268
1,3-ジニトロベンゼン…………………………………… 268
m-ジニトロベンゼン → 1,3-ジニトロベンゼン……… 268
1,3-ジニトロベンゼン試液……………………………… 268
1,3-ジニトロベンゼン試液，アルカリ性……………… 268
m-ジニトロベンゼン試液
　　→ 1,3-ジニトロベンゼン試液…………………… 268
m-ジニトロベンゼン試液，アルカリ性
　　→ 1,3-ジニトロベンゼン試液，アルカリ性……… 268
シネオール，定量用……………………………………… 268
シノキサシン，定量用…………………………………… 268
シノブファギン，成分含量測定用
　　→ シノブファギン，定量用……………………… 268
シノブファギン，定量用………………………………… 268
シノメニン，定量用………………………………… 269, 21
シノメニン，薄層クロマトグラフィー用……………… 270
ジピコリン酸…………………………………………… 270
ジヒドロエルゴクリスチンメシル酸塩，
　　薄層クロマトグラフィー用……………………… 270
2,4-ジヒドロキシ安息香酸……………………………… 270
1,3-ジヒドロキシナフタレン…………………………… 270
2,7-ジヒドロキシナフタレン…………………………… 270
2,7-ジヒドロキシナフタレン試液……………………… 270
ジヒドロコデインリン酸塩，定量用…………………… 270
3,4-ジヒドロ-6-ヒドロキシ-2(1H)-キノリノン……… 270
1-[(2R, 5S)-2,5-ジヒドロ-5-(ヒドロキシメチル)-
　　2-フリル]チミン，薄層クロマトグラフィー用… 270
$α, α'$-ジピリジル → 2,2'-ビピリジル………………… 329
1,3-ジ-(4-ピリジル)プロパン………………………… 270
ジフェニドール塩酸塩…………………………………… 270
ジフェニル………………………………………………… 270
5%ジフェニル・95%ジメチルポリシロキサン，
　　ガスクロマトグラフィー用……………………… 271
ジフェニルアミン………………………………………… 270
ジフェニルアミン・酢酸試液…………………………… 270
ジフェニルアミン・氷酢酸試液
　　→ ジフェニルアミン・酢酸試液………………… 270
ジフェニルアミン試液…………………………………… 270
9,10-ジフェニルアントラセン………………………… 271
ジフェニルイミダゾール………………………………… 271
ジフェニルエーテル……………………………………… 271
ジフェニルカルバジド
　　→ 1,5-ジフェニルカルボノヒドラジド………… 271

ジフェニルカルバジド試液
　　→ 1,5-ジフェニルカルボノヒドラジド試液…… 271
ジフェニルカルバゾン…………………………………… 271
ジフェニルカルバゾン試液……………………………… 271
1,5-ジフェニルカルボノヒドラジド…………………… 271
1,5-ジフェニルカルボノヒドラジド試液……………… 271
ジフェニルスルホン，定量用……………………… 271, 26
1,1-ジフェニル-4-ピペリジノ-1-ブテン塩酸塩，
　　薄層クロマトグラフィー用……………………… 272
1,4-ジフェニルベンゼン………………………………… 272
ジフェンヒドラミン……………………………………… 272
ジブカイン塩酸塩………………………………………… 272
ジブチルアミン…………………………………………… 272
ジ-n-ブチルエーテル…………………………………… 272
2,6-ジ-t-ブチルクレゾール…………………………… 272
2,6-ジ-t-ブチルクレゾール試液……………………… 272
ジブチルジチオカルバミン酸亜鉛……………………… 272
4,4'-ジフルオロベンゾフェノン………………………… 272
ジプロフィリン…………………………………………… 272
2,6-ジブロムキノンクロルイミド → 2,6-ジブロモ
　　-N-クロロ-1,4-ベンゾキノンモノイミン……… 272
2,6-ジブロムキノンクロルイミド試液 → 2,6-ジブロモ
　　-N-クロロ-1,4-ベンゾキノンモノイミン試液…… 272
2,6-ジブロモ-N-クロロ-1,4-ベンゾキノン
　　モノイミン………………………………………… 272
2,6-ジブロモ-N-クロロ-p-ベンゾキノンモノイミン
　　→ 2,6-ジブロモ-N-クロロ-1,4-ベンゾキノンモ
　　ノイミン…………………………………………… 272
2,6-ジブロモ-N-クロロ-1,4-ベンゾキノンモノイミ
　　ン試液……………………………………………… 272
2,6-ジブロモ-N-クロロ-p-ベンゾキノンモノイミン
　　試液 → 2,6-ジブロモ-N-クロロ-1,4-ベンゾキ
　　ノンモノイミン試液……………………………… 272
2,6-ジブロモ-N-クロロ-1,4-ベンゾキノンモノイミ
　　ン試液，希………………………………………… 272
2,6-ジブロモ-N-クロロ-p-ベンゾキノンモノイミン
　　試液，希 → 2,6-ジブロモ-N-クロロ-1,4-ベン
　　ゾキノンモノイミン試液，希…………………… 272
ジベカシン硫酸塩………………………………………… 272
シベレスタットナトリウム水和物……………………… 272
ジベンジル………………………………………………… 272
N, N'-ジベンジルエチレンジアミン二酢酸塩………… 272
ジベンズ[a, h]アントラセン…………………………… 273
シベンゾリンコハク酸塩，定量用……………………… 273
脂肪酸メチルエステル混合試液………………………… 274
脂肪油……………………………………………………… 274
N, N-ジメチルアセトアミド…………………………… 274
ジメチルアニリン → N, N-ジメチルアニリン……… 274
2,6-ジメチルアニリン…………………………………… 274
N, N-ジメチルアニリン………………………………… 274
(ジメチルアミノ)アゾベンゼンスルホニルクロリド…… 274
4-ジメチルアミノアンチピリン……………………… 274
4-ジメチルアミノシンナムアルデヒド……………… 274

p-ジメチルアミノシンナムアルデヒド	
→ 4-ジメチルアミノシンナムアルデヒド……274	
4-ジメチルアミノシンナムアルデヒド試液……274	
p-ジメチルアミノシンナムアルデヒド試液	
→ 4-ジメチルアミノシンナムアルデヒド試液……274	
ジメチルアミノフェノール……274	
4-ジメチルアミノベンジリデンロダニン……274	
p-ジメチルアミノベンジリデンロダニン	
→ 4-ジメチルアミノベンジリデンロダニン……274	
4-ジメチルアミノベンジリデンロダニン試液……274	
p-ジメチルアミノベンジリデンロダニン試液	
→ 4-ジメチルアミノベンジリデンロダニン試液……274	
4-ジメチルアミノベンズアルデヒド……274	
p-ジメチルアミノベンズアルデヒド	
→ 4-ジメチルアミノベンズアルデヒド……274	
p-ジメチルアミノベンズアルデヒド・塩化第二鉄試液	
→ 4-ジメチルアミノベンズアルデヒド・塩化鉄（Ⅲ）試液……275	
p-ジメチルアミノベンズアルデヒド・塩化第二鉄試液, 希 → 4-ジメチルアミノベンズアルデヒド・塩化鉄（Ⅲ）試液, 希……275	
4-ジメチルアミノベンズアルデヒド・塩化鉄（Ⅲ）試液……275	
p-ジメチルアミノベンズアルデヒド・塩化鉄（Ⅲ）試液	
→ 4-ジメチルアミノベンズアルデヒド・塩化鉄（Ⅲ）試液……275	
4-ジメチルアミノベンズアルデヒド・塩化鉄（Ⅲ）試液, 希……275	
4-ジメチルアミノベンズアルデヒド・塩酸・酢酸試液……275	
4-ジメチルアミノベンズアルデヒド・塩酸試液……275	
p-ジメチルアミノベンズアルデヒド・塩酸試液	
→ 4-ジメチルアミノベンズアルデヒド・塩酸試液……275	
4-ジメチルアミノベンズアルデヒド試液……274	
p-ジメチルアミノベンズアルデヒド試液	
→ 4-ジメチルアミノベンズアルデヒド試液……274	
4-ジメチルアミノベンズアルデヒド試液, 噴霧用……274	
p-ジメチルアミノベンズアルデヒド試液, 噴霧用 → 4-ジメチルアミノベンズアルデヒド試液, 噴霧用……274	
ジメチルアミン……275	
N,N-ジメチル-n-オクチルアミン……275	
ジメチルグリオキシム……275	
ジメチルグリオキシム・チオセミカルバジド試液……275	
ジメチルグリオキシム試液……275	
ジメチルスルホキシド……275	
ジメチルスルホキシド, 吸収スペクトル用……275	
3-(4,5-ジメチルチアゾール-2-イル)-2,5-ジフェニル-2H-テトラゾリウム臭化物……275	
3-(4,5-ジメチルチアゾール-2-イル)-2,5-ジフェニル-2H-テトラゾリウム臭化物試液……275	
2,6-ジメチル-4-(2-ニトロソフェニル)-3,5-ピリジンジカルボン酸ジメチルエステル, 薄層クロマトグラフィー用……275	
N,N-ジメチル-p-フェニレンジアンモニウム二塩酸塩……275	
ジメチルポリシロキサン, ガスクロマトグラフィー用……275	
ジメチルホルムアミド → N,N-ジメチルホルムアミド……275	
N,N-ジメチルホルムアミド……275	
N,N-ジメチルホルムアミド, 液体クロマトグラフィー用……275	
ジメトキシメタン……275	
ジメドン……275	
ジメンヒドリナート, 定量用……275	
ジモルホラミン, 定量用……275	
シャゼンシ, 薄層クロマトグラフィー用……275, 26	
重塩酸, 核磁気共鳴スペクトル測定用……276	
臭化カリウム……276	
臭化カリウム, 赤外吸収スペクトル用……276	
臭化シアン試液……276	
臭化ジスチグミン, 定量用	
→ ジスチグミン臭化物, 定量用……267	
臭化ジミジウム……276	
臭化ジミジウム-パテントブルー混合試液……276	
臭化3-(4,5-ジメチルチアゾール-2-イル)-2,5-ジフェニル-2H-テトラゾリウム → 3-(4,5-ジメチルチアゾール-2-イル)-2,5-ジフェニル-2H-テトラゾリウム臭化物……275	
臭化3-(4,5-ジメチルチアゾール-2-イル)-2,5-ジフェニル-2H-テトラゾリウム試液 → 3-(4,5-ジメチルチアゾール-2-イル)-2,5-ジフェニル-2H-テトラゾリウム臭化物試液……275	
臭化水素酸……276	
臭化水素酸アレコリン, 薄層クロマトグラフィー用 → アレコリン臭化水素酸塩, 薄層クロマトグラフィー用……216	
臭化水素酸スコポラミン	
→ スコポラミン臭化水素酸塩水和物……284	
臭化水素酸スコポラミン, 薄層クロマトグラフィー用	
→ スコポラミン臭化水素酸塩水和物, 薄層クロマトグラフィー用……284	
臭化水素酸セファエリン → セファエリン臭化水素酸塩……288	
臭化水素酸ホマトロピン → ホマトロピン臭化水素酸塩……352	
臭化ダクロニウム, 薄層クロマトグラフィー用	
→ ダクロニウム臭化物, 薄層クロマトグラフィー用……290	
臭化n-デシルトリメチルアンモニウム	
→ n-デシルトリメチルアンモニウム臭化物……299	
臭化n-デシルトリメチルアンモニウム試液, 0.005 mol/L	
→ n-デシルトリメチルアンモニウム臭化物試液, 0.005 mol/L……299	
臭化テトラn-ブチルアンモニウム	
→ テトラ-n-ブチルアンモニウム臭化物……301	
臭化テトラn-プロピルアンモニウム	
→ テトラ-n-プロピルアンモニウム臭化物……302	
臭化テトラn-ヘプチルアンモニウム	
→ テトラ-n-ヘプチルアンモニウム臭化物……302	
臭化テトラn-ペンチルアンモニウム	
→ テトラ-n-ペンチルアンモニウム臭化物……302	
臭化ナトリウム……276	
臭化プロパンテリン → プロパンテリン臭化物……342	
臭化ヨウ素（Ⅱ）……276	
臭化ヨウ素（Ⅱ）試液……277	
臭化リチウム……277	
重クロム酸カリウム → 二クロム酸カリウム……311	

重クロム酸カリウム(標準試薬)		酒石酸鉄(Ⅱ)試液	277
→ 二クロム酸カリウム(標準試薬)	311	酒石酸ナトリウム → 酒石酸ナトリウム二水和物	277
重クロム酸カリウム・硫酸試液		酒石酸ナトリウムカリウム四水和物	277
→ 二クロム酸カリウム・硫酸試液	311	酒石酸ナトリウム二水和物	277
重クロム酸カリウム試液 → 二クロム酸カリウム試液	311	酒石酸メトプロロール, 定量用	
シュウ酸 → シュウ酸二水和物	277	→ メトプロロール酒石酸塩, 定量用	364
シュウ酸アンモニウム		酒石酸レバロルファン, 定量用	
→ シュウ酸アンモニウム一水和物	277	→ レバロルファン酒石酸塩, 定量用	377
シュウ酸アンモニウム一水和物	277	純度試験用アコニチン → アコニチン, 純度試験用	204
シュウ酸アンモニウム試液	277	純度試験用アルテミシア・アルギイ	
シュウ酸塩pH標準液 → 一般試験法 pH測定法〈2.54〉		→ アルテミシア・アルギイ, 純度試験用	216
シュウ酸塩pH標準液	71	純度試験用ジェサコニチン	
シュウ酸試液	277	→ ジェサコニチン, 純度試験用	264
シュウ酸ナトリウム(標準試薬)	277	純度試験用ヒパコニチン	
シュウ酸N-(1-ナフチル)-N′-ジエチルエチレンジア		→ ヒパコニチン, 純度試験用	329
ミン → N,N-ジエチル-N′-1-ナフチルエチレン		純度試験用ブシジエステルアルカロイド混合標準溶液	
ジアミンシュウ酸塩	265	→ ブシジエステルアルカロイド混合標準溶液, 純度	
シュウ酸N-(1-ナフチル)-N′-ジエチルエチレンジア		試験用	336
ミン・アセトン試液 → N,N-ジエチル-N′-1-ナ		純度試験用ペウケダヌム・レデボウリエルロイデス	
フチルエチレンジアミンシュウ酸塩・アセトン試液	265	→ ペウケダヌム・レデボウリエルロイデス, 純度試	
シュウ酸N-(1-ナフチル)-N′-ジエチルエチレンジア		験用	344
ミン試液 → N,N-ジエチル-N′-1-ナフチルエチ		純度試験用メサコニチン → メサコニチン, 純度試験用	359
レンジアミンシュウ酸塩試液	265	純度試験用ラポンチシン → ラポンチシン, 純度試験用	368
シュウ酸二水和物	277	硝酸	278
重水, 核磁気共鳴スペクトル測定用	277	硝酸, 希	278
重水素化アセトン, 核磁気共鳴スペクトル測定用	277	硝酸, 発煙	278
重水素化ギ酸, 核磁気共鳴スペクトル測定用	277	硝酸アンモニウム	278
重水素化クロロホルム, 核磁気共鳴スペクトル測定用	277	硝酸イソソルビド, 定量用	278
重水素化酢酸, 核磁気共鳴スペクトル測定用	24	硝酸カリウム	278
重水素化ジメチルスルホキシド, 核磁気共鳴スペクトル		硝酸カルシウム → 硝酸カルシウム四水和物	278
測定用	277	硝酸カルシウム四水和物	278
重水素化ピリジン, 核磁気共鳴スペクトル測定用	277	硝酸銀	278
重水素化メタノール, 核磁気共鳴スペクトル測定用	277	硝酸銀・アンモニア試液	278
重水素化溶媒, 核磁気共鳴スペクトル測定用	277	硝酸銀試液	278
臭素	277	硝酸コバルト → 硝酸コバルト(Ⅱ)六水和物	278
臭素・酢酸試液	277	硝酸コバルト(Ⅱ)六水和物	278
臭素・シクロヘキサン試液	277	硝酸試液, 2 mol/L	278
臭素・水酸化ナトリウム試液	277	硝酸ジルコニル → 硝酸ジルコニル二水和物	278
臭素・四塩化炭素試液	277	硝酸ジルコニル二水和物	278
臭素酸カリウム	277	硝酸ストリキニーネ, 定量用	
臭素試液	277	→ ストリキニーネ硝酸塩, 定量用	285
酒石酸 → L-酒石酸	277	硝酸セリウム(Ⅲ)試液	278
L-酒石酸	277	硝酸セリウム(Ⅲ)六水和物	278
酒石酸アンモニウム → L-酒石酸アンモニウム	277	硝酸第一セリウム → 硝酸セリウム(Ⅲ)六水和物	278
L-酒石酸アンモニウム	277	硝酸第一セリウム試液 → 硝酸セリウム(Ⅲ)試液	278
酒石酸カリウム	277	硝酸第二鉄 → 硝酸鉄(Ⅲ)九水和物	278
酒石酸カリウムナトリウム		硝酸第二鉄試液 → 硝酸鉄(Ⅲ)試液	278
→ 酒石酸ナトリウムカリウム四水和物	277	硝酸チアミン → チアミン硝化物	291
酒石酸緩衝液, pH 3.0	277	硝酸鉄(Ⅲ)九水和物	278
酒石酸水素ナトリウム		硝酸鉄(Ⅲ)試液	278
→ 酒石酸水素ナトリウム一水和物	277	硝酸デヒドロコリダリン, 成分含量測定用	
酒石酸水素ナトリウム一水和物	277	→ デヒドロコリダリン硝化物, 定量用	302
酒石酸水素ナトリウム試液	277	硝酸銅(Ⅱ)三水和物	278
酒石酸第一鉄試液 → 酒石酸鉄(Ⅱ)試液	277	硝酸ナトリウム	279

硝酸ナファゾリン → ナファゾリン硝酸塩……………309
硝酸ナファゾリン，定量用
　　→ ナファゾリン硝酸塩，定量用……………309
硝酸鉛 → 硝酸鉛(Ⅱ)………………………………279
硝酸鉛(Ⅱ)……………………………………………279
硝酸二アンモニウムセリウム(Ⅳ)…………………279
硝酸二アンモニウムセリウム(Ⅳ)試液……………279
硝酸バリウム…………………………………………279
硝酸バリウム試液……………………………………279
硝酸ビスマス → 硝酸ビスマス五水和物…………279
硝酸ビスマス・ヨウ化カリウム試液………………279
硝酸ビスマス五水和物………………………………279
硝酸ビスマス試液……………………………………279
硝酸マグネシウム → 硝酸マグネシウム六水和物…279
硝酸マグネシウム六水和物…………………………279
硝酸マンガン(Ⅱ)六水和物…………………………279
硝酸ミコナゾール → ミコナゾール硝酸塩………358
焦性ブドウ酸ナトリウム……………………………279
消毒用エタノール → エタノール，消毒用………224
生薬純度試験用アセトン → アセトン，生薬純度試験用……207
生薬純度試験用アリストロキア酸Ⅰ
　　→ アリストロキア酸Ⅰ，生薬純度試験用……214
生薬純度試験用エーテル
　　→ ジエチルエーテル，生薬純度試験用………264
生薬純度試験用ジエチルエーテル
　　→ ジエチルエーテル，生薬純度試験用………264
生薬純度試験用ヘキサン → ヘキサン，生薬純度試験用……346
生薬定量用エフェドリン塩酸塩
　　→ エフェドリン塩酸塩，生薬定量用…………226
蒸留水，注射用………………………………………279
[6]-ショーガオール，定量用……………………279, 27
[6]-ショーガオール，薄層クロマトグラフィー用…280
触媒用ラニーニッケル → ラニーニッケル，触媒用………368
植物油…………………………………………………281
ジョサマイシン………………………………………281
ジョサマイシンプロピオン酸エステル……………281
シラザプリル → シラザプリル水和物……………281
シラザプリル，定量用 → シラザプリル水和物，定量用……281
シラザプリル水和物…………………………………281
シラザプリル水和物，定量用………………………281
シラスタチンアンモニウム，定量用………………281
シリカゲル……………………………………………282
シリコーン樹脂………………………………………282
シリコン樹脂 → シリコーン樹脂…………………282
シリコーン油…………………………………………282
シリコン油 → シリコーン油………………………282
試料緩衝液，エポエチンアルファ用………………282
ジルコニル・アリザリンS試液
　　→ ジルコニル・アリザリンレッドS試液……282
ジルコニル・アリザリンレッドS試液……………282
ジルチアゼム塩酸塩…………………………………282
ジルチアゼム塩酸塩，定量用………………………282
シロドシン……………………………………………282
シンイ…………………………………………………282

シンコニジン…………………………………………282
シンコニン……………………………………………282
ジンコン………………………………………………282
ジンコン試液…………………………………………282
シンドビスウイルス……………………………282, 27
シンナムアルデヒド，薄層クロマトグラフィー用 → (*E*)
　　-シンナムアルデヒド，薄層クロマトグラフィー用…282
(*E*)-シンナムアルデヒド，薄層クロマトグラフィー用…282

ス

水，核酸分解酵素不含………………………………282
水銀……………………………………………………282
水酸化カリウム………………………………………282
水酸化カリウム・エタノール試液…………………282
水酸化カリウム・エタノール試液，0.1 mol/L……282
水酸化カリウム・エタノール試液，希……………283
水酸化カリウム試液…………………………………282
水酸化カリウム試液，0.02 mol/L…………………282
水酸化カリウム試液，0.05 mol/L…………………282
水酸化カリウム試液，8 mol/L……………………282
水酸化カルシウム……………………………………283
水酸化カルシウム，pH測定用…………………283, 22
水酸化カルシウムpH標準液
　　→ 一般試験法 pH測定法〈2.54〉 水酸化カルシウム
　　　pH標準液………………………………………71
水酸化カルシウム試液………………………………283
水酸化第二銅 → 水酸化銅(Ⅱ)……………………283
水酸化銅(Ⅱ)…………………………………………283
水酸化ナトリウム……………………………………283
水酸化ナトリウム・ジオキサン試液………………283
水酸化ナトリウム・メタノール試液………………283
水酸化ナトリウム試液………………………………283
水酸化ナトリウム試液，0.01 mol/L………………283
水酸化ナトリウム試液，0.02 mol/L…………………24
水酸化ナトリウム試液，0.05 mol/L………………283
水酸化ナトリウム試液，0.2 mol/L………………283
水酸化ナトリウム試液，0.5 mol/L………………283
水酸化ナトリウム試液，2 mol/L…………………283
水酸化ナトリウム試液，4 mol/L…………………283
水酸化ナトリウム試液，5 mol/L…………………283
水酸化ナトリウム試液，6 mol/L…………………283
水酸化ナトリウム試液，8 mol/L…………………283
水酸化ナトリウム試液，希…………………………283
水酸化バリウム → 水酸化バリウム八水和物……283
水酸化バリウム試液…………………………………283
水酸化バリウム八水和物……………………………283
水酸化リチウム一水和物……………………………283
水素……………………………………………………283
水素化ホウ素ナトリウム……………………………283
水分測定用イミダゾール → イミダゾール，水分測定用……221
水分測定用エチレングリコール
　　→ エチレングリコール，水分測定用…………225

水分測定用塩化カルシウム
　　→ 塩化カルシウム，水分測定用 ………… 229
水分測定用クロロホルム
　　→ クロロホルム，水分測定用 …………… 249
水分測定用試液 → 一般試験法 水分測定法〈2.48〉… 60
水分測定用ジエチレングリコールモノエチルエーテル
　　→ ジエチレングリコールモノエチルエーテル，水分
　　測定用 ……………………………………… 265
水分測定用炭酸プロピレン
　　→ 炭酸プロピレン，水分測定用 ………… 291
水分測定用ピリジン → ピリジン，水分測定用 ……… 330
水分測定用ホルムアミド → ホルムアミド，水分測定用 … 355
水分測定用メタノール → メタノール，水分測定用 … 360
水分測定用2-メチルアミノピリジン
　　→ 2-メチルアミノピリジン，水分測定用 … 361
水分測定用陽極液A → 陽極液A，水分測定用 …… 366
スウェルチアマリン，薄層クロマトグラフィー用 …… 283
スキサメトニウム塩化物水和物，
　　薄層クロマトグラフィー用 ……………… 284
スクロース ………………………………………… 284
スクロース，旋光度測定用 ……………………… 284
スコポラミン臭化水素酸水和物 ………………… 284
スコポラミン臭化水素酸水和物，
　　薄層クロマトグラフィー用 ……………… 284
スコポレチン，薄層クロマトグラフィー用 ……… 284
スズ ………………………………………………… 284
スタキオース，薄層クロマトグラフィー用 ……… 284
スダンⅢ …………………………………………… 284
ズダンⅢ → スダンⅢ ……………………………… 284
スダンⅢ試液 ……………………………………… 284
ズダンⅢ試液 → スダンⅢ試液 …………………… 284
スチレン …………………………………………… 284
p-スチレンスルホン酸ナトリウム ……………… 284
スチレン-マレイン酸交互共重合体部分ブチルエステル … 285
ステアリルアルコール …………………………… 285
ステアリルナトリウムフマル酸塩 ……………… 285
ステアリン酸，ガスクロマトグラフィー用 ……… 285
ステアリン酸メチル，ガスクロマトグラフィー用 … 285
ストリキニーネ硝酸塩，定量用 ………………… 285
ストロンチウム試液 ……………………………… 286
スルバクタムナトリウム，スルバクタムペニシラミン用 … 286
スルバクタムペニシラミン用スルバクタムナトリウム
　　→ スルバクタムナトリウム，スルバクタムペニシラ
　　ミン用 ……………………………………… 286
スルピリド，定量用 ……………………………… 286
スルピリン → スルピリン水和物 ………………… 286
スルピリン，定量用 → スルピリン水和物，定量用 … 286
スルピリン水和物 ………………………………… 286
スルピリン水和物，定量用 ……………………… 286
スルファチアゾール ……………………………… 286
スルファニルアミド ……………………………… 286
スルファニルアミド，ジアゾ化滴定用 ………… 286
スルファニル酸 …………………………………… 286
スルファミン酸(標準試薬) → アミド硫酸(標準試薬) … 211

スルファミン酸アンモニウム
　　→ アミド硫酸アンモニウム ……………… 211
スルファミン酸アンモニウム試液
　　→ アミド硫酸アンモニウム試液 ………… 211
スルホコハク酸ジ-2-エチルヘキシルナトリウム … 286
スルホサリチル酸 → 5-スルホサリチル酸二水和物 … 286
スルホサリチル酸試液 …………………………… 286
5-スルホサリチル酸二水和物 …………………… 286
スレオプロカテロール塩酸塩 …………………… 286

セ

精製塩酸 → 塩酸，精製 ………………………… 231
精製水 ……………………………………………… 287
精製水，アンモニウム試験用 → アンモニウム試験用水 … 218
精製水，滅菌 ……………………………………… 287
精製ヒアルロン酸ナトリウム …………………… 287
精製メタノール → メタノール，精製 …………… 360
精製硫酸 → 硫酸，精製 ………………………… 369
性腺刺激ホルモン試液，ヒト絨毛性 …………… 287
成分含量測定用アミグダリン → アミグダリン，定量用 … 211
成分含量測定用アルブチン → アルブチン，定量用 … 216
成分含量測定用塩酸14-アニソイルアコニン
　　→ 14-アニソイルアコニン塩酸塩，定量用 … 209
成分含量測定用塩酸エメチン
　　→ エメチン塩酸塩，定量用 ……………… 228
成分含量測定用塩酸ベンゾイルヒパコニン
　　→ ベンゾイルヒパコニン塩酸塩，定量用 … 350
成分含量測定用塩酸ベンゾイルメサコニン
　　→ ベンゾイルメサコニン塩酸塩，定量用 … 350
成分含量測定用カプサイシン
　　→ (E)-カプサイシン，定量用 …………… 237
成分含量測定用(E)-カプサイシン
　　→ (E)-カプサイシン，定量用 …………… 237
成分含量測定用カルバゾクロムスルホン酸ナトリウム
　　→ カルバゾクロムスルホン酸ナトリウム三水和物 … 239
成分含量測定用[6]-ギンゲロール
　　→ [6]-ギンゲロール，定量用 …………… 242
成分含量測定用クルクミン
　　→ クルクミン，定量用 …………………… 246
成分含量測定用(E)-ケイ皮酸
　　→ (E)-ケイ皮酸，定量用 ………………… 249
成分含量測定用ゲニポシド → ゲニポシド，定量用 … 251
成分含量測定用サイコサポニンa
　　→ サイコサポニンa，薄層クロマトグラフィー用 … 256
成分含量測定用サイコサポニンb_2
　　→ サイコサポニンb_2，定量用 …………… 256
成分含量測定用サイコサポニンd
　　→ サイコサポニンd，定量用 …………… 257
成分含量測定用シノブファギン
　　→ シノブファギン，定量用 ……………… 268
成分含量測定用硝酸デヒドロコリダリン
　　→ デヒドロコリダリン硝化物，定量用 … 302
成分含量測定用バルバロイン → バルバロイン，定量用 … 322

成分含量測定用10-ヒドロキシ-2-(E)-デセン酸
　　　→ 10-ヒドロキシ-2-(E)-デセン酸，定量用………326
成分含量測定用ブシモノエステルアルカロイド混合標準
　　　試液 → ブシモノエステルアルカロイド混合標準試液，
　　　定量用…………………………………………………336
成分含量測定用ブファリン → ブファリン，定量用………338
成分含量測定用ペオノール → ペオノール，定量用………345
成分含量測定用ヘスペリジン → ヘスペリジン，定量用…346
成分含量測定用ペリルアルデヒド
　　　→ ペリルアルデヒド，定量用………………………348
成分含量測定用マグノロール → マグノロール，定量用…356
成分含量測定用リンコフィリン
　　　→ リンコフィリン，定量用…………………………371
成分含量測定用レジブフォゲニン
　　　→ レジブフォゲニン，定量用………………………376
成分含量測定用ロガニン → ロガニン，定量用……………377
成分含量測定用ロスマリン酸 → ロスマリン酸，定量用…378
精油………………………………………………………………287
西洋ワサビペルオキシダーゼ…………………………………287
生理食塩液………………………………………………………287
赤外吸収スペクトル用塩化カリウム
　　　→ 塩化カリウム，赤外吸収スペクトル用…………229
赤外吸収スペクトル用臭化カリウム
　　　→ 臭化カリウム，赤外吸収スペクトル用…………276
石油エーテル……………………………………………………287
石油系ヘキサメチルテトラコサン類分枝炭化水素混合物
　　　(L)，ガスクロマトグラフィー用……………………287
石油ベンジン……………………………………………………287
赤リン……………………………………………………………287
セクレチン標準品用ウシ血清アルブミン試液
　　　→ ウシ血清アルブミン試液，セクレチン標準品用……222
セクレチン用ウシ血清アルブミン試液
　　　→ ウシ血清アルブミン試液，セクレチン用………222
セサミン，薄層クロマトグラフィー用………………………287
セスキオレイン酸ソルビタン
　　　→ ソルビタンセスキオレイン酸エステル…………289
セタノール………………………………………………………288
セチリジン塩酸塩，定量用……………………………………288
セチルピリジニウム塩化物一水和物…………………………288
石灰乳……………………………………………………………288
赤血球浮遊液，A型 → A型赤血球浮遊液……………………223
赤血球浮遊液，B型 → B型赤血球浮遊液……………………324
セトリミド………………………………………………………288
セファエリン臭化水素酸塩……………………………………288
セファトリジンプロピレングリコール………………………288
セファドロキシル………………………………………………288
セフカペンピボキシル塩酸塩水和物…………………………288
セフジニルラクタム環開裂ラクトン…………………………288
セミカルバジド塩酸塩…………………………………………288
ゼラチン…………………………………………………………288
ゼラチン，酸処理………………………………………………288
ゼラチン・トリス緩衝液………………………………………288
ゼラチン・トリス緩衝液，pH 8.0……………………………288
ゼラチン・リン酸塩緩衝液……………………………………289
ゼラチン・リン酸塩緩衝液，pH 7.0…………………………289
ゼラチン・リン酸塩緩衝液，pH 7.4…………………………289
ゼラチン試液……………………………………………………288
ゼラチン製ペプトン → ペプトン，ゼラチン製……………347
L-セリン…………………………………………………………289
セルモロイキン，液体クロマトグラフィー用………………289
セルモロイキン分子量測定用マーカータンパク質 → マー
　　　カータンパク質，セルモロイキン分子量測定用…355
セルモロイキン用緩衝液 → 緩衝液，セルモロイキン用…239
セルモロイキン用基質緩衝液
　　　→ 基質緩衝液，セルモロイキン用…………………240
セルモロイキン用濃縮ゲル
　　　→ 濃縮ゲル，セルモロイキン用……………………315
セルモロイキン用培養液 → 培養液，セルモロイキン用…316
セルモロイキン用分離ゲル
　　　→ 分離ゲル，セルモロイキン用……………………344
セレン……………………………………………………………289
旋光度測定用スクロース → スクロース，旋光度測定用…284
洗浄液，ナルトグラスチム試験用…………………………289, 32
センダイウイルス………………………………………………289
センノシドA，薄層クロマトグラフィー用…………………289
センブリ…………………………………………………………289

ソ

ソイビーン・カゼイン・ダイジェスト培地
　　　→ 一般試験法 無菌試験法 〈4.06〉 ソイビーン・カ
　　　ゼイン・ダイジェスト培地…………………………131
ソーダ石灰………………………………………………………289
ゾピクロン，定量用……………………………………………289
ソルビタンセスキオレイン酸エステル………………………289
ゾルピデム酒石酸塩，定量用…………………………………289
D-ソルビトール…………………………………………………289
D-ソルビトール，ガスクロマトグラフィー用………………289

タ

第三アミルアルコール → t-アミルアルコール……………213
第三ブタノール → t-ブチルアルコール……………………338
第Xa因子…………………………………………………………289
第Xa因子試液……………………………………………………290
ダイズ製ペプトン → ペプトン，ダイズ製…………………347
ダイズ油…………………………………………………………290
大腸菌由来タンパク質…………………………………………290
大腸菌由来タンパク質原液……………………………………290
第Ⅱa因子…………………………………………………………290
第二ブタノール → 2-ブタノール……………………………336
タウリン…………………………………………………………290
タウロウルソデオキシコール酸ナトリウム，
　　　薄層クロマトグラフィー用…………………………290
タクシャトリテルペン混合試液，確認試験用………………290
ダクロニウム臭化物，薄層クロマトグラフィー用…………290
脱色フクシン試液………………………………………………290
タムスロシン塩酸塩……………………………………………290

タムスロシン塩酸塩, 定量用……290
多硫化アンモニウム試液……290
タルク……290
タルチレリン水和物, 定量用……290
タングステン(Ⅵ)酸ナトリウム二水和物……290
タングステン酸ナトリウム
　→ タングステン(Ⅵ)酸ナトリウム二水和物……290
炭酸アンモニウム……291
炭酸アンモニウム試液……291
炭酸塩緩衝液, 0.1 mol/L, pH 9.6……291
炭酸カリウム……291
炭酸カリウム, 無水 → 炭酸カリウム……291
炭酸カリウム・炭酸ナトリウム試液……291
炭酸カルシウム……291
炭酸カルシウム, 定量用……291
炭酸水素アンモニウム……291
炭酸水素アンモニウム試液, 0.1 mol/L……291
炭酸水素カリウム……291
炭酸水素ナトリウム……291
炭酸水素ナトリウム, pH測定用……291
炭酸水素ナトリウム試液……291
炭酸水素ナトリウム試液, 10%……291
炭酸水素ナトリウム注射液, 7%……291
炭酸脱水酵素……291
炭酸銅 → 炭酸銅一水和物……291
炭酸銅一水和物……291
炭酸ナトリウム → 炭酸ナトリウム十水和物……291
炭酸ナトリウム(標準試薬)……291
炭酸ナトリウム, pH測定用……291
炭酸ナトリウム, 無水……291
炭酸ナトリウム試液……291
炭酸ナトリウム試液, 0.55 mol/L……291
炭酸ナトリウム十水和物……291
炭酸プロピレン……291
炭酸プロピレン, 水分測定用……291
炭酸リチウム, 定量用……<u>24</u>
胆汁酸塩 → 一般試験法 生薬の微生物限度試験法〈5.02〉…138
タンニン酸……291
タンニン酸試液……291
タンニン酸ジフェンヒドラミン……291
タンパク質含量試験用アルカリ性銅試液
　→ 銅試液, タンパク質含量試験用アルカリ性……304
タンパク質消化酵素試液……291

チ

チアプリド塩酸塩, 定量用……291
チアミン硝化物……291
チアラミド塩酸塩, 定量用……291
チアントール……291
3-チエニルエチルペニシリンナトリウム……291
チオアセトアミド……291
チオアセトアミド・グリセリン塩基性試液……292
チオアセトアミド試液……292

チオグリコール酸 → メルカプト酢酸……365
チオグリコール酸ナトリウム……292
チオグリコール酸培地Ⅰ, 無菌試験用 → 一般試験法
　無菌試験法〈4.06〉 液状チオグリコール酸培地……131
チオグリコール酸培地Ⅱ, 無菌試験用 → 一般試験法
　無菌試験法〈4.06〉 変法チオグリコール酸培地……131
チオシアン酸アンモニウム……292
チオシアン酸アンモニウム・硝酸コバルト試液 → チオ
　シアン酸アンモニウム・硝酸コバルト(Ⅱ)試液……292
チオシアン酸アンモニウム・硝酸コバルト(Ⅱ)試液……292
チオシアン酸アンモニウム試液……292
チオシアン酸カリウム……292
チオシアン酸カリウム試液……292
チオシアン酸第一鉄試液 → チオシアン酸鉄(Ⅱ)試液……292
チオシアン酸鉄(Ⅱ)試液……292
チオジグリコール……292
チオセミカルバジド……292
チオ尿素……292
チオ尿素試液……292
チオペンタール, 定量用……292
チオペンタールナトリウム……292
チオ硫酸ナトリウム → チオ硫酸ナトリウム五水和物……292
チオ硫酸ナトリウム五水和物……292
チオ硫酸ナトリウム試液……292
チクセツサポニンⅣ, 薄層クロマトグラフィー用……292
チクロピジン塩酸塩, 定量用……292
チタンエロー……293
窒素……293
チトクロムc……293
チペピジンヒベンズ酸塩, 定量用……293
チミン, 液体クロマトグラフィー用……293
チモ……293
チモール……293
チモール, 定量用……293
チモール, 噴霧試液用……293
チモール・硫酸・メタノール試液, 噴霧用……293
チモールフタレイン……293
チモールフタレイン試液……293
チモールブルー……293
チモールブルー・ジオキサン試液
　→ チモールブルー・1,4-ジオキサン試液……293
チモールブルー・1,4-ジオキサン試液……293
チモールブルー・ジメチルホルムアミド試液 → チモール
　ブルー・N,N-ジメチルホルムアミド試液……293
チモールブルー・N,N-ジメチルホルムアミド試液……293
チモールブルー試液……293
チモールブルー試液, 希……293
注射用蒸留水 → 蒸留水, 注射用……279
注射用水……293
抽出用ジチゾン液 → ジチゾン液, 抽出用……267
中性アルミナ, 4%含水……293
中性洗剤……293
中和エタノール → エタノール, 中和……224
L-チロシン……293

L-チロジン → L-チロシン ……………………………… 293

ツ

ツロブテロール，定量用 ……………………………… 294

テ

DSS-d_6，核磁気共鳴スペクトル測定用 ………………… 294
DNA標準原液，インターフェロンアルファ
　(NAMALWA)用 ……………………………………… 294
p,p'-DDD(2,2-ビス(4-クロロフェニル)-1,1-
　ジクロロエタン) ……………………………………… 294
p,p'-DDE(2,2-ビス(4-クロロフェニル)-1,1-
　ジクロロエチレン) …………………………………… 294
o,p'-DDT(1,1,1-トリクロロ-2-(2-クロロフェニル)
　-2-(4-クロロフェニル)エタン) ……………………… 294
p,p'-DDT(1,1,1-トリクロロ-2,2-ビス(4-クロロ
　フェニル)エタン) …………………………………… 294
低分子量ヘパリン，分子量測定用 …………………… 294
定量用アジマリン → アジマリン，定量用 …………… 205
定量用アセトアルデヒド → アセトアルデヒド，定量用 … 207
定量用アセメタシン → アセメタシン，定量用 ……… 207
定量用アゼラスチン塩酸塩
　→ アゼラスチン塩酸塩，定量用 …………………… 208
定量用アゼルニジピン → アゼルニジピン，定量用 … 208
定量用アゾセミド → アゾセミド，定量用 …………… 208
定量用アトラクチレノリドⅢ
　→ アトラクチレノリドⅢ，定量用 ………… 208, <u>19</u>
定量用アトラクチロジン
　→ アトラクチロジン，定量用 ……………… 209, <u>20</u>
定量用アトラクチロジン試液
　→ アトラクチロジン試液，定量用 ………… 209, <u>21</u>
定量用アトロピン硫酸塩水和物
　→ アトロピン硫酸塩水和物，定量用 ……………… 209
定量用14-アニソイルアコニン塩酸塩
　→ 14-アニソイルアコニン塩酸塩，定量用 ……… 209
定量用アプリンジン塩酸塩
　→ アプリンジン塩酸塩，定量用 …………………… 210
定量用アミオダロン塩酸塩
　→ アミオダロン塩酸塩，定量用 …………………… 211
定量用アミグダリン → アミグダリン，定量用 …… 211, <u>23</u>
定量用アミドトリゾ酸 → アミドトリゾ酸，定量用 … 211
定量用アモスラロール塩酸塩
　→ アモスラロール塩酸塩，定量用 ………………… 213
定量用アラセプリル → アラセプリル，定量用 ……… 213
定量用アルジオキサ → アルジオキサ，定量用 ……… 215
定量用アルブチン → アルブチン，定量用 ………… 216, <u>24</u>
定量用アルミノプロフェン
　→ アルミノプロフェン，定量用 …………………… 216
定量用アロプリノール → アロプリノール，定量用 … 217
定量用安息香酸 → 安息香酸，定量用 ………………… <u>23</u>
定量用アンピロキシカム → アンピロキシカム，定量用 … 217
定量用イオタラム酸 → イオタラム酸，定量用 ……… 218

定量用イオパミドール → イオパミドール，定量用 … 218
定量用イソクスプリン塩酸塩
　→ イソクスプリン塩酸塩，定量用 ………………… 219
定量用イソニアジド → イソニアジド，定量用 ……… 219
定量用L-イソロイシン → L-イソロイシン，定量用 … 219
定量用一硝酸イソソルビド
　→ 一硝酸イソソルビド，定量用 …………………… 220
定量用イフェンプロジル酒石酸塩
　→ イフェンプロジル酒石酸塩，定量用 …………… 220
定量用イブプロフェンピコノール
　→ イブプロフェンピコノール，定量用 …………… 221
定量用イミダプリル塩酸塩
　→ イミダプリル塩酸塩，定量用 …………………… 221
定量用イリノテカン塩酸塩水和物
　→ イリノテカン塩酸塩水和物，定量用 …………… 221
定量用イルソグラジンマレイン酸塩
　→ イルソグラジンマレイン酸塩，定量用 ………… 221
定量用イルベサルタン → イルベサルタン，定量用 … 221
定量用ウシ血清アルブミン
　→ ウシ血清アルブミン，定量用 …………………… 222
定量用ウベニメクス → ウベニメクス，定量用 ……… 223
定量用ウルソデオキシコール酸
　→ ウルソデオキシコール酸，定量用 ……………… 223
定量用エカベトナトリウム水和物
　→ エカベトナトリウム水和物，定量用 …………… 223
定量用エタクリン酸 → エタクリン酸，定量用 ……… 224
定量用エダラボン → エダラボン，定量用 …………… 224
定量用エチゾラム → エチゾラム，定量用 …………… 224
定量用エチドロン酸二ナトリウム
　→ エチドロン酸二ナトリウム，定量用 …………… 224
定量用エチレフリン塩酸塩
　→ エチレフリン塩酸塩，定量用 …………………… 225
定量用エナント酸メテノロン
　→ メテノロンエナント酸エステル，定量用 ……… 363
定量用エバスチン → エバスチン，定量用 …………… 226
定量用エフェドリン塩酸塩 → エフェドリン塩酸塩 … 226
定量用エボジアミン → エボジアミン，定量用 ……… 227
定量用エメダスチンフマル酸塩
　→ エメダスチンフマル酸塩，定量用 ……………… 228
定量用エメチン塩酸塩 → エメチン塩酸塩，定量用 … 228
定量用エモルファゾン → エモルファゾン，定量用 … 228
定量用塩化カリウム → 塩化カリウム，定量用 ……… 229
定量用塩化カルシウム水和物
　→ 塩化カルシウム水和物，定量用 ………………… 229
定量用塩化カルシウム二水和物
　→ 塩化カルシウム水和物，定量用 ………………… 229
定量用塩化ナトリウム → 塩化ナトリウム，定量用 … 230
定量用塩化ベンゼトニウム
　→ ベンゼトニウム塩化物，定量用 ………………… 349
定量用塩酸アゼラスチン
　→ アゼラスチン塩酸塩，定量用 …………………… 208
定量用塩酸アプリンジン
　→ アプリンジン塩酸塩，定量用 …………………… 210

定量用塩酸アミオダロン
　　→アミオダロン塩酸塩，定量用……………… 211
定量用塩酸アモスラロール
　　→アモスラロール塩酸塩，定量用……………… 213
定量用塩酸イソクスプリン
　　→イソクスプリン塩酸塩，定量用……………… 219
定量用塩酸イミダプリル
　　→イミダプリル塩酸塩，定量用………………… 221
定量用塩酸エチレフリン
　　→エチレフリン塩酸塩，定量用………………… 225
定量用塩酸エフェドリン → エフェドリン塩酸塩………… 226
定量用塩酸オキシコドン
　　→オキシコドン塩酸塩水和物，定量用………… 234
定量用塩酸クロルプロマジン
　　→クロルプロマジン塩酸塩，定量用…………… 248
定量用塩酸セチリジン → セチリジン塩酸塩，定量用…… 288
定量用塩酸チアプリド → チアプリド塩酸塩，定量用…… 291
定量用塩酸チアラミド → チアラミド塩酸塩，定量用…… 291
定量用塩酸ドパミン → ドパミン塩酸塩，定量用………… 305
定量用塩酸トリメタジジン
　　→トリメタジジン塩酸塩，定量用……………… 309
定量用塩酸ニカルジピン
　　→ニカルジピン塩酸塩，定量用………………… 311
定量用塩酸パパベリン → パパベリン塩酸塩，定量用…… 319
定量用塩酸ヒドララジン
　　→ヒドララジン塩酸塩，定量用………………… 325
定量用塩酸ヒドロコタルニン
　　→ヒドロコタルニン塩酸塩水和物，定量用…… 328
定量用塩酸ブホルミン → ブホルミン塩酸塩，定量用…… 339
定量用塩酸プロカイン → プロカイン塩酸塩，定量用…… 341
定量用塩酸プロカインアミド
　　→プロカインアミド塩酸塩，定量用…………… 341
定量用塩酸プロパフェノン
　　→プロパフェノン塩酸塩，定量用……………… 342
定量用塩酸プロプラノロール
　　→プロプラノロール塩酸塩，定量用…………… 342
定量用塩酸ペチジン → ペチジン塩酸塩，定量用………… 347
定量用塩酸ベニジピン → ベニジピン塩酸塩，定量用…… 347
定量用塩酸ベラパミル → ベラパミル塩酸塩，定量用…… 348
定量用dl-塩酸メチルエフェドリン
　　→dl-メチルエフェドリン塩酸塩，定量用…… 361
定量用塩酸メトホルミン
　　→メトホルミン塩酸塩，定量用………………… 364
定量用塩酸メピバカイン
　　→メピバカイン塩酸塩，定量用………………… 364
定量用塩酸モルヒネ → モルヒネ塩酸塩水和物，定量用…… 365
定量用塩酸ラベタロール
　　→ラベタロール塩酸塩，定量用………………… 368
定量用オキシコドン塩酸塩水和物
　　→オキシコドン塩酸塩水和物，定量用………… 234
定量用オメプラゾール → オメプラゾール，定量用……… 234
定量用オロパタジン塩酸塩
　　→オロパタジン塩酸塩，定量用………………… 235
定量用カイニン酸 → カイニン酸水和物……………………… 235

定量用カイニン酸水和物 → カイニン酸水和物…………… 235
定量用カドララジン → カドララジン，定量用…………… 237
定量用(E)-カプサイシン
　　→(E)-カプサイシン，定量用………………… 237
定量用カルバミン酸クロルフェネシン
　　→クロルフェネシンカルバミン酸エステル，定量用… 248
定量用カルベジロール → カルベジロール，定量用……… 239
定量用L-カルボシステイン
　　→L-カルボシステイン，定量用………………… 239
定量用カンデサルタンシレキセチル
　　→カンデサルタンシレキセチル，定量用……… 239
定量用キナプリル塩酸塩 → キナプリル塩酸塩，定量用… 241
定量用[6]-ギンゲロール
　　→[6]-ギンゲロール，定量用……………… 242, 25
定量用グアヤコール → グアヤコール，定量用…………… 244
定量用クエン酸モサプリド
　　→モサプリドクエン酸塩水和物，定量用……… 365
定量用クルクミン → クルクミン，定量用………………… 246
定量用クロチアゼパム → クロチアゼパム，定量用……… 247
定量用クロナゼパム → クロナゼパム，定量用…………… 247
定量用クロペラスチンフェンジゾ酸塩
　　→クロペラスチンフェンジゾ酸塩，定量用…… 247
定量用クロミプラミン塩酸塩
　　→クロミプラミン塩酸塩，定量用……………… 247
定量用クロラゼプ酸二カリウム
　　→クロラゼプ酸二カリウム，定量用…………… 247
定量用クロルジアゼポキシド
　　→クロルジアゼポキシド，定量用……………… 247
定量用クロルフェネシンカルバミン酸エステル → クロル
　　フェネシンカルバミン酸エステル，定量用…… 248
定量用クロルプロパミド → クロルプロパミド，定量用… 248
定量用クロルプロマジン塩酸塩
　　→クロルプロマジン塩酸塩，定量用…………… 248
定量用(E)-ケイ皮酸 → (E)-ケイ皮酸，定量用………… 249
定量用ケトコナゾール → ケトコナゾール，定量用……… 251
定量用ゲニポシド → ゲニポシド，定量用………………… 251
定量用コデインリン酸塩水和物
　　→コデインリン酸塩水和物，定量用…………… 254
定量用コハク酸シベンゾリン
　　→シベンゾリンコハク酸塩，定量用…………… 273
定量用サイコサポニンa → サイコサポニンa，定量用…… 255
定量用サイコサポニンa，d混合標準試液
　　→サイコサポニンa，d混合標準試液，定量用… 256
定量用サイコサポニンb_2 → サイコサポニンb_2，定量用… 256
定量用サイコサポニンb_2標準試液
　　→サイコサポニンb_2標準試液，定量用………… 257
定量用サイコサポニンd → サイコサポニンd，定量用…… 257
定量用サリチル酸 → サリチル酸，定量用………………… 260
定量用ザルトプロフェン → ザルトプロフェン，定量用… 261
定量用酸素スパンガス → 酸素スパンガス，定量用……… 262
定量用酸素ゼロガス → 酸素ゼロガス，定量用…………… 262
定量用酸素比較ガス → 酸素比較ガス，定量用…………… 262
定量用サントニン → サントニン，定量用………………… 262
定量用ジアゼパム → ジアゼパム，定量用………………… 263

定量用ジクロフェナクナトリウム
　　→ ジクロフェナクナトリウム，定量用……………… 265
定量用シクロホスファミド水和物
　　→ シクロホスファミド水和物，定量用……………… 266
定量用ジスチグミン臭化物
　　→ ジスチグミン臭化物，定量用……………………… 267
定量用ジドロゲステロン → ジドロゲステロン，定量用…… 267
定量用シネオール → シネオール，定量用………………… 268
定量用シノキサシン → シノキサシン，定量用…………… 268
定量用シノブファギン → シノブファギン，定量用………… 268
定量用シノメニン → シノメニン，定量用…………… 269, 21
定量用ジヒドロコデインリン酸塩
　　→ ジヒドロコデインリン酸塩，定量用……………… 270
定量用ジフェニルスルホン
　　→ ジフェニルスルホン，定量用………………… 271, 26
定量用シベンゾリンコハク酸塩
　　→ シベンゾリンコハク酸塩，定量用………………… 273
定量用ジメンヒドリナート
　　→ ジメンヒドリナート，定量用……………………… 275
定量用ジモルホラミン → ジモルホラミン，定量用………… 275
定量用臭化ジスチグミン
　　→ ジスチグミン臭化物，定量用……………………… 267
定量用酒石酸メトプロロール
　　→ メトプロロール酒石酸塩，定量用………………… 364
定量用酒石酸レバロルファン
　　→ レバロルファン酒石酸塩，定量用………………… 377
定量用硝酸イソソルビド → 硝酸イソソルビド，定量用…… 278
定量用硝酸ストリキニーネ
　　→ ストリキニーネ硝酸塩，定量用…………………… 285
定量用硝酸ナファゾリン
　　→ ナファゾリン硝酸塩，定量用……………………… 309
定量用[6]-ショーガオール
　　→ [6]-ショーガオール，定量用…………………… 279, 27
定量用シラザプリル → シラザプリル水和物，定量用……… 281
定量用シラザプリル水和物
　　→ シラザプリル水和物，定量用……………………… 281
定量用シラスタチンアンモニウム
　　→ シラスタチンアンモニウム，定量用……………… 281
定量用ジルチアゼム塩酸塩
　　→ ジルチアゼム塩酸塩，定量用……………………… 282
定量用ストリキニーネ硝酸塩
　　→ ストリキニーネ硝酸塩，定量用…………………… 285
定量用スルピリド → スルピリド，定量用………………… 286
定量用スルピリン → スルピリン水和物，定量用………… 286
定量用スルピリン水和物 → スルピリン水和物，定量用… 286
定量用セチリジン塩酸塩 → セチリジン塩酸塩，定量用… 288
定量用ゾピクロン → ゾピクロン，定量用………………… 289
定量用ゾルピデム酒石酸塩
　　→ ゾルピデム酒石酸塩，定量用……………………… 289
定量用タムスロシン塩酸塩
　　→ タムスロシン塩酸塩，定量用……………………… 290
定量用タルチレリン水和物
　　→ タルチレリン水和物，定量用……………………… 290
定量用炭酸カルシウム → 炭酸カルシウム，定量用……… 291

定量用炭酸リチウム → 炭酸リチウム，定量用……………… 24
定量用チアプリド塩酸塩 → チアプリド塩酸塩，定量用…… 291
定量用チアラミド塩酸塩 → チアラミド塩酸塩，定量用…… 291
定量用チオペンタール → チオペンタール，定量用………… 292
定量用チクロピジン塩酸塩
　　→ チクロピジン塩酸塩，定量用……………………… 292
定量用チペピジンヒベンズ酸塩
　　→ チペピジンヒベンズ酸塩，定量用………………… 293
定量用チモール → チモール，定量用……………………… 293
定量用ツロブテロール → ツロブテロール，定量用………… 294
定量用テオフィリン → テオフィリン，定量用……………… 299
定量用デヒドロコリダリン硝化物
　　→ デヒドロコリダリン硝化物，定量用………… 302, 28
定量用テモカプリル塩酸塩
　　→ テモカプリル塩酸塩，定量用……………………… 303
定量用テルビナフィン塩酸塩
　　→ テルビナフィン塩酸塩，定量用…………………… 303
定量用テルミサルタン → テルミサルタン，定量用………… 304
定量用ドキシフルリジン → ドキシフルリジン，定量用…… 305
定量用ドパミン塩酸塩 → ドパミン塩酸塩，定量用………… 305
定量用トラニラスト → トラニラスト，定量用……………… 305
定量用トリエンチン塩酸塩
　　→ トリエンチン塩酸塩，定量用……………………… 306
定量用トリメタジジン塩酸塩
　　→ トリメタジジン塩酸塩，定量用…………………… 309
定量用ドロキシドパ → ドロキシドパ，定量用……………… 309
定量用ナファゾリン硝酸塩
　　→ ナファゾリン硝酸塩，定量用……………………… 309
定量用ナフトピジル → ナフトピジル，定量用……………… 310
定量用ニカルジピン塩酸塩
　　→ ニカルジピン塩酸塩，定量用……………………… 311
定量用ニコモール → ニコモール，定量用………………… 311
定量用ニセルゴリン → ニセルゴリン，定量用……………… 312
定量用ニトレンジピン → ニトレンジピン，定量用………… 312
定量用ニフェジピン → ニフェジピン，定量用……………… 313
定量用L-乳酸ナトリウム液
　　→ L-乳酸ナトリウム液，定量用……………………… 314
定量用ノルトリプチリン塩酸塩
　　→ ノルトリプチリン塩酸塩，定量用………………… 316
定量用パパベリン塩酸塩 → パパベリン塩酸塩，定量用…… 319
定量用パラアミノサリチル酸カルシウム水和物
　　→ パラアミノサリチル酸カルシウム水和物，定量用… 320
定量用L-バリン → L-バリン，定量用……………………… 322
定量用バルバロイン → バルバロイン，定量用……………… 322
定量用バルプロ酸ナトリウム
　　→ バルプロ酸ナトリウム，定量用…………………… 322
定量用ハロペリドール → ハロペリドール，定量用………… 322
定量用ヒアルロン酸ナトリウム
　　→ ヒアルロン酸ナトリウム，定量用………………… 323
定量用ビソプロロールフマル酸塩
　　→ ビソプロロールフマル酸塩，定量用……………… 325
定量用ヒト血清アルブミン
　　→ ヒト血清アルブミン，定量用……………………… 325

定量用ヒドララジン塩酸塩
　　→ ヒドララジン塩酸塩，定量用……………… 325
定量用10-ヒドロキシ-2-(E)-デセン酸
　　→ 10-ヒドロキシ-2-(E)-デセン酸，定量用…326, 22
定量用ヒドロコタルニン塩酸塩水和物
　　→ ヒドロコタルニン塩酸塩水和物，定量用………… 328
定量用ヒペンズ酸チペピジン
　　→ チペピジンヒベンズ酸塩，定量用 293
定量用ビリルビン → ビリルビン，定量用 330
定量用ピルシカイニド塩酸塩水和物
　　→ ピルシカイニド塩酸塩水和物，定量用………… 330
定量用ヒルスチン → ヒルスチン，定量用 330, 29
定量用ピロカルピン塩酸塩
　　→ ピロカルピン塩酸塩，定量用 331
定量用ファモチジン → ファモチジン，定量用 332
定量用フェニトイン → フェニトイン，定量用 332
定量用フェノバルビタール
　　→ フェノバルビタール，定量用 333
定量用フェノール → フェノール，定量用 333
定量用フェノールスルホンフタレイン
　　→ フェノールスルホンフタレイン，定量用 334
定量用フェルビナク → フェルビナク，定量用 334
定量用(E)-フェルラ酸
　　→ (E)-フェルラ酸，定量用 334, 22
定量用フェロジピン → フェロジピン，定量用 336
定量用ブシモノエステルアルカロイド混合標準試液 → ブシモノエステルアルカロイド混合標準試液，定量用 336
定量用ブシラミン → ブシラミン，定量用 336
定量用ブテナフィン塩酸塩
　　→ ブテナフィン塩酸塩，定量用 338
定量用フドステイン → フドステイン，定量用 338
定量用ブファリン → ブファリン，定量用 338
定量用ブホルミン塩酸塩 → ブホルミン塩酸塩，定量用 339
定量用フマル酸ビソプロロール
　　→ ビソプロロールフマル酸塩，定量用 325
定量用プラゼパム → プラゼパム，定量用 339
定量用フルコナゾール → フルコナゾール，定量用 340
定量用フルジアゼパム → フルジアゼパム，定量用 340
定量用フルトプラゼパム → フルトプラゼパム，定量用 341
定量用フルラゼパム → フルラゼパム，定量用 341
定量用フレカイニド酢酸塩
　　→ フレカイニド酢酸塩，定量用 341
定量用プロカインアミド塩酸塩
　　→ プロカインアミド塩酸塩，定量用 341
定量用プロカイン塩酸塩 → プロカイン塩酸塩，定量用 341
定量用ブロチゾラム → ブロチゾラム，定量用 341
定量用プロパフェノン塩酸塩
　　→ プロパフェノン塩酸塩，定量用 342
定量用プロピルチオウラシル
　　→ プロピルチオウラシル，定量用 342
定量用プロプラノロール塩酸塩
　　→ プロプラノロール塩酸塩，定量用 342
定量用フロプロピオン → フロプロピオン，定量用 342
定量用ペオノール → ペオノール，定量用 345

定量用ベザフィブラート → ベザフィブラート，定量用 346
定量用ヘスペリジン → ヘスペリジン，定量用 346
定量用ベタヒスチンメシル酸塩
　　→ ベタヒスチンメシル酸塩，定量用 347
定量用ベタミプロン → ベタミプロン，定量用 347
定量用ペチジン塩酸塩 → ペチジン塩酸塩，定量用 347
定量用ベニジピン塩酸塩 → ベニジピン塩酸塩，定量用 347
定量用ベポタスチンベシル酸塩
　　→ ベポタスチンベシル酸塩，定量用 347
定量用ベラパミル塩酸塩 → ベラパミル塩酸塩，定量用 348
定量用ベラプロストナトリウム
　　→ ベラプロストナトリウム，定量用 348
定量用ペリルアルデヒド → ペリルアルデヒド，定量用 348
定量用ペルフェナジンマレイン酸塩
　　→ ペルフェナジンマレイン酸塩，定量用 349
定量用ベンゼトニウム塩化物
　　→ ベンゼトニウム塩化物，定量用 349
定量用ベンゾイルヒパコニン塩酸塩
　　→ ベンゾイルヒパコニン塩酸塩，定量用 350
定量用ベンゾイルメサコニン塩酸塩
　　→ ベンゾイルメサコニン塩酸塩，定量用 350
定量用ボグリボース → ボグリボース，定量用 352
定量用マグノフロリンヨウ化物
　　→ マグノフロリンヨウ化物，定量用 355
定量用マグノロール → マグノロール，定量用 356
定量用マレイン酸イソグラジン
　　→ イソグラジンマレイン酸塩，定量用 221
定量用マレイン酸ペルフェナジン
　　→ ペルフェナジンマレイン酸塩，定量用 349
定量用マレイン酸メチルエルゴメトリン
　　→ メチルエルゴメトリンマレイン酸塩，定量用 361
定量用マンギフェリン → マンギフェリン，定量用 357
定量用メキタジン → メキタジン，定量用 359
定量用メサラジン → メサラジン，定量用 360
定量用メシル酸ベタヒスチン
　　→ ベタヒスチンメシル酸塩，定量用 347
定量用dl-メチルエフェドリン塩酸塩
　　→ dl-メチルエフェドリン塩酸塩 361
定量用メチルエルゴメトリンマレイン酸塩
　　→ メチルエルゴメトリンマレイン酸塩，定量用 361
定量用メチルドパ → メチルドパ水和物，定量用 362
定量用メチルドパ水和物 → メチルドパ水和物，定量用 362
定量用メテノロンエナント酸エステル
　　→ メテノロンエナント酸エステル，定量用 363
定量用メトクロプラミド → メトクロプラミド，定量用 364
定量用メトプロロール酒石酸塩
　　→ メトプロロール酒石酸塩，定量用 364
定量用メトホルミン塩酸塩
　　→ メトホルミン塩酸塩，定量用 364
定量用メトロニダゾール → メトロニダゾール，定量用 364
定量用メピバカイン塩酸塩
　　→ メピバカイン塩酸塩，定量用 364
定量用メフルシド → メフルシド，定量用 364
定量用l-メントール → l-メントール，定量用 365

定量用モサプリドクエン酸塩水和物
　　→ モサプリドクエン酸塩水和物，定量用………… 365
定量用モルヒネ塩酸塩水和物
　　→ モルヒネ塩酸塩水和物，定量用………………… 365
定量用ヨウ化イソプロピル
　　→ ヨウ化イソプロピル，定量用…………………… 366
定量用ヨウ化カリウム → ヨウ化カリウム，定量用…… 366
定量用ヨウ化メチル → ヨードメタン，定量用………… 367
定量用ヨウ素 → ヨウ素，定量用………………………… 366
定量用ヨードエタン → ヨードエタン，定量用………… 367
定量用ヨードメタン → ヨードメタン，定量用………… 367
定量用ラフチジン → ラフチジン，定量用……………… 368
定量用ラベタロール塩酸塩
　　→ ラベタロール塩酸塩，定量用…………………… 368
定量用リシノプリル → リシノプリル水和物，定量用… 368
定量用リシノプリル水和物
　　→ リシノプリル水和物，定量用…………………… 368
定量用リスペリドン → リスペリドン，定量用………… 369
定量用リドカイン → リドカイン，定量用……………… 369
定量用硫酸アトロピン
　　→ アトロピン硫酸塩水和物，定量用……………… 209
定量用リンコフィリン → リンコフィリン，定量用…… 371, 30
定量用リン酸コデイン
　　→ コデインリン酸塩水和物，定量用……………… 254
定量用リン酸ジヒドロコデイン
　　→ ジヒドロコデインリン酸塩，定量用…………… 270
定量用レイン → レイン，定量用………………………… 376
定量用レジブフォゲニン → レジブフォゲニン，定量用… 376
定量用レバミピド → レバミピド，定量用……………… 377
定量用レバロルファン酒石酸塩
　　→ レバロルファン酒石酸塩，定量用……………… 377
定量用レボフロキサシン水和物
　　→ レボフロキサシン水和物，定量用……………… 377
定量用L-ロイシン → L-ロイシン，定量用……………… 377
定量用ロガニン → ロガニン，定量用…………………… 377, 31
定量用ロスマリン酸
　　→ ロスマリン酸，定量用…………………………… 378
定量用ワルファリンカリウム
　　→ ワルファリンカリウム，定量用………………… 379
2′-デオキシウリジン，液体クロマトグラフィー用…… 298
デオキシコール酸，薄層クロマトグラフィー用……… 299
テオフィリン……………………………………………… 299
テオフィリン，定量用…………………………………… 299
1-デカンスルホン酸ナトリウム………………………… 299
1-デカンスルホン酸ナトリウム試液，0.0375 mol/L… 299
滴定用2,6-ジクロロインドフェノールナトリウム試液
　　→ 2,6-ジクロロインドフェノールナトリウム試液，
　　　滴定用……………………………………………… 266
n-デシルトリメチルアンモニウム臭化物……………… 299
n-デシルトリメチルアンモニウム臭化物試液，
　　0.005 mol/L………………………………………… 299
テストステロン…………………………………………… 300
テストステロンプロピオン酸エステル………………… 300
テセロイキン，確認試験用……………………………… 24

テセロイキンSDSポリアクリルアミドゲル電気泳動用
　　緩衝液 → 緩衝液，テセロイキンSDSポリアクリル
　　アミドゲル電気泳動用……………………………… 24
テセロイキン試料用緩衝液
　　→ 緩衝液，テセロイキン試料用…………………… 24
テセロイキン用細胞懸濁液
　　→ 細胞懸濁液，テセロイキン用…………………… 258
テセロイキン用参照抗インターロイキン-2抗体 → 参照
　　抗インターロイキン-2抗体，テセロイキン用…… 262
テセロイキン用試験菌移植培地
　　→ 試験菌移植培地，テセロイキン用……………… 266
テセロイキン用試験菌移植培地斜面
　　→ 試験菌移植培地斜面，テセロイキン用………… 266
テセロイキン用等電点マーカー
　　→ 等電点マーカー，テセロイキン用……………… 305
テセロイキン用発色試液 → 発色試液，テセロイキン用… 319
テセロイキン用普通カンテン培地
　　→ 普通カンテン培地，テセロイキン用…………… 338
テセロイキン用分子量マーカー
　　→ 分子量マーカー，テセロイキン用……………… 344, 23
テセロイキン用ポリアクリルアミドゲル
　　→ ポリアクリルアミドゲル，テセロイキン用…… 25
テセロイキン用力価測定用培地
　　→ 力価測定用培地，テセロイキン用……………… 368
テセロイキン用リシルエンドペプチダーゼ
　　→ リシルエンドペプチダーゼ，テセロイキン用… 25
デソキシコール酸ナトリウム…………………………… 300
鉄…………………………………………………………… 300
鉄・フェノール試液……………………………………… 300
鉄・フェノール試液，希………………………………… 300
鉄試験用アスコルビン酸 → L-アスコルビン酸………… 205
鉄試験用酢酸・酢酸ナトリウム緩衝液，pH 4.5
　　→ 酢酸・酢酸ナトリウム緩衝液，pH 4.5，鉄試験用… 259
鉄粉………………………………………………………… 300
テトラエチルアンモニウムヒドロキシド試液………… 300
テトラキスヒドロキシプロピルエチレンジアミン，
　　ガスクロマトグラフィー用………………………… 300
テトラクロロ金(Ⅲ)酸試液……………………………… 300
テトラクロロ金(Ⅲ)酸四水和物………………………… 300
テトラクロロ金試液 → テトラクロロ金(Ⅲ)酸試液…… 300
テトラサイクリン………………………………………… 300
テトラサイクリン塩酸塩………………………………… 300
テトラデシルトリメチルアンモニウム臭化物………… 300
テトラヒドロキシキノン………………………………… 301
テトラヒドロキシキノン指示薬………………………… 301
テトラヒドロフラン……………………………………… 301
テトラヒドロフラン，液体クロマトグラフィー用…… 301
テトラヒドロフラン，ガスクロマトグラフィー用…… 301
テトラフェニルホウ酸ナトリウム……………………… 301
テトラフェニルボロンカリウム試液…………………… 301
テトラフェニルボロンナトリウム
　　→ テトラフェニルホウ酸ナトリウム……………… 301
テトラ-n-ブチルアンモニウム塩化物…………………… 301
テトラ-n-ブチルアンモニウム臭化物…………………… 301

テトラブチルアンモニウムヒドロキシド・
　メタノール試液………………………………… 301
10%テトラブチルアンモニウムヒドロキシド・
　メタノール試液………………………………… 302
テトラブチルアンモニウムヒドロキシド試液……………… 301
テトラブチルアンモニウムヒドロキシド試液,
　0.005 mol/L …………………………………… 301
テトラブチルアンモニウムヒドロキシド試液, 40%……… 301
テトラブチルアンモニウム硫酸水素塩…………………… 301
テトラブチルアンモニウムリン酸二水素塩……………… 301
テトラ-n-プロピルアンモニウム臭化物………………… 302
テトラブロムフェノールフタレインエチルエステル
　カリウム塩 → テトラブロモフェノールフタレイン
　エチルエステルカリウム………………………… 302
テトラブロムフェノールフタレインエチルエステル試液
　→ テトラブロモフェノールフタレインエチルエステ
　ル試液…………………………………………… 302
テトラブロモフェノールフタレインエチルエステル
　カリウム………………………………………… 302
テトラブロモフェノールフタレインエチルエステル試液…… 302
テトラ-n-ヘプチルアンモニウム臭化物………………… 302
テトラ-n-ペンチルアンモニウム臭化物………………… 302
テトラメチルアンモニウムヒドロキシド…………………… 302
テトラメチルアンモニウムヒドロキシド・
　メタノール試液………………………………… 302
テトラメチルアンモニウムヒドロキシド試液……………… 302
テトラメチルアンモニウムヒドロキシド試液, pH 5.5…… 302
N, N, N', N'-テトラメチルエチレンジアミン…………… 302
テトラメチルシラン, 核磁気共鳴スペクトル測定用……… 302
テトラメチルベンジジン…………………………………… <u>25</u>
テトラメチルベンジジン試液……………………………… <u>25</u>
3,3',5,5'-テトラメチルベンジジン二塩酸塩二水和物…… 302
デバルダ合金……………………………………………… 302
デヒドロコリダリン硝化物, 定量用……………… 302, <u>28</u>
デヒドロコリダリン硝化物,
　薄層クロマトグラフィー用………………… 303, <u>28</u>
N-デメチルエリスロマイシン…………………………… 303
N-デメチルロキシスロマイシン………………………… 303
デメトキシクルクミン……………………………………… 303
テモカプリル塩酸塩, 定量用……………………………… 303
テモゾロミド………………………………………………… <u>32</u>
テルビナフィン塩酸塩, 定量用…………………………… 303
テルフェニル………………………………………………… 303
p-テルフェニル → テルフェニル……………………… 303
デルマタン硫酸エステル…………………………………… 303
テルミサルタン, 定量用…………………………………… 304
テレビン油…………………………………………………… 304
テレフタル酸………………………………………………… 304
テレフタル酸ジエチル……………………………………… 304
デンプン……………………………………………………… 304
デンプン, 溶性……………………………………………… 304
デンプン・塩化ナトリウム試液…………………………… 304
デンプン試液………………………………………………… 304

でんぷん消化力試験用バレイショデンプン試液
　→ バレイショデンプン試液, でんぷん消化力試験用… 322
でんぷん消化力試験用フェーリング試液
　→ フェーリング試液, でんぷん消化力試験用………… 334

ト

銅……………………………………………………………… 304
銅(標準試薬)………………………………………………… 304
銅エチレンジアミン試液, 1 mol/L……………………… 304
銅試液, アルカリ性………………………………………… 304
銅試液, タンパク質含量試験用アルカリ性……………… 304
銅試液(2), アルカリ性……………………………………… 304
等電点マーカー, テセロイキン用………………………… 305
導電率測定用塩化カリウム
　→ 塩化カリウム, 導電率測定用……………………… 229
トウヒ………………………………………………………… 305
Cu-PAN……………………………………………………… 305
Cu-PAN試液………………………………………………… 305
トウモロコシ油……………………………………………… 305
銅溶液, アルカリ性
　→ 銅試液, タンパク質含量試験用アルカリ性………… 304
ドキシフルリジン…………………………………………… 305
ドキシフルリジン, 定量用………………………………… 305
ドキセピン塩酸塩…………………………………………… 305
ドキソルビシン塩酸塩……………………………………… 305
ドコサン酸メチル…………………………………………… 305
トコフェロール……………………………………………… 305
トコフェロールコハク酸エステル………………………… 305
トコフェロールコハク酸エステルカルシウム…………… 305
トコフェロール酢酸エステル……………………………… 305
ドセタキセル水和物………………………………………… 305
ドデシルベンゼンスルホン酸ナトリウム………………… 305
ドパミン塩酸塩, 定量用…………………………………… 305
トラガント末………………………………………………… 305
ドラーゲンドルフ試液……………………………………… 305
ドラーゲンドルフ試液, 噴霧用…………………………… 305
トラニラスト, 定量用……………………………………… 305
トリアムシノロンアセトニド……………………………… 305
トリエタノールアミン
　→ 2,2',2"-ニトリロトリエタノール…………………… 312
トリエチルアミン…………………………………………… 305
トリエチルアミン, エポエチンベータ用………………… 305
1%トリエチルアミン・リン酸緩衝液, pH 3.0………… 305
トリエチルアミン・リン酸緩衝液, pH 5.0……………… 305
トリエチルアミン緩衝液, pH 3.2………………………… 305
トリエンチン塩酸塩, 定量用……………………………… 306
トリクロロ酢酸 → トリクロロ酢酸……………………… 306
トリクロロエチレン………………………………………… 306
トリクロロ酢酸……………………………………………… 306
トリクロロ酢酸・ゼラチン・トリス緩衝液……………… 306
トリクロロ酢酸試液………………………………………… 306
1,1,2-トリクロロ-1,2,2-トリフルオロエタン………… 306
トリクロロフルオロメタン………………………………… 306

トリシン	306
トリス・塩化カルシウム緩衝液, pH 6.5	307
トリス・塩化ナトリウム緩衝液, pH 8.0	307
トリス・塩酸塩緩衝液, 0.05 mol/L, pH 7.5	307
トリス・塩酸塩緩衝液, 0.2 mol/L, pH 7.4	307
トリス・グリシン緩衝液, pH 6.8	307
トリス・酢酸緩衝液, pH 6.5	307
トリス・酢酸緩衝液, pH 8.0	307
トリス塩緩衝液, 0.02 mol/L, pH 7.5	306
トリス緩衝液, 0.02 mol/L, pH 7.4	306
トリス緩衝液, 0.05 mol/L, pH 7.0	306
トリス緩衝液, 0.05 mol/L, pH 8.6	306
トリス緩衝液, 0.1 mol/L, pH 7.3	306
トリス緩衝液, 0.1 mol/L, pH 8.0	306
トリス緩衝液, 0.2 mol/L, pH 8.1	306
トリス緩衝液, 0.5 mol/L, pH 6.8	306
トリス緩衝液, 0.5 mol/L, pH 8.1	306
トリス緩衝液, 1 mol/L, pH 7.5	306
トリス緩衝液, 1 mol/L, pH 8.0	306
トリス緩衝液, 1 mol/L, pH 9.0	25
トリス緩衝液, 1.5 mol/L, pH 8.8	306
トリス緩衝液, pH 6.8	306
トリス緩衝液, pH 7.0	306
トリス緩衝液, pH 8.2	307
トリス緩衝液, pH 8.3	307
トリス緩衝液, pH 8.4	307
トリス緩衝液, pH 8.8	307
トリス緩衝液, pH 9.5	307
トリス緩衝液, エンドトキシン試験用	306
トリス緩衝液・塩化ナトリウム試液, 0.01 mol/L, pH 7.4	307
トリスヒドロキシメチルアミノメタン → 2-アミノ-2-ヒドロキシメチル-1,3-プロパンジオール	212
トリデカンスルホン酸ナトリウム	307
2,4,6-トリニトロフェノール	307
2,4,6-トリニトロフェノール・エタノール試液	307
2,4,6-トリニトロフェノール試液	307
2,4,6-トリニトロフェノール試液, アルカリ性	307
2,4,6-トリニトロベンゼンスルホン酸 → 2,4,6-トリニトロベンゼンスルホン酸二水和物	307
2,4,6-トリニトロベンゼンスルホン酸ナトリウム二水和物	307
2,4,6-トリニトロベンゼンスルホン酸二水和物	307
トリフェニルアンチモン	307
トリフェニルクロルメタン → トリフェニルクロロメタン	308
トリフェニルクロロメタン	308
2,3,5-トリフェニル-2H-テトラゾリウム塩酸塩 → 塩化2,3,5-トリフェニル-2H-テトラゾリウム	230
2,3,5-トリフェニル-2H-テトラゾリウム塩酸塩試液 → 塩化2,3,5-トリフェニル-2H-テトラゾリウム試液	230
トリフェニルメタノール, 薄層クロマトグラフィー用	308
トリフェニルメタン	308
トリプシン	308
トリプシン, 液体クロマトグラフィー用	308
トリプシン, エポエチンアルファ 液体クロマトグラフィー用	308
トリプシンインヒビター	308
トリプシンインヒビター試液	308
トリプシン試液	308
トリプシン試液, ウリナスタチン試験用	308
トリプシン試液, エポエチンアルファ用	308
トリプシン試液, エルカトニン試験用	308
L-トリプトファン	308
トリフルオロ酢酸	308
トリフルオロ酢酸, エポエチンベータ用	308
トリフルオロ酢酸, 核磁気共鳴スペクトル測定用	309
トリフルオロ酢酸試液	309
トリフルオロメタンスルホン酸アンモニウム	309
トリメタジジン塩酸塩, 定量用	309
トリメチルシリルイミダゾール	309
3-トリメチルシリルプロパンスルホン酸ナトリウム, 核磁気共鳴スペクトル測定用	309
3-トリメチルシリルプロピオン酸ナトリウム-d_4, 核磁気共鳴スペクトル測定用	309
トルイジンブルー → トルイジンブルーO	309
トルイジンブルーO	309
o-トルイル酸	309
トルエン	309
o-トルエンスルホンアミド	309
p-トルエンスルホンアミド	309
トルエンスルホンクロロアミドナトリウム三水和物	309
トルエンスルホンクロロアミドナトリウム試液	309
p-トルエンスルホン酸 → p-トルエンスルホン酸一水和物	309
p-トルエンスルホン酸一水和物	309
トルブタミド	309
L-トレオニン	309
ドロキシドパ, 定量用	309
トロンビン	309

ナ

ナイルブルー	309
ナトリウム	309
ナトリウム, 金属 → ナトリウム	309
ナトリウムペンタシアノアンミンフェロエート → ペンタシアノアンミン鉄(Ⅱ)酸ナトリウムn水和物	351
七モリブデン酸六アンモニウム・硫酸試液	309
七モリブデン酸六アンモニウム試液	309
七モリブデン酸六アンモニウム四水和物	309
七モリブデン酸六アンモニウム四水和物・硫酸セリウム(Ⅳ)試液	309
七モリブデン酸六アンモニウム四水和物・硫酸第二セリウム試液 → 七モリブデン酸六アンモニウム四水和物・硫酸セリウム(Ⅳ)試液	309
ナファゾリン塩酸塩	309
ナファゾリン硝酸塩	309

項目	ページ
ナファゾリン硝酸塩，定量用	309
ナフタレン	310
1,3-ナフタレンジオール	310
1,3-ナフタレンジオール試液	310
2-ナフタレンスルホン酸	
→ 2-ナフタレンスルホン酸一水和物	310
2-ナフタレンスルホン酸一水和物	310
2-ナフタレンスルホン酸ナトリウム	310
α-ナフチルアミン → 1-ナフチルアミン	310
1-ナフチルアミン	310
ナフチルエチレンジアミン試液	310
N-1-ナフチルエチレンジアミン二塩酸塩	310
ナフトキノンスルホン酸カリウム	
→ 1,2-ナフトキノン-4-スルホン酸カリウム	310
1,2-ナフトキノン-4-スルホン酸カリウム	310
ナフトキノンスルホン酸カリウム試液	
→ 1,2-ナフトキノン-4-スルホン酸カリウム試液	310
1,2-ナフトキノン-4-スルホン酸カリウム試液	310
β-ナフトキノンスルホン酸ナトリウム	310
ナフトキノンスルホン酸ナトリウム試液	310
ナフトピジル，定量用	310
α-ナフトール → 1-ナフトール	310
β-ナフトール → 2-ナフトール	310
1-ナフトール	310
2-ナフトール	310
1-ナフトール・硫酸試液	310
α-ナフトール試液 → 1-ナフトール試液	310
β-ナフトール試液 → 2-ナフトール試液	310
1-ナフトール試液	310
2-ナフトール試液	310
α-ナフトールベンゼイン → p-ナフトールベンゼイン	310
p-ナフトールベンゼイン	310
α-ナフトールベンゼイン試液	
→ p-ナフトールベンゼイン試液	310
p-ナフトールベンゼイン試液	310
ナフトレゾルシン・リン酸試液	310
ナマルバ細胞	310
ナリジクス酸	310
ナリンギン，薄層クロマトグラフィー用	310
ナルトグラスチム試験用ウシ血清アルブミン試液 → ウシ血清アルブミン試液，ナルトグラスチム試験用	222, 32
ナルトグラスチム試験用継代培地	
→ 継代培地，ナルトグラスチム試験用	249, 32
ナルトグラスチム試験用洗浄液	
→ 洗浄液，ナルトグラスチム試験用	289, 32
ナルトグラスチム試験用ブロッキング試液	
→ ブロッキング試液，ナルトグラスチム試験用	341, 32
ナルトグラスチム試験用分子量マーカー	
→ 分子量マーカー，ナルトグラスチム試験用	344, 32
ナルトグラスチム試験用力価測定培地	
→ 力価測定培地，ナルトグラスチム試験用	368, 32
ナルトグラスチム試料用還元緩衝液	
→ 還元緩衝液，ナルトグラスチム試料用	239, 32
ナルトグラスチム試料用緩衝液	
→ 緩衝液，ナルトグラスチム試料用	239, 32
ナルトグラスチム用ポリアクリルアミドゲル	
→ ポリアクリルアミドゲル，ナルトグラスチム用	353, 32

ニ

項目	ページ
二亜硫酸ナトリウム	311
二亜硫酸ナトリウム試液	311
ニカルジピン塩酸塩，定量用	311
肉エキス	311
肉製ペプトン → ペプトン，肉製	347
二クロム酸カリウム	311
二クロム酸カリウム(標準試薬)	311
二クロム酸カリウム・硫酸試液	311
二クロム酸カリウム試液	311
β-ニコチンアミドアデニンジヌクレオチド (β-NAD)	311
β-ニコチンアミドアデニンジヌクレオチド還元型 (β-NADH)	311
β-ニコチンアミドアデニンジヌクレオチド還元型試液	311
β-ニコチンアミドアデニンジヌクレオチド試液	311
ニコチン酸	311
ニコチン酸アミド	311
ニコモール，定量用	311
二酢酸N, N'-ジベンジルエチレンジアミン	
→ N, N'-ジベンジルエチレンジアミン二酢酸塩	272
二酸化イオウ → 二酸化硫黄	311
二酸化硫黄	311
二酸化セレン	311
二酸化炭素	311
二酸化チタン → 酸化チタン(IV)	261
二酸化チタン試液 → 酸化チタン(IV)試液	261
二酸化鉛 → 酸化鉛(IV)	261
二酸化マンガン	311
二次抗体試液	311
二シュウ酸三水素カリウム二水和物，pH測定用	311
ニセルゴリン，定量用	312
ニトリロ三酢酸	312
2,2',2''-ニトリロトリエタノール	312
2,2',2''-ニトリロトリエタノール塩酸塩	312
2,2',2''-ニトリロトリエタノール塩酸塩緩衝液，0.6 mol/L, pH 8.0	312
2,2',2''-ニトリロトリエタノール緩衝液, pH 7.8	312
ニトレンジピン，定量用	312
3-ニトロアニリン	312
4-ニトロアニリン	312
p-ニトロアニリン → 4-ニトロアニリン	312
4-ニトロアニリン・亜硝酸ナトリウム試液	312
p-ニトロアニリン・亜硝酸ナトリウム試液	
→ 4-ニトロアニリン・亜硝酸ナトリウム試液	312
ニトロエタン	312
4-ニトロ塩化ベンジル	312

p-ニトロ塩化ベンジル → 4-ニトロ塩化ベンジル………… 312	ニュートラルレッド試液……………………………………… 314
4-ニトロ塩化ベンゾイル………………………………………… 312	尿素………………………………………………………………… 314
p-ニトロ塩化ベンゾイル → 4-ニトロ塩化ベンゾイル…… 312	尿素・EDTA試液…………………………………………………… 314
α-ニトロソ-β-ナフトール	二硫化炭素………………………………………………………… 314
→ 1-ニトロソ-2-ナフトール………………………… 312	二硫酸カリウム…………………………………………………… 314
1-ニトロソ-2-ナフトール……………………………………… 312	ニワトコレクチン………………………………………………… 314
α-ニトロソ-β-ナフトール試液	ニワトコレクチン試液…………………………………………… 314
→ 1-ニトロソ-2-ナフトール試液………………… 312	ニワトリ赤血球浮遊液，0.5 vol%…………………………… 314
1-ニトロソ-2-ナフトール試液………………………………… 312	ニンヒドリン……………………………………………………… 314
1-ニトロソ-2-ナフトール-3,6-ジスルホン酸	ニンヒドリン・アスコルビン酸試液
二ナトリウム………………………………………………… 312	→ ニンヒドリン・L-アスコルビン酸試液………… 314
2-ニトロフェニル-β-D-ガラクトピラノシド…………… 313	ニンヒドリン・L-アスコルビン酸試液……………………… 314
o-ニトロフェニル-β-D-ガラクトピラノシド → 2-	ニンヒドリン・エタノール試液，噴霧用…………………… 314
ニトロフェニル-β-D-ガラクトピラノシド…………… 313	ニンヒドリン・塩化スズ(Ⅱ)試液…………………………… 314
2-ニトロフェノール……………………………………………… 313	ニンヒドリン・塩化第一スズ試液
3-ニトロフェノール……………………………………………… 313	→ ニンヒドリン・塩化スズ(Ⅱ)試液………………… 314
4-ニトロフェノール……………………………………………… 313	ニンヒドリン・クエン酸・酢酸試液………………………… 314
ニトロプルシドナトリウム → ペンタシアノニトロシル鉄	ニンヒドリン・酢酸試液………………………………………… 314
(Ⅲ)酸ナトリウム二水和物……………………………… 351	0.2%ニンヒドリン・水飽和1-ブタノール試液…………… 314
ニトロプルシドナトリウム試液 → ペンタシアノニトロシ	ニンヒドリン・ブタノール試液……………………………… 314
ル鉄(Ⅲ)酸ナトリウム試液……………………………… 351	ニンヒドリン・硫酸試液………………………………………… 314
4-(4-ニトロベンジル)ピリジン……………………………… 313	ニンヒドリン試液………………………………………………… 314
2-ニトロベンズアルデヒド…………………………………… 313	
o-ニトロベンズアルデヒド	**ネ**
→ 2-ニトロベンズアルデヒド………………………… 313	
ニトロベンゼン…………………………………………………… 313	ネオカルチノスタチン…………………………………………… 314
4-ニトロベンゼンジアゾニウム塩酸塩試液………………… 313	ネオカルチノスタチン・スチレン-マレイン酸交互共重合
p-ニトロベンゼンジアゾニウム塩酸塩試液	体部分ブチルエステル2対3縮合物…………………… 315
→ 4-ニトロベンゼンジアゾニウム塩酸塩試液……… 313	
4-ニトロベンゼンジアゾニウム塩酸塩試液，噴霧用…… 313	**ノ**
p-ニトロベンゼンジアゾニウム塩酸塩試液，噴霧用 →	
4-ニトロベンゼンジアゾニウム塩酸塩試液，噴霧用… 313	濃クロモトロープ酸試液 → クロモトロープ酸試液，濃…… 247
4-ニトロベンゼンジアゾニウムフルオロボレート……… 313	濃クロモトロプ酸試液 → クロモトロープ酸試液，濃…… 247
p-ニトロベンゼンジアゾニウムフルオロボレート → 4-	濃厚乳糖ブイヨン，2倍 → 乳糖ブイヨン，2倍濃厚……… 314
ニトロベンゼンジアゾニウムフルオロボレート……… 313	濃厚乳糖ブイヨン，3倍 → 乳糖ブイヨン，3倍濃厚……… 314
ニトロメタン……………………………………………………… 313	濃ジアゾベンゼンスルホン酸試液
2倍濃厚乳糖ブイヨン → 乳糖ブイヨン，2倍濃厚……… 314	→ ジアゾベンゼンスルホン酸試液，濃……………… 263
ニフェジピン……………………………………………………… 313	濃縮ゲル，セルモロイキン用………………………………… 315
ニフェジピン，定量用………………………………………… 313	濃ヨウ化カリウム試液 → ヨウ化カリウム試液，濃……… 366
乳酸………………………………………………………………… 314	ノオトカトン，薄層クロマトグラフィー用………………… <u>32</u>
乳酸試液…………………………………………………………… 314	ノダケニン，薄層クロマトグラフィー用…………………… 316
L-乳酸ナトリウム液，定量用………………………………… 314	1-ノナンスルホン酸ナトリウム……………………………… 316
乳製カゼイン → カゼイン，乳製…………………………… 237	ノニル酸バニリルアミド………………………………………… 316
乳糖 → 乳糖一水和物………………………………………… 314	ノニルフェノキシポリ(エチレンオキシ)エタノール，
α-乳糖・β-乳糖混合物(1:1)……………………………… 314	ガスクロマトグラフィー用……………………………… 316
乳糖一水和物……………………………………………………… 314	ノルトリプチリン塩酸塩………………………………………… 316
乳糖基質試液……………………………………………………… 314	ノルトリプチリン塩酸塩，定量用…………………………… 316
乳糖基質試液，ペニシリウム由来	L-ノルロイシン…………………………………………………… 316
β-ガラクトシダーゼ用………………………………… 314	
乳糖ブイヨン……………………………………………………… 314	**ハ**
乳糖ブイヨン，2倍濃厚………………………………………… 314	
乳糖ブイヨン，3倍濃厚………………………………………… 314	バイカリン，薄層クロマトグラフィー用…………………… 316
ニュートラルレッド……………………………………………… 314	バイカリン一水和物，薄層クロマトグラフィー用
ニュートラルレッド・ウシ血清加イーグル最小必須培地…… 314	→ バイカリン，薄層クロマトグラフィー用………… 316

バイカレイン，分離確認用 … 316	薄層クロマトグラフィー用オイゲノール
ハイドロサルファイトナトリウム	→ オイゲノール，薄層クロマトグラフィー用 … 233
→ 亜ジチオン酸ナトリウム … 205	薄層クロマトグラフィー用オウゴニン
培養液，セルモロイキン用 … 316	→ オウゴニン，薄層クロマトグラフィー用 … 234
薄層クロマトグラフィー用アクテオシド	薄層クロマトグラフィー用オストール
→ ベルバスコシド，薄層クロマトグラフィー用 … 349	→ オストール，薄層クロマトグラフィー用 … 234
薄層クロマトグラフィー用アサリニン	薄層クロマトグラフィー用果糖
→ アサリニン，薄層クロマトグラフィー用 … 205	→ 果糖，薄層クロマトグラフィー用 … 237
薄層クロマトグラフィー用アストラガロシドIV	薄層クロマトグラフィー用カプサイシン
→ アストラガロシドIV，薄層クロマトグラフィー用 … 206	→ (E)-カプサイシン，薄層クロマトグラフィー用 … 238
薄層クロマトグラフィー用アトラクチレノリドIII → アトラクチレノリドIII，薄層クロマトグラフィー用 … 208	薄層クロマトグラフィー用(E)-カプサイシン
	→ (E)-カプサイシン，薄層クロマトグラフィー用 … 238
薄層クロマトグラフィー用アトロピン硫酸塩水和物 → アトロピン硫酸塩水和物，薄層クロマトグラフィー用 … 209	薄層クロマトグラフィー用[6]-ギンゲロール
	→ [6]-ギンゲロール，薄層クロマトグラフィー用 … 243
薄層クロマトグラフィー用アマチャジヒドロイソクマリン	薄層クロマトグラフィー用ギンセノシドRb_1
→ アマチャジヒドロイソクマリン，薄層クロマトグラフィー用 … 211	→ ギンセノシドRb_1，薄層クロマトグラフィー用 … 243
	薄層クロマトグラフィー用ギンセノシドRg_1
薄層クロマトグラフィー用アミグダリン	→ ギンセノシドRg_1，薄層クロマトグラフィー用 … 243
→ アミグダリン，薄層クロマトグラフィー用 … 211	薄層クロマトグラフィー用グリココール酸ナトリウム
薄層クロマトグラフィー用2-アミノ-5-クロロベンゾフェノン → 2-アミノ-5-クロロベンゾフェノン，薄層クロマトグラフィー用 … 212	→ グリココール酸ナトリウム，薄層クロマトグラフィー用 … 245
	薄層クロマトグラフィー用グリチルリチン酸
薄層クロマトグラフィー用アラントイン	→ グリチルリチン酸，薄層クロマトグラフィー用 … 245
→ アラントイン，薄層クロマトグラフィー用 … 213	薄層クロマトグラフィー用4′-O-グルコシル-5-O-メチルビサミノール → 4′-O-グルコシル-5-O-メチルビサミノール，薄層クロマトグラフィー用 … 246
薄層クロマトグラフィー用アリソールA	
→ アリソールA，薄層クロマトグラフィー用 … 214	
薄層クロマトグラフィー用アルブチン	薄層クロマトグラフィー用グルコン酸カルシウム
→ アルブチン，薄層クロマトグラフィー用 … 216	→ グルコン酸カルシウム水和物，薄層クロマトグラフィー用 … 247
薄層クロマトグラフィー用アレコリン臭化水素酸塩 → アレコリン臭化水素酸塩，薄層クロマトグラフィー用 … 216	薄層クロマトグラフィー用グルコン酸カルシウム水和物
	→ グルコン酸カルシウム水和物，薄層クロマトグラフィー用 … 247
薄層クロマトグラフィー用イカリイン	薄層クロマトグラフィー用クロロゲン酸
→ イカリイン，薄層クロマトグラフィー用 … 218	→ (E)-クロロゲン酸，薄層クロマトグラフィー用 … 248
薄層クロマトグラフィー用(E)-イソフェルラ酸・(E)-フェルラ酸混合試液 → (E)-イソフェルラ酸・(E)-フェルラ酸混合試液，薄層クロマトグラフィー用 … 219	薄層クロマトグラフィー用(E)-クロロゲン酸
	→ (E)-クロロゲン酸，薄層クロマトグラフィー用 … 248
	薄層クロマトグラフィー用(2-クロロフェニル)-ジフェニルメタノール → (2-クロロフェニル)-ジフェニルメタノール，薄層クロマトグラフィー用 … 248
薄層クロマトグラフィー用イソプロメタジン塩酸塩 → イソプロメタジン塩酸塩，薄層クロマトグラフィー用 … 219	
	薄層クロマトグラフィー用(E)-ケイ皮酸
薄層クロマトグラフィー用イミダゾール	→ (E)-ケイ皮酸，薄層クロマトグラフィー用 … 250
→ イミダゾール，薄層クロマトグラフィー用 … 221	薄層クロマトグラフィー用ゲニポシド
薄層クロマトグラフィー用ウンベリフェロン	→ ゲニポシド，薄層クロマトグラフィー用 … 252
→ ウンベリフェロン，薄層クロマトグラフィー用 … 223	薄層クロマトグラフィー用ケノデオキシコール酸 → ケノデオキシコール酸，薄層クロマトグラフィー用 … 252
薄層クロマトグラフィー用塩化スキサメトニウム	
→ スキサメトニウム塩化物水和物，薄層クロマトグラフィー用 … 284	薄層クロマトグラフィー用ゲンチオピクロシド
薄層クロマトグラフィー用塩化ベルベリン → ベルベリン塩化物水和物，薄層クロマトグラフィー用 … 349	→ ゲンチオピクロシド，薄層クロマトグラフィー用 … 252
	薄層クロマトグラフィー用ゴシツ
薄層クロマトグラフィー用塩酸イソプロメタジン → イソプロメタジン塩酸塩，薄層クロマトグラフィー用 … 219	→ ゴシツ，薄層クロマトグラフィー用 … 253
	薄層クロマトグラフィー用コプチシン塩化物
薄層クロマトグラフィー用塩酸1,1-ジフェニル-4-ピペリジノ-1-ブテン → 1,1-ジフェニル-4-ピペリジノ-1-ブテン塩酸塩，薄層クロマトグラフィー用 … 272	→ コプチシン塩化物，薄層クロマトグラフィー用 … 254
	薄層クロマトグラフィー用コール酸
薄層クロマトグラフィー用塩酸ベンゾイルメサコニン	→ コール酸，薄層クロマトグラフィー用 … 254
→ ベンゾイルメサコニン塩酸塩，薄層クロマトグラフィー用 … 351	

薄層クロマトグラフィー用サイコサポニンa
　→ サイコサポニンa，薄層クロマトグラフィー用……… 256
薄層クロマトグラフィー用サイコサポニンb$_2$
　→ サイコサポニンb$_2$，薄層クロマトグラフィー用…… 257
薄層クロマトグラフィー用サルササポゲニン
　→ サルササポゲニン，薄層クロマトグラフィー用…… 261
薄層クロマトグラフィー用シザンドリン
　→ シザンドリン，薄層クロマトグラフィー用………… 266
薄層クロマトグラフィー用シノメニン
　→ シノメニン，薄層クロマトグラフィー用…………… 270
薄層クロマトグラフィー用ジヒドロエルゴクリスチンメシ
　ル酸塩 → ジヒドロエルゴクリスチンメシル酸塩，薄
　層クロマトグラフィー用………………………………… 270
薄層クロマトグラフィー用1-[(2R, 5S)-2,5-ジヒドロ
　-5-(ヒドロキシメチル)-2-フリル]チミン → 1-
　[(2R, 5S)-2,5-ジヒドロ-5-(ヒドロキシメチル)
　-2-フリル]チミン，薄層クロマトグラフィー用……… 270
薄層クロマトグラフィー用1,1-ジフェニル-4-ピペリジ
　ノ-1-ブテン塩酸塩 → 1,1-ジフェニル-4-ピペリ
　ジノ-1-ブテン塩酸塩，薄層クロマトグラフィー用… 272
薄層クロマトグラフィー用2,6-ジメチル-4-(2-ニトロ
　ソフェニル)-3,5-ピリジンジカルボン酸ジメチルエ
　ステル → 2,6-ジメチル-4-(2-ニトロソフェニル)
　-3,5-ピリジンジカルボン酸ジメチルエステル，薄
　層クロマトグラフィー用………………………………… 275
薄層クロマトグラフィー用シャゼンシ
　→ シャゼンシ，薄層クロマトグラフィー用……… 275, 26
薄層クロマトグラフィー用臭化水素酸アレコリン → アレ
　コリン臭化水素酸塩，薄層クロマトグラフィー用…… 216
薄層クロマトグラフィー用臭化水素酸スコポラミン
　→ スコポラミン臭化水素酸塩水和物，薄層クロマト
　グラフィー用……………………………………………… 284
薄層クロマトグラフィー用臭化ダクロニウム
　→ ダクロニウム臭化物，薄層クロマトグラフィー用… 290
薄層クロマトグラフィー用[6]-ショーガオール
　→ [6]-ショーガオール，薄層クロマトグラフィー用… 280
薄層クロマトグラフィー用シンナムアルデヒド → (E)-
　シンナムアルデヒド，薄層クロマトグラフィー用…… 282
薄層クロマトグラフィー用(E)-シンナムアルデヒド
　→ (E)-シンナムアルデヒド，薄層クロマトグラ
　フィー用…………………………………………………… 282
薄層クロマトグラフィー用スウェルチアマリン
　→ スウェルチアマリン，薄層クロマトグラフィー用… 283
薄層クロマトグラフィー用スキサメトニウム塩化物水和物
　→ スキサメトニウム塩化物水和物，薄層クロマトグ
　ラフィー用………………………………………………… 284
薄層クロマトグラフィー用スコポラミン臭化水素酸塩水和
　物 → スコポラミン臭化水素酸塩水和物，薄層クロマ
　トグラフィー用…………………………………………… 284
薄層クロマトグラフィー用スコポレチン
　→ スコポレチン，薄層クロマトグラフィー用……… 284
薄層クロマトグラフィー用スタキオース
　→ スタキオース，薄層クロマトグラフィー用……… 284

薄層クロマトグラフィー用セサミン
　→ セサミン，薄層クロマトグラフィー用…………… 287
薄層クロマトグラフィー用センノシドA
　→ センノシドA，薄層クロマトグラフィー用……… 289
薄層クロマトグラフィー用タウロウルソデオキシコール酸
　ナトリウム → タウロウルソデオキシコール酸ナトリ
　ウム，薄層クロマトグラフィー用……………………… 290
薄層クロマトグラフィー用ダクロニウム臭化物
　→ ダクロニウム臭化物，薄層クロマトグラフィー用… 290
薄層クロマトグラフィー用チクセツサポニンⅣ
　→ チクセツサポニンⅣ，薄層クロマトグラフィー用… 292
薄層クロマトグラフィー用デオキシコール酸
　→ デオキシコール酸，薄層クロマトグラフィー用…… 299
薄層クロマトグラフィー用デヒドロコリダリン硝化物
　→ デヒドロコリダリン硝化物，薄層クロマトグラ
　フィー用…………………………………………… 303, 28
薄層クロマトグラフィー用トリフェニルメタノール → ト
　リフェニルメタノール，薄層クロマトグラフィー用… 308
薄層クロマトグラフィー用ナリンギン
　→ ナリンギン，薄層クロマトグラフィー用………… 310
薄層クロマトグラフィー用ノオトカトン
　→ ノオトカトン，薄層クロマトグラフィー用……… 32
薄層クロマトグラフィー用ノダケニン
　→ ノダケニン，薄層クロマトグラフィー用………… 316
薄層クロマトグラフィー用バイカリン
　→ バイカリン一水和物，薄層クロマトグラフィー用… 316
薄層クロマトグラフィー用バイカリン一水和物
　→ バイカリン一水和物，薄層クロマトグラフィー用… 316
薄層クロマトグラフィー用バルバロイン
　→ バルバロイン，薄層クロマトグラフィー用……… 322
薄層クロマトグラフィー用ヒオデオキシコール酸 → ヒオ
　デオキシコール酸，薄層クロマトグラフィー用……… 324
薄層クロマトグラフィー用10-ヒドロキシ-2-(E)-デ
　セン酸 → 10-ヒドロキシ-2-(E)-デセン酸，薄層
　クロマトグラフィー用…………………………………… 327
薄層クロマトグラフィー用3-(3-ヒドロキシ-4-メトキ
　シフェニル)-2-(E)-プロペン酸・(E)-フェラ
　酸混合試液 → (E)-イソフェラ酸・(E)-フェラ
　酸混合試液，薄層クロマトグラフィー用……………… 219
薄層クロマトグラフィー用ヒペロシド
　→ ヒペロシド，薄層クロマトグラフィー用………… 329
薄層クロマトグラフィー用ヒルスチン
　→ ヒルスチン，薄層クロマトグラフィー用………… 331
薄層クロマトグラフィー用プエラリン
　→ プエラリン，薄層クロマトグラフィー用………… 334
薄層クロマトグラフィー用フェルラ酸シクロアルテニル
　→ フェルラ酸シクロアルテニル，薄層クロマトグラ
　フィー用…………………………………………………… 335
薄層クロマトグラフィー用ブタ胆汁末
　→ ブタ胆汁末，薄層クロマトグラフィー用………… 336
薄層クロマトグラフィー用フマル酸
　→ フマル酸，薄層クロマトグラフィー用…………… 339

薄層クロマトグラフィー用(±)-プラエルプトリンA
　　→(±)-プラエルプトリンA, 薄層クロマトグラフィー用……………………………………339
薄層クロマトグラフィー用プラチコジンD
　　→プラチコジンD, 薄層クロマトグラフィー用………339
薄層クロマトグラフィー用フルオロキノロン酸
　　→フルオロキノロン酸, 薄層クロマトグラフィー用…340
薄層クロマトグラフィー用ペオニフロリン
　　→ペオニフロリン, 薄層クロマトグラフィー用………344
薄層クロマトグラフィー用ペオノール
　　→ペオノール, 薄層クロマトグラフィー用……………345
薄層クロマトグラフィー用ヘスペリジン
　　→ヘスペリジン, 薄層クロマトグラフィー用…………347
薄層クロマトグラフィー用ペリルアルデヒド
　　→ペリルアルデヒド, 薄層クロマトグラフィー用……348
薄層クロマトグラフィー用ベルゲニン
　　→ベルゲニン, 薄層クロマトグラフィー用……………348
薄層クロマトグラフィー用ベルバスコシド
　　→ベルバスコシド, 薄層クロマトグラフィー用………349
薄層クロマトグラフィー用ベルベリン塩化物水和物 → ベルベリン塩化物水和物, 薄層クロマトグラフィー用…349
薄層クロマトグラフィー用ベンゾイルメサコニン塩酸塩
　　→ベンゾイルメサコニン塩酸塩, 薄層クロマトグラフィー用……………………………………………351
薄層クロマトグラフィー用マグノロール
　　→マグノロール, 薄層クロマトグラフィー用…………357
薄層クロマトグラフィー用マンニノトリオース
　　→マンニノトリオース, 薄層クロマトグラフィー用…358
薄層クロマトグラフィー用ミリスチシン
　　→ミリスチシン, 薄層クロマトグラフィー用…………358
薄層クロマトグラフィー用メシル酸ジヒドロエルゴクリスチン → ジヒドロエルゴクリスチンメシル酸塩, 薄層クロマトグラフィー用……………………………270
薄層クロマトグラフィー用メチルオフィオポゴナノンA
　　→メチルオフィオポゴナノンA, 薄層クロマトグラフィー用………………………………………………25
薄層クロマトグラフィー用2-メチル-5-ニトロイミダゾール → 2-メチル-5-ニトロイミダゾール, 薄層クロマトグラフィー用…………………………………362
薄層クロマトグラフィー用3-O-メチルメチルドパ →
　3-O-メチルメチルドパ, 薄層クロマトグラフィー用………………………………………………………362
薄層クロマトグラフィー用(E)-2-メトキシシンナムアルデヒド → (E)-2-メトキシシンナムアルデヒド, 薄層クロマトグラフィー用…………………………363
薄層クロマトグラフィー用リオチロニンナトリウム → リオチロニンナトリウム, 薄層クロマトグラフィー用……368
薄層クロマトグラフィー用リクイリチン
　　→リクイリチン, 薄層クロマトグラフィー用…………368
薄層クロマトグラフィー用(Z)-リグスチリド
　　→(Z)-リグスチリド, 薄層クロマトグラフィー用……368
薄層クロマトグラフィー用(Z)-リグスチリド試液
　　→(Z)-リグスチリド試液, 薄層クロマトグラフィー用……………………………………………………368
薄層クロマトグラフィー用リトコール酸
　　→リトコール酸, 薄層クロマトグラフィー用…………369
薄層クロマトグラフィー用リモニン
　　→リモニン, 薄層クロマトグラフィー用………………369
薄層クロマトグラフィー用硫酸アトロピン → アトロピン硫酸塩水和物, 薄層クロマトグラフィー用……………209
薄層クロマトグラフィー用リンコフィリン
　　→リンコフィリン, 薄層クロマトグラフィー用………372
薄層クロマトグラフィー用ルチン
　　→ルチン, 薄層クロマトグラフィー用…………………375
薄層クロマトグラフィー用ルテオリン
　　→ルテオリン, 薄層クロマトグラフィー用……………376
薄層クロマトグラフィー用レイン
　　→レイン, 薄層クロマトグラフィー用…………………376
薄層クロマトグラフィー用レジブフォゲニン
　　→レジブフォゲニン, 薄層クロマトグラフィー用……377
薄層クロマトグラフィー用レボチロキシンナトリウム
　　→レボチロキシンナトリウム水和物, 薄層クロマトグラフィー用……………………………………………377
薄層クロマトグラフィー用レボチロキシンナトリウム水和物 → レボチロキシンナトリウム水和物, 薄層クロマトグラフィー用…………………………………………377
薄層クロマトグラフィー用ロガニン
　　→ロガニン, 薄層クロマトグラフィー用………………378
薄層クロマトグラフィー用ロスマリン酸
　　→ロスマリン酸, 薄層クロマトグラフィー用…………379
白糖……………………………………………………………319
バクモンドウ…………………………………………………319
馬血清…………………………………………………………319
バソプレシン…………………………………………………319
発煙硝酸 → 硝酸, 発煙……………………………………278
発煙硫酸 → 硫酸, 発煙……………………………………369
ハッカ…………………………………………………………319
ハッカ油………………………………………………………319
発色試液, テセロイキン用…………………………………319
発色性合成基質………………………………………………319
パテントブルー………………………………………………319
ハートインフュージョンカンテン培地……………………319
バナジン酸アンモニウム
　　→バナジン(V)酸アンモニウム………………………319
バナジン(V)酸アンモニウム………………………………319
バニリン………………………………………………………319
バニリン・塩酸試液…………………………………………319
バニリン・硫酸・エタノール試液…………………………319
バニリン・硫酸・エタノール試液, 噴霧用………………319
バニリン・硫酸試液…………………………………………319
ハヌス試液……………………………………………………319
パパベリン塩酸塩……………………………………………319
パパベリン塩酸塩, 定量用…………………………………319
バメタン硫酸塩………………………………………………320
パラアミノサリチル酸カルシウム水和物, 定量用………320
パラオキシ安息香酸…………………………………………320
パラオキシ安息香酸イソアミル……………………………320
パラオキシ安息香酸イソブチル……………………………320

パラオキシ安息香酸イソプロピル……………………… 320
パラオキシ安息香酸エチル……………………………… 320
パラオキシ安息香酸-2-エチルヘキシル……………… 320
パラオキシ安息香酸ブチル……………………………… 320
パラオキシ安息香酸ブチル，分離確認用……………… 320
パラオキシ安息香酸プロピル…………………………… 320
パラオキシ安息香酸プロピル，分離確認用…………… 320
パラオキシ安息香酸ヘキシル…………………………… 321
パラオキシ安息香酸ヘプチル…………………………… 321
パラオキシ安息香酸ベンジル……………………… 321, 29
パラオキシ安息香酸メチル……………………………… 321
パラオキシ安息香酸メチル，分離確認用……………… 321
パラフィン………………………………………………… 321
パラフィン，流動………………………………………… 321
H-D-バリル-L-ロイシル-L-アルギニン-4-
　ニトロアニリド二塩酸塩…………………………… 321
L-バリン…………………………………………………… 322
L-バリン，定量用………………………………………… 322
バルサム…………………………………………………… 322
バルサルタン……………………………………………… 322
バルバロイン，成分含量測定用
　→ バルバロイン，定量用…………………………… 322
バルバロイン，定量用…………………………………… 322
バルバロイン，薄層クロマトグラフィー用…………… 322
バルビタール……………………………………………… 322
バルビタール緩衝液……………………………………… 322
バルビタールナトリウム………………………………… 322
バルプロ酸ナトリウム，定量用………………………… 322
パルマチン塩化物………………………………………… 322
パルミチン酸，ガスクロマトグラフィー用…………… 322
パルミチン酸メチル，ガスクロマトグラフィー用…… 322
パルミトレイン酸メチル，ガスクロマトグラフィー用……… 322
バレイショデンプン……………………………………… 322
バレイショデンプン試液………………………………… 322
バレイショデンプン試液，でんぷん消化力試験用…… 322
ハロペリドール，定量用………………………………… 322
パンクレアチン用リン酸塩緩衝液
　→ リン酸塩緩衝液，パンクレアチン用…………… 372
パントテン酸カルシウム………………………………… 322

ヒ

ヒアルロニダーゼ………………………………………… 323
ヒアルロン酸……………………………………………… 323
ヒアルロン酸ナトリウム，精製
　→ 精製ヒアルロン酸ナトリウム…………………… 287
ヒアルロン酸ナトリウム，定量用……………………… 323
α-BHC(α-ヘキサクロロシクロヘキサン)…………… 323
β-BHC(β-ヘキサクロロシクロヘキサン)…………… 323
γ-BHC(γ-ヘキサクロロシクロヘキサン)…………… 323
δ-BHC(δ-ヘキサクロロシクロヘキサン)…………… 323
pH測定用水酸化カルシウム
　→ 水酸化カルシウム，pH測定用……………… 283, 22

pH測定用炭酸水素ナトリウム
　→ 炭酸水素ナトリウム，pH測定用……………… 291
pH測定用炭酸ナトリウム → 炭酸ナトリウム，pH測定用… 291
pH測定用二シュウ酸三水素カリウム二水和物
　→ 二シュウ酸三水素カリウム二水和物，pH測定用…… 311
pH測定用フタル酸水素カリウム
　→ フタル酸水素カリウム，pH測定用…………… 337
pH測定用ホウ酸ナトリウム
　→ 四ホウ酸ナトリウム十水和物，pH測定用…… 367
pH測定用無水リン酸一水素ナトリウム
　→ リン酸水素二ナトリウム，pH測定用………… 374
pH測定用四シュウ酸カリウム
　→ 二シュウ酸三水素カリウム二水和物，pH測定用…… 311
pH測定用四ホウ酸ナトリウム十水和物
　→ 四ホウ酸ナトリウム十水和物，pH測定用…… 367
pH測定用リン酸水素二ナトリウム
　→ リン酸水素二ナトリウム，pH測定用………… 374
pH測定用リン酸二水素カリウム
　→ リン酸二水素カリウム，pH測定用…………… 374
ビオチン標識ニワトコレクチン………………………… 324
ヒオデオキシコール酸，薄層クロマトグラフィー用… 324
比較乳濁液I……………………………………………… 324
B型赤血球浮遊液………………………………………… 324
ピクリン酸 → 2,4,6-トリニトロフェノール………… 307
ピクリン酸・エタノール試液
　→ 2,4,6-トリニトロフェノール・エタノール試液… 307
ピクリン酸試液 → 2,4,6-トリニトロフェノール試液…… 307
ピクリン酸試液，アルカリ性
　→ 2,4,6-トリニトロフェノール試液，アルカリ性… 307
PCR 2倍反応液，SYBR Green含有…………………… 324
BGLB……………………………………………………… 324
非水滴定用アセトン → アセトン，非水滴定用……… 207
非水滴定用酢酸 → 酢酸，非水滴定用………………… 258
非水滴定用酢酸水銀(II)試液
　→ 酢酸水銀(II)試液，非水滴定用………………… 259
非水滴定用酢酸第二水銀試液
　→ 酢酸水銀(II)試液，非水滴定用………………… 259
非水滴定用氷酢酸 → 酢酸，非水滴定用……………… 258
4,4'-ビス(ジエチルアミノ)ベンゾフェノン………… 324
L-ヒスチジン……………………………………………… 324
L-ヒスチジン塩酸塩一水和物…………………………… 324
ビスデメトキシクルクミン……………………………… 324
ビス(1,1-トリフルオロアセトキシ)ヨードベンゼン……… 325
ビストリメチルシリルアセトアミド…………………… 325
1,4-ビス(トリメチルシリル)ベンゼン-d_4，核磁気共鳴
　スペクトル測定用 → 1,4-BTMSB-d_4，核磁気共鳴
　スペクトル測定用…………………………………… 325
N,N'-ビス[2-ヒドロキシ-1-(ヒドロキシメチル)エ
　チル]-5-ヒドロキシアセチルアミノ-2,4,6-ト
　リヨードイソフタルアミド………………………… 325
ビス-(1-フェニル-3-メチル-5-ピラゾロン)………… 325
ビスマス酸ナトリウム → 三酸化ナトリウムビスマス……… 262
ビソプロロールフマル酸塩，定量用…………………… 325
ヒ素分析用亜鉛 → 亜鉛，ヒ素分析用………………… 204

ビタミンA定量用2-プロパノール
　　→2-プロパノール, ビタミンA定量用……………342
1,4-BTMSB-d_4, 核磁気共鳴スペクトル測定用…………325
ヒトインスリン………………………………………325
ヒトインスリンデスアミド体含有試液………………325
ヒトインスリン二量体含有試液………………………325
ヒト血清アルブミン, 定量用…………………………325
ヒト絨毛性性腺刺激ホルモン試液
　　→性腺刺激ホルモン試液, ヒト絨毛性…………287
ヒト正常血漿……………………………………………325
ヒト正常血漿乾燥粉末…………………………………325
ヒト由来アンチトロンビン……………………………325
ヒト由来アンチトロンビンIII…………………………325
ヒドラジン一水和物……………………………………325
ヒドララジン塩酸塩……………………………………325
ヒドララジン塩酸塩, 定量用…………………………325
m-ヒドロキシアセトフェノン…………………………325
p-ヒドロキシアセトフェノン…………………………326
3-ヒドロキシ安息香酸…………………………………326
4-ヒドロキシイソフタル酸……………………………326
N-(2-ヒドロキシエチル)イソニコチン酸アミド硝酸
　エステル………………………………………………326
1-(2-ヒドロキシエチル)-1H-テトラゾール-5-
　チオール………………………………………………326
N-2-ヒドロキシエチルピペラジン-N'-2-
　エタンスルホン酸……………………………………326
d-3-ヒドロキシ-cis-2,3-ジヒドロ-5-[2-(ジメチ
　ルアミノ)エチル]-2-(4-メトキシフェニル)-1,5-
　ベンゾチアゼピン-4(5H)-オン塩酸塩………………326
d-3-ヒドロキシ-cis-2,3-ジヒドロ-5-[2-(ジメチ
　ルアミノ)エチル]-2-(p-メトキシフェニル)-1,5-
　ベンゾチアゼピン-4(5H)-オン塩酸塩
　　→d-3-ヒドロキシ-cis-2,3-ジヒドロ-5-[2-
　　(ジメチルアミノ)エチル]-2-(4-メトキシフェニ
　　ル)-1,5-ベンゾチアゼピン-4(5H)-オン塩酸塩……326
10-ヒドロキシ-2-(E)-デセン酸, 成分含量測定用
　　→10-ヒドロキシ-2-(E)-デセン酸, 定量用……326
10-ヒドロキシ-2-(E)-デセン酸, 定量用………326, 22
10-ヒドロキシ-2-(E)-デセン酸,
　薄層クロマトグラフィー用…………………………327
2-ヒドロキシ-1-(2-ヒドロキシ-4-スルホ-1-
　ナフチルアゾ)-3-ナフトエ酸………………………328
N-(3-ヒドロキシフェニル)アセトアミド……………328
3-(p-ヒドロキシフェニル)プロピオン酸……………328
2-[4-(2-ヒドロキシメチル)-1-ピペラジニル]プロパ
　ンスルホン酸…………………………………………328
3-(3-ヒドロキシ-4-メトキシフェニル)-2-(E)-プ
　ロペン酸 →(E)-イソフェルラ酸……………………219
3-(3-ヒドロキシ-4-メトキシフェニル)-2-(E)-プ
　ロペン酸・(E)-フェルラ酸混合試液, 薄層クロマト
　グラフィー用 →(E)-イソフェルラ酸・(E)-フェ
　ルラ酸混合試液, 薄層クロマトグラフィー用………219
ヒドロキシルアミン過塩素酸塩………………………328
ヒドロキシルアミン過塩素酸塩・エタノール試液…328

ヒドロキシルアミン過塩素酸塩・無水エタノール試液
　　→ヒドロキシルアミン過塩素酸塩・エタノール試液…328
ヒドロキシルアミン過塩素酸塩試液…………………328
ヒドロキシルアミン試液………………………………328
ヒドロキシルアミン試液, アルカリ性…………………328
ヒドロキソコバラミン酢酸塩…………………………328
ヒドロキノン……………………………………………328
ヒドロクロロチアジド…………………………………328
ヒドロコタルニン塩酸塩水和物, 定量用……………328
ヒドロコルチゾン………………………………………328
ヒドロコルチゾン酢酸エステル………………………328
2-ビニルピリジン………………………………………328
4-ビニルピリジン………………………………………328
1-ビニル-2-ピロリドン…………………………………328
ヒパコニチン, 純度試験用……………………………329
非必須アミノ酸試液……………………………………329
2,2′-ビピリジル…………………………………………329
2-(4-ビフェニリル)プロピオン酸……………………329
ピペラシリン水和物……………………………………329
ピペリジン塩酸塩………………………………………329
ヒペロシド, 薄層クロマトグラフィー用………………329
ヒベンズ酸チペピジン, 定量用
　　→チペピジンヒベンズ酸塩, 定量用……………293
ヒポキサンチン…………………………………………330
ビホナゾール……………………………………………330
ヒマシ油…………………………………………………330
氷酢酸 →酢酸(100)……………………………………258
氷酢酸, 非水滴定用 →酢酸, 非水滴定用……………258
氷酢酸・硫酸試液 →酢酸・硫酸試液…………………259
ピラゾール………………………………………………330
1-(2-ピリジルアゾ)-2-ナフトール……………………330
1-(4-ピリジル)ピリジニウム塩化物塩酸塩…………330
ピリジン…………………………………………………330
ピリジン, 水分測定用…………………………………330
ピリジン, 無水…………………………………………330
ピリジン・ギ酸緩衝液, 0.2 mol/L, pH 3.0……………330
ピリジン・酢酸試液……………………………………330
ピリジン・ピラゾロン試液……………………………330
ピリドキシン塩酸塩……………………………………330
ビリルビン, 定量用……………………………………330
ピルシカイニド塩酸塩水和物, 定量用………………330
ヒルスチン →ヒルスチン, 薄層クロマトグラフィー用……331
ヒルスチン, 定量用…………………………………330, 29
ヒルスチン, 薄層クロマトグラフィー用………………331
ピルビン酸ナトリウム…………………………………331
ピルビン酸ナトリウム試液, 100 mmol/L……………331
ピロアンチモン酸カリウム
　　→ヘキサヒドロキソアンチモン(V)酸カリウム……346
ピロアンチモン酸カリウム試液 →ヘキサヒドロキソアン
　チモン(V)酸カリウム試液……………………………346
ピロカルピン塩酸塩, 定量用…………………………331
ピロガロール……………………………………………331
L-ピログルタミルグリシル-L-アルギニン-p-ニトロ
　アニリン塩酸塩………………………………………331

L-ピログルタミルグリシル-L-アルギニン-p-ニトロ
　アニリン塩酸塩試液……………………………… 332
ピロリジンジチオカルバミン酸アンモニウム……… 332
2-ピロリドン………………………………………… 332
ピロ硫酸カリウム → 二硫酸カリウム…………… 314
ピロリン酸塩緩衝液，0.05 mol/L, pH 9.0………… 332
ピロリン酸塩緩衝液，pH 9.0……………………… 332
ピロリン酸カリウム………………………………… 332
ピロール……………………………………………… 332
ビンクリスチン硫酸塩……………………………… 332
ビンブラスチン硫酸塩……………………………… 332

フ

ファモチジン，定量用……………………………… 332
フィトナジオン……………………………………… 332
フィブリノーゲン…………………………………… 332
ブイヨン，普通 → 普通ブイヨン………………… 338
フィルグラスチム試料用緩衝液
　　→ 緩衝液，フィルグラスチム試料用………… 239
フィルグラスチム用イスコフ改変ダルベッコ液体培地
　　→ イスコフ改変ダルベッコ液体培地，フィルグラス
　　チム用…………………………………………… 219
フィルグラスチム用システム適合性試験用試液
　　→ システム適合性試験用試液，フィルグラスチム用… 267
フィルグラスチム用ポリアクリルアミドゲル
　　→ ポリアクリルアミドゲル，フィルグラスチム用…… 353
フェナセチン………………………………………… 332
o-フェナントロリン
　　→ 1,10-フェナントロリン一水和物…………… 332
1,10-フェナントロリン一水和物…………………… 332
1,10-フェナントロリン試液………………………… 332
o-フェナントロリン試液
　　→ 1,10-フェナントロリン試液………………… 332
フェニトイン，定量用……………………………… 332
H-D-フェニルアラニル-L-ピペコリル-L-
　アルギニル-p-ニトロアニリド二塩酸塩………… 333
フェニルアラニン → L-フェニルアラニン……… 333
L-フェニルアラニン………………………………… 333
フェニルイソチオシアネート……………………… 333
フェニルカルバモイル化セルロースで被覆したシリカゲル，
　液体クロマトグラフィー用……………………… 25
D-フェニルグリシン………………………………… 333
25％フェニル-25％シアノプロピル-メチルシリコーン
　ポリマー，ガスクロマトグラフィー用………… 333
フェニルヒドラジン………………………………… 333
1-フェニルピペラジン一塩酸塩…………………… 333
フェニルフルオロン………………………………… 333
フェニルフルオロン・エタノール試液…………… 333
5％フェニル-メチルシリコーンポリマー，
　ガスクロマトグラフィー用……………………… 333
35％フェニル-メチルシリコーンポリマー，
　ガスクロマトグラフィー用……………………… 333

50％フェニル-メチルシリコーンポリマー，
　ガスクロマトグラフィー用……………………… 333
65％フェニル-メチルシリコーンポリマー，
　ガスクロマトグラフィー用……………………… 333
1-フェニル-3-メチル-5-ピラゾロン
　　→ 3-メチル-1-フェニル-5-ピラゾロン………… 362
50％フェニル-50％メチルポリシロキサン，
　ガスクロマトグラフィー用……………………… 333
o-フェニレンジアミン……………………………… 333
1,3-フェニレンジアミン塩酸塩…………………… 333
o-フェニレンジアミン二塩酸塩…………………… 333
フェネチルアミン塩酸塩…………………………… 333
フェノバルビタール，定量用……………………… 333
フェノール…………………………………………… 333
フェノール，定量用………………………………… 333
フェノール・ニトロプルシドナトリウム試液
　　→ フェノール・ペンタシアノニトロシル鉄(Ⅲ)酸
　　ナトリウム試液………………………………… 333
フェノール・ペンタシアノニトロシル鉄(Ⅲ)酸
　ナトリウム試液…………………………………… 333
フェノール塩酸試液………………………………… 333
p-フェノールスルホン酸ナトリウム
　　→ p-フェノールスルホン酸ナトリウム二水和物…… 333
p-フェノールスルホン酸ナトリウム二水和物…… 333
フェノールスルホンフタレイン，定量用………… 334
フェノールフタレイン……………………………… 334
フェノールフタレイン・チモールブルー試液…… 334
フェノールフタレイン試液………………………… 334
フェノールフタレイン試液，希…………………… 334
フェノールレッド…………………………………… 334
フェノールレッド試液……………………………… 334
フェノールレッド試液，希………………………… 334
プエラリン，薄層クロマトグラフィー用………… 334
フェリシアン化カリウム
　　→ ヘキサシアノ鉄(Ⅲ)酸カリウム…………… 345
フェリシアン化カリウム試液
　　→ ヘキサシアノ鉄(Ⅲ)酸カリウム試液……… 345
フェリシアン化カリウム試液，アルカリ性 → ヘキサ
　シアノ鉄(Ⅲ)酸カリウム試液，アルカリ性…… 345
フェーリング試液…………………………………… 334
フェーリング試液，でんぷん消化力試験用……… 334
フェルビナク，定量用……………………………… 334
(E)-フェルラ酸……………………………………… 334
(E)-フェルラ酸，定量用…………………… 334, 22
フェルラ酸シクロアルテニル，
　薄層クロマトグラフィー用……………………… 335
フェロシアン化カリウム
　　→ ヘキサシアノ鉄(Ⅱ)酸カリウム三水和物… 345
フェロシアン化カリウム試液
　　→ ヘキサシアノ鉄(Ⅱ)酸カリウム試液……… 345
フェロジピン，定量用……………………………… 336
フォリン試液………………………………………… 336
フォリン試液，希…………………………………… 336
フクシン……………………………………………… 336

フクシン・エタノール試液……………………………336
フクシン亜硫酸試液……………………………………336
フクシン試液，脱色 → 脱色フクシン試液…………290
ブシジエステルアルカロイド混合標準溶液，純度試験用……336
ブシモノエステルアルカロイド混合標準試液，成分含量測
　　定用 → ブシモノエステルアルカロイド混合標準試液，
　　定量用………………………………………………336
ブシモノエステルアルカロイド混合標準試液，定量用……336
ブシモノエステルアルカロイド混合標準試液，分離確認用…25
ブシ用リン酸塩緩衝液 → リン酸塩緩衝液，ブシ用………372
ブシラミン………………………………………………336
ブシラミン，定量用……………………………………336
プソイドエフェドリン塩酸塩…………………………336
ブタ胆汁末，薄層クロマトグラフィー用……………336
1-ブタノール……………………………………………336
1-ブタノール，アンモニア飽和
　　→ 1-ブタノール試液，アンモニア飽和…………336
2-ブタノール……………………………………………336
n-ブタノール → 1-ブタノール……………………336
ブタノール，イソ → 2-メチル-1-プロパノール……362
ブタノール，第二 → 2-ブタノール…………………336
ブタノール，第三 → t-ブチルアルコール…………338
1-ブタノール試液，アンモニア飽和…………………336
2-ブタノン………………………………………………336
o-フタルアルデヒド……………………………………337
フタルイミド……………………………………………337
フタル酸…………………………………………………337
フタル酸緩衝液，pH 5.8………………………………337
フタル酸ジエチル………………………………………337
フタル酸ジシクロヘキシル……………………………337
フタル酸ジノニル………………………………………337
フタル酸ジフェニル……………………………………337
フタル酸ジ-n-ブチル…………………………………337
フタル酸ジメチル………………………………………337
フタル酸水素カリウム…………………………………337
フタル酸水素カリウム(標準試薬)……………………337
フタル酸水素カリウム，pH測定用……………………337
フタル酸水素カリウム緩衝液，0.3 mol/L, pH 4.6……337
フタル酸水素カリウム緩衝液，pH 3.5………………337
フタル酸水素カリウム緩衝液，pH 4.6………………337
フタル酸水素カリウム緩衝液，pH 5.6………………337
フタル酸水素カリウム試液，0.2 mol/L, 緩衝液用……337
フタル酸ビス(シス-3,3,5-トリメチルシクロ
　　ヘキシル)……………………………………………338
フタレインパープル……………………………………338
n-ブチルアミン…………………………………………338
t-ブチルアルコール……………………………………338
n-ブチルボロン酸………………………………………338
tert-ブチルメチルエーテル……………………………338
ブチロラクトン…………………………………………338
普通カンテン培地………………………………………338
普通カンテン培地，テセロイキン用…………………338
普通ブイヨン……………………………………………338
フッ化水素酸……………………………………………338

フッ化ナトリウム………………………………………338
フッ化ナトリウム(標準試薬)…………………………338
フッ化ナトリウム・塩酸試液…………………………338
フッ化ナトリウム試液…………………………………338
ブテナフィン塩酸塩，定量用…………………………338
ブドウ糖…………………………………………………338
ブドウ糖試液……………………………………………338
N-t-ブトキシカルボニル-L-グルタミン酸-α-
　　フェニルエステル…………………………………338
フドステイン，定量用…………………………………338
ブファリン，成分含量測定用 → ブファリン，定量用……338
ブファリン，定量用……………………………………338
ブホルミン塩酸塩，定量用……………………………339
フマル酸，薄層クロマトグラフィー用………………339
フマル酸ビソプロロール，定量用
　　→ ビソプロロールフマル酸塩，定量用…………325
浮遊培養用培地…………………………………………339
Primer F…………………………………………………339
Primer F試液……………………………………………339
Primer R…………………………………………………339
Primer R試液……………………………………………339
(±)-プラエルプトリンA，薄層クロマトグラフィー用……339
ブラジキニン……………………………………………339
プラゼパム，定量用……………………………………339
プラチコジンD，薄層クロマトグラフィー用………339
プラバスタチンナトリウム……………………………340
ブリリアントグリン……………………………………340
フルオシノロンアセトニド……………………………340
フルオレスカミン………………………………………340
フルオレセイン…………………………………………340
フルオレセインナトリウム……………………………340
フルオレセインナトリウム試液………………………340
9-フルオレニルメチルクロロギ酸……………………340
4-フルオロ安息香酸……………………………………340
フルオロキノロン酸，薄層クロマトグラフィー用…340
1-フルオロ-2,4-ジニトロベンゼン……………………340
7-フルオロ-4-ニトロベンゾ-2-オキサ-1,3-
　　ジアゾール…………………………………………340
フルコナゾール，定量用………………………………340
フルジアゼパム，定量用………………………………340
ブルシン → ブルシンn水和物………………………341
ブルシンn水和物………………………………………341
ブルシン二水和物 → ブルシンn水和物……………341
ブルーテトラゾリウム…………………………………341
ブルーテトラゾリウム試液，アルカリ性……………341
フルトプラゼパム，定量用……………………………341
フルフラール……………………………………………341
フルラゼパム，定量用…………………………………341
プルラナーゼ……………………………………………341
プルラナーゼ試液………………………………………341
フレカイニド酢酸塩……………………………………341
フレカイニド酢酸塩，定量用…………………………341
プレドニゾロン…………………………………………341
プレドニゾロン酢酸エステル…………………………341

プレドニゾン……………………………………… 341
フロイント完全アジュバント…………… 341, 32
プロカインアミド塩酸塩………………………… 341
プロカインアミド塩酸塩，定量用……………… 341
プロカイン塩酸塩………………………………… 341
プロカイン塩酸塩，定量用 → プロカイン塩酸塩… 341
プロカテロール塩酸塩水和物…………………… 341
プロゲステロン…………………………………… 341
プロスタグランジンA_1………………………… 341
プロチゾラム，定量用…………………………… 341
ブロッキング剤…………………………………… 341
ブロッキング試液，エポエチンアルファ用…… 341
ブロッキング試液，ナルトグラスチム試験用… 341, 32
ブロック緩衝液…………………………………… 341
ブロッティング試液……………………………… 341
V8プロテアーゼ………………………………… 341
V8プロテアーゼ，インスリングラルギン用… 341
V8プロテアーゼ酵素試液……………………… 342
1-プロパノール…………………………………… 342
2-プロパノール…………………………………… 342
2-プロパノール，液体クロマトグラフィー用… 342
2-プロパノール，ビタミンA定量用…………… 342
n-プロパノール → 1-プロパノール…………… 342
プロパノール，イソ → 2-プロパノール……… 342
プロパフェノン塩酸塩，定量用………………… 342
プロパンテリン臭化物…………………………… 342
プロピオン酸……………………………………… 342
プロピオン酸エチル……………………………… 342
プロピオン酸ジョサマイシン
　　→ ジョサマイシンプロピオン酸エステル… 281
プロピオン酸テストステロン
　　→ テストステロンプロピオン酸エステル… 300
プロピオン酸ベクロメタゾン
　　→ ベクロメタゾンプロピオン酸エステル… 346
プロピルアミン，イソ…………………………… 342
プロピルエーテル，イソ………………………… 342
プロピルチオウラシル，定量用………………… 342
プロピレングリコール…………………………… 342
プロピレングリコール，ガスクロマトグラフィー用… 342
プロプラノロール塩酸塩，定量用……………… 342
フロプロピオン…………………………………… 342
フロプロピオン，定量用………………………… 342
プロベネシド……………………………………… 342
ブロムクレゾールグリン → ブロモクレゾールグリーン… 343
ブロムクレゾールグリン・塩化メチルロザニリン試液
　　→ ブロモクレゾールグリーン・クリスタルバイオレット試液… 343
ブロムクレゾールグリン・水酸化ナトリウム・酢酸・酢酸ナトリウム試液 → ブロモクレゾールグリーン・水酸化ナトリウム・酢酸・酢酸ナトリウム試液… 343
ブロムクレゾールグリン・水酸化ナトリウム試液 → ブロモクレゾールグリーン・水酸化ナトリウム試液… 343
ブロムクレゾールグリン・メチルレッド試液
　　→ ブロモクレゾールグリーン・メチルレッド試液…… 343

ブロムクレゾールグリン試液
　　→ ブロモクレゾールグリーン試液………… 343
ブロムクレゾールパープル → ブロモクレゾールパープル… 343
ブロムクレゾールパープル・水酸化ナトリウム試液 → ブロモクレゾールパープル・水酸化ナトリウム試液…… 343
ブロムクレゾールパープル・リン酸一水素カリウム・クエン酸試液 → ブロモクレゾールパープル・リン酸水素二カリウム・クエン酸試液………… 343
ブロムクレゾールパープル試液
　　→ ブロモクレゾールパープル試液………… 343
N-ブロムサクシンイミド → N-ブロモスクシンイミド… 343
N-ブロムサクシンイミド試液
　　→ N-ブロモスクシンイミド試液…………… 343
ブロムチモールブルー → ブロモチモールブルー… 343
ブロムチモールブルー・水酸化ナトリウム試液
　　→ ブロモチモールブルー・水酸化ナトリウム試液…… 343
ブロムチモールブルー試液
　　→ ブロモチモールブルー試液……………… 343
ブロムフェノールブルー → ブロモフェノールブルー… 343
ブロムフェノールブルー・フタル酸水素カリウム試液
　　→ ブロモフェノールブルー・フタル酸水素カリウム試液…………………………… 343
ブロムフェノールブルー試液
　　→ ブロモフェノールブルー試液…………… 343
ブロムフェノールブルー試液，pH 7.0
　　→ ブロモフェノールブルー試液，pH 7.0… 343
ブロムフェノールブルー試液，希
　　→ ブロモフェノールブルー試液，希……… 343
ブロムワレリル尿素 → ブロモバレリル尿素… 343
ブロモクレゾールグリン → ブロモクレゾールグリーン… 343
ブロモクレゾールグリン・クリスタルバイオレット試液
　　→ ブロモクレゾールグリーン・クリスタルバイオレット試液………………………… 343
ブロモクレゾールグリン・水酸化ナトリウム・エタノール試液 → ブロモクレゾールグリーン・水酸化ナトリウム・エタノール試液……………… 343
ブロモクレゾールグリン・水酸化ナトリウム・酢酸・酢酸ナトリウム試液 → ブロモクレゾールグリーン・水酸化ナトリウム・酢酸・酢酸ナトリウム試液…………… 343
ブロモクレゾールグリン・水酸化ナトリウム試液 → ブロモクレゾールグリーン・水酸化ナトリウム試液……… 343
ブロモクレゾールグリン・メチルレッド試液
　　→ ブロモクレゾールグリーン・メチルレッド試液…… 343
ブロモクレゾールグリン試液
　　→ ブロモクレゾールグリーン試液………… 343
ブロモクレゾールグリーン………………………… 343
ブロモクレゾールグリーン・
　　クリスタルバイオレット試液……………… 343
ブロモクレゾールグリーン・水酸化ナトリウム・
　　エタノール試液……………………………… 343
ブロモクレゾールグリーン・水酸化ナトリウム・酢酸・
　　酢酸ナトリウム試液………………………… 343
ブロモクレゾールグリーン・水酸化ナトリウム試液… 343
ブロモクレゾールグリーン・メチルレッド試液… 343

ブロモクレゾールグリーン試液……………………………343
ブロモクレゾールパープル………………………………343
ブロモクレゾールパープル・水酸化ナトリウム試液………343
ブロモクレゾールパープル・リン酸水素二カリウム・
　　クエン酸試液……………………………………………343
ブロモクレゾールパープル試液……………………………343
N-ブロモスクシンイミド…………………………………343
N-ブロモスクシンイミド試液……………………………343
ブロモチモールブルー………………………………………343
ブロモチモールブルー・エタノール性水酸化ナトリウム
　　試液………………………………………………………343
ブロモチモールブルー・水酸化ナトリウム試液……………343
ブロモチモールブルー試液…………………………………343
ブロモバレリル尿素…………………………………………343
ブロモフェノールブルー……………………………………343
ブロモフェノールブルー・フタル酸水素カリウム試液……343
ブロモフェノールブルー試液………………………………343
ブロモフェノールブルー試液，0.05%……………………343
ブロモフェノールブルー試液，pH 7.0……………………343
ブロモフェノールブルー試液，希…………………………343
L-プロリン……………………………………………………343
フロログルシノール二水和物………………………………343
フロログルシン → フロログルシノール二水和物………343
フロログルシン二水和物
　　→ フロログルシノール二水和物……………………343
分子量試験用還元液 → 還元液，分子量試験用…………239
分子量測定用低分子量ヘパリン
　　→ 低分子量ヘパリン，分子量測定用………………294
分子量測定用マーカータンパク質 → マーカータンパク質，
　　セルモロイキン分子量測定用…………………………355
分子量標準原液………………………………………………344
分子量マーカー，インターフェロンアルファ用…………344
分子量マーカー，エポエチンアルファ用…………………344
分子量マーカー，テセロイキン用……………………344，23
分子量マーカー，ナルトグラスチム試験用…………344，32
噴霧試液用チモール → チモール，噴霧試液用…………293
噴霧用塩化2,3,5-トリフェニル-2H-テトラゾリウム・
　　メタノール試液 → 塩化2,3,5-トリフェニル-2H-
　　テトラゾリウム・メタノール試液，噴霧用…………230
噴霧用塩化p-ニトロベンゼンジアゾニウム塩酸塩試液 → 4-
　　ニトロベンゼンジアゾニウム塩酸塩試液，噴霧用……313
噴霧用希次硝酸ビスマス・ヨウ化カリウム試液
　　→ 希次硝酸ビスマス・ヨウ化カリウム試液，噴霧用…240
噴霧用4-ジメチルアミノベンズアルデヒド試液 → 4-
　　ジメチルアミノベンズアルデヒド試液，噴霧用……274
噴霧用p-ジメチルアミノベンズアルデヒド試液 → 4-
　　ジメチルアミノベンズアルデヒド試液，噴霧用……274
噴霧用チモール・硫酸・メタノール試液
　　→ チモール・硫酸・メタノール試液，噴霧用………293
噴霧用ドラーゲンドルフ試液
　　→ ドラーゲンドルフ試液，噴霧用……………………305
噴霧用4-ニトロベンゼンジアゾニウム塩酸塩試液 → 4-
　　ニトロベンゼンジアゾニウム塩酸塩試液，噴霧用……313

噴霧用p-ニトロベンゼンジアゾニウム塩酸塩試液 → 4-
　　ニトロベンゼンジアゾニウム塩酸塩試液，噴霧用……313
噴霧用ニンヒドリン・エタノール試液
　　→ ニンヒドリン・エタノール試液，噴霧用…………314
噴霧用バニリン・硫酸・エタノール試液
　　→ バニリン・硫酸・エタノール試液，噴霧用………319
噴霧用4-メトキシベンズアルデヒド・硫酸・酢酸・エタ
　　ノール試液 → 4-メトキシベンズアルデヒド・硫酸・
　　酢酸・エタノール試液，噴霧用………………………363
分離確認用グリチルリチン酸一アンモニウム
　　→ グリチルリチン酸一アンモニウム，分離確認用……246
分離確認用バイカレイン → バイカレイン，分離確認用……316
分離確認用パラオキシ安息香酸ブチル
　　→ パラオキシ安息香酸ブチル，分離確認用…………320
分離確認用パラオキシ安息香酸プロピル
　　→ パラオキシ安息香酸プロピル，分離確認用………320
分離確認用パラオキシ安息香酸メチル
　　→ パラオキシ安息香酸メチル，分離確認用…………321
分離確認用ブシモノエステルアルカロイド混合標準試液
　　→ ブシモノエステルアルカロイド混合標準試液，
　　分離確認用………………………………………………25
分離ゲル，セルモロイキン用………………………………344

へ

ペウケダヌム・レデボウリエルロイデス，純度試験用……344
ペオニフロリン，薄層クロマトグラフィー用……………344
ペオノール，成分含量測定用 → ペオノール，定量用……345
ペオノール，定量用…………………………………………345
ペオノール，薄層クロマトグラフィー用…………………345
ベカナマイシン硫酸塩………………………………………345
ヘキサクロロ白金(Ⅳ)酸試液………………………………345
ヘキサクロロ白金(Ⅳ)酸六水和物…………………………345
ヘキサクロロ白金(Ⅳ)酸・ヨウ化カリウム試液…………345
ヘキサシアノ鉄(Ⅱ)酸カリウム三水和物…………………345
ヘキサシアノ鉄(Ⅱ)酸カリウム試液………………………345
ヘキサシアノ鉄(Ⅲ)酸カリウム……………………………345
ヘキサシアノ鉄(Ⅲ)酸カリウム試液………………………345
ヘキサシアノ鉄(Ⅲ)酸カリウム試液，アルカリ性………345
ヘキサニトロコバルト(Ⅲ)酸ナトリウム…………………345
ヘキサニトロコバルト(Ⅲ)酸ナトリウム試液……………345
1-ヘキサノール………………………………………………345
ヘキサヒドロキソアンチモン(Ⅴ)酸カリウム……………346
ヘキサヒドロキソアンチモン(Ⅴ)酸カリウム試液………346
ヘキサミン → ヘキサメチレンテトラミン………………346
1,1,1,3,3,3-ヘキサメチルジシラザン……………………346
ヘキサメチレンテトラミン…………………………………346
ヘキサメチレンテトラミン試液……………………………346
ヘキサン………………………………………………………346
n-ヘキサン，液体クロマトグラフィー用
　　→ ヘキサン，液体クロマトグラフィー用……………346
n-ヘキサン，吸収スペクトル用
　　→ ヘキサン，吸収スペクトル用………………………346
ヘキサン，液体クロマトグラフィー用……………………346

ヘキサン，吸収スペクトル用・・・・・・・・・・・・・・・・・・・・・・ 346
ヘキサン，生薬純度試験用・・・・・・・・・・・・・・・・・・・・・・ 346
1-ヘキサンスルホン酸ナトリウム・・・・・・・・・・・・・・・・・・ 346
ベクロメタゾンプロピオン酸エステル・・・・・・・・・・・・ 346
ベザフィブラート，定量用・・・・・・・・・・・・・・・・・・・・・・・ 346
ヘスペリジン，成分含量測定用
　　　→ ヘスペリジン，定量用・・・・・・・・・・・・・・・・ 346
ヘスペリジン，定量用・・・・・・・・・・・・・・・・・・・・・・・・・・ 346
ヘスペリジン，薄層クロマトグラフィー用・・・・・・・・ 347
ベタヒスチンメシル酸塩・・・・・・・・・・・・・・・・・・・・・・・ 347
ベタヒスチンメシル酸塩，定量用・・・・・・・・・・・・・・・ 347
ベタミプロン・・・・・・・・・・・・・・・・・・・・・・・・・・・・・・・・・・ 347
ベタミプロン，定量用・・・・・・・・・・・・・・・・・・・・・・・・・ 347
ペチジン塩酸塩，定量用・・・・・・・・・・・・・・・・・・・・・・・ 347
ベニジピン塩酸塩・・・・・・・・・・・・・・・・・・・・・・・・・・・・・ 347
ベニジピン塩酸塩，定量用・・・・・・・・・・・・・・・・・・・・・ 347
ペニシリウム由来β-ガラクトシダーゼ用グルコース検出
　　用試液 → グルコース検出用試液，ペニシリウム由来
　　β-ガラクトシダーゼ用・・・・・・・・・・・・・・・・・・・・ 246
ペニシリウム由来β-ガラクトシダーゼ用乳糖基質試液
　　→ 乳糖基質試液，ペニシリウム由来β-ガラクトシ
　　ダーゼ用・・・・・・・・・・・・・・・・・・・・・・・・・・・・・・・・・ 314
ペニシリウム由来β-ガラクトシダーゼ用リン酸水素二ナ
　　トリウム・クエン酸緩衝液，pH 4.5 → リン酸水素二
　　ナトリウム・クエン酸緩衝液，ペニシリウム由来β-
　　ガラクトシダーゼ用，pH 4.5・・・・・・・・・・・・・・・ 374
ヘパリンナトリウム・・・・・・・・・・・・・・・・・・・・・・・・・・・ 347
ペプシン，含糖 → 含糖ペプシン・・・・・・・・・・・・・・・ 240
ヘプタフルオロ酪酸・・・・・・・・・・・・・・・・・・・・・・・・・・・ 347
ヘプタン・・・・・・・・・・・・・・・・・・・・・・・・・・・・・・・・・・・・・ 347
ヘプタン，液体クロマトグラフィー用・・・・・・・・・・・ 347
1-ヘプタンスルホン酸ナトリウム・・・・・・・・・・・・・・・ 347
ペプトン・・・・・・・・・・・・・・・・・・・・・・・・・・・・・・・・・・・・・ 347
ペプトン，カゼイン製・・・・・・・・・・・・・・・・・・・・・・・・・ 347
ペプトン，ゼラチン製・・・・・・・・・・・・・・・・・・・・・・・・・ 347
ペプトン，ダイズ製・・・・・・・・・・・・・・・・・・・・・・・・・・・ 347
ペプトン，肉製・・・・・・・・・・・・・・・・・・・・・・・・・・・・・・・ 347
ヘペス緩衝液，pH 7.5・・・・・・・・・・・・・・・・・・・・・・・・・ 347
ベヘン酸メチル・・・・・・・・・・・・・・・・・・・・・・・・・・・・・・・ 347
ベポタスチンベシル酸塩，定量用・・・・・・・・・・・・・・・ 347
ヘマトキシリン・・・・・・・・・・・・・・・・・・・・・・・・・・・・・・・ 348
ヘマトキシリン試液・・・・・・・・・・・・・・・・・・・・・・・・・・・ 348
ペミロラストカリウム・・・・・・・・・・・・・・・・・・・・・・・・・ 348
ベラパミル塩酸塩，定量用・・・・・・・・・・・・・・・・・・・・・ 348
ベラプロストナトリウム・・・・・・・・・・・・・・・・・・・・・・・ 348
ベラプロストナトリウム，定量用・・・・・・・・・・・・・・・ 348
ヘリウム・・・・・・・・・・・・・・・・・・・・・・・・・・・・・・・・・・・・・ 348
ペリルアルデヒド，成分含量測定用
　　　→ ペリルアルデヒド，定量用・・・・・・・・・・・・ 348
ペリルアルデヒド，定量用・・・・・・・・・・・・・・・・・・・・・ 348
ペリルアルデヒド，薄層クロマトグラフィー用・・・ 348
ペルオキシダーゼ・・・・・・・・・・・・・・・・・・・・・・・・・・・・・ 348
ペルオキシダーゼ測定用基質液・・・・・・・・・・・・・・・・・ 348
ペルオキシダーゼ標識アビジン・・・・・・・・・・・・・・・・・ 348

ペルオキシダーゼ標識アビジン試液・・・・・・・・・・・・・ 348
ペルオキシダーゼ標識抗ウサギ抗体・・・・・・・・・・・・・ 348
ペルオキシダーゼ標識抗ウサギ抗体試液・・・・・・・・・ 348
ペルオキシダーゼ標識ブラジキニン・・・・・・・・・・・・・ 348
ペルオキシダーゼ標識ブラジキニン試液・・・・・・・・・ 348
ペルオキソ二硫酸アンモニウム・・・・・・・・・・・・・・・・・ 348
ペルオキソ二硫酸アンモニウム試液，10%・・・・・・・ 348
ペルオキソ二硫酸カリウム・・・・・・・・・・・・・・・・・・・・・ 348
ベルゲニン，薄層クロマトグラフィー用・・・・・・・・・ 348
ベルバスコシド，薄層クロマトグラフィー用・・・・・ 349
ペルフェナジンマレイン酸塩，定量用・・・・・・・・・・・ 349
ベルベリン塩化物水和物・・・・・・・・・・・・・・・・・・・・・・・ 349
ベルベリン塩化物水和物，薄層クロマトグラフィー用・・・ 349
ベンザルコニウム塩化物・・・・・・・・・・・・・・・・・・・・・・・ 349
ベンザルフタリド・・・・・・・・・・・・・・・・・・・・・・・・・・・・・ 349
ベンジルアルコール・・・・・・・・・・・・・・・・・・・・・・・・・・・ 349
p-ベンジルフェノール・・・・・・・・・・・・・・・・・・・・・・・・ 349
ベンジルペニシリンカリウム・・・・・・・・・・・・・・・・・・・ 349
ベンジルペニシリンベンザチン
　　　→ ベンジルペニシリンベンザチン水和物・・・ 349
ベンジルペニシリンベンザチン水和物・・・・・・・・・・・ 349
ベンズアルデヒド・・・・・・・・・・・・・・・・・・・・・・・・・・・・・ 349
ベンズ[a]アントラセン・・・・・・・・・・・・・・・・・・・・・・・ 349
ベンゼトニウム塩化物，定量用・・・・・・・・・・・・・・・・・ 349
ベンゼン・・・・・・・・・・・・・・・・・・・・・・・・・・・・・・・・・・・・・ 349
N-α-ベンゾイル-L-アルギニンエチル塩酸塩・・・ 349
N-α-ベンゾイル-L-アルギニンエチル試液・・・・・ 350
N-α-ベンゾイル-L-アルギニン-4-ニトロアニリド
　　塩酸塩・・・・・・・・・・・・・・・・・・・・・・・・・・・・・・・・・・・ 350
N-α-ベンゾイル-L-アルギニン-4-ニトロアニリド
　　試液・・・・・・・・・・・・・・・・・・・・・・・・・・・・・・・・・・・・・ 350
N-ベンゾイル-L-イソロイシル-L-グルタミル
　　（γ-OR）-グリシル-L-アルギニル-p-ニトロア
　　ニリド塩酸塩・・・・・・・・・・・・・・・・・・・・・・・・・・・・・ 350
ベンゾイルヒパコニン塩酸塩・・・・・・・・・・・・・・・・・・・ <u>25</u>
ベンゾイルヒパコニン塩酸塩，定量用・・・・・・・・・・・ 350
ベンゾイルメサコニン塩酸塩，定量用・・・・・・・・・・・ 350
ベンゾイルメサコニン塩酸塩，
　　薄層クロマトグラフィー用・・・・・・・・・・・・・・・・・ 351
ベンゾイン・・・・・・・・・・・・・・・・・・・・・・・・・・・・・・・・・・・ 351
p-ベンゾキノン・・・・・・・・・・・・・・・・・・・・・・・・・・・・・・ 351
p-ベンゾキノン試液・・・・・・・・・・・・・・・・・・・・・・・・・・ 351
ベンゾ[a]ピレン・・・・・・・・・・・・・・・・・・・・・・・・・・・・・・ 351
ベンゾフェノン・・・・・・・・・・・・・・・・・・・・・・・・・・・・・・・ 351
ペンタシアノアンミン鉄(II)酸ナトリウムn水和物・・・ 351
ペンタシアノニトロシル鉄(III)酸ナトリウム・
　　ヘキサシアノ鉄(III)酸カリウム試液・・・・・・・・・ 351
ペンタシアノニトロシル鉄(III)酸ナトリウム・
　　ヘキサシアノ鉄(III)酸カリウム試液，希・・・・・ 351
ペンタシアノニトロシル鉄(III)酸ナトリウム試液・・・ 351
ペンタシアノニトロシル鉄(III)酸ナトリウム二水和物・・・ 351
ペンタン・・・・・・・・・・・・・・・・・・・・・・・・・・・・・・・・・・・・・ 351
1-ペンタンスルホン酸ナトリウム・・・・・・・・・・・・・・・ 351

変法チオグリコール酸培地 → 一般試験法
　無菌試験法〈4.06〉 変法チオグリコール酸培地………131

ホ

崩壊試験第1液 → 溶出試験第1液………………366
崩壊試験第2液……………………………………352
ホウ酸………………………………………………352
ホウ酸・塩化カリウム・
　水酸化ナトリウム緩衝液, pH 9.0………………352
ホウ酸・塩化カリウム・
　水酸化ナトリウム緩衝液, pH 9.2………………352
ホウ酸・塩化カリウム・
　水酸化ナトリウム緩衝液, pH 9.6………………352
ホウ酸・塩化カリウム・
　水酸化ナトリウム緩衝液, pH 10.0……………352
0.2 mol/Lホウ酸・0.2 mol/L塩化カリウム試液, 緩衝液用…352
ホウ酸・塩化マグネシウム緩衝液, pH 9.0………352
ホウ酸・水酸化ナトリウム緩衝液, pH 8.4………352
ホウ酸・メタノール緩衝液………………………352
ホウ酸塩・塩化緩衝液, pH 9.0……………………352
ホウ酸ナトリウム → 四ホウ酸ナトリウム十水和物………367
ホウ酸ナトリウム, pH測定用
　→ 四ホウ酸ナトリウム十水和物, pH測定用……367
ホウ砂 → 四ホウ酸ナトリウム十水和物…………367
抱水クロラール……………………………………352
抱水クロラール試液………………………………352
抱水ヒドラジン → ヒドラジン一水和物…………325
飽和ヨウ化カリウム試液 → ヨウ化カリウム試液, 飽和……366
ボグリボース, 定量用……………………………352
ホスファターゼ, アルカリ性……………………352
ホスファターゼ試液, アルカリ性………………352
ホスフィン酸………………………………………352
ポテトエキス………………………………………352
ホノキオール………………………………………352
ホマトロピン臭化水素酸塩………………………352
ボラン-ピリジン錯体………………………………352
ポリアクリルアミドゲル, エポエチンアルファ用………353
ポリアクリルアミドゲル, テセロイキン用………25
ポリアクリルアミドゲル, ナルトグラスチム用………353, 32
ポリアクリルアミドゲル, フィルグラスチム用………353
ポリアクリル酸メチル, ガスクロマトグラフィー用………353
ポリアミンシリカゲル, 液体クロマトグラフィー用………32
ポリアルキレングリコール, ガスクロマトグラフィー用…353
ポリアルキレングリコールモノエーテル,
　ガスクロマトグラフィー用……………………353
ポリエチレングリコール20 M,
　ガスクロマトグラフィー用……………………353
ポリエチレングリコール400,
　ガスクロマトグラフィー用……………………353
ポリエチレングリコール600,
　ガスクロマトグラフィー用……………………353
ポリエチレングリコール1500,
　ガスクロマトグラフィー用……………………353

ポリエチレングリコール6000,
　ガスクロマトグラフィー用……………………353
ポリエチレングリコール15000-ジエポキシド,
　ガスクロマトグラフィー用……………………353
ポリエチレングリコールエステル化物,
　ガスクロマトグラフィー用……………………353
ポリエチレングリコール2-ニトロテレフタレート,
　ガスクロマトグラフィー用……………………353
ポリオキシエチレン(23)ラウリルエーテル………353
ポリオキシエチレン(40)オクチルフェニルエーテル………353
ポリオキシエチレン硬化ヒマシ油60………………353
ポリコナゾール……………………………………353
ポリソルベート20…………………………………353
ポリソルベート20, エポエチンベータ用…………354
ポリソルベート80…………………………………354
ポリビニリデンフロライド膜……………………354
ポリビニルアルコール……………………………354
ポリビニルアルコールⅠ…………………………354
ポリビニルアルコールⅡ…………………………354
ポリビニルアルコール試液………………………354
ポリメチルシロキサン, ガスクロマトグラフィー用………354
ボルネオール酢酸エステル………………………354
ホルマジン標準乳濁液……………………………355
ホルマリン → ホルムアルデヒド液………………355
ホルマリン・硫酸試液
　→ ホルムアルデヒド液・硫酸試液………………355
ホルマリン試液 → ホルムアルデヒド液試液……355
2-ホルミル安息香酸………………………………355
ホルムアミド………………………………………355
ホルムアミド, 水分測定用………………………355
ホルムアルデヒド液………………………………355
ホルムアルデヒド液・硫酸試液…………………355
ホルムアルデヒド液試液…………………………355
ホルムアルデヒド試液, 希………………………355

マ

マイクロプレート…………………………………355
マイクロプレート洗浄用リン酸塩緩衝液
　→ リン酸塩緩衝液, マイクロプレート洗浄用…372
マウス抗エポエチンアルファモノクローナル抗体………355
前処理用アミノプロピルシリル化シリカゲル
　→ アミノプロピルシリル化シリカゲル, 前処理用……213
前処理用オクタデシルシリル化シリカゲル
　→ オクタデシルシリル化シリカゲル, 前処理用………234
マーカータンパク質, セルモロイキン分子量測定用………355
マグネシア試液……………………………………355
マグネシウム………………………………………355
マグネシウム粉末…………………………………355
マグネシウム末 → マグネシウム粉末……………355
マグノフロリンヨウ化物, 定量用…………………355
マグノロール, 成分含量測定用
　→ マグノロール, 定量用…………………………356
マグノロール, 定量用……………………………356

マグノロール，薄層クロマトグラフィー用 ････････････ 357
マクロゴール600 ･･･ 357
麻酔用エーテル → エーテル，麻酔用 ･･････････････ 225
マラカイトグリーン → マラカイトグリーンシュウ酸塩 ･････ 357
マラカイトグリーンシュウ酸塩 ･･････････････････････････ 357
マルチトール ･･･ 357
マルトース → マルトース水和物 ･･････････････････････ 357
マルトース水和物 ･･･ 357
マルトトリオース ･･･ 357
4-（マレイミドメチル）シクロヘキシルカルボン酸-*N*-
　　ヒドロキシコハク酸イミドエステル ･････････････ 357
マレイン酸 ･･･ 357
マレイン酸イルソグラジン
　　→ イルソグラジンマレイン酸塩 ･･･････････････････ 221
マレイン酸イルソグラジン，定量用
　　→ イルソグラジンマレイン酸塩，定量用 ･･･････ 221
マレイン酸エナラプリル → エナラプリルマレイン酸塩 ････ 226
マレイン酸クロルフェニラミン
　　→ クロルフェニラミンマレイン酸塩 ･･･････････ 247
マレイン酸ペルフェナジン，定量用
　　→ ペルフェナジンマレイン酸塩，定量用 ･･･････ 349
マレイン酸メチルエルゴメトリン，定量用
　　→ メチルエルゴメトリンマレイン酸塩，定量用 ･･･ 361
マロン酸ジメチル ･････････････････････････････････････ 357
マンギフェリン，定量用 ･･････････････････････････････ 357
D-マンニトール ･･･ 358
マンニノトリオース，薄層クロマトグラフィー用 ････ 358
D-マンノサミン塩酸塩 ･････････････････････････････････ 358
D-マンノース ･･ 358

ミ

ミオイノシトール ･････････････････････････････････････ 358
ミオグロビン ･･･ 358
ミグリトール ･･･ 358
ミコナゾール硝酸塩 ･･･････････････････････････････････ 358
ミチグリニドカルシウム水和物 ･･････････････････････ 358
ミツロウ ･･･ 358
ミノサイクリン塩酸塩 ･････････････････････････････････ 358
ミリスチシン，薄層クロマトグラフィー用 ･････････ 358
ミリスチン酸イソプロピル ･･････････････････････････ 358
ミリスチン酸イソプロピル，無菌試験用 ････････････ 359
ミリスチン酸メチル，ガスクロマトグラフィー用 ･･ 359

ム

無アルデヒドエタノール → エタノール，無アルデヒド ････ 224
無菌試験用チオグリコール酸培地Ⅰ → 一般試験法
　　無菌試験法〈4.06〉液状チオグリコール酸培地 ････ 131
無菌試験用チオグリコール酸培地Ⅱ → 一般試験法
　　無菌試験法〈4.06〉変法チオグリコール酸培地 ･･･ 131
無菌試験用ミリスチン酸イソプロピル
　　→ ミリスチン酸イソプロピル，無菌試験用 ･･････ 359
無水亜硫酸ナトリウム → 亜硫酸ナトリウム，無水 ････ 215

無水エタノール → エタノール（99.5） ･･････････････････ 224
無水エーテル → ジエチルエーテル，無水 ･･････････ 265
無水塩化第二鉄・ピリジン試液
　　→ 塩化鉄（Ⅲ）・ピリジン試液，無水 ･･････････ 230
無水塩化鉄（Ⅲ）・ピリジン試液
　　→ 塩化鉄（Ⅲ）・ピリジン試液，無水 ･･････････ 230
無水カフェイン → カフェイン，無水 ････････････････ 237
無水コハク酸 ･･ 359
無水酢酸 ･･･ 359
無水酢酸・ピリジン試液 ･････････････････････････････ 359
無水酢酸ナトリウム → 酢酸ナトリウム，無水 ･･････ 260
無水ジエチルエーテル → ジエチルエーテル，無水 ･･･ 265
無水炭酸カリウム → 炭酸カリウム ･･････････････････ 291
無水炭酸ナトリウム → 炭酸ナトリウム，無水 ･･････ 291
無水トリフルオロ酢酸，ガスクロマトグラフィー用 ･･･ 359
無水乳糖 ･･ 359
無水ヒドラジン，アミノ酸分析用 ････････････････････ 359
無水ピリジン → ピリジン，無水 ･･････････････････････ 330
無水フタル酸 ･･･ 359
無水メタノール → メタノール，無水 ････････････････ 360
無水硫酸銅 → 硫酸銅（Ⅱ） ････････････････････････････ 371
無水硫酸ナトリウム → 硫酸ナトリウム，無水 ･･････ 371
無水リン酸一水素ナトリウム
　　→ リン酸水素二ナトリウム，無水 ････････････ 374
無水リン酸一水素ナトリウム，pH測定用
　　→ リン酸水素二ナトリウム，pH測定用 ･･････ 374
無水リン酸水素二ナトリウム
　　→ リン酸水素二ナトリウム，無水 ････････････ 374
無水リン酸二水素ナトリウム
　　→ リン酸二水素ナトリウム，無水 ････････････ 375
無ヒ素亜鉛 → 亜鉛，ヒ素分析用 ･･･････････････････ 204
ムレキシド ･･ 359
ムレキシド・塩化ナトリウム指示薬 ･･････････････････ 359

メ

メキタジン，定量用 ･･･････････････････････････････････ 359
メグルミン ･･･ 359
メサコニチン，純度試験用 ･････････････････････････ 359
メサラジン，定量用 ･･･････････････････････････････････ 360
メシル酸ジヒドロエルゴクリスチン，薄層クロマトグラ
　　フィー用 → ジヒドロエルゴクリスチンメシル酸塩，
　　薄層クロマトグラフィー用 ･･･････････････････ 270
メシル酸ベタヒスチン → ベタヒスチンメシル酸塩 ････ 347
メシル酸ベタヒスチン，定量用
　　→ ベタヒスチンメシル酸塩，定量用 ･･････････ 347
メタクレゾールパープル ･････････････････････････････ 360
メタクレゾールパープル試液 ･････････････････････････ 360
メタサイクリン塩酸塩 ･････････････････････････････････ 360
メタ重亜硫酸ナトリウム → 二亜硫酸ナトリウム ････ 311
メタ重亜硫酸ナトリウム試液
　　→ 二亜硫酸ナトリウム試液 ････････････････････ 311
メタニルイエロー ･････････････････････････････････････ 360
メタニルイエロー試液 ･････････････････････････････････ 360

メタノール……360
メタノール，液体クロマトグラフィー用……360
メタノール，水分測定用……360
メタノール，精製……360
メタノール，無水……360
メタノール不含エタノール
　→ エタノール(95)，メタノール不含……224
メタノール不含エタノール(95)
　→ エタノール(95)，メタノール不含……224
メタリン酸……360
メタリン酸・酢酸試液……360
メタンスルホン酸……360
メタンスルホン酸カリウム……361
メタンスルホン酸試液……361
メタンスルホン酸試液，0.1 mol/L……361
メチオニン → L-メチオニン……361
L-メチオニン……361
2-メチルアミノピリジン……361
2-メチルアミノピリジン，水分測定用……361
4-メチルアミノフェノール硫酸塩……361
4-メチルアミノフェノール硫酸塩試液……361
メチルイエロー → メチルエロー……361
メチルイエロー試液 → メチルエロー試液……361
メチルイソブチルケトン → 4-メチル-2-ペンタノン……362
メチルエチルケトン → 2-ブタノン……336
dl-メチルエフェドリン塩酸塩……361
dl-メチルエフェドリン塩酸塩，定量用
　→ dl-メチルエフェドリン塩酸塩……361
メチルエルゴメトリンマレイン酸塩，定量用……361
メチルエロー……361
メチルエロー試液……361
メチルオフィオポゴナノンA，薄層クロマトグラフィー用……<u>25</u>
メチルオレンジ……361
メチルオレンジ・キシレンシアノールFF試液……361
メチルオレンジ・ホウ酸試液……361
メチルオレンジ試液……361
メチルシクロヘキサン……361
メチルシリコーンポリマー，ガスクロマトグラフィー用……361
メチルセロソルブ → 2-メトキシエタノール……363
メチルチモールブルー……361
メチルチモールブルー・塩化ナトリウム指示薬……361
メチルチモールブルー・硝酸カリウム指示薬……361，<u>23</u>
メチルテストステロン……361
1-メチル-1H-テトラゾール-5-チオラートナトリウム
　→ 1-メチル-1H-テトラゾール-5-チオラート
　　ナトリウム二水和物……361
1-メチル-1H-テトラゾール-5-
　チオラートナトリウム二水和物……361
1-メチル-1H-テトラゾール-5-チオール……361
1-メチル-1H-テトラゾール-5-チオール，
　液体クロマトグラフィー用……362
メチルドパ → メチルドパ水和物……362
メチルドパ，定量用 → メチルドパ水和物，定量用……362
メチルドパ水和物……362

メチルドパ水和物，定量用……362
2-メチル-5-ニトロイミダゾール，
　薄層クロマトグラフィー用……362
N-メチルピロリジン……362
3-メチル-1-フェニル-5-ピラゾロン……362
3-メチル-1-ブタノール……362
メチルプレドニゾロン……362
2-メチル-1-プロパノール……362
D-(+)-α-メチルベンジルアミン……362
3-メチル-2-ベンゾチアゾロンヒドラゾン塩酸塩
　一水和物……362
4-メチルベンゾフェノン……362
4-メチル-2-ペンタノン……362
4-メチルペンタン-2-オール……362
3-O-メチルメチルドパ，薄層クロマトグラフィー用……362
メチルレッド……362
メチルレッド・水酸化ナトリウム試液……363
メチルレッド・メチレンブルー試液……363
メチルレッド試液……362
メチルレッド試液，希……362
メチルレッド試液，酸又はアルカリ試験用……362
N, N'-メチレンビスアクリルアミド……363
メチレンブルー……363
メチレンブルー・硫酸・リン酸二水素ナトリウム試液……363
メチレンブルー試液……363
滅菌精製水 → 精製水，滅菌……287
メテノロンエナント酸エステル……363
メテノロンエナント酸エステル，定量用……363
4'-メトキシアセトフェノン……363
2-メトキシエタノール……363
(E)-2-メトキシシンナムアルデヒド，
　薄層クロマトグラフィー用……363
1-メトキシ-2-プロパノール……363
4-メトキシベンズアルデヒド……363
4-メトキシベンズアルデヒド・酢酸試液……363
4-メトキシベンズアルデヒド・硫酸・酢酸・
　エタノール試液，噴霧用……363
4-メトキシベンズアルデヒド・硫酸・酢酸試液……363
4-メトキシベンズアルデヒド・硫酸試液……363
2-メトキシ-4-メチルフェノール……363
メトクロプラミド，定量用……364
メトトレキサート……364
メトプロロール酒石酸塩，定量用……364
メトホルミン塩酸塩，定量用……364
メトロニダゾール……364
メトロニダゾール，定量用……364
メピバカイン塩酸塩，定量用……364
メフルシド，定量用……364
メフロキン塩酸塩……364
メベンダゾール……364
2-メルカプトエタノール……364
2-メルカプトエタノール，エポエチンベータ用……364
メルカプトエタンスルホン酸……364
メルカプト酢酸……365

メルカプトプリン → メルカプトプリン水和物 365
メルカプトプリン水和物 365
綿実油 365
メントール 365
l-メントール, 定量用 365

モ

モサプリドクエン酸塩水和物, 定量用 365
モッコウ 365
没食子酸 → 没食子酸一水和物 365
没食子酸一水和物 365
モノエタノールアミン → 2-アミノエタノール 212
モリブデン(Ⅵ)酸二ナトリウム二水和物 365
モリブデン酸アンモニウム
　→ 七モリブデン酸六アンモニウム四水和物 309
モリブデン酸アンモニウム・硫酸試液
　→ 七モリブデン酸六アンモニウム・硫酸試液 309
モリブデン酸アンモニウム試液
　→ 七モリブデン酸六アンモニウム試液 309
モリブデン酸ナトリウム
　→ モリブデン(Ⅵ)酸二ナトリウム二水和物 365
モリブデン硫酸試液 365
モルヒネ塩酸塩水和物 365
モルヒネ塩酸塩水和物, 定量用 365
2-(*N*-モルホリノ)エタンスルホン酸 25
3-(*N*-モルホリノ)プロパンスルホン酸 365
3-(*N*-モルホリノ)プロパンスルホン酸緩衝液,
　0.02 mol/L, pH 7.0 365
3-(*N*-モルホリノ)プロパンスルホン酸緩衝液,
　0.02 mol/L, pH 8.0 365
3-(*N*-モルホリノ)プロパンスルホン酸緩衝液,
　0.1 mol/L, pH 7.0 365

ヤ

ヤギ抗大腸菌由来タンパク質抗体 365
ヤギ抗大腸菌由来タンパク質抗体試液 365

ユ

ユビキノン-9 365

ヨ

ヨウ化亜鉛デンプン試液 366
溶解アセチレン 366
ヨウ化イソプロピル, 定量用 366
ヨウ化エチル → ヨードエタン 367
ヨウ化カリウム 366
ヨウ化カリウム, 定量用 366
ヨウ化カリウム・硫酸亜鉛試液 366
ヨウ化カリウム試液 366
ヨウ化カリウム試液, 濃 366

ヨウ化カリウム試液, 飽和 366
ヨウ化カリウムデンプン試液 366
ヨウ化水素酸 366
ヨウ化ビスマスカリウム試液 366
ヨウ化メチル → ヨードメタン 367
ヨウ化メチル, 定量用 → ヨードメタン, 定量用 367
陽極液A, 水分測定用 366
葉酸 366
溶出試験第1液 366
溶出試験第2液 366
溶性デンプン → デンプン, 溶性 304
溶性デンプン試液 366
ヨウ素 366
ヨウ素, 定量用 366
ヨウ素・デンプン試液 366
ヨウ素酸カリウム 366
ヨウ素酸カリウム(標準試薬) 366
ヨウ素試液 366
ヨウ素試液, 0.0002 mol/L 366
ヨウ素試液, 0.5 mol/L 366
ヨウ素試液, 希 366
容量分析用硫酸亜鉛 → 硫酸亜鉛七水和物 370
5-ヨードウラシル, 液体クロマトグラフィー用 366
ヨードエタン 367
ヨードエタン, 定量用 367
ヨード酢酸 367
ヨードメタン 367
ヨードメタン, 定量用 367
四塩化炭素 265
四酢酸鉛 32
四酢酸鉛・フルオレセインナトリウム試液 32
四シュウ酸カリウム, pH測定用
　→ 二シュウ酸三水素カリウム二水和物, pH測定用 311
四ホウ酸ナトリウム・塩化カルシウム緩衝液, pH 8.0 367
四ホウ酸ナトリウム・硫酸試液 367
四ホウ酸ナトリウム十水和物 367
四ホウ酸ナトリウム十水和物, pH測定用 367
四ホウ酸二カリウム四水和物 367

ラ

ライセート試液 367
ライセート試薬 367
ライネッケ塩 → ライネッケ塩一水和物 367
ライネッケ塩一水和物 367
ライネッケ塩試液 367
ラウリル硫酸ナトリウム 367
ラウリル硫酸ナトリウム試液 367
ラウリル硫酸ナトリウム試液, 0.2% 367
ラウリル硫酸リチウム 25
ラウリン酸メチル, ガスクロマトグラフィー用 367
ラウロマクロゴール 367
α-ラクトアルブミン 367
β-ラクトグロブリン 367

ラクトビオン酸	367
ラッカセイ油	367
ラニチジンジアミン	367
ラニーニッケル，触媒用	368
ラノコナゾール	368
ラフチジン，定量用	368
ラベタロール塩酸塩	368
ラベタロール塩酸塩，定量用	368
ラポンチシン，純度試験用	368
L－ラムノース一水和物	368
LAL試液 → ライセート試液	367
LAL試薬 → ライセート試薬	367
ランタン－アリザリンコンプレキソン試液	368
卵白アルブミン，ゲルろ過分子量マーカー用	368

リ

リオチロニンナトリウム	368
リオチロニンナトリウム，薄層クロマトグラフィー用	368
力価測定培地，ナルトグラスチム試験用	368, 32
力価測定用培地，テセロイキン用	368
リクイリチン，薄層クロマトグラフィー用	368
(Z)－リグスチリド，薄層クロマトグラフィー用	368
(Z)－リグスチリド試液，薄層クロマトグラフィー用	368
リグノセリン酸メチル，ガスクロマトグラフィー用	368
リシノプリル → リシノプリル水和物	368
リシノプリル，定量用 → リシノプリル水和物，定量用	368
リシノプリル水和物	368
リシノプリル水和物，定量用	368
リシルエンドペプチダーゼ	369
リシルエンドペプチダーゼ，テセロイキン用	<u>25</u>
リジルエンドペプチダーゼ	369
L－リシン塩酸塩	369
L－リジン塩酸塩 → L－リシン塩酸塩	369
リスペリドン，定量用	369
リゾチーム塩酸塩用基質試液 → 基質試液，リゾチーム塩酸塩用	241
リドカイン，定量用	369
リトコール酸，薄層クロマトグラフィー用	369
リトドリン塩酸塩	369
リノール酸メチル，ガスクロマトグラフィー用	369
リノレン酸メチル，ガスクロマトグラフィー用	369
リバビリン	369
リボヌクレアーゼA，ゲルろ過分子量マーカー用	369
リボフラビン	369
リボフラビンリン酸エステルナトリウム	369
リモニン，薄層クロマトグラフィー用	369
リモネン	369
硫化アンモニウム試液	369
硫化水素	369
硫化水素試液	369
硫化鉄 → 硫化鉄(II)	369
硫化鉄(II)	369
硫化ナトリウム → 硫化ナトリウム九水和物	369

硫化ナトリウム九水和物	369
硫化ナトリウム試液	369
硫酸	369
硫酸，希	369
硫酸，精製	369
硫酸，発煙	369
硫酸，硫酸呈色物用	369
硫酸・エタノール試液	370
硫酸・水酸化ナトリウム試液	370
硫酸・ヘキサン・メタノール試液	370
硫酸・メタノール試液	370
硫酸・メタノール試液，0.05 mol/L	370
硫酸・リン酸二水素ナトリウム試液	370
硫酸亜鉛 → 硫酸亜鉛七水和物	370
硫酸亜鉛，容量分析用 → 硫酸亜鉛七水和物	370
硫酸亜鉛試液	370
硫酸亜鉛七水和物	370
硫酸アトロピン → アトロピン硫酸塩水和物	209
硫酸アトロピン，定量用 → アトロピン硫酸塩水和物，定量用	209
硫酸アトロピン，薄層クロマトグラフィー用 → アトロピン硫酸塩水和物，薄層クロマトグラフィー用	209
硫酸4－アミノ－N,N－ジエチルアニリン → 4－アミノ－N,N－ジエチルアニリン硫酸塩一水和物	212
硫酸4－アミノ－N,N－ジエチルアニリン試液 → 4－アミノ－N,N－ジエチルアニリン硫酸塩試液	212
硫酸アルミニウムカリウム → 硫酸カリウムアルミニウム十二水和物	370
硫酸アンモニウム	370
硫酸アンモニウム緩衝液	370
硫酸アンモニウム試液	370
硫酸アンモニウム鉄(II)六水和物	370
硫酸アンモニウム鉄(III)試液	370
硫酸アンモニウム鉄(III)試液，希	370
硫酸アンモニウム鉄(III)試液，酸性	370
硫酸アンモニウム鉄(III)十二水和物	370
硫酸カナマイシン → カナマイシン硫酸塩	237
硫酸カリウム	370
硫酸カリウムアルミニウム十二水和物	370
硫酸カリウム試液	370
硫酸キニジン → キニジン硫酸塩水和物	241
硫酸キニーネ → キニーネ硫酸塩水和物	241
硫酸試液	370
硫酸試液，0.05 mol/L	370
硫酸試液，0.25 mol/L	370
硫酸試液，0.5 mol/L	370
硫酸試液，1 mol/L	370
硫酸試液，2 mol/L	370
硫酸試液，5 mol/L	370
硫酸ジベカシン → ジベカシン硫酸塩	272
硫酸水素カリウム	370

硫酸水素テトラブチルアンモニウム
　　→ テトラブチルアンモニウム硫酸水素塩……………… 301
硫酸セリウム(Ⅳ)四水和物………………………………… 370
硫酸第一鉄 → 硫酸鉄(Ⅱ)七水和物……………………… 370
硫酸第一鉄アンモニウム
　　→ 硫酸アンモニウム鉄(Ⅱ)六水和物…………………… 370
硫酸第一鉄試液 → 硫酸鉄(Ⅱ)試液……………………… 370
硫酸第二セリウムアンモニウム
　　→ 硫酸四アンモニウムセリウム(Ⅳ)二水和物………… 371
硫酸第二セリウムアンモニウム・リン酸試液
　　→ 硫酸四アンモニウムセリウム(Ⅳ)・リン酸試液…… 371
硫酸第二セリウムアンモニウム試液
　　→ 硫酸四アンモニウムセリウム(Ⅳ)試液……………… 371
硫酸第二鉄 → 硫酸鉄(Ⅲ)n水和物……………………… 371
硫酸第二鉄アンモニウム
　　→ 硫酸アンモニウム鉄(Ⅲ)十二水和物………………… 370
硫酸第二鉄アンモニウム試液
　　→ 硫酸アンモニウム鉄(Ⅲ)試液………………………… 370
硫酸第二鉄アンモニウム試液，希
　　→ 硫酸アンモニウム鉄(Ⅲ)試液，希…………………… 370
硫酸第二鉄試液 → 硫酸鉄(Ⅲ)試液……………………… 371
硫酸呈色物用硫酸 → 硫酸，硫酸呈色物用……………… 369
硫酸鉄(Ⅱ)試液……………………………………………… 370
硫酸鉄(Ⅱ)七水和物………………………………………… 370
硫酸鉄(Ⅲ)試液……………………………………………… 371
硫酸鉄(Ⅲ)n水和物………………………………………… 371
硫酸銅 → 硫酸銅(Ⅱ)五水和物…………………………… 371
硫酸銅(Ⅱ)…………………………………………………… 371
硫酸銅，無水 → 硫酸銅(Ⅱ)……………………………… 371
硫酸銅・ピリジン試液 → 硫酸銅(Ⅱ)・ピリジン試液… 371
硫酸銅(Ⅱ)・ピリジン試液………………………………… 371
硫酸銅(Ⅱ)五水和物………………………………………… 371
硫酸銅試液 → 硫酸銅(Ⅱ)試液…………………………… 371
硫酸銅試液，アルカリ性
　　→ 硫酸銅(Ⅱ)試液，アルカリ性………………………… 371
硫酸銅(Ⅱ)試液……………………………………………… 371
硫酸銅(Ⅱ)試液，アルカリ性……………………………… 371
硫酸ナトリウム → 硫酸ナトリウム十水和物…………… 371
硫酸ナトリウム，無水……………………………………… 371
硫酸ナトリウム十水和物…………………………………… 371
硫酸ニッケルアンモニウム
　　→ 硫酸ニッケル(Ⅱ)アンモニウム六水和物…………… 371
硫酸ニッケル(Ⅱ)アンモニウム六水和物………………… 371
硫酸ニッケル(Ⅱ)六水和物………………………………… 371
硫酸パメタン → パメタン硫酸塩………………………… 320
硫酸ヒドラジニウム………………………………………… 371
硫酸ヒドラジニウム試液…………………………………… 371
硫酸ヒドラジン → 硫酸ヒドラジニウム………………… 371
硫酸ビンクリスチン → ビンクリスチン硫酸塩………… 332
硫酸ビンブラスチン → ビンブラスチン硫酸塩………… 332
硫酸ベカナマイシン → ベカナマイシン硫酸塩………… 345
硫酸マグネシウム → 硫酸マグネシウム七水和物……… 371
硫酸マグネシウム試液……………………………………… 371
硫酸マグネシウム七水和物………………………………… 371

硫酸4-メチルアミノフェノール
　　→ 4-メチルアミノフェノール硫酸塩…………………… 361
硫酸p-メチルアミノフェノール
　　→ 4-メチルアミノフェノール硫酸塩…………………… 361
硫酸4-メチルアミノフェノール試液
　　→ 4-メチルアミノフェノール硫酸塩試液……………… 361
硫酸p-メチルアミノフェノール試液
　　→ 4-メチルアミノフェノール硫酸塩試液……………… 361
硫酸四アンモニウムセリウム(Ⅳ)・リン酸試液………… 371
硫酸四アンモニウムセリウム(Ⅳ)試液…………………… 371
硫酸四アンモニウムセリウム(Ⅳ)二水和物……………… 371
硫酸リチウム → 硫酸リチウム一水和物………………… 371
硫酸リチウム一水和物……………………………………… 371
粒子計数装置………………………………………………… 371
粒子計数装置用希釈液 → 希釈液，粒子計数装置用…… 241
流動パラフィン → パラフィン，流動…………………… 321
両性担体液，pH 3 ～ 10用………………………………… 371
両性担体液，pH 6 ～ 9用………………………………… 371
両性担体液，pH 7 ～ 9用………………………………… <u>25</u>
両性担体液，pH 8 ～ 10.5用……………………………… 371
リルマザホン塩酸塩水和物………………………………… 371
リンコフィリン，成分含量測定用
　　→ リンコフィリン，定量用……………………………… 371
リンコフィリン，定量用……………………………… 371, <u>30</u>
リンコフィリン，薄層クロマトグラフィー用…………… 372
リン酸………………………………………………………… 372
リン酸・酢酸・ホウ酸緩衝液，pH 2.0…………………… 372
リン酸・硫酸ナトリウム緩衝液，pH 2.3………………… 372
リン酸一水素カリウム → リン酸水素二カリウム……… 374
リン酸一水素カリウム・クエン酸緩衝液，pH 5.3
　　→ リン酸水素二カリウム・クエン酸緩衝液，pH 5.3… 374
リン酸一水素カリウム試液，1 mol/L，緩衝液用
　　→ リン酸水素二カリウム試液，1 mol/L，緩衝液用…… 374
リン酸一水素ナトリウム
　　→ リン酸水素二ナトリウム十二水和物………………… 374
リン酸一水素ナトリウム，無水
　　→ リン酸水素二ナトリウム，無水……………………… 374
リン酸一水素ナトリウム，無水，pH測定用
　　→ リン酸水素二ナトリウム，pH測定用………………… 374
リン酸一水素ナトリウム・クエン酸塩緩衝液，pH 5.4 →
　　リン酸水素二ナトリウム・クエン酸緩衝液，pH 5.4… 374
リン酸一水素ナトリウム・クエン酸緩衝液，pH 4.5 → リ
　　ン酸水素二ナトリウム・クエン酸緩衝液，pH 4.5…… 374
リン酸一水素ナトリウム・クエン酸緩衝液，pH 6.0 → リ
　　ン酸水素二ナトリウム・クエン酸緩衝液，pH 6.0…… 374
リン酸一水素ナトリウム試液
　　→ リン酸水素二ナトリウム試液………………………… 374
リン酸一水素ナトリウム試液，0.05 mol/L
　　→ リン酸水素二ナトリウム試液，0.05 mol/L………… 374
リン酸一水素ナトリウム試液，0.5 mol/L
　　→ リン酸水素二ナトリウム試液，0.5 mol/L…………… 374
リン酸塩緩衝液，0.01 mol/L……………………………… 372
リン酸塩緩衝液，0.01 mol/L，pH 6.8…………………… 372
リン酸塩緩衝液，0.02 mol/L，pH 3.0…………………… 372

項目	ページ
リン酸塩緩衝液, 0.02 mol/L, pH 3.5	372
リン酸塩緩衝液, 0.02 mol/L, pH 7.5	372
リン酸塩緩衝液, 0.02 mol/L, pH 8.0	372
リン酸塩緩衝液, 0.03 mol/L, pH 7.5	373
リン酸塩緩衝液, 0.05 mol/L, pH 3.5	373
リン酸塩緩衝液, 0.05 mol/L, pH 6.0	373
リン酸塩緩衝液, 0.05 mol/L, pH 7.0	373
リン酸塩緩衝液, 0.1 mol/L, pH 4.5	373
リン酸塩緩衝液, 0.1 mol/L, pH 5.3	373
リン酸塩緩衝液, 0.1 mol/L, pH 6.8	373
リン酸塩緩衝液, 0.1 mol/L, pH 7.0	373
リン酸塩緩衝液, 0.1 mol/L, pH 8.0	373
リン酸塩緩衝液, 0.1 mol/L, pH 8.0, 抗生物質用	373
リン酸塩緩衝液, 0.2 mol/L, pH 10.5	373
リン酸塩緩衝液, 1/15 mol/L, pH 5.6	373
リン酸塩緩衝液, pH 3.0	373
リン酸塩緩衝液, pH 3.1	373
リン酸塩緩衝液, pH 3.2	32
リン酸塩緩衝液, pH 4.0	373
リン酸塩緩衝液, pH 5.9	373
リン酸塩緩衝液, pH 6.0	373
リン酸塩緩衝液, pH 6.2	373
リン酸塩緩衝液, pH 6.5	373
リン酸塩緩衝液, pH 6.5, 抗生物質用	373
リン酸塩緩衝液, pH 6.8	373
リン酸塩緩衝液, pH 7.0	373
リン酸塩緩衝液, pH 7.2	373
リン酸塩緩衝液, pH 7.4	373
リン酸塩緩衝液, pH 8.0	373
リン酸塩緩衝液, pH 12	373
リン酸塩緩衝液, エポエチンアルファ用	372
リン酸塩緩衝液, サイコ成分含量測定用 → リン酸塩緩衝液, サイコ定量用	372
リン酸塩緩衝液, サイコ定量用	372
リン酸塩緩衝液, 細胞毒性試験用	372
リン酸塩緩衝液, パンクレアチン用	372
リン酸塩緩衝液, ブシ用	372
リン酸塩緩衝液, マイクロプレート洗浄用	372
リン酸塩緩衝液・塩化ナトリウム試液, 0.01 mol/L, pH 7.4	373
リン酸塩緩衝塩化ナトリウム試液	373
リン酸塩試液	373
リン酸カリウム三水和物	32
リン酸緩衝液, 0.1 mol/L, pH 7	373
リン酸コデイン, 定量用 → コデインリン酸塩水和物, 定量用	254
リン酸三ナトリウム十二水和物	373
リン酸ジヒドロコデイン, 定量用 → ジヒドロコデインリン酸塩, 定量用	270
リン酸水素アンモニウムナトリウム → リン酸水素アンモニウムナトリウム四水和物	374
リン酸水素アンモニウムナトリウム四水和物	374
リン酸水素二アンモニウム	374
リン酸水素二カリウム	374
リン酸水素二カリウム・クエン酸緩衝液, pH 5.3	374
リン酸水素二カリウム試液, 1 mol/L, 緩衝液用	374
リン酸水素二ナトリウム, pH測定用	374
リン酸水素二ナトリウム, 無水	374
リン酸水素二ナトリウム・クエン酸塩緩衝液, pH 3.0 → リン酸水素二ナトリウム・クエン酸緩衝液, pH 3.0	374
リン酸水素二ナトリウム・クエン酸塩緩衝液, pH 5.4 → リン酸水素二ナトリウム・クエン酸緩衝液, pH 5.4	374
リン酸水素二ナトリウム・クエン酸緩衝液, 0.05 mol/L, pH 6.0	374
リン酸水素二ナトリウム・クエン酸緩衝液, pH 3.0	374
リン酸水素二ナトリウム・クエン酸緩衝液, pH 4.5	374
リン酸水素二ナトリウム・クエン酸緩衝液, pH 5.0	374
リン酸水素二ナトリウム・クエン酸緩衝液, pH 5.4	374
リン酸水素二ナトリウム・クエン酸緩衝液, pH 5.5	374
リン酸水素二ナトリウム・クエン酸緩衝液, pH 6.0	374
リン酸水素二ナトリウム・クエン酸緩衝液, pH 6.8	374
リン酸水素二ナトリウム・クエン酸緩衝液, pH 7.2	374
リン酸水素二ナトリウム・クエン酸緩衝液, pH 7.5	374
リン酸水素二ナトリウム・クエン酸緩衝液, pH 8.2	374
リン酸水素二ナトリウム・クエン酸緩衝液, ペニシリウム由来β-ガラクトシダーゼ用, pH 4.5	374
リン酸水素二ナトリウム試液	374
リン酸水素二ナトリウム試液, 0.05 mol/L	374
リン酸水素二ナトリウム試液, 0.5 mol/L	374
リン酸水素二ナトリウム十二水和物	374
リン酸テトラブチルアンモニウム → テトラブチルアンモニウムリン酸二水素塩	301
リン酸トリス(4-t-ブチルフェニル)	374
リン酸ナトリウム → リン酸三ナトリウム十二水和物	373
リン酸ナトリウム緩衝液, 0.1 mol/L, pH 7.0	374
リン酸ナトリウム試液	374
リン酸二水素アンモニウム	374
リン酸二水素アンモニウム試液, 0.02 mol/L	374
リン酸二水素カリウム	374
リン酸二水素カリウム, pH測定用	374
リン酸二水素カリウム試液, 0.01 mol/L, pH 4.0	374
リン酸二水素カリウム試液, 0.02 mol/L	374
リン酸二水素カリウム試液, 0.05 mol/L	375
リン酸二水素カリウム試液, 0.05 mol/L, pH 3.0	375
リン酸二水素カリウム試液, 0.05 mol/L, pH 4.7	375
リン酸二水素カリウム試液, 0.1 mol/L	375
リン酸二水素カリウム試液, 0.1 mol/L, pH 2.0	375
リン酸二水素カリウム試液, 0.2 mol/L	375
リン酸二水素カリウム試液, 0.2 mol/L, 緩衝液用	375
リン酸二水素カリウム試液, 0.25 mol/L, pH 3.5	375
リン酸二水素カリウム試液, 0.33 mol/L	375
リン酸二水素ナトリウム → リン酸二水素ナトリウム二水和物	375
リン酸二水素ナトリウム, 無水	375
リン酸二水素ナトリウム・エタノール試液	375
リン酸二水素ナトリウム一水和物	375
リン酸二水素ナトリウム試液, 0.01 mol/L, pH 7.5	375
リン酸二水素ナトリウム試液, 0.05 mol/L	375

リン酸二水素ナトリウム試液，0.05 mol/L，pH 2.6············ 375
リン酸二水素ナトリウム試液，0.05 mol/L，pH 3.0············ 375
リン酸二水素ナトリウム試液，0.05 mol/L，pH 5.5············ 375
リン酸二水素ナトリウム試液，0.1 mol/L················· 375
リン酸二水素ナトリウム試液，0.1 mol/L，pH 3.0············ 375
リン酸二水素ナトリウム試液，2 mol/L·················· 375
リン酸二水素ナトリウム試液，pH 2.2················· 375
リン酸二水素ナトリウム試液，pH 2.5················· 375
リン酸二水素ナトリウム二水和物··················· 375
リン酸リボフラビンナトリウム
　　　→ リボフラビンリン酸エステルナトリウム·········· 369
リンタングステン酸 → リンタングステン酸n水和物········· 375
リンタングステン酸試液······················· 375
リンタングステン酸n水和物····················· 375
リンモリブデン酸 → リンモリブデン酸n水和物·········· 375
リンモリブデン酸n水和物····················· 375

ル

ルチン，薄層クロマトグラフィー用················· 375
ルテオリン，薄層クロマトグラフィー用··············· 376

レ

レイン，定量用···························· 376
レイン，薄層クロマトグラフィー用················· 376
レザズリン······························ 376
レザズリン液···························· 376
レシチン································ 376
レジブフォゲニン，成分含量測定用
　　　→ レジブフォゲニン，定量用················ 376
レジブフォゲニン，定量用······················ 376
レジブフォゲニン，薄層クロマトグラフィー用············ 377
レソルシノール··························· 377
レソルシノール・硫酸試液······················ 377
レソルシノール・硫酸銅(Ⅱ)試液·················· 377
レソルシノール試液························· 377
レゾルシン → レソルシノール··················· 377
レゾルシン試液 → レソルシノール試液··············· 377
レゾルシン硫酸試液 → レソルシノール・硫酸試液········· 377
レバミピド，定量用························ 377
レバロルファン酒石酸塩，定量用·················· 377
レボチロキシンナトリウム
　　　→ レボチロキシンナトリウム水和物············· 377
レボチロキシンナトリウム，薄層クロマトグラフィー用
　　　→ レボチロキシンナトリウム水和物，薄層クロマト
　　　　　グラフィー用······················· 377
レボチロキシンナトリウム水和物·················· 377
レボチロキシンナトリウム水和物，
　　薄層クロマトグラフィー用··················· 377
レボフロキサシン水和物，定量用·················· 377
レンギョウ···························· 377

ロ

L－ロイシン······························ 377
L－ロイシン，定量用························ 377
ロガニン，成分含量測定用 → ロガニン，定量用············ 377
ロガニン，定量用······················· 377, 31
ロガニン，薄層クロマトグラフィー用················ 378
ロキサチジン酢酸エステル塩酸塩·················· 378
ロサルタンカリウム························· 378
ロスバスタチンカルシウム····················· 378
ロスバスタチンカルシウム鏡像異性体··············· 378
ローズベンガル··························· 378
ロスマリン酸，成分含量測定用
　　　→ ロスマリン酸，定量用··················· 378
ロスマリン酸，定量用························ 378
ロスマリン酸，薄層クロマトグラフィー用············· 379
ロック・リンゲル試液······················· 379
ロバスタチン···························· 379

ワ

ワセリン······························ 379
ワルファリンカリウム，定量用··················· 379

MEMO

MEMO

MEMO

スペクトル索引

＊[UV]は参照紫外可視吸収スペクトル，[IR]は参照赤外吸収スペクトルにおける頁を示す。なお，下線のついていないものは「第十八改正日本薬局方」（じほう刊），1本下線のついているものは「第十八改正日本薬局方第一追補」（じほう刊），2本下線のついているものは本書「第十八改正日本薬局方第二追補」（じほう刊）における頁を示す。

ア

アクチノマイシンD……………………………[UV] 2089
アクラルビシン塩酸塩…………[UV] 2089, [IR] 2281
アクリノール水和物………………[UV] 2089, [IR] 2281
アザチオプリン…………………………………[UV] 2090
アシクロビル……………………[UV] 2090, [IR] 2282
アジスロマイシン水和物…………………………[IR] 2282
亜硝酸アミル………………………………………[IR] 2282
アズトレオナム…………………………………[UV] 2090
L-アスパラギン酸………………………………[IR] 2283
アスポキシシリン水和物…………[UV] 2091, [IR] 2283
アセチルシステイン………………………………[IR] 2284
アセトアミノフェン………………………………[IR] 2284
アセトヘキサミド…………………[UV] 2091, [IR] 2284
アセブトロール塩酸塩……………[UV] 2092, [IR] 2285
アセメタシン………………………[UV] 2092, [IR] 2285
アゼラスチン塩酸塩………………[UV] 2092, [IR] 2285
アゼルニジピン……………………[UV] 2093, [IR] 2286
アゾセミド…………………………[UV] 2093, [IR] 2286
アテノロール………………………[UV] 2093, [IR] 2286
アトルバスタチンカルシウム水和物……[UV] 2094, [IR] 2287
アドレナリン………………………[UV] 2094, [IR] 2287
アナストロゾール……………………[UV] 101, [IR] 105
アプリンジン塩酸塩………………[UV] 2094, [IR] 2287
アフロクアロン……………………[UV] 2095, [IR] 2288
アマンタジン塩酸塩………………………………[IR] 2288
アミオダロン塩酸塩………………[UV] 2095, [IR] 2288
アミカシン硫酸塩…………………………………[IR] 2289
アミドトリゾ酸……………………………………[IR] 2289
アミトリプチリン塩酸塩…………………………[UV] 2095
アムホテリシンB………………………………[UV] 2096
アムロジピンベシル酸塩…………[UV] 2096, [IR] 2289
アモキサピン………………………[UV] 2096, [IR] 2290
アモキシシリン水和物……………………………[IR] 2290
アモスラロール塩酸塩……………[UV] 2097, [IR] 2290
アラセプリル………………………………………[IR] 2291
L-アラニン…………………………………………[IR] 2291
アリメマジン酒石酸塩……………………………[UV] 2097
アリピプラゾール……………………[UV] 71, [IR] 75
アルガトロバン水和物……………[UV] 2097, [IR] 2291
L-アルギニン………………………………………[IR] 2292
L-アルギニン塩酸塩………………………………[IR] 2292
アルジオキサ………………………………………[IR] 2292
アルプラゾラム……………………………………[UV] 2098
アルプレノロール塩酸塩…………[UV] 2098, [IR] 2293
アルプロスタジル…………………[UV] 2098, [IR] 2293
アルプロスタジル　アルファデクス……………[UV] 2099
アルミノプロフェン………………[UV] 2099, [IR] 2293
アレンドロン酸ナトリウム水和物………………[IR] 2294
アロチノロール塩酸塩……………[UV] 2099, [IR] 2294
アロプリノール……………………[UV] 2100, [IR] 2294
アンピシリン水和物………………………………[IR] 2295
アンピシリンナトリウム…………………………[IR] 2295
アンピロキシカム…………………[UV] 2100, [IR] 2296
アンベノニウム塩化物……………[UV] 2100, [IR] 2296
アンレキサノクス…………………[UV] 2101, [IR] 2296

イ

イオタラム酸………………………………………[IR] 2297
イオトロクス酸……………………………………[IR] 2297
イオパミドール……………………………………[IR] 2297
イオヘキソール……………………[UV] 2101, [IR] 2298
イコサペント酸エチル……………[UV] 2101, [IR] 2298
イソクスプリン塩酸塩……………[UV] 2102, [IR] 2298
イソソルビド………………………………………[IR] 2299
イソニアジド………………………[UV] 2102, [IR] 2299
イソフルラン………………………………………[IR] 2299
l-イソプレナリン塩酸塩…………………………[UV] 2102
L-イソロイシン……………………………………[IR] 2300
イダルビシン塩酸塩………………………………[UV] 2103
一硝酸イソソルビド………………………………[IR] 2300
イドクスウリジン…………………………………[UV] 2103
イトラコナゾール…………………[UV] 2103, [IR] 2300
イフェンプロジル酒石酸塩………[UV] 2104, [IR] 2301
イブジラスト………………………[UV] 2104, [IR] 2301
イブプロフェン……………………[UV] 2104, [IR] 2301
イブプロフェンピコノール………[UV] 2105, [IR] 2302
イプラトロピウム臭化物水和物…[UV] 2105, [IR] 2302
イプリフラボン……………………[UV] 2105, [IR] 2302
イミダプリル塩酸塩………………………………[IR] 2303
イミプラミン塩酸塩………………………………[UV] 2106
イミペネム水和物…………………[UV] 2106, [IR] 2303
イリノテカン塩酸塩水和物………[UV] 2106, [IR] 2303
イルソグラジンマレイン酸塩……[UV] 2107, [IR] 2304
イルベサルタン……………………[UV] 2107, [IR] 2304

インジゴカルミン	[UV] 2107
インダパミド	[UV] 2108, [IR] 2304
インデノロール塩酸塩	[UV] 2108, [IR] 2305
インドメタシン	[UV] 2109, [IR] 2305

ウ

ウベニメクス	[UV] 2109, [IR] 2305
ウラピジル	[UV] 2109, [IR] 2306
ウリナスタチン	[UV] 2110
ウルソデオキシコール酸	[IR] 2306

エ

エカベトナトリウム水和物	[UV] 2110, [IR] 2306
エスタゾラム	[UV] 2110
エストラジオール安息香酸エステル	[IR] 2307
エストリオール	[UV] 2111, [IR] 2307
エタクリン酸	[UV] 2111
エタノール	[IR] 2307
エダラボン	[UV] 2111, [IR] 2308
エチオナミド	[UV] 2112, [IR] 2308
エチゾラム	[UV] 2112, [IR] 2309
エチドロン酸二ナトリウム	[IR] 2309
L-エチルシステイン塩酸塩	[IR] 2309
エチルセルロース	[IR] 2310
エチルモルヒネ塩酸塩水和物	[UV] 2112, [IR] 2310
エチレフリン塩酸塩	[UV] 2113, [IR] 2310
エデト酸カルシウムナトリウム水和物	[IR] 2311
エデト酸ナトリウム水和物	[IR] 75
エテンザミド	[UV] 2113, [IR] 2311
エトスクシミド	[UV] 2113
エトドラク	[UV] 2114, [IR] 2311
エトポシド	[UV] 2114, [IR] 2312
エドロホニウム塩化物	[UV] 2114
エナラプリルマレイン酸塩	[IR] 2312
エノキサシン水和物	[UV] 2115, [IR] 2312
エバスチン	[UV] 2115, [IR] 2313
エパルレスタット	[UV] 2115, [IR] 2313
エピリゾール	[UV] 2116
エピルビシン塩酸塩	[UV] 2116
エフェドリン塩酸塩	[UV] 2116, [IR] 2313
エプレレノン	[UV] 2117, [IR] 2314
エペリゾン塩酸塩	[UV] 2117, [IR] 2314
エメダスチンフマル酸塩	[UV] 2117, [IR] 2314
エモルファゾン	[UV] 2118, [IR] 2315
エリスロマイシン	[IR] 2315
エリスロマイシンエチルコハク酸エステル	[IR] 2315
エリスロマイシンステアリン酸塩	[IR] 2316
エルカトニン	[UV] 2118
エルゴカルシフェロール	[IR] 2316
エンタカポン	[UV] 2118, [IR] 2316
エンビオマイシン硫酸塩	[UV] 2119
エンフルラン	[IR] 2317

オ

黄色ワセリン	[IR] 106
オキサゾラム	[UV] 2119
オキサピウムヨウ化物	[IR] 2317
オキサプロジン	[IR] 2317
オキサリプラチン	[UV] 71, [IR] 75
オキシコドン塩酸塩水和物	[UV] 2119, [IR] 2318
オキシテトラサイクリン塩酸塩	[UV] 2120, [IR] 2318
オキシトシン	[UV] 2120
オキシブチニン塩酸塩	[UV] 101, [IR] 105
オキシブプロカイン塩酸塩	[UV] 2120
オキシメトロン	[UV] 2121, [IR] 2318
オキセサゼイン	[UV] 2121, [IR] 2319
オクスプレノロール塩酸塩	[IR] 2319
オザグレルナトリウム	[UV] 2121, [IR] 2319
オフロキサシン	[UV] 2122, [IR] 2320
オメプラゾール	[UV] 2122, [IR] 2320
オーラノフィン	[IR] 2320
オルシプレナリン硫酸塩	[UV] 2122
オルメサルタン　メドキソミル	[UV] 2123, [IR] 2321
オロパタジン塩酸塩	[UV] 2123, [IR] 2321

カ

ガチフロキサシン水和物	[UV] 2123, [IR] 2321
果糖	[IR] 2322
カドララジン	[UV] 2124, [IR] 2322
カプトプリル	[IR] 2322
ガベキサートメシル酸塩	[UV] 2124
カベルゴリン	[UV] 2124, [IR] 2323
カモスタットメシル酸塩	[UV] 2125
β-ガラクトシダーゼ(アスペルギルス)	[UV] 2125
カルシトニン　サケ	[UV] 2125
カルテオロール塩酸塩	[UV] 2126, [IR] 2323
カルバゾクロムスルホン酸ナトリウム水和物	[UV] 2126, [IR] 2323
カルバマゼピン	[UV] 2126
カルビドパ水和物	[UV] 2127, [IR] 2324
カルベジロール	[UV] 2127, [IR] 2324
L-カルボシステイン	[IR] 2324
カルボプラチン	[IR] 2325
カルメロース	[IR] 2325
カルモナムナトリウム	[UV] 2127, [IR] 2325
カルモフール	[UV] 2128, [IR] 2326
カンデサルタン　シレキセチル	[UV] 2128, [IR] 2326
カンレノ酸カリウム	[UV] 2128, [IR] 2326

キ

キシリトール	[IR] 2327
キタサマイシン	[UV] 2129
キタサマイシン酢酸エステル	[UV] 2129, [IR] 2327
キタサマイシン酒石酸塩	[UV] 2129, [IR] 2327

キナプリル塩酸塩 ·· [UV] 2130, [IR] 2328
キニーネエチル炭酸エステル ···················· [UV] 2130, [IR] 2328
キニーネ硫酸塩水和物 ································ [UV] 2130, [IR] 2328

ク

グアイフェネシン ·· [UV] 2131, [IR] 2329
グアナベンズ酢酸塩 ···································· [UV] 2131, [IR] 2329
グアネチジン硫酸塩 ·· [IR] 2329
グアヤコールスルホン酸カリウム ······························ [UV] 2131
クエチアピンフマル酸塩 ···························· [UV] 2132, [IR] 2330
クエン酸水和物 ·· [IR] 2330
クラブラン酸カリウム ································ [UV] 2132, [IR] 2331
グリクラジド ·· [UV] 2132, [IR] 2331
グリシン ·· [IR] 2331
グリセリン ·· [IR] 2332
クリノフィブラート ···································· [UV] 2133, [IR] 2332
グリベンクラミド ·· [UV] 2133, [IR] 2333
グリメピリド ·· [UV] 2133, [IR] 2333
クリンダマイシン塩酸塩 ··· [IR] 2333
クリンダマイシンリン酸エステル ······················· [IR] 2334, *74*
グルタチオン ·· [IR] 2334
L-グルタミン ··· [IR] 2334
L-グルタミン酸 ·· [IR] 2335
クレボプリドリンゴ酸塩 ···························· [UV] 2134, [IR] 2335
クロカプラミン塩酸塩水和物 ···················· [UV] 2134, [IR] 2335
クロキサシリンナトリウム水和物 ·········· [UV] 2134, [IR] 2336
クロキサゾラム ··· [UV] 2135
クロコナゾール塩酸塩 ································ [UV] 2135, [IR] 2336
クロスカルメロースナトリウム ····························· [IR] *105*
クロチアゼパム ··· [UV] 2135
クロトリマゾール ·· [UV] 2136, [IR] 2336
クロナゼパム ·· [UV] 2136, [IR] 2337
クロニジン塩酸塩 ·· [UV] 2136, [IR] 2337
クロピドグレル硫酸塩 ································ [UV] 2137, [IR] 2337
クロフィブラート ·· [UV] 2137, [IR] 2338
クロフェダノール塩酸塩 ···························· [UV] 2138, [IR] 2338
クロベタゾールプロピオン酸エステル ·················· [IR] 2338
クロペラスチン塩酸塩 ································ [UV] 2138, [IR] 2339
クロペラスチンフェンジゾ酸塩 ·············· [UV] 2139, [IR] 2339
クロミフェンクエン酸塩 ····································· [UV] 2139
クロミプラミン塩酸塩 ··· [UV] 2139
クロモグリク酸ナトリウム ································· [UV] 2140
クロラゼプ酸二カリウム ···························· [UV] 2140, [IR] 2339
クロラムフェニコール ································ [UV] 2140, [IR] 2340
クロラムフェニコールコハク酸エステルナトリウム
··· [UV] 2141, [IR] 2340
クロラムフェニコールパルミチン酸エステル ······ [UV] 2141
クロルジアゼポキシド ································ [UV] 2141, [IR] 2340
クロルフェニラミンマレイン酸塩 ·········· [UV] 2142, [IR] 2341
d-クロルフェニラミンマレイン酸塩 ····· [UV] 2142, [IR] 2341
クロルフェネシンカルバミン酸エステル
··· [UV] 2142, [IR] 2341
クロルプロパミド ·· [UV] 2143, [IR] 2342
クロルマジノン酢酸エステル ··································· [IR] 2342

ケ

ケタミン塩酸塩 ·· [UV] 2143, [IR] 2342
ケトコナゾール ·· [UV] 2143, [IR] 2343
ケトチフェンフマル酸塩 ···························· [UV] 2144, [IR] 2343
ケトプロフェン ·· [UV] 2144, [IR] 2343
ケノデオキシコール酸 ·· [IR] 2344
ゲファルナート ·· [IR] 2344
ゲフィチニブ ·· [UV] 2144, [IR] 2344

コ

コカイン塩酸塩 ·· [UV] 2145, [IR] 2345
コデインリン酸塩水和物 ···························· [UV] 2145, [IR] 2345
ゴナドレリン酢酸塩 ···································· [UV] 2146, [IR] 2345
コポビドン ·· [IR] 2346
コリスチンメタンスルホン酸ナトリウム ············ [IR] 2346
コルチゾン酢酸エステル ···························· [UV] 2146, [IR] 2346
コルヒチン ·· [UV] 2146, [IR] 2347
コレカルシフェロール ·· [IR] 2347
コレスチミド ·· [IR] 2347

サ

サイクロセリン ·· [IR] 2348
サッカリン ·· [IR] 2348
サラゾスルファピリジン ····································· [UV] 2147
サリチル酸 ·· [UV] 2147, [IR] 2348
サリチル酸ナトリウム ·· [IR] 2349
ザルトプロフェン ·· [UV] 2147, [IR] 2349
サルブタモール硫酸塩 ································ [UV] 2148, [IR] 2349
サルポグレラート塩酸塩 ···························· [UV] 2148, [IR] 2350
サントニン ·· [UV] 2148, [IR] 2350

シ

ジアゼパム ·· [UV] 2149, [IR] 2350
シアナミド ·· [IR] 2351
シアノコバラミン ·· [UV] 2149
シクラシリン ·· [IR] 2351
ジクロキサシリンナトリウム水和物 ······ [UV] 2149, [IR] 2351
シクロスポリン ·· [IR] 2352
ジクロフェナクナトリウム ·· [IR] 2352
シクロペントラート塩酸塩 ·· [IR] 2352
シクロホスファミド水和物 ····························· [IR] *76*
ジゴキシン ·· [IR] 2353
ジスチグミン臭化物 ···································· [UV] 2150, [IR] 2353
L-シスチン ·· [IR] 2353
L-システイン ·· [IR] 2354
L-システイン塩酸塩水和物 ······································ [IR] 2354
シスプラチン ·· [UV] 2150, [IR] 2354
ジスルフィラム ·· [UV] 2150, [IR] 2355

ジソピラミド	[UV] 2151, [IR] 2355
シタグリプチンリン酸塩水和物	[UV] 2151, [IR] 2355
シタラビン	[UV] 2151, [IR] 2356
シチコリン	[UV] 2152, [IR] 2356
ジドブジン	[IR] 2356
ジドロゲステロン	[UV] 2152, [IR] 2357
シノキサシン	[UV] 2152, [IR] 2357
ジノプロスト	[UV] 2153, [IR] 2357
ジヒドロエルゴタミンメシル酸塩	[UV] 2153, [IR] 2358
ジヒドロエルゴトキシンメシル酸塩	[IR] 2358
ジヒドロコデインリン酸塩	[UV] 2153, [IR] 2358
ジピリダモール	[UV] 2154, [IR] 2359
ジフェンヒドラミン塩酸塩	[UV] 2154, [IR] 2359
ジブカイン塩酸塩	[UV] 2154, [IR] 2359
ジフルコルトロン吉草酸エステル	[UV] 2155, [IR] 2360
シプロフロキサシン	[IR] 2360
シプロフロキサシン塩酸塩水和物	[IR] 2360
シプロヘプタジン塩酸塩水和物	[UV] 2155
ジフロラゾン酢酸エステル	[IR] 2361
シベレスタットナトリウム水和物	[UV] 2155, [IR] 2361
シベンゾリンコハク酸塩	[UV] 2156, [IR] 2361
シメチジン	[IR] 2362
ジメモルファンリン酸塩	[UV] 2156, [IR] 2362
ジメルカプロール	[IR] 2362
ジモルホラミン	[UV] 2156, [IR] 2363
ジョサマイシン	[UV] 2157
ジョサマイシンプロピオン酸エステル	[UV] 2157
シラザプリル水和物	[IR] 2363
シラスタチンナトリウム	[IR] 2363
ジラゼプ塩酸塩水和物	[UV] 2157, [IR] 2364
ジルチアゼム塩酸塩	[UV] 2158
シルニジピン	[UV] 2158, [IR] 2364
シロスタゾール	[UV] 2158, [IR] 2364
シロドシン	[UV] 2159, [IR] 2365
シンバスタチン	[UV] 2159, [IR] 2365

ス

スキサメトニウム塩化物水和物	[IR] 2365
スピラマイシン酢酸エステル	[UV] 2159, [IR] 2366
スピロノラクトン	[UV] 2160, [IR] 2366
スリンダク	[UV] 2160, [IR] 2366
スルタミシリントシル酸塩水和物	[UV] 2160, [IR] 2367
スルチアム	[UV] 2161
スルバクタムナトリウム	[IR] 2367
スルピリド	[UV] 2161, [IR] 2367
スルファジアジン銀	[IR] 2368
スルファメチゾール	[IR] 2368
スルファメトキサゾール	[IR] 2368
スルファモノメトキシン水和物	[IR] 2369
スルベニシリンナトリウム	[IR] 2369

セ

精製白糖	[IR] 2415
精製ヒアルロン酸ナトリウム	[IR] 2422
セチリジン塩酸塩	[UV] 2161, [IR] 2369
セトチアミン塩酸塩水和物	[UV] 2162, [IR] 2370
セトラキサート塩酸塩	[UV] 2162, [IR] 2370
セファクロル	[UV] 2162, [IR] 2370
セファゾリンナトリウム	[UV] 2163, [IR] 2371
セファゾリンナトリウム水和物	[UV] 2163, [IR] 2371
セファトリジンプロピレングリコール	[UV] 2163, [IR] 2371
セファドロキシル	[UV] 2164, [IR] 2372
セファレキシン	[UV] 2164, [IR] 2372
セファロチンナトリウム	[UV] 2164, [IR] 2372
セフィキシム水和物	[UV] 2165, [IR] 2373
セフォジジムナトリウム	[UV] 2165, [IR] 2373
セフォタキシムナトリウム	[UV] 2165, [IR] 2373
セフォチアム塩酸塩	[UV] 2166, [IR] 2374
セフォチアム　ヘキセチル塩酸塩	[UV] 2166
セフォテタン	[UV] 2166, [IR] 2374
セフォペラゾンナトリウム	[UV] 2167
セフカペン　ピボキシル塩酸塩水和物	[UV] 2167
セフジトレン　ピボキシル	[UV] 2167
セフスロジンナトリウム	[UV] 2168, [IR] 2374
セフタジジム水和物	[UV] 2168, [IR] 2375
セフチゾキシムナトリウム	[UV] 2168, [IR] 2375
セフチブテン水和物	[UV] 2169, [IR] 2375
セフテラム　ピボキシル	[UV] 2169, [IR] 2376
セフトリアキソンナトリウム水和物	[UV] 2169
セフピラミドナトリウム	[UV] 2170
セフブペラゾンナトリウム	[UV] 2170
セフポドキシム　プロキセチル	[UV] 2170, [IR] 2376
セフミノクスナトリウム水和物	[UV] 2171, [IR] 2376
セフメタゾールナトリウム	[UV] 2171, [IR] 2377
セフメノキシム塩酸塩	[UV] 2171, [IR] 2377
セフロキサジン水和物	[UV] 2172, [IR] 2377
セフロキシム　アキセチル	[UV] 2172, [IR] 2378
セボフルラン	[IR] 2378
セラセフェート	[IR] 2378
L-セリン	[IR] 2379
セレコキシブ	[UV] 2172, [IR] 2379

ソ

ゾニサミド	[UV] 2173, [IR] 2379
ゾピクロン	[UV] 2173, [IR] 2380
ゾルピデム酒石酸塩	[UV] 2173, [IR] 2380

タ

ダウノルビシン塩酸塩	[UV] 2174, [IR] 2380
タウリン	[IR] 2381
タカルシトール水和物	[UV] 2174, [IR] 2381
タクロリムス水和物	[IR] 2381

タゾバクタム	[IR] 2382
ダナゾール	[UV] 2174, [IR] 2382
タムスロシン塩酸塩	[UV] 2175, [IR] 2382
タモキシフェンクエン酸塩	[UV] 2175, [IR] 2383
タランピシリン塩酸塩	[IR] 2383
タルチレリン水和物	[IR] 2383
ダントロレンナトリウム水和物	[UV] 2175, [IR] 2384
タンニン酸ベルベリン	[UV] 2176, [IR] 2384

チ

チアプリド塩酸塩	[UV] 2176, [IR] 2384
チアミラールナトリウム	[UV] 2176, [IR] 2385
チアミン塩化物塩酸塩	[UV] 2177, [IR] 2385
チアラミド塩酸塩	[IR] 2385
チオリダジン塩酸塩	[IR] 2386
チクロピジン塩酸塩	[IR] 2386
チザニジン塩酸塩	[UV] 2177, [IR] 2386
チニダゾール	[UV] 2177, [IR] 2387
チペピジンヒベンズ酸塩	[UV] 2178, [IR] 2387
チメピジウム臭化物水和物	[UV] 2178, [IR] 2387
チモロールマレイン酸塩	[UV] 2178, [IR] 2388
注射用アセチルコリン塩化物	[IR] 2283
L-チロシン	[UV] 2179, [IR] 2388

ツ

ツロブテロール	[UV] 2179, [IR] 2388
ツロブテロール塩酸塩	[UV] 2179, [IR] 2389

テ

低置換度ヒドロキシプロピルセルロース	[IR] 2425
テオフィリン	[UV] 2180, [IR] 2389
テガフール	[UV] 2180, [IR] 2389
デキサメタゾン	[UV] 2180, [IR] 2390
デキストロメトルファン臭化水素酸塩水和物	[UV] 2181, [IR] 2390
テストステロンプロピオン酸エステル	[UV] 2181, [IR] 2390
テトラカイン塩酸塩	[UV] 2181
テトラサイクリン塩酸塩	[UV] 2182, [IR] 2391
デフェロキサミンメシル酸塩	[IR] 2391
テプレノン	[IR] 2391
デメチルクロルテトラサイクリン塩酸塩	[UV] 2182, [IR] 2392
テモカプリル塩酸塩	[UV] 2182, [IR] 2392
テモゾロミド	[UV] 101, [IR] 106
テルビナフィン塩酸塩	[UV] 2183, [IR] 2392
テルブタリン硫酸塩	[UV] 2183
テルミサルタン	[UV] 2183, [IR] 2393
デンプングリコール酸ナトリウム　タイプA	[IR] 2393
デンプングリコール酸ナトリウム　タイプB	[IR] 2393

ト

ドキサゾシンメシル酸塩	[UV] 2184, [IR] 2394
ドキサプラム塩酸塩水和物	[UV] 2184, [IR] 2394
ドキシサイクリン塩酸塩水和物	[UV] 2184, [IR] 2394
ドキシフルリジン	[UV] 2185, [IR] 2395
ドキソルビシン塩酸塩	[UV] 2185, [IR] 2395
トコフェロール	[IR] 2395
トコフェロールコハク酸エステルカルシウム	[IR] 2396
トコフェロール酢酸エステル	[IR] 2396
トコフェロールニコチン酸エステル	[UV] 2185, [IR] 2396
トスフロキサシントシル酸塩水和物	[UV] 2186, [IR] 2397
ドセタキセル水和物	[UV] 2186, [IR] 2397
トドララジン塩酸塩水和物	[UV] 2186, [IR] 2397
ドネペジル塩酸塩	[UV] 2187, [IR] 2398
ドパミン塩酸塩	[UV] 2187, [IR] 2398
トフィソパム	[UV] 2187, [IR] 2398
ドブタミン塩酸塩	[IR] 2399
トラニラスト	[UV] 2188, [IR] 2399
トラネキサム酸	[IR] 2399
トラピジル	[UV] 2188
トラマドール塩酸塩	[UV] 2188, [IR] 2400
トリアゾラム	[UV] 2189, [IR] 2400
トリアムシノロン	[IR] 2400
トリアムシノロンアセトニド	[UV] 2189, [IR] 2401
トリアムテレン	[UV] 2189
トリエンチン塩酸塩	[IR] 2401
トリクロホスナトリウム	[IR] 2401
トリクロルメチアジド	[UV] 2190, [IR] 2402
L-トリプトファン	[IR] 2402
ドリペネム水和物	[UV] 2190, [IR] 2402
トリメタジオン	[IR] 2403
トリメタジジン塩酸塩	[UV] 2190, [IR] 2403
トリメトキノール塩酸塩水和物	[UV] 2191, [IR] 2403
トリメブチンマレイン酸塩	[UV] 2191, [IR] 2404
ドルゾラミド塩酸塩	[UV] 2191, [IR] 2404
トルナフタート	[UV] 2192, [IR] 2404
トルバプタン	[UV] 71, [IR] 76
L-トレオニン	[IR] 2405
トレハロース水和物	[IR] 2405
トレピブトン	[UV] 2192
ドロキシドパ	[UV] 2192, [IR] 2405
トロキシピド	[UV] 2193, [IR] 2406
ドロペリドール	[UV] 2193, [IR] 2406
ドンペリドン	[UV] 2193, [IR] 2406

ナ

ナイスタチン	[UV] 2194
ナテグリニド	[UV] 2194, [IR] 2407
ナドロール	[UV] 2194
ナファモスタットメシル酸塩	[UV] 2195, [IR] 2407
ナフトピジル	[UV] 2195, [IR] 2407
ナブメトン	[UV] 2195, [IR] 2408

ナプロキセン･･････････････････････････････[UV] 2196, [IR] 2408
ナリジクス酸･･････････････････････････････[UV] 2196, [IR] 2408
ナロキソン塩酸塩･･････････････････････････[UV] 2196, [IR] 2409

ニ

ニカルジピン塩酸塩････････････････････････[UV] 2197, [IR] 2409
ニコチン酸･･[UV] 2197
ニコチン酸アミド････････････････････････････････[UV] 2197
ニコモール･･･････････････････････････････[UV] 2198, [IR] 2409
ニコランジル･････････････････････････････[UV] 2198, [IR] 2410
ニザチジン･･･････････････････････････････[UV] 2198, [IR] 2410
ニセリトロール･･･････････････････････････[UV] 2199, [IR] 2410
ニセルゴリン･････････････････････････････[UV] 2199, [IR] 2411
ニトラゼパム･････････････････････････････････････[UV] 2199
ニトレンジピン･･･････････････････････････[UV] 2200, [IR] 2411
ニフェジピン･････････････････････････････[UV] 2200, [IR] 2411
乳糖水和物･･[IR] 2412
ニルバジピン･････････････････････････････[UV] 2200, [IR] 2412

ネ

ネオスチグミンメチル硫酸塩･･･････････････[UV] 2201, [IR] 2413

ノ

濃グリセリン･･････････････････････････････････････[IR] 2332
ノスカピン･･･････････････････････････････[UV] 2201, [IR] 2413
ノルアドレナリン････････････････････････[UV] 2201, [IR] 2413
ノルエチステロン････････････････････････････････[IR] 2414
ノルゲストレル･････････････････････････････････[IR] 2414
ノルトリプチリン塩酸塩････････････････････[UV] 2202, [IR] 2414
ノルフロキサシン････････････････････････[UV] 2202, [IR] 2415

ハ

バカンピシリン塩酸塩･･････････････････････[UV] 2202, [IR] 2415
白色ワセリン････････････････････････････････････[IR] 107
バクロフェン･････････････････････････････････････[UV] 2203
パズフロキサシンメシル酸塩････････････････[UV] 2203, [IR] 2416
パニペネム･･･････････････････････････････[UV] 2203, [IR] 2416
パメタン硫酸塩･････････････････････････････････[UV] 2204
パラアミノサリチル酸カルシウム水和物････････････[IR] 2416
パラオキシ安息香酸エチル･････････････････････････[IR] 2417
パラオキシ安息香酸ブチル･････････････････････････[IR] 2417
パラオキシ安息香酸プロピル･･･････････････････････[IR] 2417
パラオキシ安息香酸メチル･････････････････････････[IR] 2418
バラシクロビル塩酸塩･･････････････････････[UV] 2204, [IR] 2418
L-バリン･･･････････････････････････････････････[IR] 2418
バルサルタン････････････････････････････[UV] 2204, [IR] 2419
バルプロ酸ナトリウム･･････････････････････････[IR] 2419
ハロキサゾラム･･･････････････････････････[UV] 2205, [IR] 2419
パロキセチン塩酸塩水和物･･････････････････[UV] 2205, [IR] 2420
ハロタン･･･[IR] 2420
ハロペリドール･･･････････････････････････[UV] 2205, [IR] 2420
パンクロニウム臭化物･････････････････････････････[IR] 2421
バンコマイシン塩酸塩･･････････････････････[UV] 2206, [IR] 2421
パントテン酸カルシウム･･･････････････････････････[IR] 2421

ヒ

ピオグリタゾン塩酸塩･･････････････････････[UV] 2206, [IR] 2422
ビオチン･･･[IR] 2422
ビカルタミド･････････････････････････････[UV] 2206, [IR] 2423
ピコスルファートナトリウム水和物････････[UV] 2207, [IR] 2423
ビサコジル･･･････････････････････････････[UV] 2207, [IR] 2423
L-ヒスチジン････････････････････････････････････[IR] 2424
L-ヒスチジン塩酸塩水和物･････････････････････････[IR] 2424
ビソプロロールフマル酸塩････････････････[UV] 2207, [IR] 2424
ピタバスタチンカルシウム水和物････････････････[UV] 2208
ヒドララジン塩酸塩････････････････････････[UV] 2208, [IR] 2425
ヒドロキシジン塩酸塩･･･････････････････････････[UV] 2208
ヒドロキシジンパモ酸塩･････････････････････････[UV] 2209
ヒドロキシプロピルセルロース･･････････････････[IR] 2425
ヒドロキソコバラミン酢酸塩･････････････････････[UV] 2209
ヒドロクロロチアジド･･･････････････････････････[UV] 2209
ヒドロコタルニン塩酸塩水和物･････････････[UV] 2210, [IR] 2426
ヒドロコルチゾン･････････････････････････････[IR] 2426
ヒドロコルチゾンコハク酸エステル･････････････[IR] 2426
ヒドロコルチゾンコハク酸エステルナトリウム･･････[IR] 2427
ヒドロコルチゾン酢酸エステル･･･････････････････[IR] 2427
ヒドロコルチゾンリン酸エステルナトリウム･･････[IR] 2427
ピブメシリナム塩酸塩･････････････････････････[IR] 2428
ヒプロメロースフタル酸エステル･･･････････････[IR] 2428
ピペミド酸水和物････････････････････････[UV] 2210, [IR] 2429
ピペラシリン水和物････････････････････････････[IR] 2429
ピペラシリンナトリウム･･･････････････････････[IR] 2429
ピペラジンアジピン酸塩･･･････････････････････[IR] 2430
ピペラジンリン酸塩水和物･････････････････････[IR] 2430
ビペリデン塩酸塩･････････････････････････[UV] 2210, [IR] 2430
ビホナゾール･････････････････････････････[UV] 2211, [IR] 2431
ピマリシン･･･････････････････････････････････[UV] 2211
ヒメクロモン･････････････････････････････[UV] 2211, [IR] 2431
ピモジド･････････････････････････････････[UV] 2212, [IR] 2431
ピラジナミド･････････････････････････････[UV] 2212, [IR] 2432
ピラルビシン･････････････････････････････････[UV] 2212
ピランテルパモ酸塩･･････････････････････[UV] 2213, [IR] 2432
ピリドキサールリン酸エステル水和物････[UV] 2213, [IR] 2432
ピリドキシン塩酸塩････････････････････････[UV] 2213, [IR] 2433
ピリドスチグミン臭化物･･･････････････････････[UV] 2214
ピルシカイニド塩酸塩水和物･･････････････[UV] 2214, [IR] 2433
ピレノキシン･････････････････････････････[UV] 2214, [IR] 2433
ピレンゼピン塩酸塩水和物････････････････[UV] 2215, [IR] 2434
ピロキシカム･････････････････････････････[UV] 2215, [IR] 2434
ピロールニトリン････････････････････････[UV] 2215, [IR] 2434
ビンクリスチン硫酸塩･･････････････････････[UV] 2216, [IR] 2435
ピンドロール･････････････････････････････[UV] 2216, [IR] 2435
ビンブラスチン硫酸塩･･････････････････････[UV] 2216, [IR] 2435

フ

名称	参照
ファモチジン	[UV] 2217, [IR] 2436
フィトナジオン	[UV] 2217, [IR] 2436
フェキソフェナジン塩酸塩	[UV] 2218, [IR] 2436
L-フェニルアラニン	[IR] 2437
フェニルブタゾン	[UV] 2218
フェネチシリンカリウム	[UV] 2218, [IR] 2437
フェノバルビタール	[UV] 2219, [IR] 2437
フェノフィブラート	[UV] 2219, [IR] 2438
フェノールスルホンフタレイン	[UV] 2219
フェブキソスタット	[UV] 72, [IR] 76
フェルビナク	[UV] 2220, [IR] 2438
フェロジピン	[UV] 2220, [IR] 2438
フェンタニルクエン酸塩	[UV] 2220, [IR] 2439
フェンブフェン	[UV] 2221, [IR] 2439
ブクモロール塩酸塩	[UV] 2221, [IR] 2439
フシジン酸ナトリウム	[IR] 2440
ブシラミン	[IR] 2440
ブスルファン	[IR] 2440
ブチルスコポラミン臭化物	[UV] 2221, [IR] 2441
ブデソニド	[UV] 102, [IR] 106
ブテナフィン塩酸塩	[UV] 2222, [IR] 2441
フドステイン	[IR] 2441
ブトロピウム臭化物	[UV] 2222
ブナゾシン塩酸塩	[IR] 2442
ブピバカイン塩酸塩水和物	[UV] 2223, [IR] 2442
ブフェトロール塩酸塩	[UV] 2223, [IR] 2442
ブプラノロール塩酸塩	[UV] 2223, [IR] 2443
ブプレノルフィン塩酸塩	[UV] 2224, [IR] 2443
ブホルミン塩酸塩	[UV] 2224, [IR] 2443
ブメタニド	[UV] 2224, [IR] 2444
プラステロン硫酸エステルナトリウム水和物	[IR] 2444
プラゼパム	[UV] 2225, [IR] 2444
プラゾシン塩酸塩	[UV] 2225, [IR] 2445
プラノプロフェン	[UV] 2225, [IR] 2445
プラバスタチンナトリウム	[UV] 2226
フラビンアデニンジヌクレオチドナトリウム	[UV] 2445
フラボキサート塩酸塩	[UV] 2226, [IR] 2446
プランルカスト水和物	[UV] 2226, [IR] 2446
フルオシノニド	[UV] 2227
フルオシノロンアセトニド	[IR] 2446
フルオロウラシル	[UV] 2227
フルオロメトロン	[UV] 2227, [IR] 2447
フルコナゾール	[UV] 2228, [IR] 2447
フルジアゼパム	[UV] 2228, [IR] 2447
フルシトシン	[UV] 2229
フルスルチアミン塩酸塩	[IR] 2448
フルタミド	[UV] 2229, [IR] 2448
フルトプラゼパム	[UV] 2229, [IR] 2448
フルドロコルチゾン酢酸エステル	[UV] 2230, [IR] 2449
フルニトラゼパム	[UV] 2230, [IR] 2449
フルフェナジンエナント酸エステル	[UV] 2230, [IR] 2449
フルボキサミンマレイン酸塩	[UV] 2231, [IR] 2450
フルラゼパム塩酸塩	[UV] 2231, [IR] 2450
フルルビプロフェン	[UV] 2231, [IR] 2450
ブレオマイシン塩酸塩	[UV] 2232, [IR] 2451
ブレオマイシン硫酸塩	[UV] 2232, [IR] 2451
フレカイニド酢酸塩	[UV] 2232, [IR] 2451
プレドニゾロン	[IR] 2452
プレドニゾロンコハク酸エステル	[IR] 2452
プレドニゾロン酢酸エステル	[IR] 2452
プレドニゾロンリン酸エステルナトリウム	[UV] 2233, [IR] 2453
プロカインアミド塩酸塩	[IR] 2453
プロカイン塩酸塩	[UV] 2233, [IR] 2453
プロカテロール塩酸塩水和物	[UV] 2233, [IR] 2454
プロカルバジン塩酸塩	[UV] 2234, [IR] 2454
プログルミド	[IR] 2454
プロゲステロン	[UV] 2234, [IR] 2455
フロセミド	[UV] 2234, [IR] 2455
プロチゾラム	[UV] 2235, [IR] 2455
プロチレリン	[IR] 2456
プロパフェノン塩酸塩	[UV] 2235, [IR] 2456
プロピベリン塩酸塩	[UV] 2235, [IR] 2456
プロブコール	[UV] 2236, [IR] 2457
プロプラノロール塩酸塩	[UV] 2236, [IR] 2457
フロプロピオン	[UV] 2236, [IR] 2457
プロベネシド	[UV] 2237
ブロマゼパム	[UV] 2237, [IR] 2458
ブロムフェナクナトリウム水和物	[UV] 2237, [IR] 2458
ブロムヘキシン塩酸塩	[UV] 2238, [IR] 2458
プロメタジン塩酸塩	[UV] 2238, [IR] 2459
フロモキセフナトリウム	[UV] 2238, [IR] 2459
ブロモクリプチンメシル酸塩	[UV] 2239, [IR] 2459
L-プロリン	[IR] 2460

ヘ

名称	参照
ベクロメタゾンプロピオン酸エステル	[IR] 2460
ベザフィブラート	[UV] 2239, [IR] 2460
ベタキソロール塩酸塩	[UV] 2239, [IR] 2461
ベタネコール塩化物	[IR] 2461
ベタヒスチンメシル酸塩	[UV] 2240, [IR] 2461
ベタミプロン	[UV] 2240, [IR] 2462
ベタメタゾン	[UV] 2240, [IR] 2462
ベタメタゾン吉草酸エステル	[IR] 2462
ベタメタゾンジプロピオン酸エステル	[UV] 2241, [IR] 2463
ベタメタゾンリン酸エステルナトリウム	[IR] 2463
ペチジン塩酸塩	[UV] 2241, [IR] 2463
ベニジピン塩酸塩	[UV] 2241, [IR] 2464
ペプロマイシン硫酸塩	[UV] 2242, [IR] 2464
ベポタスチンベシル酸塩	[UV] 2242, [IR] 2464
ペミロラストカリウム	[UV] 2242, [IR] 2465
ベラパミル塩酸塩	[UV] 2243, [IR] 2465
ベラプロストナトリウム	[UV] 2243, [IR] 2465
ペルフェナジン	[UV] 2243, 2244
ペルフェナジンマレイン酸塩	[UV] 2244

ベルベリン塩化物水和物················ [UV] 2245, [IR] 2466
ベンザルコニウム塩化物················ [UV] 2245
ベンジルアルコール···················· [IR] 2466
ベンジルペニシリンカリウム············ [UV] 2245, [IR] 2466
ベンジルペニシリンベンザチン水和物·· [UV] 2246, [IR] 2467
ベンズブロマロン······················ [UV] 2246, [IR] 2467
ベンゼトニウム塩化物·················· [UV] 2246
ベンセラジド塩酸塩···················· [UV] 2247, [IR] 2467
ペンタゾシン·························· [UV] 2247
ペントキシベリンクエン酸塩············ [IR] 2468
ペントバルビタールカルシウム·········· [IR] 2468
ペンブトロール硫酸塩·················· [UV] 2247, [IR] 2468

ホ

ボグリボース·························· [IR] 2469
ホスホマイシンカルシウム水和物········ [IR] 2469
ホスホマイシンナトリウム·············· [IR] 2469
ポビドン······························ [IR] 2470
ホモクロルシクリジン塩酸塩············ [UV] 2248, [IR] 2470
ポラプレジンク························ [IR] 2470
ボリコナゾール························ [UV] 2248, [IR] 2471
ポリスチレン·························· [IR] 2281
ポリスチレンスルホン酸カルシウム······ [IR] 2471
ポリスチレンスルホン酸ナトリウム······ [IR] 2471
ホリナートカルシウム水和物············ [UV] 2248, [IR] 2472
ホルモテロールフマル酸塩水和物········ [UV] 2249, [IR] 2472

マ

マイトマイシンC······················ [UV] 2249, [IR] 2472
マニジピン塩酸塩······················ [UV] 2249, [IR] 2473
マプロチリン塩酸塩···················· [UV] 2250, [IR] 2473
D－マンニトール······················ [IR] 2473

ミ

ミグリトール·························· [IR] 2474
ミコナゾール·························· [UV] 2250, [IR] 2474
ミコナゾール硝酸塩···················· [UV] 2250
ミゾリビン···························· [UV] 2251, [IR] 2474
ミチグリニドカルシウム水和物·········· [UV] 2251, [IR] 2475
ミデカマイシン························ [UV] 2251, [IR] 2475
ミデカマイシン酢酸エステル············ [UV] 2252, [IR] 2475
ミノサイクリン塩酸塩·················· [UV] 2252, [IR] 2476

ム

無水アンピシリン······················ [IR] 2295
無水エタノール························ [IR] 2308
無水クエン酸·························· [IR] 2330
無水乳糖······························ [IR] 2412

メ

メキシレチン塩酸塩···················· [UV] 2252, [IR] 2476
メキタジン···························· [UV] 2253, [IR] 2476
メクロフェノキサート塩酸塩············ [UV] 2253
メコバラミン·························· [UV] 2253, 2254
メサラジン···························· [UV] 2254, [IR] 2477
メストラノール························ [UV] 2254, [IR] 2477
メダゼパム···························· [UV] 2255, [IR] 2477
L－メチオニン························ [IR] 2478
メチクラン···························· [UV] 2255, [IR] 2478
メチラポン···························· [UV] 2255
dl－メチルエフェドリン塩酸塩·········· [UV] 2256, [IR] 2478
メチルエルゴメトリンマレイン酸塩······ [UV] 2256
メチルジゴキシン······················ [UV] 2256, [IR] 2479
メチルテストステロン·················· [UV] 2257, [IR] 2479
メチルドパ水和物······················ [UV] 2257, [IR] 2479
メチルプレドニゾロン·················· [UV] 2257
メチルプレドニゾロンコハク酸エステル
 ···································· [UV] 2258, [IR] 2480
メテノロン酢酸エステル················ [IR] 2480
メトキサレン·························· [UV] 2258
メトクロプラミド······················ [UV] 2258
メトトレキサート······················ [UV] 2259, [IR] 2480
メトプロロール酒石酸塩················ [UV] 2259, [IR] 2481
メトホルミン塩酸塩···················· [UV] 2259, [IR] 2481
メドロキシプロゲステロン酢酸エステル
 ···································· [UV] 2260, [IR] 2481
メトロニダゾール······················ [UV] 2260, [IR] 2482
メナテトレノン························ [IR] 2482
メピチオスタン························ [IR] 2482
メピバカイン塩酸塩···················· [UV] 2260, [IR] 2483
メフェナム酸·························· [UV] 2261
メフルシド···························· [UV] 2261, [IR] 2483
メフロキン塩酸塩······················ [UV] 2261, [IR] 2483
メペンゾラート臭化物·················· [UV] 2262
メルカプトプリン水和物················ [UV] 2262
メルファラン·························· [UV] 2262

モ

モサプリドクエン酸塩水和物············ [UV] 2263, [IR] 2484
モルヒネ塩酸塩水和物·················· [UV] 2263, [IR] 2484
モルヒネ硫酸塩水和物·················· [UV] 2264, [IR] 2484
モンテルカストナトリウム·············· [UV] 2264, [IR] 2485

ユ

ユビデカレノン························ [IR] 2485

ヨ

葉酸·································· [UV] 2265

ラ

ラウリル硫酸ナトリウム		[IR] 2485
ラタモキセフナトリウム	[UV] 2265,	[IR] 2486
ラニチジン塩酸塩	[UV] 2265,	[IR] 2486
ラノコナゾール	[UV] 2266,	[IR] 2486
ラフチジン	[UV] 2266,	[IR] 2487
ラベタロール塩酸塩	[UV] 2266,	[IR] 2487
ラベプラゾールナトリウム	[UV] 2267,	[IR] 2487
ランソプラゾール	[UV] 2267,	[IR] 2488

リ

リオチロニンナトリウム		[UV] 2267
リシノプリル水和物	[UV] 2268,	[IR] 2488
L-リシン塩酸塩		[IR] 2488
L-リシン酢酸塩		[IR] 2489
リスペリドン	[UV] 2268,	[IR] 2489
リセドロン酸ナトリウム水和物	[UV] 2268,	[IR] 2489
リゾチーム塩酸塩		[UV] 2269
リドカイン	[UV] 2269,	[IR] 2490
リトドリン塩酸塩	[UV] 2269,	[IR] 2490
リバビリン	[UV] 2270,	[IR] 2490
リファンピシン	[UV] 2270,	[IR] 2491
リボフラビン		[UV] 2270
リボフラビン酪酸エステル		[UV] 2271
リボフラビンリン酸エステルナトリウム		[UV] 2271
リマプロスト アルファデクス		[UV] 2271
リュープロレリン酢酸塩		[IR] 2491
リルマザホン塩酸塩水和物	[UV] 2272,	[IR] 2491
リンコマイシン塩酸塩水和物		[IR] 2492

レ

レセルピン	[UV] 2272,	[IR] 2492
レナンピシリン塩酸塩		[IR] 2492
レバミピド	[UV] 2272,	[IR] 2493
レバロルファン酒石酸塩	[UV] 2273,	[IR] 2493
レボチロキシンナトリウム水和物		[UV] 2273
レボドパ		[UV] 2273
レボフロキサシン水和物	[UV] 2274,	[IR] 2493
レボホリナートカルシウム水和物	[UV] 2274,	[IR] 2494

ロ

L-ロイシン		[IR] 2494
ロキサチジン酢酸エステル塩酸塩	[UV] 2274,	[IR] 2494
ロキシスロマイシン		[IR] 2495
ロキソプロフェンナトリウム水和物	[UV] 2275,	[IR] 2495
ロサルタンカリウム	[UV] 2275,	[IR] 2495
ロスバスタチンカルシウム	[UV] 2275,	[IR] 2496
ロフラゼプ酸エチル	[UV] 2276,	[IR] 2496
ロベンザリットナトリウム	[UV] 2276,	[IR] 2496
ロラゼパム	[UV] 2276,	[IR] 2497
ロルノキシカム	[UV] 72,	[IR] 77

ワ

ワルファリンカリウム	[UV] 2277,	[IR] 2497

MEMO

MEMO

MEMO

MEMO

MEMO

読者アンケートのご案内

本書に関するご意見・ご感想をお聞かせください。

下記QRコードもしくは下記URLから
アンケートページにアクセスしてご回答ください
https://form.jiho.jp/questionnaire/book.html

※本アンケートの回答はパソコン・スマートフォン等からとなります。
稀に機種によってはご利用いただけない場合がございます。
※インターネット接続料、および通信料はお客様のご負担となります。

第十八改正日本薬局方 第二追補

定価　本体9,800円（税別）

2024年9月15日　発　行

編　集　一般財団法人　医薬品医療機器レギュラトリーサイエンス財団
発行人　武田 信
発行所　株式会社 じほう
　　　　101-8421　東京都千代田区神田猿楽町1-5-15（猿楽町SSビル）
　　　　振替　00190-0-900481
　　　　＜大阪支局＞
　　　　541-0044　大阪市中央区伏見町2-1-1（三井住友銀行高麗橋ビル）
　　　　お問い合わせ　https://www.jiho.co.jp/contact/

©2024　　　　　　　　　　　　　　　組版・印刷　大日本印刷(株)
Printed in Japan

本書の複写にかかる複製、上映、譲渡、公衆送信（送信可能化を含む）の各権利は
株式会社じほうが管理の委託を受けています。

JCOPY ＜出版者著作権管理機構 委託出版物＞
本書の無断複製は著作権法上での例外を除き禁じられています。
複製される場合は、そのつど事前に、出版者著作権管理機構（電話 03-5244-5088、
FAX 03-5244-5089、e-mail：info@jcopy.or.jp）の許諾を得てください。

万一落丁、乱丁の場合は、お取替えいたします。
ISBN 978-4-8407-5606-8